保健药物食物全图鉴

主编 尚云青 陈飞松

江苏凤凰科学技术出版社 凤凰含章

药食相配，食借其力，药助食威

饮食养生讲究荤素调配、五味调和、饮食有节、烹调有方、四时忌宜等原则。中国人常说“民以食为天，人以食为养”，意思就是“人以饮食维持生命，以饮食供养五脏六腑”。但是，药物与食物之间，到底是怎样的关系呢？当我们知道了中药和食物的来源与作用，以及二者之间的密切关系后，就不难理解“药食同源”的说法了。

中药多来源于自然界，而可供人类食用的食物，同样也来源于自然界，因此药物和食物的来源是相同的。中医对食物的认识和药物一样，讲究的是“寒、热、温、凉”四性和“酸、苦、甘、辛、咸”五味。唐朝时期的《黄帝内经太素》中写道：“空腹食之为食物，患者食之为药物”，这就表明，许多食物既是食物也是药物，食物和药物一样能够防治疾病。但是由于药物、食物的性味不尽相同，人的体质也各不相同，吃错、吃多都会给人体带来负面影响，因此在中医历代养生书籍中，就强调“药食同源”“对症下药”。

中医还讲究药食互补、互用，药与食之间没什么严格的界限，将二者配合起来，用以养生疗疾，是中医治疗的一个显著特色。所谓“药食相配，食借其力，药助食威”，指的就是不同药理的食物有着不同的特性和作用，只有适宜的饮食搭配才能达到养生的效果。

《保健药物食物全图鉴》汲取了中国传统医学及饮食文化的精髓，结合现代人的生活习惯和特性，精心挑选了396种居家保健治病必知的食物、药物，每例都详细介绍了其别名、来源、主要产地、功效主治、主要成分、选购秘诀、药用价值、使用禁忌等多种实用知识，是最为全面的保健食物、药物图文工具书。本书还根据食物与药物各自特性与功效的不同进行了一定的分类，以方便读者学习和选择。当然，这种分类并不是必然的，因为大部分食物与药物的功效都是多种多样的，不能一概而论。希望读者通过阅读本书，可以更全面地认识食物、药物，学会更合理地利用食物、药物防病治病，拥有更健康的生活。读者在实际应用中，要根据各人的身体情况而定，遇到疑难的问题一定要参考专业医生的建议。

药物食物分类

本书将食物与药物根据各自的特性与功效进行了分类，以方便读者学习和选择。

提要

概括了各类药物食物的主要作用及用途。

成品图例

将正品图清晰地呈现在读者面前，以帮助读者选购。

药物食物名称

本书共收录了396种保健药物食物，方便读者快速找到适用内容。

应用解释

对相关药物食物品种的应用诠释。

药物食物小档案

分别对药物食物的来源、主要产地、功效主治、主要成分进行了详细介绍。

性状详解

对药物食物的性状特征方面做了系统而科学的介绍。

功效详解

全面详细介绍了药物食物的药用价值，读者可根据自身情况选用。

补气类

主要用于治疗气虚，可增强人体器官的生理功能和体力。

黄芪

别名 北芪、绵芪、口芪、西黄芪。

性味 性温，味甘。

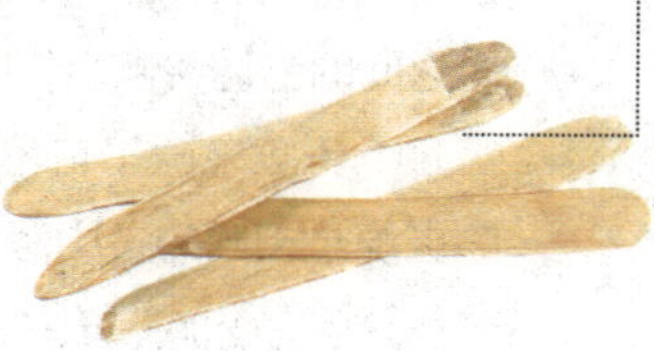

最佳补中益气之药

来　源 为豆科植物膜荚黄芪或蒙古黄芪的干燥根。

主要产地 主要分布于黑龙江、吉林、辽宁和河北北部。辽宁和吉林有大量栽培。

功效主治 大补元气、复脉固脱、补脾益肺、生津安神。用于体虚欲脱、肢冷脉微、脾虚食少、肺虚喘咳、津伤口渴、内热消渴、久病虚羸、惊悸失眠、阳痿宫冷、心力衰竭、心源性休克。

主要成分 含人参皂苷、挥发性成分、葡萄糖等。

性状特征

根圆柱形，有的有分枝，上端较粗，略扭曲，长30~90厘米，直径0.7~3.5厘米。表面淡棕黄色至淡棕褐色，有不规则纵皱纹及横长皮孔，栓皮易剥落而露出黄白色皮部，有的可见网状纤维束。质坚韧，断面强纤维性。气微、味微甜，有豆腥味。

选购秘诀

以条粗长、皱纹少、质坚而绵、断面黄白色、粉性足、味甜者为佳。

药用价值

增强免疫功能

黄芪能增强网状内皮系统的吞噬功能，使血液中白细胞及多核白细胞数量显著增加，使巨噬细胞吞噬百分率及吞噬指数显著上升，对体液免疫、细胞免疫均有促进作用。正常人服用后，血浆IgM、IgE显著增加，以全草效果最好。以上作用在正常的生理状态下存在，在免疫功能低下时同样有明显作用。黄芪对免疫功能低下不仅有增强作用，还有双向调节作用。

改善心脏功能

黄芪对心脏有加强收缩的作用，可使因中毒或疲劳而衰竭的心脏收缩强度增大，排出血量增多。100%黄芪注射液可使离体心脏收缩加强、加快。黄芪能改善病毒性心肌炎患者的左心室功能，还有一定抗心律失常作用。

降压作用

以黄芪煎剂、水浸剂、醇浸剂，皮下或静脉注射于麻醉动物（犬、猫、兔），可迅速使其血压下降，持续时间短暂。将黄芪注射液注入实验犬的冠状动脉、椎动脉、肠系膜上动脉、脑血管、肠血管等内脏血管，可使血管阻力指数下降，但注入肾动脉、肾血管阻力指数反而增高，因此，黄芪对肾血管的作用与对其他部位血管不同。

调节血糖

黄芪多糖具有双向调节血糖的作用，可使葡萄糖负荷后小鼠的血糖水平显著下降，并能明显对抗肾上腺素引起的小鼠血糖水平升高，对胰岛素低血糖无明显影响。

贮存要点	置于通风干燥处。
用法用量	煎服，9~30克。
使用禁忌	高血压、面部感染等患者应慎用，消化不良、上腹胀满和有实证、阳证等情况的患者不宜用黄芪。

18 | 保健药物食物全图鉴

保健应用

收集了每一种药物食物最佳的应用方法。

补益篇---补气类

黄芪鳝鱼汤

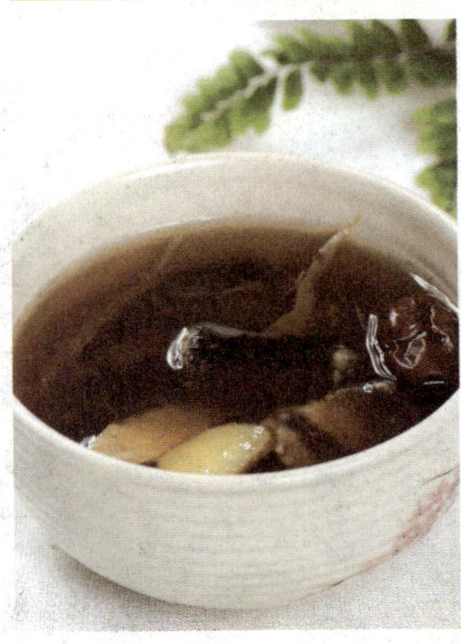

原料

黄芪 30克，鳝鱼 300克，生姜 1片（切丝），大枣 5枚（去核），大蒜2瓣，食用油、盐各适量。

做法

黄芪、大枣、大蒜洗净，鳝鱼去肠、洗净、切段。起油锅放入鳝鱼、姜、盐，炒至鳝鱼半熟，将全部用料放入锅内，加清水适量，武火煮沸后，文火煲煮 1小时，调味即可。

用法

佐餐食用，饮汤吃鳝鱼肉。

功效

补气养血、健美容颜。用于气血不足之面色萎黄、消瘦疲乏等。红枣，是天然的美容食品，还可益气健脾，促进气血循环和抗衰老。鳝鱼具有补气养血、祛风湿、强筋骨、壮阳等功效，可预防心血管疾病。

防己黄芪粥

原料

防己10克，黄芪12克，白术6克，甘草3克，粳米50克。

做法

将上述各种药材一起放入锅中，加入适量的清水，至盖过所有的材料为止。用武火煮沸后，再用文火煎煮30分钟左右，然后加入粳米煮成粥即可。

用法

每日1～2次，温热服。

功效

补血健脾、利水消肿，适用于肥胖症。防己，性平，味甘，具有利水消肿，祛风止痛的功效。甘草，性平，味甘，具有补脾益气，清热解毒，缓急止痛的功效。白术，性温，味苦、甘，具有健脾益气、燥湿利水的功效。

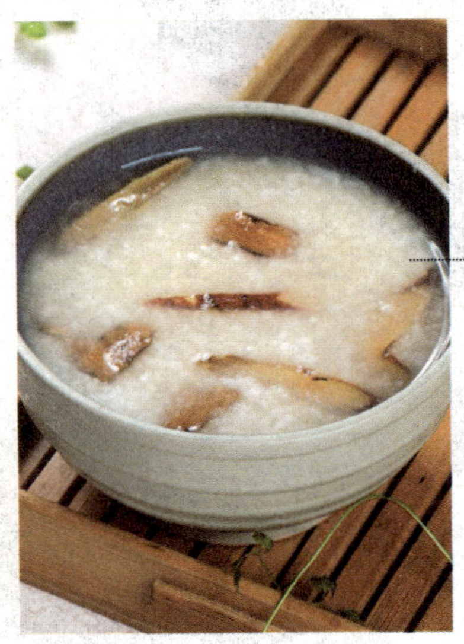

补益篇 | 19

烹饪步骤

具体介绍膳食中所需的食材、用量以及制作方法，为读者提供每日饮食的参考，方便读者操作。

功效

详细介绍了该道膳食的具体功效。

高清图片

将菜谱实物清晰生动地呈现在读者面前，使读者一目了然。

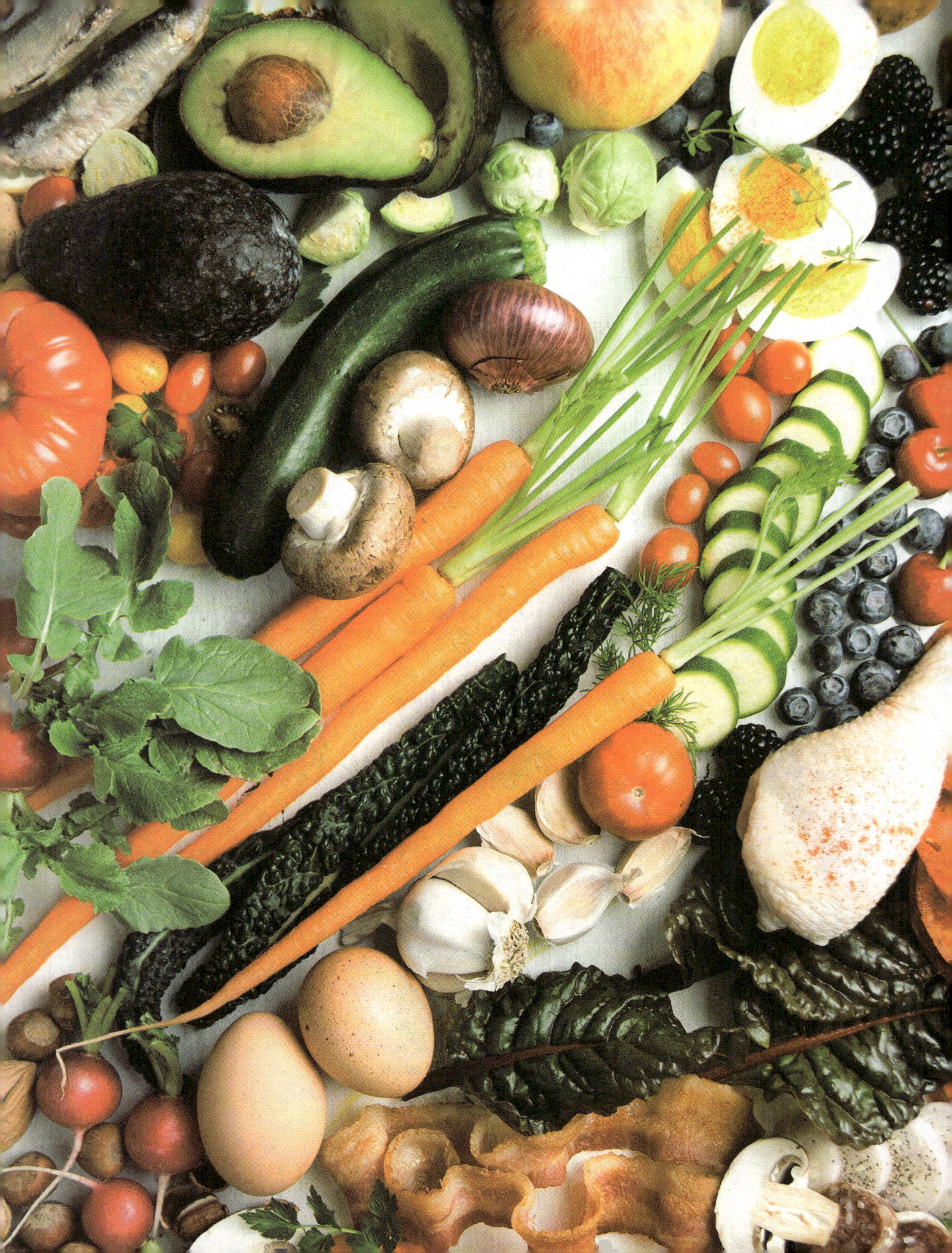

补气类

18 黄芪
最佳补中益气之药
20 党参
适用于气血不足者
22 人参
适于体虚乏力者滋补之用
24 甘草
善于调和诸药的补气良药
26 白术
补脾安胎常用药材
27 大枣
中药里的综合维生素
30 山药
最佳补脾良药
31 黄精
被誉为“长寿百岁草”
32 太子参
阴虚血热者的补气良药
33 白扁豆
利水补脾好帮手
34 卷心菜
有“菜中王子”美誉的食疗蔬菜
35 花椰菜
预防乳腺癌的食疗佳品
36 南瓜
香甜美味的补气蔬菜
37 粳米
最佳补气粥品
38 糯米
温养胃气之妙品
39 小米
老人、产妇宜用的滋补品
40 燕麦
每天必吃的营养食品之一
41 马铃薯
在欧洲有“植物面包”的美誉
42 玉米
有“黄金作物”之美誉
43 芋头
老少皆宜的滋补品
44 红薯
消脂养心的甘甜主食
45 花生
有效的抗衰老食物
46 栗子
被誉为“干果之王”
47 牛奶
易于被人体吸收的最佳补钙品
48 蜂蜜
大众的补品，老人的“牛奶”
50 豆浆
老少皆宜的营养饮品
51 豆腐
益气和中、生津润燥
52 豇豆
健脾、补肾的豆中上品
53 樱桃
补气美容的美味水果
54 香菇
芳香美味的“食用菌类皇后”
55 猴头菇
最佳滋补野生菌类
56 平菇
抵抗癌症的美味菌类
57 竹荪
“蘑菇女皇”
58 金针菇
菌类中的蛋白质库
59 鳝鱼
“小暑黄鳝赛人参”
60 泥鳅
适合体虚者滋补之用
61 桂鱼
春令时节的美味滋补品
62 带鱼
润肤养发、补益脾脏
63 鲈鱼
秋日最佳补益海鲜
64 黄鱼
适于贫血、头晕、体虚者保健之用
65 鲢鱼
暖胃益气的极佳食品
66 青鱼
益气化湿的良药
67 银鱼
干制品含钙量为群鱼之冠
68 猪肉
健脾益气、滋阴润燥
69 猪蹄
绝佳“美容食品”
70 猪肚
补益暖胃的理想食品
71 牛肉
最佳补充体力之肉食
72 牛蹄筋
含胶原蛋白质丰富的食品
73 羊肉
冬季最佳补气肉类
74 鸡肉
温中益气、补精添髓
76 鹅肉
粮农组织列出的绿色食品之一

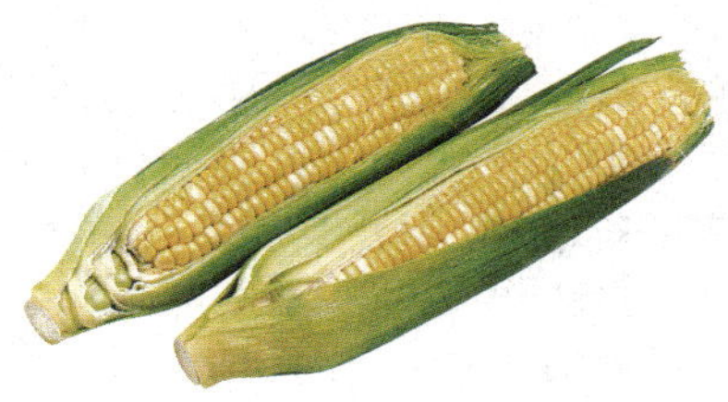

助阳类

77 鹿茸
珍贵的补肾良药
78 冬虫夏草
十分有效的抗癌药物
80 骨碎补
补肾镇痛、活血壮筋
81 肉苁蓉
温肾补阳的珍贵药材
82 锁阳
补阳益阴不老药
83 蚕蛹
高蛋白的天然营养品
84 续断
益肝肾、续筋骨的伤科良药
85 巴戟天
补肾阳、壮筋骨之上等药材
86 淫羊藿
助阳补肾、抗衰老
87 补骨脂
益肾止血的温补药
90 牛大力
强筋健骨的民间常用中药材
91 核桃仁
营养丰富的长寿果
92 松子仁
强阳补骨、活血美肤
93 益智仁
温脾暖肾、固气涩精
94 仙茅
补阳温肾专用药材
95 杜仲
预防高血压的良药
96 菟丝子
滋补肝肾、益精明目
97 狗脊
适用于风湿痛而有肝肾不足者
98 沙苑子
补肾固精常用药材
99 韭菜子
蔬菜中的“伟哥”

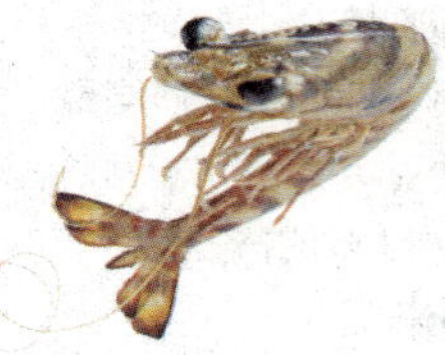

100 韭菜
有“助阳草”之称
101 虾
滋补壮阳之妙品

养血类

102 何首乌
抗衰护发的滋补佳品
103 熟地黄
补血滋阴常用药
104 白芍
常见的补血良药
105 枸杞子
滋肾润肺的高级补品
106 阿胶
常用补血良药
108 桑葚
中老年人抗衰美颜之佳果
109 葵花子
备受推崇的健康坚果
110 龙眼肉
安神、补血、抗衰老
111 荔枝
味道鲜美的珍贵果品
112 猪肝
适合贫血者补血之用
113 猪血
最佳的补血益气“液态肉”
114 鹌鹑蛋
脑力劳动者的优质补养品
115 海参
补血、填精、益肾的海中珍品
116 菠菜
适宜电脑操作者食用
117 茼蒿
无公害的天然蔬菜

滋阴类

118 西洋参
养阴补气的补血佳品
120 女贞子
抗老回春圣品
122 北沙参
滋阴常用良药
123 百合
止咳安神、药食两用
124 麦冬
滋阴润肺良药
125 石斛
清热、凉血、护眼良药
128 桑寄生
有补益作用的祛风湿药
129 天冬
滋阴降火的止咳中药
130 玉竹
可比拟人参的补阴圣品
131 旱莲草
收敛性强的滋补药
132 淡菜
营养价值很高的“海中鸡蛋”
133 雪蛤膏
有“软黄金”之称的珍稀补品
134 龟板
益肾强骨的滋补佳品
135 鸽子
滋肾益气、祛风解毒
136 乌骨鸡
名贵食疗珍禽
137 甲鱼
滋肝补肾、益气补虚
138 鸡蛋
最理想的营养库
139 鸭肉
养胃滋阴、利水消肿

140 银耳
抗衰老之明珠
141 黑米
健脾益胃的补血米
142 黑芝麻
补阴乌发的美容良药
143 黑豆
豆类养生之王
144 苹果
全方位的健康水果
145 草莓
水果皇后
146 菠萝
补益脾胃、生津止渴
147 葡萄
果中之珍品
148 甜石榴
石榴汁是防癌抗癌佳品
149 桃子
滋阴补养、生津止渴
150 番茄
综合维生素仓库
151 山竹
果中健脾补虚皇后
152 常见补益药物食物食用宜忌

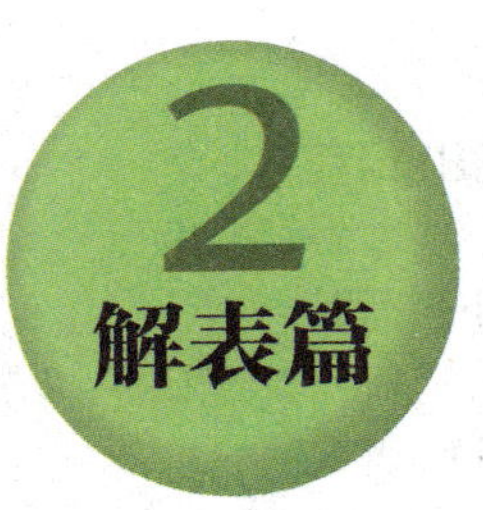

辛温解表类

154 荆芥
发汗祛风常用药材
156 白芷
芳香怡人的止痛良药
157 羌活
辛温解表的止痛药
158 生姜
发汗解表的常用药
159 桂枝
温经止痛的发汗良药
160 葱白
最常见的家庭药食
161 细辛
适于治疗风寒、感冒等症状
162 防风
解表、止头痛常用药材
163 紫苏叶
适用于治疗胃肠性感冒
166 辛夷
祛风通窍的解表药
167 麻黄
治疗风寒感冒的常用药

辛凉解表类

168 菊花
甘甜的明目解热佳品
170 薄荷
治疗风热感冒的清凉药
171 桑叶
清热明目、美肤消肿
172 葛根
治疗颈项强痛的良药
173 升麻
内服治感冒，外用疗疮疹
176 牛蒡子
疏风透疹、利咽的常用药
177 苦丁茶
被誉为减肥茶、益寿茶、美容茶等
178 蔓荆子
祛头风、止头痛的常用药
179 柴胡
疏肝、解郁、祛火之良药
180 淡豆豉
有药用价值的大豆加工品
181 蝉蜕
散风热、退目翳
182 常见解表药物食物食用宜忌

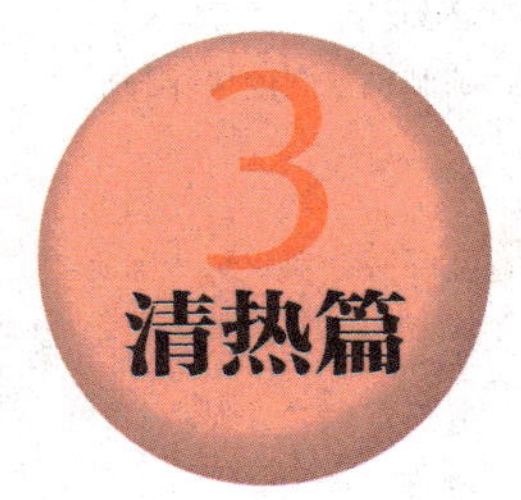

清热泻火类

184 芦根
清热利尿、止咳祛痰
185 栀子
清热、泻火、镇痛良药
186 芹菜
厨房里的药物
187 茭白
可改善肥胖症、高脂血症的水生蔬菜
188 李子
肝病患者宜食的水果佳品
189 柿子
有益心脏健康的水果王
190 皮蛋
清热泻火的风味食品

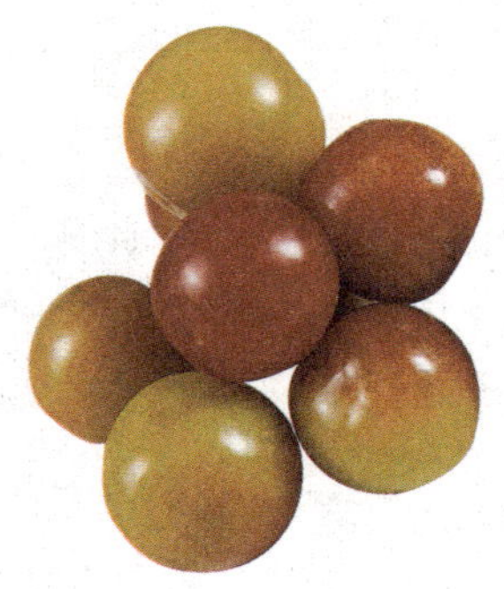

清热明目类

191 夏枯草
可以泡茶的消炎药草
192 决明子
清肝明目好帮手
193 木贼草
疏风解热的眼病良药

清热凉血类

194 生地黄
滋阴保健之上品
195 玄参
滋阴降火常用药
196 水牛角
效果显著的凉血圣药
197 牡丹皮
治肝凉血的常用药

清热燥湿类

198 黄芩
祛湿清热常用药
200 黄连
常用的清热苦口良药
202 黄柏
治下焦湿热的良药
204 秦皮
清热燥湿、平喘止咳
205 苦参
治疗皮肤病的外用良药
206 垂盆草
有效治疗肝炎的良药

清热解毒类

207 板蓝根
治疗感冒的常用药品
208 金银花
清热解毒佳品
209 蒲公英
治疗急性阑尾炎的重要药物

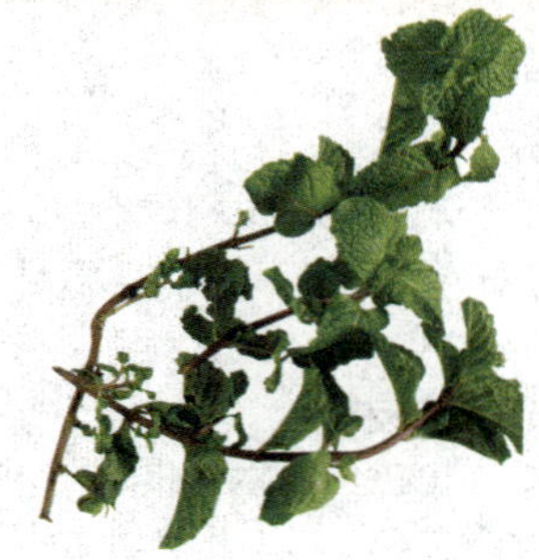

210 紫花地丁
治疗疮疖、痈肿的常用药
211 白鲜皮
治风湿热毒的良药
214 鱼腥草
利尿解毒之品
215 大青叶
治疗感冒退热有奇效
216 射干
解毒利咽的良药
217 白花蛇舌草
清热解毒的重要药物
218 绞股蓝
消炎解毒的常用保健品
219 鸡骨草
清热解毒、疏肝散淤
220 圣女果
营养健康的“果中蔬菜”
221 杨桃
肥胖症、心血管疾病患者适宜食用
222 无花果
树上结的甘甜点心
223 橄榄
有“天堂之果”的美誉
224 小白菜
富含维生素和矿物质的保健佳蔬
225 竹笋
甘甜美味的“素食之王”
226 苋菜
营养价值极高的野生菜
227 雪里蕻
特别适合劳动者、食欲不振者食用
228 香椿
健胃理气、润肤明目之良药
229 茶叶
备受推崇的普及型保健饮品
230 河蚌
清热解毒、滋阴明目

清退虚热类

231 地骨皮
退虚热、降火的常用药
232 青蒿
清退虚热之常用药来源
233 银柴胡
退虚热之良药
234 白薇
清血热之常用药
235 常见清热药物食物食用宜忌

祛暑类

238 绿豆
家常解暑佳品
240 荷叶
纯天然祛暑佳品
241 芒果
“热带果王”
242 柠檬
有药用价值的调味水果
243 猕猴桃
世界水果之王
244 西瓜
盛夏祛暑佳品

245 甜瓜
盛夏消暑解渴的珍品
246 哈密瓜
好吃又营养的消暑甜品
247 杨梅
生津止渴的消暑佳品
248 甘蔗
含铁丰富的“补血良果”
249 沙葛
清热凉暑的保健佳品
250 苦瓜
降火开胃的“君子菜”
251 菱角
健脾和胃、生津止渴
252 田螺
清热明目的“盘中明珠”
253 常见祛暑药物食物食用宜忌

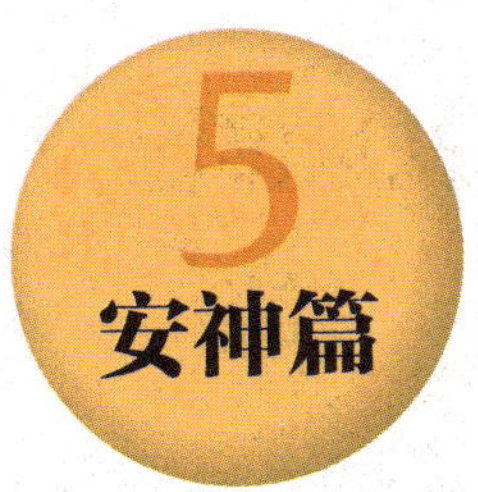

重镇安神类

256 牡蛎
潜阳敛阴、软坚散结的圣药
257 珍珠
护肤安神的保养圣品

养心安神类

258 灵芝
被誉为“仙草”“瑞草”
260 酸枣仁
安神敛汗、抗失眠
261 柏子仁
性质平和的养心安神药
262 远志
益智安神、祛咳止痰
263 合欢皮
适合神经衰弱患者服用
264 夜交藤
治疗失眠的好帮手
265 小麦
补心养气的杂粮
266 常见安神药物食物食用宜忌

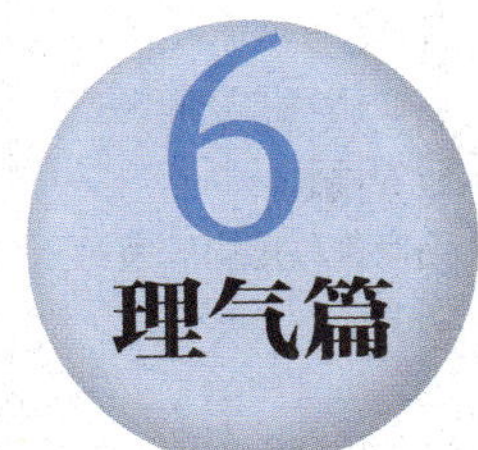

理气类

268 陈皮
行气镇咳的化痰良药
270 佛手
理气、健胃、止呕
271 薤白
治疗胸痹的常用药
272 香附
治疗妇科痛证、月经不调的常用药
273 青皮
行气化滞的常用药材
274 大腹皮
适用于脘腹胀满者
275 乌药
治疗下腹胀痛效果尤佳
276 木香
常用的理气药
277 枳实
常用于治疗胃肠食积
278 檀香
治疗气滞所致的胸腹疼痛
279 玫瑰花
疏肝镇痛的常用理气药
282 川楝子
治疗各种热性腹痛的常用药
283 莴笋
开通疏利、消积下气
284 橙子
开胃消食、生津止渴
285 柚子
“天然水果罐头”
286 枇杷
润肺、止渴、下气佳果
287 四季豆
适合心脏病、动脉硬化患者食用
288 黄豆
“植物蛋白之王”
290 刀豆
温中下气、益肾补元
291 豌豆
和中下气、通利小便
292 榛子
氨基酸含量极高的坚果
293 常见理气药物食物食用宜忌

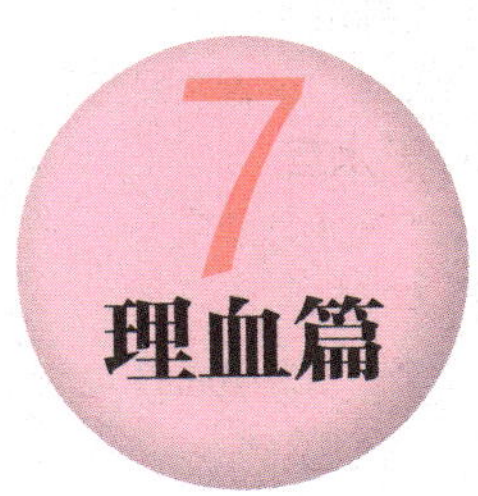

止血类

296 三七
常用的止血、止痛药
298 白茅根
理血止血的消暑药
299 小蓟
止血常用药

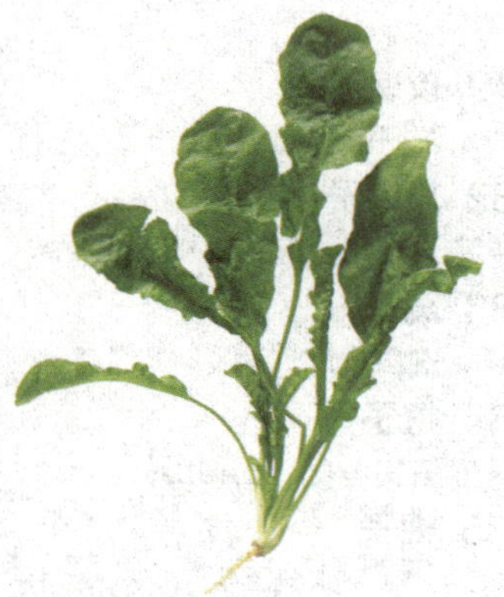

300 艾叶
止血安胎的温经药
301 大蓟
止血、治疮肿
302 蒲黄
常用的散淤止血药
303 地榆
治疗便血、烧伤的常用药
306 侧柏叶
止血镇咳的常用药
307 鸡冠花
止血止带的保健花卉
308 白及
较为常用的止血药
309 藕节
止血化淤的清凉药材
310 仙鹤草
止血、健胃之良药
311 黑木耳
“素中之荤”
312 荠菜
蛋白质含量高的清香蔬菜
314 空心菜
糖尿病患者的保健佳蔬
315 血余炭
广泛应用于各种出血症的良药

活血类

316 赤芍
活血化淤的妇科良药
318 丹参
保肝护心的常用药
319 益母草
活血调经的妇科良药
320 红花
传统妇科良药
321 桃仁
活血散淤的常用药
324 丝瓜络
祛风活络、活血消肿
325 鸡血藤
舒筋、活络、活血的常用药
326 川芎
活血行气的止痛良药
327 延胡索
治疗各种疼痛的良药
328 姜黄
主治风湿痹痛
329 泽兰
为妇科常用活血药
332 毛冬青
主治心血管疾病
333 郁金
疏肝、止痛的重要药物
334 月季花
治疗妇科闭经或月经量少的常用药
335 腊梅花
凉血、清热、解毒之良药
336 莪术
破淤行气的常用药
337 乳香
伤科、外科常用止痛药
338 没药
活血、散淤、镇痛
339 川牛膝
引药下行，化淤血、强筋骨
340 王不留行
行血、催乳、消肿敛疮的良药
341 路路通
通络、通窍、通乳
342 刘寄奴
治疗淤血、腹痛的常用药
343 五灵脂
常用于妇科淤血所致的疼痛
344 三棱
祛淤消积的常用配伍药
345 苏木
伤科和妇科的常用良药
346 蟹
清热、散血之水产佳品
347 茄子
心血管疾病患者的佳蔬
348 穿山甲
下乳通经的圣药
349 常见理血药物食物食用宜忌

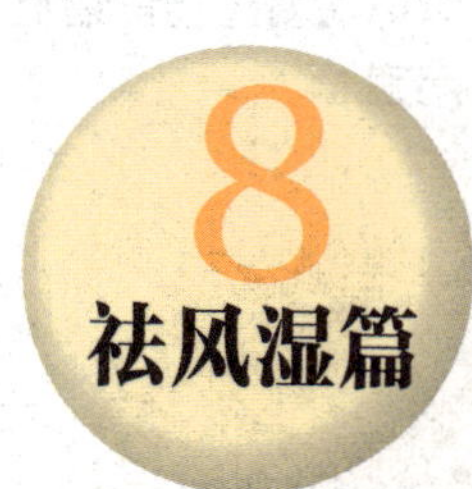

8 祛风湿篇

祛风湿类

352 独活
治风湿酸痛的常用良药
353 木瓜
具有极高营养价值的万寿之果
354 秦艽
广泛用于治疗风湿性和类风湿性关节炎
355 苍耳
治鼻炎、祛痹疹
358 威灵仙
通络止痛之必备良药
359 桑枝
广泛用于治疗风湿、痹痛
360 虎杖
主治风湿、筋骨疼痛

361 海桐皮
治疗关节炎的常用药
362 南五加皮
祛风湿、壮筋骨的良药
363 蚕沙
祛风除湿、和胃化浊
364 常见祛风湿药物食物食用宜忌

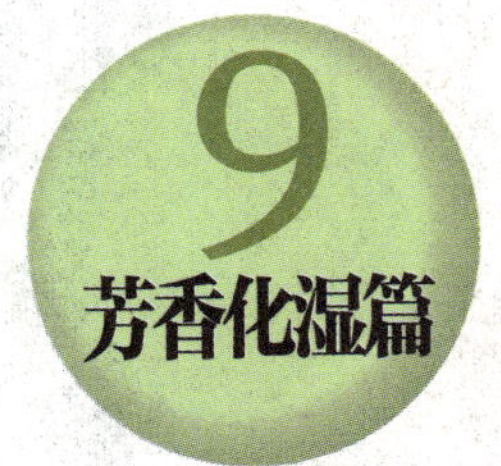

芳香化湿类

366 草果
燥湿除寒、祛痰截疟
367 砂仁
化湿健脾的芳香药材
368 藿香
治疗夏令暑湿的常用药
369 厚朴
下滞气、除胀满的有效药
370 苍术
祛湿又解表的重要药物
371 白豆蔻
行气、暖胃、降逆的芳香果
372 草豆蔻
可治疗急性胃炎、溃疡病
373 佩兰
治疗暑湿的常用药
374 常见芳香化湿药物食物食用宜忌

平肝息风类

376 天麻
治疗头晕目眩的常用药
377 地龙
平喘利尿的解毒药材
378 钩藤
解痉挛、镇头痛
379 全蝎
祛风止痉的常用药
380 羚羊角
治疗高热神昏和抽搐的良药

温里祛寒类

382 肉桂
消食止痛的温里药
383 花椒
兼有药用价值的调味料
384 胡椒
主治胃寒所致的吐泻
385 丁香
治疗胃寒呃逆的重要药物
388 干姜
温中祛寒之常备良药
389 吴茱萸
温中、理气、止痛
390 附子
适用于阳虚阴盛、全身功能减退证
391 小茴香
健胃除胀常用药
394 高良姜
用于治疗胃脘疼痛
395 八角茴香
民间常用的行气健胃药
396 草鱼
温中补虚的养生食品
397 鳙鱼
健胃除胀常用食材
398 常见温里祛寒药物食物食用宜忌

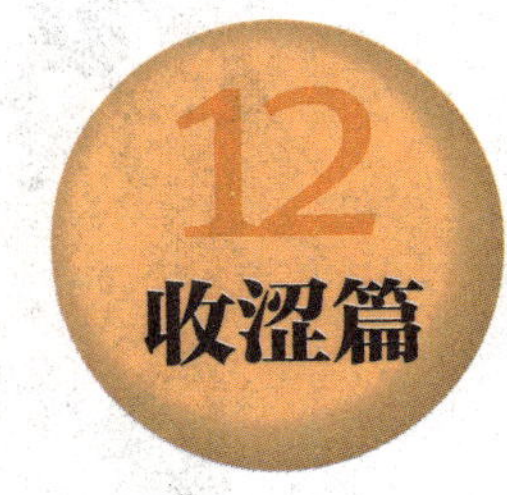

收涩类

400 五味子
补益肝肾的滋养药材
402 山茱萸
可配成药酒的收敛药
403 白果
敛肺气、定喘嗽
404 莲子
固肾补脾，还能止血

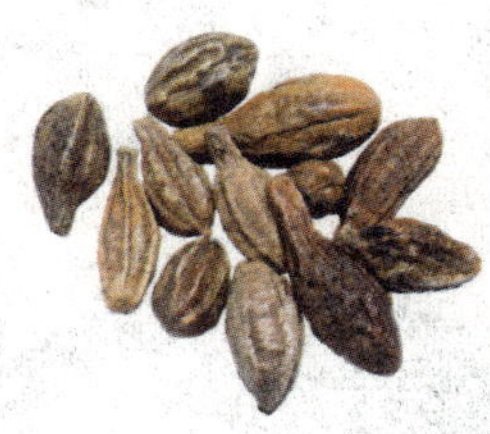

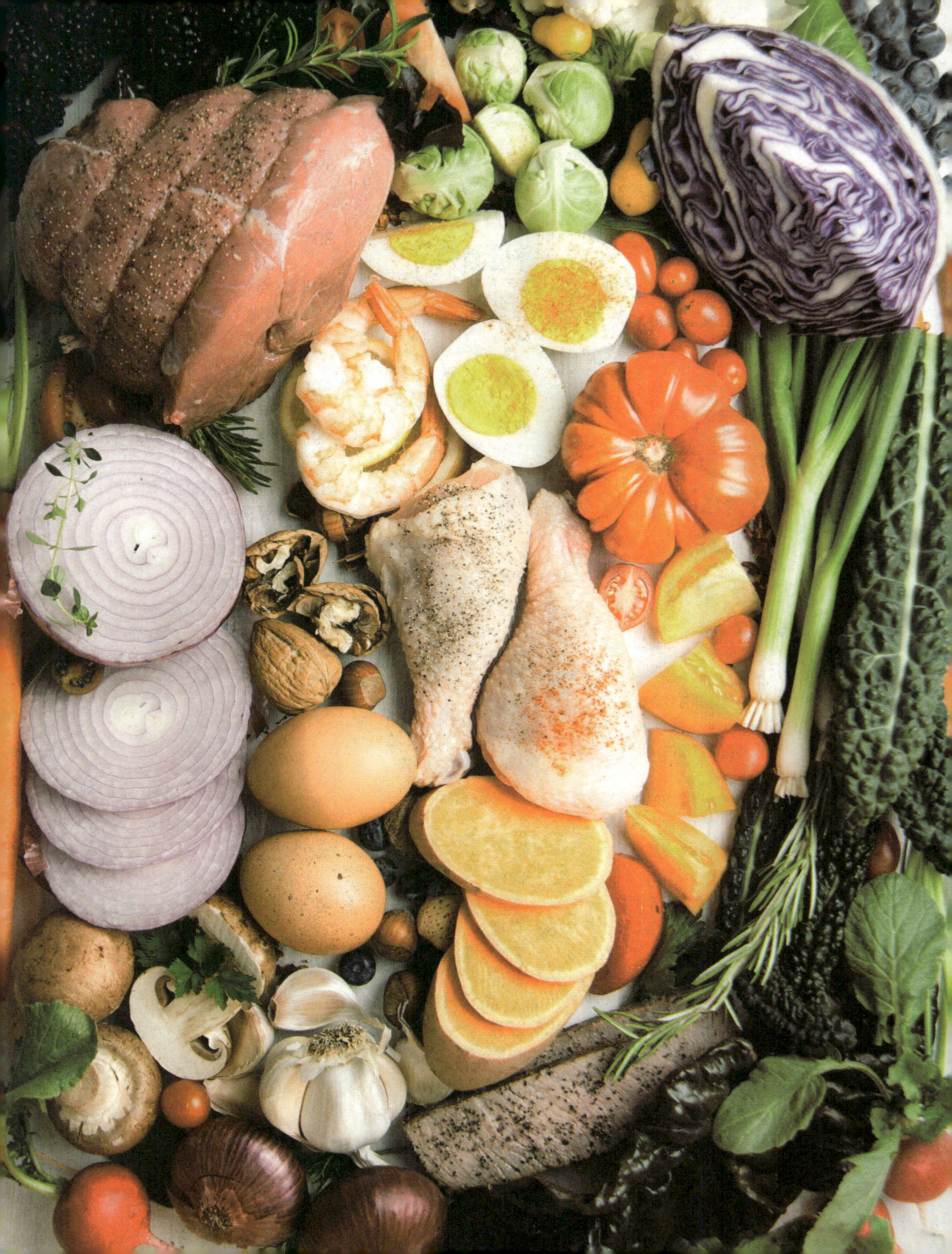

405 乌梅
生津止渴的居家良药
406 肉豆蔻
温中下气的消食常用药
407 金樱子
固精涩肠常用药材
410 覆盆子
补肾虚的有效药材
411 芡实
常用的收敛性强壮药
412 浮小麦
止汗、镇静、抗利尿
413 赤石脂
治疗久痢的常用药
414 诃子
治疗久泻、久咳的常用药
415 五倍子
收敛止血的常用药物
416 番石榴
收敛止泻、消炎止血
417 桑螵蛸
补肾固精的收敛药
418 常见收涩药物食物食用宜忌

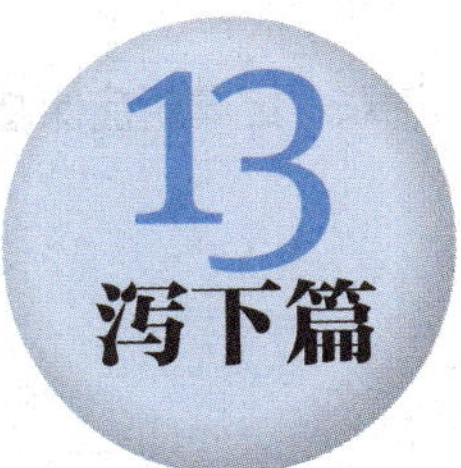

泻下类

420 芦荟
兼有美容效果的润肠药品
422 火麻仁
老年人便秘的常用药
423 郁李仁
润肠通便的常用药
424 香蕉
让人快乐的智慧之果

14 利水渗湿篇

利水消肿类

426 泽泻
利水消肿常用药材
427 玉米须
利水通淋、降血压的良药
428 薏苡仁
利水渗湿、药食两宜
429 冬瓜
含水量最高的蔬菜
432 猪苓
利尿、祛除水肿的良药
433 半边莲
利尿消肿、凉血解毒
434 土茯苓
主要用于治疗反复发作的慢性疮疡
435 茯苓
利水渗湿的滋补药材
436 赤小豆
利尿、消炎、解毒
437 黄花菜
美味的“健脑菜”
438 芦笋
风靡全球的降血糖蔬菜
440 大白菜
清爽适口的养生蔬菜
442 黄瓜
大众公认的减肥美容菜
443 鲤鱼
营养位居“家鱼之首”
444 鲫鱼
健脾利湿的美味水产品
445 鳢鱼
淡水鱼中的长寿鱼
446 鲮鱼
利水消肿的美味水产品
447 鹌鹑肉
有“动物人参”之美誉

利尿通淋类

448 滑石
祛湿清热的常用药
449 海金沙
清热解毒、利水通淋
450 车前子
利尿渗湿的清热药
451 瞿麦
清热利水、破血通经
452 扁蓄
利尿通淋、杀虫止痒
453 冬瓜皮
治疗轻微水肿的常用良药
454 通草
治疗产妇乳少的常用药
455 灯芯草
清心火、利湿的常用良药
456 茵陈蒿
利尿、清热、退黄疸
457 金钱草
治疗泌尿系统结石常用药
458 常见利水渗湿药物食物食用宜忌

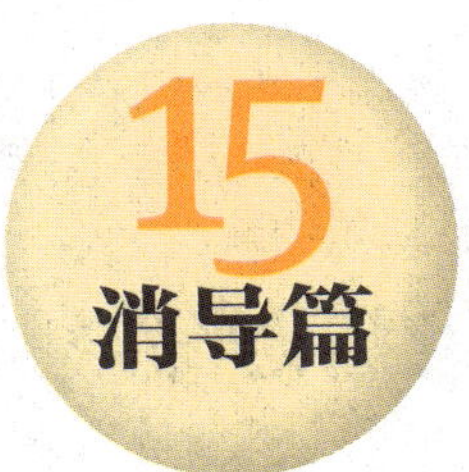

消导类

460 山楂
消食健胃好帮手

461 神曲
健脾和胃、消食调中的常用药
462 麦芽
疏肝醒脾、退乳常用药
463 谷芽
健胃、助消化常用药
464 荞麦
常用的“消炎粮食”
465 大麦
具有保健作用的主食
466 洋葱
糖尿病患者之良蔬
468 胡萝卜
有“小人参”之美誉

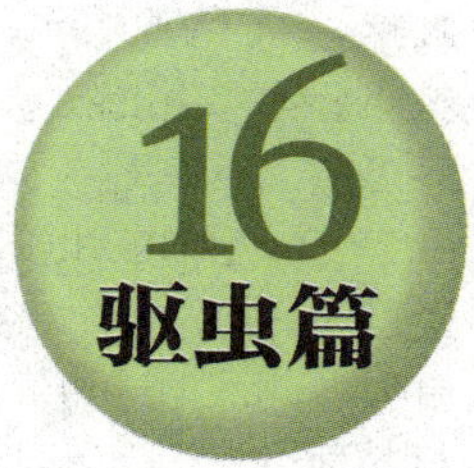

驱虫类

470 大蒜
调味杀菌好帮手
471 槟榔
杀虫、消积、利气
472 南瓜子
治绦虫、蛔虫的常用药

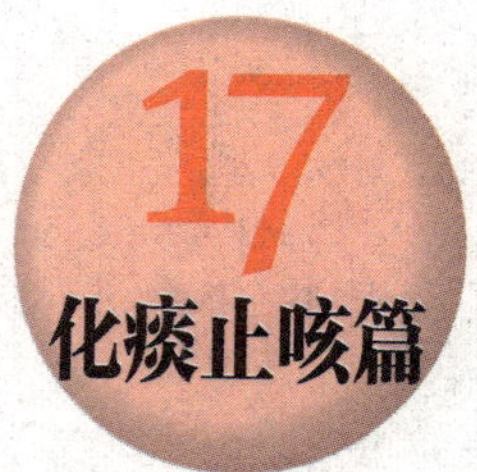

清热化痰类

474 浙贝母
开泄肺气、除热散结
475 前胡
治风热头痛、痰热咳喘
476 竹茹
缓解胃热、呕吐症状的良药
477 桔梗
止咳祛痰的常用良药
480 川贝母
止咳化痰的常用药
481 胖大海
化痰通便的清凉药材
482 罗汉果
清肺润肠的保健果品
483 天花粉
消肿催乳好帮手
484 海蜇
清热、解毒、化痰的保健海产品
485 海带
利水泄热的健康食品
487 紫菜
化痰软坚的“长寿菜”
488 荸荠
甘甜的“地下雪梨”
489 丝瓜
全身都可入药的保健佳蔬
490 蕨菜
有药用滋补功效的“山菜之王”
491 梨
润肺止咳的最佳果品

温化寒痰类

492 半夏
燥湿化痰、降逆止呕
493 白前
润肺、降气、祛痰的良药
494 白芥子
温化寒痰的常用药材

止咳平喘类

495 百部
温润肺气、止咳常用药
496 紫菀
治疗慢性咳嗽的常用药
497 桑白皮
泻肺热而平喘咳之常用药
498 款冬花
止咳平喘的常用良药
499 海底椰
清肝润肺、祛痰化淤
500 枇杷叶
清解肺热、胃热的常用药
501 瓜蒌
清热涤痰、宽胸散结
502 杏
止渴生津、清热解毒
503 杏仁
止咳平喘的常用药
504 腐竹
营养最丰富的豆制品
505 常见化痰止咳药物食物食用宜忌

507 附录　经典对症保健方

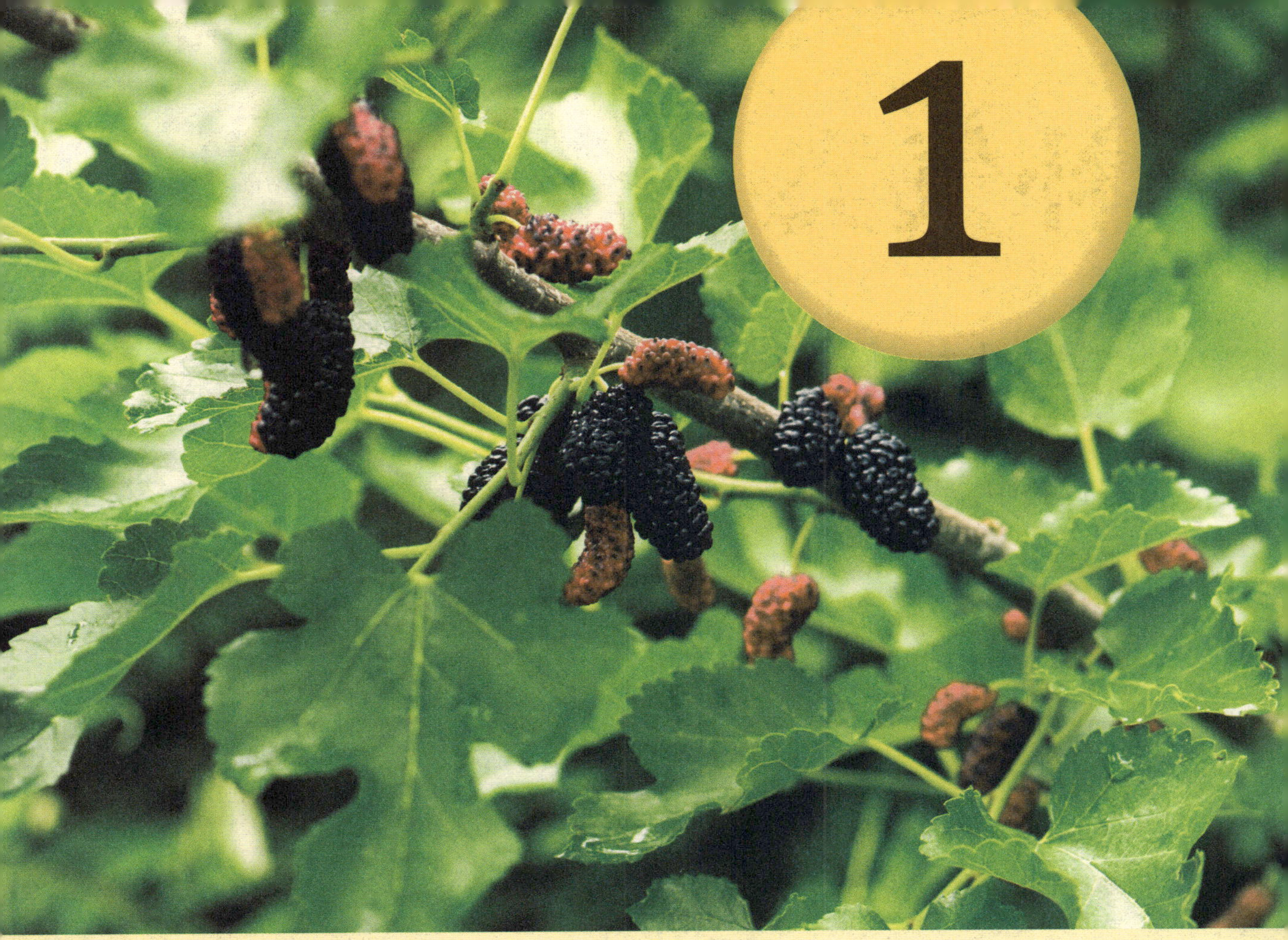

补益篇

补益类的药食主要用于治疗虚证。由于虚证有气虚、血虚、阳虚、阴虚之分，因此补益类药食也大致分为补气类、助阳类、养血类、滋阴类药食。

补气类药食可增强人体器官的生理功能和体力，能帮助治疗气虚证。由于气血关系密切，血的生成和运行有赖于气的推动作用，故补气类药食也常用于血虚证。

助阳类药食主要用于阳虚证，包括肾阳虚、脾阳虚、心阳虚等。其主要作用是调节肾上腺皮质功能，调整能量代谢，使糖代谢合成加强，滋养强壮，促进性腺功能，促进生长发育，增强机体抵抗力。

养血类药食主要用于治疗血虚，多数养血类药食是通过滋养强壮作用，或改善全身营养状况，或改善神经系统功能，间接促进生理功能，起到护肝、镇静的作用，从而减轻或消除血虚的症状。

滋阴类药食又称养阴药食，主要是用来补养肺阴、胃阴、肝阴和肾阴，适宜于肺胃阴虚和肝肾阴虚之证。

补气类

主要用于治疗气虚，可增强人体器官的生理功能和体力。

黄芪

别名 北芪、绵芪、口芪、西黄芪。

性味 性温，味甘。

最佳补中益气之药

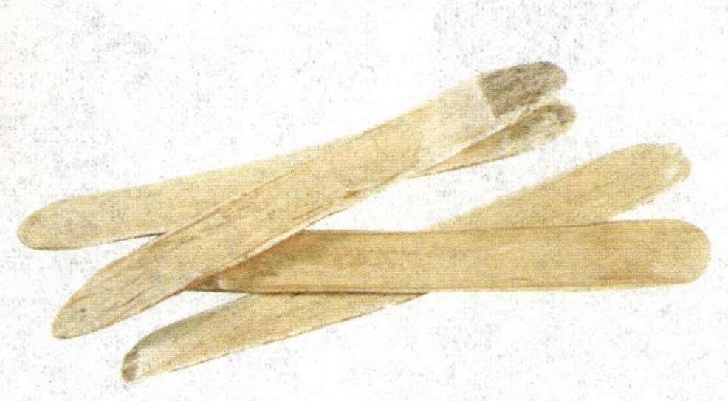

来　源 为豆科植物膜荚黄芪或蒙古黄芪的干燥根。

主要产地 主要分布于黑龙江、吉林、辽宁和河北北部。辽宁和吉林有大量栽培。

功效主治 大补元气、复脉固脱、补脾益肺、生津安神。用于体虚欲脱、肢冷脉微、脾虚食少、肺虚喘咳、津伤口渴、内热消渴、久病虚羸、惊悸失眠、阳痿宫冷、心力衰竭、心源性休克。

主要成分 含人参皂苷、挥发性成分、葡萄糖等。

性状特征

根圆柱形，有的有分枝，上端较粗，略扭曲，长30~90厘米，直径0.7~3.5厘米。表面淡棕黄色至淡棕褐色，有不规则纵皱纹及横长皮孔，栓皮易剥落而露出黄白色皮部，有的可见网状纤维束。质坚韧，断面强纤维性。气微、味微甜，有豆腥味。

选购秘诀

以条粗长、皱纹少、质坚而绵、断面黄白色、粉性足、味甜者为佳。

药用价值

增强免疫功能

黄芪能增强网状内皮系统的吞噬功能，使血液中白细胞及多核白细胞数量显著增加，使巨噬细胞吞噬百分率及吞噬指数显著上升，对体液免疫、细胞免疫均有促进作用。正常人服用后，血浆IgM、IgE显著增加，以全草效果最好。以上作用在正常的生理状态下存在，在免疫功能低下时同样有明显作用。黄芪对免疫功能低下不仅有增强作用，还有双向调节作用。

改善心脏功能

黄芪对心脏有加强收缩的作用，可使因中毒或疲劳而衰竭的心脏收缩强度增大，排出血量增多。100%黄芪注射液可使离体心脏收缩加强、加快。黄芪能改善病毒性心肌炎患者的左心室功能，还有一定抗心律失常作用。

降压作用

以黄芪煎剂、水浸剂、醇浸剂，皮下或静脉注射于麻醉动物（犬、猫、兔），可迅速使其血压下降，持续时间短暂。将黄芪注射液注入实验犬的冠状动脉、椎动脉、肠系膜上动脉、脑血管、肠血管等内脏血管，可使血管阻力指数下降，但注入肾动脉、肾血管阻力指数反而增高，因此，黄芪对肾血管的作用与对其他部位血管不同。

调节血糖

黄芪多糖具有双向调节血糖的作用，可使葡萄糖负荷后小鼠的血糖水平显著下降，并能明显对抗肾上腺素引起的小鼠血糖水平升高，对胰岛素低血糖无明显影响。

贮存要点	置于通风干燥处。
用法用量	煎服，9~30克。
使用禁忌	高血压、面部感染等患者应慎用，消化不良、上腹胀满和有实证、阳证等情况的患者不宜用黄芪。

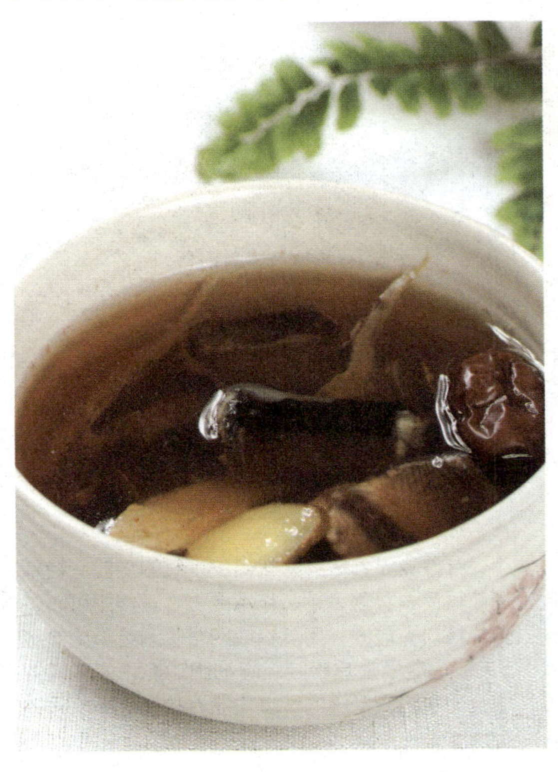

黄芪鳝鱼汤

原料

黄芪 30克，鳝鱼 300克，生姜 1片（切丝），大枣 5枚（去核），大蒜2瓣，食用油、盐各适量。

做法

黄芪、大枣、大蒜洗净，鳝鱼去肠、洗净、切段。起油锅放入鳝鱼、姜、盐，炒至鳝鱼半熟，将全部用料放入锅内，加清水适量，武火煮沸后，文火煲煮 1小时，调味即可。

用法

佐餐食用，饮汤吃鳝鱼肉。

功效

补气养血、健美容颜。用于气血不足之面色萎黄、消瘦疲乏等。红枣，是天然的美容食品，还可益气健脾，促进气血循环和抗衰老。鳝鱼具有补气养血、祛风湿、强筋骨、壮阳等功效，可预防心血管疾病。

防己黄芪粥

原料

防己10克，黄芪12克，白术6克，甘草3克，粳米50克。

做法

将上述各种药材一起放入锅中，加入适量的清水，至盖过所有的材料为止。用武火煮沸后，再用文火煎煮30分钟左右，然后加入粳米煮成粥即可。

用法

每日1～2次，温热服。

功效

补血健脾、利水消肿，适用于肥胖症。防己，性平，味甘，具有利水消肿，祛风止痛的功效。甘草，性平，味甘，具有补脾益气，清热解毒，缓急止痛的功效。白术，性温，味苦、甘，具有健脾益气、燥湿利水的功效。

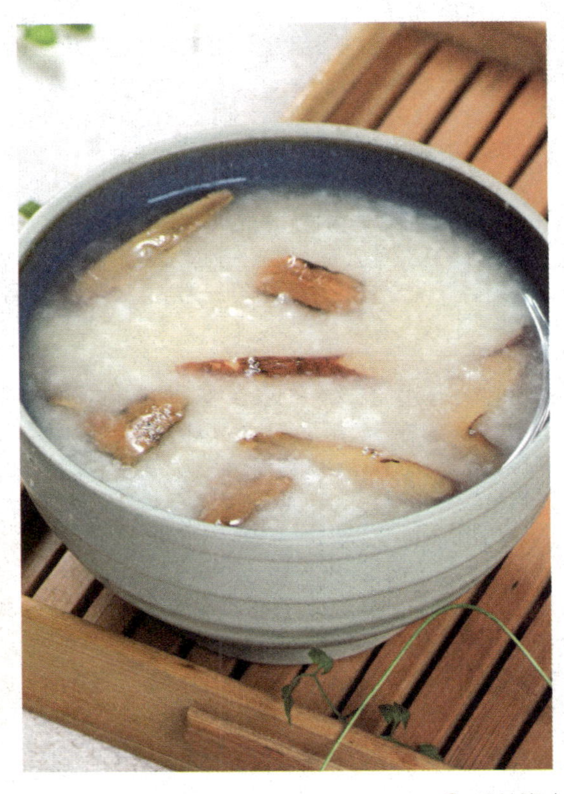

党参

别名 黄参、狮头参、中灵草、东党参、汶元参。

性味 性平，味甘

适用于气血不足者

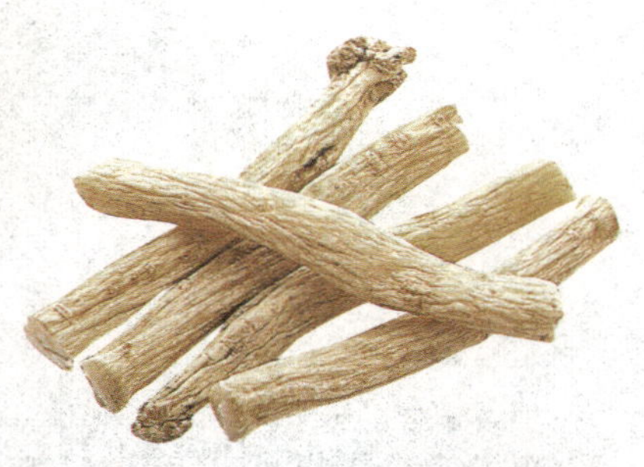

来　源 植物党参的干燥根。

主要产地 党参据产地分西党参、东党参、潞党参三种。西党参主产陕西、甘肃；东党参主产东北等地；潞党参主产山西，为桔梗科植物党参的干燥根。

功效主治 补中益气、健脾益肺。用于脾肺虚弱、气短心悸、食少便溏、虚喘咳嗽、内热消渴。

主要成分 含有生物碱、皂苷、蛋白质、淀粉、维生素B_1、维生素B_2等。

性状特征

西党参

根部类圆柱形，末端较细，长8~20厘米，直径5~13毫米。根头部有许多疣状凸起的茎痕，俗称“狮子盘头”。表面灰黄色或浅棕黄色，有明显纵沟。支根脱落处常见黑褐色胶状物，系内部乳汁溢出干燥所成。质稍坚脆，易折断。断面皮部白色，有裂隙，木部淡黄色。气特殊，味微甜。

东党参

根类圆柱形，常分枝。长12~25厘米，直径5~22毫米。根头大而明显，根外皮黄色及灰黄色，有明显纵皱。质疏松，断面皮部黄色，木部黄白色。

潞党参

根类扁圆柱形，单一，长8~22厘米，直径7~10毫米，亦有较粗大者。根头部无明显“狮子盘头”。根表灰棕色，有深而不规则的纵皱，质感较轻、易折断、断面不规则。气微、无香气、味甜。

选购秘诀

各种党参中以野生台参为最优。西党参以根条肥大、粗实、皮紧、横纹多、味甜者为佳；东党参以根条肥大、外皮黄色、皮紧肉实、皱纹多者为佳；潞党参以独支不分叉、色白、肥壮粗长者为佳。

药用价值

提高机体抗病能力

党参能显著增强网状内皮系统的功能。特别是与黄芪、灵芝合用，作用更强，其作用可超过卡介苗。有报道：用党参或四君子汤给小鼠灌服5天，均能增强其腹腔巨噬细胞功能。由于其能增强网状内皮系统的吞噬功能，故能提高机体的抗病能力。

对心血管系统的影响

党参碱具有明显的降压作用，其提取物能提高心排血量而不增加心率，并能增加脑、下肢和内脏的血液量。另有报道，本品浸膏对肾上腺素的升压反应有明显的对抗作用。

对胃肠道的调节作用

党参皂苷对肠道具有调节作用，并能不同程度地对抗乙酰胆碱、5-羟色胺、组胺、氨化钡对肠道的影响。因而，党参在临床上有补脾胃的作用。

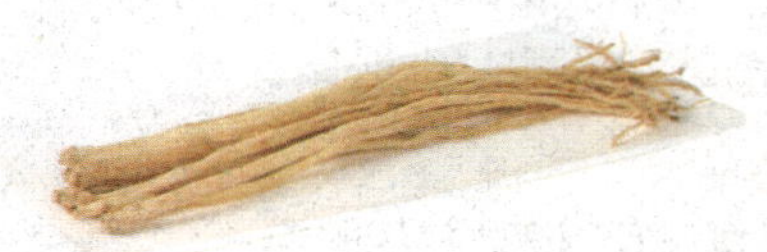

贮存要点	置于通风干燥处，防蛀。
用法用量	煎服（另煎汁合服），9~30克。
使用禁忌	不宜与藜芦同用；气滞和火盛者慎用，有实邪者忌服。

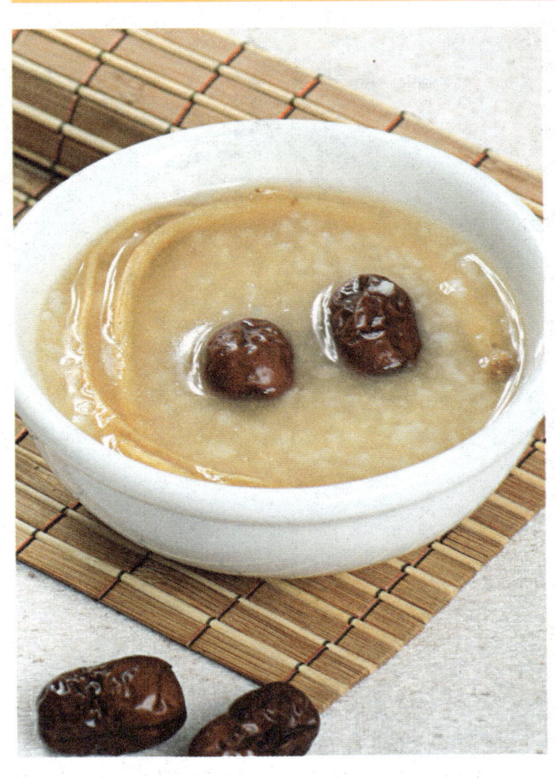

大枣党参粥

原料

党参10克，大枣20克，粳米50克，白糖适量。

做法

将党参、大枣洗净备用。将粳米淘洗干净，与党参、大枣一同放入锅中，加适量清水，用武火煮沸后，改用文火熬煮成粥。煮熟后调入白糖，搅拌均匀即可。

用法

温服，每日1～2次。脾胃湿滞、有热者可少用大枣。

功效

益气健脾、燥湿化痰。适用于脾胃气虚兼痰湿、食少便溏、胸脘痞闷、呃逆。大枣，性温，味甘，具有补脾和胃、益气生津、调营卫、解药毒等功效，主治脾弱便溏、气血津液不足、营卫不和、心悸怔忡。

益气提神茶

原料

党参10克，枸杞子12克，麦芽12克，山楂10克，红茶5克，红糖20克。

做法

先将党参、麦芽研成粗末，用纱布包好备用；将山楂、枸杞子洗净备用。再将剩余材料与上述备好的材料一起放入杯中，以沸水冲泡，盖上盖闷大约10分钟即可。

用法

代茶频饮。

功效

补气养血、健脑提神，是体质虚弱者良好的保健饮品。枸杞子，性平、味甘，可提高巨噬细胞吞噬率及T淋巴细胞转化率，具有调节免疫功能的作用，多用于老年性疾病及虚损型疾病。

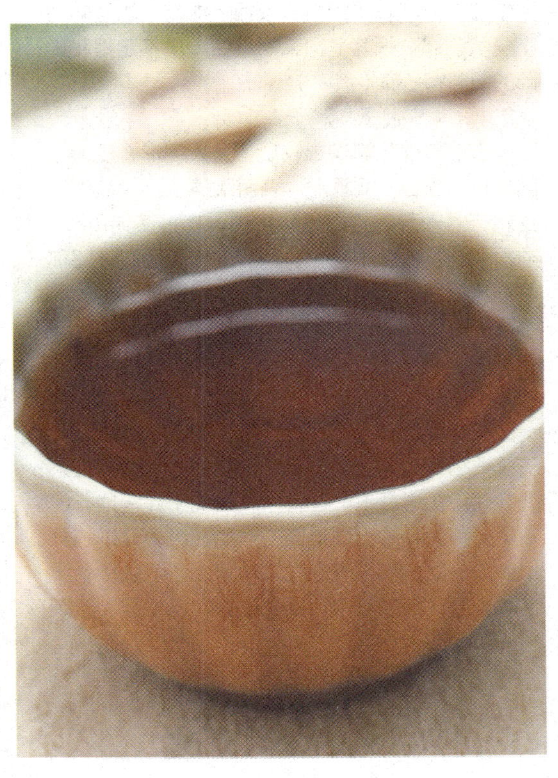

人参

别名 棒槌、山参、园参、神草、地精。

性味 性平，味甘、微苦。

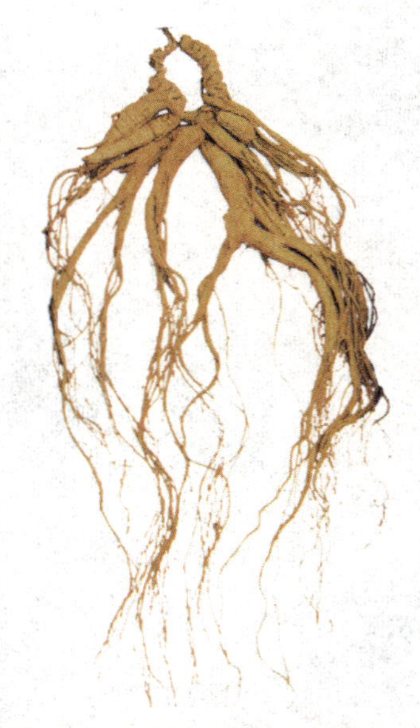

适于体虚乏力者滋补之用

来　源 本品为五加科植物人参的干燥根。

主要产地 主要分布于黑龙江、吉林、辽宁和河北北部。辽宁和吉林有大量栽培。

功效主治 大补元气、复脉固脱、补脾益肺、生津安神。用于体虚欲脱、肢冷脉微、脾虚食少、肺虚喘咳、津伤口渴、内热消渴、久病虚羸、惊悸失眠、阳痿宫冷、心力衰竭、心源性休克。

主要成分 含人参皂苷、挥发性成分、葡萄糖等。

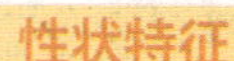

性状特征

生晒参

主根呈纺锤形或圆柱形，长3～15厘米，直径1～2厘米。表面灰黄色，上部或全体有疏浅断续的粗横纹及明显的纵皱，下部有支根2～3条，并生着多数细长的须根，须根上常有不明显的细小疣状凸起。根茎多拘挛而弯曲，具不定根和稀疏的凹窝状茎痕（芦碗）。

生晒山参

主根与根茎等长或较短，呈人字形、菱形或圆柱形，长2～10厘米。表面灰黄色，具纵纹，上端有紧密而深陷的环状横纹，支根多为2条，须根细长，清晰不乱，有明显的疣状凸起，习称"珍珠疙瘩"。根茎细长，上部是密集的茎痕，不定根较粗，形似枣核。

选购秘诀

红参类中以体长、色棕红或棕黄半透明、皮纹细密有光泽、无黄皮、无破疤者为佳。边条红参优于普通红参。红直须质量优于红弯须。山参是各种人参中品质最佳的一类。当中又以纯野山参为上品，其补气固脱的功效尤佳。生晒参类性味偏寒，且加工中不损失成分，以体重、无杂质、无破皮者为佳。

药用价值

对心血管的作用

提高心肌对缺氧的耐受能力。人参皂苷可促进磷酸合成，提高脂蛋白酶活性，加速脂肪及乳糜微粒在血管中水解，从而加快脂质的代谢，显著提高心肌对缺氧的耐受能力。对高血压、冠心病等疾病有一定防治作用。

对中枢神经的作用

现代药理学研究证实，人参对高级神经系统兴奋与抑制均有增强作用，能提高脑力劳动功能，调节大脑皮质功能紊乱使其恢复正常，提高大脑的机能，增强记忆力。

抗衰老作用

人参皂苷可明显抑制脑和肝中过氧化脂质形成，减少大脑皮层、肝和心肌中脂褐素及血清过氧化脂质的含量，提高免疫球蛋白的含量，增强网状内皮系统吞噬功能，清除自由基。

贮存要点	置于阴凉干燥处密封保存，防蛀、防霉。
用法用量	3～9克，另煎，兑入汤剂服用。治疗虚脱可用15～30克。
使用禁忌	不能与藜芦、五灵脂制品同服，服药期间不宜同吃萝卜或喝浓茶。

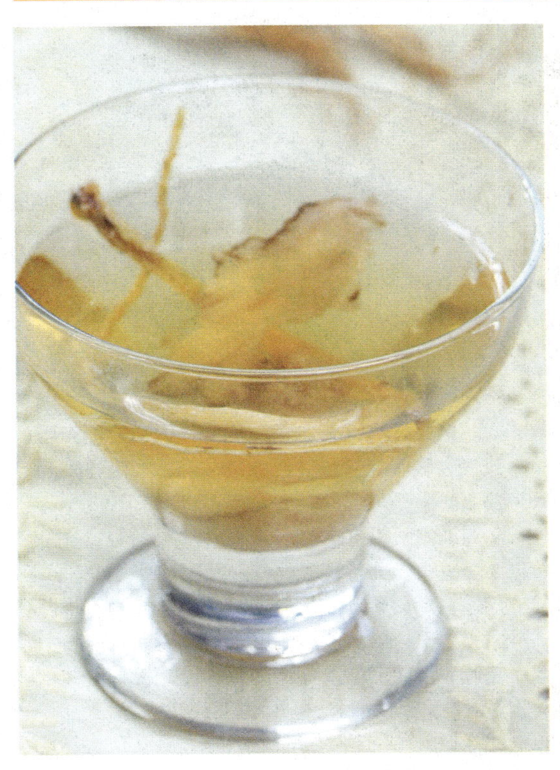

人参远志酒

原料

人参16克，当归10克，远志6克，龙眼肉8克，酸枣仁4克，白酒600毫升，冰糖20克。

做法

将前5味原材料分别捣碎，放入纱布袋中，置入泡酒容器内，倒入适量的白酒，密封；浸泡14天后除去药袋，过滤，去除药渣，再加入冰糖，和匀即成。

用法

口服。每次服10～15毫升，日服2次。

功效

补气血、安心神。远志味辛、苦，微温；归心、肺、肾经。能宁心安神、祛痰开窍、解毒消肿，主治心神不安、心悸失眠、健忘等。人参与远志相配伍，适用于倦怠乏力、面色无华、食欲不振、惊悸不安、失眠健忘、虚烦头晕等。

参散白酒

原料

人参30克，白酒500毫升。

做法

将人参冲洗干净，置于容器中，加入白酒，密封。浸泡10天后过滤，去渣即可。

用法

空腹口服，每日2次，每次20毫升。实证、热证、气不虚者忌服。

功效

大补元气、补脾益肺、生津止渴、安神益智。适用于久病气虚、面色无华、脾虚泄泻、倦怠无力、食欲不振、脾虚气喘、自汗口渴、失眠多梦、惊悸健忘等。尤其适用于各器官功能趋于全面衰退的老年人，有镇静大脑、调节神经、刺激血管、增进食欲、促进代谢、消除疲劳、增强肝脏解毒功能、改善骨髓造血能力、提高应激反应能力等功能。

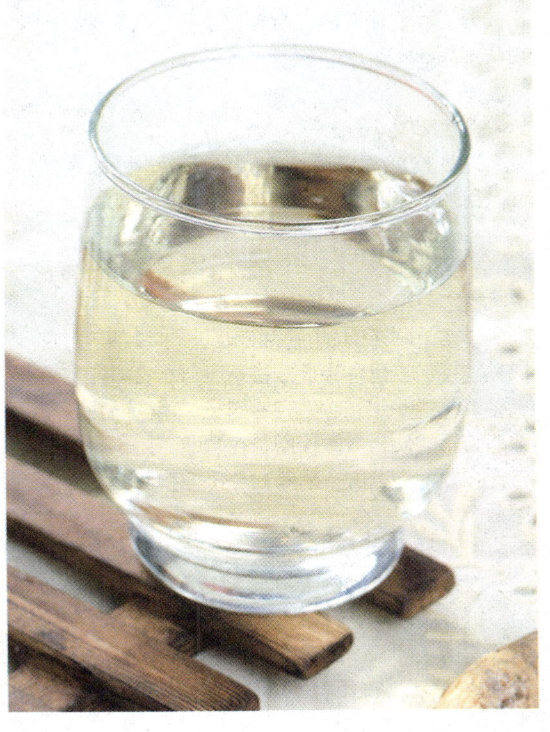

甘草

别名 美草、蜜甘、灵通、粉草、甜草。
性味 性平，味甘。

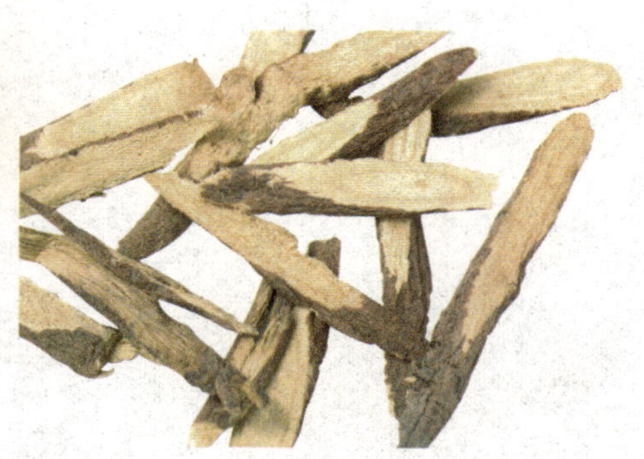

善于调和诸药的补气良药

来　源 为豆科植物甘草的干燥根及根茎。

主要产地 主产于内蒙古、甘肃，以内蒙古伊克昭盟杭锦旗所产产品质最优。

功效主治 补脾益气、清热解毒、祛痰止咳、缓急止痛。用于脾胃虚弱、倦怠乏力、心悸气短、咳嗽痰多、脘腹、四肢挛急疼痛、痈肿疮毒，还可解药毒。

主要成分 甘草根及根茎含甘草甜素。尚含甘草苷、甘草苷元、异甘草苷、异甘草元、新甘草苷、新异甘草苷等。

性状特征

药材呈圆柱形，长25～100厘米，直径0.6～3.5厘米。带皮的甘草，红棕色、棕色或灰棕色，具显著的沟纹、皱纹及稀疏的细根痕，两端切成平齐。质坚而重、断面纤维性、黄白色、有粉性，有一明显的环纹和菊花心，有裂隙。微具特别的香气，味甜而特殊。

选购秘诀

以外皮细紧、色红棕、质坚实、断面黄白色、粉性足、味甜者为佳。

药用价值

解毒作用

甘草单味有明显的解毒作用，生甘草与附片同煎能使后者毒性降低。甘草可与水合氯醛、毒扁豆碱、乙酰胆碱起强烈的对抗作用。而且甘草酸对有毒物质有吸附作用，在酶的作用下水解成苷元和葡萄糖醛酸，后者能与毒性物质结合而具解毒作用。

抑菌作用

甘草皂苷能明显抑制流感病毒，甘草葡聚糖尚有抗真菌作用。甘草对金黄葡萄球菌、溶血链球菌、结核杆菌、白喉杆菌等病原菌、蛋白质的合成、核糖核酸的形成均有强烈的抑制作用。

降血脂与抗动脉粥样硬化的作用

甘草酸具有降血脂与抗动脉粥样硬化作用，且其强度可能超过抗动脉硬化药。实验还表明，甘草酸灌胃对血脂增高有明显抑制作用。

对消化系统的作用

具有抗消化性溃疡作用及解痉作用。甘草煎剂、甘草浸膏、异甘草素等黄酮类成分可降低肠道紧张度，减少收缩幅度，对氯化钡、组胺引起的肠痉挛收缩，解痉作用更明显。甘草次酸和总黄酮能抑制胃酸分泌，促进溃疡的愈合。

对脑神经细胞凋亡的保护作用

本品可减轻脑组织的脂质过氧化反应，对脑神经细胞凋亡有显著的保护作用。

抑制艾滋病病毒的作用

甘草酸可明显抑制艾滋病病毒增殖，并具有免疫激活作用。甘草酸抗艾滋病病毒是通过抑制细胞膜上某种酶来抑制艾滋病毒增殖的。

镇咳祛痰作用

甘草服后其有效成分能覆盖在发炎的咽部黏膜上，缓和炎性刺激而起到镇咳的作用。

防止肝损害

实验表明，甘草酸可有效地防止肝损伤，短期应用甘草酸治疗可有效地降低血清丙氨酸转氨酶水平，肝组织损伤也得到改善，长期应用可预防肝细胞癌。

贮存要点	置于通风干燥处保存。
用法用量	煎服1.5～9克。
使用禁忌	湿热中满、呕吐、水肿及高血压患者忌服。

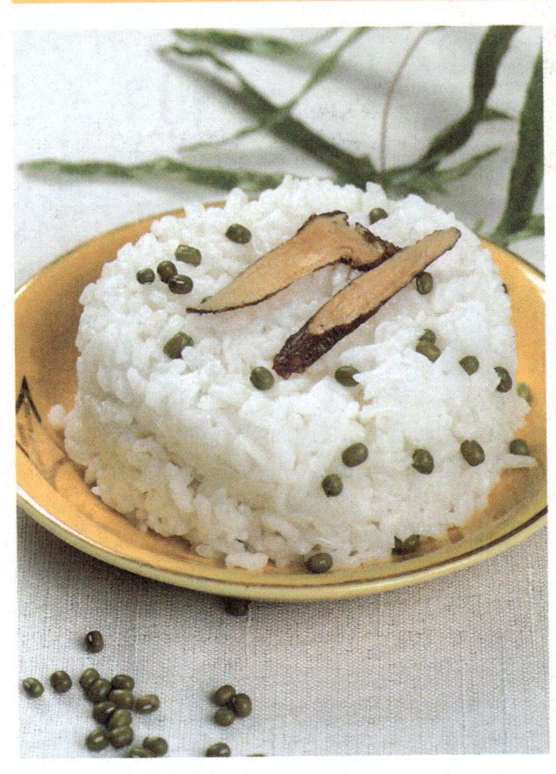

甘草绿豆煲米饭

原料

生甘草30克，绿豆100克，粳米100克。

做法

把生甘草切片，绿豆、粳米淘洗干净。把粳米、生甘草、绿豆同放入锅内，像正常煲饭一样，加水，煲熟即成。

用法

每日2次，早、晚当主食食用。

功效

生津止渴、清热解毒、祛暑除烦。生甘草具有清热解毒、缓急止痛作用；绿豆具有清热解毒、消暑作用，尤其是绿豆蛋白、鞣质和黄酮类化合物可与有机磷农药、汞、砷、铅化合物结合形成沉淀物，使之减弱或失去毒性，并不易被胃肠道吸收。

芍药甘草茶

原料

芍药10克，炙甘草5克。

做法

将上述两药研末，将研好的末放置于保温瓶中，以适量沸水冲泡，再加盖闷15分钟即可。

用法

服用时去渣代茶频饮。胃肠有实热、积滞者忌用。

功效

缓急止痛。芍药具有镇静、镇痛和松弛平滑肌等作用；炙甘草能缓急止痛。本方主治腹部挛痛及脚腿挛急疼痛，如胃肠神经痛、胃炎、消化性溃疡疼痛及腓肠肌痉挛等。

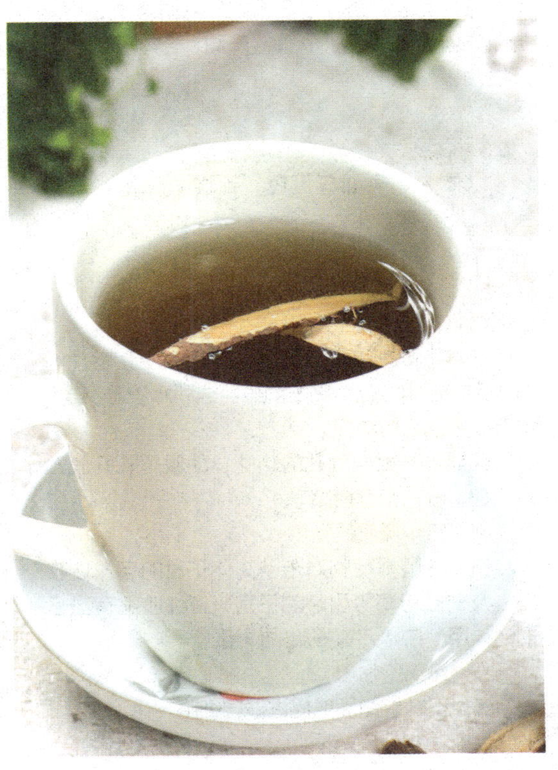

白术

别名 山蓟、山芥、天蓟、山姜、冬白术。

性味 性温，味苦、甘。

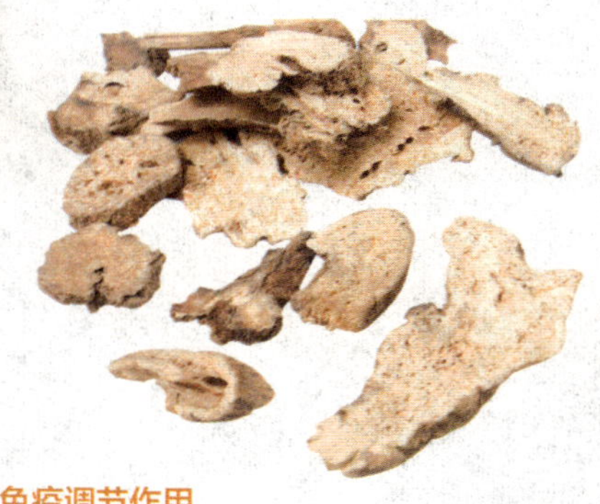

补脾安胎常用药材

来　源 为菊科植物白术的干燥根茎。

主要产地 在江苏、浙江、福建、江西、安徽、四川、湖北及湖南等地有栽培，但在江西、湖南、浙江、四川有野生，野生于山坡草地及山坡林下。

功效主治 健脾益气、燥湿利水、止汗、安胎。

主要成分 含挥发油、苍术酮、苍术醇、白术内酯A、白术内酯B等。

性状特征

干燥的根茎，呈拳状、团块，有不规则的瘤状凸起，长5~8厘米，直径2~5厘米。表面灰黄色至棕黄色，有浅而细的纵皱纹。下部两侧膨大似如意头，俗称“云头”。向上则渐细，或留有一段地上茎，俗称“白术腿”。质坚硬、不易折断、断面不平坦。气香、味甜、微辛，略带黏液性。

选购秘诀

以体大、表面灰黄色、断面黄白色、有云头、质坚实者为佳。

药用价值

促进肠胃运动

白术水煎剂可以健胃、助消化，对止呕止泻有一定的作用，但常需配消导药或利水渗湿药。

调节腹膜孔的功能

能显著开大腹膜孔的功能，使腹膜孔开放数目增加，分布密度增高。

抑制子宫平滑肌的作用

白术的醇提取物对未孕离体子宫的自发性收缩以及对益母草等引起的子宫兴奋性收缩有显著抑制作用。白术还有安胎的作用。

调节淋巴细胞作用

白术多糖能激活或促进淋巴细胞转化。

免疫调节作用

实验证明，白术不仅有免疫调节作用，还有明显的抗氧化作用，增强机体清除自由基的能力，减少自由基对机体的损伤。

延缓衰老作用

白术能有效抑制脂质过氧化作用，降低组织脂质过氧化物的含量，避免有害物质对组织细胞结构和功能的破坏。白术能提高12月龄以上小鼠红细胞SOD活性，增强清除氧自由基的作用，减少氧自由基对机体的损害，并抑制小鼠脑单胺氧化酶B的活性。

此外，白术还有利尿、降血糖、抗菌、保肝、抗肿瘤、抑制代谢活化酶及强壮身体机能等药理作用。

白术还能益气安胎。用于脾虚胎儿失养者，可补气健脾，促进水谷运化以养胎，宜与人参、阿胶等补益气血之品配伍；治脾虚失运，湿浊中阻之妊娠恶阻，呕恶不食，四肢沉重者，可补气健脾燥湿，宜与人参、茯苓、陈皮等补气健脾除湿之品配伍。

贮存要点	置于阴凉、干燥处，防蛀。
用法用量	煎服，6~12克。
使用禁忌	白术性温而燥，故高热、阴虚火盛、津液不足、口干舌燥、烦渴、小便短赤、温热下痢（如菌痢、细菌引起的急性肠炎等）、肺热咳嗽等情况不宜用。白术不宜与桃、李子、大蒜、土茯苓同食，以免降低药效。

大枣

别名 干枣、美枣、良枣、红枣。

性味 性温，味甘。

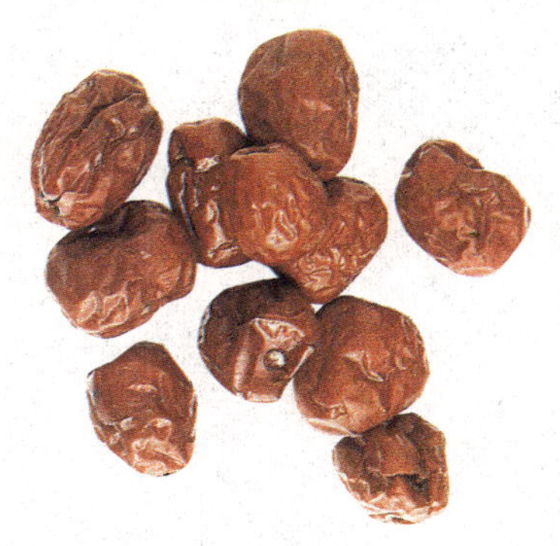

中药里的综合维生素

来　源 为鼠李科植物枣的成熟果实。

主要产地 主产于河北、河南、山东、四川、贵州等地。

功效主治 补脾和胃、益气生津、调营卫、解药毒。治胃虚食少、脾弱便溏、气血津液不足、营卫不和、心悸怔忡。

主要成分 含光千金藤碱、大枣皂苷、胡萝卜素、维生素C等。

性状特征

果实略呈卵圆形或椭圆形，表面暗红色，带光泽，有不规则皱纹，果实一端有深凹窝，中具一短细的果柄，另一端有一小凸。质柔软，果肉深棕色至棕褐色，油润而有光泽，富有黏性。果核纺锤形，核壳坚硬，内有黄白色种仁。味甚甘甜。

选购秘诀

以光滑、油润、肉厚、味甜、无霉蛀者为佳。

药用价值

提高人体免疫力，抑制癌细胞

研究发现，大枣能促进白细胞的生成，降低血清胆固醇，提高血清白蛋白，保护肝脏。大枣中还含有三萜类化合物和二磷酸腺苷。三萜类化合物大都具有抑制癌细胞的功能，使癌细胞向正常细胞转化的物质。所以常食大枣，可预防癌症。

预防胆结石

经常食用鲜枣的人很少患胆结石。鲜枣中丰富的维生素C，可使体内多余的胆固醇转变为胆汁酸。

防治骨质疏松和贫血

大枣中富含钙和铁，对防治骨质疏松和贫血有重要作用。对中老年人更年期经常会有的骨质疏松、生长发育高峰期的青少年和女性贫血，都有十分理想的食疗作用。

预防高血压

大枣所含的芦丁，是一种能软化血管、降低血压的物质。

其他作用

大枣不仅是人们喜爱的果品，也是一味滋补脾胃、养血安神、治病强身的良药。产妇食用大枣，能补中益气、养血安神，加速机体复原；老年体弱者食用大枣，能增强体质，延缓衰老；尤其是一些从事脑力劳动的人及神经衰弱者，用大枣煮汤代茶，能安心守神，增进食欲。

春秋季节，乍寒乍暖，在大枣中加几片桑叶煎汤代茶，可预防伤风感冒；夏令炎热，大枣与荷叶同煮可利气消暑；冬日严寒，大枣汤加生姜红糖，可驱寒暖胃。大枣是天然的美容食品，还可益气健脾，促进气血生化循环和抗衰老。

此外，大枣还能增强肌力，增加体重；能增强胃肠功能，纠正胃肠病损，保护肝脏。大枣还有镇静催眠作用，常用大枣与浮小麦、甘草配伍，如甘麦大枣汤，可养心安神。大枣还可抑制癌细胞增殖、抗突变、镇痛及镇咳、祛痰等作用。

贮存要点	用木箱或麻袋装，置于干燥处，防蛀、防霉、防鼠咬。
用法用量	生食或煎服，10～30克。
使用禁忌	龋齿疼痛、腹部胀满、便秘、消化不良、咳嗽、糖尿病等患者不宜常用。

人参 补气药

◎**别名：** 山参、园参、地精。

◎**科目：** 五加科。

◎**性味：** 甘、微苦，平。归肺、脾、心经。

◎**宜忌：** 不宜与藜芦同用。

◎**药用部位：** 根。

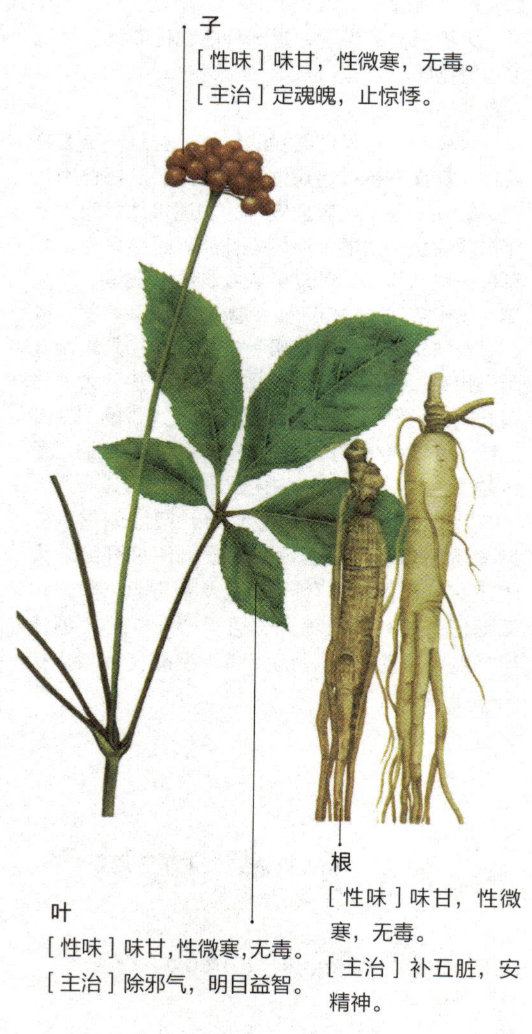

子

[性味] 味甘，性微寒，无毒。

[主治] 定魂魄，止惊悸。

叶

[性味] 味甘，性微寒，无毒。

[主治] 除邪气，明目益智。

根

[性味] 味甘，性微寒，无毒。

[主治] 补五脏，安精神。

甘草 补气药

◎**别名：** 美草、甜草、灵通。

◎**科目：** 豆科。

◎**性味：** 甘，平。归心、肺、脾、胃经。

◎**宜忌：** 不宜与京大戟、芫花、甘遂同用。湿盛胀满、水肿者不宜用。

◎**药用部位：** 根及根茎。

花

[主治] 生用能行足厥阴、阳明二经的淤滞，消肿解毒。

梢

[主治] 生用治胸中积热、祛阴茎中痛。

根

[性味] 味甘，性平，无毒。

[主治] 治五脏六腑寒热邪气，长肌肉，倍气力。

白术 补气药

◎别名：山蓟、山芥、天蓟、山姜、冬白术。

◎科目：菊科。

◎性味：甘、苦，温。归脾、胃经。

◎宜忌：本品性偏温燥，热病伤津及阴虚燥渴者不宜。

◎药用部位：根茎。

叶
[性味]性温，味甘，无毒。
[主治]治风湿寒痹死肌，痉、疸。
根
[性味]性微温，味苦，无毒。
[主治]能止汗、消食、除热。

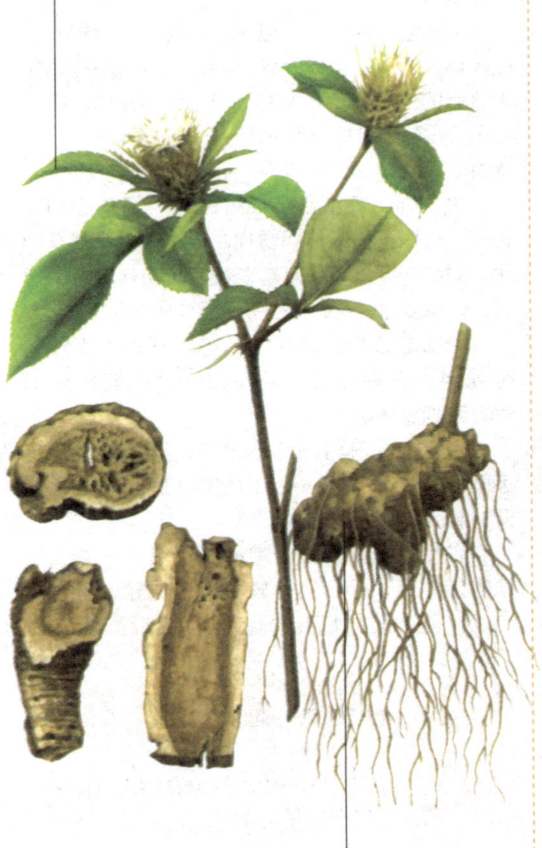

大枣 补气药

◎别名：干枣、良枣、红枣、美枣。

◎科目：鼠李科。

◎性味：甘，温。归脾、胃心经。

◎宜忌：凡有齿病、虫病者，湿痰、积滞者，均不相宜。

◎药用部位：成熟果实。

叶
[性味]味甘，性平，无毒。
[主治]平胃气，通九窍。
果实
[性味]味甘，性平，无毒。
[主治]主心腹邪气，安中，养脾气。

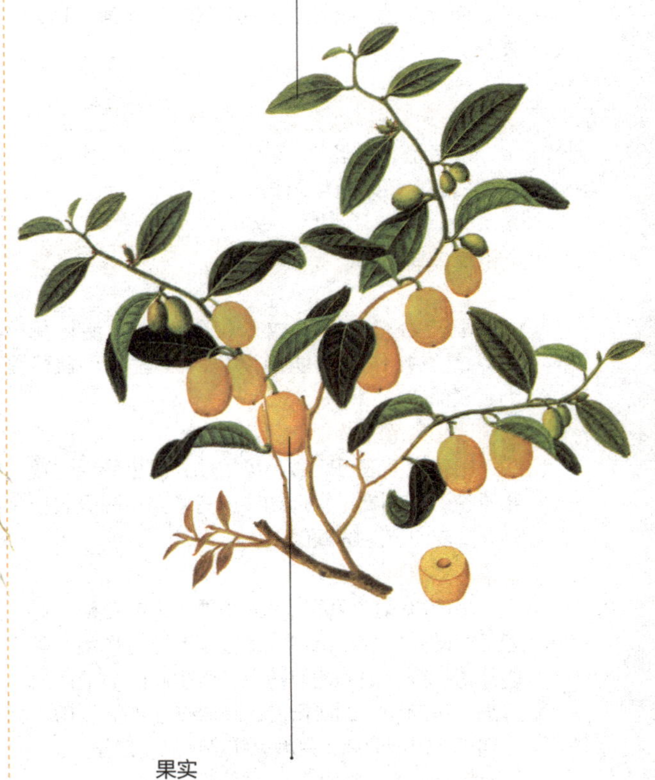

山药

别名 怀山药、淮山药、山芋、山薯、山蓣。

性味 性平，味甘。

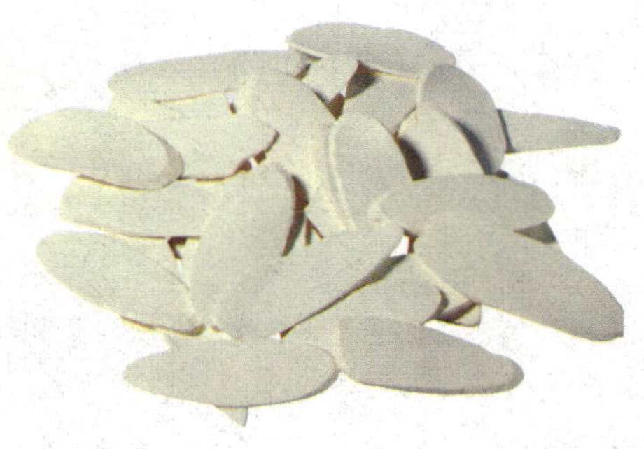

最佳补脾良药

来　源 薯蓣科植物薯蓣的干燥根茎。

主要产地 主产于河南、山西、河北、陕西等地。

功效主治 补脾养胃、生津益肺、补肾涩精。用于脾虚食少、久泻不止、肺虚喘咳、肾虚遗精、带下、尿频、虚热消渴等。

主要成分 含有甘露聚糖、植酸、尿囊素、胆碱、多巴胺、山药碱等。

性状特征

药材呈圆柱状，表面黄白色或淡黄色，有纵沟、纵皱纹及须根痕。体重，质坚实，不易折断，断面白色，粉性。无臭，味淡、微酸，嚼之发黏。

选购秘诀

以条粗、质坚实、粉性足、色洁白、煮之不散、口嚼不黏牙者为最佳。

药用价值

滋补作用

山药含有的营养成分和黏液质、淀粉酶等，有滋补作用，能助消化、补虚劳、益气力、长肌肉。

对消化系统的影响

山药水煎液可刺激小肠蠕动，促进肠道内容物排空，抑制胃排空运动，还有增强小肠吸收功能，抑制血清淀粉酶的分泌。

降血糖作用

山药水煎剂可降低正常小鼠体内的血糖。对四氧嘧啶引起的小鼠糖尿病模型有防治作用。可明显对抗外源葡萄糖及肾上腺素引起的小鼠血糖升高。山药含有黏液蛋白，有降低血糖的作用，可用于治疗糖尿病，是糖尿病患者的食疗佳品。

对免疫系统的影响

用山药多糖给小鼠腹腔注射，有对抗环磷酰胺的免疫抑制作用。可提高小鼠淋巴细胞转化率，促进血清溶血素的生成。

耐缺氧作用

山药水煎剂腹腔注射能延长小鼠存活时间，具有显著的常压缺氧耐受性。

抗衰老

山药含有的皂苷、糖蛋白、鞣质、止权素、山药碱、胆碱、淀粉及钙、磷、铁等，具有诱生干扰素的作用，有一定的抗衰老物质基础。由此可见，山药确实能补虚疗损，延年益寿。

其他作用

由于鲜山药富含多种维生素、氨基酸和矿物质，可以改善人体脂质代谢异常，以及动脉硬化，对维护胰岛素正常功能也有一定作用，有增强人体免疫力，益心安神等保健作用。

治肺虚咳喘，可将山药与太子参、南沙参等同用，发挥补肺定喘功效，因山药能补肺气，兼能滋肺阴。

治消渴，常将山药与黄芪、天花粉、知母等同用，如玉液汤，因山药能补脾肺肾之气，又补脾肺肾之阴。

治脾虚食少便溏，常将山药用作人参、白术的辅助药。因山药有较多营养成分，又容易消化，是久病或病后虚弱者的食疗佳品。

贮存要点	置于通风干燥处，防蛀。
用法用量	入汤，10～30克；若研末服用，每次6～10克。
使用禁忌	腹泻者或患有感冒、发热者不宜服用。不可与碱性药物（如胃乳片）服用，烹煮的时间不宜过久。

黄精

别名 黄之、鸡头参、龙衔、太阳草、玉竹黄精。

性味 性平，味甘。

被誉为“长寿百岁草”

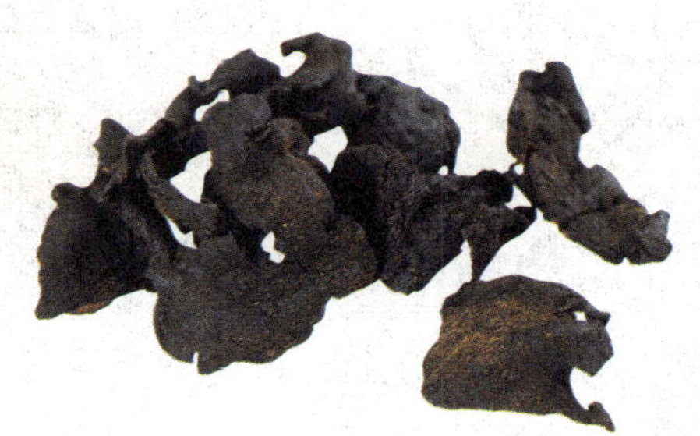

来　源 为百合科植物囊丝黄精、热河黄精、滇黄精、卷叶黄精等的根茎。

主要产地 主产于贵州、湖南、浙江、广西、河北、内蒙古、辽宁、山西等地。

功效主治 补气养阴、健脾、润肺、益肾。用于脾胃虚弱、体倦乏力、口干食少、肺虚燥咳、精血不足、内热消渴。

主要成分 含生物碱、淀粉、糖等。

性状特征

黄精商品按形状不同，分为“鸡头黄精”“生姜形黄精”“大黄精”三种。

鸡头黄精

不规则的圆锥形，头大尾细，形似鸡头，长3~10厘米，直径0.5~1.5厘米。表面黄白色至黄棕色，半透明，全体有细皱纹及稍隆起呈波状的环节，地上茎痕呈圆盘状，中心常凹陷，根痕多呈点状凸起。断面淡棕色，稍带角质，并有多数黄白色点状筋脉（维管束）。气微、味甜、有黏性，并感到刺喉不适。

生姜形黄精

呈节块状，分枝粗短，形似生姜，长2~18厘米，宽2~4厘米，厚1~2.5厘米。表面较粗糙，有明显疣状凸起的须根痕，茎痕呈凹陷的圆盘状。

大黄精

大黄精呈肥厚肉质的结节块状，它的表面为淡黄色至黄棕色，具有环节，质硬而韧，不易折断，断面角质，淡黄色至黄棕色，气微、味甜、嚼之有黏性。

选购秘诀

以块大、肥润、色黄、断面透明的为佳，味苦的不能药用。

药用价值

抗菌作用

黄精对抗酸菌有抑制作用，且能改善健康状况，对疱疹病毒也有抑制作用。

抗真菌作用

本品对堇色毛癣菌、红色表皮癣菌等有抑制作用，水抽出物对石膏样毛癣菌及考夫曼-沃尔夫氏表皮癣菌有抑制作用。

降压作用

黄精的水浸出液，乙醇-水浸出液和30%乙醇浸出液均有降低麻醉动物血压的作用。

抑制血糖

免灌胃黄精浸膏，其血糖含量渐次增高，然后降低。黄精浸膏对肾上腺素引起的血糖过高呈显著抑制作用。

其他作用

黄精具有降血脂、防止动脉粥样硬化、延缓衰老、补气养阴、健脾、润肺、益肾等作用，黄精多糖具有免疫激活作用。用于阴虚肺燥，干咳少痰，及肺肾阴虚的劳嗽久咳等。既补脾阴，又益脾气，用于肾虚精亏引起的头晕，腰膝酸软，须发早白及消渴等。

贮存要点	置通风干燥处，防霉、防蛀。
用法用量	煎服，9~15克。
使用禁忌	虚寒泄泻、痰湿、痞满、气滞者忌服。

太子参

别名 孩儿参、童参、双批七、米参。

性味 性平，味甘、微苦。

阴虚血热者的补气良药

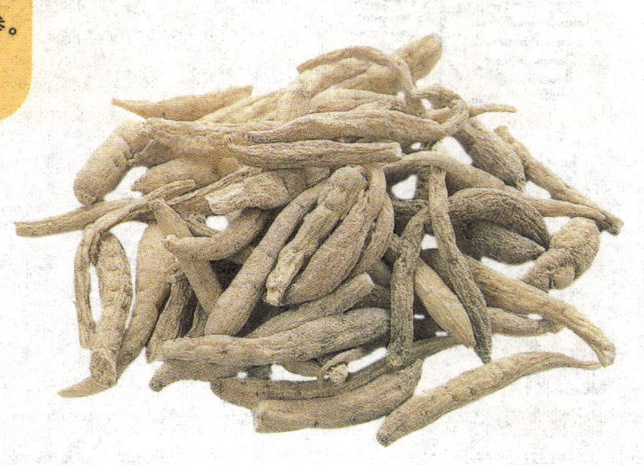

来　源 为石竹科孩儿参的干燥块根。

主要产地 主产于江苏、山东、安徽等地。

功效主治 益气健脾、生津润肺。治肺虚咳嗽、脾虚食少、心悸自汗、怔忡、水肿、消渴、精神疲乏等症。用于脾虚体弱、胃阴不足的食少倦怠；用于气虚津伤的肺虚燥咳及心悸不眠、虚热汗多；还可用于病后虚弱、自汗口渴。

主要成分 根含果糖、淀粉、皂苷、氨基酸、多糖、黄酮、鞣质、香豆素、甾醇、三萜及多种微量元素。

性状特征

药材呈细长纺锤形或细长条形，长3~10厘米，直径0.2~0.6厘米。表面黄白色，较光滑，凹陷处有须根痕，顶端有茎痕。质硬而脆，断面平坦，淡黄白色，角质样；或类白色，有粉性。气微，味微甘。

经烫制晒干者为烫参，其特点为参面光滑、色泽好，呈淡黄白色，质地较柔软，断面呈角质样。

经自然晒干者为生晒参，其特点为光泽较烫参差，质较硬，断面类白色，刮之有粉。但味道较烫参浓厚。

选购秘诀

以条粗肥润、有粉性、黄白色、无须根者为佳。

药用价值

抗衰老作用

0.5%太子参能使雌果蝇平均寿命延长27.35%故太子参。有一定抗衰老作用。

对血液的作用

实验证实，由太子参、山楂、香附等药组成的糖浆，能升高失血动物的红细胞及血红蛋白的数量，并能明显缩短出血和凝血时间。

其他作用

要注意的是，由于太子参作用平和，多为附方，作病后调补之药；又因其效力较低，故用量宜稍大，煮时不需要另炖。

病后气血亏虚，神疲乏力：太子参15克，黄芪12克，五味子3克，炒白扁豆9克，大枣4枚。煎水代茶饮，有一定效果。

脾虚便溏，饮食减少：太子参12克，白术、茯苓各9克，陈皮、甘草各6克。水煎服，有较好疗效。

神经衰弱、失眠：太子参15克，当归、酸枣仁、远志、炙甘草各9克。水煎服。

盗汗（睡觉汗出，醒后汗止）：太子参24克，浮小麦30克，大枣5枚。水煎服。

病后虚热，津伤口干：太子参、生地、白芍、玉竹各9克。水煎服。有清热生津止渴之效。

贮存要点	置通风干燥处，防潮、防蛀。
用法用量	煎服，9~30克。
使用禁忌	不与藜芦同服。

白扁豆

别名 峨眉豆、藤豆、羊眼豆、肉豆。

性味 性微温，味甘。

利水补脾好帮手

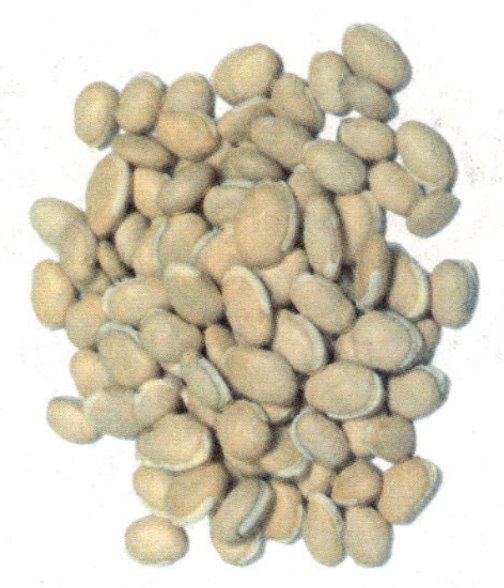

来　源 为豆科植物扁豆的干燥成熟种子。

主要产地 主产于江苏、河南、安徽、浙江、江西、湖北、湖南。

功效主治 健脾化湿、和中消暑。用于脾胃虚弱、食欲不振、大便溏泻、白带过多、暑湿吐泻、胸闷腹胀；食物中毒导致的呕吐。

主要成分 含蛋白质、脂肪油、烟酸、氨基酸、维生素A、B族维生素、维生素C及生物碱、糖类、氰苷和微量钙、鳞等。

性状特征

呈扁椭圆形或扁卵圆形，长0.8～1.2厘米，宽0.6～0.9厘米，厚0.4～0.7厘米。表面黄白色，平滑而有光泽，一侧边缘有半月形白色凸起的种阜，占周径的1/3～1/2，剥去后可见凹陷的种脐，紧接种阜一端有一珠孔，另一端有短的种脊，质坚硬。种皮薄脆，内有子叶2枚，肥厚、黄白色、角质，嚼之有豆腥味。

选购秘诀

外观性状以子粒饱满、粒度均匀、色泽（黄白）一致、无虫蛀、气微、嚼之有豆腥气为佳。

药用价值

抗病毒作用

扁豆含有对病毒的抑制成分，这种活性成分在水溶性的高分子和低分子部分都有，且能有效地抑制病毒的生长、繁殖。对食物中毒引起的呕吐、急性胃肠炎等有解毒作用。

降低血糖作用

扁豆中所含的淀粉酶抑制物在体内有降低血糖的作用。

增强造血功能

扁豆含有多种微量元素，能刺激骨髓造血组织，减少粒细胞的破坏，提高造血功能，对白细胞减少症有效。

增强免疫功能

白扁豆冷盐浸液，对活性E-玫瑰花结的形成有促进作用，即可增强T淋巴细胞的活性，提高细胞的免疫功能。

抗肿瘤作用

扁豆中的植物血细胞凝集素能使癌细胞发生凝集反应，肿瘤细胞表面发生结构变化，从而发挥细胞毒的作用，并可促进淋巴细胞的转化，增强对肿瘤的免疫能力，抑制肿瘤的生长，起到防癌抗癌的效果。

抑菌作用

白扁豆水煎剂对痢疾杆菌有抑制作用。

其他作用

食少、便溏或泄泻，常用白扁豆作为人参、白术等的辅助药。

贮存要点	放箱内盖好，置干燥通风处，防霉蛀、鼠食。
用法用量	炒、煮皆可，10～30克。炒后可使健脾止泻作用增强，作散剂服用时宜炒用。
使用禁忌	白扁豆切忌生食，亦忌半生半熟吃，因为白扁豆中含有凝集素，有一定的毒性，如生食或半生半熟吃，在食后3～4小时部分人可引起头痛、头昏、恶心、呕吐等中毒反应。腹胀之人忌吃扁豆。

卷心菜

别名 包心菜、圆白菜、洋白菜、结球甘蓝。

性味 性平，味甘。

有“菜中王子”美誉的食疗蔬菜

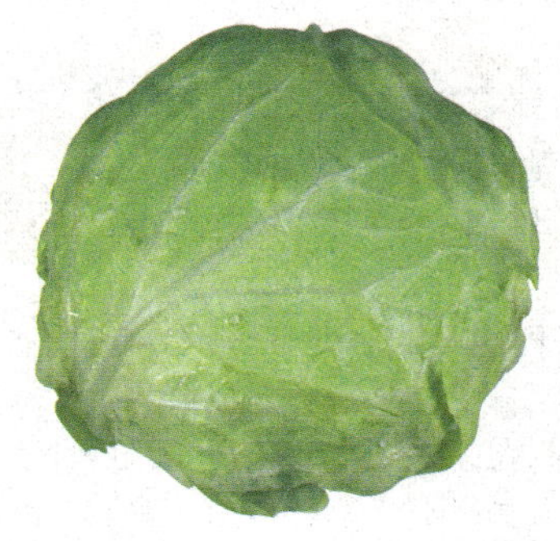

来　源 十字花科草本植物结球甘蓝的茎叶。

主要产地 我国各地均有栽培。

功效主治 益肾补虚、润脏腑、益心力、壮筋骨、清热利湿、缓急止痛。主治胃及十二指肠溃疡、胃脘疼痛、湿热黄疸、消化道溃疡疼痛、关节不利、虚损。

主要成分 含有蛋白质、脂肪、葡萄糖、芸苔素，其中胡萝卜素、维生素C、钙、钾含量丰富。

性状特征

十字花科两年生草本。高30~90厘米，基生叶大，肉质厚，倒卵形或扁圆形，似花瓣样，层层重叠，至中央集成球形。内叶白色，外叶常为绿色，花轴从包围的基生叶中抽出，色淡黄、萼片袋形。

选购秘诀

优质卷心菜的叶球要坚硬结实，放在手上很有分量，外面的叶片呈绿色并且有光泽。但是，春季的新鲜卷心菜一般包得有一些松散，以水灵且柔软者为佳。如果顶部隆起，表示球内开始抽薹，食用口味变差。

药用价值

多吃卷心菜可增进食欲、促进消化、预防便秘。对胃痛有明显的止痛和促进溃疡愈合的作用，并可缓解胆绞痛，对慢性胆囊炎和慢性溃疡病患者有一定的疗效。

对小儿先天不足、发育迟缓或久病体虚、四肢软弱无力、耳聋健忘等症也有辅助治疗的作用。

卷心菜含丰富的叶酸，是造血及血细胞生成的重要物质，贫血者宜生吃卷心菜（可榨汁）；研究还发现，卷心菜在防衰老、抗氧化等方面，具有药用蔬菜的作用。

贮存要点	蔬菜最好新鲜时食用。买回来的蔬菜最好放入冰箱保鲜格中保存。
用法用量	卷心菜大多炒食、凉拌，也可制作泡菜，每餐70克。
使用禁忌	卷心菜比大白菜含有的粗纤维多，而且粗糙质硬。腹腔和胸外科手术后，或胃肠溃疡、出血特别严重的人均不宜食用。

卷心菜密瓜汁

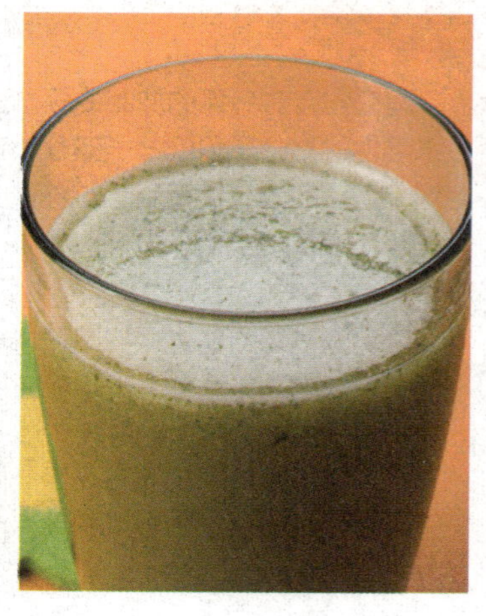

原料

卷心菜100克，哈密瓜60克，柠檬30克，蜂蜜10克，冰块少许。

做法

卷心菜叶洗净，卷成卷；哈密瓜洗净，去皮、瓤；柠檬洗净切片。将以上原料放入榨汁机内榨汁，然后将蔬果汁倒入杯中，加入蜂蜜、冰块即可饮用。

功效

增进食欲，促进消化，预防便秘。

花椰菜

别名 菜花、花菜、西蓝花。
性味 性平，味甘。

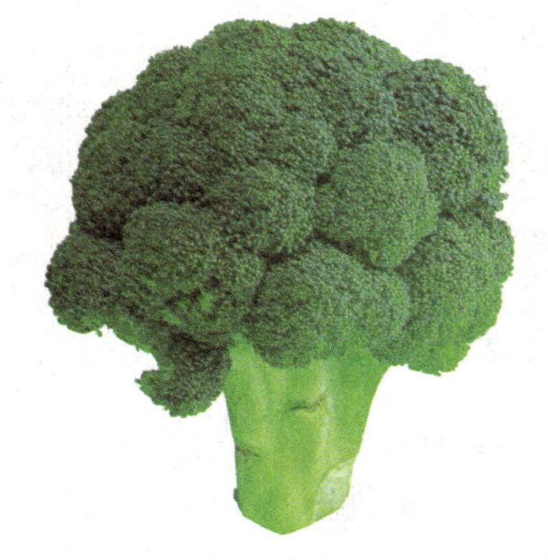

预防乳腺癌的食疗佳品

来　源 十字花科一年或二年生草本植物，其花球可食，是甘蓝的一个变种，有白、绿两种，绿色的称为西兰花、青花菜。

主要产地 南方种植较多。

功效主治 补骨髓、润脏腑、益心力、壮筋骨、清热止痛、缓急利湿、益肾补虚。主治骨质疏松、爽喉、润肺、止咳。

主要成分 含有蛋白质、脂肪、糖类、维生素A、B族维生素、维生素C和较丰富的钙、磷、铁等。

性状特征

我们平时食用的是花椰菜的花球部分。花球由肥大的主轴和许多肉质花梗及绒球状的花枝顶端组成。1个花椰菜主轴上着生有60余个小花球体。正常花球呈现半球形，表面呈颗粒状，质地致密。

选购秘诀

以花球完整紧密、表面无绽裂、新鲜脆嫩者为佳。

药用价值

花椰菜中含有硫代萝卜素及多种吲哚类衍生物，前者能促进细胞产生具有保护作用的酶。后者具有强烈的酶诱导能力，可分解体内致癌物质。因此，花椰菜被列入抗癌食谱。长期食用可以减少乳腺癌、直肠癌及胃癌等癌症的发病率。在众多的蔬菜水果中，菜花、大白菜的抗癌效果最好，西兰花对杀死导致胃癌的幽门螺旋菌功效显著。

花椰菜的营养很全面，含有丰富的维生素C，可以增强肝脏解毒能力，促进生长发育，并能提高机体的免疫力，预防感冒和坏血症的发生。适宜生长发育期的儿童、生活在污染环境中肝脏易遭到毒害的人们食用。

花椰菜是含有类黄酮最多的食物之一，类黄酮可以防止感染，可以防止胆固醇氧化，阻止血小板凝结成块，是最好的血管清理剂，能减少患心脏病与中风的危险。

贮存要点	新鲜食用，或放入冰箱保鲜格中保存。
用法用量	凉拌、煮食均可，每餐食用30克左右。
使用禁忌	尿路结石者不宜食用。

花椰菜草莓汁

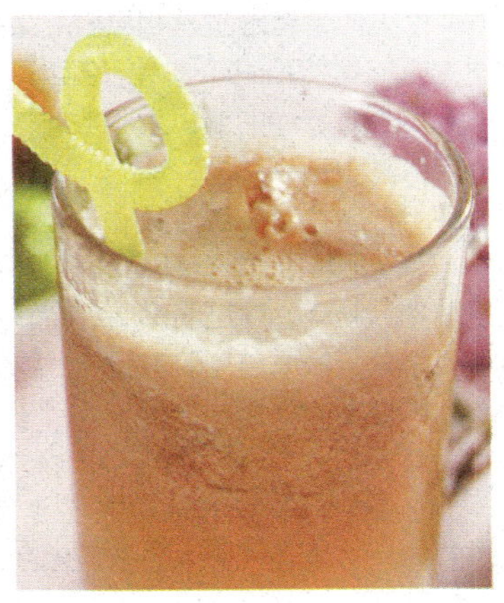

原料

草莓20克，香瓜300克，花椰菜80克，柠檬50克，冰块50克。

做法

草莓洗净、去蒂；香瓜洗净削皮、切块；花椰菜洗净、切块；柠檬洗净、切片。将以上原料放入榨汁机内榨成汁，再加入冰块即可。

功效

增强免疫力。

南瓜

别名 麦瓜、番南瓜、老缅瓜、窝瓜、番蒲。

性味 性温，味甘。

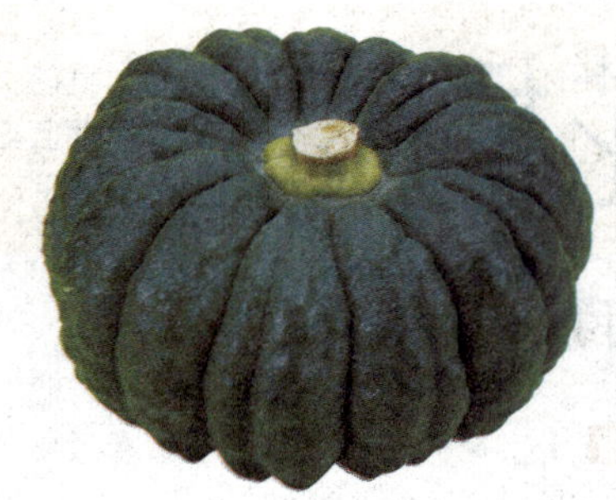

香甜美味的补气蔬菜

来　源 为葫芦科植物南瓜的果实。

主要产地 全国各地均有。

功效主治 补中益气、消炎止痛、解毒杀虫，主治脾胃气虚、营养不良、蛔虫病等。

主要成分 果肉含瓜氨酸、精氨酸、天门冬素、葫芦巴碱、腺嘌呤、胡萝卜素、B族维生素、抗坏血酸、脂肪、葡萄糖、蔗糖、戊聚糖及甘露醇等。

性状特征

南瓜为一年生蔓生藤本植物果实。食用的瓠果多为扁圆形、长圆形或卵形，形状大小因品种不同而有异。果皮一般为暗绿色或绿白相间，成熟时赤褐色。果梗坚硬，呈五角形，表面有深纵沟，基部稍膨大。

选购秘诀

选购南瓜时用指甲掐外皮，若不留指痕，表示老熟，这时的南瓜又糯又甜。若南瓜的表皮褶皱太多，则表示水分较多。瓜身连着瓜蒂的南瓜可保存较长时间。

药用价值

解毒作用

南瓜内含有维生素和果胶，果胶有很好的吸附性，能黏结和消除体内细菌毒素和其他有害物质，如重金属中的铅、汞和放射性元素，起到解毒作用。

保护胃黏膜，帮助消化

南瓜所含果胶还可以保护胃肠道黏膜，免受粗糙食品刺激，促进溃疡面愈合，适宜于胃病患者。南瓜所含成分能促进胆汁分泌，加强胃肠蠕动，帮助消化。

防治糖尿病，降低血糖

南瓜含有丰富的钴，在各类蔬菜中含钴量居首位。钴能活跃人体的新陈代谢，促进造血功能，并参与人体内维生素B_{12}的合成，是人体胰岛细胞所必需的微量元素，对辅助治疗糖尿病、降低血糖有特殊的疗效。

消除致癌物质

南瓜能消除致癌物质亚硝胺的突变作用，有防癌功效，并能帮助肝、肾功能的恢复，增强肝、肾细胞的再生能力。

促进生长发育

南瓜中含有丰富的锌，参与人体内核酸、蛋白质合成，是肾上腺皮质激素的固有成分，为人体生长发育的重要物质。

防治妊娠水肿和高血压

南瓜的营养极为丰富。孕妇食用南瓜，不仅能促进胎儿的脑细胞发育，增强其活力，还可防治妊娠水肿、高血压等孕期并发症，促进血凝及预防产后出血。取南瓜500克、粳米100克，煮成南瓜粥，可促进肝肾细胞再生，同时对早孕反应后恢复食欲、体力均有促进作用。

通便

南瓜中所含的甘露醇有通大便的作用，可减少粪便中毒素对人体的危害，防止结肠癌的发生。

贮存要点	置于通风处，或放入冰箱保鲜格中保存。
用法用量	南瓜食用方法很多，如炒食、做汤、做馅料。老熟南瓜多作煮食、蒸食，或拌面粉制成糕饼、面条等；还可加工成南瓜粉、南瓜营养液。南瓜粥也十分常见。每餐100克为宜。
使用禁忌	凡患气滞湿阻之病者忌服。南瓜不宜与羊肉同食。

粳米

别名 大米、硬米。
性味 性平，味甘。

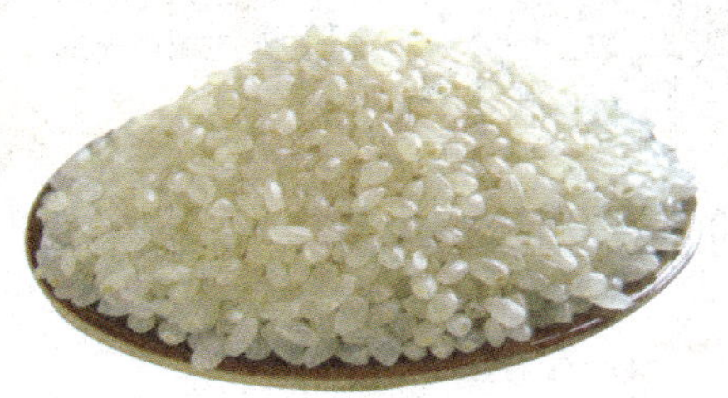

最佳补气粥品

来　源 为禾本科植物稻（粳稻）的种仁。

主要产地 全国各地均有栽培。

功效主治 中医认为粳米可补中益气、健脾养胃、益精强志、强壮筋骨、和五脏、通血脉、聪耳明目、止烦、止渴、止泻，是“第一补物”。

主要成分 含75%以上的淀粉，8%左右的蛋白质，0.5%～1%的脂肪，少量B族维生素，尚含有乙酸、延胡索酸、琥珀酸、甘醇酸、柠檬酸和苹果酸等多种有机酸，葡萄糖、果糖、麦芽糖等单糖。

性状特征

我们日常吃的米，主要有两种：籼米和粳米。籼米和粳米分别由籼稻谷和粳稻谷脱壳而成。粳米的米粒一般呈椭圆形或圆形，米粒丰满肥厚，横断面近于圆形，长与宽之比小于2，颜色蜡白，呈透明或半透明，质地硬而有韧性，煮后黏性、油性均大，柔软可口，但胀性小，出饭率低。

粳米根据收获季节，分为早粳米和晚粳米。早粳米呈半透明状，腹白较大，硬质粒少，米质较差。晚粳米呈白色或蜡白色，腹白小，硬质粒多，品质优。粳米产量远较籼米低。

选购秘诀

米粒完整、破碎粒少、外观光泽油润、粒质晶莹透明、有光泽、无霉变、无异味、无砂石者为佳。我国市场上粳米通常有一些白色部分，称为垩白。影响外观，但与食味关系不大。

药用价值

抗肿瘤作用

实验证明，粳米提取物对于腹水型肝癌小鼠的腹水生成，有一定的抑制作用。可判定其有抗肿瘤的作用。

治疗消化道疾病

实验证明，粳米可以辅助治疗各种消化道疾病，如消化不良、憩室炎等，还可以缓解轻度腹泻与便秘。

控制血糖浓度

粳米中的淀粉，人体消化吸收较慢，因此向血液释放葡萄糖的速度也较为缓慢，有利于糖尿病患者控血糖浓度。

补充身体所需营养

粳米作为主食，对人体营养的补充有重要意义。煮粥具有补脾、和胃、清肺的功效。米汤有益气、养阴、润燥的功能，有益于婴幼儿的发育和健康。

其他作用

粳米米糠层的粗纤维，有助于促进胃肠蠕动，对胃病、便秘、痔疮等有一定的效果。

粳米可防过敏性疾病，因粳米所供养的红细胞生命力强，又无异体蛋白进入血流，故能防止一些过敏性皮肤病的发生。

粳米中的蛋白质、脂肪、维生素含量都比较多，适量食用能降低胆固醇，减少心脏病发作和中风的概率。

贮存要点	置于干燥的地方，防霉、防蛀。
用法用量	煮粥、做饭食用，每餐60克。
使用禁忌	米粥最易于被人体消化吸收，但熬粥时不可放碱。因为碱能破坏大米中的维生素B_1，导致维生素B_1的缺乏。

糯米

别名 江米、元米。
性味 性温，味甘。

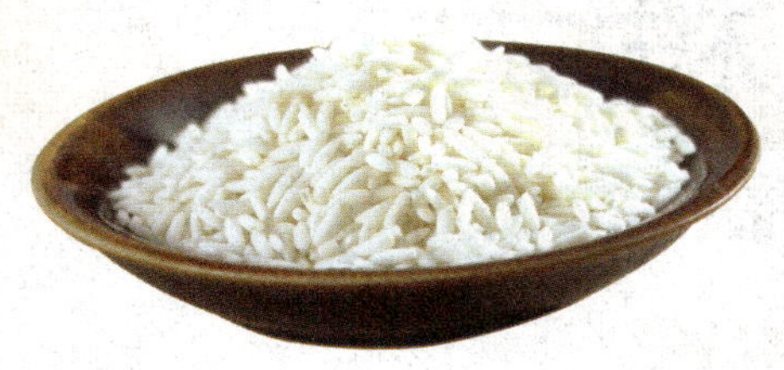

温养胃气之妙品

来　源 为禾本科植物稻（糯稻）的种仁。

主要产地 全国各地均有栽培。

功效主治 补中益气、治脾胃虚弱、消渴、体倦乏力、气虚自汗、便泄、妊娠腰腹坠胀。

主要成分 糯米的主要成分为碳水化合物，约占70%，而蛋白质部分则占7%左右，其他还包括钙、磷、铁、烟酸，以及维生素B_1、维生素B_2等成分。

性状特征

米质呈蜡白色，不透明或半透明状，吸水性和膨胀性小，煮熟后黏性大，口感滑腻，较难消化吸收，是大米中黏性最强的。

选购秘诀

糯米在选购时，以米粒较大、颗粒均匀、颜色白皙、有米香、无杂质者为佳。糯米中以米粒宽厚、近似圆形者的黏性较大，细长形者则黏性较差。另外，对掺假糯米进行鉴别时，可用碘酒浸泡片刻，再用清水洗净米粒，糯米为紫红色，而籼米或粳米显蓝色。

药用价值

糯米有收涩作用，对尿频、盗汗有较好的食疗作用。

糯米与籼米、粳米的营养成分差异甚小，中医认为，与籼米、粳米相比，糯米性偏温，是重要的滋补食物。糯米有补虚、补血、健脾暖胃、止汗等作用。适用于脾胃虚寒所致的反胃、食欲下降、泄泻和气虚引起的汗虚、气短无力、妊娠腹坠胀等症。糯米与山药熬粥，可强健脾胃；加莲子同熬，可温中止泻；食欲不振时，可将糯米与猪肚同煮而食。

糯米制成的酒，可用于滋补健身和治病。可用糯米、杜仲、黄芪、枸杞子、当归等酿成“杜仲糯米酒”，饮之有壮气提神、美容益寿、舒筋活血的功效。还有一种“天麻糯米酒”，是用天麻、党参等配糯米制成，有补脑益智、护发明目、活血行气、延年益寿的作用。糯米不但可配药物酿酒，而且可以和果品同酿。如“刺梨糯米酒”，常饮能预防心血管疾病。

此外，糯米对于哮喘、支气管炎等慢性病患者，病后康复者及体虚者而言，是一种很好的营养食品。

糯米30克、枸杞子15克，水煮食用，喝汤食糯米及枸杞子，每日2次。适用于头晕、目眩、腰膝酸软者，还有滋补肝肾及明目的作用。

糯米50克、黑芝麻30克。二者分开用文火炒成微黄色，共研成末，每天吃几勺。适用于气短、须发早白、脱发、病后虚弱者，具有补肝肾、润五脏、养胃津的作用。

糯米粉50克、茯苓30克。将糯米粉炒黄与茯苓共研成细末，每日1次。适用于食欲不振、脘腹胀满、失眠健忘者，有养胃、健脾、利湿、宁心安神作用。

贮存要点	置于干燥处，防霉、防蛀。
用法用量	可以制作成八宝饭、糯米团子、糍米糕、粽子等，又可磨制后和其他米粉掺用，制作成各种富有特色的黏软糕点。此外，糯米还可以用来酿酒。每餐50克。
使用禁忌	性黏滞，难消化，小孩或身体不适者宜慎用；有黄疸、泌尿系统感染以及胸闷、腹胀等症状的人不要多食。糖尿病、肥胖症、高脂血症、肾脏病患者尽量少吃或不吃。

小米

别名 粟米。
性味 性凉，味甘、咸。

老人、产妇宜用的滋补品

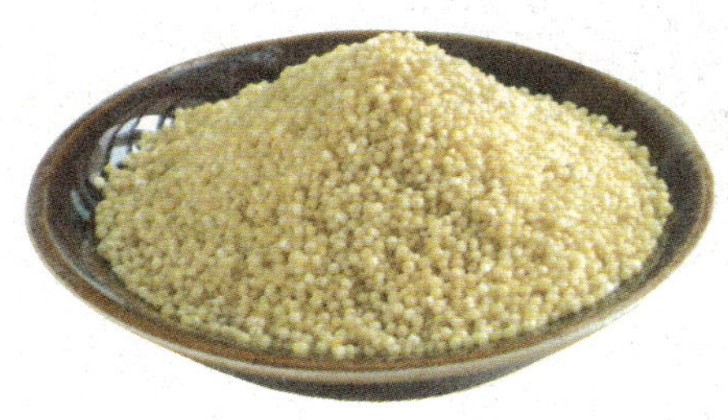

来　源 为禾本科植物粟的种子。

主要产地 主产河北。

功效主治 和中、益肾、除热、解毒。主治脾胃虚热、反胃呕吐或脾胃虚腹泻、烦热口渴、口干、小便不利等。

主要成分 由于小米不需精制，它保存了许多维生素和矿物质，小米中的维生素B_1可达大米的几倍。小米中还富含蛋白质、脂肪、糖类、维生素B_2、烟酸和钙、磷、铁等成分，是人体必需的营养食物，容易被消化吸收。

性状特征

为单子叶植物，株高60～120厘米，茎细直，中空有节，叶狭披针形，平行脉，花穗顶生，总状花序，下垂性，每穗结实数百至上千粒，子实极小，径约0.1厘米。

选购秘诀

宜选购米粒大小一致，颜色均匀，呈乳白色、黄色或金黄色，有光泽，无虫，无杂质的小米。贮存于低温干燥避光处即可，也可在小米中加入几瓣大蒜，有防虫的作用。

药用价值

小米具有益肾和胃、除烦热的作用，对脾胃虚弱、呕吐、腹泻与产后、病后体虚或失眠者有益。小米含有容易被消化的淀粉，很容易被人体消化吸收。现代医学发现，其内所含色氨酸会促进一种使人产生睡意的五羟色胺促睡血清素分泌，所以小米也是很好的安眠食品。小米性凉，很适合患者食用。

小米含有多种维生素、氨基酸、脂肪、纤维素和碳水化合物，一般粮食中不含的胡萝卜素，小米中也有，特别是它的维生素B_1含量居所有粮食之首，含铁量很高，含磷也很丰富，有补血、健脑的作用。将小米搭配玉米和糯米一同熬煮，营养更加全面且更加丰富，非常适合孕早期妈妈滋补身体，预防缺铁性贫血。

贮存要点	置通风干燥处，防霉、防蛀。
用法用量	煎汤或煮粥。每餐80克。
使用禁忌	小米粥不宜太稀薄。产后不能完全以小米为主食，应注意搭配，以免缺乏其他营养。

小米龙眼粥

原材料

龙眼肉30克，小米50～100克，红糖少许。

做法

龙眼肉洗净，小米淘洗干净，将两者同放入煮锅中，加适量的清水，一同熬煮成粥，待粥煮至软烂后，再根据个人口味加入适量的红糖即可。

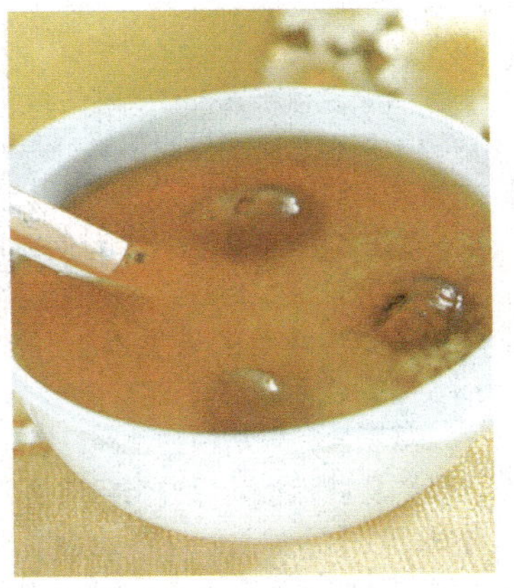

功效

补血养心，安神益智。

燕麦

别名 野麦、雀麦、夏燕麦。
性味 性平，味甘。

每天必吃的营养食品之一

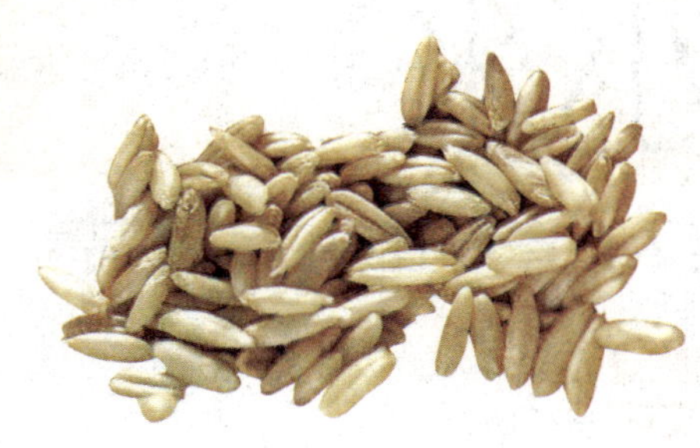

来　源 一年生草本植物禾本科雀麦的种子。
主要产地 主产于长江、黄河流域。
功效主治 益肝和脾、滑肠催产、补虚损、止虚汗。主治病后体虚、食欲不振、大便秘结等。
主要成分 淀粉、蛋白质、脂肪、氨基酸、脂肪酸、糖类、维生素E、维生素B_1、维生素B_2、钙、磷、铁、烟酸、皂碱以及谷类作物中独有的皂苷。

性状特征

燕麦植株根系发达，秆直立光滑，叶鞘光滑或背有微毛，叶舌大，没有叶耳，叶片扁平；圆锥花序，穗轴直立或下垂，向四周开展，小穗柄弯曲下垂；颖宽大草质，外稃坚硬无毛，有或无芒；颖果腹面具有纵沟，被有稀疏茸毛；成熟时内外稃紧抱子粒，不容易分离。

燕麦与小麦相较之，燕麦的果实比小麦细，苗和小麦相同，但穗细长而稀少，子实可食。加工而成的燕麦片呈金黄色片状，中间有白色芯状物。

选购秘诀

选购燕麦片时，要选购标注“氨基酸含量高”，而且要粒片均匀的。

药用价值

燕麦含有丰富的B族维生素和锌，这些元素对糖类和脂肪类的代谢都具有调节作用，还含有丰富的果胶，可以有效降低人体胆固醇。专家证实，每日食50克燕麦片，可使每100毫升血中的胆固醇平均下降39毫克，甘油三酯下降76毫克。

燕麦中含有的维生素E，能够改善血液循环，缓解生活、工作压力。

燕麦含有丰富的钙、磷、铁、锌等矿物质，可预防骨质疏松、促进伤口愈合、预防贫血，是补钙的佳品。

燕麦子粒中含油量为4%~16%，而且非饱和脂类比例大。长期食用燕麦片，对防治动脉粥样硬化与冠心病、高血压等疾病均有很好的疗效。

燕麦中丰富的膳食纤维可帮助肠胃蠕动，使排便顺畅，减少便秘的发生。

经常食用燕麦，对心脑血管病能起到一定的预防作用。食用即食的燕麦片，可以完全满足人们早上营养的需要，而且所花时间绝对不超过3分钟。

此外，燕麦还有美容功效。蛋白质是燕麦的主要成分之一，蛋白质经酶解可得到小分子的肽和氨基酸，这一类分子中都含有亲水基团，可以吸收水分或锁住皮肤角质层水分，具有非常好的保湿功效。大分子量的燕麦蛋白可以在较低浓度下成膜，起到包埋或隔离小分子物质的作用，可快速传递活性成分或定时释放，改善发质和干涩皮肤。蛋白质、多肽和氨基酸还是组织和细胞生长发育必需的营养物质，在化妆品中添加这些物质，可以滋润肌肤、营养细胞、促进皮肤组织健康的生长发育。

燕麦富含不饱和脂肪酸，可以在皮肤表面形成一层油膜，起到保湿作用；燕麦精油中的不饱和脂肪酸成分，能够软化皮肤，滋润养颜，给予舒适的肤感。

贮存要点	置于通风干燥处保存。
用法用量	燕麦片、燕麦粥都是很好的早餐食品，燕麦粉也可制作高级饼干、糕点、儿童食品等。每餐以40克左右为宜。
使用禁忌	吃燕麦一次不宜太多，否则会造成胃痉挛或腹胀，还容易造成滑肠、催产，孕妇应忌食。

马铃薯

别名 洋芋、洋山芋、土豆。
性味 性微寒，味甘。

在欧洲有“植物面包”的美誉

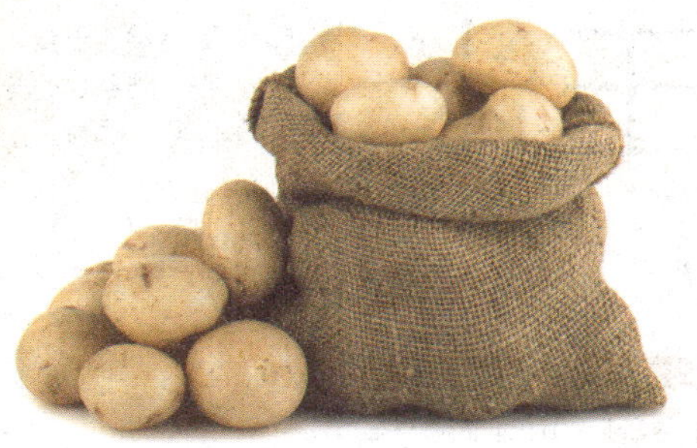

来　源 为茄科植物马铃薯的块茎。

主要产地 我国大部分地区均有栽培。

功效主治 补气、健脾、消炎。适用于腮腺炎、烫伤、胃痛、痈肿、湿疹，是和胃健中药和解毒消肿药。

主要成分 块茎含水分、淀粉、糖、膳食纤维、氮物质、脂肪、灰分等。尚含龙葵碱，每千克含量从20毫克到数百毫克不等。

性状特征

茎分地上茎和地下茎两部分。地下茎块状，呈椭圆形，长4～8厘米，横径3～6厘米，外皮黄白色，内白色，具芽眼，无毛或被疏柔毛；地上茎柔弱，高50～90厘米，多分枝。

选购秘诀

以个头中等偏大、形整均匀、质地坚硬、皮面光滑、皮不要过厚，没有损伤、糙皮、病虫害、热伤、冻伤、蔫萎者为佳。

药用价值

马铃薯能提供人体大量有特别保护作用的黏液蛋白。能保持消化道、呼吸道以及关节腔、浆膜腔的润滑。这种黏液蛋白还可以预防心血管系统的脂肪沉积，保持血管的弹性，有利于预防动脉粥样硬化的发生。

马铃薯同时又是一种碱性蔬菜，能中和人体新陈代谢后产生的酸性物质，起到维持人体酸碱平衡的作用，从而也进一步达到美容、抗衰老的效果。

马铃薯是低热能、高蛋白、含有多种维生素和微量元素的食品，是肥胖症患者理想的减肥食品。

马铃薯淀粉在体内只会被缓慢吸收，不会导致血糖过高，因而是糖尿病患者理想的食疗食品。

贮存要点	马铃薯性喜低温，适宜贮藏温度为1～3℃。 不能将红薯与马铃薯一起贮存。
用法用量	马铃薯有多种吃法，烹、炒、烧、炖均宜。在炖煮时宜用大火，烹调时适当放一点醋会更好。每餐130克左右。
使用禁忌	发芽的、变绿的马铃薯不能吃。

马铃薯烧牛肉

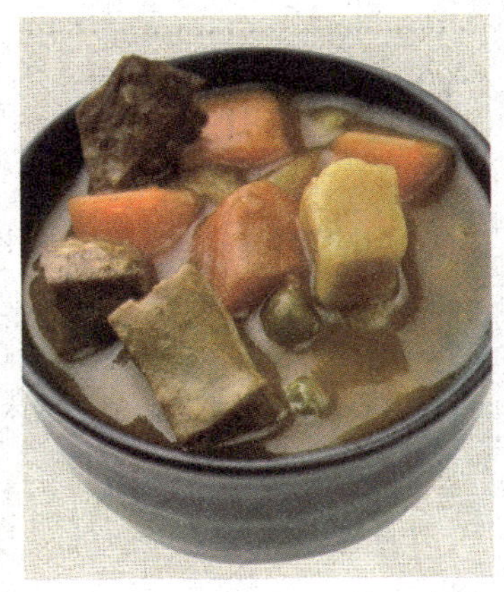

原料

牛肉500克，马铃薯200克，胡萝卜100克，葱、姜、蒜末各适量，食用油、盐、酱油、八角、料酒各适量。

做法

马铃薯、胡萝卜洗净、去皮、切块；牛肉切块焯水。起油锅，葱、姜、蒜末爆香，牛肉翻炒至微黄；然后加入剩余调料及适量水，焖煮至肉烂；再放入马铃薯、胡萝卜焖熟即可。

功效

用于气虚体弱、食欲不振。

玉米

别名 玉高粱、玉麦、苞谷、陆谷、苞米。
性味 性平，味甘。

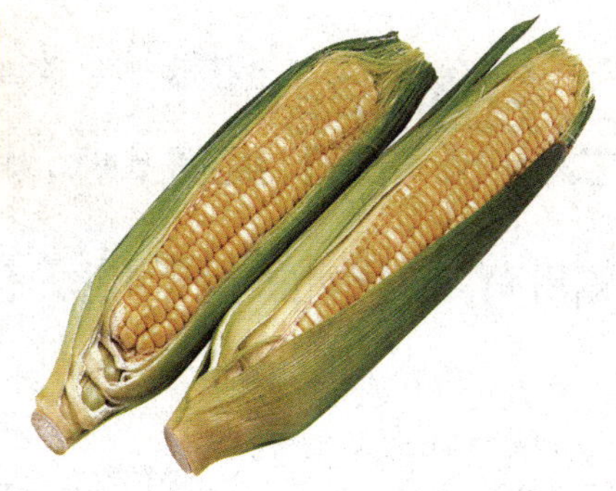

有“黄金作物”之美誉

来　源 为禾本科植物玉蜀黍的种子。
主要产地 全国各地均有栽培。
功效主治 调中开胃、益肺宁心、健脾利湿、益智、活血、利尿、利胆、止血、降压、降血脂，适用于消肿、脚气病、小便不利、腹泻、动脉粥样硬化、冠心病患者。
主要成分 含有脂肪、卵磷脂、谷物醇、维生素E、胡萝卜素及B族维生素等营养保健物质，并且其所含的脂肪中50％以上是亚油酸。

性状特征

通常我们食用的是玉米的果穗部分，外面覆盖有苞叶，果穗上的子粒行数都成双。子粒为颖果，色黄、白、紫、红或呈花斑等。栽培的以黄、白色者居多。

选购秘诀

购买生玉米时，以挑选七八成熟的为好。尽量选择新鲜玉米，其次可以考虑冷冻玉米。

药用价值

多食玉米可预防高血压、冠心病、心肌梗死的发生，并具有延缓细胞衰老和脑功能退化的作用。

玉米中的纤维素含量较高，具有刺激胃肠蠕动，加速粪便排出的特性，还可以促进胆固醇的代谢，加速肠内毒素的排出，可防治便秘、肠炎、肠癌等。

玉米胚尖里所含有的营养物质能增强人体新陈代谢、调整神经系统功能，抑制、延缓皱纹产生，从而达到美容的作用。

玉米油可以降低血清胆固醇，预防高血压和冠心病的发生。高血压患者不仅可多吃玉米面、玉米油，也可用玉米须煎汤代茶饮。可与豆类、小麦等混合食用，以提高营养价值。

玉米含有丰富的黄体素和玉米黄素（胡萝卜素的一种），即将玉米变为黄色的物质，可有效对抗眼睛老化。

贮存要点	置于通风干燥处，或冰箱保鲜格中保存。
用法用量	玉米可以煮食或蒸食，玉米粒也可以用来做菜做汤。也可做成各种玉米加工品。每餐50克。
使用禁忌	发霉的玉米不能食用；患有干燥综合征、糖尿病、更年期综合征且属阴虚火旺之人不宜食用爆玉米花，否则易助火伤阴。

玉米猪肚汤

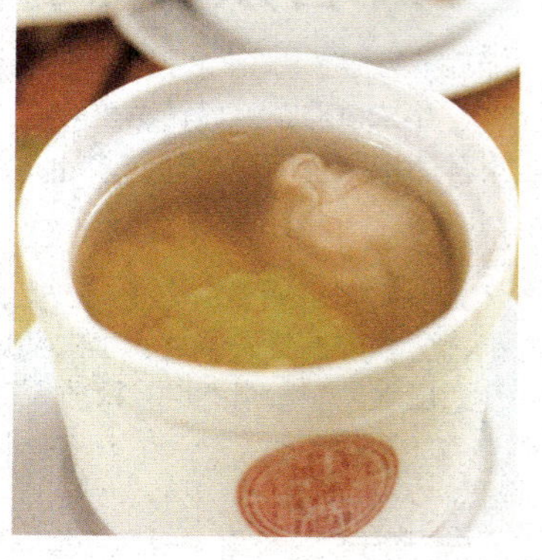

原料

猪肚200克，玉米1个，姜1片，盐适量。

做法

猪肚洗净汆水；玉米切段。将以上原料放入盅内，加适量水用中火蒸2个小时。最后放入盐调味即可。

功效

此汤具有健脾补虚、防治便秘的功效。

芋头

别名 芋魁、芋根、土芝、芋奶、毛芋。

性味 性平，味甘、辛。

老少皆宜的滋补品

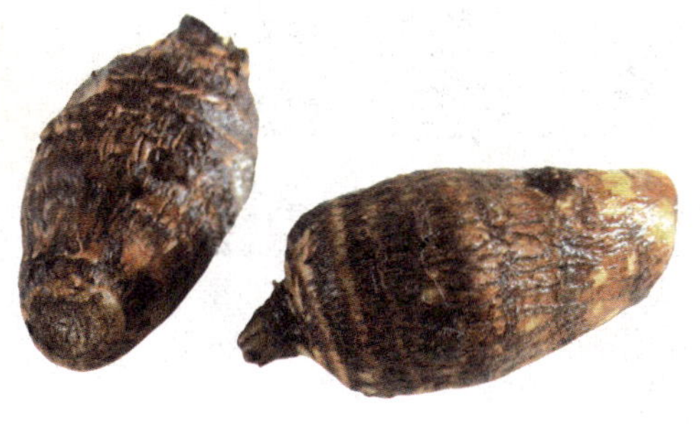

来　源 为天南星科植物芋的块茎。

主要产地 南方及华北各省均有栽培。

功效主治 益胃宽肠、通便解毒，补益肝肾、调补中气。可治少食乏力、溃疡结核、久痢便血、痈毒等病症。

主要成分 块茎含蛋白质、淀粉、灰分、脂类、钙、磷、铁，维生素C和维生素A的含量甚少，但含维生素B_1、维生素B_2较多。

性状特征

芋头的植物形态为：地下有卵形至长椭圆形的块茎，褐色，具纤毛。叶基生，常4～6片簇生；叶身肥大，质厚，卵状广椭圆形，长30～50厘米，全缘，带波状，先端短而锐尖，基部耳形，耳片钝头，仅末端圆，叶面绿色，平滑，具防水性；叶柄肉质，长而肥厚，绿色或淡绿紫色，基部呈鞘状。我们俗称的芋头是指其中间的母根（块茎）部分。

选购秘诀

以表面无缺洞、表皮干燥者为佳。

药用价值

芋头含有一种天然多糖类高分子植物胶体，有很好的止泻作用，并能增强人体的免疫功能。

矿物质氟的含量较高，是芋头的一个特点，具有保护牙齿、洁齿防龋的功效。

芋头对乳腺癌、甲状腺癌、恶性淋巴瘤患者及伴有淋巴肿大、淋巴结转移者有辅助治疗作用。

芋头中含有多种微量元素，能增强人体免疫功能。芋头中含有的精氨酸，能强化男性的生殖能力。

芋头含有一种黏液蛋白，被人体吸收后能产生免疫球蛋白，可提高机体的抵抗力。

贮存要点	置于干燥、阴凉、通风的地方。
用法用量	芋头可作蔬菜，也可代粮。每餐80克。
使用禁忌	芋头含有较多的淀粉，食用过多会导致腹胀。 芋头不宜与香蕉同食。 支气管哮喘、气滞引起的胸闷、腹胀和两胁胀痛者忌食芋头。

猪肉芋头香菇煲

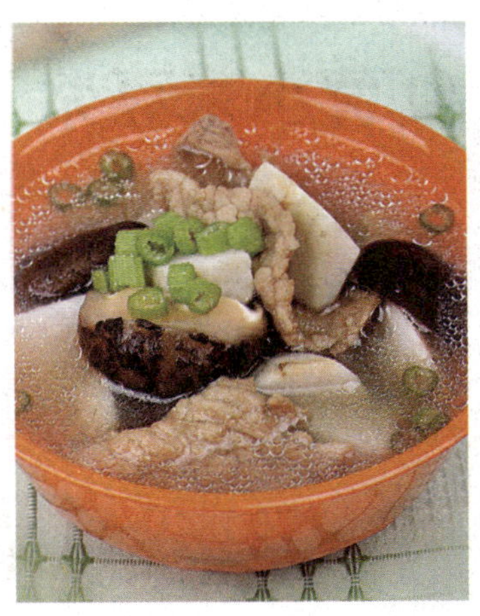

原料

芋头200克，猪肉90克，香菇8朵，食用油、盐、酱油及葱花、姜末各适量。

做法

芋头去皮、洗净、切块；猪肉洗净切片；香菇洗净切块。起油锅，下姜末爆香，放猪肉煸炒，烹入酱油；然后放芋头、香菇同炒；最后加水、盐煲至熟，撒入葱花即可。

功效

防治脾胃虚弱、食欲不振及便秘，防止皮肤老化。

红薯

别名 地瓜、山芋、红芋、葛瓜。

性味 性平，味甘。

消脂养心的甘甜主食

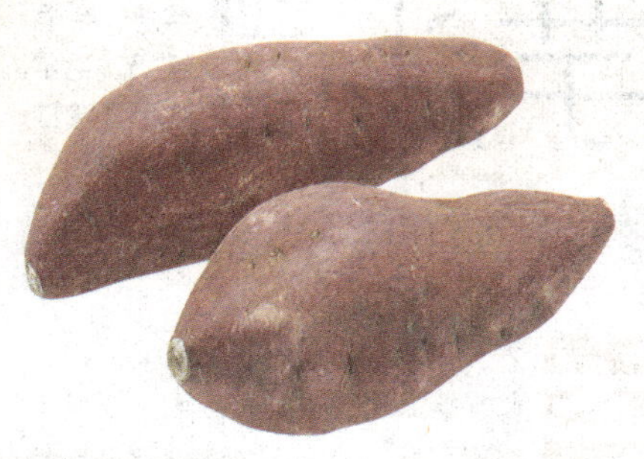

来　源 为旋花科植物红薯的块根。

主要产地 全国各地区均有种植。

功效主治 具补虚益气、健脾强肾、补胃养心之功效。能治疗痢疾和下血、湿热和黄疸、遗精和淋毒、血虚和月经失调、久积热滞、小儿疳积等，在民间也有用它来治疗湿疹、毒虫叮咬、夜盲症等。

主要成分 含有膳食纤维、胡萝卜素、维生素A、B族维生素以及钾、铁、铜、硒、钙等10余种微量元素，还有类似雌激素的物质，可保持肌肤嫩滑、延缓衰老。

性状特征

红薯多年生蔓状草质藤本，块根白色、黄色、红色或有紫斑。叶卵形或矩圆状卵形，长6～14厘米，先端渐尖，基部截头形或心形，有角或有缺刻，有时指状深裂，我们食用的是它的块根部分。

选购秘诀

以外形适中、外皮干净不沾泥、没有斑点的为佳。

药用价值

红薯中的膳食纤维比较多，对促进胃肠蠕动和防止便秘非常有效，可防治痔疮和肛裂等，对预防直肠癌和结肠癌也有一定的作用。

红薯中含有一种与肾上腺所分泌的激素相似的类固醇，能有效地抑制乳腺癌和结肠癌的发生。

红薯对人体器官黏膜有特殊的保护作用，可抑制胆固醇的沉积，保持血管弹性，防止肝肾中的结缔组织增生，防止胶原病的发生。

红薯还是一种理想的减肥食品，它的热量只有大米的1/3，具有防止糖分转化为脂肪的特殊功能。

贮存要点	未去皮的红薯用白纸包裹后放置于阴凉处即可，可保存3～4周。
用法用量	红薯可作为主食，可蒸、煮、烤食，又可加工成各种食品。每餐100～150克。
使用禁忌	红薯在胃中会产生酸，所以胃溃疡及胃酸过多的患者不宜食用。

红薯小米豆浆

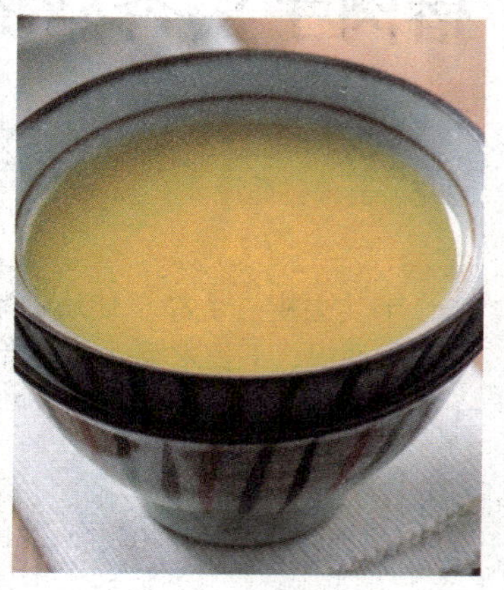

原料

红薯200克，小米100克，黄豆100克。

做法

提前8小时将黄豆泡好，小米泡发。红薯去皮，洗净，切成小块。将所有食材一起放入豆浆机内，加水，开机搅拌、煮熟后即可饮用。

功效

健脾养胃，还可保持肌肤弹性，延缓衰老。

花生

别名 落花生、落花参、番豆、长生果、地豆。

性味 性平，味甘。

有效的抗衰老食物

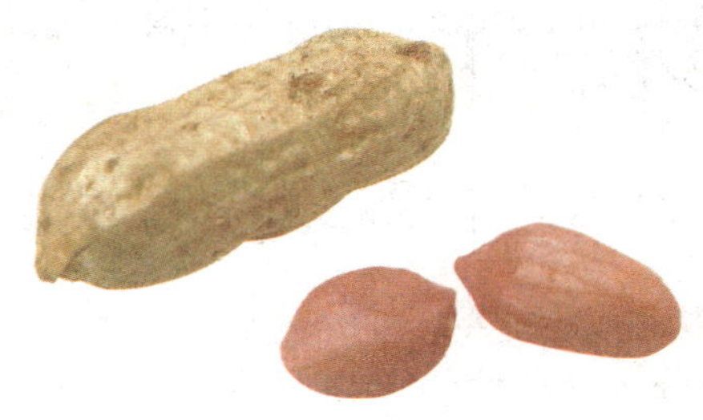

来　源 为豆科植物落花生的种子。

主要产地 全国各地均有栽培。

功效主治 健脾和胃、养血止血、润肺止咳、利尿、下乳。

主要成分 含脂肪油、含氮物质、淀粉、纤维素、水分、灰分、维生素、氨基酸、基谷氨酸、γ-氨基-α-亚甲基-丁酸、卵磷脂、嘌呤和生物碱等。

性状特征

花生为一年生草本植物。根部有很多根瘤。茎高30～70厘米，匍匐或直立。茎、枝有棱，被棕黄色长毛。花黄色，单生或簇生于叶腋，开花期几无花梗。萼管细长，萼齿上面3个合生，下面一个分离成2唇形。花冠蝶形，旗瓣近圆形，宽大，翼瓣与龙骨瓣分离，雄蕊9，合生，1个退化；花药5个矩圆形，4个近于圆形。花柱细长，枝头顶生，甚小，疏生细毛。子房内有一至数个胚珠，胚珠受精后，子房柄伸长至地下，发育为荚果。荚果长椭圆形，种子间常隘缩，果皮厚，革质，具凸起网脉，长1～5厘米，内含种子1～4颗。

选购秘诀

以外壳坚实，果粒均匀、饱满者为佳。

药用价值

花生红衣的止血作用比花生高出50倍，对各种出血性疾病都有良好的止血功效，将花生连红衣一起与红枣配合食用，既可补虚，又能止血，最适宜于身体虚弱的出血患者。

花生果实中的卵磷脂和脑磷脂，是神经系统所需要的重要物质，能延缓脑功能衰退，抑制血小板凝集，防止脑血栓形成。实验证实，常食花生可改善血液循环、增强记忆力、抗老化、滋润皮肤，还可防治动脉粥样硬化、高血压和冠心病。

贮存要点	置于通风干燥处。
用法用量	可榨油、做酱、油炸、煮食、烘炒等。花生最佳的吃法是煮食。每餐80～100克。
使用禁忌	花生含有油脂多，人体消化时需要消耗大量胆汁，故胆病患者不宜食用。花生能增进血凝、促成血栓的形成，所以血液黏稠度高或有血栓的人不宜食用。

莲子红枣花生汤

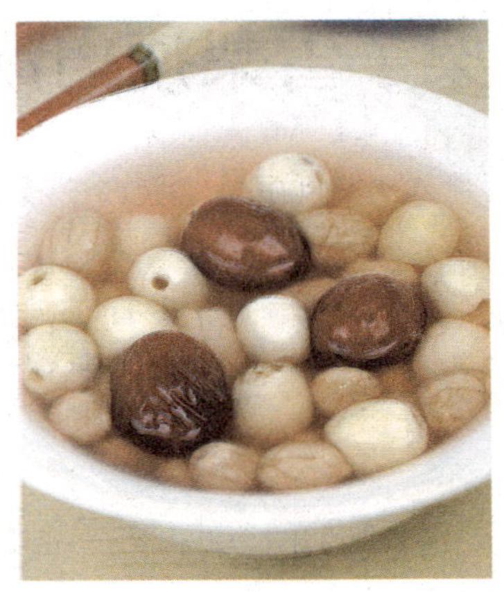

原料

莲子20克，红枣15克，花生50克，冰糖5克。

做法

将莲子、花生、红枣分别洗净，备用。锅上火，加入适量清水，将莲子、花生、红枣下入锅中，以武火烧沸，撇去浮沫，再转文火慢炖10分钟，调入冰糖即可饮用。

功效

清热降火、养心益肾，对心悸、失眠等有食疗作用。

栗子

别名 板栗、栗果、大栗。
性味 性温、味甘。

被誉为“干果之王”

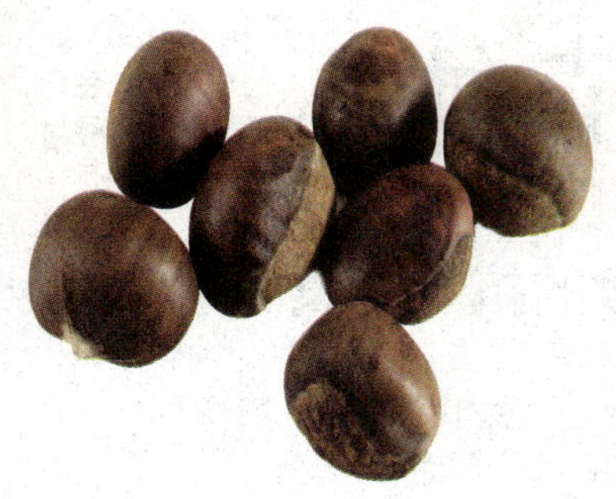

来　源 为山毛榉科落叶乔木板栗的种仁。

主要产地 分布于辽宁、山东、山西、河北、河南、江苏、浙江、福建、安徽、江西、湖北、湖南、陕西、甘肃、四川、云南、贵州、广东、广西等地。

功效主治 养胃健脾、补肾强筋、活血止血。治反胃、泄泻、腰脚软弱、吐衄、便血、金疮、折伤肿痛、瘰疬。

主要成分 果实含蛋白质5.7%、脂肪2.0%、碳水化合物62%、灰分1.3%、淀粉25%及B族维生素、脂肪酶。

性状特征

坚果包藏在密生尖刺地总苞内，总苞直径为5～11厘米，一个总苞内有1～7个坚果。坚果呈椭圆形；小型平均单粒重8.2克；果皮红棕色，光亮，多月牙状；果肉质地细糯香甜。

选购秘诀

以外壳鲜红带褐、颗粒光泽为佳。

药用价值

栗子的蛋白质、脂肪含量较高。此外，它还含有丰富的胡萝卜素、维生素C、维生素B_1、维生素B_2、烟酸等多种营养素以及钙、磷、钾等矿物质，这些物质对人体有良好的营养滋补作用，并对维持机体的正常机能和生长发育有重要意义。

栗子中含有丰富的不饱和脂肪酸和维生素、矿物质，能改善高血压、冠心病、动脉硬化、骨质疏松等疾病，是抗衰老、延年益寿的滋补佳品。

栗子中含有维生素B_2，对日久难愈的小儿口舌生疮和成人口腔溃疡有很好的疗效。

贮存要点	置于通风干燥处保存。
用法用量	栗子可以加工制作栗干、栗粉、栗酱、栗浆、糕点、罐头等食品，栗子羹则是老幼皆宜、营养丰富的食品。每餐50克左右。
使用禁忌	凡消化不良、湿热内蕴、颜面水肿、风湿疼痛、湿阻气滞者不宜食用。糖尿患者不宜多食。

栗子雪梨瘦肉汤

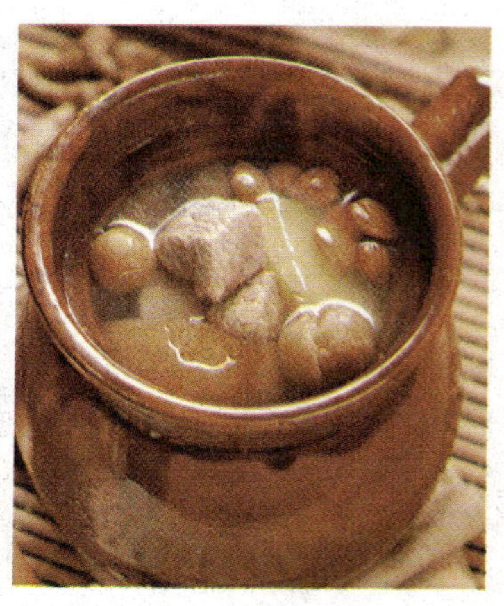

原料

猪瘦肉300克，雪梨1个，栗子、杏仁、盐各适量。

做法

猪瘦肉洗净、切块；雪梨洗净、去皮、去核、切块；栗子去壳；杏仁洗净。将猪瘦肉放入煮锅中汆水、除血沫。然后将所有食材放入锅中，加水，文火慢炖至栗子酥软，调入盐即可。

功效

雪梨可补水润肤；栗子、杏仁可补脑益智。

牛奶

别名 牛乳。

性味 性微寒，味甘。

易于被人体吸收的最佳补钙品

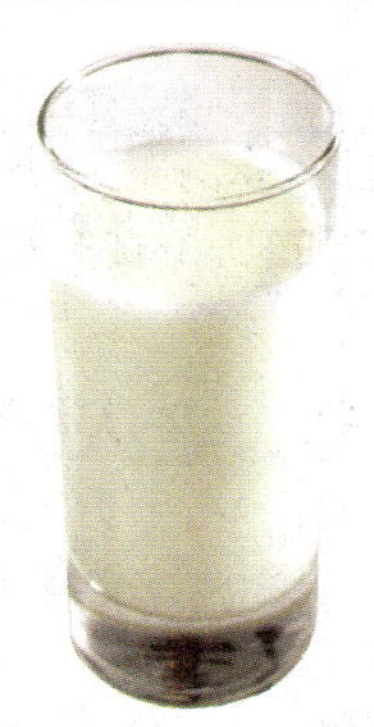

来　源 乳牛分泌的乳汁。

主要产地 全国各地均产。

功效主治 滋润肺胃、润肠通便、化淤止眩、补虚。用于久病体虚、气血不足、营养不良、噎膈反胃、胃及十二指肠溃疡、消渴、便秘。

主要成分 每100毫升牛奶中，含有脂肪3.1克、蛋白质2.9克、乳糖4.5克、矿物质0.7克、水88毫升。

性状特征

液体状，呈乳白色，根据加工的程度不同，颜色也可有细微的差异。味甜香，闻之有淡淡的乳香味。

选购秘诀

市场上的牛奶饮品，一般可分为牛乳和含乳饮料两大类，牛乳制品才是真正意义上的“牛奶”，按含脂肪量的不同，牛乳产品又有全脂、部分脱脂、脱脂之分。其中，部分脱脂和脱脂牛奶适合健康者，特别是需限制和减少饱和脂肪摄入量的成年人饮用。选购牛乳产品时，最好选择品牌知名度高且标识说明完整、详细的产品，注意不要与其他饮品混淆，特别要注意是否有生产日期和保质期。

药用价值

牛奶中富含维生素A，可以防止皮肤干燥晦暗，使皮肤白皙，有光泽。

牛奶中含有大量的维生素B_2，可以促进皮肤的新陈代谢。

牛奶中的乳清对黑色素有消除作用，可防治多种色素沉着引起的色斑。

牛奶能为皮肤提供封闭性油脂，形成薄膜以防皮肤水分蒸发，还能暂时提供水分，可保证皮肤的光滑润泽。

牛奶中的钙最容易被吸收，而且磷、钾、镁等多种矿物质搭配也十分合理，孕妇应多喝牛奶。

牛奶中的一些物质对中老年男子有保护作用，喝牛奶的男子往往体力充沛。

贮存要点	最好新鲜食用。开盖后于10～15℃以下保存。
用法用量	煮食或做粥，通常每天200毫升左右即可，孕妇每天应喝200～400毫升。
使用禁忌	牛奶不宜与果汁、醋、韭菜、菜花一起食用。在喝牛奶前后1小时左右，不宜吃橘子。牛奶更不宜与生鱼同食。

燕麦牛奶粥

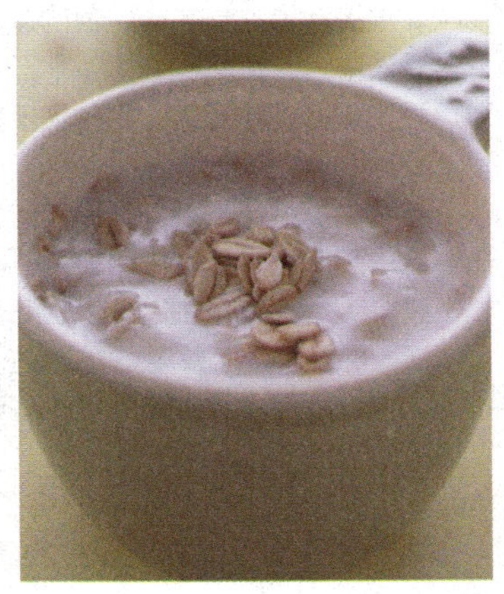

原料

鲜牛奶250毫升，燕麦60克，白糖适量。

做法

先将燕麦煮至半熟，去汤；加入牛奶，文火熬煮成粥；最后加入白糖搅拌至充分溶解，即可食用。

功效

此粥可补虚损、健脾胃、润五脏。适用于虚弱劳损、气血不足、营养不良等症。

蜂蜜

别名 白蜜、生蜂蜜、炼蜜。

性味 性平，味甘。

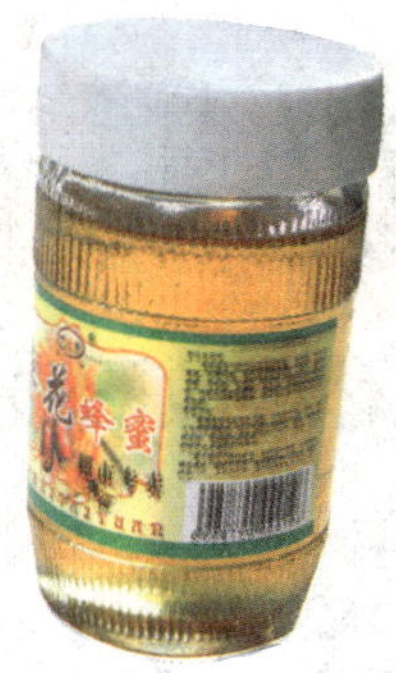

大众的补品，老人的“牛奶”

来　源 为蜜蜂科昆虫中华蜜蜂等所酿的蜜。

主要产地 全国各地均有。

功效主治 补中润燥、止痛解毒。治肺燥咳嗽、肠燥便秘、胃脘疼痛、鼻渊、口疮、汤火烫伤、解乌头毒。

主要成分 蜂蜜最重要的成分是果糖和葡萄糖，两者含量合计约70%。尚含少量蔗糖（有时含量颇高），麦芽糖、糊精、树胶，以及含氮化合物、有机酸、挥发油、色素、蜡、植物残片（特别是花粉粒）、酵母、酶类、矿物质等。

性状特征

为稠厚的液体，白色至淡黄色（白蜜），或橘黄色至琥珀色（黄蜜）。夏季如清油状，半透明，有光泽。冬季则易变成不透明，并有葡萄糖的结晶析出，状如鱼子。气芳香，味极甜。

选购秘诀

以水分少、有油性、稠如凝脂，用木棒挑起时蜜汁下流如丝状不断，且盘曲如折叠状，味甜不酸，气芳香，洁净无杂质者为佳。

药用价值

抗菌作用

蜂蜜的渗透性：蜂蜜是糖的过饱和溶液，水分含量通常占蜂蜜重量的17%～22%。蜂蜜的高渗透性可使微生物脱水。因此大部分细菌在蜂蜜里会受到完全的抑制。

过氧化氢：蜂蜜中含有葡萄糖氧化酶，它与葡萄糖作用产生有抗菌作用的过氧化氢。这种物质一直被认为是蜂蜜中主要的抗菌成分。

蜂蜜的黏稠性：蜂蜜的黏稠性使空气里的氧不能进入，而很多微生物的生长需要氧，例如需氧细菌。

保肝作用

蜂蜜对肝脏的保护作用主要表现在两个方面：一是蜂蜜中的葡萄糖转变成肝糖原物质贮存待用，为肝脏代谢活动积蓄和供应能量，从而保证了功能的正常发挥；二是蜂蜜能刺激肝组织生长，起到修复损伤的作用。

对心血管系统的平衡调节作用

研究证明，当血压升高时有降压的作用，相反血压下降时有升压作用。蜂蜜还有强心作用，它能使冠状血管扩张，消除心绞痛。蜂蜜对婴幼儿血红蛋白有提高作用。

对血糖的双重影响作用

蜂蜜中同时含有乙醇胆碱和葡萄糖，当蜂蜜浓度低时，乙酰胆碱的降低血糖的作用超过蜂蜜中所含葡萄糖的升高血糖的作用。相反，当滴入蜂蜜剂量增加时，大量的葡萄糖会引起食饵性高血糖的作用，而乙醇胆碱的作用就显示不出来。

促组织生长作用

蜂蜜对各种延迟愈合的溃疡都有加速组织生长的作用，蜂蜜可刺激细胞的生长和分裂，并促进创伤愈合。

通便作用

我国古代已采用蜂蜜作为通便的缓泻剂。实验证明，蜂蜜对小肠推进运动有明显的促进作用，并显著缩短通便时间。

贮存要点	蜂蜜买回家后，用陶瓷、无毒塑料等非金属容器贮存，不能用铁容器。蜂蜜宜放在阴凉、干燥、清洁、通风、温度保持5～10℃、空气湿度不超过75%的环境下。
用法用量	煎服或温水冲服15～30克，外敷适量。
使用禁忌	痰湿内蕴、中满痞胀及便溏、泄泻者忌服。蜂蜜不宜和葱一起食用。

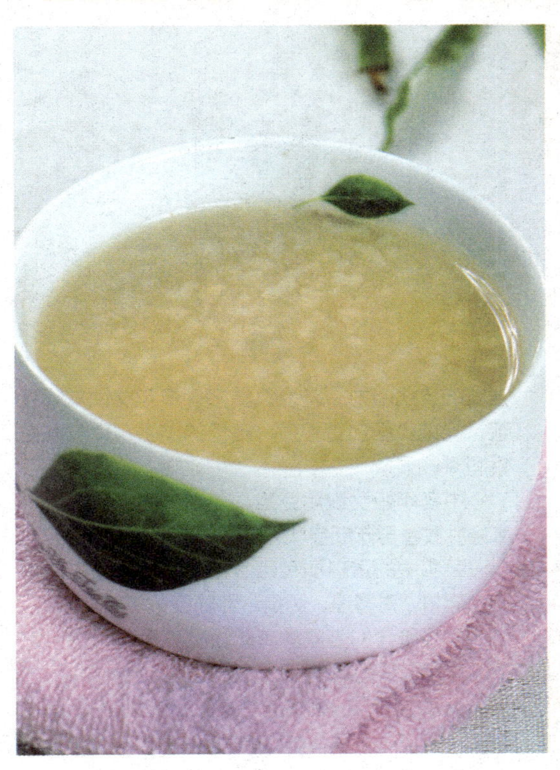

蜂蜜粥

原料

粳米50克，蜂蜜适量。

做法

将粳米淘洗干净，放入锅中，加适量清水，以文火煮成稀粥，待熟时，调入蜂蜜即可。

用法

温服，每日1～2次。

功效

补中缓急、润肺止咳、润肠通便。用于脾胃亏虚所致的倦怠食少、肺虚干咳，或久咳不止，体虚津亏所致的大便秘结等。症见胃脘灼热隐痛、痞胀不舒、饥不欲食、干呕呃逆、口燥咽干、大便干结、小便短少、舌红少津、脉细数等。

柠檬蜂蜜水

原料

柠檬1个，蜂蜜15毫升。

做法

将柠檬洗净，切片，用榨汁机榨出原汁备用。将柠檬汁和蜂蜜先后倒入杯中，然后加入温开水大约500毫升，用搅棒慢慢调匀即可食用。

用法

每日清晨一杯。

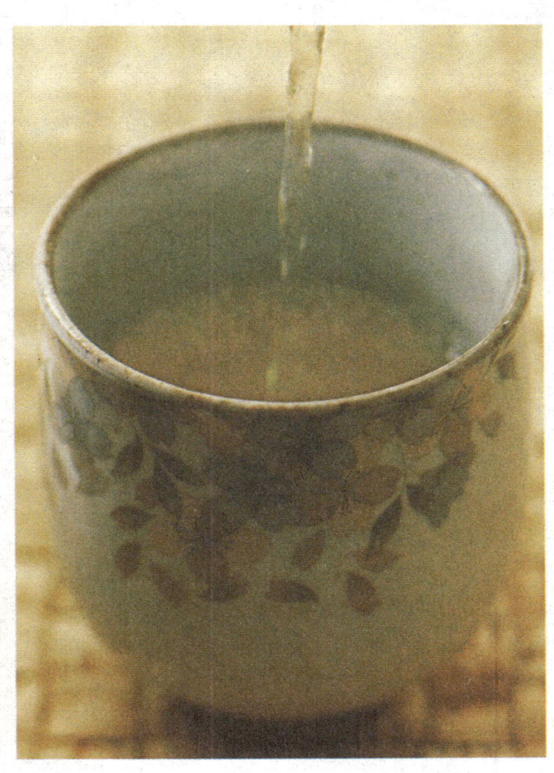

功效

降低尿酸值、活化内脏机能、美容养颜。补中润燥、止痛解毒。治肺燥咳嗽、肠燥便秘、胃脘疼痛、鼻渊、口疮、汤火烫伤、解乌头毒。

豆浆

别名 豆腐浆。
性味 性平，味甘。

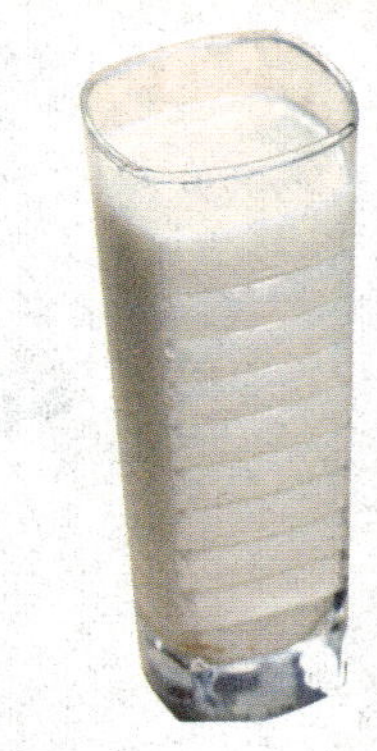

老少皆宜的营养饮品

来　源 为豆科植物大豆种子制成的浆汁。

主要产地 全国各地均产。

功效主治 补虚润燥、清肺化痰、利水下气。用于身体虚弱、营养不良、肺痿肺痈、口干咽痛、小便不通。

主要成分 豆浆的蛋白质含量很高，各种矿物质含量也十分丰富，如铁、钙等，尤其是所含的钙，虽不及豆腐，但比其他任何乳类都高，非常适合于老人和小儿。豆浆还含有丰富的磷脂以及多种维生素，特别是B族维生素含量丰富。

性状特征

呈米白色，由于过滤程度的不同，会有或多或少的豆渣沉淀，煮熟后，会有沉淀的大豆香味。

选购秘诀

好豆浆应有股浓浓的豆香味，浓度高，略凉时表面有一层油皮，口感爽滑。劣质豆浆稀淡，有的使用添加剂和面粉来增强浓度，营养含量低、口感不好。

药用价值

鲜豆浆中的矿物质和氨基酸的含量丰富，几乎不含或仅含少量的胆固醇，能抑制体内脂肪发生过氧化现象，是高脂血症、高血压、动脉硬化患者的理想食品。

豆浆中铜的含量丰富，经常饮用，有利于冠心病的防治，可预防阿尔茨海默症的发生。豆浆加饴糖煮沸，有利于保护肠胃。

豆浆中所含的镁、钙，能明显地降低脑血脂，改善脑血流，从而有效防止脑梗死、脑出血的发生。豆浆中所含的卵磷脂，还能减少脑细胞死亡，提高脑功能。

饮用鲜豆浆可防治缺铁性贫血，豆浆对于贫血患者的调养，比牛奶的作用要强。豆浆能增强人的抗病能力，防治气喘病。青年女性常喝豆浆，能减少面部青春痘、暗疮的发生，使皮肤白皙润泽。

中老年妇女饮用豆浆，能调节内分泌系统，减轻并改善更年期症状。

豆浆中的蛋白质和硒、钼等都有很强的防癌抗癌能力，对胃癌、肠癌、乳腺癌有特效。

豆浆所含的麦氨酸有防止支气管炎平滑肌痉挛的作用，从而减少和减轻支气管炎的发作。

豆浆中所含的硒、维生素E、维生素C，有抗氧化功能，对脑细胞作用最大。

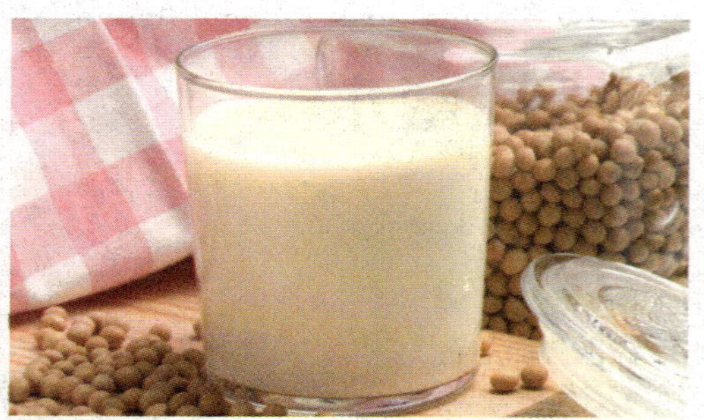

贮存要点	豆浆煮熟后要趁鲜食用，因为豆浆极易变质。
用法用量	成年人每天饮1～2次即可，每次250～350毫升，儿童200～250毫升就足够了。
使用禁忌	豆浆不能代替牛奶喂婴儿，它的营养不足以满足婴儿生长的需要。不要空腹饮豆浆，否则豆浆里的蛋白质大都会在人体内转化为热量而被消耗掉，不能充分起到补益作用。豆浆不能与药物同饮，不宜饮用过多。平素胃寒、脾虚腹泻、腹胀的人不宜饮用豆浆。不要饮未煮熟的豆浆。

豆腐

别名 玉豆腐、脂豆腐。

性味 性凉，味甘。

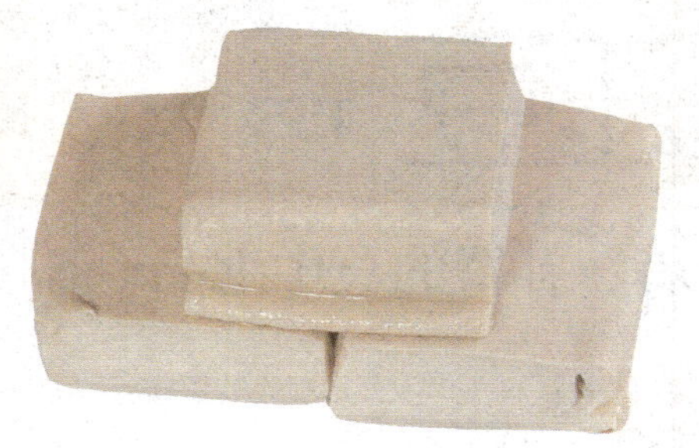

益气和中、生津润燥

来　源 为豆科植物大豆种子的加工制成品。

主要产地 全国各地均产。

功效主治 益气和中、生津润燥、清热解毒。治赤眼、消渴，解硫黄、烧酒毒。

主要成分 豆腐具有高矿物质、低脂肪、低热量的特点，是日常美食之一。豆腐含有丰富的蛋白质、碳水化合物、钙、磷、铁。此外，还含有维生素B_1、维生素B_2、烟酸等元素。所以，豆腐是高营养、矿物质丰富、低脂肪的减肥食品。

性状特征

通常成块状，白色或米白色，表面有豆渣状纹理。也有一种豆腐，表面光滑细腻、口感软滑。

选购秘诀

外表柔软、鲜嫩、整齐不破裂、色泽洁白无变质者为佳。

药用价值

豆腐作为食药兼备的食品，具有益气、补虚等多方面的功能。据测定，一般100克豆腐含钙量为140~160毫克，豆腐又是植物食品中含蛋白质比较高的，含有8种人体必需的氨基酸，还含有动物性食物缺乏的不饱和脂肪酸、卵磷脂等。因此，常吃豆腐可以保护肝脏，促进机体代谢，增加免疫力并且有解毒作用。豆腐不含胆固醇，为高血压、高脂血症及动脉硬化、冠心病患者的食疗佳肴。也是儿童、病弱者及老年人补充营养的食疗佳品。

豆腐内含有丰富的蛋白质，有利于增强体质和增加饱腹感，有利于减肥，适合于单纯性肥胖者食用。

贮存要点	置冰箱冷藏。
用法用量	可以制作成各种菜肴，成年人每天80克，儿童每天50克，孕妇或重体力劳动者每天100克。
使用禁忌	豆腐不要与菠菜同食。豆腐消化慢，小儿消化不良者不宜多食；豆腐含嘌呤较多，痛风患者及血尿酸浓度增高的患者慎食。

香附豆腐泥鳅汤

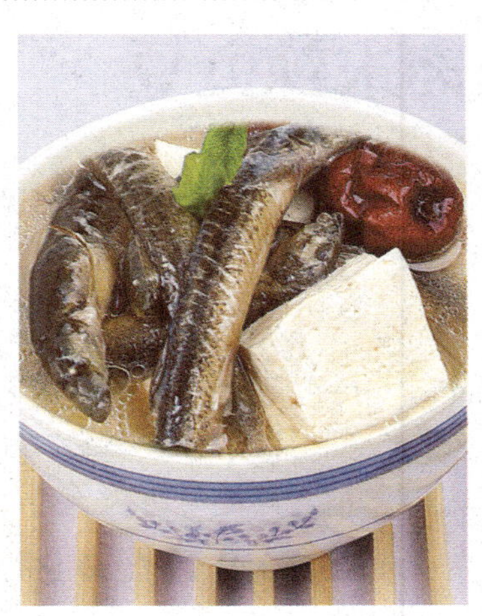

原料

泥鳅300克，豆腐200克，香附10克，大枣15克，盐少许，高汤适量。

做法

泥鳅处理干净；豆腐切小块；大枣洗净、去核；香附洗净，煎汁备用。锅上火倒入高汤，加入泥鳅、豆腐、大枣煲至熟；再倒入香附药汁，煮开后，调入盐即可。

功效

补中益气，疏肝解郁。

豇豆

别名 姜豆、羊角、角豆、饭豆、腰豆。

性味 性平，味甘、咸。

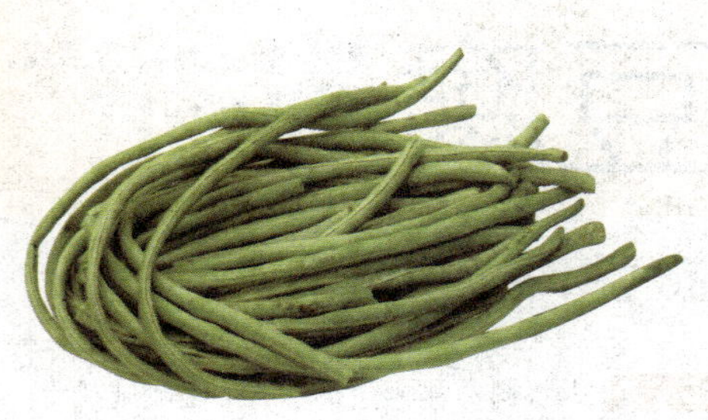

健脾、补肾的豆中上品

来　源 为豆科一年生草本植物的果实。

主要产地 全国各地均产。

功效主治 健脾利湿、补肾涩精、理中益气、和五脏，用于脾胃虚弱、食少便溏、妇女脾虚带下，或湿热尿浊、小便不利，还可解鼠虫之毒。

主要成分 豇豆中主要含蛋白质、脂肪、钙、磷、铁、锌、维生素C、维生素B_1、维生素B_2、胡萝卜素、膳食纤维等成分。

性状特征

一年生缠绕草本，无毛。顶生小叶菱状卵形，长5～13厘米，宽4～7厘米，顶端急尖，基部近圆形或宽楔形，两面无毛，侧生小叶斜卵形。托叶卵形，长约1厘米，着生处下延成一短距。总状花序腋生。萼钟状，无毛；花冠淡紫色，长约2厘米，花柱上部里面有淡黄色须毛。荚果线形，下垂，长可达40厘米。

选购秘诀

以新鲜脆嫩、粗细匀称、色泽鲜艳、透明有光泽、子粒饱满、排列稠密、没有病虫害者为优。

药用价值

豇豆提供了易于消化的优质蛋白质及多种维生素、微量元素等，可补充机体的多种成分。

豇豆所含的维生素B_1有维持正常的消化腺分泌和胃肠道蠕动的功能，抑制胆碱酯酶活性，可帮助消化，增进食欲。

豇豆中所含维生素C能促进抗体的合成，提高机体抗病毒的能力。

豇豆的磷脂有促进胰岛素分泌及参加糖代谢的作用，是糖尿病患者的理想食品。

贮存要点	置冰箱冷藏。
用法用量	豇豆一般作为蔬菜食用，既可炒食，也可焯水后凉拌。豇豆每餐30～60克为宜。
使用禁忌	豇豆食多则性滞，因此气滞便结的人应慎食豇豆。豇豆不宜烹调时间过长，以免造成营养损失。一次不要吃太多，以免腹满胀气。

肉末辣豇豆

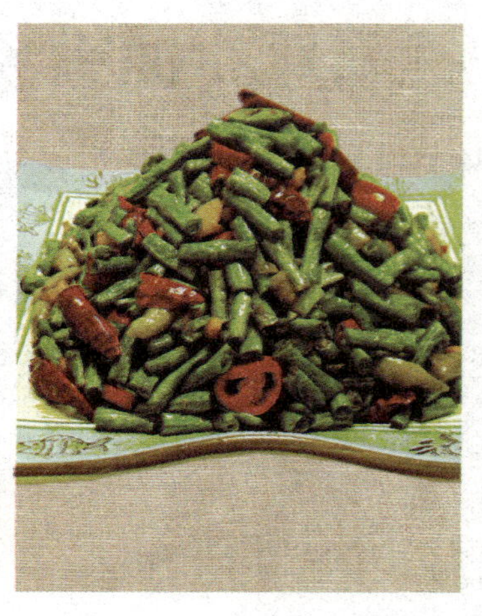

原料

猪肉150克，豇豆250克，泡椒、干红辣椒、食用油、盐、酱油各适量。

做法

猪肉洗净、切末；豇豆去头尾、洗净、切段；干红辣椒洗净、切段。热锅下油，放入泡椒、干红辣椒炒香；依次放入肉末、豇豆翻炒至熟；最后加盐、酱油调味即可。

功效

健脾利湿，补肾健胃，防癌抗癌。

樱桃

别名 含桃、荆桃、朱果、樱珠、家樱桃。

性味 性温，味甘。

补气美容的美味水果

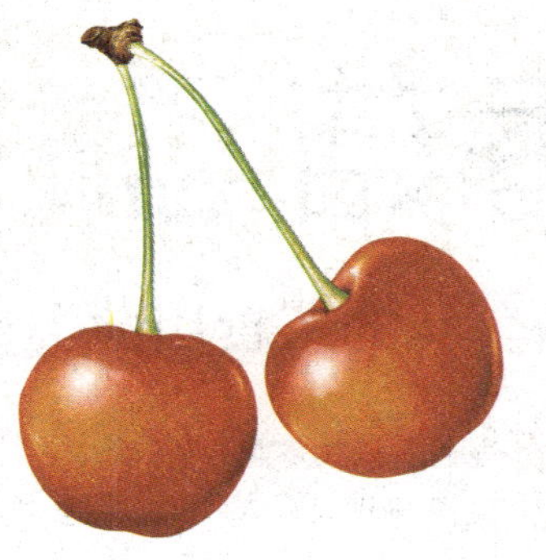

来　源 为蔷薇科植物樱桃的果实。颜色发紫，皮里有细碎黄点的称为“紫樱”，正黄色的称为“蜡樱”。

主要产地 分布河北、河南、山东、安徽、江苏、浙江、福建等地。

功效主治 益气健脾、养胃、祛风除湿。主治脾胃虚弱、少食腹泻或脾胃阴伤、口舌干燥，四肢不仁、风湿腰腿疼痛，冻疮、遗精、血虚、心悸、面色不华等。

主要成分 樱桃所含蛋白质、糖类、磷、胡萝卜素、维生素C，比苹果、梨高，特别是铁的含量较高。

性状特征

有果形、心脏形或宽心脏形，稍扁，果梗中长而较细，易与果实脱离，成熟时易落果。果皮初熟时浅红或红色，成熟后紫红色或深紫红色，有光泽。果皮薄，易剥离，不易裂果。果肉浅红色至红色，质地软，汁多味甜。

选购秘诀

颜色鲜艳、形状规则、果实饱满圆润、表皮光滑有自然光泽的，都是质量好的樱桃。这样的樱桃水分充足，口感清脆香甜，有自然的独特果香，味道当然也更好。

挑选樱桃还要看果蒂，果蒂扎得越深的就越甜，果蒂发黑或是发黄的，就已不太新鲜。新鲜樱桃的果蒂比较绿，也比较硬，这样的樱桃采摘下来的时间不长，口感和营养成分最佳。

药用价值

樱桃有补益气血、祛风除湿、透疹解毒的功效，可用于病后体弱、气血不足、风湿腰腿疼痛、瘫痪等症。

体质虚弱、皮肤粗糙、中风后遗症者，饮服樱桃酒可有保健治疗作用。樱桃含铁量特高，饮服鲜樱桃汁有利于缺铁性贫血的恢复。

樱桃中含有鞣花酸，可消除致癌物，预防癌症。最新研究发现，樱桃还是治疗痛风的理想食品。

多食樱桃可以补充体内对铁质的需求，既可预防缺铁性贫血，又可增强体质，健脑益智。

中医认为，樱桃具有很大的药用价值。它全身皆可入药，鲜果具有发汗、益气、祛风、透疹的功效，适用于四肢麻木和风湿性腰腿病的食疗。

初发咽喉炎者，于早晚各嚼服30～60克鲜果可消炎。体虚无力、疲劳无力，用鲜果去核煮烂，加白糖拌匀，早晚各服一汤匙。樱桃核味辛苦性平，有解毒的功能，疮溃不愈用核150克碎烂，水煎，洗患处。

樱桃汁对烧伤有独特的功效。将樱桃挤出汁液，频繁涂抹于烧伤部位，便可止痛，又可避免伤口感染，防止化脓。同时樱桃还能治疗轻、重度冻伤。

此外，樱桃还能养颜美容，坚持用樱桃汁涂擦面部及皱纹处，能使面部皮肤嫩白红润、祛皱消斑、青春常驻。

贮存要点	新鲜食用，或置于冰箱保鲜格中保存，但时间不宜过长。
用法用量	鲜食或制成果脯食用。每餐5颗。
使用禁忌	樱桃虽好吃，但性热而易生湿，热性病及虚热咳嗽的人要禁食。否则会积内热，引发咳嗽多痰、肺痿等病。

香菇

别名 香菌、冬菇、香蕈、合蕈、台菌等。
性味 性平、凉，味甘。

芳香美味的“食用菌类皇后”

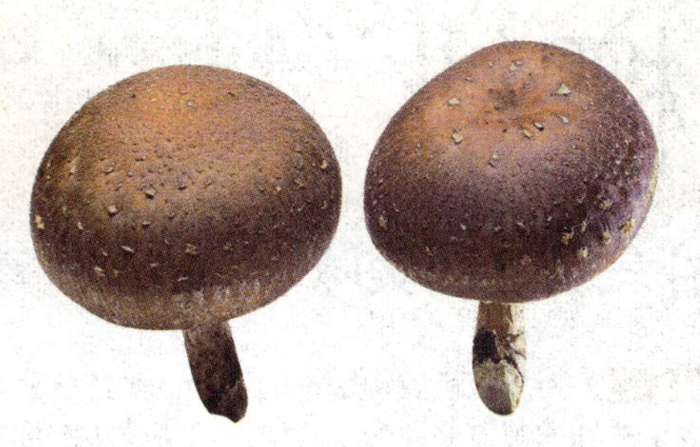

来　源 侧耳科植物香蕈的子实体。

主要产地 主产于浙江、福建、江西、安徽、广西、广东等地。

功效主治 扶正补虚、健脾开胃、祛风透疹、化痰理气、解毒、抗癌。对脾胃虚弱、食欲不振、吐泻乏力、痘疹不出等症，均适宜。

主要成分 香菇高蛋白、低脂肪、多糖。含有多种氨基酸和多种维生素，同时富含谷氨酸及一般食品中罕见的伞菌氨酸、蘑酸及鹅氨酸等。

性状特征

香菇的子实体又由菌盖、菌褶和菌柄三部分组成。菌盖直径一般为3~15厘米。菌盖表面呈淡褐色、茶褐色等，上有颜色较淡的鳞片，有时还具有菊花状或龟甲状裂纹。菌肉肥厚，呈白色。菌褶位于菌盖背面呈辐射状排列，呈白色。柄的表面干燥时呈鳞片状，一般柄长2~10厘米。

选购秘诀

优质鲜香菇要菇形圆整，菌盖下卷，菌肉肥厚，干净干爽，菌盖以3~6厘米为好。干香菇手捏菌柄有坚硬感，放开后菌伞随即膨松如故。色泽黄褐，菌伞下面的褶裥要紧密细白，菌柄要短而粗壮，远闻有香气，无焦片、雨淋片、虫蛀和碎屑等。

药用价值

香菇含有丰富的维生素D，能促进钙、磷的消化吸收，有助于骨骼和牙齿的发育。

香菇中菌柄纤维素含量极高，有抑制胆固醇的作用。

香菇中所含微量元素及丰富的维生素是美容养颜、护发养发的好原料，能促进血液循环，抑制黑色素，滋养皮肤。

香菇有降脂、降压的作用，香菇汁可以代替降压剂使用，而且没有副作用。

香菇还含有双链核糖核酸，能诱导产生干扰素，具有抗病毒能力，因此多吃香菇可预防感冒等疾病的发生。

腹壁脂肪较厚的人多吃香菇，还有利于减肥。

香菇中含有大量的香菇多糖，可增强巨噬细胞的吞噬功能，还可促进T淋巴细胞的产生，并提高T淋巴细胞的杀伤活性，从而有效地提高人体抑制恶性肿瘤的能力，还能诱导人体产生干扰素，抵抗病毒的侵袭。多吃些香菇有防癌抗癌的作用，更可以抑制肿瘤细胞的生长。香菇菌盖部分含有双链结构的核糖核酸，进入人体后，也会产生具有抗癌作用的干扰素。

香菇的水提取物对体内的过氧化氢有一定的消除作用。

香菇中含有嘌呤、胆碱、酪氨酸、氧化酶以及某些核酸物质，能起到降血压、降胆固醇、降血脂的作用，又可预防动脉硬化、肝硬化等疾病。

此外，香菇还对糖尿病、肺结核、传染性肝炎、神经炎等有治疗作用，又可用于消化不良、便秘等。

贮存要点	鲜香菇可放入冰箱保鲜格中保存，但时间不宜过长。干香菇置于阴凉、干燥、通风处。
用法用量	香菇炒食、做汤均可。每餐4~8朵。
使用禁忌	香菇为发物，性腻滞，中寒有滞者，或是痤疮、产后者应慎食。

猴头菇

别名 猴头、猴头菌。
性味 性平，味甘。

最佳滋补野生菌类

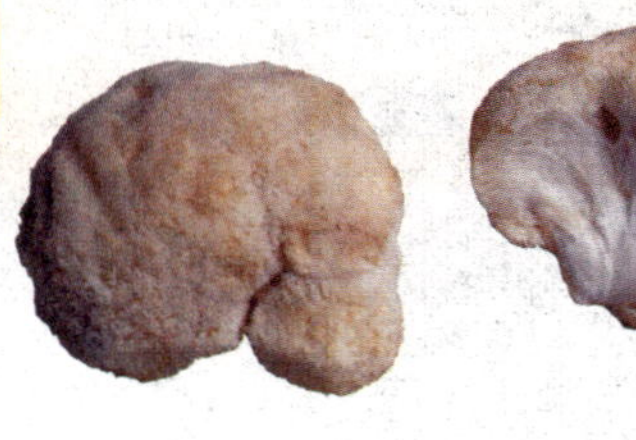
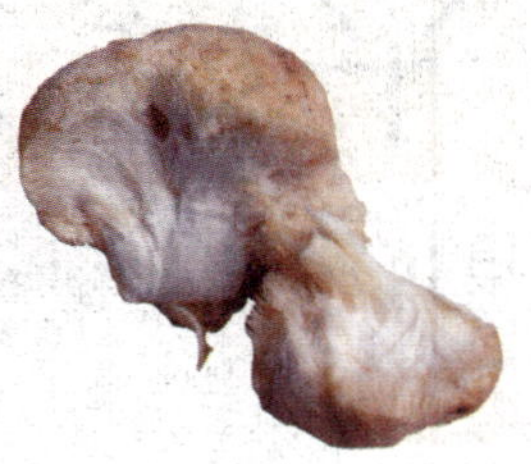

来　源 为齿菌科真菌猴头菌、珊瑚状猴头菌的子实体。

主要产地 主产于黑龙江，河南南阳地区也有。

功效主治 补脾胃、助消化、益肾精。主治食少便溏、胃及十二指肠溃疡、神经衰弱、食道癌、胃癌、眩晕、阳痿等症。

主要成分 含有蛋白质、脂肪及多种氨基酸、多种维生素、矿物质等营养素，还含有猴头菌酮、碱及葡聚糖、麦解甾醇、猴菇菌素和多糖等。

性状特征

猴头菇体圆形，大小如茶杯口，菌盖有须刺朝上如猴毛，根底部略圆，尖如嘴，似猴头状，故又名“猴头蘑”。新鲜时呈白色，干燥时变成褐色或淡棕色。野生的猴头菇一般成对生长。

选购秘诀

猴头菇一般以个头均匀，色泽艳黄，质嫩肉厚，完整不伤须刺，干燥无虫蛀，无杂质者为质量好。

药用价值

降血脂

猴头菇中含有不饱和脂肪酸，有利于加快人体血液循环，降低血液中胆固醇含量，是高血压、高脂血症、心血管疾病患者的理想食疗产品。

提高人体免疫力

猴头菇具有提高机体免疫力的功能，可以延缓人体衰老。猴头菌多糖可提高机体巨噬细胞的吞噬功能，促进溶血素的生成、增加体液的免疫能力，并能促进脾淋巴细胞的增殖。

抗癌

猴头菇含有的多糖体、多肽类及脂肪物质，具有抑制癌细胞中物质的合成功能，从而达到防治消化道肿瘤和其他恶性肿瘤的作用。

抗溃疡、抗炎

猴头菇具有抗溃疡功能，可抑制胃蛋白酶活性，增强胃黏膜屏障功能，促进溃疡愈合。其所含有的多糖能降低小鼠正常血糖和四氧嘧啶所致糖尿病小鼠的血糖水平。还可辅助治疗胃溃疡、十二指肠溃疡、胃炎等消化道等疾病。

其他作用

经过蒸煮的猴头菇，在临睡前食用，可以对患有气管、食道及平滑肌组织疾患者起到保健作用，可安眠平喘，增强细胞的活力和抵抗力。因此，有心血管疾病、消化系统疾病和患有咳喘的人均可食用。

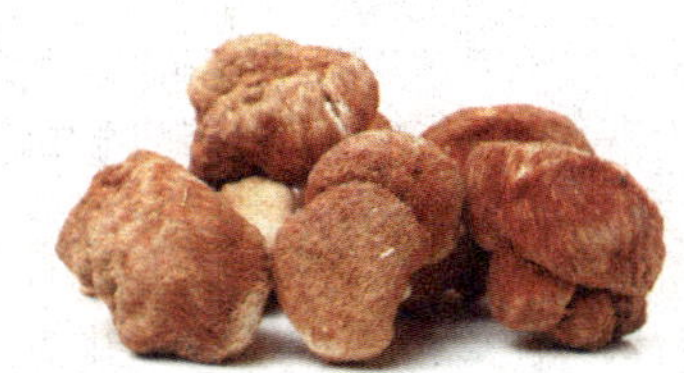

贮存要点	置于通风干燥处保存。
用法用量	猴头菇要经过洗涤、涨发、漂洗和烹制4个阶段。人工培育的猴头菇营养成分也很多，有的可以高于野生的猴头菇。但要注意的是，无论是人工培育的猴头菇，还是野生的猴头菇，烹饪至猴头菇软烂如豆腐时，其营养成分才能完全析出。每餐20克左右。
使用禁忌	外感和腹泻患者，皮肤过敏者不宜食用猴头菇，此外，猴头菇最好不要同虾仁一起食用。霉烂变质的猴头菇不可食用，以防中毒。

平菇

别名 侧耳、耳菇、天花菜、瓶菇。

性味 性微温，味甘。

抵抗癌症的美味菌类

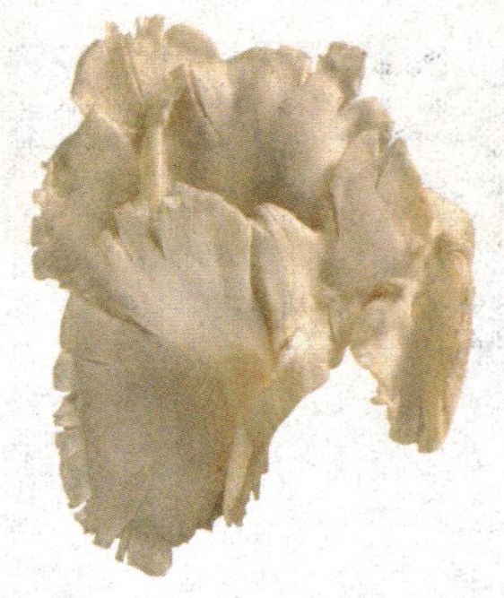

来　源 侧耳植物子实体。

主要产地 全国各地均有培植。

功效主治 具有滋阴养性、补脾益胃、祛风散寒、缓和拘挛、舒筋活络、降低胆固醇和防止血管硬化之功效。用于腰腿疼痛、手足麻木、筋络不通等病症。

主要成分 平菇含蛋白质、脂肪、糖类、维生素、粗纤维、甘露醇、山梨醇、钙、磷、铁，还含有多种氨基酸，包括人体必需氨基酸。

性状特征

平菇的食用部分菌盖覆瓦状丛生，肥厚柔软，长柄侧生，菌伞颜色呈白色。

选购秘诀

以水分少、外形整齐完整、颜色正常、质地嫩脆而肥厚、气味纯正、菌伞的边缘向内卷曲者为佳。

药用价值

平菇含抗肿瘤细胞的多糖体，对肿瘤细胞有很强的抑制作用，且具有免疫特性。此外，经药理证明平菇所含侧耳毒素和蘑菇核糖酸，能抑制病毒素的合成和增殖。平菇含有多种营养成分及菌糖、甘露醇糖、激素等，有改善人体新陈代谢、增强体质、调节植物神经功能等作用，故可作为体弱患者的营养品。

近代医学研究证明，平菇所含有的抗肿瘤细胞的多糖体，对肿瘤细胞有很强的抑制作用，且具有提高人体免疫功能的特性。

对肝炎、慢性胃炎、胃及十二指肠溃疡、软骨病、高血压等都有疗效。对降低血胆固醇和防治尿道结石也有一定效果，对妇女更年期综合征可起调理作用。

贮存要点	置于冰箱保鲜格中保存为好，但时间不宜过长，以免腐烂。
用法用量	平菇主要以烹炒、炖汤为宜，也可晒干泡发食用。每餐100克左右。
使用禁忌	平菇种类繁多，若误食与平菇形似的毒菇，则极易引起中毒，故野外采集时务必谨慎辨别。

平菇肉片汤

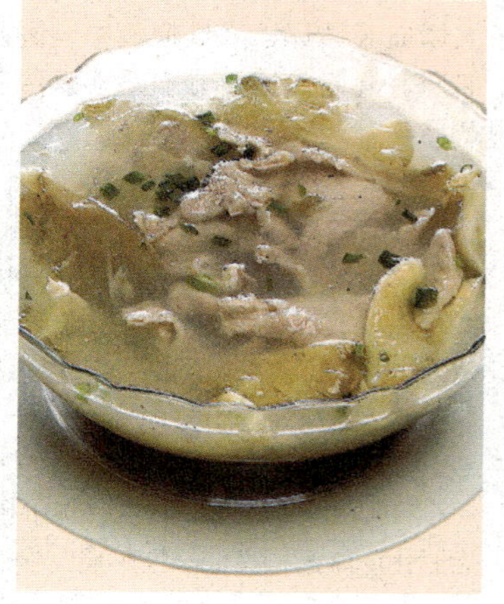

原料

猪肉200克，平菇75克，食用油、盐、葱各适量。

做法

猪肉洗净，切片；平菇洗净，撕成片；葱洗净、切末。油锅烧热，放入肉片煸炒至变色后放入水、盐；待水开后放入平菇，中火慢炖至熟，撒上葱花即可。

功效

经常食用可调治脾胃虚弱、手足麻木、腰腿疼痛。

竹荪

别名 竹肉、竹菌、竹参、网纱菇、植物鸡。

性味 性凉，味甘、微苦。

“蘑菇女皇”

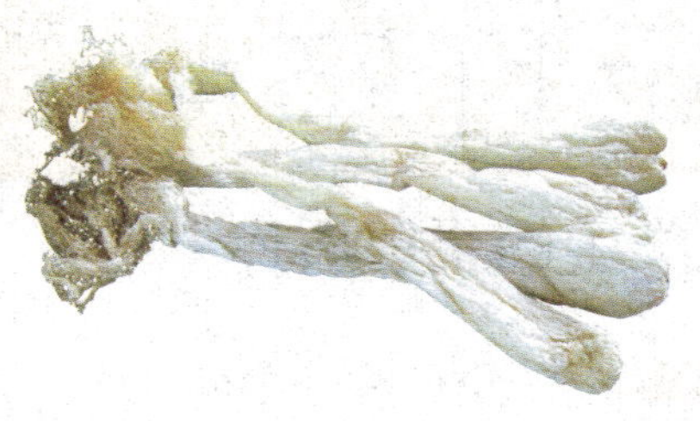

来　源 竹荪是寄生在枯竹根部的一种隐花菌类。

主要产地 主产于云南。

功效主治 补气养阴、润肺止咳、清热利湿。主治肺虚热咳、喉炎、痢疾、白带、高血压、高血脂等病症，也可用于肿瘤的辅助治疗。

主要成分 竹荪中含有较高的氨基酸、矿物质及其他成分，竹荪含有多种氨基酸，包括人体必需的8种氨基酸，其中谷氨酸高达1.76%。

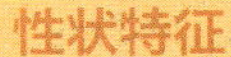

性状特征

竹荪分为菌丝体和子实体两个生长阶段。菌丝体的菌丝白色，呈绒毛状，许多菌丝交错在一起成为菌索。菌蕾，是子实体的前身，由近地面或地面的一支或数支菌索顶端扭曲膨大而形成小菌蕾，圆形白色，见光后变成咖啡色，成熟膨大变成鸡蛋状。当菌蕾成熟后顶部渐突而裂开，逐渐长出伞形子实体。

子实体由菌盖、菌裙、菌柄和菌托四部分组成。全株高12～30厘米。菌盖为白色多边形网格，孢子着生在菌盖网格内，成熟时顶部带黑色。从菌托基部到菌盖顶端叫菌柄，上细下粗，白色中空，呈圆柱管状的海绵体组织。子实体成熟后，从菌盖周边上往下撒开，形如鱼网或纱罩，叫菌裙。当菌托支撑着菌盖和菌裙从竹荪球中起立后，留下外菌膜、内菌膜和托盘，都称菌托。

选购秘诀

尽量选购菌盖和菌柄完整的竹荪。

药用价值

竹荪的有效成分可补充人体必需的营养物质，提高机体的免疫抗病能力。

竹荪中还含有能抑制肿瘤的成分，有预防肿瘤的作用。

贮存要点	竹荪的鲜品很难存放，一般来说多以干品形式保存。
用法用量	可炖汤、烧菜。每餐10克。
使用禁忌	竹荪性凉，脾胃虚寒者、腹泻者不宜多吃。

白芍山药排骨汤

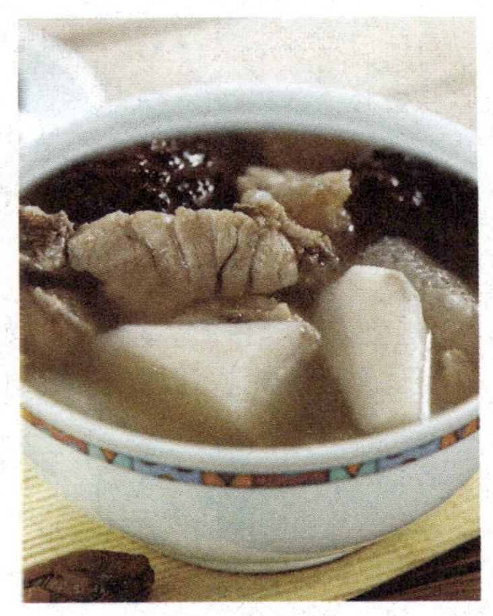

原料

白芍10克，大枣15克，山药250克，排骨1000克，盐适量。

做法

排骨剁块、焯水、除血污；山药切块；大枣洗净、去核。排骨盛入锅中，放入白芍，加水至盖过原料，以武火煮沸；再加入山药、大枣，转文火续煮至熟，加盐调味即成。

功效

此汤有养肝补血，调经止带的功效。

金针菇

别名 构菌、朴菇、冬菇。

性味 性寒，味甘、咸。

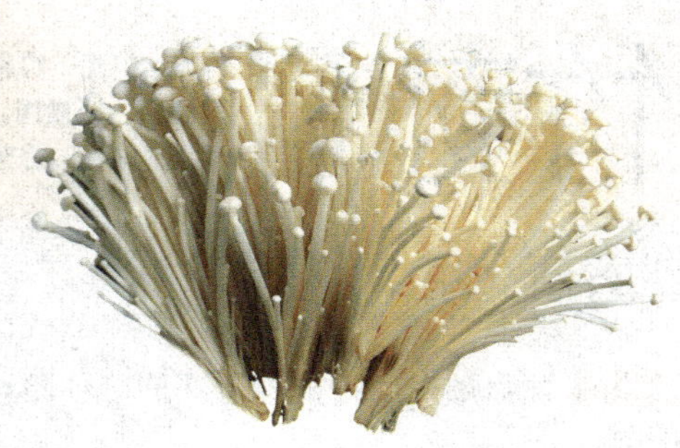

菌类中的蛋白质库

来　源 属伞菌目口蘑科金针菇属。

主要产地 全国各地均有。

功效主治 补肝、益肠胃、抗癌。主治肝病、胃肠道炎症、溃疡、肿瘤等病症。

主要成分 每100克干金针菇中含有蛋白质17.8克、脂肪1.3克、碳水化合物32.3克，还含有钙、铁、磷和粗纤维、多种维生素、胡萝卜素。

性状特征

子实体一般较小，菌盖直径1～5厘米，幼时扁平球形，后渐平展，黄褐色，中部肉桂色，边缘乳黄色并有细条纹，湿润时黏滑。菌肉白色，较薄，褐白色、乳白色或微带肉粉色，弯生、稍密、不等长。菌柄长10～15厘米、粗2～4毫米，黄褐色，短绒毛，纤维质，内部松软，基部延伸，与假根紧紧靠在一起。

选购秘诀

优质的金针菇颜色应该是淡黄至黄褐色，菌盖中央较边缘稍深，菌柄上浅下深；还有一种色泽白嫩的，为污白或乳白色。不管是白是黄，颜色特别均匀、鲜亮，无异味，根部没有腐烂杂质。而金针菇罐头，建议到正规的超市选购。

药用价值

抗疲劳

服用金针菇一定时间的小鼠，其乳酸脱氢酶活力、肌糖原、肝糖原含量均显著增加，具有抵抗疲劳，加快消除疲劳的作用。

抗炎

金针菇菌丝体、子实体中提取的有效成分对小鼠耳廓炎症模型有抗炎作用，对人体也有抗菌消炎的作用。

防高血脂，降胆固醇

金针菇可阻抑动物因喂饲料而引起的血脂升高，降低胆固醇，从而预防心脑血管疾病。

抗肿瘤

金针菇多糖对小鼠移植性肉瘤S18、肝癌H22和LeuiS肺癌均有明显的抗活作用，其强度与云芝多糖相近。从金针菇中提取的朴菇素，也能有效地抑制肿瘤生长，具有明显的抗癌作用。

促进新陈代谢

研究表明，金针菇能有效地增强机体的生物活性，促进体内新陈代谢，有利于食物中各种营养素的吸收和利用。因此，对生长发育的帮助很大。

增强智力

金针菇含有人体必需氨基酸成分较全，其中赖氨酸和精氨酸含量尤其丰富，并且含锌量比较高，对增强智力尤其是对儿童的身高和智力发育有良好的作用，被誉为“益智菇”和“增智菇”。

其他作用

金针菇中锌含量较高，对预防男性前列腺疾病较有帮助。而且金针菇还是高钾低钠食品，可防治高血压，对老年人也有益。

经常食用金针菇还可以缓解疲劳，抗菌消炎，清除体内的杂质，同时还可以防治肝脏疾病和胃肠道溃疡，增强机体抗病能力，强健身体。

贮存要点	置于阴凉干燥处保存。
用法用量	炖食、炒食、凉拌均可。金针菇宜在沸水中烫过再烹调成各种熟食，其肉质细软而嫩、润而光滑。每餐50克。
使用禁忌	金针菇性寒，脾胃虚寒者不宜食用。

鳝鱼

别名 鳝、黄鳝、海蛇。

性味 性温，味甘。

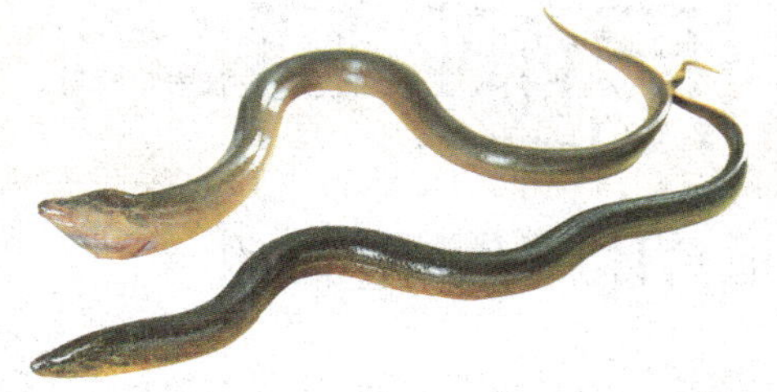

“小暑黄鳝赛人参”

来　源 为鳝科动物黄鳝的肉或全体。

主要产地 除西北、西南外，全国各地均有。

功效主治 补虚损、除风湿、强筋骨。适用于内痔出血、气虚脱肛、产后瘦弱、妇女劳伤、子宫脱垂、肾虚腰痛、四肢无力、风湿麻痹、口眼歪斜等症。

主要成分 每100克鳝鱼含水80毫升、蛋白质18.8克、脂肪1.40克、灰分1克、钙38毫克、磷200毫克、铁1.6毫克。

性状特征

体细长如蛇，前段圆，向后渐侧扁，尾部尖细。体长24～40厘米。头圆吻端尖，唇发达，下唇尤其肥厚。上下颌与口盖骨上都有细齿。眼小，被一薄皮所覆盖。两个鼻孔分离较远，后鼻孔在眼前缘上方，前鼻孔在吻端。左右鳃孔在腹面合二为一，呈V字形。鳃膜连于鳃颊，体润滑无鳞。无偶鳍，背鳍和臀鳍均退化，仅留下皮褶，无软刺，都与尾鳍相联合。尾鳍尖细。体色微黄或橙黄，全体满布黑色小斑点，腹部灰白色。

选购秘诀

食用鳝鱼要选购新鲜的。

药用价值

鳝鱼富含的DHA和卵磷脂，是构成人体各器官组织细胞膜的主要成分，而且是脑细胞不可缺少的营养，故食用鳝鱼肉有补脑健身的功效。

鳝鱼含有的维生素A量高得惊人。维生素A可以增进视力，促进皮膜的新陈代谢。富含铜，铜是人体健康不可缺少的微量营养素，对于血液、中枢神经、免疫系统，头发、皮肤和骨骼组织，头脑、肝和心等内脏的发育和功能有重要影响。

贮存要点	最好新鲜食用。
用法用量	可切段红烧、炒食、炖汤均可。每餐50克左右为宜。
使用禁忌	凡发病前后，属虚热者，疟疾或痢疾患者均不宜食。死鳝鱼不能吃。

土茯苓鳝鱼汤

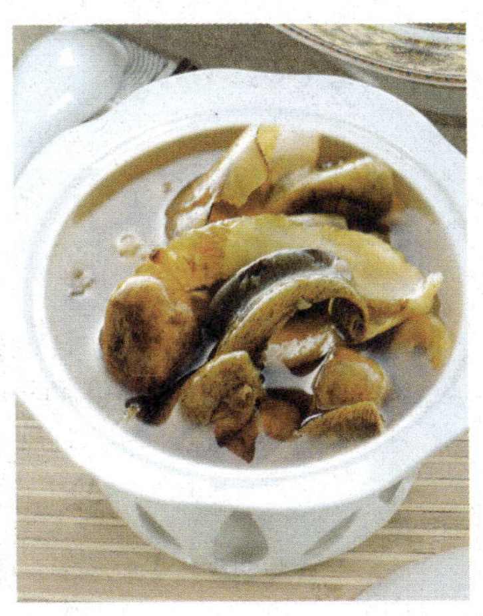

原料

鳝鱼、蘑菇各100克，当归8克，土茯苓、赤芍各10克，盐5克，米酒10毫升。

做法

将鳝鱼洗净，切小段；蘑菇洗净，撕成小朵；当归、土茯苓、赤芍洗净。先将所有药材放入锅中，加水煮沸，再下入鳝鱼、蘑菇炖煮至熟，最后加盐、米酒调味即可。

功效

除湿解毒，消肿敛疮，活血化淤。

泥鳅

别名 鳅、鳅鱼。
性味 性平，味甘。

适合体虚者滋补之用

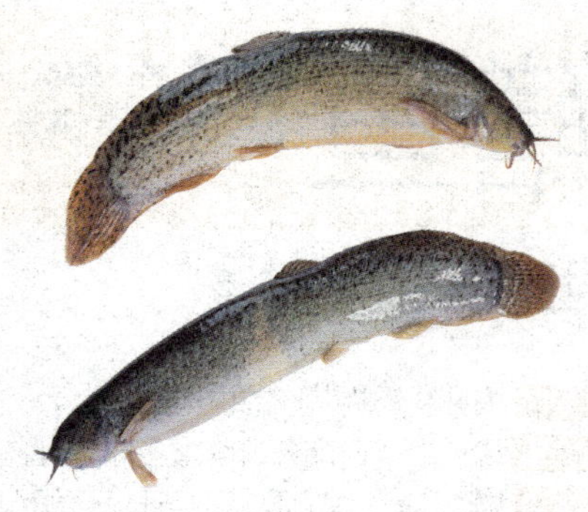

来　源 为鳅科动物泥鳅的肉或全体。

主要产地 除西部高原地区外，全国南北各地均有分布。

功效主治 泥鳅有暖中益气之功效，对解渴醒酒、利小便、壮阳、收痔都有一定药效。它对肝炎、小儿盗汗、痔疮下坠、皮肤瘙痒、跌打损伤、阳痿、腹水、乳痈等症均有良好的疗效。

主要成分 泥鳅中蛋白质、糖类、矿物质和维生素含量比一般鱼虾高，但脂肪成分较低，胆固醇更少，并含有不饱和脂肪酸，有利于人体抵抗血管硬化。

性状特征

体细长，前端稍圆，后端侧扁；吻凸出、眼小、口小、下位，呈马蹄形，唇软而发达，具有细皱纹和小凸起；头部无细鳞，体鳞极细小；体表黏液丰富。背鳍无硬刺，起点在腹鳍起点上方稍前；尾鳍圆形，尾柄上、下方有窄扁的皮褶棱起。体灰黑，并杂有许多黑色小斑点，体色常因生活环境不同而有所差异。

选购秘诀

泥鳅大多生活在污泥中，体内积聚了较多的环境污染物。因此，必须选购活泥鳅，并在清水中多养几天，以便排出污物。

药用价值

泥鳅有调中益气、祛湿解毒、滋阴清热、通络益肾等功效，同时也是消肿保肝的佳品。它对皮肤瘙痒、糖尿病、阳痿、痔疮、盗汗、水肿等疾病均有一定的疗效。

泥鳅所含的大量氨基酸和锌是精子形成的必要成分，男子常食能促进精子形成和提高精子的质量，能强精壮体，迅速恢复体力。

常食泥鳅可预防小儿软骨病，同时对老年性骨折、骨质疏松、跌打损伤等也大有裨益。

贮存要点	清水中养殖几天再食用。
用法用量	煮食或炖食均可。每餐50克。
使用禁忌	不宜与狗肉同食；不宜与螃蟹同食。泥鳅常与豆腐同煮。煮时要注意泥鳅一定要烧熟煮透，以免有毒物质的残留。

参麦泥鳅汤

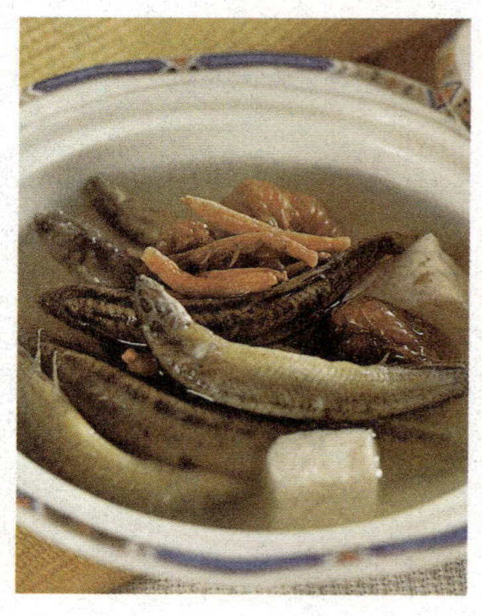

原料

太子参20克，浮小麦、泥鳅、猪瘦肉各150克，蜜枣3枚，花生油10毫升，盐5克。

做法

太子参、浮小麦洗净；猪瘦肉洗净，切块；蜜枣洗净；泥鳅处理干净。油锅烧热，将泥鳅煎至金黄色，然后在瓦煲内加水，煮沸后加入全部原料，文火煲2小时，加盐调味即可。

功效

此品养心安神、疏肝解郁，适合更年期女性食用。

桂鱼

别名 鳜豚、水豚、石桂鱼、锦鳞鱼、鳜鱼、鳌花鱼。

性味 性平，味甘。

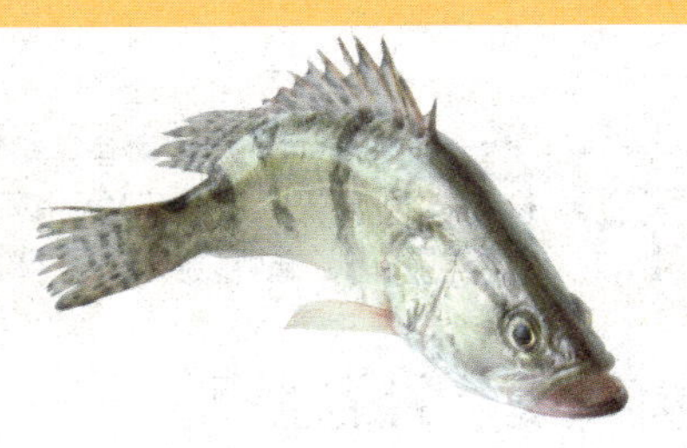

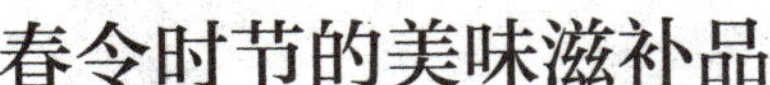

春令时节的美味滋补品

来　源 为鮨科动物鳜鱼的肉。

主要产地 分布极广，全国各江河、湖泊中均有。

功效主治 补气血、益脾胃，治腹内恶血、虚劳羸瘦、肠风泻血，杀肠道寄生虫。

主要成分 每100克桂鱼肉含水77毫升、蛋白质18.5克、脂肪3.5克、灰分1.1克、钙79毫克、磷143毫克、铁0.7毫克、维生素$B_1$0.01毫克、维生素$B_2$0.10毫克、烟酸1.9毫克。

性状特征

体侧扁，呈纺锤形，背部隆起。体长一般25厘米左右。头大，略倾斜，下倾向前凸出。上下颌、口盖骨上，都有大小不等的小齿，其中上下颌的齿扩大呈犬齿状。前鳃盖骨后缘成锯齿状，有4～5个大棘，鳃盖骨后部有2个棘。鳞细小，侧线弯曲，体色棕黄，腹部灰白，自吻端通过眼部至背鳍前部，有一黑色条纹，第6～7背棘下通常有一暗棕色的纵带；体侧具有许多不规则的斑块和斑点，各奇鳍上有棕色斑点连成带状。

选购秘诀

鱼的眼睛要明亮清澈，鱼身要干净，鱼肉要结实，闻起来没有腥臭味。

药用价值

桂鱼为补气血、疗虚劳之食疗食物，肺结核患者宜多食之，可补虚劳羸瘦、肠风下血。还可治血虚、血淤、产后结块、腹中恶血停蓄等症。

桂鱼富含蛋白质、脂肪、少量维生素、钙、钾、镁、硒等营养成分，肉质细嫩，极易被消化吸收，对儿童、老年人及体弱、脾胃消化功能不佳者有较好的食补作用。

吃桂鱼还有“杀痨虫”的作用，有利于患者的身体恢复。

贮存要点	新鲜食用为宜。
用法用量	桂鱼的烹饪方法很多，如蒸、煮、烩、烧、炸等。还可做成造型美观，风味独特的佳肴。每餐100克。
使用禁忌	患寒湿病者不可食。患有哮喘、咯血的患者不宜食用。不要和含鞣酸过多的水果同时食用。

龙骨牡蛎炖鱼汤

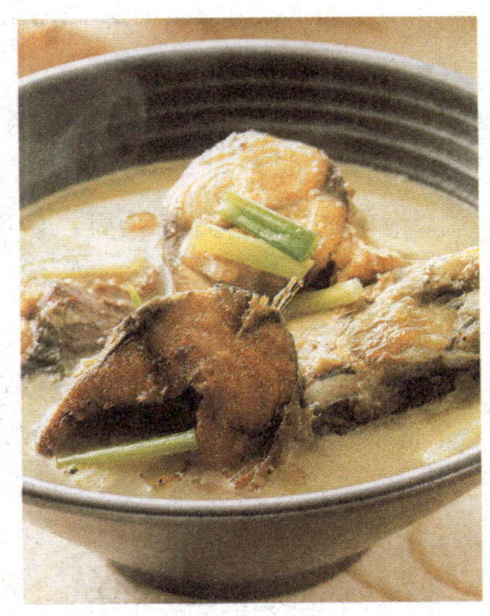

原料

桂鱼1条，龙骨、牡蛎各50克，盐5克，食用油10毫升，葱段适量。

做法

龙骨、牡蛎冲洗干净，入锅加水熬成高汤，捞弃药渣。桂鱼处理干净、切段，入油锅炸至酥黄。将炸好的桂鱼放入高汤中，熬至汤汁呈乳黄色时，加葱段、盐调味即成。

功效

此汤可平肝潜阳、补虚安神、敛汗固精。长期服用可改善男性不育症。

带鱼

别名 鞭鱼、裙带鱼、海刀鱼、镰刀鱼。

性味 性平，味甘、咸。

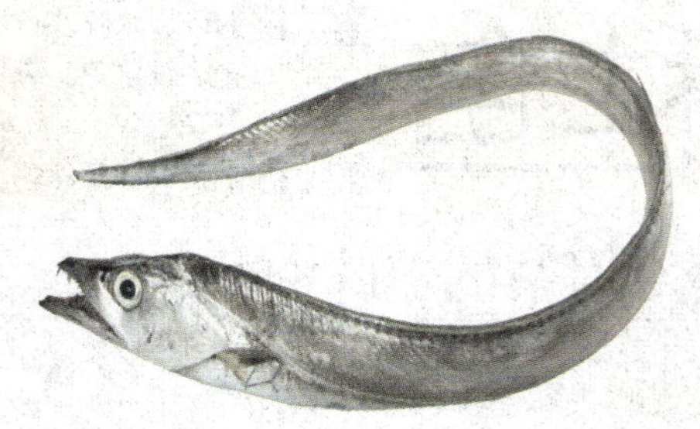

润肤养发、补益脾脏

来　源 是鱼纲鲈形目带鱼科动物。

主要产地 分布很广，我国自黄、渤海至南海均有。

功效主治 补五脏、祛风杀虫、和中开胃、暖胃、补虚、泽肤。

主要成分 每100克带鱼肉含水74毫升、蛋白质18.1克、脂肪7.4克、灰分1.1克、钙24毫克、磷160毫克、铁1.1毫克、维生素$B_1$0.01毫克、维生素$B_2$0.09毫克、烟酸1.9毫克。鲜带鱼每千克含碘80微克，每100克含维生素A50国际单位。

性状特征

带鱼体修长呈带状，身侧扁。体长约70厘米。头狭长，前端尖锐，背面以眼间隔处为最宽，侧面平坦，腹面狭窄，吻长而尖眼，中等大，位高，眼上缘长达头背缘。眼间隔平坦，中央微凹。口大，不倾斜，口裂后缘达于眼的下方。牙发达，上颌前端有大犬牙2对，尖端具倒钩，闭口时可嵌入下颌窝内。下颌前端有犬牙2对，较上颌者小，闭口时露于口外。

选购秘诀

以全身银白发亮、鳃鲜红、肉肥厚者为佳。

药用价值

带鱼肉嫩体肥、味道鲜美，是人们比较喜欢食用的一种海洋鱼类，具有很高的营养价值，对病后体虚、产后乳汁不足和外伤出血等症状具有一定的补益作用。此外，它还具有补五脏、祛风杀虫、和中开胃、暖胃补虚、润泽皮肤的功用，还有清肺滋阴、补而不淤滞的功效。

贮存要点	置于冰箱中保存，煎炒后保存时间会稍长些。
用法用量	带鱼清蒸、油煎、腌制均可，还可做成罐头、鱼松或干品。每餐100克。
使用禁忌	带鱼胆固醇含量较高，心血管患者以及高脂血症患者应该少食或者不食。患有疥疮、湿疹等皮肤病或者皮肤过敏症者应该慎食，或者尽量少食。

带鱼黄芪汤

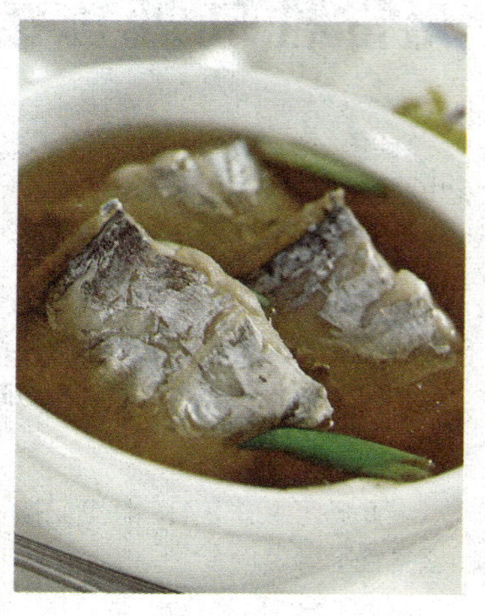

原料

带鱼500克，黄芪30克，炒枳壳10克，食用油、料酒、盐、葱段、姜片各适量。

做法

将黄芪、枳壳洗净，装入纱布袋中，扎紧口。将带鱼去头，切段，洗净。油锅烧热，放入鱼段稍煎，锅中加水，放入纱布袋及所有调料，煮至鱼熟，捡去纱布袋即成。

功效

本品能行气散结、益气补虚、防癌抗癌。

鲈鱼

别名 花鲈、鲈板、花寨、鲈子鱼。

性味 性平，味甘。

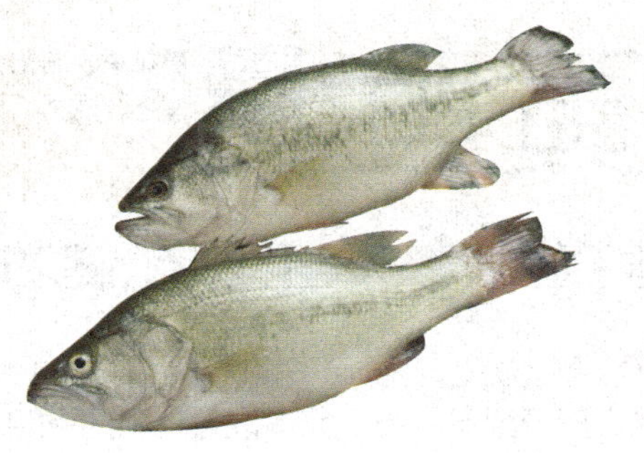

秋日最佳补益海鲜

来　源 为鮨科动物鲈鱼的肉或全体。

主要产地 我国沿海及通海的淡水水体中均产之，黄海、渤海较多。

功效主治 益脾胃、补肝肾，治水气、风痹并能安胎。

主要成分 鲈鱼含蛋白质、脂肪、糖类、烟酸，以及维生素A、维生素B_2，还含钙、磷、铁等成分。

性状特征

体延长而侧扁，一般体长30～40厘米，体重400～1000克，眼间隔微凹。其间有4条隆起线。口大，下颌长于上颌。吻尖，牙细小。侧线完全与体背缘平行，体被细小栉鳞，皮层粗糙，鳞片不易脱落，体背侧为青灰色。腹侧为灰白色，体侧及背鳍鳍棘部散布着黑色斑点。背鳍2个，稍分离，腹鳍位于胸鳍始点稍后方。第二背鳍基部呈浅黄色，胸鳍呈黄绿色，尾鳍叉形呈浅褐色。

选购秘诀

黑鲈的黑色斑点不明显，除腹部灰白色外，背侧为古铜色或暗棕色；白鲈鱼体色较白，两侧有不规则的黑点。

药用价值

鲈鱼能补肝肾、益脾胃、消食积、止咳化痰，还能促进手术后伤口愈合。主治脾胃虚弱、消化不良、慢性胃病、小儿百日咳、腰酸腿软、消瘦乏力。

鲈鱼适用于胎动不安、产后少乳等症。产前、产后的妇女适宜吃鲈鱼，既可补身体，又不会导致肥胖，是健身补血、健脾益气和益体安康的佳品。

鲈鱼血中有较多的铜元素，能维持神经系统的正常功能并参与多种代谢物质的酶化反应。

贮存要点	新鲜食用为宜。
用法用量	鲈鱼红烧、清蒸、白炸、煮汤均可，其中以清蒸为佳。饮食原汤原汁，补益最大。每餐100克。
使用禁忌	鲈鱼不可用牛油、羊油炸食。

清蒸鲈鱼

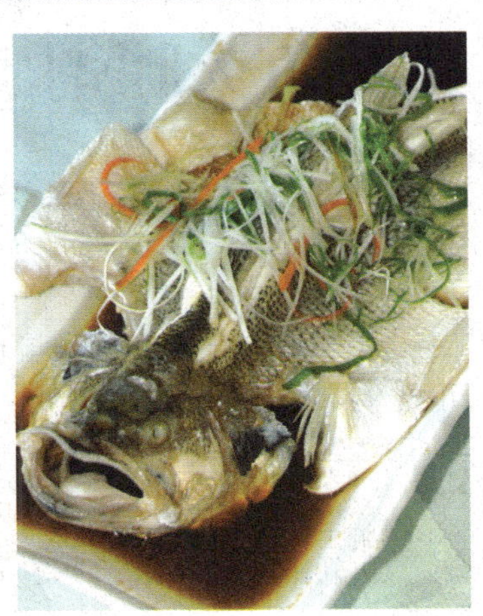

原料

鲈鱼1条，青椒、红椒各1/2个，香油、葱丝、姜丝、盐、酱油各适量。

做法

青椒、红椒洗净切丝；鲈鱼处理干净，装盘，用姜丝、葱丝、酱油、盐腌半小时，然后清蒸10分钟。再将青椒、红椒丝放入蒸鱼的汤汁中，煮沸后滴入香油，淋在鱼上即可。

功效

对心悸心慌、失眠多梦、慢性腹泻有疗效。

黄鱼

别名 黄花鱼、石首鱼。
性味 性平，味甘、咸。

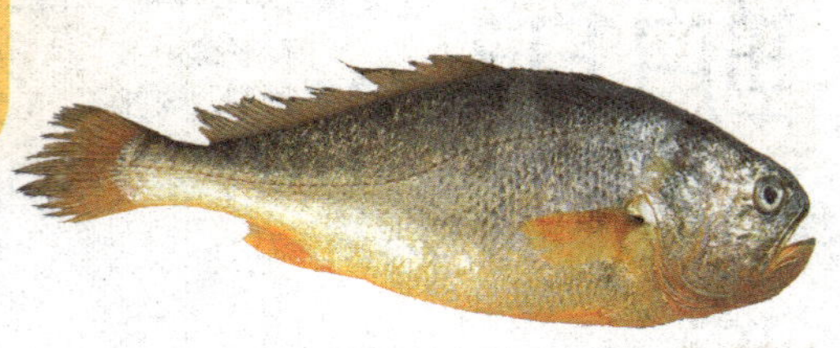

适于贫血、头晕、体虚者保健之用

来　源 为石首鱼科动物大黄鱼或小黄鱼的肉。

主要产地 大黄鱼分布于黄海南部、东海和南海，小黄鱼分布于我国黄海、渤海、东海及朝鲜西海岸。

功效主治 益气开胃、补虚、利水明目。对久病体虚、贫血、失眠、头晕、食欲不振者及妇女产后虚弱者有补益作用。

主要成分 每100克大、小黄鱼分别含：水77.7、77.9毫升；蛋白质17.6、16.7克；脂肪2.5、3.5克；灰分0.9、0.9克；钙33、43毫克；磷135、127毫克；铁0.9、1.2毫克；维生素$B_1$0.01、0.01毫克；维生素$B_2$0.10、0.14毫克；烟酸0.8、0.9毫克。

性状特征

这类鱼，体侧扁长，呈金黄色。大黄鱼尾柄细长，鳞片较小，体长40～50厘米，椎骨25～27枚；小黄鱼尾柄较短，鳞片较大，体长20厘米左右，椎骨28～30枚。

选购秘诀

新鲜的黄花鱼眼球饱满，角膜透明清亮，鳃盖紧密，鳃色鲜红，黏液透明无异味。肉质坚实有弹性，头尾不弯曲，手指压后凹陷能立即恢复。体表有透明黏液，鳞片完整有光泽。

药用价值

黄鱼含有丰富的蛋白质、微量元素和维生素，对人体有很好的补益作用，食用黄鱼对体质虚弱者和中老年人有很好的食疗效果。

黄鱼中含有丰富的微量元素硒，能清除人体代谢产生的自由基，具有延缓衰老、防癌抗癌之功效。

鱼腹中的白色鱼鳔可作鱼胶，有止血之效，能防止出血性紫癜。

贮存要点	新鲜食用，或冰冻保存。
用法用量	黄鱼可红烧、糖醋、煨汤、清炖或配以其他菜煮成汤、羹、菜等。每餐80～100克。
使用禁忌	不可与荆芥同食。有过敏史和哮喘病者应慎食。此外，黄鱼多食易生痰，故痰热素盛，易发疮疡之人不宜多食。

黄花鱼火腿粥

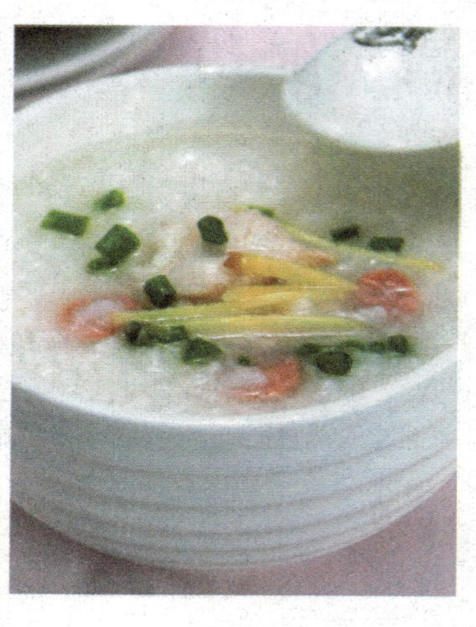

原料

黄花鱼50克，火腿20克，粳米80克，料酒、姜丝、葱花、盐各适量。

做法

黄花鱼洗净剔刺后切小片，用料酒腌渍去腥；火腿洗净切片；粳米淘洗干净。先将粳米加水煮粥，煮至七成熟，再放鱼肉、姜丝、火腿煮至米粒开花，加盐调匀，撒入葱花即可。

功效

明目填精、益气开胃。适用于两目昏花、体虚食少等症。

鲢鱼

别名 白鲢、水鲢。
性味 性温，味甘。

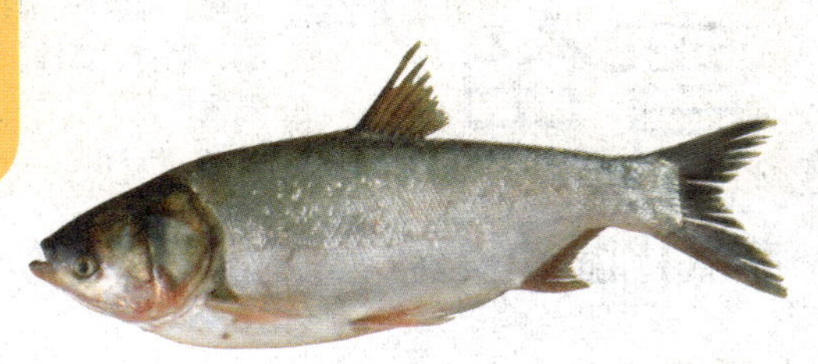

暖胃益气的极佳食品

来　源 为鲤科动物鲢鱼的肉。

主要产地 产于我国长江、珠江、黄河等水域。

功效主治 温中散寒、补中益气、营养肌肤、利水。主治脾胃虚寒、饮食减少、少气乏力、风寒咳嗽、肌肤无光润及脾虚水肿等。

主要成分 鲢鱼含蛋白质、脂肪、氨基酸、维生素B_1、维生素B_2、烟酸，以及钙、磷、铁等成分。鲜鱼肉嫩肥厚。

性状特征

鲢鱼体较长而侧扁，体较大。侧线鳞为101~120片，眼小。腹鳍前方和后方腹部均有角质棱。体背部青黑色，腹部银白色。性情活泼，喜欢跳跃，捕捞时成鱼常能跳离水面1米高，受惊后能连续在水面上跳跃几次。

选购秘诀

有些卖鱼人喜欢往鱼肚子里灌水，灌水鱼表现为肚子大。如果在腹部灌水，可将鱼提起，就会发现鱼肛门下方两侧凸起下垂，用小手指插入肛门，旋转两下，手指抽出，水就会立即流出。

药用价值

吃鲢鱼可缓解胃痛。鱼肉中富含蛋白质、氨基酸，因此又可促进智力发育，降低胆固醇和血液黏稠度，预防心脑血管疾病。

鲢鱼的体内含有可抑制癌细胞扩散的成分，因此长期食用对预防癌症大有帮助。

鲢鱼内含有的蛋白质、多种维生素、矿物质及氨基酸是人体必需的营养物质，鲢鱼入肺、脾经，对胃寒腹痛、肺寒咳嗽、皮肤粗糙无光泽均有辅助治疗作用，妇人产后因气血不足而缺乳，常食用之大有益处。

贮存要点	宰杀后立即食用或置于冰箱冷藏。
用法用量	鲢鱼肉质发面，刺较多。适于红烧、清炖、清蒸、红焖等吃法。每餐80~100克。
使用禁忌	过多食用容易生疮、口渴。脾胃蕴热者不宜食用；瘙痒性皮肤病、内热、荨麻疹、癣病者应忌食。

大蒜芦笋煲鱼头

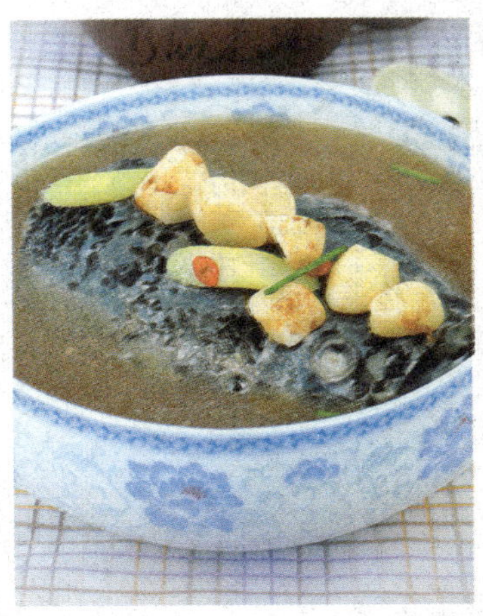

原料

鲢鱼头200克，芦笋150克，大蒜30克，花生油、盐、酱油、清汤各适量。

做法

将鲢鱼头洗净，一分为二；芦笋洗净，切小块；大蒜洗净，切末。油锅烧热，下入蒜煸香，倒入清汤，下入鲢鱼头、芦笋，调入盐、酱油煲至熟即可。

功效

本品具有消炎抗癌的作用，适合子宫癌患者食用。

青鱼

别名 乌青、螺蛳青、青鲩、铜青、青棒、五候青。

性味 性平，味甘。

益气化湿的良药

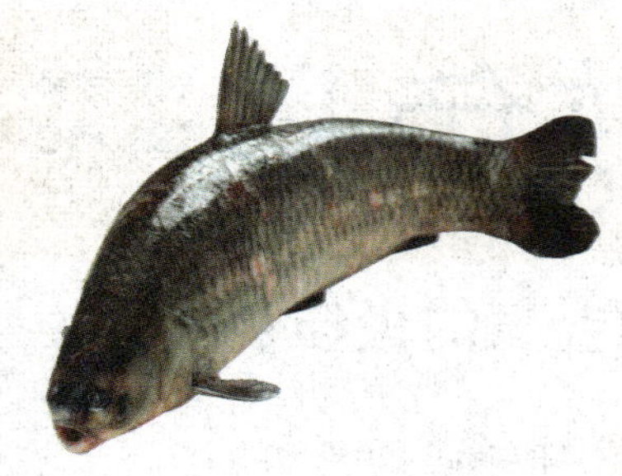

来　源 为鲤科动物青鱼的肉，是我国著名的四大家鱼之一。

主要产地 主要分布在我国长江、珠江及其支流。现在我国各地均有养殖，但是南方养殖较多，北方养殖很少，故北方市场较少见。

功效主治 益气化湿，治脚气湿痹。

主要成分 每100克青鱼含蛋白质19.5克、脂肪5.2克、灰分1克、钙25毫克、磷171毫克、铁0.8毫克、维生素$B_1$0.13毫克、维生素$B_2$0.12毫克、烟酸1.7毫克。

性状特征

体长，略呈圆筒形，尾部侧扁，腹部圆，无腹棱。头部稍平扁，尾部侧扁。口端位，呈弧形。上颌稍长于下颌。无须。下咽齿1行，呈臼齿状，咀嚼面光滑，无槽纹。背鳍和臀鳍无硬刺，背鳍与腹鳍相对。体背及体侧上半部青黑色，腹部灰白色，各鳍均呈灰黑色。青鱼的食物似软体动物中的螺蛳（包括湖螺、椎实螺等）为主，也摄食蚬子、淡水壳菜、扁螺等。小青鱼有时也吃底栖蜻蜓幼虫、摇蚊幼虫以及苔藓植物等，在鱼苗阶段，则以摄食浮游动物为主。青鱼是肉食性鱼类，故肠管不长，为体长的1.2～1.4倍。

选购秘诀

以体肥、鲜活、生猛的为佳。

药用价值

青鱼营养丰富，所含的硒元素有预防化学致癌物诱发肿瘤的功能，其所含的核酸对肿瘤也有抑制作用。研究发现，青鱼肉中含有一种聚合的非饱和脂肪酸，能阻止乳腺肿瘤的生长，起到预防乳腺癌的功效。

贮存要点	置冰箱冷藏。
用法用量	青鱼肉嫩味美，可红烧、红焖、糖醋、清蒸，若切段熏制则别具风味。每餐100克为宜。
使用禁忌	青鱼采用一般的烹饪方法即可，但是在烹饪时忌用牛、羊油煎炸；忌与芥末、白术、苍术同食。肝硬化患者忌食。

川芎鱼头汤

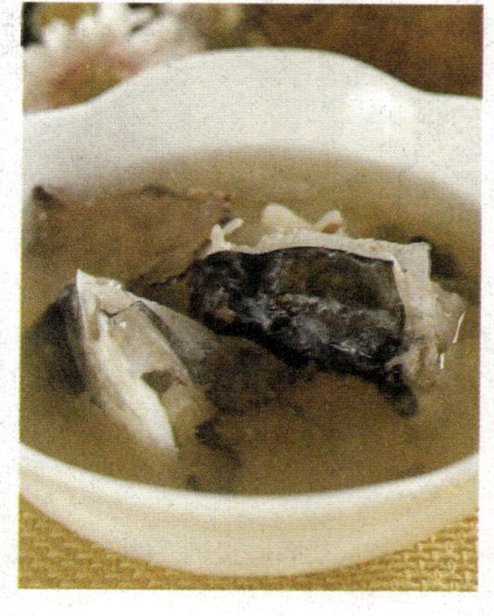

原料

川芎10克，白芷10克，青鱼头1个，盐适量。

做法

将鱼头洗净、去鳃、切成两块，备用。将川芎、白芷洗净。把鱼头和药材一起放入炖盅内，加适量开水，炖盅加盖，文火隔水炖2小时。最后加入盐调味即可。

功效

祛头风，止头痛。

银鱼

别名 银鱼条、面条鱼、大银鱼。

性味 性平，味甘。

干制品含钙量为群鱼之冠

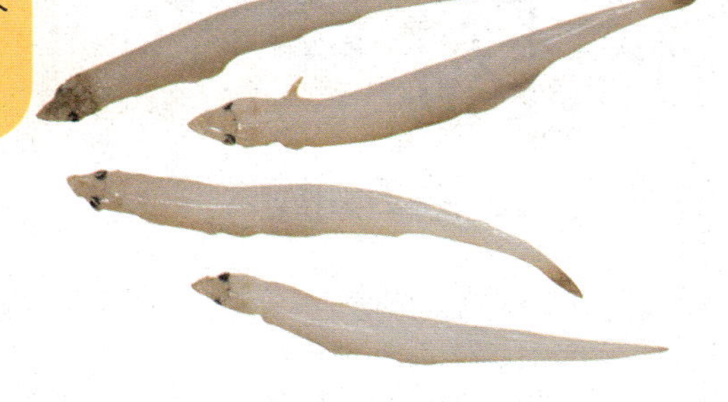

来　源 为银鱼科动物银鱼的全体。

主要产地 分布于山东至浙江沿海地区，尤以长江口崇明等地为多。

功效主治 补虚，健胃，益肺，止咳，利水。主治消化不良、泄泻、小儿疳积、营养不良、虚劳咳嗽、干咳无痰等症。

主要成分 银鱼中含有碳水化合物、蛋白质、钙、磷、铁和多种维生素及赖氨酸、蛋氨酸、异亮氨酸、苏氨酸等。

性状特征

体半透明，细小银鱼外形柔软，前部近圆柱形，后部侧扁；头长而扁平，头顶骨骼很薄且半透明，从体外可看到脑的形状；口裂大，吻尖长或短钝。背臀鳍前方或重叠；胸鳍基肌肉发达或不明显；臀鳍基较长，尾鳍叉状，具脂鳍。雌雄异形，雄鱼成体略宽，胸鳍一般尖长；臀鳍大，起点较远于背鳍基前端，繁殖季节臀鳍中部鳍条膨大扭曲。

选购秘诀

银鱼以呈现白色稍透明状、身长3厘米左右、通体无鳞者为佳。以太湖所产之银鱼品质最佳。银鱼干品以鱼身干爽、色泽自然明亮为佳品。

药用价值

银鱼味道鲜美、肉质柔嫩、营养丰富，有水中的“软白金”“鱼参”之美称。银鱼肉味甘、无毒，含有丰富的蛋白质、脂肪、碳水化合物、多种维生素和矿物质等，堪称“河鲜之首”。银鱼无论干鲜，都具有益脾、润肺、补肾、壮阳等功效，是上等的滋补品。银鱼还是结肠癌患者的首选辅助治疗食品。

贮存要点	加工制成干品保存，注意通风和防潮。
用法用量	银鱼肉可烹调多种菜肴。如油煎银鱼、外脆里嫩。银鱼炒蛋，鲜嫩可口。每餐30～50克。
使用禁忌	不宜与甘草同食，忌用荤油烹调。

养眼银鱼粥

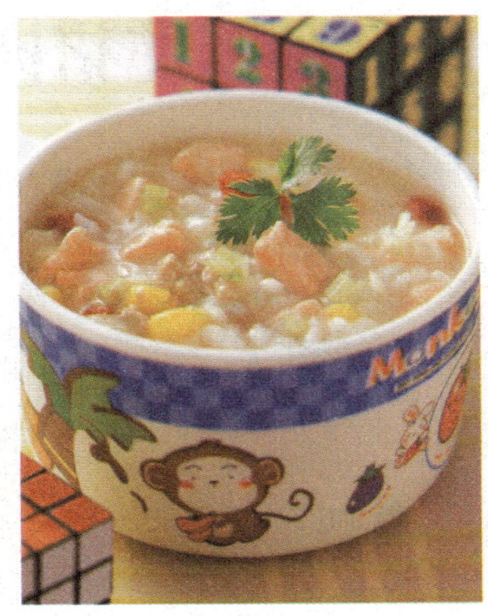

原料

枸杞子15克，粳米80克，银鱼100克，鸡胸肉、玉米粒各30克，盐适量。

做法

把所有原料洗净备用。鸡胸肉剁细后，用少许盐抓腌。将玉米粒、粳米一起放入锅中，加水熬煮1小时，再加入其他原料煮至熟即可。

功效

含有丰富的钙质，适合老年人、妊娠妇女和儿童食用。

猪肉

别名 猪、豕。

性味 性平，味甘、咸。

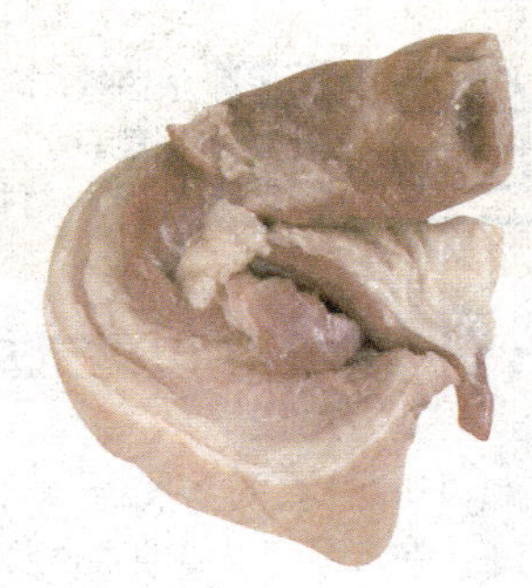

健脾益气、滋阴润燥

来　源 为猪科动物猪的肉。

主要产地 我国大部分地区有饲养。

功效主治 滋阴、润燥。治热病伤津、消渴羸瘦、燥咳、便秘。

主要成分 猪肉营养丰富，因部位及肥瘦不同，营养成分含量也有差别。其脂肪含量高于牛肉、羊肉。猪肉还含钙、磷、铁等人体必需元素。

性状特征

猪体肥肢短、性温驯、适应力强、易饲养、繁殖快，猪肉纤维较为细软，结缔组织较少，肌肉组织中含有较多的肌肉脂肪。猪肉因部位的不同而肥瘦有所区别，呈现粉白色或红色肉色。

选购秘诀

选购新鲜猪肉有两点需要注意：

一是否含有瘦肉精。鉴别猪肉是否含有瘦肉精的简单方法是看该猪肉是否具有脂肪油，如该猪肉在皮下就是瘦肉而无脂肪油，则该猪肉就可能含有瘦肉精。从外观看，含有瘦肉精的猪肉颜色鲜红，肥肉和瘦肉有明显的分界，脊柱两侧的肉略有凹陷。

二是是否注水。注水肉从表面看水淋淋的，特别亮。把卫生纸贴在切面上，会有明显浸润。

药用价值

猪肉具有补肾养血、滋阴润燥、益气的功能，对于患有燥咳热病、伤津、消渴、羸瘦、贫血、便秘等症的患者多有裨益。

猪肉提供的血红素铁（有机铁）和促进铁吸收的半胱氨酸，能有效改善缺铁性贫血。

猪肉含有丰富的B族维生素，可以补虚强身。

贮存要点	新鲜食用，或放入冰箱保鲜格中保存。
用法用量	猪肉可煮汤、红烧、清炒、溜、酱、爆、焖。每餐80～100克。
使用禁忌	湿热痰滞内蕴者慎服，患风寒及病初愈者忌食。患有高血压、中风、身体虚肥、宿食不化者应慎食或少食之。

木耳藕节炖猪肉

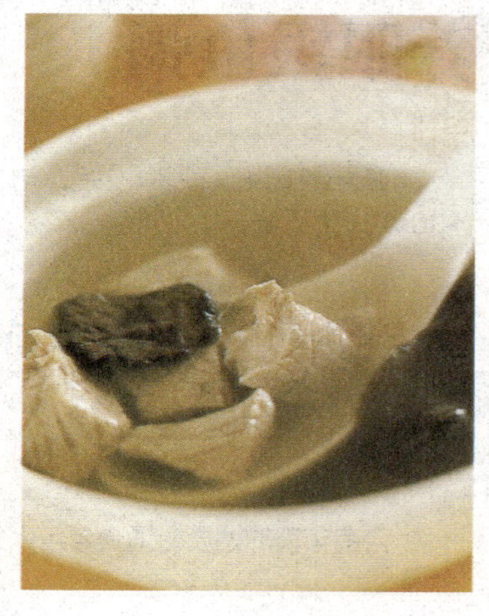

原料

黑木耳、藕节各15克，猪瘦肉100克，冰糖15克，盐适量。

做法

黑木耳洗净，泡发；藕节洗净，切大块。猪瘦肉洗净，切丁。将瘦肉丁、黑木耳、藕节块放入砂锅中，加水炖熟至熟，加冰糖、盐调味即可。

功效

凉血止血，适合子宫癌患者及带下出血、有恶臭症状者食用。

猪蹄

别名 猪脚、猪手。
性味 性平，味甘、咸。

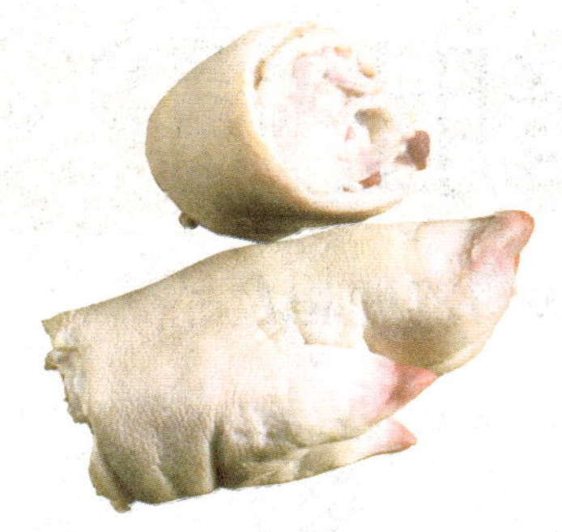

绝佳"美容食品"

来　源 为猪科动物猪的脚。

主要产地 全国各地均产。

功效主治 补虚弱、填肾精、健足膝。

主要成分 现代营养学研究表明，猪蹄中含有较多的蛋白质、脂肪和碳水化合物，并含有钙、磷、镁、铁以及维生素A、维生素D、维生素E、维生素K等有益成分。

性状特征

猪蹄有4趾，前2趾有蹄，后2趾有悬蹄，表面生粗毛。

选购秘诀

以肉色红润均匀、脂肪洁白有光泽、肉质紧密、手摸有坚实感、外表皮及切面微微湿润、不粘手、无异味的为佳。

药用价值

甘氨酸存在于人体脊髓的中间神经元之中，当中间神经元遭受破坏时，补给甘氨酸是必要的。甘氨酸能够抑制脊髓运动神经元和中间神经元的兴奋性。所以，食用富含甘氨酸的猪蹄，对调整神经功能活动有积极作用。

猪蹄和猪皮中含有大量的胶原蛋白，它在烹调过程中可转化成明胶。明胶具有网状空间结构，它能结合许多水，增强细胞生理代谢，有效地改善机体生理功能和皮肤组织细胞的储水功能，使细胞得到滋润，保持湿润状态，防止皮肤过早出现褶皱，延缓皮肤的衰老过程。

猪蹄对于经常性的四肢疲乏、腿部抽筋、麻木、消化道出血、失血性休克患者有一定辅助疗效。也适用于大手术后及重病恢复期间的老人食用。猪蹄有通乳之功，可用于产妇产后缺乳。

贮存要点	冰箱冷藏。
用法用量	红烧、炖食均可。猪蹄每次1只。
使用禁忌	晚餐吃得太晚时或临睡前不宜吃猪蹄，以免增加血液黏稠度。由于猪蹄含脂肪量高，有胃肠消化功能减弱的老年人每次不可食之过多。患有肝脏疾病、动脉硬化及高血压的患者应少食或不食。

猪蹄炖牛膝

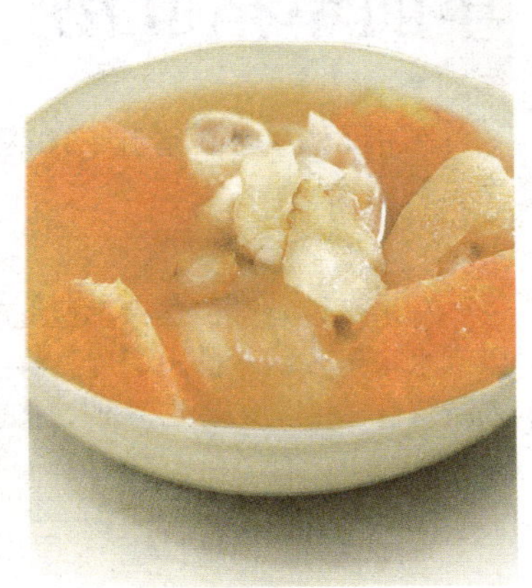

原料

猪蹄1只，牛膝15克，番茄1个，盐1小匙。

做法

猪蹄剁块，焯水，捞起冲净。番茄洗净、去皮，切块。将备好的原料和牛膝一起盛入锅中，加水以武火煮开，转文火续煮30分钟，加盐调味即可。

功效

猪蹄可调补气血，对气血不足引起的闭经患者有很好的食疗效果。

猪肚

别名 猪胃。

性味 性温，味甘。

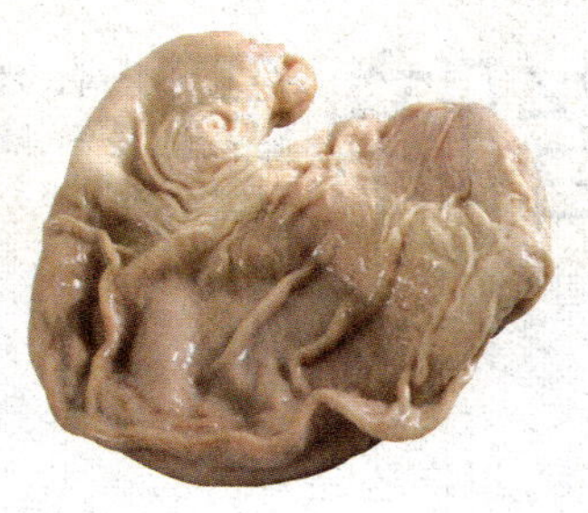

补益暖胃的理想食品

来　源 为猪科动物猪的胃。

主要产地 全国各地均产。

功效主治 补中益气、止渴消积。主治脾胃虚弱、腹胀食少、泻泄、痢疾、消渴羸瘦、小便频数、小儿疳积。

主要成分 含蛋白质、脂肪、钙、磷、铁、维生素B_1、维生素B_2、维生素B_{12}、维生素D、维生素B_6、烟酸等。

性状特征

猪肚，就是猪的胃脏，形状有些像一个小袋，上下有两个口，上面的口叫贲门，下面的口叫幽门。幽门处有一尖角，这就是猪肚最嫩的部分，俗名肚角，又称肚尖。新鲜的猪肚呈白色略带浅红，质地坚挺厚实，有光泽、有弹性、黏液较多、无异味。

选购秘诀

挑选猪肚应首先看色泽是否正常，其次（也是主要的）看胃壁和胃的底部有无出血块或坏死的发紫发黑的变质现象。

药用价值

中医认为，猪肚气味甘、微温，有补益脾胃之功效，多用于治疗脾虚腹泻、虚劳瘦弱、消渴、小儿疳积、尿频或遗尿等症。

猪肚还具有补肝、养血、明目的功效，能有效地补充血液成分，对贫血、血虚体衰、视力不佳者有较好的辅助疗效。

猪肚可用于治疗脾胃气虚所致的胃下垂、泄泻、小便频数、消瘦、乏力等症，亦治脾胃虚寒所致之胃脘痛。

贮存要点	置冰箱冷藏。
用法用量	南方多用来煲汤、炖食或者煮粥，营养价值更高，炒食或煮熟后切丝凉拌也可。每餐50～80克。
使用禁忌	为了杀死猪肚内的某些原菌或寄生虫卵，并有效地排除猪肚内的毒素，在烹制猪肚时，不能只为鲜嫩味美而炒制的时间过短。

车前草猪肚汤

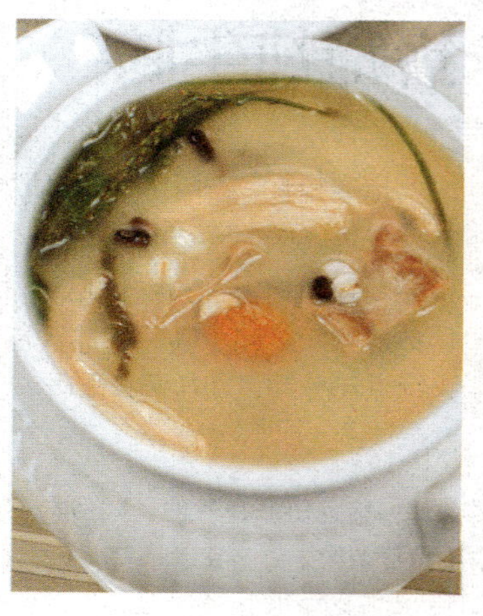

原料

车前草30克，猪肚130克，薏苡仁、赤小豆各20克，盐适量。

做法

车前草、薏苡仁、赤小豆洗净后泡发；猪肚处理干净，以沸水汆至收缩，捞出切片。将砂煲内注入清水，煮沸后加入所有食材，以文火煲2小时，加盐调味即可。

功效

补益暖胃，清热解毒，利尿通淋，消炎杀菌。

牛肉

别名 黄牛肉、水牛肉。
性味 性平，味甘。

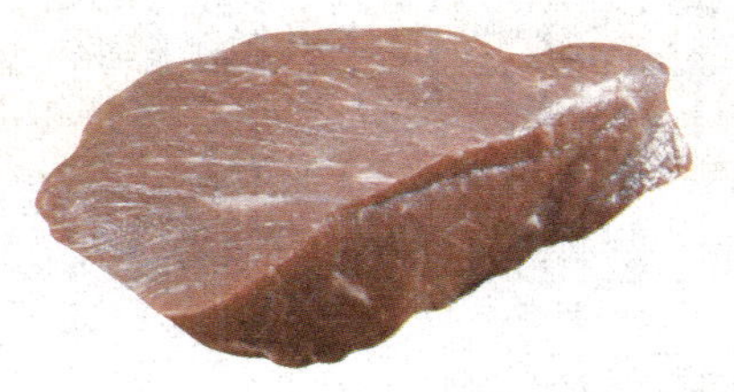

最佳补充体力之肉食

来　源 为牛科动物黄牛或水牛的肉。

主要产地 各地均有出产。

功效主治 补脾胃、益气血、强筋骨。治虚损羸瘦、消渴、脾弱不运、痞积、水肿、腰膝酸软。

主要成分 牛肉所含蛋白质高于猪肉，蛋白质中的氨基酸甚多，而含脂肪较少。还含胆固醇、维生素B_1、维生素B_2，以及钙、磷、铁等成分，营养价值颇高。

性状特征

牛科动物的共同特点是体质强壮，有适合长跑的腿；脚上有4趾。门牙和犬齿都已经退化，但还保留着下门牙，三对门齿向前倾斜呈铲子状，由于以比较坚硬的植物为食，前臼齿和臼齿为高冠，珐琅质有褶皱，齿冠磨蚀后表面形成复杂的齿纹，适于吃草。为了贮存草料，它们的胃在进化中形成了4个室：即瘤胃、蜂巢胃、瓣胃和腺胃，还有“反刍”习性，使食物易于消化吸收。

选购秘诀

正常牛肉的色泽淡红或深红，切面有光泽，质地坚实，有韧性。

药用价值

牛肉营养丰富，蛋白质含量比猪肉要高一倍多，所以是血管硬化、冠心病、糖尿病患者的食疗佳品。

牛肉还有补中益气、养胃健脾、强筋健骨及消肿的作用，所以如患有慢性腹泻、脱肛和面足水肿的患者，可取适量牛肉切碎炖成较浓稠的浆汁，每天适量食用。

牛肉的氨基酸组成比猪肉更接近人体的需要，能提高抗病能力，对病后机体虚弱、气血大亏者，可用牛肉和麦仁适量，共同煮成稀粥，每天食用，能收到既可祛病又能健身的良好效果。

贮存要点	放入冰箱保鲜格中保存。
用法用量	牛肉的食法多样，煎、煮、烹、炒、炖均可，其中清炖牛肉的营养比较丰富。每餐80克左右。
使用禁忌	患有湿疹、瘙痒症等皮肤病者、肝病、肾病的人应慎食。老人、幼儿及消化力弱的人不宜多吃。

参芪炖牛肉

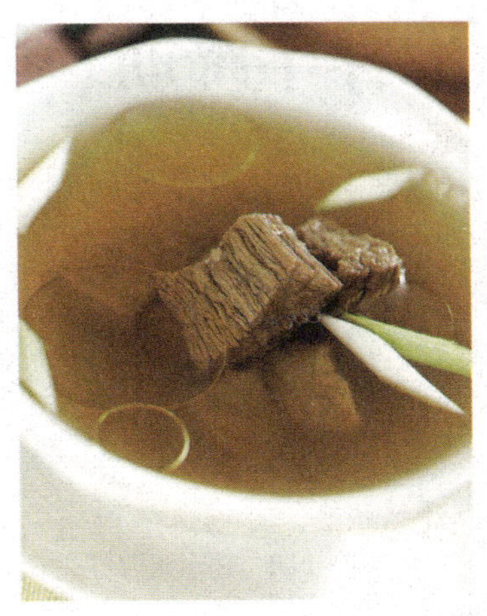

原料

党参、黄芪各20克，升麻5克，牛肉250克，黄酒、姜片、盐各适量。

做法

牛肉洗净切块；党参、黄芪、升麻洗净，同放于纱布袋中，扎紧。将纱布袋与牛肉同放于砂锅中，加水煮沸，撇去浮沫，放入调料炖至熟烂，捡出药纱袋即可。

功效

补气固表，益脾健胃。

牛蹄筋

别名 蹄筋。
性味 性凉，味甘。

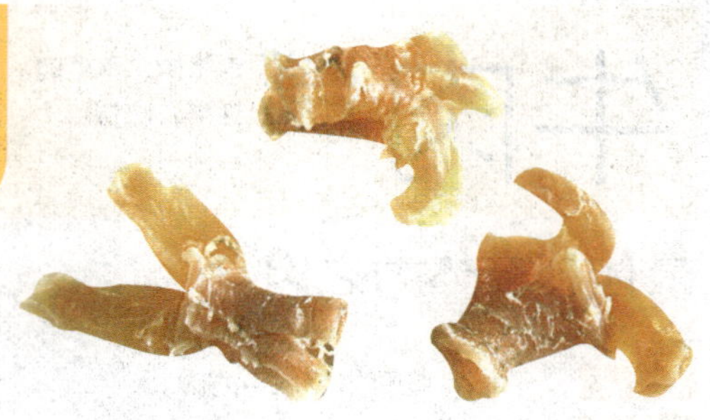

含胶原蛋白质丰富的食品

来　源 附在牛蹄骨上的韧带。

主要产地 全国各地均有产。

功效主治 补肝强筋、益气养血。主治肝虚筋伤、腰膝酸痛、肢体酸麻、筋脉拘急或弛缓不振、气血亏虚、面色少华、唇甲色淡、肢软乏力、食欲不振、紫癜等。

主要成分 主要含有磷、钾、蛋白质、维生素B_2及微量的脂肪等。

性状特征

黄色半透明状，有韧性，干品稍硬，闻之有腥味，筋条粗长挺直。

选购秘诀

选购新鲜的牛蹄筋，要求色泽白亮且富有光泽，无残留腐肉，肉质透明，质地紧密，富有弹性。选购时要注意出售的商家，以正规厂家生产的牛蹄筋为好。

药用价值

蹄筋向来为宴席上品，食用历史悠久，它口感淡嫩不腻，质地犹如海参，故有俗语说："牛蹄筋，味道赛过参。"

蹄筋中含有丰富的胶原蛋白质，脂肪含量也比肥肉低，并且不含胆固醇。能增强细胞生理代谢，使皮肤更富有弹性和韧性，进而延缓皮肤的衰老，有助于青少年的生长发育和减缓中老年妇女骨质疏松的速度。

牛蹄筋中含有丰富的蛋白质和胶质，便于被身体吸收利用。

中医认为牛蹄筋有强筋壮骨之功效，对腰膝酸软、身体瘦弱者有很好的食疗作用。

贮存要点	置于干燥处保存。
用法用量	常见的吃法有烧蹄筋、烩蹄筋。烧蹄筋特点为滑爽酥香，味鲜，可与烧海参等名贵菜肴相媲美。发制好的牛蹄筋每次100克为宜。
使用禁忌	煮至熟烂后方可食用，不可食用太多。

凉拌牛蹄筋

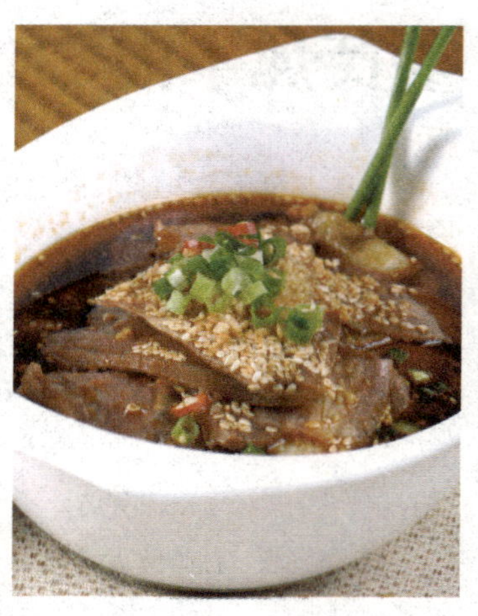

原料

熟牛蹄筋250克，芝麻、姜末、葱花、蒜泥、盐、醋、酱油、香油适量。

做法

洗去熟牛蹄筋上的肉末，切段，装盘。加入姜末、蒜泥、盐、醋、酱油、香油，调和均匀，撒上芝麻、葱花即可食用。

功效

平肝止眩，适合风湿性关节炎患者食用。

羊肉

别名 山羊肉或绵羊肉。

性味 性温，味甘。

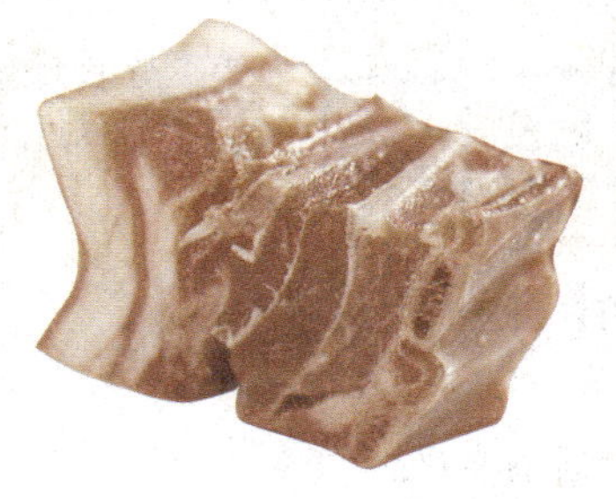

冬季最佳补气肉类

来　源 为牛科动物山羊或绵羊的肉。

主要产地 全国各地均有。

功效主治 益气补虚、温中暖下。治虚劳羸瘦、腰膝酸软、产后虚冷、腹痛、寒疝、中虚反胃。

主要功效 瘦肉含水分、蛋白质、脂肪、碳水化合物、灰分、钙、磷、铁，以及维生素B_1、维生素B_2、烟酸、胆固醇等。

性状特征

山羊

有角1对，雄者颚下有总状长须，四肢细，尾短，全体被粗直短毛，毛色有白、黑、灰或黑白相杂等多种。

绵羊

体躯丰满而较宽、四肢强健、尾型不一，有瘦长尾、脂尾、短尾、肥尾之分。体被毛绵密，毛长、柔软而卷曲、多白色。

选购秘诀

正常羊肉的肉质色泽淡红，肌肉发散、肉不黏手、质地坚实。老羊肉色深红，肉质较粗。

药用价值

羊肉含有的钙、铁高于猪肉、牛肉，吃羊肉对肺结核、气管炎、哮喘、贫血、产后气血两虚、久病体弱、营养不良、腰膝酸软等有益。

羊奶富含脂肪和蛋白质，还含有碳水化合物、钙、铁、磷、胡萝卜素、维生素A、B族维生素、维生素C等。有滋阴养胃、补益肾脏、润肠通便、解毒的作用。适用于虚劳羸瘦、消渴、反胃、呃逆、口疮等症。

羊骨中含有磷酸钙、碳酸钙、骨胶原等成分。有补肾、强筋的作用，可用于血小板减少性紫癜、再生障碍性贫血、筋骨疼痛、膝软乏力等。

贮存要点	宰杀后低温保存。
用法用量	各种方法烹调均可。每餐50克为宜。
使用禁忌	凡外感时邪或内有宿热者忌食。

羊肉萝卜汤

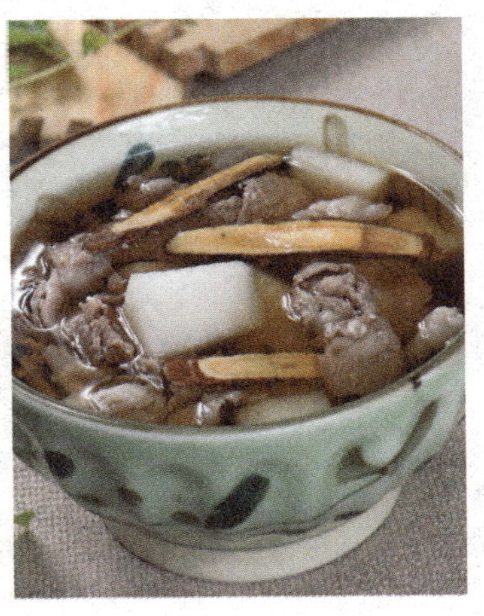

原料

羊肉500克，萝卜500克，草果2个，甘草3克，生姜、盐各适量。

做法

羊肉洗净、切块；萝卜洗净、切块；草果、甘草洗净；生姜洗净、切片。将以上备好的原料同放锅内炖汤，快熟时加少量盐调味食用。

功效

补中健胃、益肾壮阳，适用于病后体虚、腰疼怕冷等症。

鸡肉

别名 肉鸡肉、家鸡肉。
性味 味甘，性温。

温中益气、补精添髓

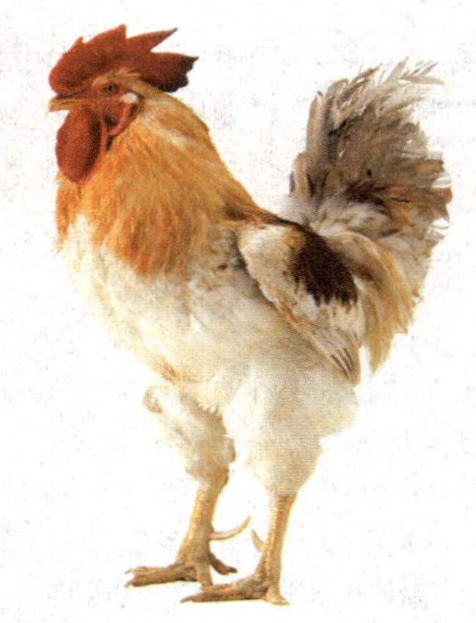

来　源 为雉科动物家鸡的肉。

主要产地 全国各地均有饲养。

功效主治 温中益气、补精添髓。治虚劳羸瘦、中虚食少、泄泻、消渴、水肿、小便频数、崩漏、带下、产后乳少、病后虚弱。

主要成分 每100克鸡肉含水74毫升、蛋白质23.3克、脂肪1.2克、灰分1.1克、钙11毫克、磷190毫克、铁1.5毫克、维生素$B_1$0.03毫克、维生素$B_2$0.09毫克、烟酸8毫克。尚含维生素A（小鸡肉特别多）、维生素C及维生素E各2.5毫克。

性状特征

家鸡嘴短而坚，略呈圆锥状，上嘴稍弯曲。鼻孔裂状，被有鳞状瓣。眼有瞬膜。头上有肉冠，喉部两侧有肉垂，通常呈褐红色。肉冠以雄者为高大，雌者低小。肉垂亦以雄者为大。翼短，羽色雌、雄不同，雄者羽色较美，有长而鲜丽的尾羽。雌者尾羽甚短。足健壮，跗、跖及趾均被有鳞板。趾4，前3趾，后1趾，后趾短小，位略高。雄者跗跖部后方有距。

选购秘诀

健康鸡的鸡冠鲜红而挺直，皮肤白嫩无血线，鸡肉紧缩而有弹性。病鸡的冠色紫青而黏软，双眼紧闭，鸡皮血线粗重，鸡肉松弛；用手摸鸡腹和两翅骨下面时，若不觉肥壮而觉有滑动感，则多是用针筒注射了水。另外，灌水量较多的鸡，多半不能站立，只能蹲着不动，由此也可参考鉴别。

药用价值

鸡肉蛋白质的含量比例较高，而且消化率高，很容易被人体吸收利用，达到增强体力，强壮身体的作用。

鸡肉富含维持神经系统健康、消除烦躁不安的维生素B_{12}。所以晚上睡不好，白天总感觉疲惫的人可多吃些鸡肉。

冬季是感冒的多发季节，对健康人而言，多喝些鸡汤可提高自身免疫力，将流感病毒拒之门外；对于那些已被流感病毒感染的患者而言，多喝些鸡汤有助于缓解感冒引起的鼻塞、咳嗽等症状。

鸡肉对营养不良、畏寒怕冷、乏力疲劳、月经不调、贫血、虚弱等症有很好的食疗作用。

鸡心具有补心镇静的作用，适合心悸、虚烦患者食用。

鸡肝具有补肝、养血、明目的作用，适合视力下降、夜盲、贫血患者食用。

贮存要点	宰杀后冷藏保存。
用法用量	鸡肉的烹调方法很多，热炒、油炸、红酱、熏烤、炖汤、冷荤凉拌、拼盘均可。鸡汤更是滋补的最佳汤品。每餐100克。
使用禁忌	尿毒症、高热、胃热嘈杂者禁食。服用含铁剂时暂不要食用鸡肉，以免影响吸收。
	多吃鸡肉易生痰，故体胖、患严重皮肤疾病者宜少食或忌食。
	痛风、动脉硬化、冠心病和高脂血症患者忌饮或慎饮鸡汤。
	鸡肉不宜与兔肉同食，不宜与鲤鱼同时食用，不宜与大蒜同时食用。

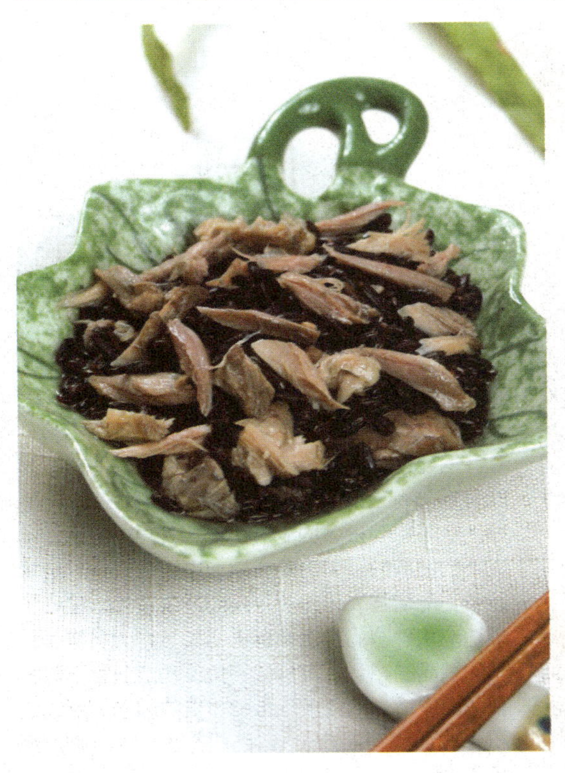

黑米炖鸡肉

原料

黑米250克，净鸡750克，葱、姜、盐等调料适量。

做法

葱切段，姜切片，黑米淘洗干净。把净鸡切丝，鸡骨拿刀拍烂、下锅，加水5碗，放入葱段、姜片，武火煮沸，转文火炖熟。再放黑米炖熟，加盐调味即可。

用法

1日4次，隔2天吃1只，连吃5只。

功效

补肾益气、养髓生血。黑米含有丰富的蛋白质、矿物质及叶绿素、花青素、胡萝卜素及强心苷等特殊成分，具有开胃益中、暖脾暖肝、明目活血、滑涩补精等功效。黑米，与鸡肉同食对脾肾阳虚、缺铁性贫血有疗效。

三七汽锅鸡

原料

柴鸡 1只，三七粉、盐、胡椒粉、葱、姜各适量。

做法

葱切段，姜切片。将鸡切块，用凉水浸泡，再用沸水焯透，捞出放入汽锅中。将泡鸡的水倒入锅中，加入盐、胡椒粉，稍煮并撇出浮沫，放入葱段、姜片。蒸煮30～40分钟后捞出葱段、姜片，汤中加三七粉即可。

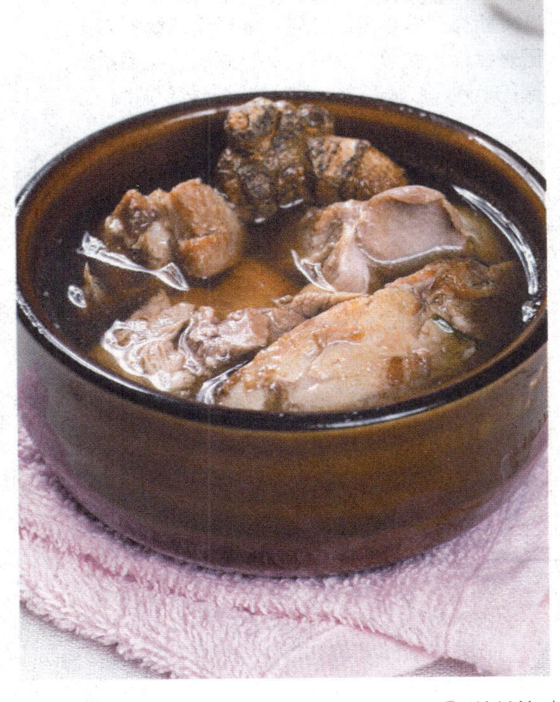

用法

吃肉饮汤，可分几次服用。

功效

温中益气、补精添髓、补虚益智、补血养心。三七能促进各类血细胞分裂生长、增加数目，具有显著补血功效。还能显著提高巨噬细胞吞噬率，提高血液中淋巴细胞的百分比。

鹅肉

别名 家雁肉、舒雁肉。
性味 性平，味甘。

粮农组织列出的绿色食品之一

来　源 为鸭科动物家鹅的肉。

主要产地 以华东、华南地区饲养较多。

功效主治 益气补虚、和胃止渴，治虚羸、消渴。

主要成分 鹅肉的一般营养组成（每100克）：水77毫升，蛋白质10.8克，脂肪11.2克，灰分0.9克，钙13毫克，磷3.7毫克。鹅肉的蛋白质含量低于鸭肉，而脂肪和糖类高于鸭肉。鹅肉含维生素及钙、磷、铁、铜、锰，尤其内脏中含量较多。

性状特征

体长约60厘米。嘴扁阔，前额有肉瘤，雄者膨大，黄色或黑褐色。颈长、体躯宽壮、龙骨长、脚部丰满、尾短。羽毛白色或灰色。脚大有蹼，黄色或黑褐色。饲养于河湖近旁，合群性，善游泳，嗜食青草。

选购秘诀

鹅有苍鹅与白鹅之分，鹅肉以白鹅者为良，肥嫩者佳。健康的活鹅，头颈高昂、羽毛紧密、尾巴上翘、肢体有力、胸脯丰满、背部宽阔。

药用价值

鹅肉具有益气补虚、和胃止渴的功能；鹅肉能补益五脏、利肺气，对感冒、慢性支气管炎患者有止渴、平喘、化痰之功效。鹅肉适合在冬季进补。

据现代药理研究证明，鹅血中含有较高浓度的免疫球蛋白，对艾氏腹水癌的抑制率达40%以上，可增强机体的免疫功能，升高白细胞，促进淋巴细胞的吞噬功能。鹅血中还含有一种抗癌因子，能增强人体体液免疫而产生抗体。由于免疫功能和肿瘤的发病率有密切关系，大多数患有恶性肿瘤的患者，其机体的免疫功能显著下降。在鹅血中所含的免疫球蛋白、抗癌因子等活性物质，能通过宿主中介作用，强化人体的免疫系统，达到防癌抗癌的目的。

贮存要点	宰杀后冷藏保存。
用法用量	鹅肉煨汤、红烧或凉拌均可。每餐30~50克。
使用禁忌	凡是湿热内蕴，舌苔黄厚而腻之人忌食。根据民间传统经验，鹅肉、鹅血、鹅蛋均为发物，凡患有顽固性皮肤病患者应慎食。

卤鹅片

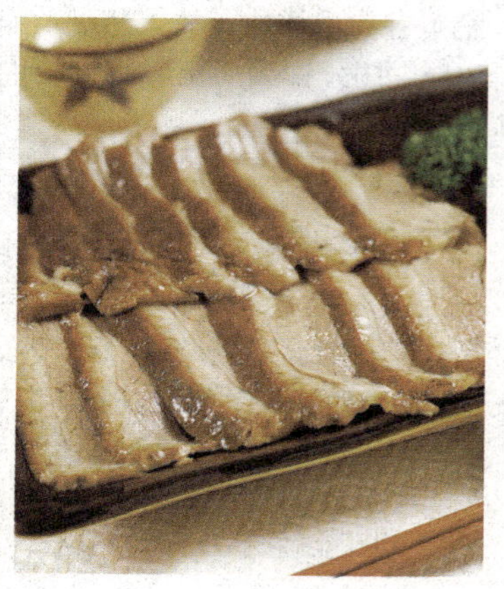

原料

鹅肉500克，老鸡1只，猪蹄1个，八角、桂皮各适量。

做法

鹅肉洗净，老鸡、猪蹄洗净，切小块。将老鸡、猪蹄、八角、桂皮放入锅中，加水煲制成卤汤。再向卤汤中放入鹅肉，用文火炖熟，捞出待冷后，切片摆盘即可。

功效

益气补虚、和胃止渴，治虚羸、消渴。

助阳类

主要用于阳虚证，包括肾阳虚、脾阳虚、心阳虚等。

鹿茸

别名 斑龙珠、黄毛茸、马鹿茸、青毛茸。

性味 性温，味甘、咸。

珍贵的补肾良药

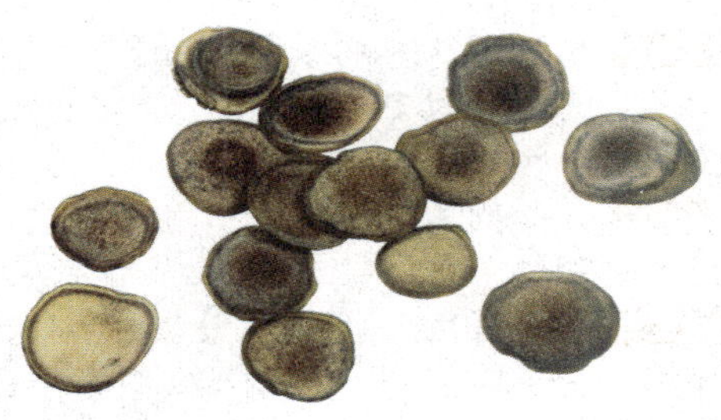

来　源 为鹿科动物梅花鹿或马鹿的尚未骨化的幼角。

主要产地 主产于黑龙江、吉林、内蒙古、新疆、青海、甘肃等地。东马茸品质较优。

功效主治 补肾壮阳、益精生血、强筋壮骨，主治肾阳不足、精血亏虚所致的畏寒肢冷、阳痿早泄、宫冷不孕、尿频遗尿、腰膝酸软、筋骨无力。

主要成分 含氨基酸、甾体类、尿嘧啶、肌酐等。

性状特征

梅花鹿茸

呈圆柱状分枝，外皮红棕色或棕色，多光润，表面密生红黄色或棕黄色细茸毛，上端较密，下端较疏，体轻。气微腥、味微咸。

马鹿茸

东马鹿茸外皮灰黑色，茸毛灰褐色或灰黄色，锯口面外皮较厚，灰黑色，中部密布细孔，质嫩。西马鹿茸大多不圆，顶端圆扁不一，表面有棱，多抽缩干瘪，分枝较长且弯曲，茸毛粗长，灰色或黑灰色，锯口色较深，常见骨质，气腥臭、味咸。

选购秘诀

梅花鹿茸较优。以粗壮、主支圆、顶端丰满、“回头”明显、质嫩、毛细、皮色红棕，较少骨钉或棱线，有光泽者为佳。

药用价值

提高机体的抗氧化能力

鹿茸通过增强超氧化物歧化酶的活性和抑制脂质过氧化反应的作用，可以提高机体的抗氧化能力。

降低血压

鹿茸可刺激细胞核的RNA聚合酶的活性，进而降低血压。

对心脏的作用

鹿茸可使心脏收缩振幅减小，心律减慢，外周血管扩张。对已疲劳的心脏作用显著，有助于心律不齐恢复正常，对青春期的性机能障碍及壮老年期的前列腺萎缩症的治疗均有效。

强筋骨

鹿茸多与五加皮、龙骨、山萸肉等同用，如加六味地黄丸；也可与骨碎补、川断续、自然铜等同用，治骨折后期，愈合不良。

治带下

鹿茸多与乌贼骨、龙骨、川断续等同用，可治崩漏不止，虚损羸瘦，如鹿茸散；配伍狗脊、白薇，可治白带过多。

贮存要点	放入樟木箱内，置阴凉干燥处，密闭，防蛀、防潮。
用法用量	内服：研末，1～2克；或入丸、散；亦可泡酒。
使用禁忌	阴虚阳亢、血分有热、胃火炽盛、肺有痰热及外感热病均忌服。

冬虫夏草

别名 虫草、菌虫草。
性味 性温，味甘。

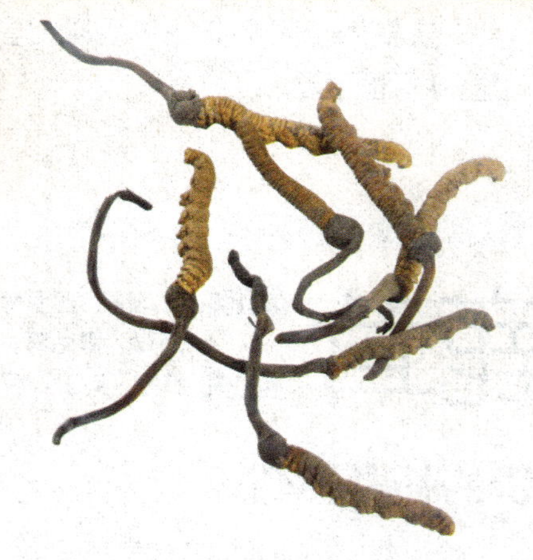

十分有效的抗癌药物

来　源 为麦角菌科植物冬虫夏草菌的子座及其寄主蝙蝠蛾科昆虫虫草蝙蝠蛾等的幼虫尸体的复合体。

主要产地 分布于四川、云南、贵州、甘肃、青海、西藏等地。

功效主治 具有补虚损、益精气、止咳嗽、补肺肾之功效。主治肺肾两虚、精气不足、阳痿遗精、腰膝酸软、劳嗽痰血、病后虚弱等症。

主要成分 含虫草酸，为奎尼酸异构物，又含冬草菌素，是一种有抗生作用或抑制细胞分裂作用的、与核酸有关的物质。

形状特征

本品由虫体与虫体头部长出的真菌子座相连而成。虫体似蚕，表面深黄色至黄棕色，头部红棕色，质脆，易折断，子座细长圆柱形，表面深棕色至棕褐色，质柔韧，断面类白色。气微腥，味微苦。

选购秘诀

以完整、虫体丰满肥大、类白色、气微腥、味微苦者为好。在各地所产商品中，以西藏及青海虫草为优，川虫草较次。

药用价值

强身延年，延缓衰老作用

冬虫夏草可以明显提高机体单核-巨噬细胞系统的吞噬功能，并使吞噬指数及吞噬百分率都有明显提高，而且巨噬细胞内酸性磷酸酶的活性也相应增高，使细胞处于激活状态。

抗肾损伤作用

一直以来，冬虫夏草就有止血化淤、补肺益肾的作用。它含有大量维生素、15种微量元素和氨基酸、糖、醇类、核苷类及钾、钙等19种化学成分。针对各种肾病可以迅速消除蛋白尿、水肿、血尿、高血压等症。能软化血管、降低血脂、尿素氮、血肌肝。升高血清蛋白、改善贫血、全身瘙痒、恶心、呕吐、精神不振等症状。甚至还有激活残存的肾组织、调节机体免疫系统、清血浊、排肾毒、改善肾微环境、修护肾膜等作用。

抗疲劳作用

冬虫夏草能调节人体内分泌、加速血液的流动，进一步促进体内的新陈代谢活动趋于正常，并迅速清除乳酸和新陈代谢的产物，使各项血清酶的指标迅速恢复正常，达到迅速恢复机体功能的效果。因此，冬虫夏草是有抗疲劳作用的。

抗菌作用

体外试验证明：冬虫夏草对链球菌、葡萄球菌、炭疽杆菌都有抑制作用。

其他作用

冬虫夏草还有着增强常压耐缺氧能力、抗肾损伤、抗病原微生物、平喘及祛痰等作用，尤其在抗肿瘤作用方面效果更加显著。

贮存要点	通风干燥处（最好冷藏），防蛀。
用法用量	冬虫夏草以内服居多，通常煎煮成药汤服用，一般用量3～15克。本品为平补药品，取效较缓，须长期服食才有效果。
使用禁忌	感冒风寒引起的咳嗽者不适合使用，肺热咳血者不宜用。

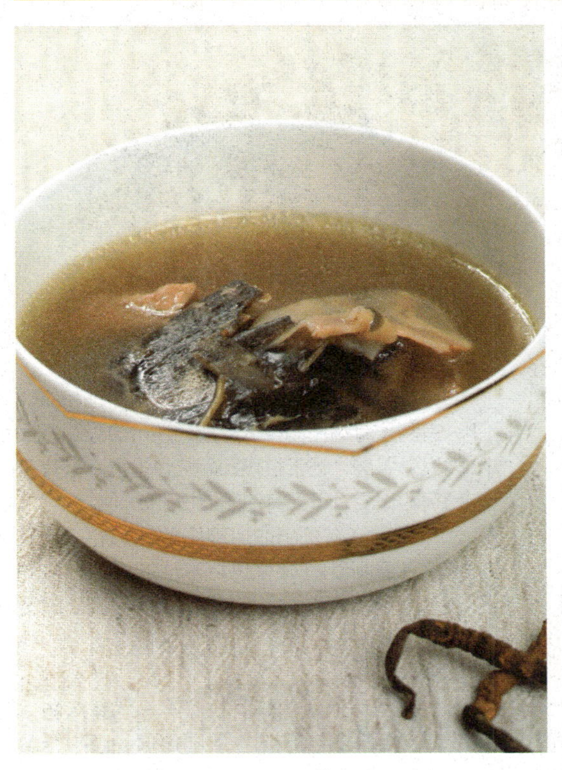

虫草甲鱼汤

原料

冬虫夏草3个，甲鱼1只，山茱萸15克，盐、鸡精各适量。

做法

将处理好的甲鱼放入锅中，先用武火加热。再煮沸捞出备用，与冬虫夏草、山茱萸同放入锅中，加调味料，用文火炖汤即可。

用法

喝汤食肉，每周1次。

功效

滋阴益气、温阳固精。适用于肾阳不足、腰痛脚软、半身以下有冷感、小便不利、月经失调。

冬虫夏草润肤茶

原料

冬虫夏草6克，西洋参6克，枸杞子6克。

做法

将冬虫夏草研磨成粉末备用。然后将所有的药材放入杯中，冲入约500毫升的沸水。静置数分钟后即可饮用。

用法

温服，每日1~2次。

功效

可以润泽肌肤、补充肌肤的水分，增强肌肤的光泽和柔嫩度。具有补虚损、益精气、止咳嗽、补肺肾之功效。适用于肺肾两虚、精气不足、阳痿遗精、病后虚弱等症。

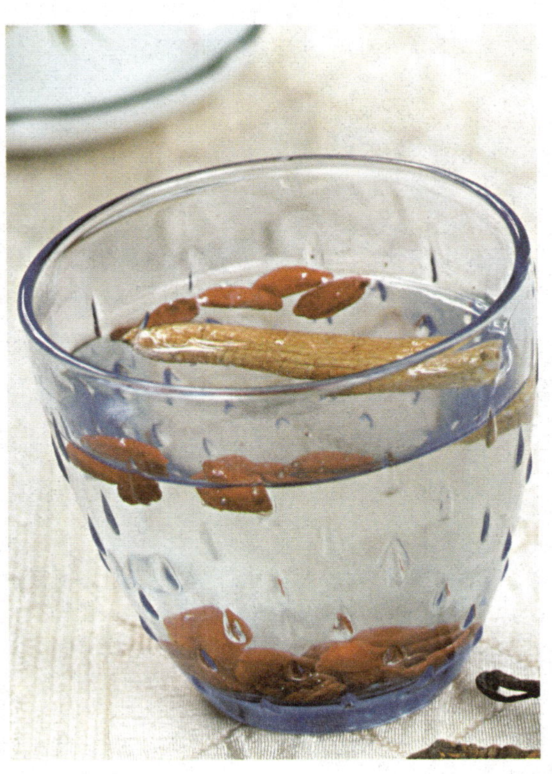

骨碎补

别名 猴姜、胡狲姜、石毛姜、申姜。

性味 性温，味苦。

补肾镇痛、活血壮筋

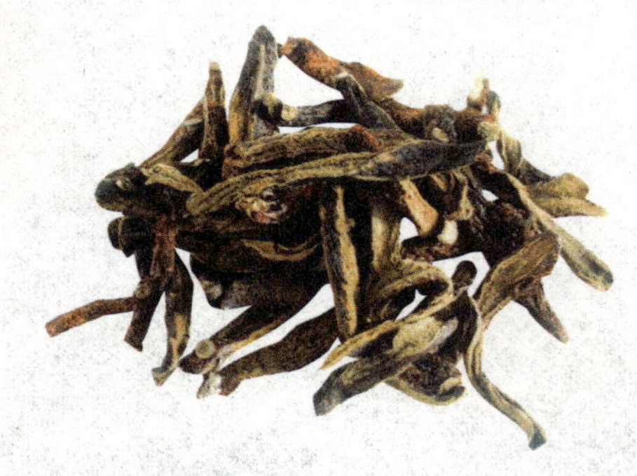

来　源 为水龙科植物槲蕨等的干燥根茎。

主要产地 槲蕨主产于浙江、湖北、广东、广西、四川，此外，贵州、江西、福建等地亦产。

功效主治 补肾镇痛、活血壮筋。

主要成分 槲蕨根茎含淀粉16.4%、葡萄糖5.37%，还含柚皮苷等成分。

性状特征

槲蕨、中华槲蕨及石莲姜槲蕨的干燥根茎呈扭曲的扁平长条状，常多分歧，长6~20厘米，直径0.5~2厘米，厚2~4毫米。表面淡棕色至暗棕色，密被细小鳞片，黄棕色至棕色，柔软如毛；用火燎过则残留鳞片成棕色至深棕色，两侧及上表面具凸起或凹下的圆形叶痕。质硬易折断，断面略平坦，红棕色，有黄白色散在的维管束，呈圆圈状排列。气无、味淡而微涩。

选购秘诀

以粗壮、扁平者为佳。

药用价值

治肾虚牙痛、齿龈出血、牙周病等。骨碎补有增强体质的作用，可配牛车肾气丸同服。

骨碎补能促进骨对钙的吸收，提高血钙和血磷水平，有利于骨钙化和骨盐形成；还可治疗跌打损伤，尤其是肌肉、韧带拉伤和闭合性骨折，取其有活血镇痛的作用，可配其他活血祛淤药。

水煎醇沉液有预防血清胆固醇、甘油三酯升高，防止主动脉粥样硬化斑块形成的作用；骨碎补多糖和骨碎补双氢黄酮苷够降血脂和抗动脉硬化的作用。此外，骨碎补双氢黄酮苷有明显的镇静、镇痛作用。

此外，也可治肾虚久泻、耳鸣、足膝痿弱。临床上，也用于改善风湿性腰腿疼痛、腹中有淤血、淤肿疼痛等症状。

贮存要点	置于通风干燥处保存。
用法用量	内服煎汤3~9克，补肾大剂量可为30克。将新鲜骨碎补横切后，以断面在患部涂抹；或是把骨碎补用酒浸泡后，再取药汁涂擦于患部也是常用的外用方法。
使用禁忌	由实火、血虚等所致的牙痛不宜用。阴虚及无淤血者慎服。

骨碎补脊骨汤

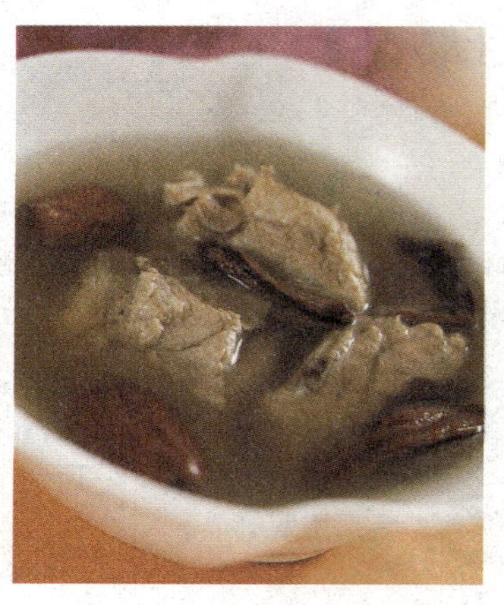

原料

骨碎补15克，猪脊骨500克，大枣４枚，盐5克。

做法

骨碎补洗净，浸泡1小时；大枣洗净。猪脊骨切段，洗净，汆水。瓦煲内注入清水，煮沸后加入骨碎补、猪脊骨、大枣，武火煮沸，转文火煲3小时，加盐调味即可。

功效

活血祛淤、强筋壮骨，适合腰椎间盘突出症者食用。

肉苁蓉

别名 肉松蓉、纵蓉、地精。

性味 性温，味甘、酸、咸。

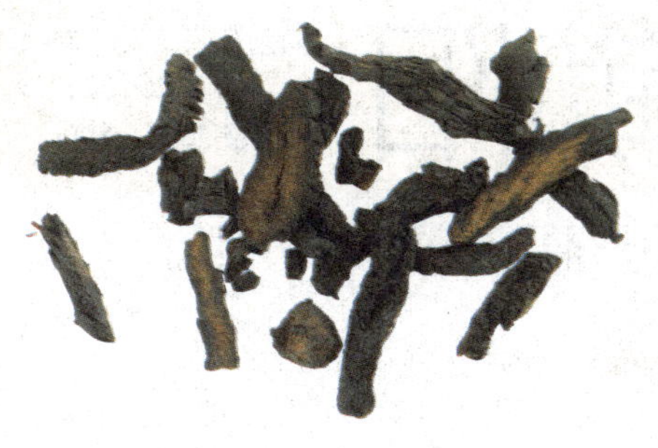

温肾补阳的珍贵药材

来　源 为列当科植物肉苁蓉或苁蓉、迷肉苁蓉等的肉质茎。

主要产地 产于内蒙古、甘肃、新疆、青海等地。以内蒙古产量最大。

功效主治 补肾阳、益精血、润肠通便。主治阳痿、不孕、腰膝酸软、筋骨无力、肠燥便秘。

主要成分 肉苁蓉含有微量生物碱及结晶性中性物质，迷肉苁蓉含有生物碱。

性状特征

甜苁蓉

呈圆柱状而稍扁，一端略细，稍弯曲，长10～30厘米，直径2～6厘米。表面灰棕色或褐色，密被肥厚的肉质鳞片，呈覆瓦状排列。质坚实、微有韧性、肉质而带油性、不易折断、断面棕色、有花白点或裂隙，气微弱、味微甜。

盐苁蓉

形状较不整齐，黑褐色，质较软，外面带有盐霜。断面黑色、气微、味咸。

选购秘诀

以条粗长、棕褐色、柔嫩滋润者为佳。

药用价值

肉苁蓉含有的苯乙醇等具有调节神经内分泌和延缓细胞衰老的作用。

可治疗肾虚，对肾虚型神经衰弱、精神不振、体倦、腰酸、健忘、听力减退的患者尤为适宜；又可治疗肾虚阳痿、早泄、妇女不孕、崩漏带下，进补之力虽不足，但药性温和，配伍补骨脂、菟丝子、沙苑子、山萸肉后，仍能发挥壮阳作用。

治腰膝冷痛、筋骨痿弱，配续断、补骨脂等。用于肠燥便秘，与火麻仁、柏子仁等药同用。

本品补而不燥，滋而不腻，其力和缓，兼有表证的肾虚患者也可使用。

贮存要点	置通风干燥处，防蛀。
用法用量	多为内服、煎煮成药汤服用，一般用量10～20克，有生用、酒用两种用法。
使用禁忌	胃弱便溏、实热便秘者忌服。此外，性功能亢进者更不宜食用。

山萸苁蓉酒

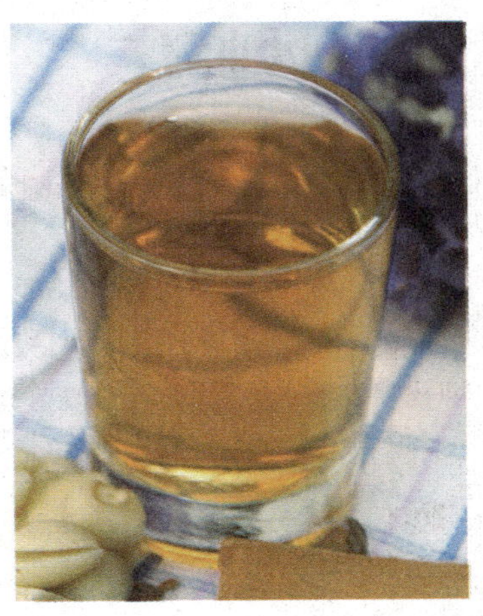

原料

肉苁蓉60克，山药25克，五味子35克，炒杜仲40克，川牛膝、菟丝子、白茯苓、泽泻、熟地黄、山萸肉、巴戟天、远志各30克，白酒2000毫升。

做法

将以上药材加工捣碎，用细纱布包裹，放入净瓷坛或瓦罐内，倒入白酒浸泡，密封。春夏5日，秋冬7日。

功效

滋补肝肾，适用于腰脚软弱、肢体不温等症。

锁阳

别名 不老药，地毛球，羊锁不拉。

性味 性温，味甘。

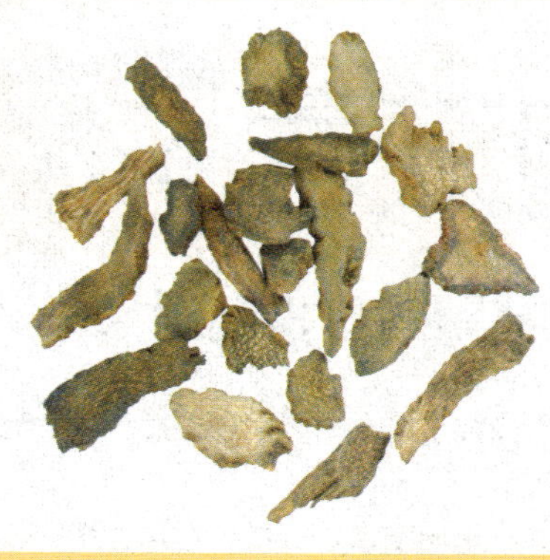

补阳益阴不老药

来　源 为锁阳科植物锁阳的全草。

主要产地 主产于甘肃、新疆、内蒙古。宁夏、青海等地亦产。

功效主治 补肾润肠，主治阳痿早泄、气弱阴虚、大便燥结、小便频数、血尿、淋漓不尽；腰膝酸软、疲乏无力；畏寒、四肢疼痛；月经不调、宫冷带下；女子不孕、男子不育；失眠健忘、脱发早白、胃酸溃疡等。

主要成分 含多糖、氨基酸、黄酮、花色苷、三萜皂苷和鞣质。

性状特征

干燥全草，呈扁圆柱形或一端略细，长8~21厘米，直径2~5厘米。表面红棕色至深棕色，表皮不平，形成粗大的纵沟或不规则的凹陷。质坚硬，不易折断，断面略显颗粒性，棕色而柔润。气微香，味微苦而涩。

选购秘诀

以体肥条长、体重、疙瘩、质坚、色紫红或粉红、断面肉质粉性、不显筋脉者为佳。

药用价值

锁阳含有酶、脂肪油及糖类，由于锁阳所含的矿物质元素和含氧酸根在人体内可以形成诸如硫酸镁、硫酸钠、磷酸钠等盐类泻药，从而起到调节人体水盐平衡的作用，具有健脾胃、润肠通便之功效。

锁阳内含成分作用于丘脑垂体、肾上腺皮质等内分泌器官，在体液调节的不同层次上可有效解除肾阴虚患者的功能障碍，具有其他补肾助阳药物难以比拟的优越性。

现代药理分析证明，锁阳有提高机体免疫功能、清除自由基、抗血小板聚集、具有糖类皮质激素样作用。

贮存要点	放石灰缸内，防霉蛀。
用法用量	内服：煎汤，4.5~9克；入丸、散或熬膏。
使用禁忌	阴虚火旺，脾虚泄泻及实热便秘者禁服锁阳。泄泻及阳易举而精不固者忌服锁阳。

锁阳炒虾仁

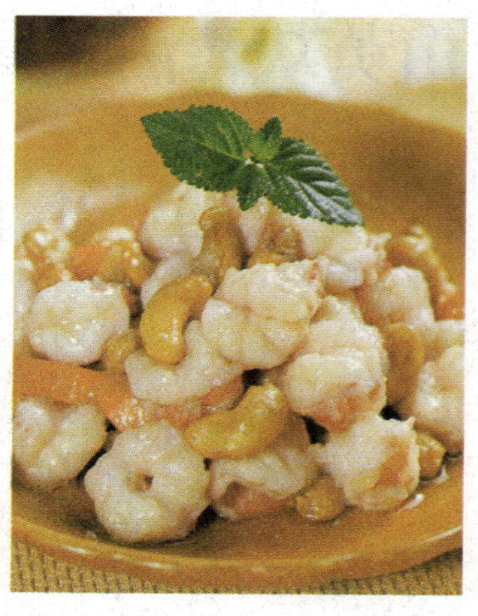

原料

山楂10克，核桃仁、锁阳各15克，虾仁100克，食用油、姜片、盐各适量。

做法

锁阳洗净切片，山楂去核切片，虾仁洗净。锁阳放入炖杯内，加水煎煮取汁。油锅烧热，下入姜片爆香，加入虾仁、山楂、核桃仁、盐、锁阳汁液，炒匀即成。

功效

补肾壮阳，润肠通便。

蚕蛹

别名 小蜂儿、茧蛹。
性味 性平，味甘。

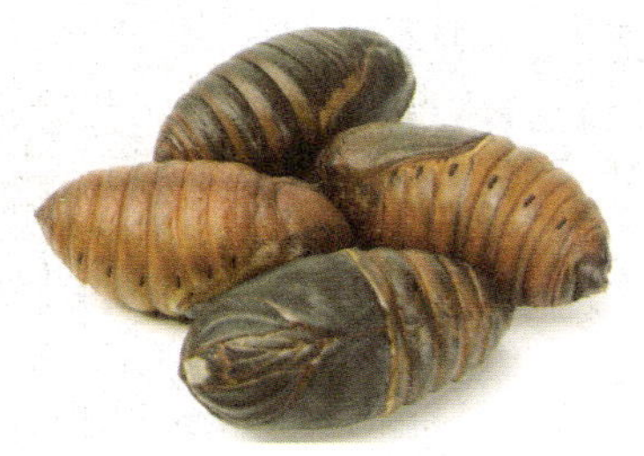

高蛋白的天然营养品

来　源 为蚕蛾科昆虫家蚕蛾的蛹。
主要产地 我国大部分地区均有饲养。
功效主治 和脾胃、祛风湿、长阳气，治小儿疳热、消瘦、消渴。
主要成分 含有丰富的蛋白质、脂肪酸、维生素A、维生素B_2、维生素D及麦角甾醇，还有少量抗菌肽、干扰素和钾、钠、钙、镁、铁、铜、锰、锌、磷、硒等微量元素。

性状特征

蚕蛹的体形像一个纺锤，分头、胸、腹三个体段。头部很小，长有复眼和触角，胸部长有胸足和翅，鼓鼓的腹部长有9个体节。蚕刚化蛹时，体色是淡黄色的，蛹体嫩软，渐渐地就会变成黄色、黄褐色或褐色。过一段时间又会变软。

选购秘诀

一定要选用新鲜的蚕蛹，蚕蛹上唯一的一点白色，应为半透明的白色，或者就是白色、乳白色，如果变黄褐色甚至颜色更深就要丢弃了，因为已经变质。

药用价值

蚕蛹含有丰富的蛋白质和多种氨基酸，是体弱者、老人及产妇的高级营养补品。

蚕蛹对机体糖和脂肪代谢能起到一定的调节作用，蚕蛹油可以很好地降血脂、降胆固醇。对辅助治疗高脂血症和改善肝功能有显著作用。

蚕蛹能产生具有药理学活性的产物。这种活性产物能有效提高人体内的白细胞水平，从而提高人体的免疫功能，并可有效延缓人体机能的衰老进程。

蚕蛹中不饱和脂肪酸的含量非常丰富，约占总脂肪的72.5%。不饱和脂肪酸对于维持人体正常的生理机能有极为重要的作用：保持细胞膜的相对流动性，以保证细胞的正常生理功能；使胆固醇酯化，降低血中胆固醇和甘油三酯；是促进婴幼儿生长发育和合成人体前列腺素的必需物质；降低血液黏稠度，改善血液微循环；增强细胞活力，增强记忆力和思维能力；促进脂溶性维生素的消化和吸收。

蚕蛹含有丰富的甲壳素，其提取物名壳聚糖。研究表明，甲壳素、壳聚糖具有提高机体免疫力、强化肝脏等功能。

蚕蛹中含有大量的精氨酸，其含量超过鸡、鱼、肉、蛋。精氨酸能消除疲劳、提高性功能，是制造男性精子蛋白的重要原料，且对慢性肝炎、心脑血管疾患、白细胞减少及营养不良等症，都有明显的疗效。

蚕蛹中有一种广谱免疫物质，该物质对癌症、动脉硬化、肝炎、肾炎等均有疗效。

蚕蛹对金黄色葡萄球菌、大肠杆菌和绿脓杆菌有抑制作用，具有较好的消炎和抗感染作用。

中医认为，蚕蛹具有补气养血、强腰壮肾、润肺肠的功效。常食油炸蚕蛹既可为人体提供丰富的营养成分，又可消除疲劳，防治多种心血管疾病、慢性肝炎、肾炎等病症。

蚕蛹在食用前必须反复冲洗，清除有害物质。

贮存要点	去除外壳，装入保鲜袋中，在低温下保存。
用法用量	蚕蛹有油煎、烧煮、酱腌、爆炒等吃法。每餐50克。
使用禁忌	患有脚气病和有过敏史的人应少食。不新鲜的蚕蛹，或变颜色、有异味的不要食用。

续断

别名 龙豆、接骨、南草、接骨草、川断。
性味 性微温，味苦、辛。

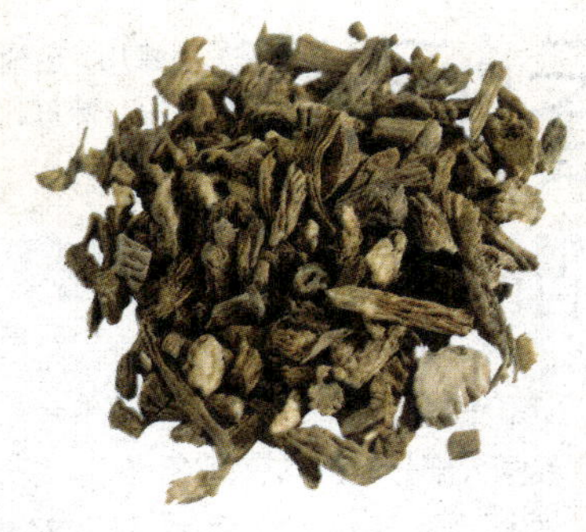

益肝肾、续筋骨的伤科良药

来　源 为川续断种植物川续断或续断的根。
主要产地 主产于湖北、四川、湖南、贵州。
功效主治 补肝肾、续筋骨、调血脉。治腰背酸痛、足膝无力、胎漏崩漏、带下遗精、跌打损伤，金疮痔漏、痈疽疮肿。
主要成分 川续断根含生物碱、挥发油，续断根含续断碱及挥发油。

性状特征

干燥根呈长圆柱形，向下渐细，或稍弯曲，长7～10厘米，直径1～1.5厘米。表面灰褐色或黄褐色，有扭曲的纵皱及浅沟纹，皮孔横裂，并有少数根痕。质硬而脆，易折断。断面不平坦，微带角质性，皮部褐色，宽度约为木部的一半，形成层略呈红棕色，本部淡褐色或灰绿色。维管束呈放射状排列，微显暗绿色。气微香，味苦甜而涩。

选购秘诀

以粗肥、质坚、易折断、外色黄褐、内色灰绿者为佳。

药用价值

抗骨质疏松作用

现代研究表明，本品可能有降低骨激活频率和抑制骨吸收的作用。

促进骨损伤愈合

川续断水煎液及提取物有促进骨质新生的作用。与接骨木、参三七同用，对不易愈合的骨折和外伤性骨坏死能促进骨质愈合。对免疫病服用皮质激素引起的骨坏死，川续断与接骨木、骨碎补同用，能改善症状，阻止坏死扩大。这种促进骨质新生的概念，是促进骨髓质皮质的新生，而不是促进骨刺的增生。

对子宫的作用

动物实验证明，本品可抑制子宫平滑肌的收缩，提示其有安胎作用，可成为治疗早产、流产及痛经的有效药物。

对免疫功能的影响

可提高实验动物的机体功能，促进小鼠巨噬细胞的吞噬功能。

补阳作用

续断常与鹿茸、肉苁蓉、菟丝子等壮阳起痿之品配伍，如鹿茸续断散；火雨远志、蛇床子、山药等壮阳益阴之品同用，如远志丸；也可与龙骨、茯苓等同用，如锁精丸。

其他药理作用

川续断对肺炎双球菌有抑制作用，并能抗维生素E缺乏症；还有杀灭阴道毛滴虫的作用。有研究发现，川续断多糖有免疫调节活性。

续断常与杜仲、牛膝等同用，治肝肾不足，腰膝酸软，如续断丹。

续断常与防风、川乌等配伍，治肝肾不足兼寒湿痹痛，如续断丸。

续断与侧柏、当归、艾叶等止血活血、温经养血之品配伍，治崩中下血不止；或以续断与桑寄生、阿胶配伍，用来治滑胎，如寿胎丸。

贮存要点	置干燥处，防蛀。
用法用量	续断可内服也可外用，并以内服居多，可煎煮成药汤服用，常用量6～12克；外用则可取适量研磨成末，敷患处。
使用禁忌	初痢勿用，怒气郁者禁用。

巴戟天

别名 巴戟、鸡肠风、兔子肠。

性味 性温，味辛、甘。

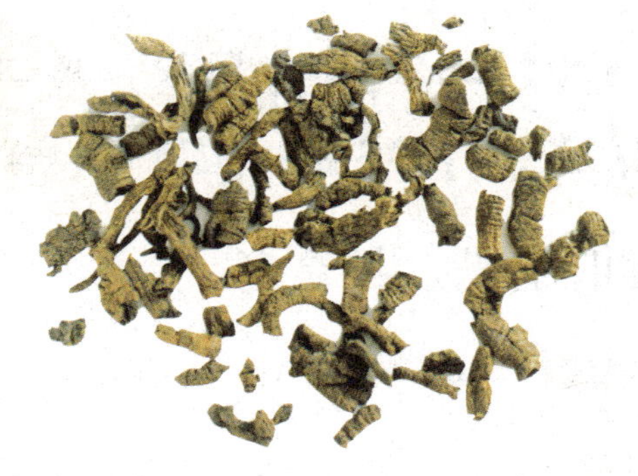

补肾阳、壮筋骨之上等药材

来　源 为茜草科植物巴戟天的根。

主要产地 分布于广东、广西、福建等地，采收加工全年可进行。洗净后，除去地上部分和须根，用沸水略烫，立即捞取，晒至六、七成干时，用木锤轻轻锤扁，再晒干。

功效主治 补肾阳、壮筋骨、祛风湿；治阳痿、小腹冷痛、小便不禁、子宫虚冷、风寒湿痹、腰膝酸痛等症。

主要成分 根含蒽醌、黄酮类化合物。

性状特征

本品为扁圆柱形或有时略呈连珠状，通常截成7～15厘米的长段，直径1.2～2厘米。外面灰色或灰黄色，粗糙，有浅皱纹。通常每隔一小段即呈环状断裂，形成长0.8～3.5厘米的节段，形似鸡肠，故有“鸡肠风”的别名。质坚、肉厚、易与木心剥离。横切面有裂隙，紫蓝色或淡灰色、木心星状、坚韧、难折断。味甜而略涩。

选购秘诀

以粒大、色黑、饱满的为佳。

药用价值

抗抑郁

巴戟天提取物及其单体化合物具有抗抑郁作用，而且毒副作用小，耐受性好。

抗衰老

研究发现，本品还可延缓脑组织衰老，降低脑组织中的脂褐素水平，提高大脑对缺氧的耐受能力，对缺氧所致的脑损伤有显著的保护作用。

提高免疫功能

实验证明巴戟天具有类肾上腺皮质激素样作用，并可促进淋巴细胞转化，提高T淋巴细胞的数量和功能，提高机体免疫功能等。

贮存要点	置通风干燥处，防霉、防蛀。
用法用量	内服：熬汤，3～9克；入丸、散、浸酒或熬膏。
使用禁忌	火旺泄精，阴虚水乏，小便不利，口舌干燥者忌服。

巴戟天黑豆鸡汤

原料

巴戟天15克，牛蒡20克，黑豆200克，鸡腿1只，盐、料酒各适量。

做法

鸡腿洗净、切块，汆去血污。鸡腿、牛蒡、黑豆、巴戟天同入锅，加水，武火煮沸后转文火续煮45分钟。起锅前加盐和料酒调味即可。

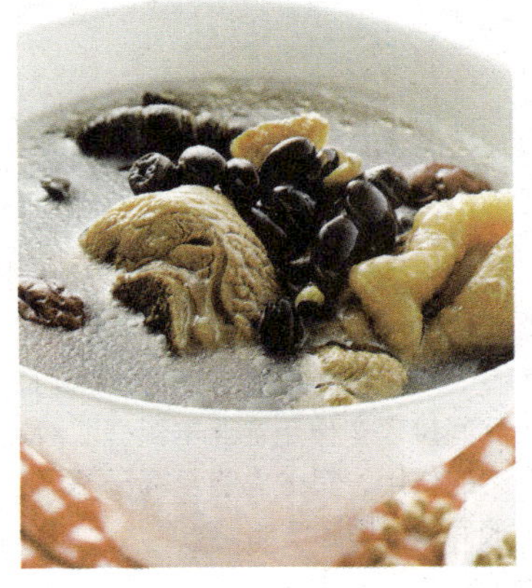

功效

此汤能温子宫、补肾阳、强筋骨。

淫羊藿

别名　仙灵脾、三枝九叶草、羊合叶。

性味　性温，味辛、甘。

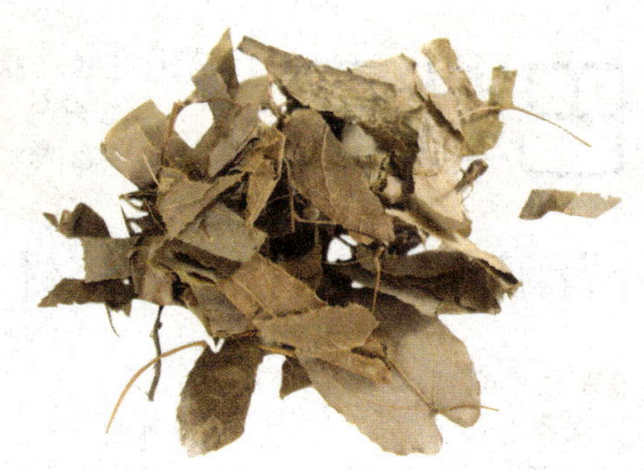

助阳补肾、抗衰老

来　源　为小檗科植物淫羊藿、心叶淫羊藿或箭叶淫羊藿的茎叶。

主要产地　分布于黑龙江、吉林、辽宁、山东、江苏、江西、湖南、广西、四川、贵州、陕西、甘肃。

功效主治　补肾壮阳、祛风除湿。治阳痿不举、小便淋沥、筋骨挛急、半身不遂、腰膝无力、风湿痹痛、四肢不仁。

主要成分　淫羊藿茎、叶含淫羊藿苷，叶尚含挥发油、蜡醇、十一烷、植物甾醇、鞣质、油脂。脂肪油中的脂肪酸有棕榈酸、硬脂酸、油酸、亚油酸。

性状特征

淫羊藿

茎细圆柱形，表面黄绿色或淡黄色，具光泽。叶片近革质。无臭，味微苦。

箭叶淫羊藿

一回三出复叶，小叶片长卵形至卵状披针形，叶片革质。

柔毛淫羊藿

叶下表面及叶柄密被绒毛状柔毛。

巫山淫羊藿

小叶片披针形至狭披针形。下表面被绵毛或秃净。

选购秘诀

以梗少、叶多、色黄绿、不破碎者为佳。习惯认为淫羊藿、箭叶淫羊藿质量为佳。

药用价值

提高性功能作用

淫羊藿能增加精液分泌，刺激感觉神经，起到间接兴奋作用。淫羊藿提取液具有增加雄性激素的作用，其效力甚至强于海马和蛤蚧，可使精液变浓、精量增加。

保健抗衰老作用

淫羊藿除作为壮阳之品外，对人体心血管及内分泌系统均有良好的保健作用，对防止衰老也有一定效果。

镇咳祛痰平喘和耐缺氧

鲜品粗提物有一定的祛痰作用和中枢性镇咳作用，对组胺性哮喘动物有保护作用。煎剂对将缺氧致死小鼠有一定保护作用。

降血压作用

可使血压下降，主要是由于周围血管舒张所致。

抗病毒

其煎剂对脊髓灰质炎病毒有显著的抑制作用。

其他作用

中医认为，淫羊藿辛、甘，性温燥烈，长于补肾阳，但作用小，也可与其他补肾壮阳药同用。单用本品浸酒，可补阳，理腰膝冷痛，如淫羊藿酒。也可与肉苁蓉、巴戟天、杜仲等同用，治肾虚阳痿遗精，如填补精髓丹。

治风湿痹痛，常与威灵仙、苍耳子、川芎、肉桂等同用。

贮存要点	置通风干燥处。
用法用量	内服：煎汤，常用量10～15克。外用：煎水洗。
使用禁忌	本品性较炽烈，能伤阴助火，有些人服后会出现头晕、口燥、口渴、流鼻血等反应。阴虚火盛、五心烦热、多梦遗精、性欲亢进者忌用。

补骨脂

别名 胡韭子、婆固脂、破故纸、补骨鸱、吉固子。

性味 性温，味辛。

益肾止血的温补药

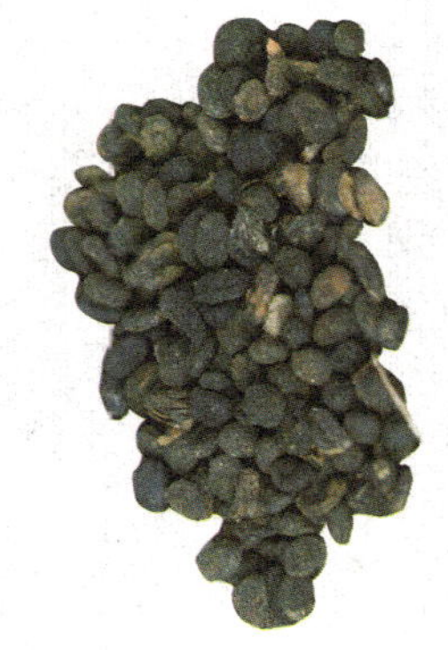

来　源 为豆科植物补骨脂的果实。

主要产地 分布于河南、安徽、广东、陕西、山西、江西、四川、云南、贵州等地。

功效主治 补肾助阳。治肾虚冷泻、遗尿、滑精、小便频数、阳痿、腰膝冷痛、虚寒喘嗽。外用治白癜风。

主要成分 果实含挥发油约20%、有机酸、一种甲基糖苷、碱溶性树脂、不挥发性萜类油、皂苷。种子含香豆精类补骨脂素和异补骨脂素共约1.1%。花含脂肪油、挥发油、甾醇、生物碱等。本植物还含棉子糖。

性状特征

干燥果实呈扁椭圆形或略似肾形，长3～5毫米，直径2～4毫米，厚约1.5毫米，中央微凹，表面黑棕色、粗糙，具细微网状皱纹，果皮薄，与种皮不易分离。剥开内有种仁1枚，具子叶2片，淡棕色至淡黄棕色，富含油脂。气微香、味苦。

选购秘诀

以粒大、饱满、色黑的为佳。

药用价值

扩张心冠状动脉

对离体和在位心脏都有扩张冠状动脉的作用；对心肌氧消耗量无明显影响。能兴奋心脏，提高心脏功能。有效成分为补骨脂乙素。

外用促使皮肤色素新生

本品中所含有的香豆精衍生物可使局部皮肤色素新生。

抗菌作用

补骨脂种子提取液在试管内对葡萄球菌以及抗青霉素等抗生素的葡萄球菌均有抑菌作用；补骨脂在沙保罗氏培养基上对霉菌有一定的作用，酊剂较煎剂作用强。种子的石油醚提取物对蛀蛔有抑制作用，故可能有驱虫作用。

抗癌作用

挥发油有抗癌作用，对葡萄球菌有一定抑制作用。

抗衰老作用

补骨脂能通过调节神经和血液系统，促进骨髓造血，增强免疫和内分泌功能，从而发挥抗衰老作用。

其他作用

中医认为，补骨脂苦辛温燥，善壮肾阳，常与菟丝子、核桃仁、沉香等同用，治肾虚阳痿，如补骨脂丸；与杜仲、核桃仁同用，治肾虚阳痿及风冷侵袭之腰膝冷痛等，如青蛾丸。

补骨脂兼有涩性，善补肾助阳，固精缩尿，单用有效，也可随证配伍他药。治滑精，以补骨脂、青烟等份同炒为末服用；与小茴香等份为丸，治肾气虚冷、尿频，如破故纸丸。

补骨脂能壮肾阳，暖脾阳以止泻，可与肉豆蔻、生姜、大枣为丸，如二神丸；或上方加吴茱萸、五味子，治五更泄泻，如四神丸。

补骨脂与核桃仁、蜂蜜等配伍，可治虚寒性喘咳；或配人参、木香等治虚喘劳嗽。

贮存要点	置于干燥处。
用法用量	内服：煎汤5～10克，外用：研磨或浸酒，用量6～9克，治白癜风、皮癣、脚癣。
使用禁忌	阴虚火旺者忌服。

续断 补阳药

◎**别名：**川断、龙豆、属折、接骨。
◎**科目：**川续断科。
◎**性味：**苦、辛，微温。归肝、肾经。
◎**宜忌：**风湿热痹者忌服。
◎**药用部位：**干燥根。

叶
[性味] 性微温，味苦，无毒。
[主治] 金疮痈疡，跌打损伤。
根
[性味] 性微温，味苦，无毒。
[主治] 主伤寒，补不足。

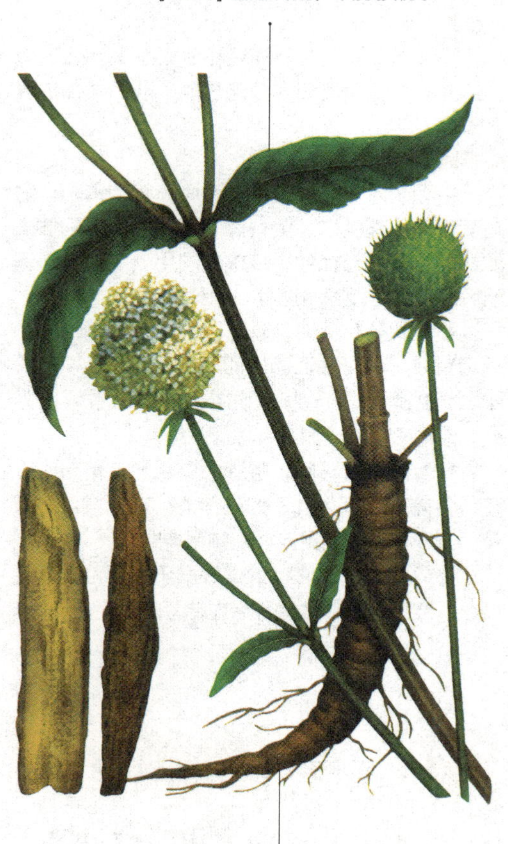

巴戟天 补阳药

◎**别名：**巴戟、兔子肠、鸡肠风。
◎**科目：**茜草科。
◎**性味：**辛、甘，微温。归肾、肝经。
◎**宜忌：**阴虚火旺及有热者不宜服。
◎**药用部位：**根。

根
[性味] 味辛、甘，性微温，无毒。
[主治] 治麻风病、阳痿不举。

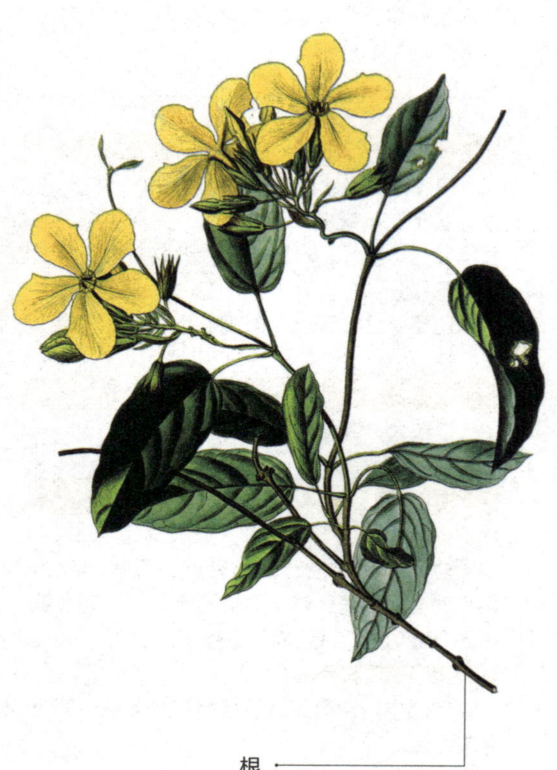

淫羊藿 补阳药

◎别名：仙灵脾、羊合叶、三枝九叶草、铜丝草、千两金、心叶淫羊藿。
◎科目：小檗科。
◎性味：辛、甘，温。归肾、肝经。
◎宜忌：阴虚火旺者不宜服。
◎药用部位：全草。

叶
[性味] 味辛，性寒，无毒。
[主治] 治阳痿绝伤，阴茎疼痛。

花
[性味] 味辛，性寒，无毒。
[主治] 能利小便，益气力，强心志。

根
[性味] 味辛，性寒，无毒。
[主治] 治男子亡阳不育，女子亡阴不孕。

补骨脂 补阳药

◎别名：婆固脂、胡韭子、破故纸、吉固子。
◎科目：豆科。
◎性味：苦、辛，温。归肾、脾经。
◎宜忌：本品性质温燥，能伤阴助火，故阴虚火旺及大便秘结者忌服。
◎药用部位：成熟果实。

花
[性味] 性温，味辛，无毒。
[主治] 治肾虚，通命门，暖丹田，敛精神。

果实
[性味] 性温，味辛，无毒。
[主治] 主五劳七伤，风虚冷，骨髓伤败。

牛大力

别名 猪脚笠、山莲藕、金钟根、倒吊金钟。

性味 性平，味甘。

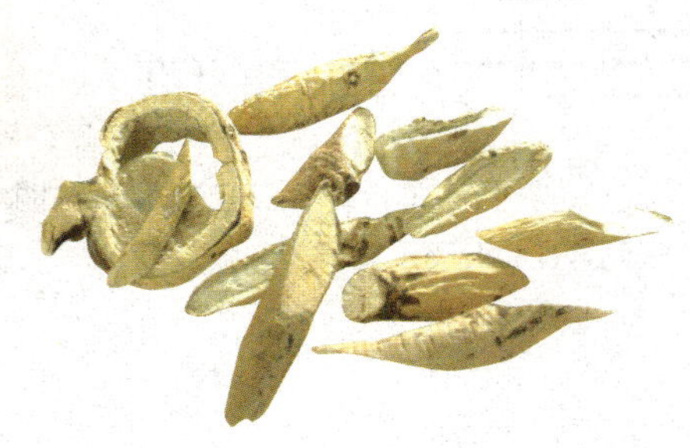

强筋健骨的民间常用中药材

来　源 豆科崖豆藤属植物，美丽崖豆藤的根。

主要产地 主产于广东东部。

功效主治 补气血、壮阳、强筋骨。主治病后者或老年人下肢软弱无力、男子阳痿、妇女白带、白细胞减少症、风湿筋骨痛及产后关节痛、急性乳腺炎及软组织脓肿。

主要成分 含香豆精、酚类及氨基酸。

性状特征

块根圆柱状或几个纺锤状体连成一串，浅黄色或土黄色，坚韧，嫩根质脆，易折断。气微，味酸甜。

选购秘诀

以片大、色白、粉质、味甜的为佳。

药用价值

民间常用中草药

牛大力是民间常用的中药材，常用于治疗腰腿痛、风湿骨痛、肺结核、支气管炎、慢性肝炎、咳嗽等症。牛大力含有生物碱，具有扩张血管、促进血液循环的功效。

腰肌劳损最佳食补品

从事体力劳动的人，特别容易产生腰肌劳损，椎间盘退化亦比一般人明显。牛大力杜仲汤、牛大力千斤拔汤、牛大力栗子蚝豉汤等都是一些有补肾强筋骨作用的汤水，通过这些食疗汤水，有助于保持筋骨的功能正常和缓解筋骨疲劳，减轻体力劳动对身体造成的损伤。

舒筋活络

牛大力与五指毛桃配伍煲汤，主要治疗肺阴虚咳嗽，但此汤同样有舒筋活络的功效。五指毛桃有淡淡的椰子香气，可令汤味更为可口。

贮存要点	置干燥处。
用法用量	内服：煎汤，常用量30~60克；或入丸、散。
使用禁忌	但凡血少燥热者，不宜食用牛大力。

牛大力杜仲猪骨汤

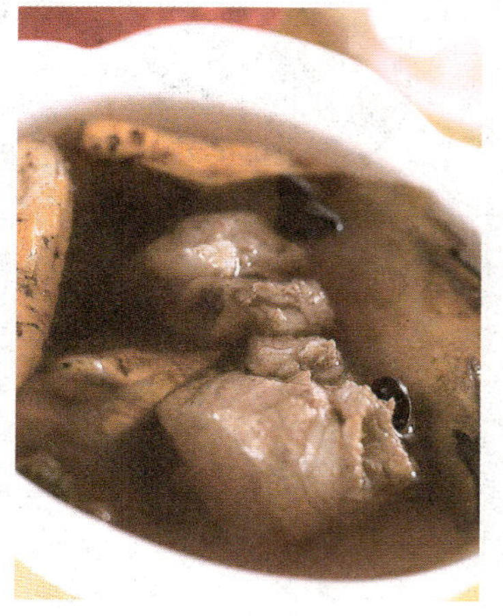

原料

鲜牛大力90克，杜仲15克，猪骨500克，盐适量。

做法

牛大力浸洗、切段，杜仲浸洗，猪骨汆水。将牛大力、杜仲、猪骨一起放入瓦煲内，加水，武火煮沸后，转文火煲约3小时，加入盐调味即可。

功效

补肝肾，强筋骨，补脾益气。

核桃仁

别名 胡桃仁、核仁、胡桃肉。
性味 性温，味甘。

营养丰富的长寿果

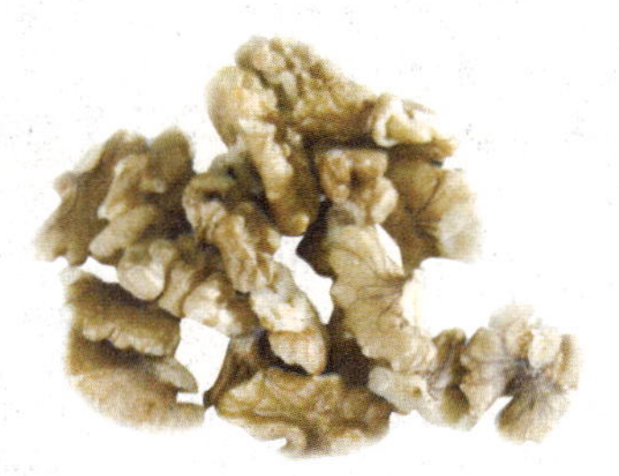

来　源 为胡桃科植物胡桃的种子。
主要产地 主产于河北、北京、山西、山东。
功效主治 温补肺肾、定喘润肠。用于肾虚腰痛、脚软、虚寒喘咳、大便燥结；还可用于治疗由于肝肾亏虚引起的症状，如腰腿酸软、筋骨疼痛、牙齿松动、须发早白、虚劳咳嗽、小便清长、尿频、妇女月经和白带过多。
主要成分 含脂肪油，主要成分为亚油酸、油酸、亚麻酸的甘油酯；另含蛋白质、碳水化合物、维生素E、维生素B_2。

性状特征

完整种子类球表，由两片呈脑状的子叶构成，直径1～3厘米，凹凸不平，表面淡棕色或深棕色，种皮菲薄，有深色脉纹，一端有三角状凸起的胚根，大多破碎成规则块状，乳白色或黄白色，富油质。味微香甜、种皮微涩。

选购秘诀

以表面淡黄、质脆、富油性、微苦者为佳。

药用价值

核桃仁还可辅助治疗高血压、动脉粥样硬化性心脏病、高脂血症。因核桃仁所含不饱和脂肪酸能减少肠道对胆固醇的吸收，促进内源性胆固醇在肝内降解为胆汁酸排出体外，故而可降低胆固醇。核桃仁所含补骨脂乙素具有扩张冠状动脉的作用。

核桃仁含有较多的蛋白质及人体营养必需的不饱和脂肪酸，这些成分皆为大脑组织细胞代谢的重要物质，能滋养脑细胞，增强脑功能。

核桃仁中的脂肪主要是亚麻油酸，是人体理想的肌肤美容剂，经常食用可润肌肤、乌须发。

贮存要点	置于阴凉干燥处。
用法用量	内服10～30克。也可加糖炒食。做成美味的小点心也是不错的选择。
使用禁忌	腹泻者不宜用。

腰果核桃牛肉汤

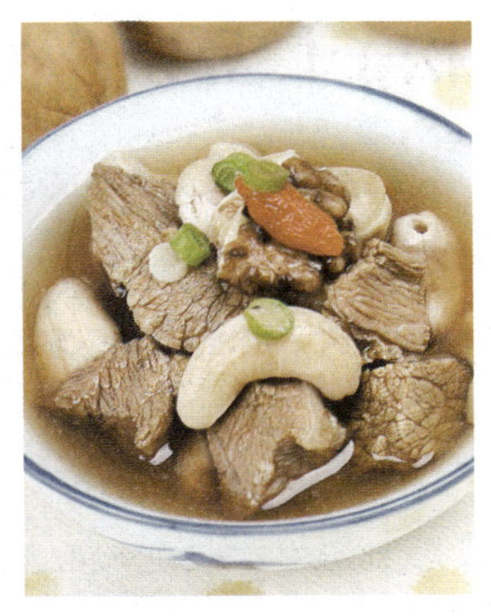

原料

核桃100克，牛肉210克，腰果50克，盐6克，葱花8克。

做法

将牛肉洗净，切块，汆水。核桃、腰果洗净备用。汤锅上火倒入水，下入牛肉、核桃、腰果，调入盐煲至熟，撒入葱花即可。

功效

健脾补肾，益气养血，强壮筋骨。

松子仁

别名 海松子、新罗松子、红松果。

性味 性温，味甘。

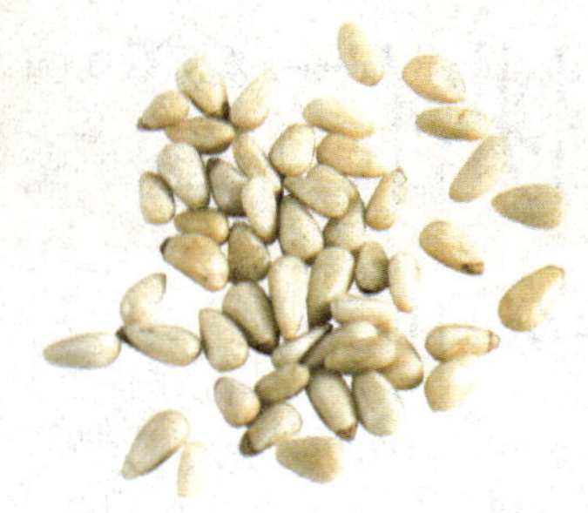

强阳补骨、活血美肤

来　源 为松科植物红松的种子。

主要产地 生长于湿润的缓山坡或排水良好的平坦地，多与阔叶树成混交林。分布于东北。

功效主治 养颜、熄风、润肺、滑肠。治风痹、头眩、燥咳、吐血、便秘。

主要成分 松子仁富含蛋白质、脂肪、不饱和脂肪酸、碳水化合物、挥发油等多种成分，维生素E的含量很高，而且磷和锰的含量丰富。

性状特征

松子里面的果仁，外表有壳包裹，即松子壳。体小，细长形或椭圆形，外表光滑、油润，浅黄色或乳白色，味香，甘、甜，气香。

选购秘诀

以色泽光亮、呈浅褐色、果仁肉质色白者为佳。

药用价值

软化血管

松子仁中的脂肪成分是油酸、亚油酸等不饱和脂肪酸，有很好的软化血管的作用，是中老年人的理想保健食品。

健脑

松子仁中的磷和锰含量丰富，对大脑和神经有补益作用，是学生和脑力劳动者的健脑佳品，对阿尔茨海默病也有很好的预防作用。

抗衰老

松子仁中含有丰富的油脂，可以滋养肌肤，使皮肤细腻柔润，延续衰老。

防治便秘

中医认为松子具有滋阴润燥、扶正补虚的功效，特别适合体虚、便秘、咳嗽等者食用。松子的通便作用温和，特别适合年老体弱、病后、产后便秘者食用。

贮存要点	通风干燥处保存，注意防霉防虫。松子仁不宜存放时间太长，产生变味现象的松子仁更不宜食用。
用法用量	作为零食食用，也可搭配在糕点中。每次20克。
使用禁忌	便溏精滑者勿食；有湿痰者亦禁。胆功能不良者也需慎食。

松子仁豆浆

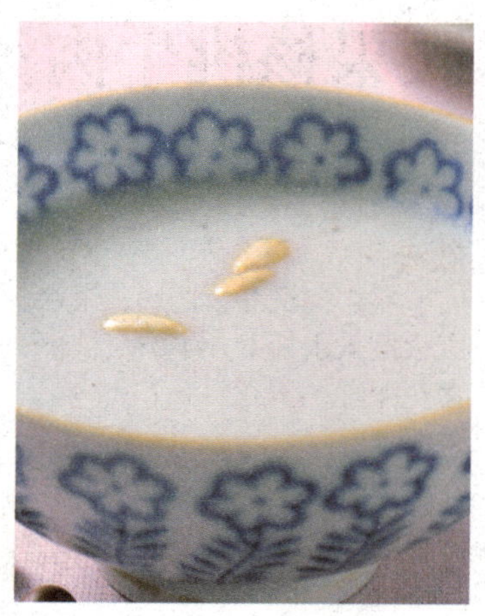

原料

松子仁100克，黄豆100克，蜂蜜适量。

做法

将黄豆放入水中浸泡8小时。松子仁洗净与黄豆一起放入豆浆机中，加适量清水，研磨成豆浆。过滤后即可加蜂蜜调服。

功效

此豆浆能够防止动脉硬化、滋润皮肤、延年益寿。

益智仁

别名 益智子、摘子、益智、智仁。
性味 性温，味辛。

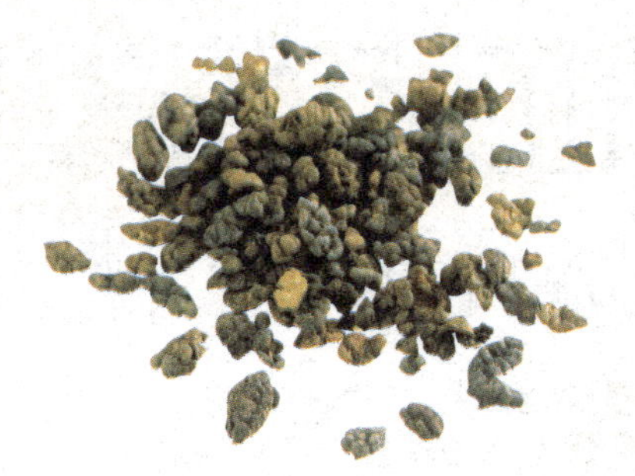

温脾暖肾、固气涩精

来　源 为姜科植物益智的果实。
主要产地 分布于海南及广东南部。
功效主治 温脾暖肾、固气涩精。治腰腹冷痛、中寒吐泻、多唾遗精、小便余沥、夜尿频。
主要成分 含挥发油1%~2%，油中含桉油精55%以及姜烯、姜醇，并含丰富的B族维生素及维生素C，以及微量元素锰、锌、钾、钠、钙、镁、磷、铁、铜等。

性状特征

干燥果实呈纺锤形或椭圆形，长1.5~2厘米，直径1~12厘米。外皮红棕色至灰棕色，有纵向断续状的隆起线13~18条。皮薄而稍韧，与种子紧贴。种子集结成团，分3瓣，中有薄膜相隔，每瓣有种子6~11粒。种子呈不规则扁圆形，略有钝棱，直径约3毫米，厚约1.5毫米，表面灰褐色或灰黄色。种脐位于腹面的中央，微凹陷，自种脐至背面的合点处，有一条沟状种脊，破开后里面为白色、粉性、味特殊。

选购秘诀

益智仁以颗粒大而均匀、饱满、色红棕、无杂质者为佳，商品以晒干品为优。

药用价值

盐益智仁又名盐智仁、盐益智、盐水炒益智仁、盐炒益智仁等。为净益智仁用盐水拌匀，待吸尽，再用文火炒黄炒干入药者。引药走下，功偏补肾温阳、缩尿固精。益智仁含有挥发油、多种微量元素和氨基酸，能够抑制回肠收缩和前列腺素的合成，还具有强心与抗癌的功效，并能提高机体的能量代谢和改善记忆功能。

益智仁与补骨脂都能温补脾肾，可用于遗精、尿频、遗尿及虚寒泄泻等症。

贮存要点	置阴凉干燥处。
用法用量	海南及广东有人采摘未成熟的益智果实，用糖、醋、盐腌渍，作为助餐的副食品。内服：煎汤，3~9克；或入丸、散。
使用禁忌	阴虚火旺或因热而患遗滑崩带者忌服。

益智仁鸭汤

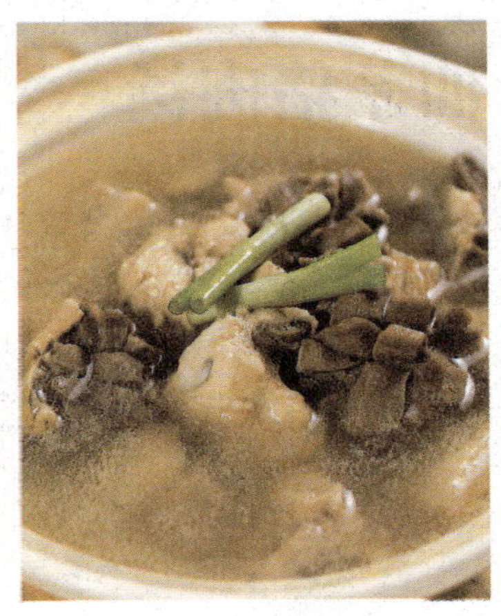

原料

鸭肉250克，猪油15克，益智仁5克，白术10克，黄酒15毫升，姜末、葱段、盐各适量。

做法

鸭肉洗净，切块。汤锅上火，加猪油烧热，入鸭肉、姜末、葱段爆炒，烹入黄酒，盛入砂锅内。加水、益智仁、白术，文火炖3小时，放盐调味即可。

功效

清肺解热，温脾暖肾，健脾益气。

仙茅

别名 独茅根、独脚仙茅、风苔草。

性味 性温，味辛，有小毒。

补阳温肾专用药材

来　源 为石蒜科植物仙茅的根茎。

主要产地 分布于江苏、浙江、福建、台湾、广东、广西、湖南、湖北、四川、贵州、云南等地。

功效主治 温肾阳、壮筋骨。治阳痿精冷、小便失禁、崩漏、心腹冷痛、腰脚冷痹、痈疽、瘰疬、阳虚冷泻筋骨痿痹等症。临床上用于治疗肾阳虚所致腰膝酸软及风寒湿痹，现较多用于配淫羊藿治疗高血压，方如二仙汤。

主要成分 含鞣质、脂肪、树脂、淀粉等。

性状特征

干燥根茎为圆柱形，略弯曲，两端平，长3~10厘米，直径3~8毫米。表面棕褐色或黑褐色，粗糙，皱缩不平，有细密而不连续的横纹，并散布有不太明显的细小圆点状皮孔。未去须根者，在根茎的一端常丛生两端细、中间粗的须根，长3~6厘米，有极密的环状横纹，质轻而疏松，柔软而不易折断。根茎质坚脆、易折断，微带颗粒性（经蒸过者略呈透明角质状），皮部浅灰棕色或因糊化而呈红棕色，靠近中心处色较深。气辛香，味微苦、辛。

选购秘诀

以根条粗长、质坚脆、表面黑褐色者为佳。

药用价值

仙茅含有脂肪、树脂、淀粉、多糖、黏液质及生物碱，具有雌性和雄性激素样作用，能使卵巢、子宫及精囊的重量增加，还有增强机体免疫功能、抗缺氧、耐高温、镇静、抗惊厥及抗炎的作用。

治肾虚腰痛：仙茅15克，薏苡仁30克，桂枝9克，细辛3克，木瓜9克，菟瓜蔸60克。水煎浓汁，冲2个鸡蛋服用。

治妇女更年期综合征：仙茅、淫羊藿各15克，巴戟天、当归、黄柏、知母各9克。水煎服，每日1剂。

治阳痿、耳鸣：仙茅、金樱子根及果实各15克。炖肉吃。

贮存要点	置干燥处，防霉、防蛀。
用法用量	内服：煎汤，4.5~9克，或入丸、散。外用：捣敷。
使用禁忌	阴虚火旺者忌服。阴虚发热、咳嗽、吐血、衄血、齿血、血淋、遗精白浊、肾虚腰痛、虚火上炎、口干咽痛等患者不宜使用。

仙茅猪肉汤

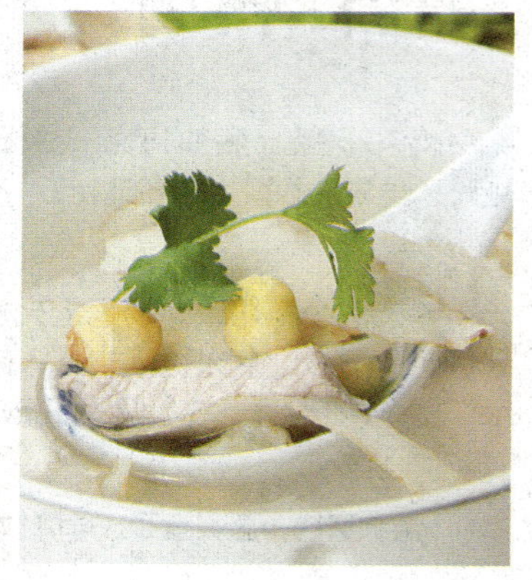

原料

仙茅15克，金樱子15克，猪瘦肉200克，葱段、姜末、盐各适量。

做法

将猪瘦肉洗净，切小块。仙茅、金樱子先煎，去渣取汁。猪肉、葱段、姜末、药汁同入锅，加水，用文火炖至熟，调入盐即可。

功效

补肾阳，强筋骨，祛寒湿。

杜仲

别名 思仙、思仲、石思仙、丝楝树皮。
性味 性温，味甘、微辛。

预防高血压的良药

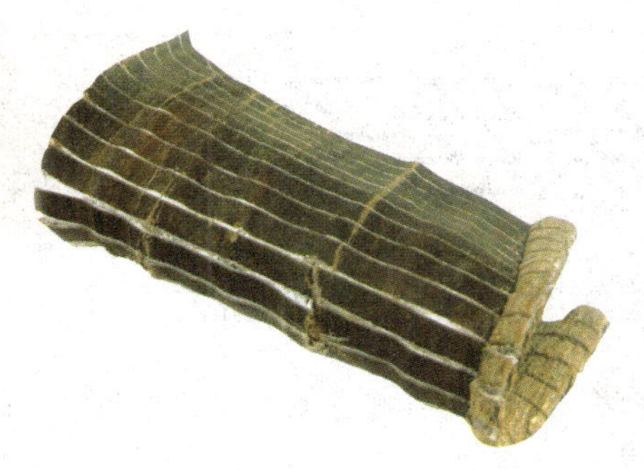

来　源 为杜仲科植物杜仲的树皮。
主要产地 主产于四川、陕西、湖北、河南、贵州、云南。江西、甘肃、湖南、广西等地亦产。
功效主治 补肝肾、强筋骨、安胎。用于肾虚腰痛、筋骨无力、妊娠漏血、胎动不安、高血压病等。
主要成分 含杜仲胶、杜仲苷、京尼平、有机酸、维生素C及微量生物碱。

性状特征

干燥树皮，为平坦的板片状或卷片状，大小厚薄不一，一般厚3~10毫米，长40~100厘米。外表面灰棕色，粗糙，有不规则纵裂槽纹及斜方形横裂皮孔，有时可见淡灰色地衣斑。但作为商品的多已削去部分糙皮，故外表面淡棕色，较平滑。内表面光滑，暗紫色。质脆易折断，断面有银白色丝状物相连，细密、略有伸缩性。气微、味微苦，嚼之有胶状残余物。

选购秘诀

以皮厚而大、糙皮刮净、外面黄棕色、内面黑褐色而光滑、折断时白丝多者为佳。

药用价值

杜仲含有多种药用成分，如β-D-葡萄糖苷、氯元酸、桃叶珊瑚苷、多种氨基酸、多种维生素，以及丰富的矿物质铁、钙、钾、锌、镁、硒等天然植物微量元素。具有降血压、增加肝脏细胞活性、恢复肝脏功能、促进肾脏功能、增强肠蠕动、通便、防止老年记忆衰退、促进血液循环、促进新陈代谢、增强机体免疫力等药理作用。

贮存要点	置通风干燥处。
用法用量	对高血压、高脂血症、心血管病、肝脏病、腰及关节痛、肾虚、哮喘、便秘、老年综合征、脱发、肥胖症均有显著疗效。内服煎煮成药汤服用，一般用量在10~15克。
使用禁忌	阴虚火旺者慎服。

杜仲腰花

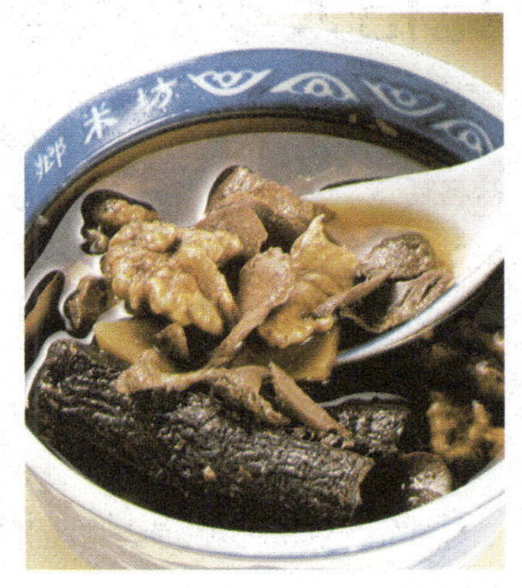

原料

核桃仁50克，猪腰100克，杜仲10克，盐3克。

做法

猪腰洗净，切成小块；杜仲洗净。将核桃仁、杜仲、猪腰放入炖盅中，加入清水。将炖盅放置炖锅中，炖90分钟，调入盐即可食用。

功效

补肾强腰、强筋壮骨，适用于腰膝酸痛等症。

菟丝子

别名 菟丝实、吐丝子、黄湾子。

性味 性平，味辛、甘。

滋补肝肾、益精明目

来　源 为旋花科植物菟丝子或大菟丝子的种子。

主要产地 主产于陕西、贵州、云南、四川等地。

功效主治 补肝肾、益精髓、明目。治腰膝酸痛、遗精、消渴、尿有余沥、目暗。

主要成分 菟丝子含树脂苷、糖类等。

性状特征

干燥种子呈扁球形或卵圆形，两侧常凹陷，长径约1.5毫米，短径约1毫米。种皮红棕色或棕黄色，微粗糙。质坚硬，不易破碎。味微苦涩。

大菟丝子性状与菟丝子相似，长径约3毫米，短径2～3毫米，在放大镜下观察，表面有排列不整齐的短线状斑纹。

选购秘诀

以颗粒饱满、无尘土及杂质者为佳。

药用价值

对生殖系统的影响

菟丝子可明显提高人精子体外活动功能，并能明显促进小鼠睾丸及附睾的发育，具有促性腺激素样作用。

神经营养因子样活性作用

本品在诱导PC12细胞分化的同时，可明显提高有丝分裂原激活的蛋白激酶磷酸化，并能抑制去血清引起的细胞凋亡，具有神经营养因子样活性作用。

心血管系统作用

菟丝子黄酮可有效改善心脏血流动力学、增加冠脉血流量、减少冠脉阻力，使缺血心肌供血量增加。同时降低心肌耗氧，而使心肌能量消耗下降。

贮存要点	置通风干燥处。
用法用量	内服：以包煎方式煮成药汤，常用量在10～15克。外用：炒研调敷。
使用禁忌	阴虚火旺、便秘、小便短赤、血崩者不宜服用。

菟杞大枣炖鹌鹑

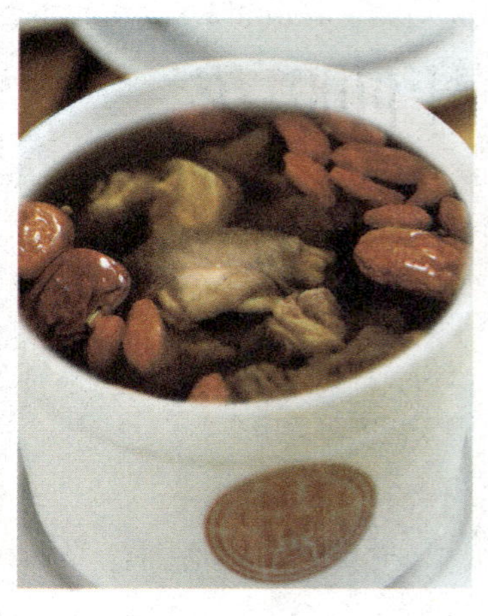

原料

鹌鹑2只，菟丝子、枸杞子各10克，大枣7枚，绍酒、盐各适量。

做法

鹌鹑洗净，斩件，汆去血污。菟丝子、枸杞子、大枣洗净。将以上原料倒进炖盅，加开水、绍酒，盖上盅盖，武火炖30分钟，转文火炖1小时，用盐调味即可。

功效

适用于肝肾亏虚引起的胎元不固、胎漏下血等症。

狗脊

别名 百枝、狗青、金狗脊、黄狗脊。

性味 性温，味苦、甘。

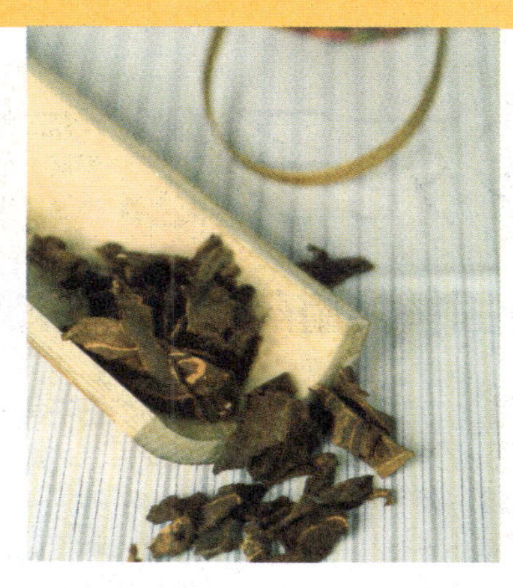

适用于风湿痛而有肝肾不足者

来　源 为蚌壳蕨科植物金毛狗的根茎。

主要产地 主产于四川、福建、浙江。

功效主治 补肝肾、除风湿、健腰脚、利关节。治腰背酸疼、膝痛脚弱、寒湿痹痛、失溺、尿频、遗精和白带等症。

主要成分 各种蕨素类物质，以及香草醛、丁香酸、对羟基苯甲酸、香荚兰乙酮、绵马酚、山柰醇。

性状特征

根茎呈不规则的长块状，长8～18厘米，直径3～7厘米。外附光亮的金黄色长柔毛，上部有几个棕红色木质的叶柄，中部及下部丛生多数棕黑色细根。质坚硬，难折断。气无、味淡、微涩。狗脊片呈不规则长形，圆形或长椭圆形。纵切片长6～20厘米，宽3～5厘米；横切片直径2.5～5厘米，厚2～5毫米，边缘均不整齐。

选购秘诀

以片厚薄均匀、坚实无毛、不空心者为佳。

药用价值

强筋骨，祛风湿

风湿关节痛而有肝肾不足者较适用，本品在祛风湿寒邪之余仍带有滋补性，故对体弱老人的寒湿膝痛，尤其腰脊僵硬疼痛、屈伸不便者（如类风湿性脊椎炎）最适用。

止血作用

狗脊的毛茸对疤痕组织、肝脏、脾脏的损害性及拔牙等外伤性出血有较好的止血作用，其效果较明胶海绵迅速。狗脊毛茸能被组织逐渐吸收消化。

抗癌作用

同属植物席氏狗脊叶的70%乙醇提取物，腹腔注射对接种艾氏腹水癌及肉瘤S180腹水型的小鼠，能延长其存活天数。

贮存要点	置通风干燥处，防霉。
用法用量	内服：煎煮成药汤服用，用量10～15克，或冲成茶品使用。外用：煎后水洗。
使用禁忌	阴虚有热、小便不利者慎服。

花生狗脊猪尾汤

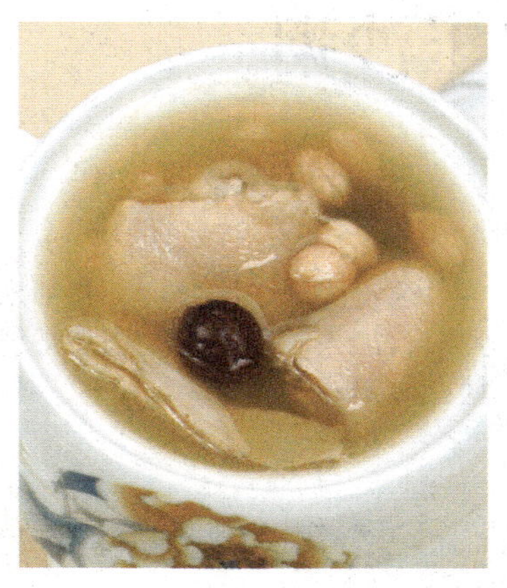

原料

猪尾1条，花生50克，狗脊30克，大枣3枚，盐适量。

做法

狗脊、大枣洗净；猪尾刮净毛，洗净斩小段。将以上原料与花生一起放入锅内，加水武火煮沸，再转文火煮1小时，加盐调味即可。

功效

补肾强腰。适用于腰膝酸痛乏力、遗尿等症。

沙苑子

别名 沙苑白蒺藜、沙蒺藜、夏黄草。

性味 性温，味甘。

补肾固精常用药材

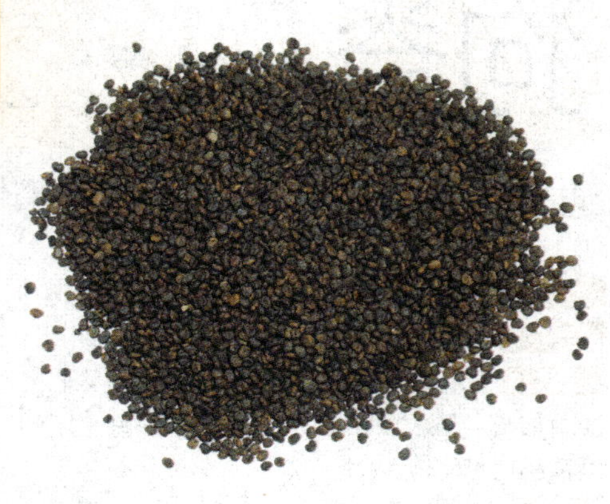

来　源 为豆科植物扁茎黄芪或华黄芪的种子。

主要产地 分布于吉林、辽宁、内蒙古、甘肃、宁夏、新疆、陕西、山西等地。

功效主治 补肝益肾、明目固精，治肝肾不足、腰膝酸痛、目昏、遗精早泄、小便频数、遗尿、尿血、白带。

主要成分 含多种氨基酸、黄酮类、三萜苷类、多糖亚油酸、棕榈酸、花生酸及铁、硒以及维生素A样物质、脂肪油、鞣质等。

性状特征

扁茎黄芪

扁茎黄芪的干燥种子呈肾脏形而稍扁，长约2毫米，宽约1.5毫米，厚不足1毫米。表面灰褐色或绿褐色，光滑。一边微向内凹陷。在凹入处有明显的种脐。质坚硬不易破碎。子叶2枚，淡黄色，略为椭圆形，胚根弯曲。无臭、味淡，嚼之有豆腥气。以饱满、均匀者为佳。

华黄芪

华黄芪的干燥种子呈较规则的肾形，颗粒饱满，长2～2.8毫米，宽1.8～2毫米。表面暗绿色或棕绿色，光滑。腹面中央微凹陷处有种脐。质坚硬，不易破碎。气微、味淡。

选购秘诀

以饱满、均匀者为佳。

药用价值

现代医学研究发现，沙苑子含有丰富的硒及锌、维生素A等物质，这些物质都有保护皮肤，使皮肤保持光洁、柔软的作用。锌可参与黑色素合成，维持皮肤的光滑性和光泽度，且保持头发的光泽、柔美。硒则有抗皮肤衰老的作用，可减少皮肤皱纹。

贮存要点	放缸内，置通风干燥处。防虫蛀、鼠食。
用法用量	内服：煎汤10～20克；或入丸、散。
使用禁忌	相火炽盛，阳强易举者忌服。

玉沙粥

原料

玉竹20克，沙苑子粉20克，粳米50克，冰糖10克。

做法

玉竹洗净、切薄片，与粳米同入锅，加水煮至粳米将熟时，加入沙苑子粉，边加边搅，煮至粥熟汤稠，加入冰糖煮化即成。

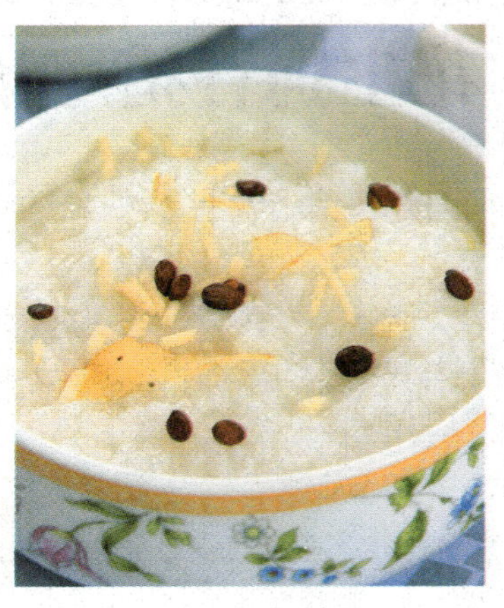

功效

滋养肾阴、补肝明目，适用于视物昏花、身体消瘦等症。

韭菜子

别名 韭子、炒韭菜子。
性味 性温，味辛、甘。

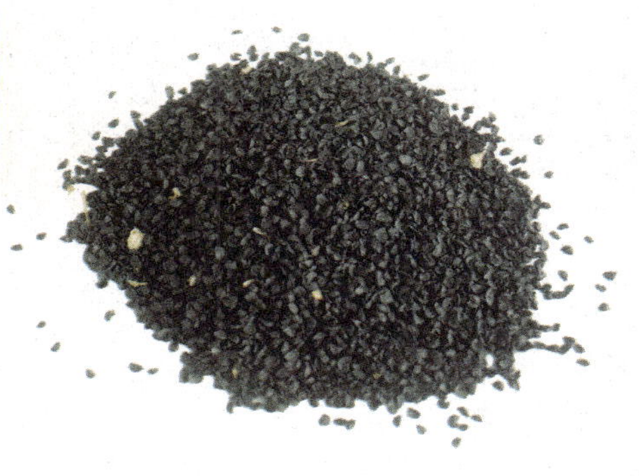

蔬菜中的“伟哥”

来　源 百合科植物韭菜的干燥成熟种子。秋季果实成熟时采收果序，晒干，搓出种子，除去杂质。

主要产地 河北、山西、吉林、江苏、山东、安徽、河南产量较大。

功效主治 补肝肾、暖腰膝、助阳固精。用于治疗阳痿、遗精、遗尿、小便频数、腰膝酸软或冷痛、白带过多等症。

主要成分 含硫化物、苷类、维生素C等。

性状特征

种子半圆形或卵圆形，略扁，长3～4毫米，宽约2毫米。表面黑色，一面凸起，粗糙，有细密的网状皱纹，另一面微凹，皱纹不甚明显，基部稍尖，有点状凸起的种脐。质硬、气特异、味微辛。

选购秘诀

以色黑、饱满、无杂质者为佳。

药用价值

益肝健胃

韭菜子含有挥发性精油及硫化物等特殊成分，散发出一种独特的辛香气味，有助于疏调肝气，增进食欲，增强消化功能。韭菜子对胃寒呕吐也有一定的疗效。

行气理血

韭菜子的辛辣气味有散淤活血、行气导滞作用，适用于跌打损伤、反胃、肠炎、吐血、胸痛等症。

润肠通便

韭菜子含有大量维生素和粗纤维，能促进胃肠蠕动，有通便作用，可预防便秘、肠癌。

贮存要点	放缸内，置干燥处，防霉、防蛀。
用法用量	煎服，5～10克。
使用禁忌	阴虚火旺者忌服。

韭菜子蒸猪肚

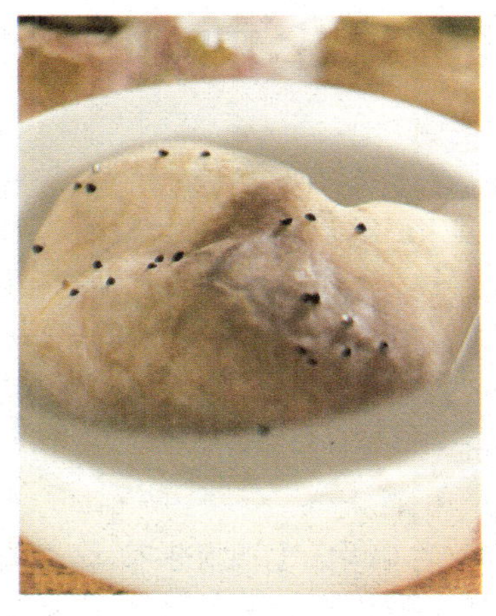

原料

韭菜子12克，猪肚1个，盐、酱油各适量。

做法

猪肚处理干净；韭菜子洗净，装入纱布袋中，扎紧袋口再放入猪肚内。将猪肚放入蒸碗，加盐、酱油、水，隔水蒸至熟烂，再取出药袋即可。

功效

温阳益胃，补肾固精。

韭菜

别名 丰本、草钟乳、起阳草、懒人菜、长生韭、壮阳草、扁菜。

性味 性温，味辛。

有“助阳草”之称

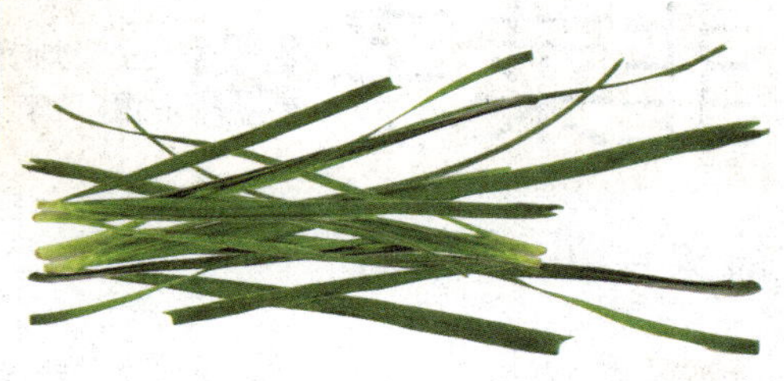

来　源 为百合科植物韭的叶。

主要产地 全国大部分地区均有种植。

功效主治 温中、行气、散血、解毒。治胸痹、噎膈、反胃、吐血、衄血、尿血、痢疾、消渴、痔漏、脱肛、跌打损伤、虫蝎螫伤。

主要成分 叶含硫化物、苷类和苦味质。

性状特征

多年生草本，高20～45厘米，具特殊强烈味道。根茎横卧，生多数须根，上有1～3个丛生的鳞茎，呈卵状圆柱形。花被6裂，白色，裂片长圆形，长4～6毫米，先端渐尖或急尖，排列为2轮，互生。雄蕊6，花丝长不超过花被，中部以下扩大，花药黄色。雌蕊1，子房上位，3室，三棱状。蒴果倒心状三棱形，绿色，长4～5毫米，直径约4毫米。种子黑色，扁平，略呈半卵圆形，边缘具棱。花期6～7月，果期7～9。

选购秘诀

以叶无腐烂变质、掐之不老、闻之有韭菜特有香味者为佳。

药用价值

韭菜中的含硫化合物具有降血脂及扩张血管的作用，适用于辅助治疗心脑血管疾病和高血压。此外，这种化合物还能使黑色素细胞内酪氨酸活性增加，从而减少皮肤毛囊的黑色素，消除皮肤白斑，并使头发乌黑发亮。

用韭菜捣汁滴鼻，可以辅助治疗中暑昏迷；将韭菜放在火上烤热，涂患处，可辅助治疗荨麻疹。韭菜中含有大量的膳食纤维，对结肠癌有明显疗效。这些膳食纤维还可把消化道中的废物包裹起来排出体外，因而有“洗肠草”之称。

韭菜含有性兴奋剂，能兴奋性器官，在药典上有“起阳草”之称。

贮存要点	阴凉干燥处保存。
用法用量	炒食、做馅，也可作为调味品。每餐50克。
使用禁忌	阴虚内热及疮疡、目疾患者均忌食。

韭菜牛肉粥

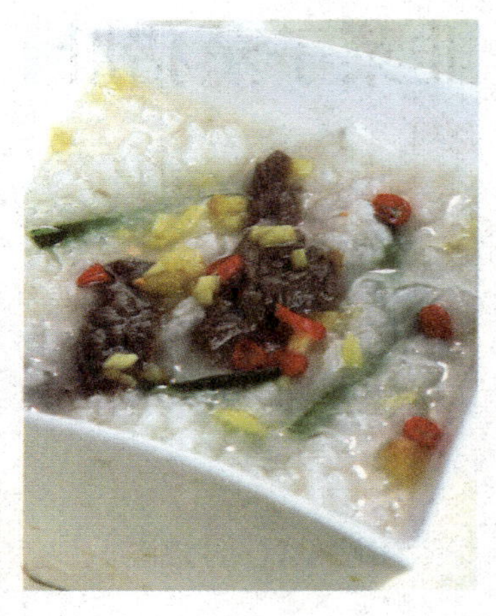

原料

韭菜30克，牛肉50克，红椒10克，粳米100克，盐、姜末适量。

做法

韭菜洗净切段，粳米淘洗干净，牛肉洗净切片，红椒洗净切圈。粳米放入锅中，加水煮沸，下入牛肉和姜末、韭菜、红椒，熬至粥熟汤稠，加盐调味即可。

功效

温中行气，助阳散寒。

虾

别名 青虾、海虾、河虾。
性味 性温，味甘。

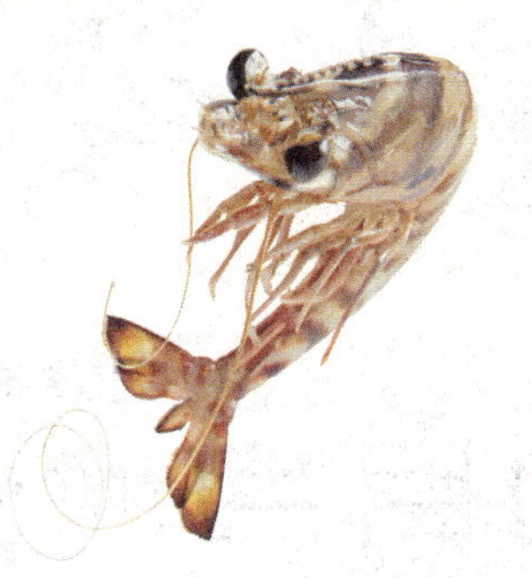

滋补壮阳之妙品

来　源 为长臂虾科动物青虾等多种淡水虾的全体。

主要产地 我国南北各地均有分布。

功效主治 补肾壮阳、通乳、排毒。可治阳痿、乳汁不下、丹毒、痈疽、臁疮。

主要成分 虾所含蛋白质是鱼、蛋、奶的几倍到几十倍，还含有丰富的钾、碘、镁、磷等微量元素及氨茶碱、维生素A等。

性状特征

青虾体形粗短，长4～8厘米，有青绿色及棕色斑纹。胸部较粗大，头胸甲前缘向前延伸呈三角形凸出的剑额，剑额两侧具有柄的眼1对。头部附肢5对，胸部有附肢8对，腹部附肢6对，第6对为尾肢，甚宽大，与尾节组成尾鳍。生活于淡水、湖沼、河流中，常栖息于多水草的岸边。食性很杂，喜食小动物尸体或水草。

选购秘诀

以虾壳须硬、色青光亮、眼凸、肉结实、味腥的为优。

药用价值

虾中含有丰富的镁，镁对心脏活动具有重要的调节作用，能很好地保护心血管系统，减少血液中胆固醇含量，防止动脉硬化。同时还能扩张冠状动脉，有利于预防高血压及心肌梗死。

虾皮中碘和钙的含量很高，有镇静作用，常用来治疗神经衰弱、自主神经功能紊乱等症。老年人常吃虾皮，可预防骨质疏松症，对提高食欲和增强体质都很有好处；孕妇适量吃虾皮可预防缺钙抽搐症及胎儿缺钙症。

虾子又名虾春，富含高蛋白，具有很好的助阳功能，肾虚者可常食。

贮存要点	在鲜虾仁中加入清水再放入冰箱冻存；将干虾子装入布袋内，放2头大蒜，这样既防变质，又能防虫蛀。
用法用量	内服：煎汤或煮食。每餐30～50克。
使用禁忌	变质虾不可食用。少数老年人，患有过敏性鼻炎、支气管炎、反复发作性过敏性皮炎者不宜吃虾。

鹿茸枸杞蒸虾

原料

白虾500克，鹿茸10克，枸杞子10克，米酒50毫升。

做法

鹿茸以火柴烧去周边绒毛，与枸杞子以米酒浸泡20分钟。白虾洗净、挑去肠泥、盛盘，放入鹿茸、枸杞子和米酒；煮锅内加水烧沸，将盘子移入隔水蒸8分钟即可。

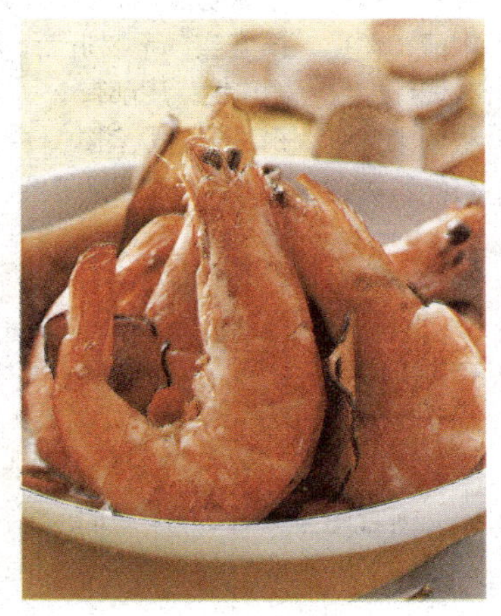

功效

壮元阳，补气血，益精髓。

养血类

主要用于治疗血虚。血虚的基本表现是面色痿黄、口唇淡白、头晕眼花、视力减退、神疲气短、心悸失眠、皮肤干燥、舌淡脉细，或有闭经。

何首乌

别名 地精、首乌、陈知白。

性味 性微温，味苦、甘、涩。

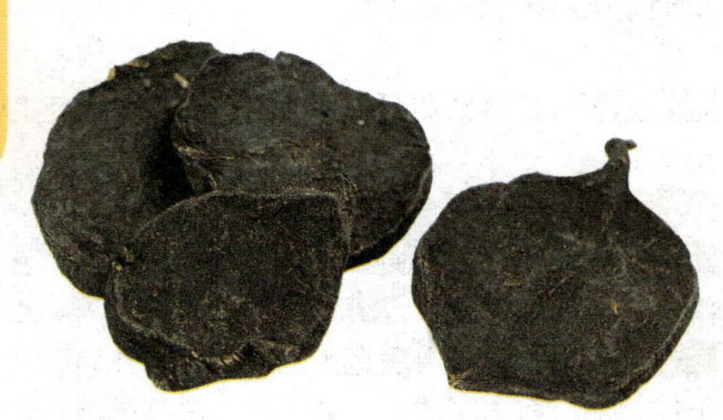

抗衰护发的滋补佳品

来　源 为蓼科植物何首乌的块根。

主要产地 主产于河南、湖北、广西、广东、贵州、四川、江苏等地。

功效主治 补肝益肾、养血祛风。治肝肾阴亏、须发早白、血虚头晕、腰膝软弱、筋骨酸痛、遗精、崩带、久疟久痢、慢性肝炎、痈肿、瘰疬、肠风、痔疾。

主要成分 根和根茎含蒽醌类，主要为大黄酚和大黄素，其次为大黄酸、少量的大黄素甲醚和大黄酚蒽酮等（炙过后无大黄酸）；还含淀粉45.2%、粗脂肪3.1%、卵磷脂3.7%等。

性状特征

植物为多年生草本，无毛。根细长，顶端有膨大的长椭圆形、肉质块根，皮黑色或黑紫色。茎缠绕，长3～4米，中空，多分枝，基部木质化。叶片卵形，药材呈团块状或不规则纺锤形，长6～15厘米，直径4～12厘米。表面红棕色或红褐色，皱缩不平，有浅沟，并有横肉长皮孔及细根痕。体重，质坚实，不易折断，断面浅黄棕色或浅红棕色，显粉性，皮部有4～11个类圆形异型维管束环列，形成云锦状花纹，中央木部较大，有的呈木心。气微，味微苦而甘涩。

选购秘诀

以个大、体重、质坚实、断面无裂隙、显粉性者为佳。

药用价值

何首乌含蒽醌衍生物和卵磷脂，它们是构成神经组织的主要成分，也对血细胞有振奋作用。何首乌能降低血脂及胆固醇，缓解动脉粥样硬化的形成，组织在血清中滞留或渗透动脉内膜，还能增强机体非特异性免疫及细胞免疫作用。何首乌抗衰老作用还表现为保护超氧化歧化酶、抑制单胺氧化酶活性，保护胸腺以及所含的微量元素等。

晒干制成的首乌润肠通便的效果显著，常用于老年人，鲜首乌的消肿作用更佳，而经黑豆、黄酒拌蒸熟制成的何首乌长于补血，最能滋补强壮。

何首乌与熟地黄、当归、酸枣仁鞣同用，可治血虚痿黄、失眠健忘。

何首乌与当归、枸杞子、菟丝子等同用，可治精血亏虚、头昏眼花、须发早白，如七宝美髯丹。

何首乌与桑葚、黑芝麻、杜仲等配伍，可治肝肾亏虚、腰膝酸软、头晕眼花、耳鸣耳聋。

何首乌与夏枯草、土贝母、当归等配伍，可治瘰疬痈疮、皮肤瘙痒。

贮存要点	置干燥处，防蛀。
用法用量	内服居多，煎煮成药汤服用时，一般用量9～15克。
使用禁忌	大便溏泄及有湿痰者不宜。何首乌忌与葱、蒜、萝卜同食。

熟地黄

别名 熟地、地黄根、大熟地。

性味 性微温，味甘。

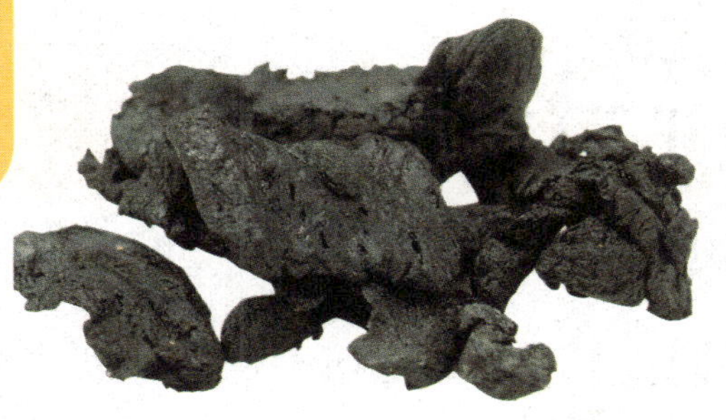

补血滋阴常用药

来　源 玄参科植物地黄的干燥根茎经加酒反复蒸晒后而成。

主要产地 主产于河南、浙江、河北、山西、山东等地。

功效主治 滋补血、益精填髓。用于肝肾虚、腰膝酸软、盗汗遗精、内热消渴、血虚萎黄、心悸怔忡、月经不调等，也是治疗糖尿病、慢性肾炎、高血压、神经衰弱等疾病的常用药材，并具有较佳的滋补效果。

主要成分 含梓醇、5-羟基糠醛、二氢梓醇、乙酰梓醇、水苏糖、葡萄糖、蔗糖、果糖、地黄多糖等。

性状特征

生地熏蒸至黑润，为熟地黄，该品为块状，大小不一，内外均漆黑色，有光泽，外表面皱缩不平。断面滋润，中心部可见光亮的油脂状块，黏性大，质柔软，气微，味甜。

选购秘诀

以个大、体重、质柔油润、断面乌黑、味甜者为佳。

药用价值

对骨髓造血系统的影响

实验证明，熟地黄可促进贫血动物红细胞、血红蛋白的恢复，加快多功能造血干细胞、骨髓红系造血细胞的增殖分化作用。

对血液凝固的影响

熟地黄能显著抑制肝脏出血性坏死及单纯性坏死。对高脂食物引起的高脂血症、脂肪肝及大鼠内毒素引起的肝静脉出血症，均有抑制血栓形成的作用。

对免疫系统的影响

熟地黄醇提取物给小鼠灌服，对受角叉菜胶抑制的巨噬细胞功能有明显的保护作用；对抗体形成细胞有抑制作用。

对心血管系统的影响

酒熟地黄及蒸熟地黄都有显著的降压作用，收缩压和舒张压均显著下降。

对内分泌系统的作用

熟地黄不仅能改善阴虚症状，而且能调节异常的甲状腺激素状态。熟地黄还具有对抗地塞米松对垂体-肾上腺皮质系统的抑制作用，并能促进肾上腺皮质激素的合成。

其他作用

熟地黄常与当归、白芍、川芎同用，治血虚萎黄、眩晕、心肌梗死、失眠及月经不调、崩漏带下等，如四物汤。还可与阿胶、艾叶等补血止血、温经散寒药同用，治崩漏下血而至血虚血汗、少腹冷痛，如胶艾汤。

常与山药、山茱萸等同用，可治肝肾阴虚，腰膝酸软、遗精、盗汗、耳鸣、耳聋及消渴等症，如六味地黄丸。

此外，熟地黄浸酒，在补血的同时，又兼有一定的活血作用。但要注意的是，熟地黄久服可能有腹胀、腹泻、胃胀等反应，与砂仁同用可减少这些副作用。

贮存要点	袋包装，置于通风干燥处，防霉、防蛀。
用法用量	多为内服、煎煮成药汤服用，一般用量在9～15克，大剂量可为30克。
使用禁忌	凡外感未清、消化不良、脾胃虚寒、大便泄泻者不宜使用；肝阳上亢而无肝肾虚的高血压患者忌用或慎用；急性支气管炎，临床表现咳血而带痰火者也不宜用。

白芍

别名 金芍药、白芍药。
性味 性凉，味苦、酸。

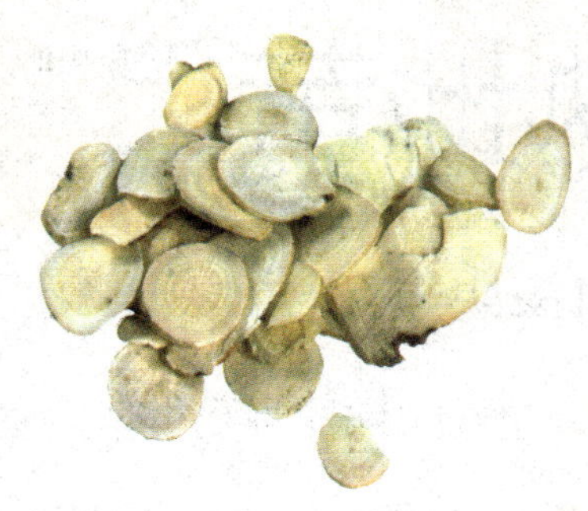

常见的补血良药

来　源 为毛茛科植物芍药（栽培种）的根。
主要产地 分布于黑龙江、吉林、辽宁、河北、河南、山东、山西、陕西、内蒙古等地。
功效主治 养血柔肝、缓中止痛、敛阴收汗。主治胸腹疼痛、泻痢腹痛、自汗盗汗、阴虚发热、月经不调、崩漏、带下。
主要成分 根含芍药苷、牡丹酚、芍药花苷、苯甲酸约1.07%、挥发油、脂肪油、树脂、鞣质、糖、淀粉、黏液质、蛋白质、β－谷甾醇和三萜类。

性状特征

干燥根呈圆柱形，粗细均匀而平直，长10～20厘米，直径1～1.8厘米。表面淡红棕色或粉白色，平坦，或有明显的纵皱及须根痕，栓皮未除尽处有棕褐色斑痕，偶见横向皮孔。质坚实而重，不易折断。断面灰白色或微带棕色，木部放射线呈菊花心状。味微苦而酸。

选购秘诀

以根粗长、匀直、质坚实、粉性足、表面洁净者为佳。在各地产品中，杭白芍因生长期长、加工细致而为白芍中的上品。

药用价值

白芍中所含的白芍总苷具有抗炎和调节免疫功能等药理作用，白芍临床上用于治疗慢性胃炎、消化性溃疡、慢性肠炎、急性黄疸型肝炎、慢性乙型肝炎、肝纤维化和肝硬化；对治疗坐骨神经痛、头痛、癫痫、冠心病、类风湿关节炎有一定作用。

白芍总苷作为一种免疫调节剂，具有浓度和功能依赖性双向调节作用的特征。

贮存要点	置干燥处，防蛀。
用法用量	白芍多为内服，煎煮成药汤服用，一般用量在10～15克，大剂量可为30克。
使用禁忌	虚寒、腹痛、泄泻者慎服。因白芍微寒，故妇女产后不可用，还不能与藜芦同用。

白芍猪肝汤

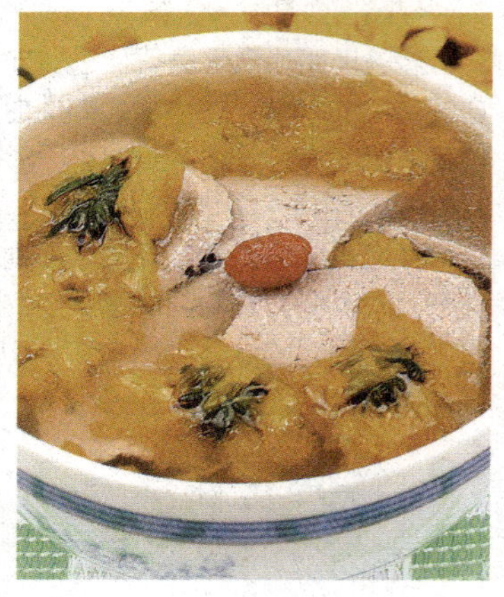

原料

白芍、菊花各15克，枸杞子10克，猪肝200克，盐5克。

做法

猪肝洗净、切片、焯水；白芍、枸杞子、菊花均洗净备用。净锅上火，倒入水煮开；下入白芍、菊花、猪肝煲至熟；再下入枸杞子，调入盐即可。

功效

养血补血，理气止痛，可缓解胸闷、胸痛等症状。

枸杞子

别名 杞子、红青椒、枸杞果。
性味 性平，味甘。

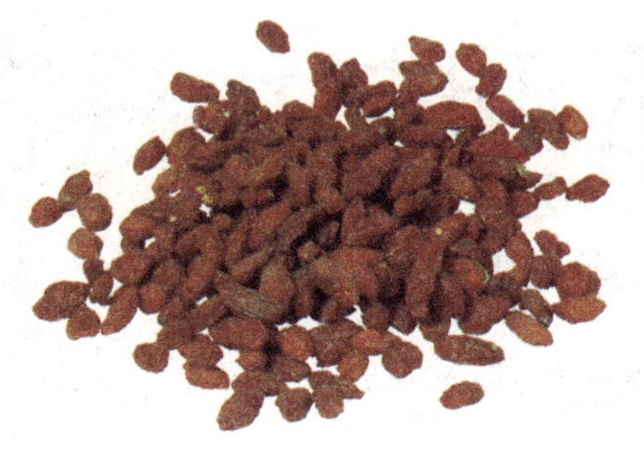

滋肾润肺的高级补品

来　源 为茄科植物枸杞或宁夏枸杞的成熟果实。

主要产地 主产于河北，其余分布于甘肃、宁夏、新疆、内蒙古、青海等地。

功效主治 滋肾、润肺、补肝、明目。治肝肾阴亏、腰膝酸软、头晕目眩、目昏多泪、虚劳咳嗽、消渴、遗精。

主要成分 枸杞子含有大量的胡萝卜素，多种维生素、β-谷甾醇、蛋白质、烟酸、酸浆红素以及铁、钙、磷、镁、锌等多种微量元素。果皮含酸浆果红素。

性状特征

西枸杞

西枸杞为宁夏枸杞的干燥成熟果实。呈椭圆形或纺锤形，略压扁，长1.5~2厘米，直径4~8毫米。表面鲜红色至暗红色，具不规则的皱纹，略有光泽，一端有白色果柄痕。肉质柔润，内有多数黄色种子；扁平似肾脏形。无臭，味甜，嚼之唾液染成红黄色。以粒大、肉厚、种子少、色红、质柔软者为佳。

津枸杞

津枸杞又名津血杞、杜杞子。为植物枸杞的干燥成熟果实。呈椭圆形或圆柱形，两端略尖，长1~1.5厘米，直径3~5毫米。表面鲜红色或暗红色；具不规则的皱纹，无光泽。质柔软而略滋润，内藏多个种子，种子形状与西枸杞的略同。无臭、味甜。

选购秘诀

以粒大、肉厚、种子少、色红、质柔软者为佳。在选购枸杞子时要特别注意，如果红色太过鲜亮，可能曾被硫黄薰过，品质可能已受到影响，吃起来也会有酸味，须避免购买。

药用价值

枸杞子有降血压、降胆固醇和防止动脉硬化的作用，并能保护肝细胞的新生，改善肝功能，对于慢性肝炎、中心性视网膜炎、结核、糖尿病、神经衰弱等均有很好的防治作用。患有高血压的人要注意，虽然枸杞子有降压作用，但是不可过量食用，因为枸杞子温热身体的效果相当强，过量食用会导致血液循环加速，血压升高。

枸杞子能提高人体淋巴因子白细胞介素的作用，而白细胞介素是维持细胞活性的主要物质，一旦降低会引起早衰或衰老。

枸杞子能提高巨噬细胞吞噬率及T淋巴细胞转化率，具有调节免疫功能的作用，多用于老年性疾病及虚损型疾病。

此外，枸杞子可提高血睾酮水平，起强壮作用；对造血功能有促进作用；还有抗衰老、抗突变、抗肿瘤等功效。

中医认为，枸杞子能滋肝肾之阴，可治疗经血不足所致的腰膝酸软、遗精滑泄、须发早白、失眠多梦以及肝肾阴虚、潮热盗汗、消渴等，可单用，或与补肝肾、益精补血之品配伍，如常与怀牛膝、菟丝子、何首乌等品同用，如七宝美髯丹。

又因枸杞子具有明目功效，多用于肝肾阴虚或精亏血虚所致的目昏多泪，常与熟地、山茱萸、山药、菊花等同用，如杞菊地黄丸。

贮存要点	置阴凉干燥处，防闷热、防潮、防蛀。
用法用量	枸杞子多为内服、煎煮成药汤服用，一般用量5~10克，也可以泡茶饮用，或将蒸熟的枸杞子直接嚼食。
使用禁忌	外邪实热，脾虚有湿及泄泻者忌服。

阿胶

别名 傅致胶、盆覆胶、驴皮胶。

性味 性平，味甘。

常用补血良药

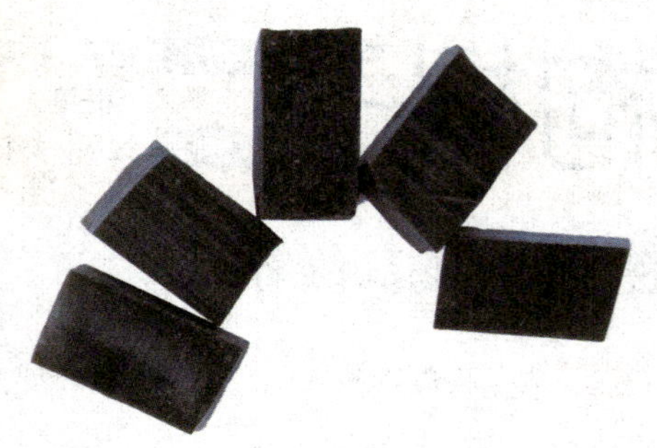

来　源 为马科动物驴的皮去毛后熬制而成的胶块。

主要产地 主产于山东、浙江。以山东产者最为著名，浙江产量最大。上海、北京、天津、武汉、沈阳等地亦产。

功效主治 滋阴、补血、安胎。治血虚、虚劳咳嗽、吐血、衄血、便血、月经不调、崩中、胎漏。

主要成分 由胶原及其部分水解产物所组成，含氮16.43%～16.54%，基本上是蛋白质。水解产生多种氨基酸，其中有赖氨酸10%、精氨酸7%、组氨酸2%等。

性状特征

呈整齐的长方形块状，通常长约8.5厘米，宽约3.7厘米，厚0.7～1.5厘米。表面棕黑色或乌黑色，平滑、有光泽。质坚易碎，断面棕黑色或乌黑色，平滑，有光泽。气微弱、味微甜。

选购秘诀

以色乌黑、光亮、无腥臭气、经夏不软者为佳。

药用价值

促进造血功能

阿胶具有提高红细胞数和血红蛋白量，促进造血功能的作用，阿胶补血机制可能与其含有氨基酸、富含铁和微量元素、含有较高的动物蛋白等因素有关。

止血作用

实验证明，口服阿胶能非常显著地促进家兔的凝血过程，使凝血时间缩短。其止血机制可能是通过提高血液中血小板含量来阻止因血小板减少引起的出血。也有人认为，因阿胶含有胶原蛋白，具黏滞性，当被人体吸收后附着在毛细血管表面，缩短了血液的凝固时间，起到止血作用。此作用只用于吐血、衄血等内出血，对外部大出血效果不明显。

抗休克作用

阿胶具有防血管渗漏作用，这可能是其抗休克作用的机制之一。实验证明，阿胶可使烫伤兔耳的血浆渗出减少，并减轻静脉注射油酸后造成的肺血管渗出性病变。又有实验证明，阿胶可使注入内毒素后血液黏滞性增加的程度有所下降。这都说明阿胶可对抗病理性血管通透性增高。这种作用可减少血浆渗出，在一定程度上维持了有效循环量，有利于微循环恢复正常，使血液动力学状况得到改善。

利尿消肿作用

阿胶对肾炎的治疗作用是使体内氨基酸含量增加，随之血浆蛋白质含量提高，血中胶体渗透压升高，有利于利尿消肿。

对钙代谢的影响

阿胶中钙含量较高，服用后可增加机体内钙的摄入量，有效地改善因缺钙而导致的骨钙丢失、钙盐外流。可用于治疗骨质疏松和骨质增生及各类骨折。

贮存要点	贮藏于干燥容器内，密闭，置阴凉干燥处，防潮。
用法用量	内服烊化阿胶5～10克，炒阿胶可入汤剂或丸、散。
使用禁忌	阿胶质地黏腻。消化能力弱的人不宜应用；素体内热较重，有口干舌燥、潮热盗汗时也不适宜服用阿胶。

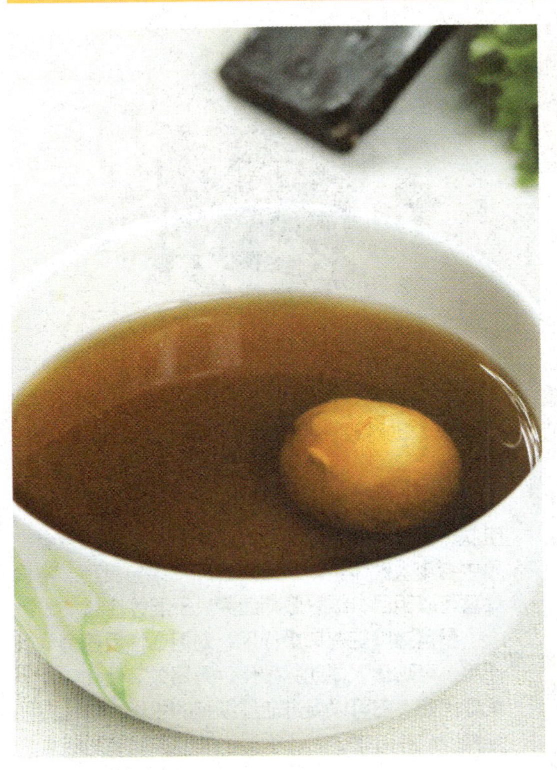

阿胶鸡子黄汤

原料

阿胶10克，白芍12克，生地黄15克，钩藤12克，牡蛎12克，络石藤10克，茯神10克，炙甘草3克，鸡子黄2枚。

做法

将白芍、生地黄、钩藤、牡蛎、络石藤、茯神、炙甘草洗净，一同放入锅中，加适量清水煎煮，滤渣取汁。用药汁烊化阿胶，再冲入鸡子黄即可饮用。

用法

每日1剂，分2次温服。

功效

养血滋阴。适用于心肝阴血亏虚、经脉失养导致的性冷淡、体弱、肌肤干枯、筋脉拘急、手足蠕动、头目眩晕、舌红口渴等。

补肺阿胶粥

原料

阿胶15克，杏仁10克，蜜制马兜铃5克，西洋参3克，粳米50克，白糖适量。

做法

西洋参研成粉末。阿胶烊化为汁，将杏仁、马兜铃先煎，去渣，取上清汁，加入粳米，用文火煮成稀粥，熟时调入西洋参末、阿胶汁、白糖即可。

用法

温服，每日1～2次，脾胃有湿、大便稀溏及对马兜铃过敏者勿服。

功效

补中益气、养阴润燥、清肺降气、止咳平喘。适用于肺虚火盛、咳嗽气喘。

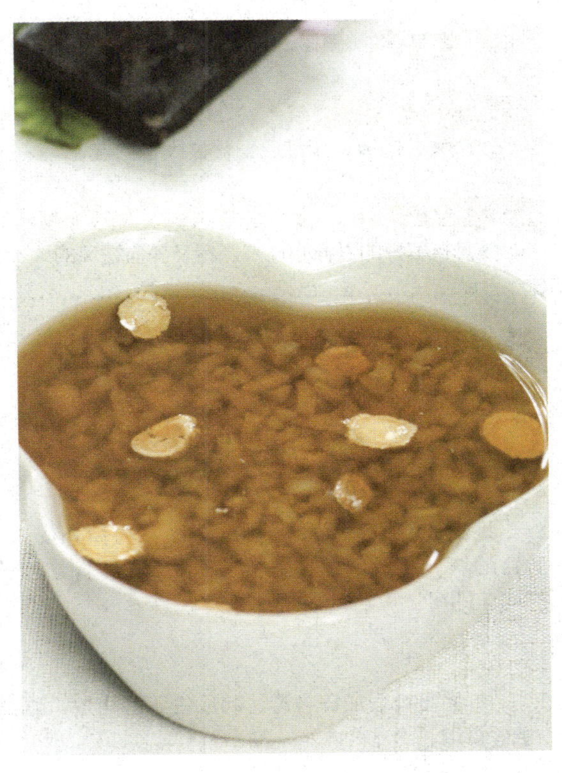

桑葚

别名 桑实、乌椹、黑葚、桑枣、桑果。
性味 性寒，味甘。

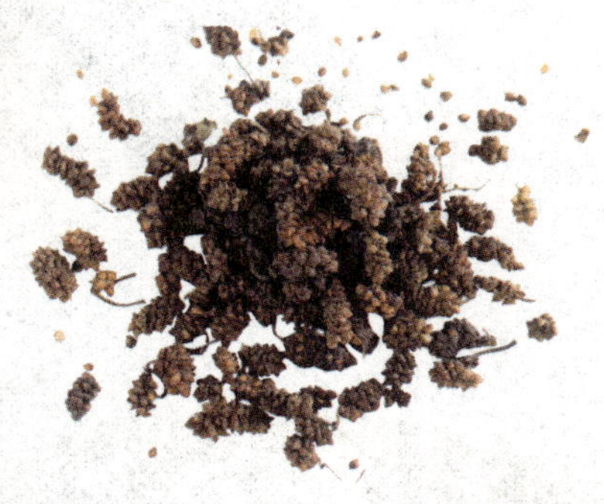

中老年人抗衰美颜之佳果

来　源 为桑科植物桑的果穗。

主要产地 主产于江苏、浙江、湖南、四川、河北等地。

功效主治 补肝、益肾、息风、滋阴。治肝肾阴亏、消渴、便秘、目暗、耳鸣、瘰疬、关节不利。

主要成分 含糖、鞣酸、苹果酸及维生素B_1、维生素B_2、维生素C和胡萝卜素。桑葚油的脂肪酸主要由亚油酸和硬脂酸、油酸等组成。

性状特征

干燥果穗呈长圆形，长1～2厘米，直径6～10毫米。柄长1～1.5厘米。表面紫红色或紫黑色。果穗由30～60个瘦果聚合而成；瘦果卵圆形，稍扁，长2～5毫米，外具膜质苞片4枚。胚乳白色。质油润，富有糖性。气微，味微酸而甜。

选购秘诀

以个大、肉厚、紫红色、糖性大者为佳。

药用价值

桑葚有很好的滋补心、肝、肾及养血祛风的功效，对耳聋、眼花、须发早白、内热消渴、神经衰弱、动脉硬化、血虚便秘、风湿关节痛等均有疗效。

桑葚有改善皮肤（包括头皮）血液供应，营养肌肤，使皮肤白嫩及乌发等作用，并能延缓衰老，是中老年人健体美颜、抗衰老的佳果与良药。常食桑葚可以明目，缓解眼睛疲劳、干涩等症状。

桑葚对脾脏有增重作用，对溶血性反应有增强作用，可防止人体动脉硬化、骨骼关节硬化，促进新陈代谢。它可以促进血红细胞的生长，防止白细胞减少，并可辅助治疗贫血、神经衰弱等病症。

贮存要点	置通风干燥处，防蛀。
用法用量	煎服或生食，每日20～30颗（30～50克）。
使用禁忌	因为桑葚内含有较多的胰蛋白酶抑制物——鞣酸，会影响人体对铁、钙、锌等物质的吸收。脾虚便溏者亦不宜吃桑葚。桑葚含糖量高，糖尿病患者应忌食。

桑葚猕猴桃奶

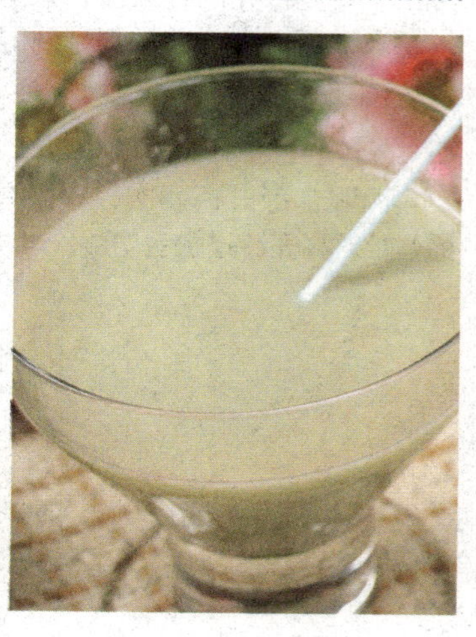

原料

桑葚80克，猕猴桃1个，牛奶150毫升。

做法

将桑葚洗干净。猕猴桃洗干净，去掉外皮，切成大小适合的块。将桑葚、猕猴桃放入果汁机内，加入牛奶，搅打均匀即可。

功效

本品具有增加锌含量、利尿生津的功效，适合前列腺患者食用。

葵花子

别名 瓜子、葵子、向日葵子、太阳花子。

性味 性平，味甘。

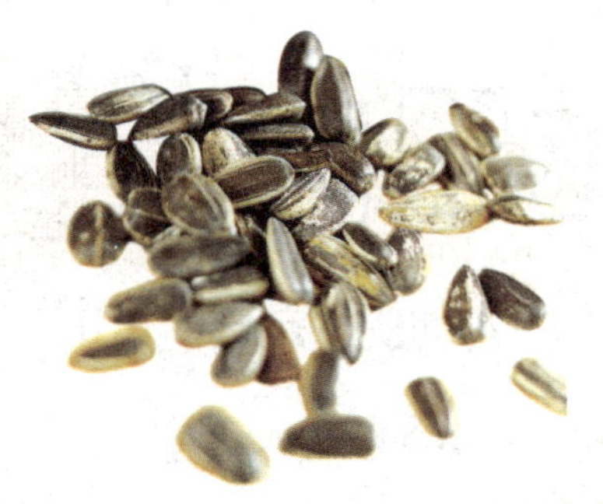

备受推崇的健康坚果

来　源 为菊科植物向日葵的种子。

主要产地 我国各地都有栽培。

功效主治 补血、安神、滋阴、止痢、透疹、防病抗衰老，对于血痢、痈肿有一定的疗效。

主要成分 葵花子含有丰富的植物油脂、脂肪、胡萝卜素、麻油酸等，并含有蛋白质、糖、多种维生素，以及铁、锌、镁等多种微量元素。

性状特征

向日葵，一年生草本，茎直立，粗壮，高可达3.5米，外具粗毛和斑点，叶互生，具长柄，总苞具苞片多层，苞片卵圆形或卵状披针形，花托扁平，具膜质托片；周围一轮舌状花，中性，黄色，中央筒状花，两性，紫棕色，先端五齿裂；瘦果浅灰色或黑色，扁长卵形或椭圆形，内藏种子1颗，淡黄色，富含脂肪油。花期为春、夏两季。

选购秘诀

以粒大、均匀、饱满、壳面有光泽的为佳。

药用价值

葵花子的亚油酸可达70%，有助于降低人体的血液胆固醇水平，有益于保护心血管健康。

葵花子维生素E的含量特别丰富，每天吃一把葵花子，就能满足人体一天所需要的维生素E，这对安定情绪、防止细胞衰老都有好处。

葵花子可以预防贫血，葵花子中含有丰富的维生素B_3，具有改善失眠、增强记忆力的作用，对癌症、动脉粥样硬化、高血压、冠心病、神经衰弱也有一定的防治作用。

葵花子可辅助治疗泻痢、脓疱疮等疾病，还可调节人体的新陈代谢、保持血压稳定。

贮存要点	置于通风干燥处保存，防潮、防霉、防虫蛀。
用法用量	生食或炒熟使用。每餐80克。
使用禁忌	患有肝炎者最好不要吃瓜子，因为它会损伤肝脏，引起脂肪肝或肝硬化。葵花蛋白质具有抑制睾丸成分，育龄男性不宜多食。

多味葵花子

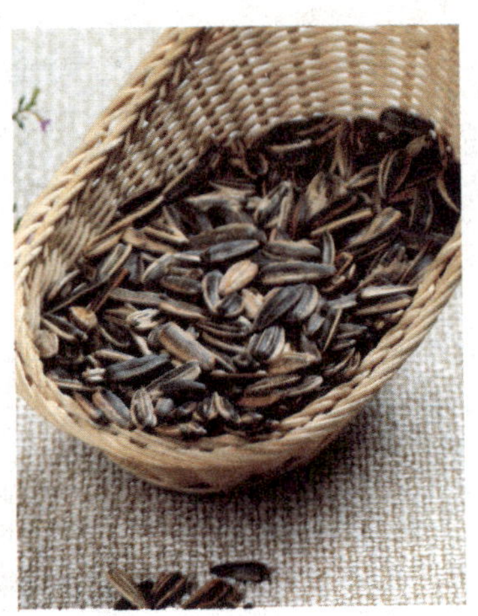

原料

葵花子1000克，桂皮10克，麦冬5克，甘草3克，盐、白糖、奶油香精各适量。

做法

把桂皮、麦冬、甘草用纱布袋装好，放入锅中煮沸。加入葵花子、奶油香精、白糖、盐、水，用文火煮至葵花子涨起。最后把葵花子捞出晾凉或烘干。

功效

补血安神，抵抗衰老。

龙眼肉

别名 蜜脾、龙眼干、福肉、桂圆、桂圆肉。

性味 性温，味甘。

安神、补血、抗衰老

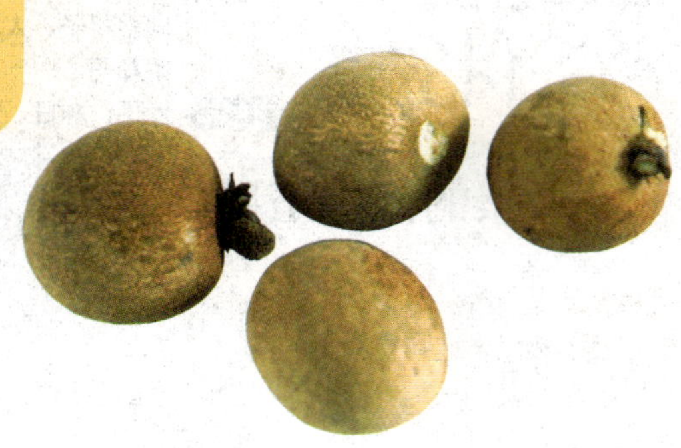

来　源 为无患子科植物龙眼的假种皮。

主要产地 主产于广西、福建、广东、四川、台湾等地。

功效主治 益心脾、补气血、安神。治虚劳羸弱、失眠、健忘、惊悸、怔忡。

主要成分 含葡萄糖、酒石酸、蔗糖、含有蛋白质、脂肪、糖类、氨基酸、胡萝卜素、维生素A、维生素B_2、维生素C以及钾、钠、钙、镁、铁、磷、锌、锰、铜等营养成分。

性状特征

果实

为由顶端纵向裂开的不规则块片，长约1.5厘米，宽1.5～3.5厘米，厚不及1毫米，表面黄棕色，半透明。靠近果皮的一面皱缩不平、粗糙。靠近种皮的一面光亮而有纵皱纹。质柔韧而微有黏性，常黏结呈块状。气香，味浓甜而特殊。

火焙龙眼肉

果肉呈深黄色至棕褐色，常多片、黏成团，质软润而显光泽，较黏手，稍有烟熏气，味甜而略带烟熏味，咀嚼有韧性，较黏牙。

选购秘诀

市售的龙眼肉以色金黄、肉厚、质细软、体大、半透明、气香、味甜、嚼之口感“起砂”者为佳。生晒龙眼肉为好。

药用价值

龙眼肉营养丰富，具有增进红细胞及血红蛋白活性、升高血小板、改善毛细血管脆性、降低血脂、增加冠状动脉血流量的作用，对心血管疾病有预防和辅助治疗作用。

龙眼中的维生素K的含量很高，是其他水果少有的；它的糖分也很高，包括可以被人体直接吸收的葡萄糖；含铁量也比较高。可在提高热能、补充营养的同时促进血红蛋白生成，从而达到补血的效果。每日嚼食30克龙眼肉，治心悸怔忡。龙眼肉10克，莲子15克，糯米60克，煮粥每日早晚食，治心悸失眠，精神不振。龙眼肉10克，花生12克，水煎服，亦治贫血体弱。

龙眼是健脾益智的传统食物，对失眠、心悸、神经衰弱、记忆力减退、贫血有较好的疗效。

龙眼对产后、病后需要调养及体质虚弱者有辅助疗效，是难得的抗衰老食品。可单用本品或加白糖蒸熟，开水冲服。或用龙眼肉、鸡蛋，蒸熟食用，治月经不调，产后虚弱。

龙眼有对子宫癌细胞的抑制作用。妇女更年期是妇科肿瘤好发的阶段，适当吃些龙眼有利健康。

龙眼能使女性脸色红润，身材丰满，是古代女性“丰胸”最常用的进补食材。龙眼肉、当归适量，用米酒浸泡半月后，每日少量饮之，有养血益颜之功效。

贮存要点	置通风干燥处，防潮、防蛀。
用法用量	龙眼肉以内服居多，可煮服用，常用量9～15克，大剂量可为30～60克，也常入药膳、浸酒或直接食用。
使用禁忌	痰多火盛、无食欲、腹胀、舌苔厚腻、大便滑泻，以及患有慢性胃炎的人不宜服用。龙眼含天然糖分较高，因而糖尿病患者忌食。龙眼性热助火，故小儿与青少年不宜多食。

荔枝

别名 离支、荔支、丹荔、火山荔、丽枝、勒荔。

性味 性温，味甘、酸。

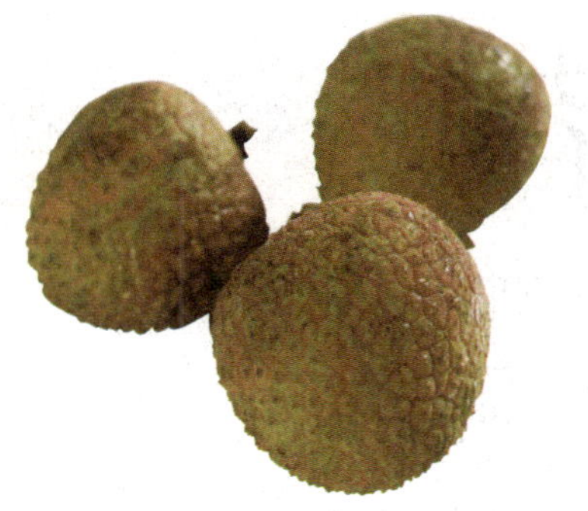

味道鲜美的珍贵果品

来　源 为无患子科植物荔枝的果实。

主要产地 主产于广东、广西、福建、台湾、云南、四川等地。

功效主治 生津益血、理气止痛。治烦渴、呃逆、胃痛、瘰疬、疔肿、牙痛、外伤出血。

主要成分 果肉含葡萄糖66%，蔗糖5%，蛋白质1.5%，脂肪1.4%，维生素A，B族维生素，维生素C，叶酸以及柠檬酸、苹果酸等有机酸。尚含多量游离的精氨酸和色氨酸。

性状特征

核果状果实圆形、卵圆形或心脏形，直径2.5~4.5厘米,成熟后深红色。外果皮革质,有瘤状凸起（龟裂片是品种分类的主要依据）。可食部分是假种皮，乳白色或黄蜡色,半透明。种子多为椭圆形,褐赤色，有光泽。主要栽培品种有100多个,分为早熟、中熟和晚熟3种类型，其中以香甜、核小的“糯米糍”“桂味”“妃子笑”等晚熟品种和“香荔”等中熟品种最为名贵。

挂绿

因外壳四分微绿六分红，每个都有一圈绿线而名。

桂味

特点是有桂花味，肉爽而清甜。果皮浅红色，皮上的裂片峰尖刺手，皮薄而脆。核有正常发育的大核，亦有退化的焦核。桂味中有一种叫“鸭头绿”，有墨绿色的斑片，是特佳品种。

糯米糍

特点是肉厚、多汁、浓甜如蜜。果皮鲜红、皮薄、皮上裂片无峰尖，核小，更有退化成无核的。

妃子笑

特点是果皮青红，个大，肉色有如白蜡，脆爽而清甜，果核小。

兰竹

有红色和青色两个品系。果实心脏形，果顶丰满；果梗细；龟裂片中大无刺；皮较薄，核大小不一，大核居多；陶乳白色，味甜而酸，品质中等。

选购秘诀

选购时，以新鲜、体大、肉质白润、肥厚甜嫩、汁多者为佳。

药用价值

鲜荔枝能生津止渴、和胃平逆，是心悸、失眠等患者的滋补果品。

荔枝富含铁元素及维生素C，铁元素能提高血红蛋白的含量，使人面色红润，维生素C能使皮肤细腻富有弹性。

常食荔枝能补脑健身、开胃益脾，有促进食欲之功效。贫血、胃寒和口臭者很适合食用。荔枝可防止雀斑的发生，对因妊娠产生的色素沉着有一定的改善。荔枝干具有补益补肾、养肝血的功效。

在吃荔枝前后适当喝点盐水、凉茶或绿豆汤，或者把新鲜荔枝去皮浸入淡盐水中，放入冰箱里冰镇后食用。这样不仅可以防止虚火，还具有醒脾消滞的功效。

贮存要点	以低温高湿（2~4℃，湿度90%~95%）的条件下保存。
用法用量	荔枝除鲜食外，可制荔枝干、果汁、罐头、酿酒。每日5颗。
使用禁忌	阴虚火旺者慎服。正在长青春痘、生疮、伤风感冒或有急性炎症时，不宜吃荔枝，否则会加重病症。

猪肝

别名 猪肉肝。
性味 性温，味甘。

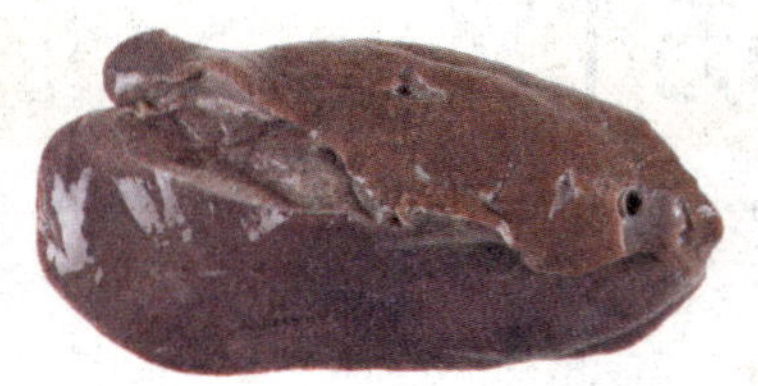

适合贫血者补血之用

来　源 为猪科动物猪的肝脏。

主要产地 全国各地均有产。

功效主治 补虚损、健脾胃、补肝壮腰、明目补血。治虚劳羸弱、泄泻下痢、消渴、小便频数、小儿疳积、目赤、水肿、脚气。对肝血不足所致的视物模糊不清、夜盲、干眼症、小儿麻疹、病后角膜软化症、内外翳障等病症有食疗作用。适宜癌症患者放疗、化疗后食用。

主要成分 维生素A、维生素B_2、维生素B_{12}、叶酸、维生素C、微量元素硒、胆固醇、铁等。

性状特征

表面光滑润泽、呈深红色、外观呈扇形，闻之有腥味。肉质较为紧实。

选购秘诀

以外观色泽鲜红、表面光滑、无杂色斑点、无异味为好。

药用价值

猪肝中维生素A的含量远远高于奶、蛋、肉、鱼等食品，具有维持人体正常生长和生殖功能的作用；能保护眼睛，维持正常的视力，防止眼睛干涩、疲劳。

猪肝中含铁丰富，可调节和改善贫血患者造血系统的生理功能。经常食用猪肝还能补充维生素B_2，可以去除机体中的一些有毒成分；有助于神经系统的稳定，而且对红细胞的生成不可或缺。

猪肝中还具有一般肉类食品中缺乏的维生素C和微量元素硒，能增强人体的免疫反应，抗氧化、防衰老，并能抑制肿瘤细胞的产生。

贮存要点	放入冰箱保鲜格中保存。
用法用量	煮食、炒食、煲汤。每餐50克。
使用禁忌	不宜与维生素C、抗凝血药物、左旋多巴、优降灵等药物同食。忌与鱼肉、荞麦、菜花、黄豆、豆腐、番茄、山楂等同食。高脂血症、肝病、高血压和冠心病患者应慎食。

参芪枸杞猪肝汤

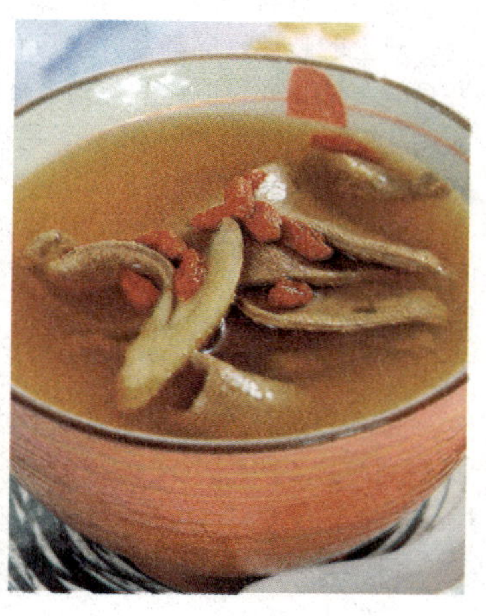

原料

猪肝300克，党参10克，黄芪15克，枸杞子10克，盐适量。

做法

猪肝洗净、切片；党参、黄芪洗净，放入煮锅，加水以武火煮沸；再放入猪肝片、枸杞子，转文火煮熟，加盐调味即可。

功效

补气养血、养肝明目，对肝肾不足两目昏花、白内障有食疗作用。

猪血

别名 血豆腐、猪血肠。
性味 性平，味咸。

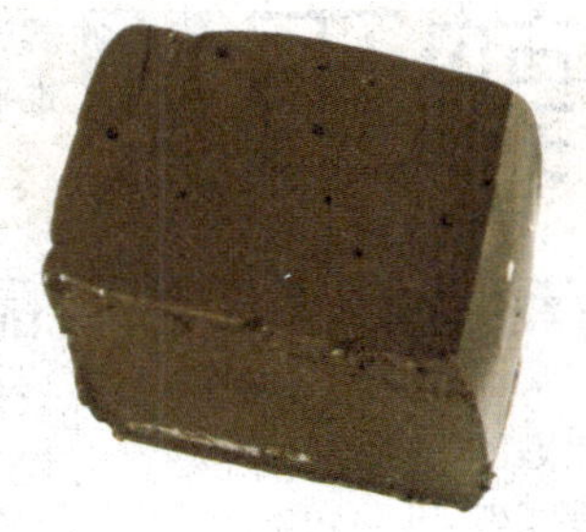

最佳的补血益气“液态肉”

来　源 为猪科动物猪的血。

主要产地 全国各地均有出产。

功效主治 解毒清肠、补血美容。治头风眩晕、中满腹胀、宫颈糜烂、骨折，还可解毒，抑制结石。

主要成分 水分、蛋白质、脂肪、维生素B_2、维生素C、碳水化合物、灰分，以及钙、磷、铁等多种元素。

性状特征

在我国猪血通常被制成血豆腐或血肠，基本呈深红色，表面平滑、有光泽，闻之有腥咸的味道。

选购秘诀

选择正规加工厂出产的，购买时要注意保质期，观察猪血表面没有异常白斑或异常凝固状物，没有异味的为佳。

药用价值

猪血具有利肠通便的作用，可以清除肠中的沉渣浊垢，对尘埃及金属微粒等有害物质具有净化作用，可避免人体内产生积累性中毒，是人体的“清道夫”。

猪血中含铁量较高，而且以血红素铁的方式存在，容易被人体吸收利用，具有良好的补血功能。处于生长发育阶段的儿童和孕妇及哺乳期的妇女多吃猪血可预防缺铁性贫血。

猪血中微量元素钴可以延缓肿瘤的生长，对恶性贫血症等也有一定的辅助治疗作用。

猪血中还含有一定量的卵磷脂，具有健脑作用，对防治阿尔茨海默病、记忆力减退、健忘、多梦、失眠等症也颇为有益。

贮存要点	冷藏保存。
用法用量	可煮食、炖食、炒食。每餐50克。
使用禁忌	高脂血症、肝病、高血压和冠心病患者应少食；猪血忌黄豆、地黄、何首乌同用。

山药炖猪血

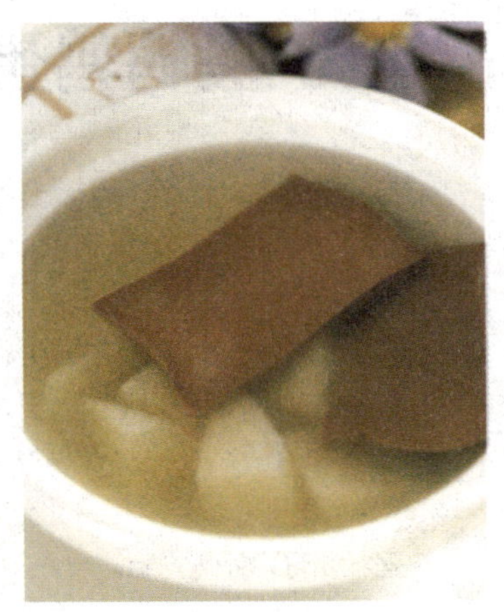

原料

猪血100克，鲜山药200克，食用油、盐各适量。

做法

鲜山药去皮，洗净，切块。猪血洗净，切片，氽水后捞出。将猪血与山药一同放入锅内，加入适量油和水烧开，改用文火炖20分钟，加入盐调味即可。

功效

健脾补血，可改善小儿营养不良、疳积、厌食等症。

鹌鹑蛋

别名 鹑鸟蛋。
性味 性平，味甘。

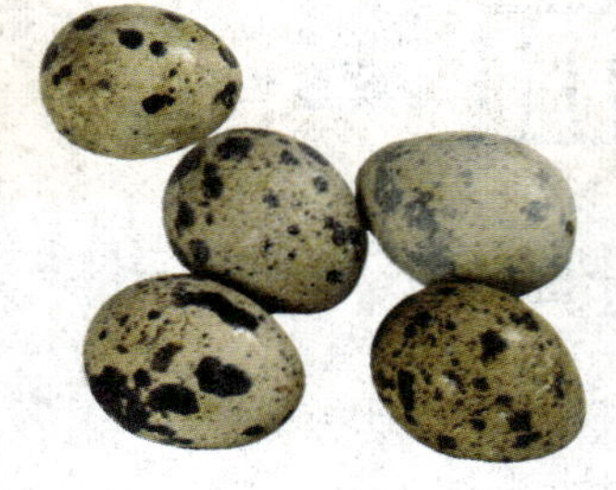
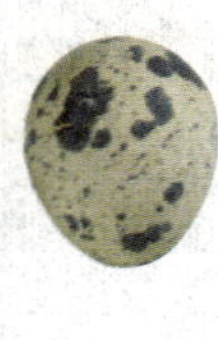

脑力劳动者的优质补养品

来　源 为雉科动物鹌鹑的卵。

主要产地 我国东部地区较多。

功效主治 益气补血、补五脏、壮筋骨、除湿消热。

主要成分 鹌鹑蛋的蛋白质、脂肪含量与鸡蛋相当，尤为突出的是，它的维生素B_2含量是鸡蛋的2.5倍，鹌鹑蛋的卵磷脂含量比鸡蛋高出3～4倍。它还含有碳水化合物、多种维生素以及钙、磷、铁等矿物质。

性状特征

此蛋外壳为灰白色，并杂有红褐色和紫褐色的斑点。呈小椭圆形，比鸡蛋体积小。

选购秘诀

鲜蛋较重，重量在10克左右，陈蛋则较轻。优质蛋色泽鲜艳，壳硬，蛋黄呈深黄色，蛋清黏稠。购买时注意鉴别。

药用价值

鹌鹑蛋含有的卵磷脂和脑磷脂是高级神经活动不可缺少的营养物质，具有健脑的作用。对长期从事脑力劳动的人来说大有益处。法国医生曾用鹌鹑蛋入药，治疗过敏性哮喘症或不明原因的过敏症。吃鹌鹑蛋能预防因吃鱼虾发生的皮肤过敏、风疹块、呕吐及某些药物过敏症。

鹌鹑蛋含有能降低血压的芦丁等物质，具有防治高血压的功效。蛋中含量较高的赖氨酸、蛋氨酸等均为人体必需的物质。

对营养不良、发育不全、身体虚弱者及孕妇产前、产后出现的贫血等都有很好的滋补作用。被誉为延年益寿的“灵丹妙药”。对有贫血、月经不调的女性，其调补、养颜、美肤功用也很显著。

贮存要点	煮熟后低温保存。
用法用量	炒食、煮食或做汤均可。每天3～5个。
使用禁忌	鹌鹑蛋的胆固醇比例较高，高胆固醇者慎食，脑血管疾病患者少食为好。鹌鹑蛋忌与猪肝及菌类食物同食，否则易生黑斑。此外，外感未清、痰热、痰湿者不宜进食。

菟丝子煲鹌鹑蛋

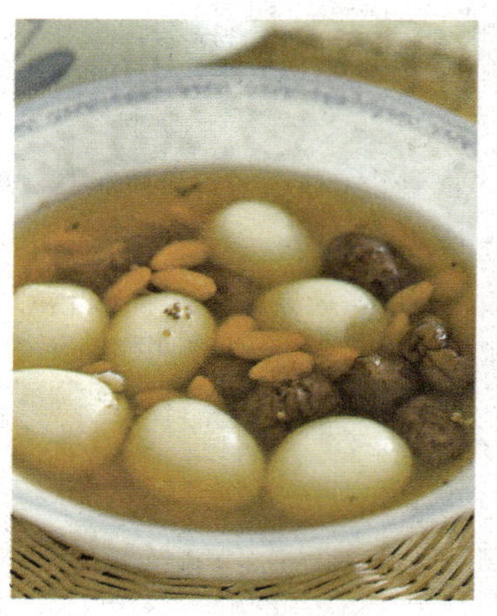

原料

菟丝子9克，大枣、枸杞子各12克，鹌鹑蛋（熟）400克，姜末、盐适量。

做法

菟丝子洗净，装入纱布袋中，扎紧袋口；大枣、枸杞子洗净。将以上原料一起放入锅中，加鹌鹑蛋、姜末、水，武火煮沸，转文火继续煮约40分钟，加盐调味即可。

功效

强壮筋骨，补气安胎。

海参

别名 辽参、海男子、刺参、光参。

性味 性温，味咸。

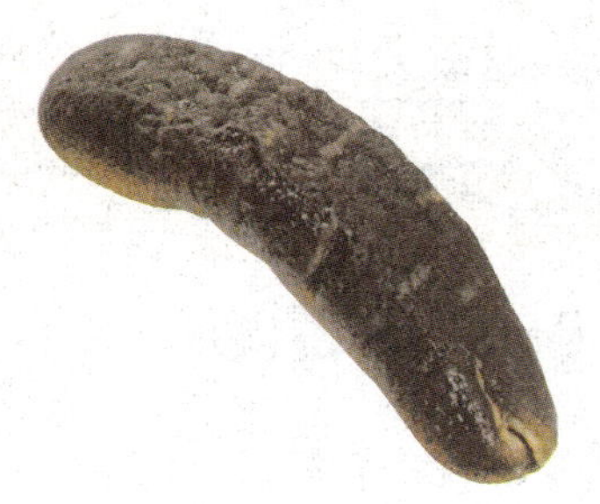

补血、填精、益肾的海中珍品

来　源 为刺参科动物刺参或其他海参的全体。

主要产地 分布于我国黄、渤海区。

功效主治 补肾益精、养血润燥。治精血亏损、虚弱劳怯、阳痿、梦遗、小便频数、肠燥便艰。

主要成分 含有粗蛋白质、粗脂肪、蛋白质、脂肪、碳水化合物、灰分、钙、磷、铁、碘等。

性状特征

体长筒状，横断面略呈四角形。腹面平坦，管足沿腹面排列成3条不规则的纵带。背面略隆起，具4～6行大小不等、排列不规则的圆锥状肉刺。口在前端，偏于腹面，触指基部，口之背面有一乳凸。

选购秘诀

一般好的海参皮质清晰，颜色自然，根据生长环境颜色的不同，主要分为黑色、棕色、灰色等，即不是绝对通体的黑色，当然也不是通体都是白色的。另外，肉刺以及腹部的管足一般都比较完整。干海参以纯干、体大、均匀、肉肥者为上品。

药用价值

抗凝血

从刺参体壁中分离出刺参酸性黏多糖可令血循环中血小板明显减少，起到抗血栓作用。有更好的治疗动脉血栓的作用。

降血脂、降低血液黏稠度

海参可显著降低健康中老年组总胆固醇、血清甘油三酯浓度，还能降低血液黏稠度。这对防治血栓性疾病有重要意义。

抗肿瘤、免疫调节

海参提取物中具有两类主要的活性物质，即酸性黏多糖、多肽，可增强人体免疫力。同时，海参中所含的丰富的蛋白质、精氨酸等也是人体免疫功能所必需的物质，能预防疾病感染，调整机体的免疫力，对流行性感冒等传染性疾病有很好的预防功效。海参中还含有大量的硒，能有效防癌抗癌。

抗菌、抗病毒

海参提取物对离体革兰阳性菌和革兰阴性菌生长均有明显的抑制作用，还具有广谱的抗菌作用。此外，还有杀病毒作用，如对1型单纯疱疹病毒。临床用于治疗脚气病和白癣菌感染。

抗衰老

花刺参提取物能显著提高小鼠红细胞SOD活性，具有延缓衰老作用。海参还可延长果蝇的寿命，增加小鼠免疫器官胸腺和脾脏的重量。

促进修复

海参的修复再生功能，是一个重大特点。如快速使伤口愈合、修复多年受损的胃肠功能、修复免疫系统、修复胰岛、恢复造血功能等。

改善睡眠、提高记忆力

海参中精氨酸的含量比其他生物体内高，对神经衰弱有特殊疗效，所以食用海参对改善睡眠有明显作用。而海参中烟酸、钙、牛磺酸、赖氨酸等元素对恢复大脑疲劳，增强记忆能力也有重要功效。

壮阳

精氨酸、锌能滋阴壮阳，提高男性内分泌能力，提高女性的新陈代谢，促进性激素分泌能力。

贮存要点	加工烘干后保存，注意防霉、防虫。
用法用量	红烧、煎汤、煮食均可。涨发品每餐50～100克。
使用禁忌	泻痢遗滑者忌之，宜配涩味而用；脾弱不运、痰多便滑、客邪未尽者均不可食。

菠菜

别名 菠棱、波棱菜、赤根菜、波斯草、鹦鹉菜、鼠根菜、角菜。

性味 性凉，味甘。

适宜电脑操作者食用

来　源 为藜科植物菠菜的带根全草。

主要产地 全国大部分地区均有种植。

功效主治 养血、止血、敛阴、润燥。治衄血，便血、坏血病、消渴止烦、大便涩滞。

主要成分 菠菜中含有蛋白质、脂肪、碳水化合物、钙、磷、铁、胡萝卜素、维生素A、维生素B_1、维生素B_2、烟酸、维生素C等营养成分。因其维生素含量丰富，被誉为“维生素宝库”，糖尿病、高血压、便秘者更宜食用。

性状特征

菠菜为一年生草本植物，全体光滑，柔嫩，水分多。幼根带红色。叶互生，基部叶和茎下部叶较大。茎上部的叶渐次变小，戟形或三角状卵形。花序上的叶变为披针形，具长柄。花单性，雌雄异株。雄花排列成穗状花序，顶生或腋生，花被4，黄绿色，雄蕊4，伸出。雌花簇生于叶腋，花被坛状，有2齿，花柱4，线形细长，下部结合。胞果硬，通常有2个角刺。花期为夏季。

选购秘诀

以根小色红、叶色深的为佳。

药用价值

菠菜中含有一种类似胰岛素样的物质，作用与胰岛素十分相似，可使血液中的血糖保持稳定，所以是糖尿病患者的一种健康食品。

菠菜中含有丰富的维生素，能够预防口角炎、夜盲症等维生素缺乏症的发生。

菠菜中尚含有大量的抗氧化剂，具有抗衰老、促进细胞增殖作用，它能激活大脑功能，增强青春活力，对防治大脑老化和阿尔茨海默病有突出作用。

菠菜中所含维生素K，有止血的作用。

贮存要点	新鲜食用，或置于冰箱保鲜格中保存。
用法用量	炒食、煮汤、做馅、凉拌均宜。每餐80～100克。
使用禁忌	婴幼儿和缺钙、软骨病、肺结核、肾结石、腹泻者不宜食生菠菜。

菠菜玉米枸杞粥

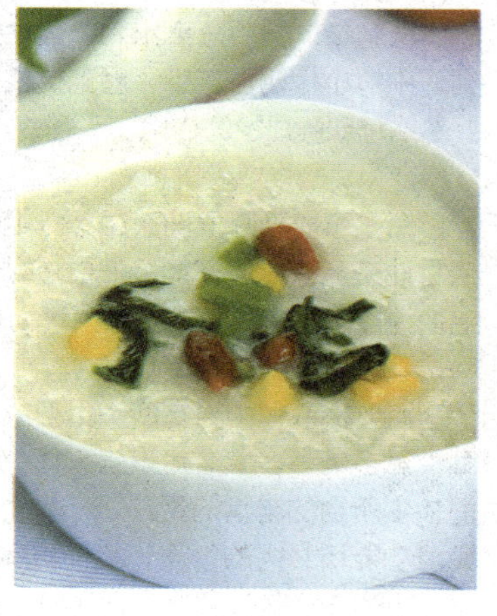

原料

菠菜、玉米粒、枸杞子各15克，粳米100克，盐各适量。

做法

粳米、枸杞子、玉米粒洗净；菠菜择去根后洗净，切碎。锅中注入清水，放入粳米、玉米、枸杞子，煮至米粒开花；再放入菠菜，煮至粥熟汤稠，调入盐即可。

功效

补铁健脾，养血清燥，开胃消食。

茼蒿

别名 同蒿、菊花菜、蓬蒿菜、蒿菜。

性味 性平，味辛、甘。

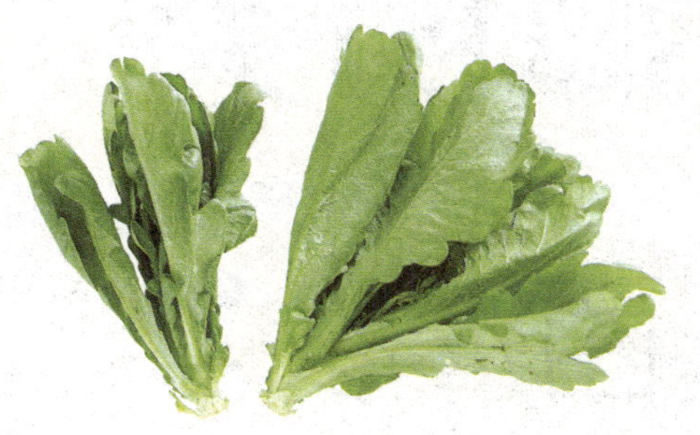

无公害的天然蔬菜

来　源 为菊科植物茼蒿的茎叶。

主要产地 全国大部分地区均有栽培。

功效主治 平补肝肾、润肺消痰、养心清血、养脾胃、利肠胃、降血压、宁心安神、疏肝理气。主治肝热、头晕目眩、睡眠不安、痰热咳嗽、脾胃不和、食欲不振、气胀食滞。

主要成分 含有矿物质、维生素、胆碱、挥发油等，是一种高水分、低热能的蔬菜。

性状特征

光滑无毛或茎光滑无毛。茎高达70厘米，不分枝或自中上部分枝。中下部茎叶长椭圆形或长椭圆状倒卵形，长8～10厘米，无柄，二回羽状分裂。一回为深裂或几全裂，侧裂片4～10对。二回为浅裂、半裂或深裂，裂片卵形或线形。上部叶小。头状花序单生茎顶或少数生茎枝顶端，但并不形成明显的伞房花序。

选购秘诀

茎嫩，叶长而肥厚，全叶缘边呈羽状深裂，裂片呈倒披针形，叶缘锯齿状有深浅不等的缺刻。依叶的大小及缺刻的深浅又分大叶种及小叶种，前者叶片大而厚，缺刻度少而浅，食用品质好；后者叶小，缺刻多而深、叶薄、成熟稍早，吃起来味道有点苦。

药用价值

茼蒿的茎和叶可以同食，营养全面，尤其胡萝卜素的含量超过一般蔬菜，为黄瓜、茄子含量的15～30倍。茼蒿还含有一种挥发性的精油以及胆碱等物质，因此具有开胃健脾、降压补脑等功效，常食茼蒿，对咳嗽痰多、脾胃不和、记忆力减退、习惯性便秘等均有疗效。在蔬菜缺乏的季节里，茼蒿却是含有高营养价值的鲜美绿叶菜。

贮存要点	贮存于低温、干燥处。
用法用量	一般作蔬菜煮食。每餐50～100克。
使用禁忌	茼蒿性滑利，故脾胃虚寒及腹泻患者不宜食用。

苹果茼蒿蔬果汁

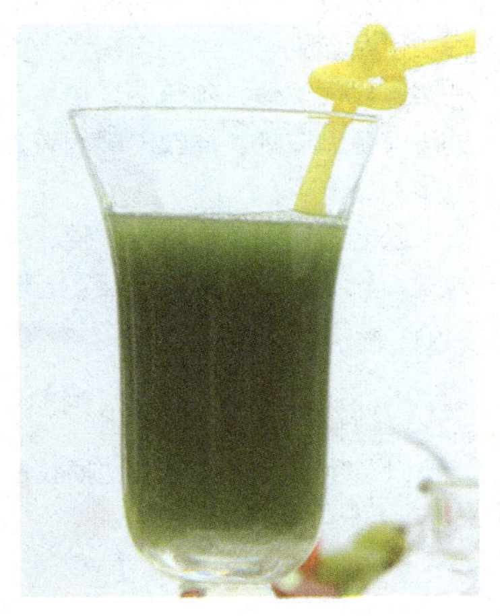

原料

苹果100克，茼蒿30克，柠檬汁少许，冷开水300毫升。

做法

苹果去皮、去核、切片；茼蒿洗净、切段。将苹果、茼蒿、柠檬汁、冷开水一起放入榨汁机中，搅打均匀即可。

功效

健脾滋阴，消肿解毒。

滋阴类

滋阴药又称养阴药，主要是用来补养肺阴、胃阴、肝阴和肾阴，适宜于肺胃阴虚和肝肾阴虚之证。

西洋参

别名 洋参、西参、花旗参、广东人参。

性味 性凉，味甘、微苦。

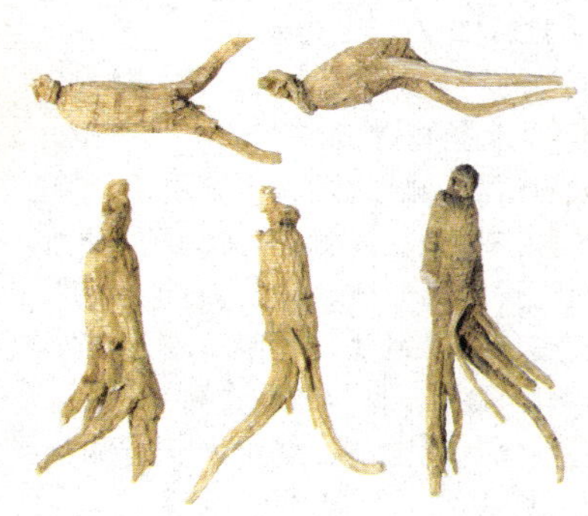

养阴补气的补血佳品

来　源 五加科植物西洋参的干燥根。

主要产地 主产于美国、加拿大及法国。现在我国也有栽培。

功效主治 益肺阴、清虚火、生津止渴。治肺虚久嗽、失血、咽干口渴、虚热烦倦。还可以治疗肺结核、伤寒、慢性肝炎、慢性肾炎、红斑性狼疮、再生障碍性贫血、白血病、肠热便血，年老体弱者适量服用也能增强体质、延年益寿。

主要成分 含人参皂苷类、氨基酸、微量元素、果胶、人参三糖、胡萝卜苷及甾醇等。

性状特征

粉光西洋参

野生者形较小，或有分歧，色白而光，外表横纹细密。体轻、气香而浓，味微甜带苦。栽培者，皮色白，细纹不及野生者紧密。体重、质坚而味淡。

原皮西洋参

野生者形粗如大拇指或较小。外表土黄色，横纹色黑而细密。内部黄白色，体质轻松。气香味浓，品质优良。栽培者，形与野生者相似，但外皮淡黄，皮细，横纹不黑而较疏。体质结实而沉重，味较淡。

以上二种均以条匀、质硬、体轻、表面横纹紧密、气清香、味浓者为佳。一般又以野生者为上品，栽培者次之。

选购秘诀

以条粗、完整、皮细、横纹多、质地坚实者为佳。

药用价值

对中枢神经系统的作用

具有镇静、增强学习记忆力、促进神经生长、抗惊厥、阵痛、解热的作用，适用于神经衰弱、精神病、记忆减退、老年病等症。

对心血管系统的作用

具有抗心律不齐、抗心肌缺血和再灌损伤等作用，适用于心律不齐、冠心病、急性心肌梗死、冠状动脉搭桥手术后等。

对内分泌系统的作用

作用于垂体－肾上腺皮质系统（ACTH样）和垂体－性腺系统，促进血清蛋白合成、促进骨髓蛋白合成、促进器官蛋白合成、促进脑蛋白合成和脂肪合成、促进干细胞蛋白（RNA聚合酶活力）合成、促进脂肪代谢和糖代谢等作用，适用于老年病、性功能低下、贫血和癌症等。

贮存要点	置于阴凉干燥处，密封、防蛀。
用法用量	西洋参以内服居多，可煮成药汤服用，一般用量3～10克。也可直接咀嚼服用，但用量不宜过多，每次2～3克，或使用制成丸、胶囊的药剂，每次约1克即可。
使用禁忌	体质虚寒、胃有寒湿、风寒咳嗽，消化不良的人不宜服用西洋参。不宜与藜芦同用。

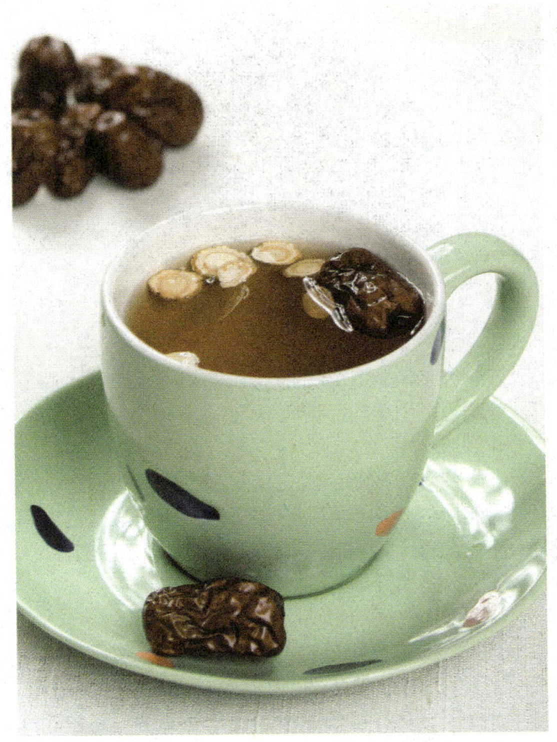

西洋参大枣汤

原料

西洋参3片，大枣5枚。

做法

将西洋参洗净备用，大枣洗净、去核。将西洋参和大枣一同放入锅中，加水600毫升，武火煮沸后，转文火再煮20分钟，滤渣取汁饮用。

用法

取汁饮用。

功效

大枣含有大量的糖类物质以及维生素，具有较强的补养作用，能提高人体免疫功能，增强抗病能力。西洋参具有促进淋巴细胞的转化，诱导免疫因子生成，增强机体免疫功能的作用。二者同用，可养颜、抗衰老，提升免疫力。癌症与糖尿病患者服用时，可将大枣去掉。

西洋参冬瓜野鸭汤

原料

西洋参10克 ，冬瓜（连皮）300克，野鸭500克，石斛50克，荷梗（鲜）60克，生姜、大枣、盐适量。

做法

将野鸭宰杀后，将其内脏去除，然后切成块备用。西洋参、生姜略洗、切成薄片。将冬瓜洗净、去皮、切块。石斛、荷梗、大枣分别洗净备用。把以上备好的原料一起放入锅内，用武火煮沸后，再用文火煲大约2小时左右，最后加入盐即可食用。

用法

饮汤吃鸭肉。

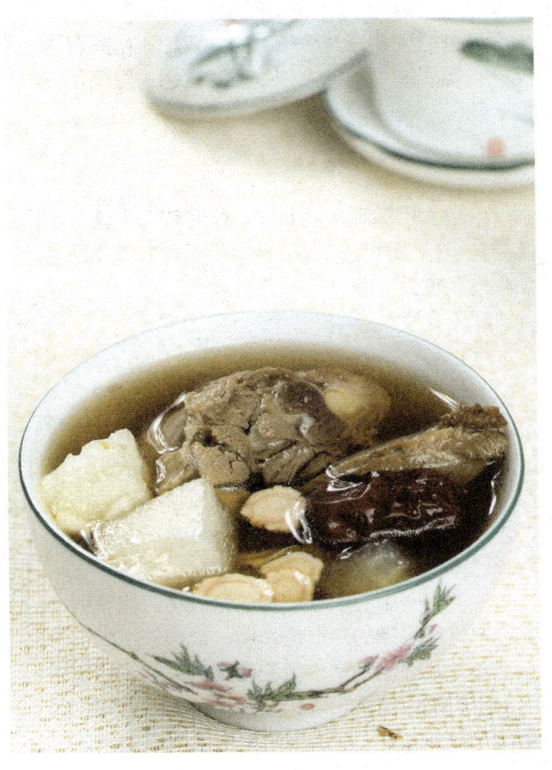

功效

解暑益气。用于夏季暑伤津气、口渴心烦、体倦乏力、自汗较多者。

女贞子

别名 女贞实、冬青子、白蜡树子。

性味 性平，味苦、甘。

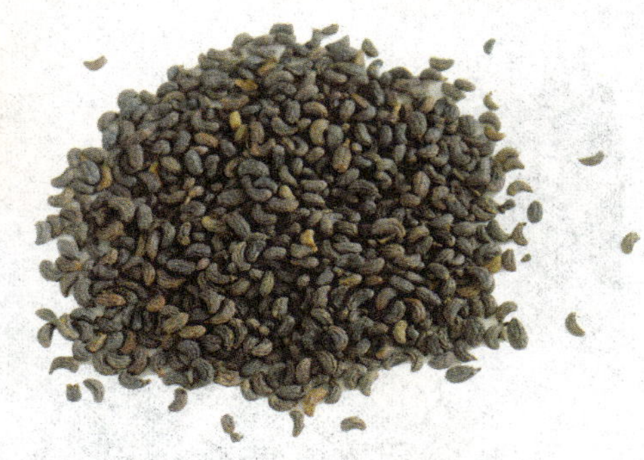

抗老回春圣品

来　源 为木樨科植物女贞的果实。

主要产地 主产于浙江、江苏、湖南、福建、广西、江西以及四川等地。

功效主治 补肝肾、强腰膝。治阴虚内热、头晕目花、耳鸣、腰膝酸软、须发早白、滋补肝肾、明目乌发。用于眩晕耳鸣、腰膝酸软、目暗不明。

主要成分 含女贞苷、10-羟基女贞苷、橄榄苦苷、10-羟基橄榄苷、洋丁香酚苷、新女贞子苷、8-表金银花苷、花旗松素、槲皮素、外消旋圣草素、齐墩果酸等成分。

性状特征

干燥果实卵形或成椭圆球形，有的微弯曲，长5～10毫米，直径3～4毫米。外皮蓝黑色，具皱纹。两端钝圆，底部有果柄痕。质坚、体轻，横面破开后大部分为单仁，如为双仁，中间有隔瓤。仁椭圆形，两端尖，外面紫黑色，里面灰白色。无臭、味甘、微苦涩。

选购秘诀

以粒大、饱满、色蓝黑、质坚实者为佳，加工方法以晒干为佳，但煮后易于干燥，故生晒后所得佳品较为少见。

药用价值

抗炎作用

女贞子有明显的抗炎作用。女贞子水煎剂对二甲苯引起的小鼠耳廓肿胀、醋酸引起的小鼠腹腔毛细血管通透性增加及角叉莱胶、蛋清、甲醛性大鼠足趾肿胀均有明显抑制作用。

降血糖作用

从女贞子中提取的一种成分对高血糖模型小鼠有良好而稳定的降血糖作用。女贞子水煎剂给小鼠灌胃可降低正常小鼠的血糖，对四氧嘧啶引起的小鼠糖尿病有预防和治疗作用，并可对抗肾上腺素或葡萄糖引起的血糖升高。齐墩果酸皮下注射亦能降低正常血糖及由四氧嘧啶、肾上腺素或葡萄糖引起的血糖增高。

保肝作用

齐墩果酸对四氯化碳引起的大鼠急性肝损伤有明显的保护作用，可降低血清丙氨酸氨基转移酶（ALT）及肝内甘油三酯的蓄积，促进肝细胞再生，防止肝硬化。

对脂质代谢的影响

女贞子有降低血脂，预防AS（动脉粥样硬化）的作用，可降低总胆固醇，有预防和消减AS斑块以及减轻斑块厚度的作用，能减少冠状动脉粥样硬化病变数和减轻其阻塞程度。女贞子还有改善老龄小鼠脑和肝脏脂质代谢的作用。

促进免疫功能的作用

其水煎剂连续灌胃可使小鼠胸腺、脾脏重量明显增加，明显提高血清溶血素抗体活性，升高正常小鼠IgG（免疫球蛋白C）的含量，对抗环磷酰胺的免疫抑制作用。女贞子在体内外对淋巴细胞转化均有促进作用。

对造血系统的影响

女贞子对造血系统有促进作用，对化疗或放疗所致白细胞减少有升高作用。齐墩果酸是女贞子中升高白细胞的有效成分，但对60cor射线照射引起的白细胞减少无效。

贮存要点	置干燥处，防潮湿、防蛀、防霉。
用法用量	多为内服，煎煮成药汤服用，一般用量在6～15克。
使用禁忌	脾胃虚寒、泄泻及阳虚者忌服。

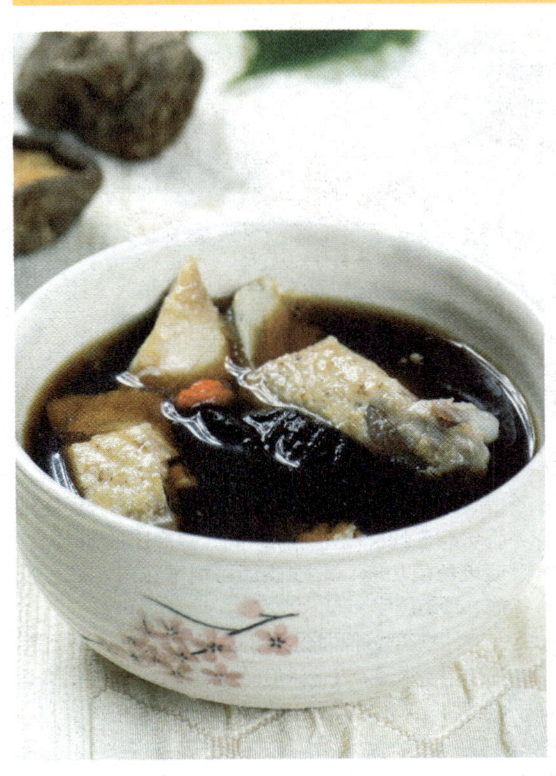

女贞子鸭汤

原料

枸杞子30克，熟地黄100克，淮山药100克，女贞子50克，白鸭500克，盐适量。

做法

将白鸭宰杀，去毛及内脏，洗净、切块。将四味中药洗净，同白鸭一起放入锅中，加适量清水，煎至白鸭肉熟烂，加入盐调味即可。

用法

饮汤食肉。

功效

滋补肝肾、养胃、除虚弱。适用于妇女面部之黄褐斑，同时可改善腰膝酸软、形体消瘦、眩晕耳鸣、午后潮热等症。

女贞子粥

原料

女贞子15克，粳米100克，大枣20克，白糖适量。

做法

将女贞子先煎，取上清液，加清水适量，放入粳米、大枣，用文火煮成粥，加入白糖即可。

用法

温服，每日1～2次。脾胃虚寒、慢性泄泻者不宜选用。

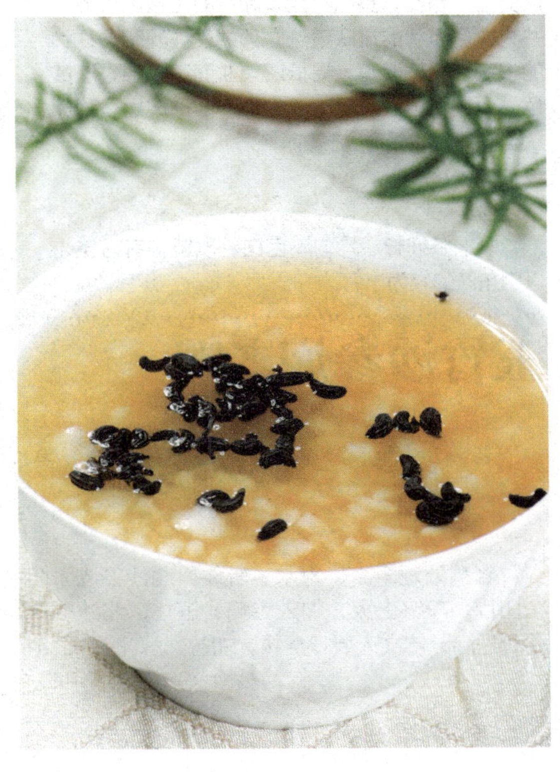

功效

滋补肝肾、明目养阴。用于肝肾阴虚所致的眩晕耳鸣、腰膝酸软、须发早白、骨蒸潮热、目暗不明。

北沙参

别名 海沙参、银条参、莱阳参、辽沙参。

性味 性凉，味甘、苦。

滋阴常用良药

来　源 为伞形科植物珊瑚菜的根。

主要产地 主产于山东、河北、辽宁、江苏等地。

功效主治 主要有养阴清肺、祛痰止咳、益脾健胃、养肝补肾、生津祛痰的功效。北沙参主要用来治疗肺热、阴虚引起的肺热咳嗽、痨嗽咯血，及热病伤津引起的食欲不振、口渴舌干、大便秘结，秋季引起的咽干音哑、皮肤干燥瘙痒也很适合。

主要成分 北沙参含有挥发油、香豆素、淀粉、生物碱、三萜酸、豆甾醇、β－谷甾醇、沙参素等成分。

性状特征

干燥根呈细圆柱形或直条状，两头较细，很少有分歧，长15～30厘米，直径3～8毫米。外表淡黄色、粗糙，具纵纹及未除尽的棕黄色栓皮，并有棕色点状的斑状痕迹，顶端往往残留圆柱状的根茎。质硬而脆，易折断。断面不整齐，淡黄色，中央有黄色放射状的木质部，形成层呈圆环状，深褐色。气微、味甘。

选购秘诀

以根条细长、均匀、色白、质坚实者为佳，以山东产的较为出名。

药用价值

北沙参内含有花椒毒素，对艾氏腹水癌及内瘤的抑制作用较大。北沙参还能提高T细胞比值，提高淋巴细胞转化率，升高白细胞，增强巨噬细胞功能，延长抗体存在时间，提高B细胞能力，促进免疫功能。北沙参还可增强正气、减少疾病、预防癌症。

动物实验证明北沙参的乙醇提取物有降温和镇痛作用，水浸液在低浓度时对离体蟾蜍心脏能增强收缩力，浓度增高则出现抑制直至心室停跳。

贮存要点	置通风干燥处，防蛀。
用法用量	多为内服，煎煮成药汤来服用，一般的用量为4.5～9克。
使用禁忌	风寒作嗽及肺胃虚寒者忌服。北沙参不宜与藜芦同用。

玉竹沙参焖老鸭

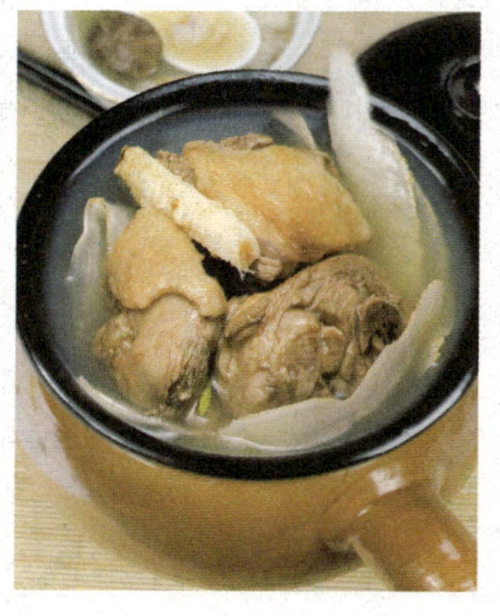

原料

老鸭1只，玉竹、北沙参各15克，盐、姜片、葱花各适量。

做法

老鸭处理干净、汆水、斩件。北沙参洗净切块；玉竹洗净切片。净锅上火，加入老鸭、玉竹、北沙参、姜片、水，武火煮沸，转文火煨煮至熟，加盐、葱花调味即可。

功效

益气补虚，润肺生津。

百合

别名 白百合、蒜脑、玉手炉、倒仙。

性味 性平，味甘、微苦。

止咳安神、药食两用

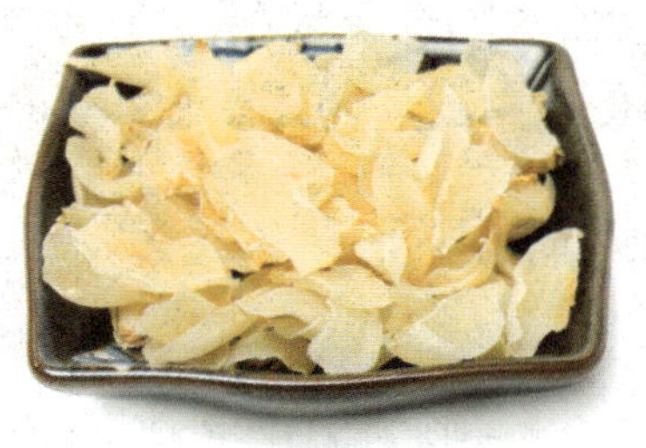

来　源 为百合科植物百合、细叶百合、麝香百合及其同属多种植物鳞茎的鳞叶。

主要产地 全国大部分地区均有种植。

功效主治 润肺止咳、清心安神。治肺热久嗽、咳嗽痰血、热病后余热未清、虚烦惊悸、神志恍惚、脚气浮肿。

主要成分 百合鳞茎含秋水仙碱等多种生物碱及淀粉、蛋白质、脂肪等。麝香百合的花药含有多种类胡萝卜素。

性状特征

药用的百合为干燥的鳞叶，呈长椭圆形，披针形或长三角形，长2～4厘米，宽0.5～1.5厘米，肉质肥厚，中心较厚，边缘薄而成波状，或向内卷曲，表面乳白色或淡黄棕色，光滑细腻，略有光泽，瓣内有数条平行纵走的白色维管束。质坚硬而稍脆，折断面较平整，黄白色似蜡样。气微、味微苦。

鲜百合为多年生草本，高60～100厘米。鳞茎球状，白色，肉质，先端常开放如荷花状，长3.5～5厘米，直径3～4厘米，下面长有数条须根。茎直立，圆柱形，常有褐紫色斑点。花大，单生于茎顶，少有1朵以上者。蒴果长卵圆形，室间开裂，绿色；种子多数。

选购秘诀

以瓣匀肉厚、色黄白、质坚、筋少者为佳。

药用价值

百合富含水分，可以解渴润燥。故支气管不好的人，食用后有助于改善病情。

百合主要含秋水仙碱等多种生物碱和营养物质，有良好的营养滋补价值，尤其对病后体弱、神经衰弱者有良好功效。

常食百合有润肺、清心、调中之效，可止咳、止血、开胃、安神，还有助于增强体质。

贮存要点	置通风干燥处，防虫蛀。
用法用量	百合多为内服、煎煮或药汤服用，一般用量9～15克，大剂量可为30克。
使用禁忌	凡风寒咳嗽、脾虚便溏者不宜选用。

百合银耳汤

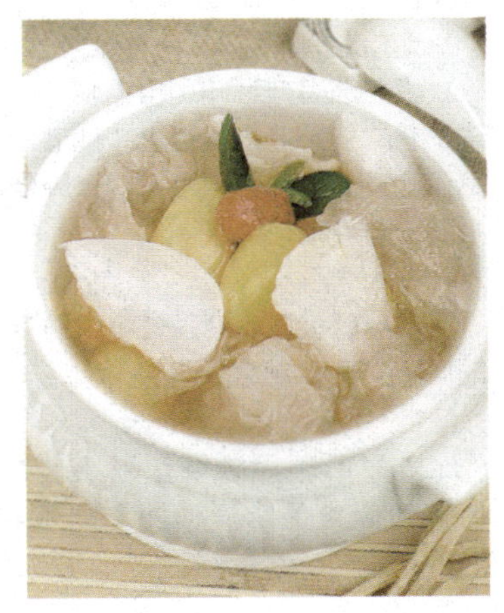

原料

白果40克，水发百合15克，银耳20克，冰糖10克。

做法

白果洗净；银耳泡发、洗净、撕成小朵；水发百合洗净。净锅上火，加水煮沸；下入白果、银耳、水发百合再次煮沸，调入冰糖煲至熟即可。

功效

补气养血，滋阴润肺，强心健体。

麦冬

别名 寸冬、川麦冬、浙麦冬、麦门冬。

性味 性微寒，味甘、微苦。

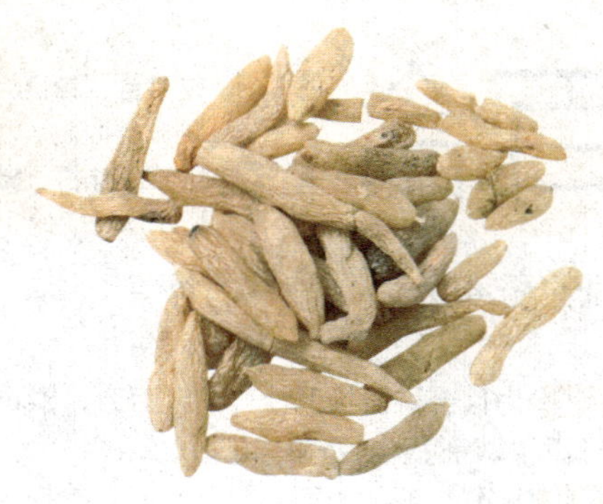

滋阴润肺良药

来　源 百合科植物大麦冬的干燥块茎。

主要产地 主产于四川、浙江、湖北、贵州、江苏、广西等地。

功效主治 养阴生津、润肺清心。用于肺燥干咳、虚痨咳嗽、津伤口渴、心烦失眠、内热消渴、肠燥便秘等症。

主要成分 含麦冬皂苷A、B、C、D等多种皂苷，以及麦冬黄酮等。

性状特征

本品呈纺锤形，两端略尖，长1.5～3厘米，直径0.3～0.6厘米。表面黄白色或淡黄白，有细纵纹。质柔韧，断面黄白色，半透明，中柱细小。气微香，味甘、微苦。

选购秘诀

以身干、体肥大、色黄白、半透明、质柔、有香气、嚼之发黏的为佳。

药用价值

抗心肌缺血作用

麦冬总皂苷及总多糖可显著增加小鼠心肌营养血流量，有抵抗心肌缺血的作用。还能抗心律失常及改善心肌收缩力。

抗血栓形成作用

麦冬能有效地减少自由基，稳定细胞膜，促进血管内皮细胞能量代谢，调节血管内皮细胞的分泌功能。麦冬提取液可显著降低血液黏稠度，从而预防中风。

耐缺氧作用

本品可极显著地延长小鼠的存活时间，逆转缺血后酸中毒造成的各种损害。

降血糖作用

麦冬可明显降低正常小鼠血糖浓度，并使肝糖原含量明显增加。用于糖尿病的辅助治疗。

抗衰老作用

麦冬水煎液可对抗d-半乳糖引起的大鼠脑组织、肝组织活性的显著降低及肝组织含量显著升高，发挥抗衰老作用。

对免疫系统的影响

麦冬可显著增加小鼠胸腺、脾脏重量，激活小鼠网状内皮系统的吞噬功能，提高血清溶血素抗体水平，增加机体免疫力。

抗肿瘤及抗辐射作用

麦冬皂苷对艾氏腹水癌有抑制肿瘤细胞增殖的作用，还具有抗辐射作用。

其他作用

治热伤胃阴、口干舌燥，常与生地黄、玉竹、沙参等同用。

治消渴，可与天花粉、乌梅等同用。

治胃阴不足之气逆呕吐，可与半夏、人参等同用。

治干咳痰少、咳血、咽痛音哑，常与阿胶、石膏、桑叶、枇杷叶等同用。

治失眠多梦、健忘、心悸怔忡，宜与酸枣仁、柏子仁等养阴安神药同用。

贮存要点	本品易虫蛀，可用硫黄熏后，密封储存。
用法用量	煎服或泡水服，每次10～15克。
使用禁忌	脾胃虚寒泄泻、胃有痰饮湿浊及暴感风寒咳嗽者均忌服。
	麦冬不可和木耳搭配，否则会引发胸闷。
	麦冬不可和鲤鱼搭配，否则会降低食疗功效。

石斛

别名 川石斛、金石斛、鲜石斛、黄草。
性味 性微寒，味甘。

清热、凉血、护眼良药

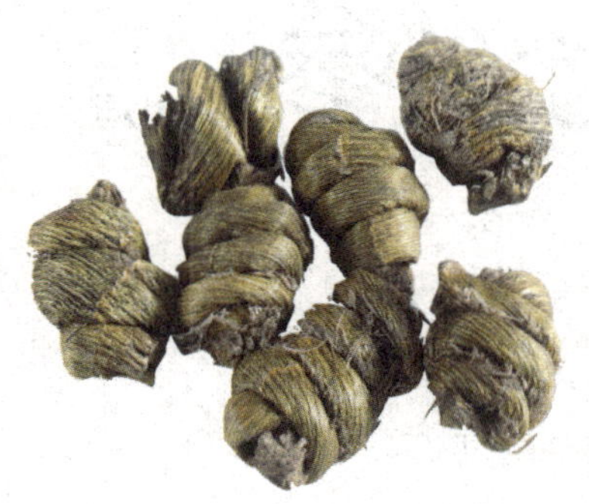

来　源 兰科植物环草石斛、马鞭石斛、黄草石斛、铁皮石斛或金钗石斛的新鲜或干燥茎。

主要产地 主产于云南、四川、安徽、广东、广西等地。

功效主治 生津益胃、清热养阴。治热病伤津、口干烦渴、病后虚热、阴伤目暗。

主要成分 金钗石斛含石斛碱、石斛胺、石斛次碱、石斛星碱、石斛因碱、6-羟石斛星碱，尚含黏液质、淀粉；细茎石斛含石斛碱、石斛胺及N-甲基石斛碱（季铵盐）；罗河石斛含石斛宁碱。

性状特征

鲜石斛

呈圆柱形或扁圆柱形，表面黄绿色，光滑或有纵纹，肉质易折断。气微，味微苦而回甜，嚼之有黏性。

环草石斛

呈细长圆柱形，表面金黄色，有光泽，质柔韧而实，断面较平坦。无臭，味淡。

马鞭石斛

呈长圆锥形，表面黄色至暗黄色，有深纵槽。质疏松，断面呈纤维性，味微苦。

黄草石斛

表面金黄色至淡黄褐色，具纵沟。体轻，质实，易折断，断面略呈纤维性。嚼之有黏性。

耳环石斛

呈螺旋形或弹簧状，表面黄绿色，有细纵纹。质坚实，易折断，断面平坦。嚼之有黏性。

金钗石斛

呈扁圆柱形，表面金黄色或黄中带绿色，有深纵沟。质硬而脆，断面较平坦，味苦。

选购秘诀

以圆柱形、色黄绿、味微苦而回甜、嚼之有黏性者为佳品。

药用价值

抗白内障作用

对半乳糖性白内障有延缓和治疗作用。

增强免疫力的作用

增强T细胞及巨噬细胞免疫活性。

保肝作用

降低丙氨酸转氨酶、天氡氨酸转氨酶等酶的活性，使总蛋白、白蛋白升高，对肝脏有明显的保护作用。

抗衰老作用

提高SOD水平，降低过氧物酶的作用。

助消化作用

石斛能促进胃液的分泌而助消化，并能使肠道蠕动亢进，帮助通便。但若用量增大，反而会使肠肌麻痹。

其他作用

治热病伤津、烦渴，常与天花粉、生地黄、麦冬等同用。

治胃脘疼痛、牙龈肿痛、口舌生疮，可与生地黄、麦冬、黄芩等同用。

治肾阴亏虚、目暗不明，常与枸杞子、熟地黄、菟丝子等同用。

治筋骨痿软，常与熟地黄、山茱萸、杜仲、牛膝等补肝肾、强筋骨之品同用。

贮存要点	干品置通风干燥处，防潮；鲜品置阴凉潮湿处，防冻。
用法用量	石斛以内服居多，煎煮成药汤的用量6～12克。若使用鲜石斛则需15～30克。
使用禁忌	虚而无热者。湿热病尚未化燥者不宜使用，舌苔厚腻、便溏者也需小心使用。

北沙参 滋阴药

◎**别名：**海沙参、辽沙参。
◎**科目：**伞形科。
◎**性味：**甘、苦，凉。归肺、脾经。
◎**宜忌：**反藜芦。
◎**药用部位：**根。

花
[性味] 味苦，性微寒，无毒。
[主治] 补中，益肺气。

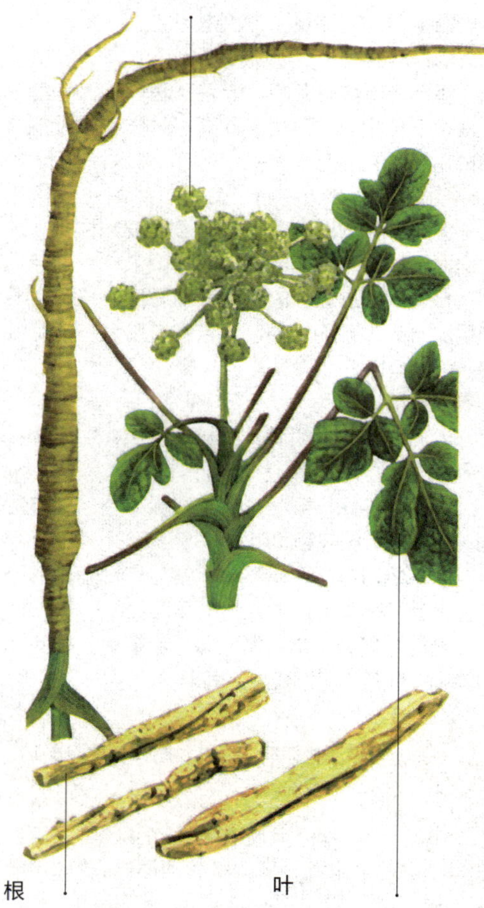

根
[性味] 味苦，性微寒，无毒。
[主治] 治惊风及血淤，能除寒热。

叶
[性味] 味苦，性微寒，无毒。
[主治] 补虚，止惊烦，益心肺。

百合 滋阴药

◎**别名：**白百合、蒜脑、中庭、玉手炉。
◎**科目：**百合科。
◎**性味：**甘、微苦，平。归肺、心、胃经。
◎**宜忌：**风寒咳嗽、虚寒出血、脾胃不佳者忌食。
◎**药用部位：**肉质鳞叶。

花
[性味] 味甘，性平。
[主治] 主咳嗽痰少或黏，眩晕，夜寐不安。

鳞叶
[性味] 味苦，性微寒，无毒。
[主治] 主阴虚久嗽，痰中带血。

子
[性味] 味甘，性凉。
[主治] 清热凉血，主肠风下血。

麦冬 滋阴药

◎**别名：**麦门冬、寸冬。

◎**科目：**百合科。

◎**性味：**甘、微苦，微寒。归胃、肺、心经。

◎**宜忌：**凡脾胃虚寒泄泻、胃有痰饮湿浊及暴感风寒咳嗽者均忌服。

◎**药用部位：**块根。

叶

[性味] 味甘，性平，无毒。

[主治] 祛心热，止烦热，寒热体劳。

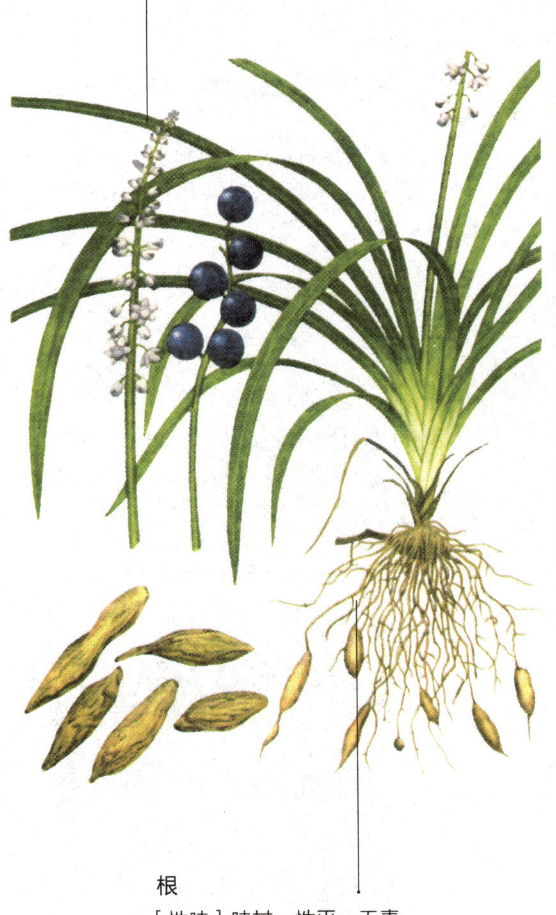

根

[性味] 味甘，性平，无毒。

[主治] 心腹结气，伤中伤饱，胃络脉绝。

石斛 滋阴药

◎**别名：**黄草、川石斛。

◎**科目：**兰科。

◎**性味：**甘，微寒。归胃、肾经。

◎**宜忌：**热病早期阴未伤、湿温病未化燥、脾胃虚寒者禁服。

◎**药用部位：**茎。

花

[性味] 味甘，性平，无毒。

[主治] 养阴益精。久服健肠胃。

茎

[性味] 味甘，性微寒。

[主治] 治热病伤津，口干烦渴。

叶

[性味] 味甘，性平，无毒。

[主治] 主伤中，除痹降气。

子

[性味] 味甘，性平，无毒。

[主治] 治发热自汗，痈疽排脓内塞。

桑寄生

别名 广寄生。

性味 性平，味苦。

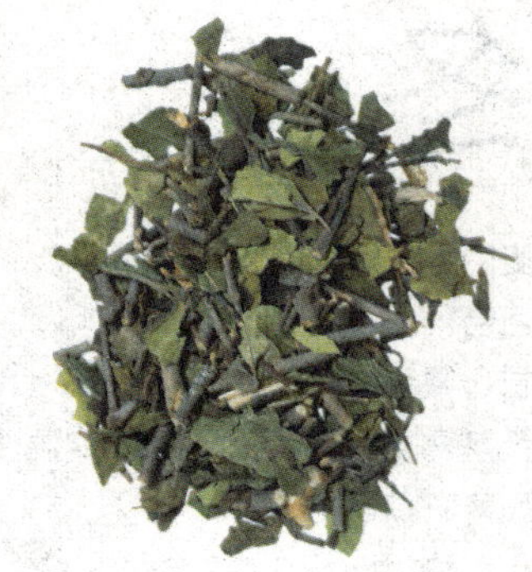

有补益作用的祛风湿药

来　源 为桑寄生科植物槲寄生、桑寄生或毛叶桑寄生等的枝叶。

主要产地 主产于河北、辽宁、吉林、安徽、内蒙古、湖南、浙江、河南等地。

功效主治 补肝肾、强筋骨、除风湿、通经络、益血、安胎。治腰膝酸痛、筋骨痿弱、偏枯、脚气、风寒湿痹、胎漏血崩、产后乳汁不下。

主要成分 桑寄生带叶、茎和枝的，含槲皮素及萹蓄苷。

性状特征

茎枝呈圆柱形，长30厘米以上，直径0.5~1.0厘米，具分枝或枝痕。表面灰褐色或红褐色，有多数细小的浅色皮孔，嫩枝上或带有棕色细毛及叶。叶呈椭圆形、对生或互生，易脱落，似革质，质坚硬，断面不平坦。味淡。

选购秘诀

以外皮棕褐色、条匀、叶多，附有桑树干皮，嚼之发黏者为佳。

药用价值

降压作用

渗出液有降血压的作用，作用点在内感受器，引起降压反射，或由于抑制延髓或脊髓血管运动中枢所致。但作用较短暂而不持久。

降胆固醇作用

临床试验结果证明，其对降低血清胆固醇有一定的作用。

利尿作用

作用较明显，有效成分为广寄生苷。

抗菌作用

体外试验能抑制伤寒杆菌和葡萄球菌的生长。

抗病毒作用

其煎剂对脊髓灰质炎病毒有显著的抑制作用，与淫羊藿同用，其抑制作用更明显，还能抵抗流感病毒。

贮存要点	置干燥通风处，防蛀。
用法用量	内服：煎煮成药汤服用，用量可以略大，一般用量10~30克。
使用禁忌	无。

通络美颜汤

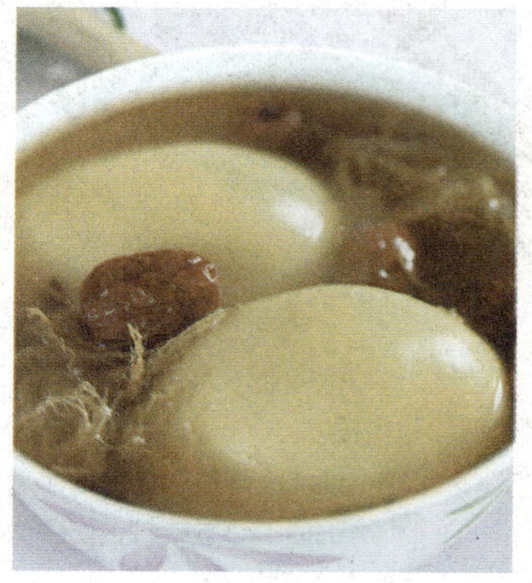

原料

桑寄生50克，竹茹、大枣各10克，鸡蛋2枚，冰糖适量。

做法

桑寄生、竹茹、大枣洗净。将鸡蛋用水煮熟，去壳备用。先将桑寄生、竹茹、大枣加水以文火煲约90分钟，加入鸡蛋，再加入冰糖煮沸即可。

功效

美容润肤，改善皮肤暗沉、面色微黄。

天冬

别名 天门冬、大当门根、多儿母。

性味 性寒，味甘、苦。

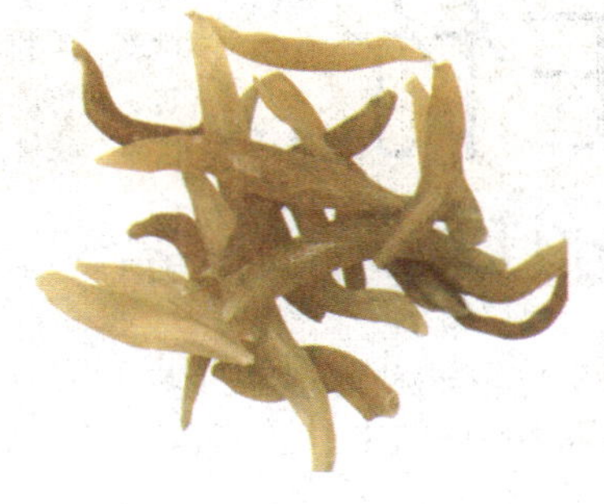

滋阴降火的止咳中药

来　源 为百合科植物天门冬的块根。

主要产地 我国中部、西北、长江流域及南方各地。

功效主治 养阴生津、润肺清心。用于肺燥干咳、虚劳咳嗽、津伤口渴、心烦失眠、内热消渴、肠燥便秘、白喉。

主要成分 含多种螺旋甾苷类化合物天冬苷、天冬酰胺、瓜氨酸、丝氨酸等近20种氨基酸，以及低聚糖，并含有5-甲氧基-甲基糠醛。

性状特征

块根为圆纺锤形，长6～20厘米，中部直径0.5～2厘米。表面黄白色或浅黄棕色，呈油润半透明状。干透者质坚硬而脆，未干透者质地柔软，有黏性，断面蜡质样。

选购秘诀

以肥大致密、黄白色、半透明的为佳。

药用价值

抑菌作用

体外试验证明，本品对金黄色葡萄球菌、溶血性链球菌、肺炎双球菌、白喉杆菌、炭疽杆菌等有抗菌作用。

抗肿瘤作用

体外试验（美蓝法及瓦氏呼吸器测定），天冬对急性淋巴细胞型白血病、慢性粒细胞型白血病及急性单核细胞型白血病患者白细胞的脱氢酶有一定的抑制作用，并能抑制急性淋巴细胞型白血病患者白细胞的升高。

天冬还适用于老年慢性支气管炎和肺结核患者，尤其有黏痰难以咳出，久咳而偏于热者，可用天冬润燥化痰和滋补身体。除此之外，天冬可治疗肺痿、肺痈，治疗阴虚发热，如贫血、结核病、病后体弱等之低热，配熟地补血，党参补气。

贮存要点	置干燥处，防霉。
用法用量	煎服，10～15克。
使用禁忌	脾胃虚寒和便溏者不宜服用。

天门冬银耳滋阴汤

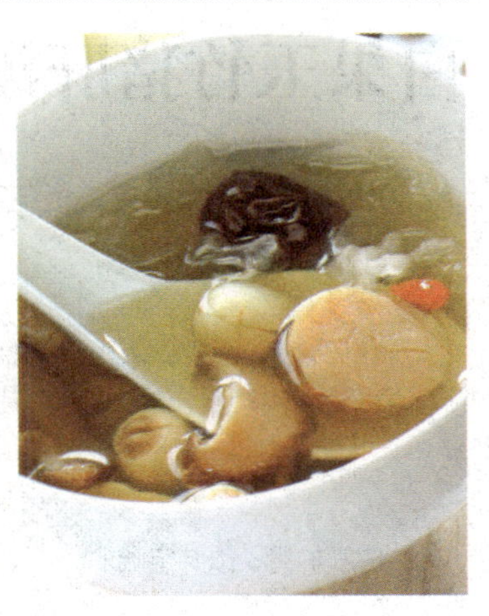

原料

银耳50克，莲子30克，天门冬、大枣、枸杞子各15克，冰糖适量。

做法

银耳泡发、洗净、撕成小朵；莲子泡发；天门冬、大枣、枸杞子洗净。汤锅置于火上，加水煮沸，放入银耳、莲子、天门冬、大枣、枸杞子煮至熟，加冰糖调味即可。

功效

滋阴润肺，美容养颜。

玉竹

别名 委萎、女萎、萎莎、葳蕤、芦莉花、连竹、西竹。

性味 性平，味甘。

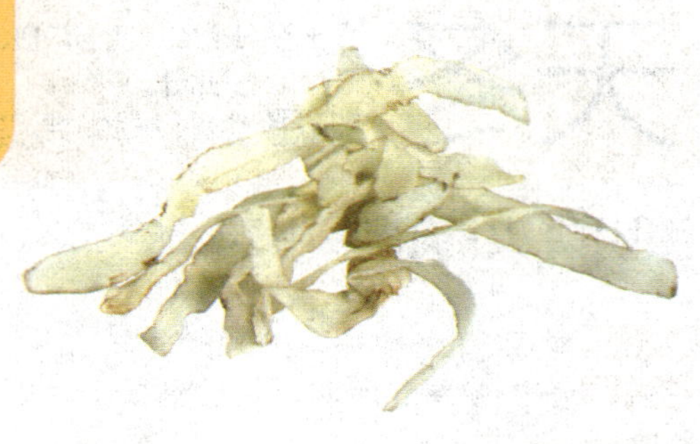

可比拟人参的补阴圣品

来　源 为百合科植物玉竹的根茎。

主要产地 主产于河南、江苏、辽宁、湖南、浙江。

功效主治 养阴润燥、除烦止渴。治热病阴伤、咳嗽烦渴、虚劳发热、消谷易饥、小便频数。

主要成分 根茎含玉竹黏多糖及4种玉竹果聚糖，还含吖丁啶-2-羧酸等。

性状特征

干燥根茎，呈细长圆柱形，多不分枝，长5~15厘米，直径0.5~1厘米。表面淡黄色或淡黄棕色，半透明，稍粗糙，有细纵皱纹，节明显，呈稍隆起的波状环，节间长度多数在1厘米以下，节上有多数不规则的细根痕，较大的根痕呈疣状凸起，有时可见圆盘状的地上茎痕迹。干燥者质坚硬，角质硬而脆，受潮则变柔软。折断面带颗粒性，黄白色。气微弱、味略甜、有黏性。

选购秘诀

以条长、肉肥、黄白色、光泽柔润者为佳。

药用价值

玉竹有双向调节血糖作用，使正常血糖升高，同时降低实验性高血糖。还可加强心肌收缩力、提高抗缺氧能力、抗心肌缺血、降血脂及减轻结核病变。用于润燥，与沙参、麦冬等配伍治肺胃燥热、阴虚咳嗽，适应证与沙参同。

用于治疗风湿性心脏病，取其有强心而滋养气血的作用，对改善血液循环有一定帮助。用于体弱者，可作为一般滋补用，但效力较弱而缓，属于清补。用于冠心病、心绞痛，配党参，制成参竹浸膏，适用于气阴两虚型的患者。

贮存要点	置通风干燥处，预防发霉与虫蛀。
用法用量	玉竹以内服居多，可煎煮成药汤服用，一般用量在10~12克。
使用禁忌	胃有痰湿气滞者忌服。

白果玉竹猪肝汤

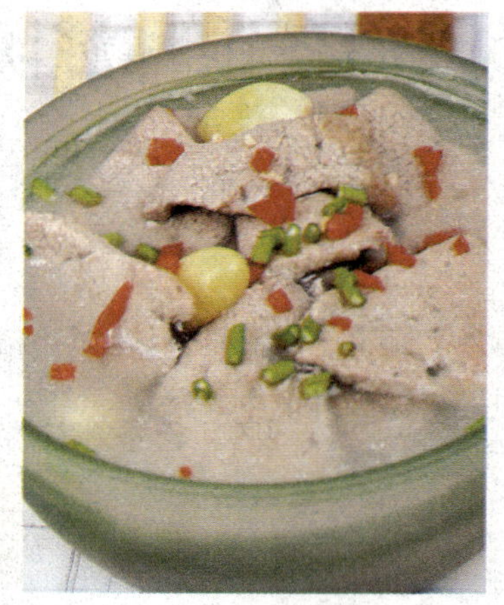

原料

白果8克，玉竹10克，猪肝200克，盐、香油、高汤各适量。

做法

猪肝洗净、切片；白果、玉竹洗净。净锅上火倒入高汤，下入猪肝、白果、玉竹煮至熟，调入盐、淋入香油即可。

功效

保肝护肾，敛肺定喘。

旱莲草

别名 金陵草、莲子草、旱莲子。

性味 性凉，味甘、酸。

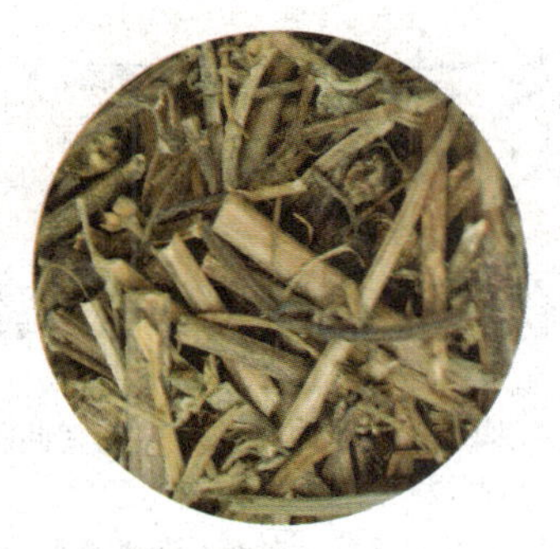

收敛性强的滋补药

来　源 为菊科植物鳢肠的全草。

主要产地 分布于辽宁、河北、山东、江苏、浙江、安徽、福建、广东、广西、江西、湖南、湖北、四川、贵州、云南等地。

功效主治 凉血、止血、补肾、益阴。治吐血、咳血、衄血、尿血、便血、血痢、刀伤出血、须发早白、白喉、淋浊、带下、阴部湿痒。

主要成分 全草含皂苷1.32%、烟碱约0.08%、鞣质、维生素A、鳢肠素、多种噻吩化合物。

性状特征

干燥全草全体被白色茸毛。茎圆柱形，长约30厘米，直径约3毫米；绿褐色或带紫红色，有纵棱。叶片卷曲，皱缩或破碎，绿褐色。茎顶带有头状花序，多已结实，果实很多，呈黑色颗粒状。浸水后搓其茎叶，则呈黑色。气微香，味淡微咸。以色绿、无杂质者为佳。

选购秘诀

以肥壮、叶多、色绿、带有花序、干燥无杂质者为佳。

药用价值

止血作用

以旱莲草叶粉敷于出血处并稍加压迫，有良好的止血作用。

治阴虚血热之出血证，可单用或与生地黄、阿胶等滋阴凉血、止血之品同用。

抑菌作用

对金黄色葡萄球菌、福氏痢疾杆菌有一定抑制作用。

此外，旱莲草含皂苷、烟碱、鞣质、维生素A、多种酚类化合物等。墨旱莲可提高淋巴细胞转化率，促进毛发生长，使头发变黑。

贮存要点	置于通风干燥处保存。
用法用量	内服：煎汤，15～30克；熬膏、捣汁或入丸、散。外用：研末捣敷。
使用禁忌	脾肾虚寒者忌服。

旱莲猪肝汤

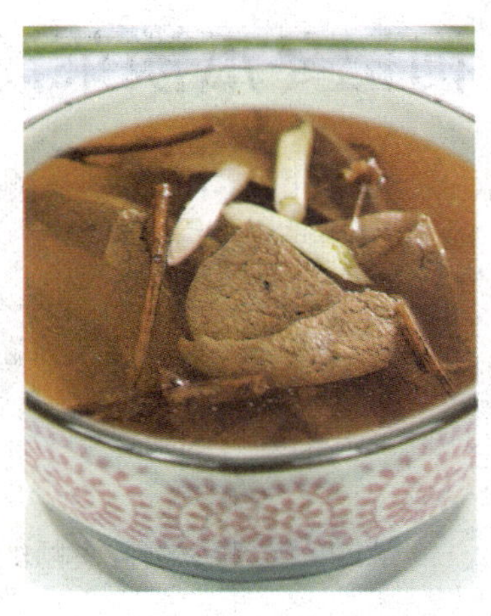

原料

旱莲草5克，猪肝300克，葱、盐各适量。

做法

猪肝洗净、切片；葱洗净、切段。旱莲草先煎取汁，以中火煮沸，放入猪肝片、葱段，待汤再次煮沸，加盐调味即可。

功效

旱莲草配猪肝，有止血兼补血的作用。

淡菜

别名 壳菜、红蛤、珠菜、海红。

性味 性温，味咸。

营养价值很高的“海中鸡蛋”

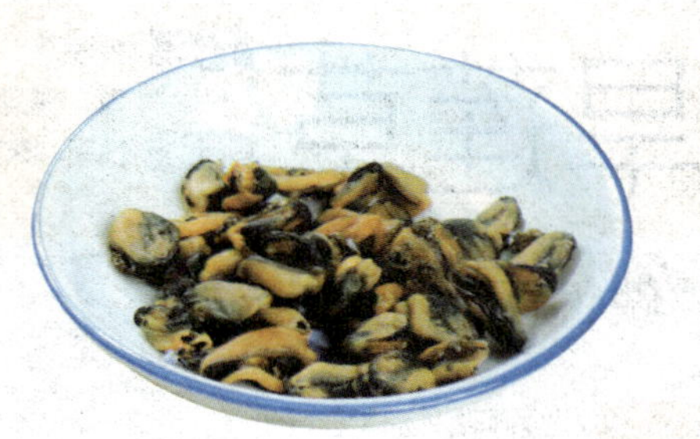

来　源 为贻贝科动物厚壳贻贝和其他贻贝类的贝肉。

主要产地 分布于黄海、渤海及东海等区域。

功效主治 补肝肾、益精血、消瘿瘤。治虚劳羸瘦、眩晕、盗汗、阳痿、腰痛、吐血、崩漏、带下、瘿瘤、疝瘕。

主要成分 每100克干淡菜含水13毫升、蛋白质59.1克、脂肪7.6克、碳水化合物13克、灰分6.9克、钙277毫克、磷864毫克、铁24.5毫克、维生素$B_2$0.46毫克、烟酸3.1毫克。

性状特征

厚壳贻贝贝壳2片，长约15厘米，呈楔形。壳顶尖小，壳表面棕黑色，壳顶常磨损而显白色。壳内面灰蓝色，具珍珠光泽。壳顶内面具有2个小主齿。韧带褐色。外套膜在一点愈合，外套缘具有分枝状的触手。足后端成片状，前端呈棒状。足丝粗，淡黄色。

选购秘诀

以肉质肥厚、坚实、有光泽、颜色正常、无异味，味道鲜美者为佳。

药用价值

淡菜含有丰富的钙、磷、铁、锌和B族维生素、烟酸等。由于其营养价值高于一般的贝类和鱼、虾、肉等，对促进新陈代谢，保证大脑和身体活动的营养供给具有积极作用，所以人们称之为“海中鸡蛋”。

淡菜可用来治疗虚劳羸弱、精血衰少、吐血、眩晕、盗汗、阳痿、腰疼、久痢、肠鸣、崩漏、带下等病症，且可为妇女产后滋补之用。

淡菜还含大量的碘，对缺碘性甲状腺肿大患者是极好的保健食品。淡菜中所含脂肪里不饱和脂肪酸较多，对于维持机体的正常生理功能、促进发育有良好作用，还有降低胆固醇的作用。

贮存要点	最好新鲜食用，或是加工成干制品保存。
用法用量	淡菜的吃法很多，可煮、烩、炖或做馅。每餐50克左右。
使用禁忌	小儿不宜多食。

枸杞冬瓜淡菜汤

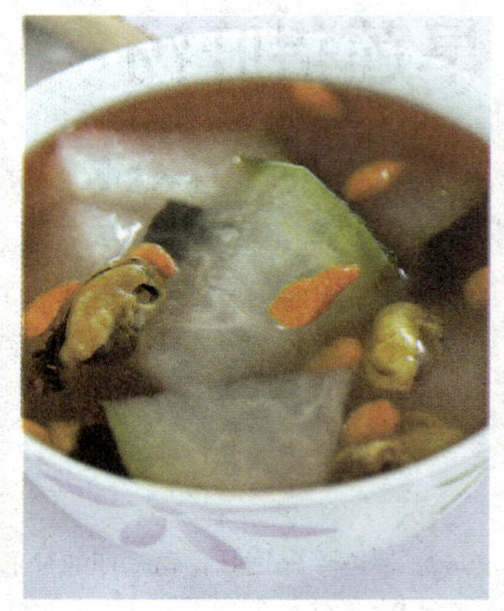

原料

冬瓜400克，枸杞子、淡菜各10克，姜末、盐、食用油、高汤各适量。

做法

枸杞子洗净；淡菜洗净、泡发；冬瓜去皮，切小块。油锅烧热，爆香淡菜、姜末，注入高汤；再放入冬瓜、枸杞子煮40分钟，加盐调味即可。

功效

清热解毒，利水消肿，除烦止渴。

雪蛤膏

别名 林蛙油。
性味 性平，味甘、咸。

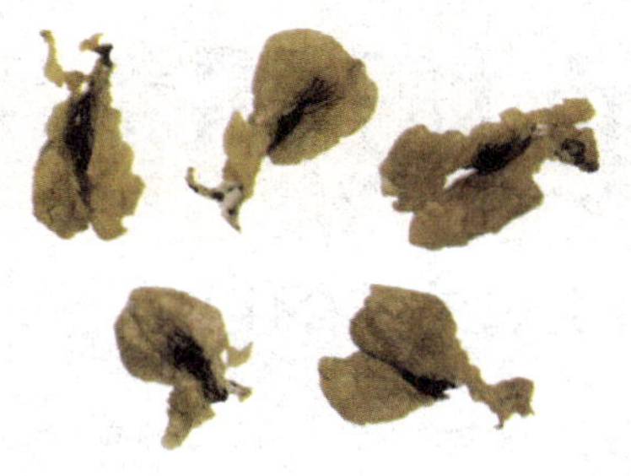

有"软黄金"之称的珍稀补品

来　源 蛙科两栖类动物林蛙的雌蛙的干燥输卵管。

主要产地 主要产于东北长白山林区。

功效主治 滋阴润肺、补血壮体、安神、补肾、延年益寿、美容养颜、抗衰老。用于肺虚、干咳、低热不退、吐血咯血、盗汗、病后体虚、产后虚弱等症。

主要成分 蛋白质、蛙醇、多糖类、磷脂、维生素、脂肪酸、氨基酸、微量元素及多种激素等。其所含有的元素有铁、钾、钠、镁、锌、锰、硒等。

性状特征

优质雪蛤膏呈不规则片状，弯曲重叠，长1.5～2厘米，厚1.5～5厘米。表面黄白，蜡质状，微透明，有脂肪样光泽，偶带有灰白色薄膜状干皮。触摸有滑腻感，在温水中浸泡，体积可膨胀10～15倍。气腥、味微甘、咀嚼时有黏滑感。

选购秘诀

购买时应以片状多而粒状少的为佳。

药用价值

雪蛤膏具有的同化激素作用，可促进人体内的蛋白质合成，尤其是免疫球蛋白的合成，提高人体对外来病菌的抵抗能力。雪蛤膏经充分溶胀可促进人体皮肤组织的新陈代谢，保持肌肤细腻，保持机体的年轻态、健康态。

经研究表明，雪蛤膏具有以下功效：提高人体免疫力，延缓衰老，美容养颜、可做营养补充剂，调节女性内分泌，改善更年期症状，提高脑组织细胞的供氧及利用氧能力，提高机体耐力及抗应激能力，降血脂，还具有增加白细胞、调节体内激素平衡、滋养皮肤以及抗癌的辅助作用。

贮存要点	通风干燥、背光处保存。
用法用量	炖汤或水发后蒸食。每餐3～5克。每星期1～2次。
使用禁忌	严重糖尿病、肺胃虚寒、腹泻者不宜食用。雪蛤富含雌激素，年轻女性吃得太多可能会引起乳腺增生。

木瓜炖雪蛤

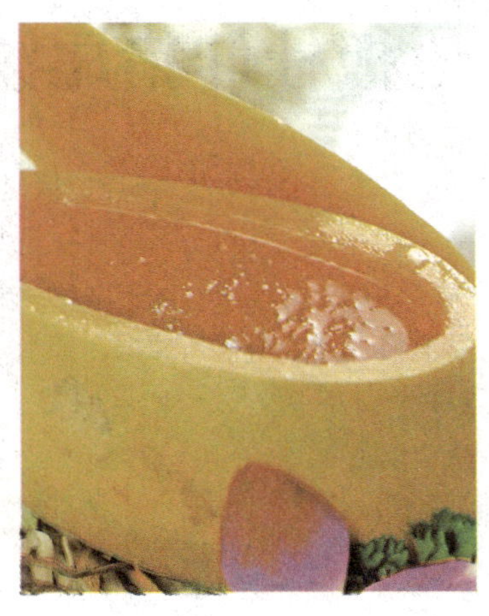

原料

木瓜1个，雪蛤膏10克，鲜奶1杯，冰糖适量。

做法

雪蛤膏用水浸泡一晚，洗净，氽水。木瓜洗净，在顶部切出2/5作盖，去核、瓤。将雪蛤膏、鲜奶、冰糖放入锅中煮沸，然后注入木瓜盅内，加盖，隔水炖1小时即可。

功效

滋阴润肺，安神补肾。

龟板

别名 金龟、玄武板。
性味 性寒，味甘、咸。

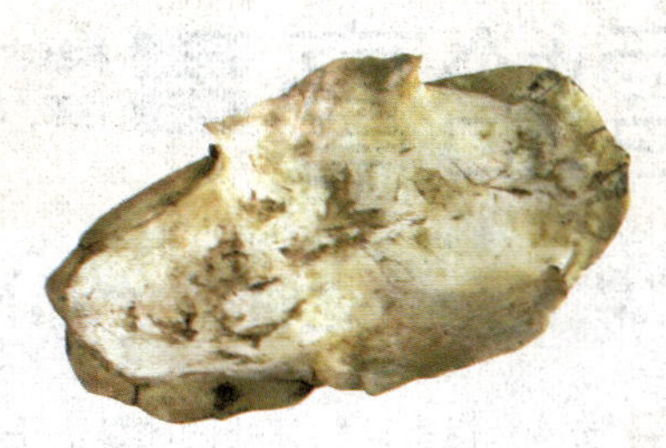

益肾强骨的滋补佳品

来　源 龟科动物乌龟或近缘动物的干燥腹甲。

主要产地 分布于河北、河南、山东、安徽、广东、广西、湖北、四川、云南、陕西等地。

功效主治 滋肾潜阳，退虚热。主治肾阴不足、骨蒸劳热、久咳、咽干口燥、遗精、崩漏带下、腰膝痿弱无力、久痢久疟等症。

主要成分 含骨胶质、水解物还含多种氨基酸、蛋白质、脂肪及钙盐等。

性状特征

腹板略呈板片状，长方椭圆形，肋鳞板附于两侧，略呈翼状。长10～20厘米，宽7～10厘米，厚约5毫米。外表面黄棕色至棕色，有时具有紫棕色纹理，内表面黄白色至灰白色。腹板由12块腹鳞甲对称嵌合而成，鳞甲间呈锯齿状嵌合，前端较宽略呈圆形或截形，后端较狭且内陷，呈V形缺刻，两侧的肋板由4对肋鳞甲合成，在其两端往往留有一块残缺绿鳞甲。表面光滑，外皮尚存，有时略带血痕（血板），或无光泽，皮已脱落（汤板）。质坚硬。断面外缘为牙白色，坚实，内为乳白色或肉红色，有孔隙。气腥、味微咸。

选购秘诀

以质干、板上有血斑、块大无腐肉者为佳。

药用价值

龟板含的主要成分是骨胶原、碳酸钙、磷酸钙、维生素D等。维生素D可使肠道对钙的吸收从被动变为主动。研究表明，骨髓胶原含量的高低是由胶原的形成和胶原的降解两个过程的强弱决定的，巨噬细胞含胶原酶，可降解骨髓中的胶原，使其含量降低，改善骨髓纤维化症状。维生素D可直接或间接地影响它们，从而调控胶原在骨髓中的沉积。

贮存要点	置干燥处。
用法用量	龟板以内服居多，可煎煮成药汤服用，常用量10～24克，煎前宜打碎；或制成丸、散使用。
使用禁忌	食少、泄泻、脾胃虚寒的人与孕妇不宜服用。

龟板杜仲猪尾汤

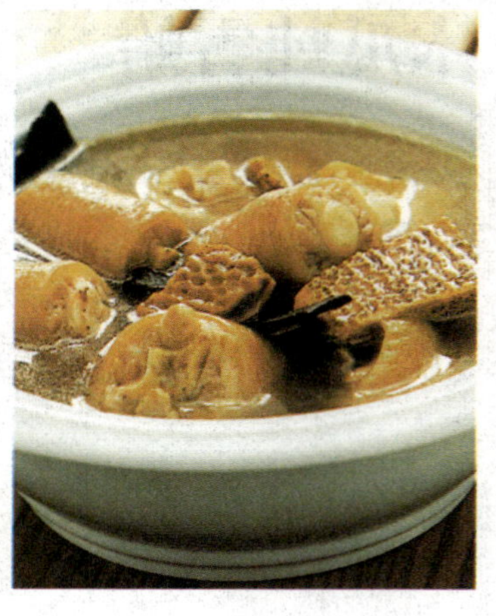

原料

龟板25克，炒杜仲5克，猪尾600克，盐适量。

做法

猪尾剁段洗净，汆水捞起，再冲净1次。龟板、炒杜仲洗净。将上述原料盛入炖锅，加水以武火煮开，再转文火炖40分钟，加盐调味即可。

功效

益肾健骨，壮腰强筋。

鸽子

别名 鹁鸽、飞奴。

性味 性平，味甘。

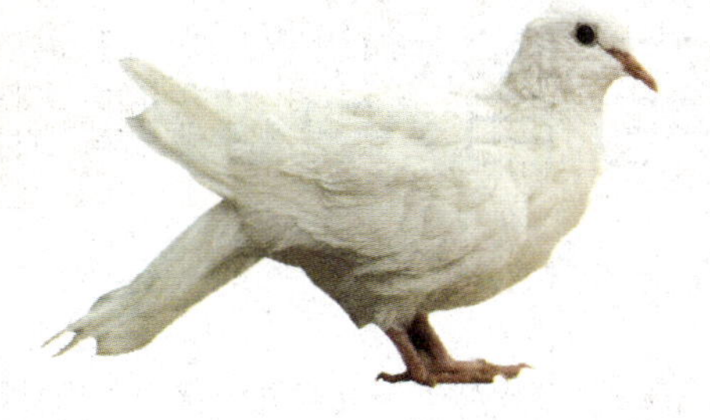

滋肾益气、祛风解毒

来　源 为鸠鸽科动物原鸽、家鸽或岩鸽的肉或全体。

主要产地 全国各地均有。

功效主治 滋肾益气、祛风解毒。治虚羸、消渴、久疟、妇女血虚经闭、恶疮疥癣。

主要成分 鸽肉含水分75.10%、粗蛋白质22.14%、粗脂肪1.00%、灰分1.00%。

性状特征

家鸽由原鸽驯养而来，种类很多，有扇尾、球胸、瘤鼻、眼镜及传书鸽等品种。毛色复杂，以青灰色较普遍，亦有纯白、茶褐、黑白混杂等。我国大部分地区均有饲养。

选购秘诀

选购时如鸽翼底的羽毛还没出长齐，拨开可见鸽肉，鸽嘴、脚呈肉色，这是乳鸽的特征，如翼毛出齐而坚硬，鸽嘴及脚呈蓝色或深肉色，则是老鸽。

药用价值

鸽子肉所含有的造血用微量元素相当丰富，对产后妇女、手术后的患者及贫血者具有大补功能，民间称之为“甜血动物”。

鸽肝中含有最佳的胆素，可帮助人体很好地利用胆固醇，防止动脉硬化。

民间验方以鸽配其他药物，可辅助治疗头晕病、妇科疾病。女性常食鸽子肉，可提高性欲。

鸽子肉中含有丰富的泛酸，对脱发、白发和未老先衰有很好的疗效。乳鸽含有较多的支链氨基酸和精氨酸，可促进体内蛋白质的合成，加快创伤的愈合。鸽血中富含血红蛋白，也能使术后伤口很快愈合。乳鸽骨含有丰富的软骨素，经常食用，可使皮肤变得白嫩、细腻。

贮存要点	新鲜食用，或置于低温下保存。
用法用量	每餐半只80～100克，清蒸、煲汤、煮粥均可。
使用禁忌	无。

鸽子银耳胡萝卜汤

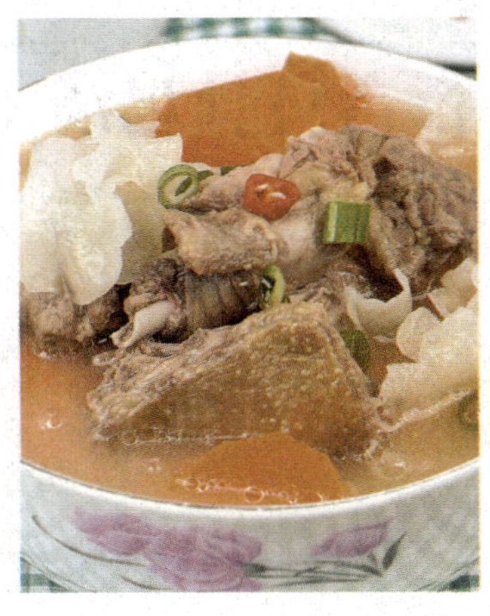

原料

鸽子1个，水发银耳、胡萝卜各20克，盐5克。

做法

将鸽子洗净，剁块，汆水；水发银耳洗净，撕成小朵；胡萝卜去皮，洗净，切块。汤锅上火倒入水，下入鸽子、胡萝卜、水发银耳，调入盐煲至熟即可。

功效

滋养和血，滋补温和。

乌骨鸡

别名 乌鸡、黑脚鸡、丛冠鸡、竹丝鸡。

性味 性平、味甘。

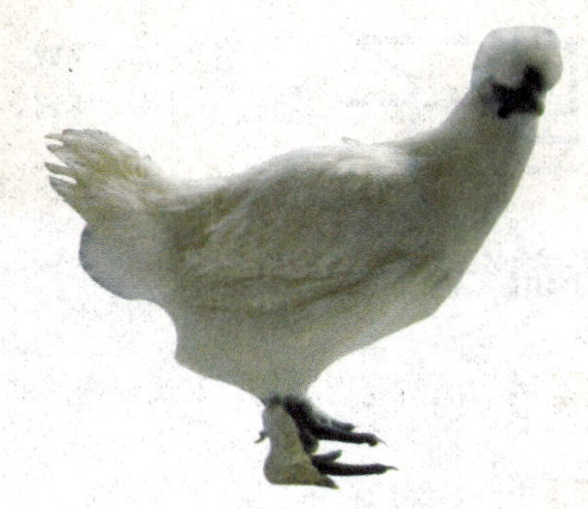

名贵食疗珍禽

来　源 为雉科动物乌骨鸡的肉或除去内脏的全体。

主要产地 原产江西泰和县，如今其他地区亦有饲养。

功效主治 养阴退热。治虚劳、骨蒸、羸瘦、消渴、脾虚滑泄、下痢口噤、崩中带下等症。

主要成分 乌骨鸡全粉水解后含有多种氨基酸，包括8种人体必需氨基酸；其中10种比普通肉鸡的含量高。乌骨鸡含有B族维生素、维生素C、维生素E等，其中维生素E的含量是普通肉鸡的2.6倍，胡萝卜素和维生素C含量均高于普通肉鸡。

性状特征

体躯短矮而个头小，颈短，具肉冠，耳叶绿色，略呈紫蓝。遍体毛羽色白，除两翅毛羽外，全呈绒丝状；头上有一撮细毛凸起，下颌上连两填面生有较多的细短毛。皮、肉、骨、嘴均乌色。翅较短，而主翼羽的羽毛呈分裂状，致飞翔力特别强。毛脚，5爪，跖毛多而密。本种除白毛者外，尚有黑毛乌骨者、斑毛乌骨者及肉白乌骨者等。

选购秘诀

选择精力充沛、毛色光泽、鸡肉紧缩有弹性、鸡肉无血线者为佳。

药用价值

乌骨鸡对妇女崩中带下及一切虚损诸病有显著功用。著名的乌鸡白凤丸，就是滋养肝肾、养血益精、调养冲任的良药。

乌鸡的营养物质非常丰富，蛋白质、维生素B_2、烟酸、维生素E、磷、铁、钾、钠的含量要比普通鸡肉高很多，而胆固醇和脂肪含量很少。所以，乌鸡是补虚劳、养身体的上好佳品。

食用乌鸡具有提高生理功能、延缓衰老、强筋健骨的作用。对辅助治疗骨质疏松、佝偻病、妇女缺铁性贫血等有明显功效。

贮存要点	置冰箱冷藏。
用法用量	煮食、炖食均可，每餐150克。
使用禁忌	多食能生痰助火、生热动风，故感冒发热或湿热内蕴而食少、腹胀者不宜食用。此外，体胖、患严重皮肤疾病者也不宜食用。

百合乌骨鸡汤

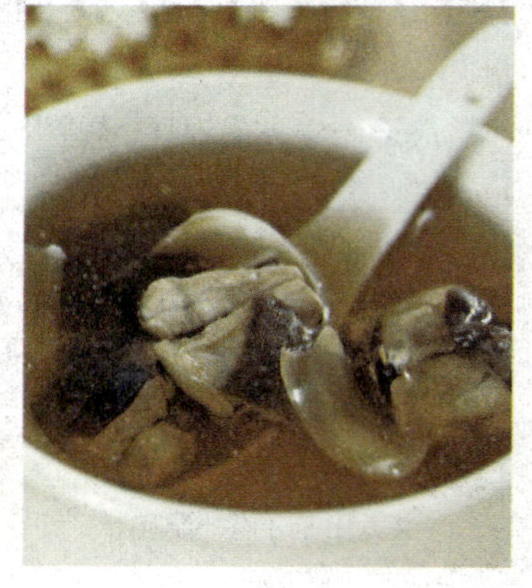

原料

乌骨鸡1只，百合30克，葱段、姜片、盐各适量。

做法

百合洗净；乌骨鸡洗净、切块、汆水、捞出洗净。锅中加适量清水，下入乌骨鸡、百合、姜片、葱段炖煮两个小时，加盐调味即可。

功效

调和各个脏腑，改善体虚症状。

甲鱼

别名 鳖、团鱼、元鱼、王八。

性味 性平，味甘。

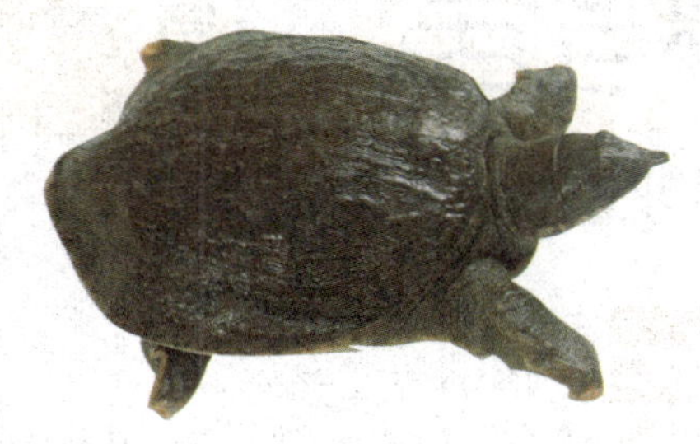

滋肝补肾、益气补虚

来　源 一种卵生两栖爬行动物甲鱼的全体。

主要产地 产地很广，由东北至海南岛以及湖北、安徽、四川、云南、陕西、甘肃等地均有。

功效主治 滋阴凉血。可治骨蒸劳热、久疟久痢、崩漏带下、瘰疬、冲任虚损等。

主要成分 甲鱼所含有的蛋白质高达17%，比鸡蛋高30%，为牛奶的4倍以上；还含有优质饱和脂肪酸、亚油酸、多种维生素及多种活性物质。

性状特征

体长18～24厘米，头部青灰色，吻部凸出。背腹扁平，背盘椭圆形，橄榄绿色。背腹甲包覆着皮肤，没有乌龟般的条纹。背甲边缘的柔软皮肤称作裙边。当裙边左右摆动时，能迅速将身体埋入泥沙里。四肢粗短稍扁平，四肢有蹼，游泳很快。卵生。

选购秘诀

好的甲鱼动作敏捷，腹部有光泽，肌肉肥厚，裙边厚而向上翘，体外无伤病痕迹；把甲鱼翻转，头腿活动灵活，很快能翻回来，既为质量较优的甲鱼。需要格外注意的是，一定要食用鲜活的甲鱼，现吃现宰。

药用价值

甲鱼中含有大量以EPA和DHA为主的脂肪酸，甲鱼可用于辅助治疗骨蒸劳热、肝脾肿大、崩漏带下、血瘕、腹痛、久疟、久痢、虚劳、遗精等症。还可用于辅助治疗因放疗、化疗而引起的虚弱、贫血、白细胞减少等。

食用甲鱼有助于降低血胆固醇，对高血压、冠心病患者有益；能有效地预防和抑制肝癌、胃癌、急性淋巴性白血病。

贮存要点	死甲鱼和变质的甲鱼不能吃，甲鱼要现吃现宰。
用法用量	甲鱼既可红烧，又可清蒸。每餐30克。
使用禁忌	脾胃阳虚者、孕妇、产后泄泻、消化不良、肠胃功能虚弱、失眠者不宜食用。

甲鱼大枣粥

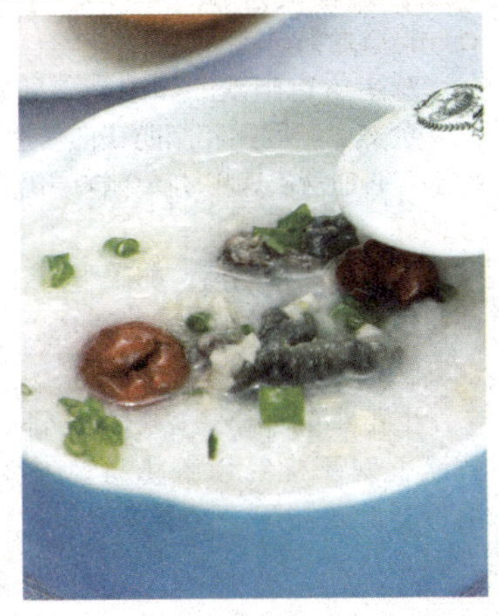

原料

粳米100克，甲鱼肉300克，大枣10克，食用油、盐、鲜汤、料酒、葱花、姜末各适量。

做法

粳米淘洗干净；甲鱼肉洗净，剁小块；大枣洗净去核。油锅烧热，入甲鱼翻炒，烹入料酒、盐炒熟后盛出。锅置火上，兑入鲜汤，放入所有原料熬煮成粥即可。

功效

本品对乳腺癌有一定的食疗作用。

鸡蛋

别名 鸡子、鸡卵。
性味 性平、微凉，味甘。

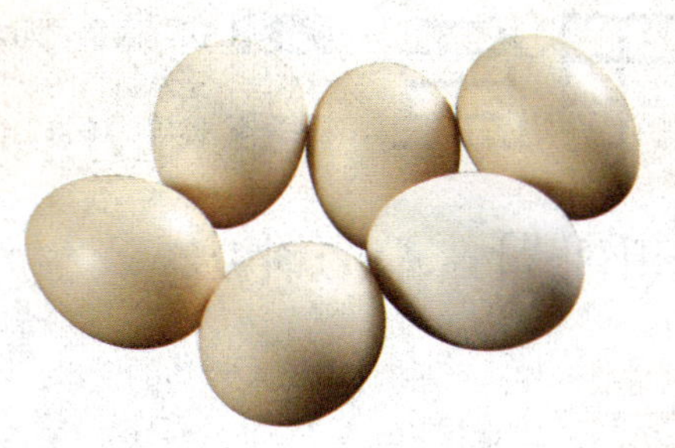

最理想的营养库

来　源 雉科动物家鸡的卵。
主要产地 全国各地均有出产。
功效主治 滋阴润燥、养血安胎。主治热病烦闷、燥咳声哑、目赤咽痛、胎动不安、产后口渴、小儿疳痢等。
主要成分 鸡蛋含有人体所必需的8种氨基酸，其蛋白质是食物质量、种类的组成中最平衡、最理想的蛋白质。蛋黄比蛋白营养更为丰富，脂肪集中在蛋黄内，蛋白中几乎没有脂肪，维生素A、维生素B_2也几乎集中在蛋黄内。

性状特征

鸡蛋可分鸡蛋壳、鸡蛋白、鸡蛋黄、凤凰衣（内膜）几个部分。鸡蛋壳因品种的不同有白色、红色、绿色等。鸡蛋蛋白呈有光泽的纯白色，外覆一层薄膜。

选购秘诀

良质鲜蛋的蛋壳清洁、完整、无光泽，壳上有一层白霜，色泽鲜明；劣质蛋蛋壳表面的粉霜脱落，壳色油亮，呈乌灰色或暗黑色。手握蛋摇动时内容物有晃动声。

药用价值

防治心血管疾病

鸡蛋含有丰富的卵磷脂。卵磷脂进入血液后，会减少胆固醇和脂肪在血管壁上沉积，对辅助治疗心血管疾病和动脉粥样硬化是有益的。

护肝

鸡蛋中的蛋白质、卵磷脂对肝脏组织损伤有修复作用，可促进肝细胞的再生。

健脑益智

蛋黄中的卵磷脂、甘油三酯、胆固醇和卵黄素，对于神经系统和身体发育有很大的作用，能健脑益智，可避免老年人智力衰退，改善记忆力。

防癌

鸡蛋中含有15%的维生素B_2，维生素B_2可以分解和氧化人体内的致癌物质。鸡蛋中含有的微量元素，如硒、锌等，也都具有防癌作用。

延缓衰老

鸡蛋含有人体几乎所有需要的营养物质，如蛋白质、维生素A、维生素D以及钙、磷、铁等。不少长寿老人的延年益寿经验之一，就是每天必食一个鸡蛋。

其他作用

蛋清与赤小豆粉末调和，涂敷患处，对热毒、丹毒肿、胁痛有效。

如阴血不足，失眠心悸，可用生地黄、麦冬、百合各12克，煎汤取汁，冲入鸡蛋搅匀服。

鸡蛋加工成咸蛋后，其含钼量会增加至鲜蛋的10倍，特别适宜于骨质疏松的老年人食用。

贮存要点	在温度2～5℃的情况下，鸡蛋的保质期是40天，而冬季室内常温下为15天，夏季室内常温下为10天。
用法用量	鸡蛋的食用方法很多，煎、煮、炒、炖等均可，每日不超过2个为宜。
使用禁忌	生鸡蛋中含有沙门氏菌，不宜食用。长时间煮烧的鸡蛋也不宜食用，会妨碍人体对铁的吸收。鸡蛋中的胆固醇含量较高，不宜多吃。老年人，尤其是血脂高和肝炎患者最好不吃蛋黄，可多吃蛋清。冠心患者吃鸡蛋不宜太多，以每日不超过1个为宜。肾功能不全患者，皮肤生疮化脓的人，也不宜吃鸡蛋。

鸭肉

别名 鹜肉。
性味 性平，味甘、咸。

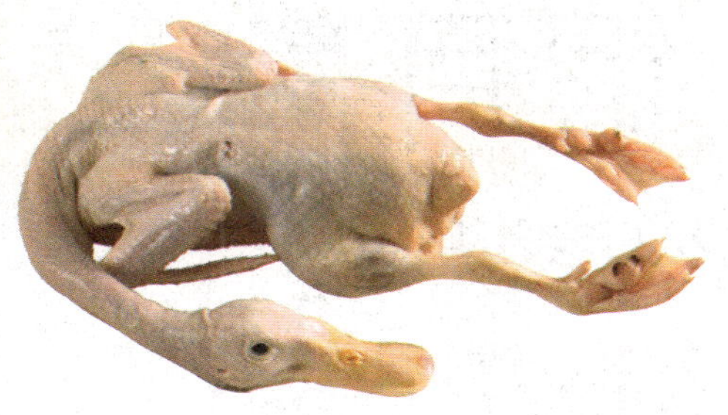

养胃滋阴、利水消肿

来　源 为鸭科动物家鸭的肉。

主要产地 我国大部地区有饲养。

功效主治 补益气阴、利水消肿、清虚热。主治虚劳骨蒸、咳嗽、咽干、水肿、小便不利等症。

主要成分 鸭肉的蛋白质含量虽略低于鸡肉，但脂肪、糖类的含量均高于鸡肉，还含维生素A、维生素B_1、维生素B_2及钙、磷、铁等成分。

性状特征

嘴长而扁平，颈长、体扁、翅小、覆翼羽大，腹面如舟底，尾短。羽毛甚密，色有全白、栗壳、黑褐等。

选购秘诀

健康的活鸭头颈高昂、羽毛紧密、尾巴上翘、肢体有力、胸脯丰满。

药用价值

鸭肉中蛋白质含量较高，比畜肉含量高得多，脂肪含量适中，并分布均匀，脂肪酸主要是不饱和脂肪酸和低碳饱和脂肪酸，这种酸易于被人体消化吸收，并且降低机体胆固醇含量，减少患心脏病的概率。

鸭肉中含有丰富的B族维生素和维生素E，前者具有抗脚气病、神经炎和多种炎症的作用，在生长期、妊娠期及哺乳期的人要多吃，后者是人体多余自由基的清除剂，在抗衰老过程中起着重要的作用。

鸭肉中含有较为丰富的烟酸，作为构成人体内两种重要辅酶的成分之一，在细胞呼吸中起作用，对心脏病患者有更好的作用。

贮存要点	宰杀、洗净后冷藏保存。
用法用量	鸭肉的做法很多，可烧、烤、炖、炒、煲汤等。每餐80克。
使用禁忌	鸭肉不宜与杨梅、大蒜、木耳和甲鱼肉同食；腹泻、外感风寒、外科化脓患者忌食；平素身体虚寒，或因着凉引起的食欲减退、胃腹疼痛、腹泻、腰痛及痛经等患者不宜食用。

虫草炖老鸭

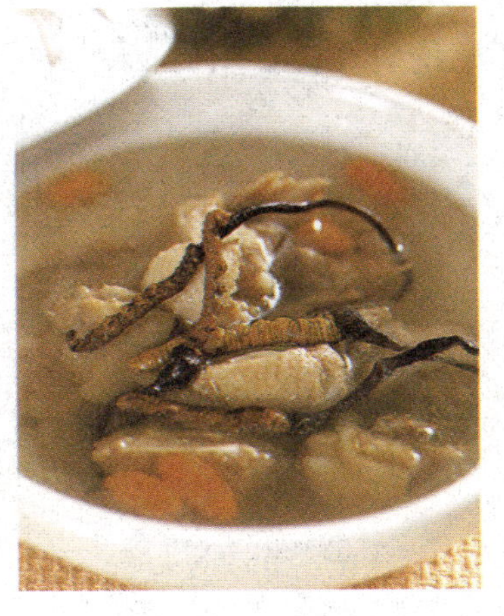

原料

老鸭1只，冬虫夏草2克，熟地黄、当归、党参、川芎、黄芪、枸杞子各6克，米酒、姜片、葱段、盐适量。

做法

将药材用米酒浸泡20分钟待用，老鸭处理干净。将药材置于鸭腹内，用线缝好，放入汤锅内，加入米酒、姜片、葱段、水，以武火煮沸，再转文火炖至鸭肉烂熟，加盐调味即可。

功效

滋阴补肾，活血暖身，强身健体。

银耳

别名 白木耳、雪耳、银耳子。

性味 性平，味甘。

抗衰老之明珠

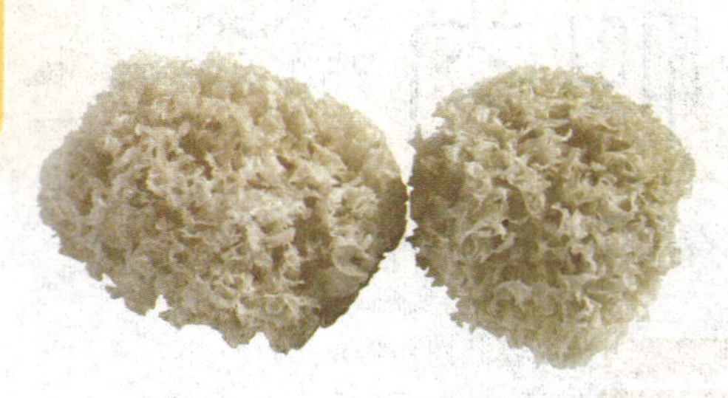

来　源 银耳科真菌银耳的干燥子实体。

主要产地 主产于四川、贵州等地。

功效主治 滋补生津、润肺养胃。主治虚劳、咳嗽、痰中带血、津少口渴、病后体虚、气短乏力。

主要成分 含有脂肪、蛋白质、硫、磷、镁、钙、钾、钠等，并含有多种维生素、氨基酸、葡萄糖、葡萄糖醛酸等。

性状特征

由数片至10余片薄且多皱褶的瓣片组成，呈菊花形、牡丹花形或绣球形，直径3~15厘米。白色或类黄色，表面光滑，有光泽，基蒂为黄褐色，角质硬而脆。浸泡水中变膨胀，有胶质。气微，味苦。

选购秘诀

品质新鲜的银耳，应该是无酸、臭、异味等。晒干或烘干后的正常颜色为黄白色。质量好的银耳，耳花大而松散，耳肉肥厚，色泽呈白色或略带微黄，蒂头无黑斑或杂质，朵形较圆整，大而美观。

药用价值

银耳富含天然植物性胶质，加上它的滋阴作用，长期服用可以润肤，去除脸部黄褐斑、雀斑，达到养颜美容的目的。

银耳富含的粗纤维，有助于胃肠蠕动，减少脂肪吸收，并能使多余脂肪排出体外。

银耳多糖是银耳的最主要活性成分，对老年慢性支气管炎、肺源性心脏病患者有显著疗效。

银耳富含维生素D，能防止钙的流失，对生长发育十分有益。

银耳因含有硒等微量元素，它可以增强机体抗肿瘤的免疫能力，还能增强肿瘤患者对放疗、化疗的耐受力。

贮存要点	置干燥处。
用法用量	银耳的吃法一般是做羹汤，配冰糖、大枣、莲子、芝麻等食用。每餐15克即可。
使用禁忌	银耳性润而腻，能清肺热，故外感风寒者忌用。

蜜橘银耳汤

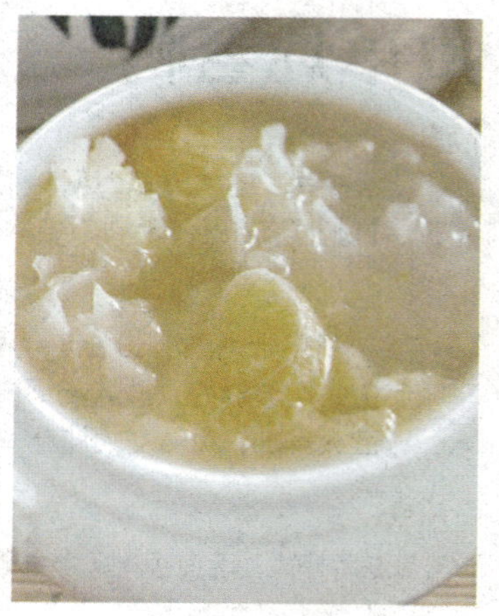

原料

银耳10克，冰糖20克，蜜橘适量。

做法

蜜橘剥皮去筋，成净蜜橘肉；银耳泡发、撕碎。将银耳、蜜橘、冰糖放入煮锅内，再加入适量冷水，一起煮2~3个小时即可。

功效

滋阴润肺，养胃生津。

黑米

别名 黑粳米、黑黍。
性味 性温，味甘。

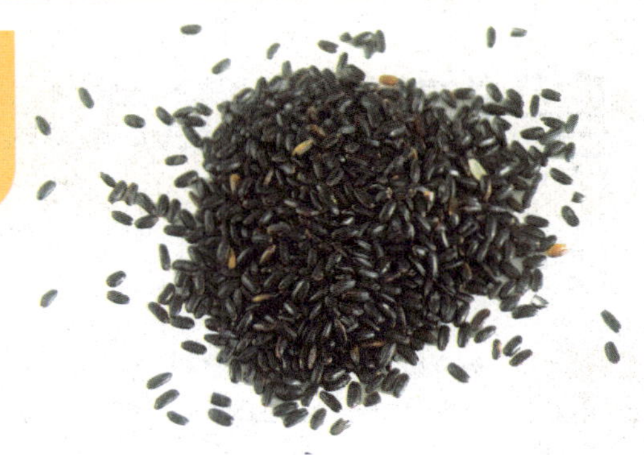

健脾益胃的补血米

来　源 黑粳米或黑糯米的成熟种子。
主要产地 主产于陕西、云南等地。
功效主治 健脾胃、滋肾水、止肝火、养颜色、乌须发。长期食用黑米，可治疗头昏、目眩、贫血、白发、眼疾、腰腿酸软等。
主要成分 黑米具有较高的营养价值，黑米含蛋白质9.56%～11.8%，比普通大米高3.7%，比国际大米质量标准高3.81%；含脂肪2.37%～2.8%，比国内粳米质量标准高2.9倍；含多种氨基酸，平均高于普通粳米15.8%。

性状特征

黑米有光泽，米粒大小均匀，很少有碎米、爆腰（米粒上有裂纹），胚乳仍为白色，优质黑米具有正常的清香味，无其他异味。味佳、微甜、无任何异味。

选购秘诀

以颜色黑亮、颗粒饱满、无任何不良气味、无虫、不含杂质、表面似有膜包裹者为佳。

药用价值

黑米所含蛋白质是粳米的0.5～1倍，所含锰、锌、铜等无机盐大都较粳米高出1～3倍，更含有粳米所缺乏的维生素C、叶绿素、花青素、胡萝卜素及强心苷等特殊成分，因而比粳米更具营养。多食黑米具有开胃益中、暖脾暖肝、明目活血、滑涩补精之功，对于少年白发、妇女产后虚弱、病后体虚以及贫血、肾虚均有很好的补养作用。

贮存要点	置通风、阴凉、干燥处，防鼠、防潮、防蛀。
用法用量	煮粥，做成点心、汤圆、粽子、面包等。现在还开发出了黑米酒，其中含有黑色素，能起到保健作用。每餐50克。
使用禁忌	黑米粥若不煮烂，不仅大多数营养素不能溶出，而且多食后易引起急性肠胃炎，对消化功能较弱的孩子和老弱病者更是如此。

黑米炖鸡肉

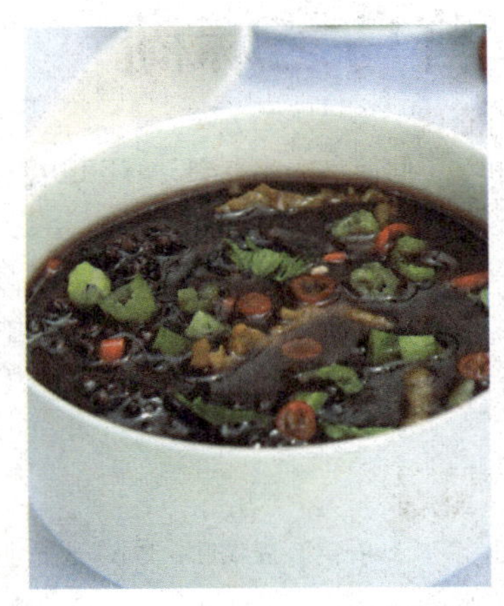

原料

黑米250克，净鸡肉750克，红椒、芹菜、姜片、盐各适量。

做法

红椒、芹菜洗净，切小段。鸡肉切丝，鸡骨拿刀拍烂、下锅，加适量清水，放入姜片、黑米，武火煮沸，转文火炖熟。最后放入红椒、芹菜、盐调味。

功效

补肾益气，养髓生血，对缺铁性贫血有疗效。

黑芝麻

别名 脂麻。
性味 性平，味甘。

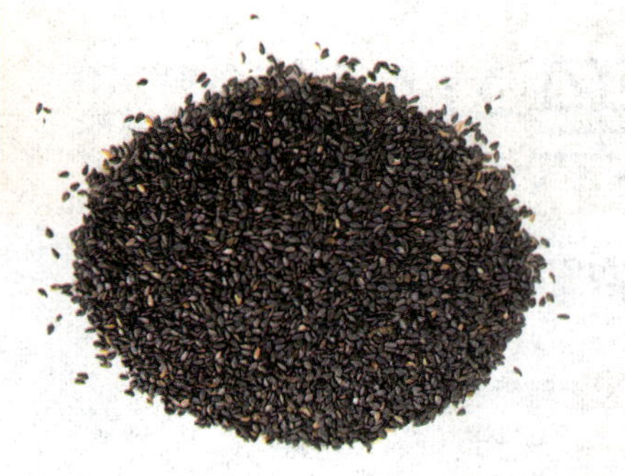

补阴乌发的美容良药

来　源 为芝麻科植物芝麻的成熟种子。

主要产地 主产于山东、河南、湖北、四川、安徽、江西、河北。

功效主治 补肝肾、益精血、润肠燥。用于头晕眼花、耳鸣耳聋、须发早白、病后脱发、肠燥便秘。

主要成分 含脂肪油，为油酸、亚油酸、棕榈酸、硬脂酸、花生酸等甘油酯，并含芝麻素、芝麻林酚素、芝麻酚、胡麻苷、车前糖、芝麻糖等。

性状特征

种子扁卵圆形，长约3毫米，宽约2毫米。表面黑色，平滑或有网状皱纹，先端有棕色点状种脐。种皮薄，子叶2，白色，富油性。味甘、有油香气。

选购秘诀

以色黑、油润，有油香气者为佳。黑芝麻只有皮是黑的，里面是白的，因此在选购时，可用小刀切开观察是否内外都很黑来判断是否变色；也可把黑芝麻放在手心，看浸过汗的黑芝麻是否将手染黑，以此来判断是否染了色。

药用价值

黑芝麻含有的维生素E居植物性食品之首。维生素E能促进细胞分裂、延缓细胞衰老，常食可抵消或中和细胞内致衰物质“自由基”的积累，起抗衰老和延年益寿的作用。特别是它的亚油酸成分，有助于除去附在血管壁上的胆固醇。

芝麻开胃健脾、利小便、和五脏，能助消化、化积滞、降血压，并可治疗神经衰弱等症。常食之可以增强皮肤的弹性。

芝麻中含有的芝麻素具有优异的抗氧化作用，可保肝护心、延缓衰老，具有抗癌的作用。

芝麻酱含铁量很高，经常食用可纠正和预防缺铁性贫血。它的含钙量也很高，是补钙佳品。

贮存要点	置干燥处，防潮湿。
用法用量	煎服或炒熟吃，10～30克。
使用禁忌	便溏腹泻者不宜食用。芝麻仁外面有一层稍硬的膜，把它碾碎后才能使人体吸收到足够营养，所以整粒的芝麻应加工后再吃。

首乌芝麻糊

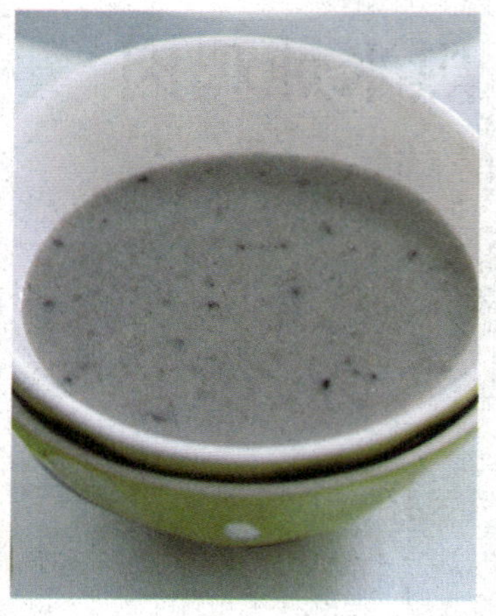

原料

何首乌15克，黑芝麻粉50克。

做法

何首乌洗净后放入锅中，加入适量清水，用武火煮开后转文火再煮20分钟，滤渣后加入黑芝麻粉调匀即可饮用。

功效

补肝肾、益精血，预防白发、脱发。

黑豆

别名 乌豆、黑大豆、冬豆子。

性味 性平，味甘。

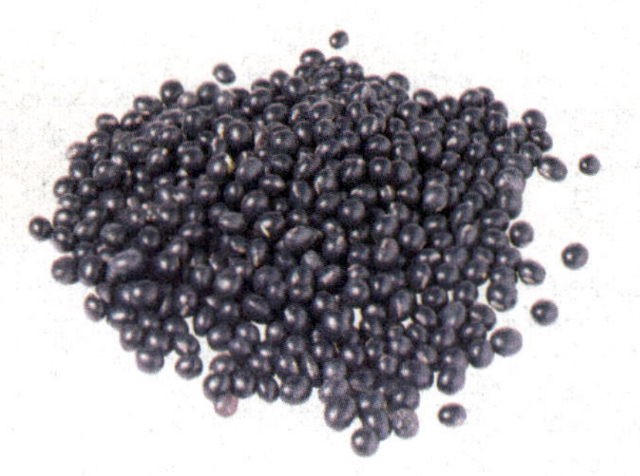

豆类养生之王

来　源 为豆科植物大豆的黑色种子。

主要产地 全国各地均有栽培。

功效主治 活血利水、祛风解毒。治水肿胀满、风毒脚气、黄疸浮肿、风痹痉挛、产后风痉、口噤、痈肿疮毒、解药毒。

主要成分 含较丰富的蛋白质、脂肪和碳水化合物，以及胡萝卜素、维生素B_1、维生素B_2、烟酸、异黄酮类、皂苷等。

性状特征

一年生草本，高50～80厘米。茎直立或上部蔓性，密生黄色长硬毛。总状花序短阔，腋生，有2～10朵花。花白色或紫色，花萼绿色，钟状，先端5齿裂，被黄色长硬毛。花冠蝶形，旗瓣倒卵形，先端圆形，微凹，翼瓣篦形，有细爪，龙骨瓣略呈长方形，基部有爪。

子房线状椭圆形，被黄色长硬毛，基部有不发达的腺体，花柱短，柱头头状。荚果长方披针形，长5～7厘米，宽约1厘米，先端有微凸尖，褐色，密被黄色长硬毛。种子卵圆形或近于球形，种皮黄色、绿色或黑色。

选购秘诀

以粒大、饱满、表面光滑有光泽者为佳。

药用价值

黑豆中含有较多的植物蛋白、卵磷脂、亚油酸、多种维生素、烟酸和大量钙、磷、钾、铁等元素。还含有皂苷，可抑制脂肪吸收，并促进其分解，所以可预防肥胖和动脉粥样硬化。

大豆酿造的豆豉（是用黑豆酿成的）有解毒、除烦、宣郁的功效，并可以辅助治疗骨质疏松症、高血压、糖尿病等病症。

黑豆制成的豆浆、豆腐等，是由肾虚导致的须发早白、脱发等患者的食疗佳品，有“乌发娘子”的美称。

黑豆衣膜含果胶、乙酰丙酸和多种糖类，可解百毒、下热气、善解五金、八石、百草诸毒及虫毒。

贮存要点	置于通风、干燥处保存。
用法用量	黑豆可煮食、炒食或是磨成粉状与其他粮食混食。每餐40克。
使用禁忌	黑豆煮熟或配药食用皆能治病，但不易被消化，故消化不良者慎用。

黑豆牛肉汤

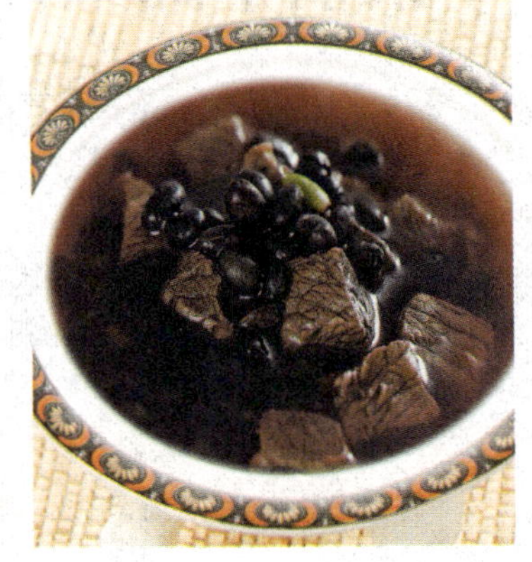

原料

黑豆200克，牛肉500克，生姜15克，盐5克。

做法

黑豆淘净提前泡发，沥干；生姜洗净，切片。牛肉切块，氽水，捞起冲净。将黑豆、牛肉、姜片盛入煮锅，加水以武火煮开，转文火慢炖50分钟，加盐调味即可。

功效

补肾益血，强筋健骨，利尿消水肿。

苹果

别名 频婆果、柰子、平波、超凡子、天然子。

性味 性凉，味甘。

全方位的健康水果

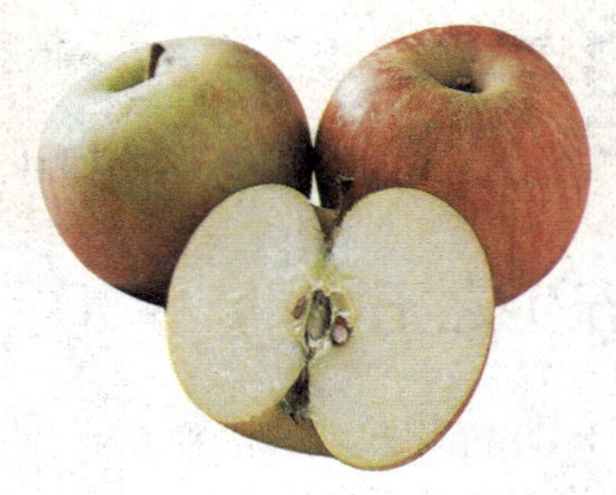

来　源 为蔷薇科植物苹果的果实。

主要产地 我国东北、西北、山东、河北、云南等地均有栽培。

功效主治 生津润肺、除烦解暑、开胃醒酒。

主要成分 含有糖类、有机酸、果胶、蛋白质、钙、铬、磷、铁、钾、锌和维生素A、B族维生素、维生素C及膳食纤维等多种营养素。

性状特征

苹果落叶乔木，高达15米。叶广椭圆形至椭圆形，或卵形，先端稍尖，基部阔楔形，边缘具圆钝锯齿，幼叶两面有短柔毛。叶柄有短柔毛。伞房花序有花3~7朵，果扁球形，通常7厘米，顶部及基部凹陷，有红色、黄色、绿色等。

选购秘诀

选购苹果时，应以个体适中、果皮薄细、光泽鲜艳、果肉脆嫩、汁多味香甜、无虫眼及损伤者为佳。

药用价值

苹果中含有鞣酸以及有机酸、果胶和纤维素等止泻、通便的有效物质，既对轻度腹泻有良好的止泻效果（痢疾等症则无效），又可改善大便秘结。

苹果富含钾，食后能与体内过剩的钠盐结合并使之排出体外。摄入钠盐过多的人应适量食用苹果。

苹果中含有镁，镁可使皮肤红润光泽，再加上丰富的胡萝卜素及多种维生素和铁质，故常食可滋养皮肤并抑制黄褐斑、蝴蝶斑的生成。

苹果含有维生素、矿物质、脂肪、糖类等大脑发育所必需的营养成分，还含有锌，可增强儿童的记忆力和学习能力。

贮存要点	置于冰箱或常温贮存。
用法用量	生食、榨汁皆可，每天1~3个。
使用禁忌	多食令人腹胀，吃饭前后不宜立即吃苹果，以免影响正常的进食及消化。糖尿病患者应慎食。

苹果橘子油菜汁

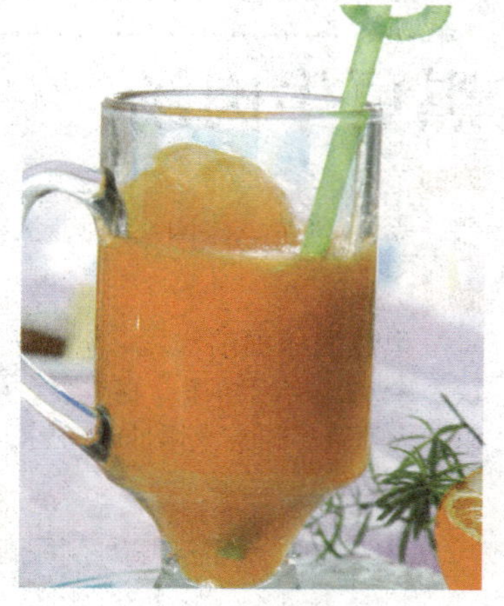

原料

苹果1/2个，橘子1个，油菜50克，菠萝50克，冰水200毫升。

做法

将油菜洗净，橘子、菠萝去皮，苹果去皮、去核，均切成适当大小切块。将所有原料放入榨汁机一起搅打成汁即可。

功效

健脾开胃、益气补血；对贫血、慢性胃炎有疗效。

草莓

别名 洋莓、地莓、地果、风梨、红莓。
性味 性凉，味甘、酸。

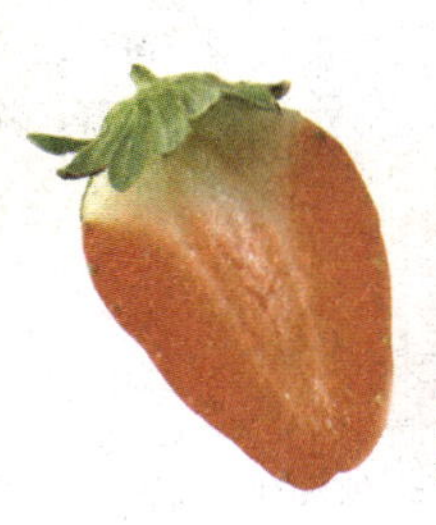
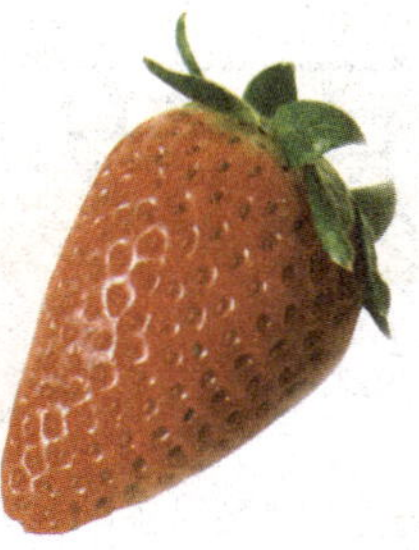

水果皇后

来　源 蔷薇科多年生草本植物的果实。

主要产地 全国各地均产。

功效主治 清热止咳、健脾和胃、滋养补血等功效，对辅助治疗动脉粥样硬化、冠心病和脑溢血等有很好的食疗作用。

主要成分 每100克鲜草莓中含维生素C60毫克，比苹果、葡萄含量还高；果肉中含有大量的糖类、蛋白质、有机酸、果胶等营养物质；草莓还含有丰富的维生素B_1、维生素B_2、维生素C以及钙、磷、铁、钾、锌、铬等人体必需的矿物质。

性状特征

多年生草本。有匍匐枝，复叶，小叶3片，椭圆形。初夏开花，聚伞花序，花白色或略带红色。花托增大变为肉质，瘦果夏季成熟，集生于花托上，合成红色浆果状体。草莓外观呈心形，其色鲜艳粉红，果肉多汁，酸甜适口，芳香宜人。

选购秘诀

选草莓以体大、紧实、色红新鲜、馨香味浓、无破损者为佳。

药用价值

草莓中所含的胡萝卜素是人体内合成维生素A的重要营养成分，具有明目养肝作用。

草莓含有果胶和丰富的膳食纤维，可以帮助消化、通畅大便。对胃肠道和贫血症状有一定的滋补调理作用。

草莓含有丰富的维生素C，可以预防坏血病，并且对动脉粥样硬化、冠心病也有较好的防治功效。

草莓含有丰富的鞣酸，这种成分可阻止致癌化学物质的吸收。草莓还具有一定的防癌作用。

女性常吃草莓，对皮肤、头发均有保健作用。草莓还可以减肥，因为它含有一种叫天冬氨酸的物质，可以平缓地去除体内的废物。

贮存要点	置于冰箱贮存。
用法用量	生食、榨汁或制成罐头食用。每次10个左右。
使用禁忌	肠胃虚寒、大便滑泻、尿路结石的患者不宜多食用。

草莓橘瓣汁

原料

草莓200克，橘子100克，白糖100克，水500毫升。

做法

橘子剥皮、分瓣，草莓洗净、去蒂。将橘子、草莓一同放入砂锅中，加白糖、水，用武火煮开3分钟即可盛起。

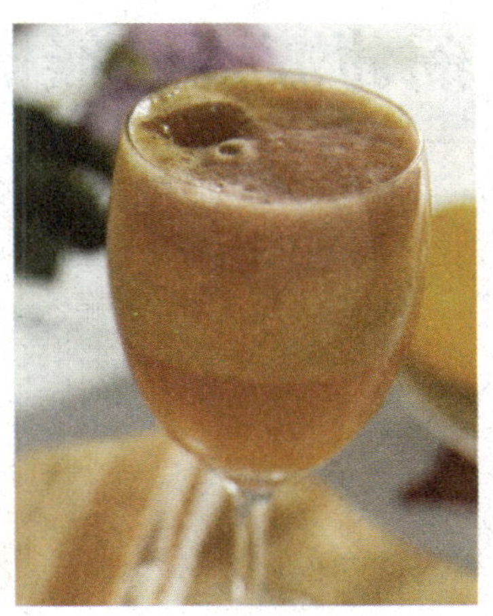

功效

生津和胃，对脾胃不和、食欲不振有疗效。

菠萝

别名 凤梨、黄梨。
性味 性平，味甘、微酸。

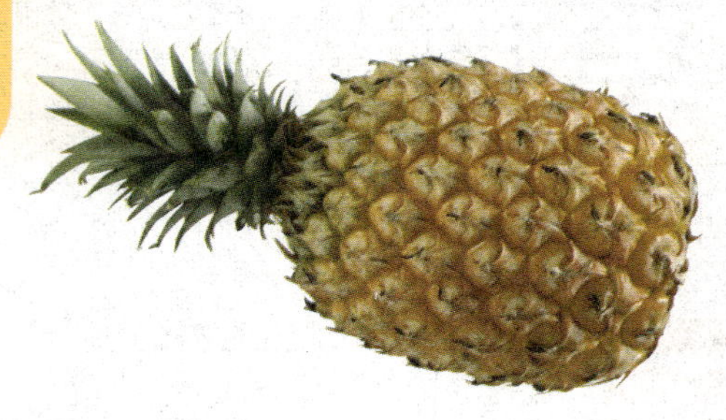

补益脾胃、生津止渴

来　源 凤梨科多年生常绿植物凤梨的果实。

主要产地 中国台湾、广东、广西、福建、云南等地。

功效主治 补益脾胃、生津止渴、润肠通便、利尿消肿等功效，菠萝蛋白酶对肾炎、高血压、支气管炎也有一定的治疗作用。

主要成分 糖类、脂肪、蛋白质、维生素，以及钙、磷、铁、胡萝卜素、烟酸、抗坏血酸等。

性状特征

卡因类

植株高大健壮，叶缘无刺或叶尖有少许刺。果大，圆筒形，小果扁平，果眼浅，果肉淡黄色，汁多。

皇后类

植株中等大，叶缘有刺；果圆筒形或圆锥形，单果重400～1500克，果肉黄至深黄色，肉质脆嫩，糖含量高，汁多味甜，香味浓郁。

西班牙类

植株较大，叶较软，黄绿色。果中等大，单果重500～1000克，小果大而扁平，中央凸起或凹陷。果眼深，果肉橙黄色，香味浓，纤维多。

选购秘诀

以果实饱满、果身硬挺、果皮老结、色泽橙黄鲜艳、鼻闻透发清香、果眼无溢汁者为佳。

药用价值

新鲜菠萝中含有蛋白酶，能分解食物中的蛋白质，在食肉类或油腻食物后，吃些菠萝能开胃顺气，解油腻，帮助消化。

菠萝还可溶解阻塞于组织中的纤维蛋白和血凝块，改善局部血液循环，消除炎症水肿。

菠萝有利尿作用，适当食用对肾炎、高血压患者有益。

贮存要点	置于冰箱保存。
用法用量	生食、榨汁、制成罐头食用。每次100克（约1/6个）。
使用禁忌	溃疡病、凝血功能障碍者勿食。发热及患有湿疹疥疮的人不宜多吃。胃寒、虚咳者不宜生食或生饮菠萝汁。

葡萄菠萝猕猴桃汁

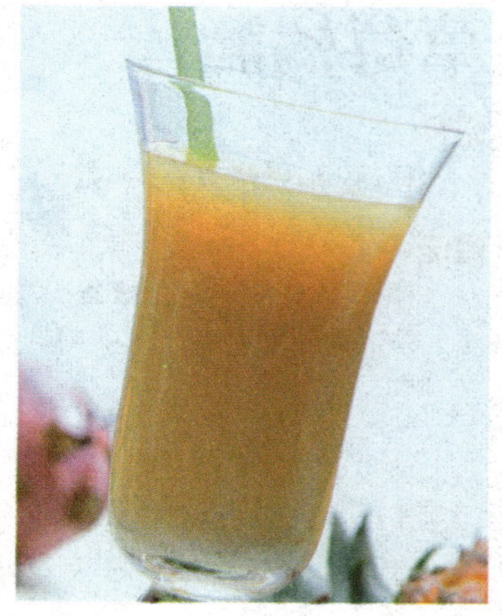

原料

葡萄120克，菠萝100克，猕猴桃1个 。

做法

葡萄去皮、去籽，猕猴桃去皮、切成块，菠萝去皮并用盐水浸泡后切块。将所有原料放入榨汁机，搅打成汁即可。

功效

滋阴补肾，养颜美容。

葡萄

别名 草龙珠、山葫芦。
性味 性平，味甘、酸。

果中之珍品

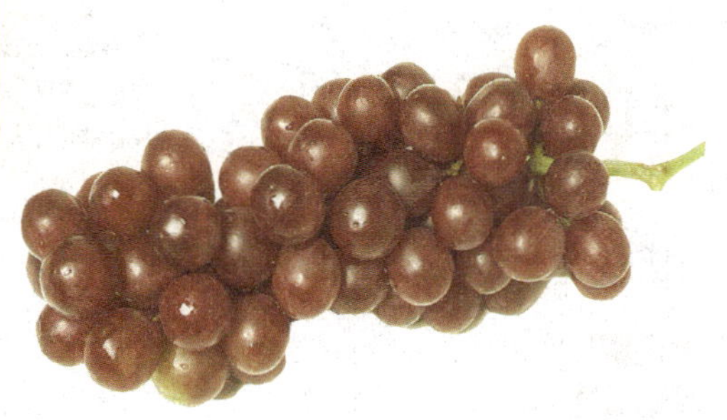

来　源 为葡萄科植物葡萄的果实。

主要产地 主要产于新疆、甘肃、陕西、山西、河北、山东等地。

功效主治 主治气血不足、肺虚咳嗽、头昏、心悸、盗汗、肝肾虚弱、咽干口渴、水肿、小便不利等。

主要成分 葡萄含葡萄糖、果糖、少量的蔗糖、木糖、酒石酸、草酸、柠檬酸、苹果酸，还含有各种花色素苷的单葡萄苷和双葡萄苷等。

性状特征

葡萄科植物葡萄的成熟果实。落叶木质藤本，幼枝光滑。叶互生，近圆形。圆锥花序，花小，黄绿色。花后结浆果，果椭球形或圆球形。根据品种的不同，外皮有红色、绿色、紫红色或黄色等。

选购秘诀

优质葡萄以果穗完整、颗粒均匀、大且饱满，皮色光亮有弹性，表皮有粉状物的为上品。

药用价值

抗病毒、抗菌

葡萄中含有天然的聚合苯酚，能使病毒或细菌失去传染的能力，尤其对肝炎病毒、脊髓灰质炎病毒等有很好的杀灭作用。

防癌抗癌

葡萄可以防止正常细胞癌变，抑制已恶变细胞扩散，有较强的防癌抗癌功能。

抗贫血

葡萄中含有抗恶性贫血作用的维生素B_{12}，尤其是红葡萄酒，每升中含维生素B_{12} 12～15毫克。常饮有益于治疗恶性贫血。

降低胃酸、利胆

葡萄中含有维生素P，有利胆的作用，还可辅助治疗胃炎、肠炎及呕吐等。

抗动脉粥样硬化

葡萄酒可预防动脉粥样硬化，减少冠心病引起的死亡。同时，葡萄中钾元素含量较高，能帮助人体积累钙质，促进肾脏功能，调节心搏次数。

补益和兴奋大脑神经

葡萄可补益和兴奋大脑神经，对辅助治疗神经衰弱和消除过度疲劳有效果。

利尿消肿、安胎

葡萄的根、藤、叶等有很好的利尿、消肿、安胎作用，可辅助治疗妊娠恶阻、呕吐、水肿等病症。

其他作用

身体虚弱、营养不良的人，多吃些葡萄或葡萄干，有助于恢复健康。因为葡萄含有蛋白质、氨基酸、卵磷脂、维生素及矿物质等多种营养成分，特别是糖分的含量很高，而且主要是葡萄糖，容易被人体直接吸收。

要注意的是，吃葡萄后不能立刻喝水，否则很容易发生腹泻。食用葡萄后应间隔4小时再吃水产品为宜，以免葡萄中的鞣酸与水产品中的钙质形成难以吸收的物质，影响消化。

贮存要点	置于冰箱保存。
用法用量	生食、榨汁或制成罐头食用。每餐100克为宜。
使用禁忌	葡萄含糖量高，便秘者不宜多食，糖尿病患者慎食葡萄。外感有表证者慎食。

甜石榴

别名 安石榴、金庞、天浆、甘石榴。

性味 性温，味甘、酸涩。

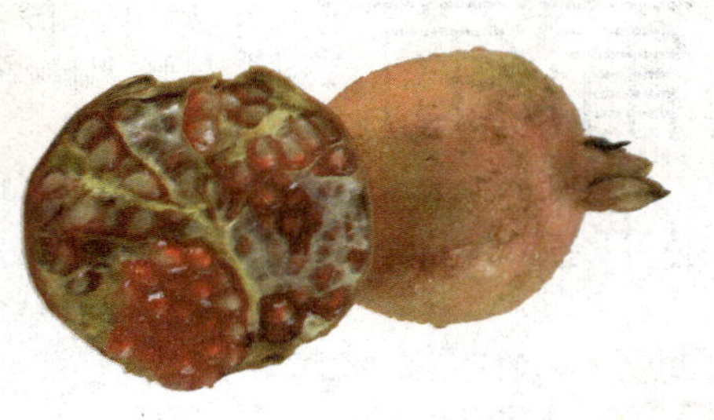

石榴汁是防癌抗癌佳品

来　源 为石榴科植物石榴的一种甜果实。

主要产地 我国南北各地除极寒地区外，均有栽培分布。

功效主治 生津止渴、收敛固涩、止泻止血。主治口燥咽干、烦渴引饮、久泻久痢、便血、崩漏等病症。

主要成分 石榴的主要营养成分有碳水化合物、脂肪、蛋白质、钙、磷、维生素B_1、维生素B_2、维生素C等。

性状特征

落叶灌木或小乔木，高2～7米；小枝圆形，或略带角状，顶端刺状，光滑无毛。花1朵至数朵，花萼钟形，橘红色，质厚，长2～3厘米，顶端5～7裂，裂片外面有乳头状凸起；花瓣与萼片同数，互生，生于萼筒内，倒卵形，稍高出花萼裂片，通常红色，也有白、黄或深红色的，雌蕊具花柱1个，长度超过雄蕊，心皮4～8，子房下位，成熟后变成大型而多室、多籽的浆果，每室内有多数子粒；外种皮肉质，呈鲜红、淡红或白色，多汁，甜而带酸，即为可食用的部分。

选购秘诀

选石榴以果大皮薄、色泽鲜艳、籽粒饱满、酸甜适度、不涩口为佳。

药用价值

石榴有帮助消化的功效，很适合老人和儿童食用。

石榴含有鞣质、生物碱、熊果酸等，有明显的收敛作用，能够涩肠止血，加之其具有良好的抑菌作用，所以是辅助治疗痢疾、泄泻、便血及遗精、脱肛等症的良品。

石榴汁可预防心血管疾病，是一种比红酒、番茄汁、维生素E等更有效的抗氧化果汁。

贮存要点	防潮、防霉、防虫蛀。
用法用量	以生食为主，还可酿酒、制醋及制作上等清凉饮料等。每次1个（约40克）。
使用禁忌	感冒及急性炎症、大便秘结患者、糖尿病患者要忌食。

胡萝卜石榴包菜汁

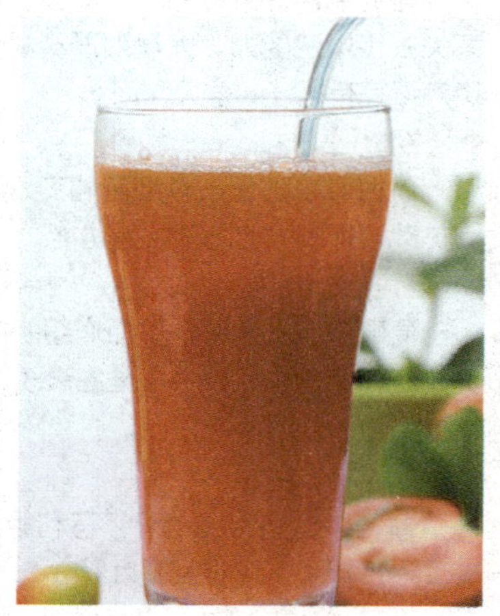

原料

胡萝卜1根，包菜2片，石榴子、冷开水、蜂蜜各适量。

做法

将胡萝卜洗净、去皮、切条，将包菜洗净、撕片。将胡萝卜、石榴籽、包菜放入榨汁机中搅打成汁，再加入蜂蜜、冷开水搅拌均匀即可。

功效

涩肠、止血，对脾虚泄泻、便血等有疗效。

桃子

别名 桃实、毛桃、蜜桃、白桃、红桃。

性味 性温，味甘、酸。

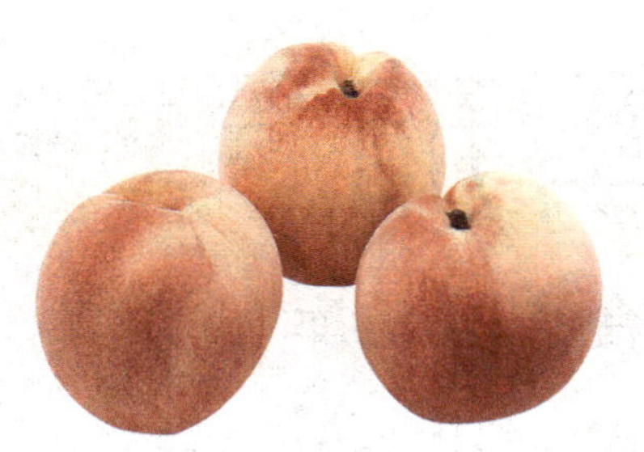

滋阴补养、生津止渴

来　源 为蔷薇科植物桃或山桃的成热果实。

主要产地 全国各地均产。

功效主治 桃有生津润肠、活血消积、止喘降压等功效，可用于夏日口渴、肠燥便秘、妇女痛经闭经、虚劳喘咳、高血压等。

主要成分 鲜桃中含葡萄糖、果糖、蔗糖、木糖、蛋白质、脂肪、胡萝卜素、烟酸和维生素B_1、维生素B_2、维生素C，以及铁、钙、磷、柠檬酸、苹果酸等成分。

性状特征

菊红脆

清香怡人，成熟时为鲜红色，单果重400～1100克，果肉呈乳白色。

世纪红

果实圆球形,平均单果重365克，果面为玫瑰红色,果肉白色,果肉甘甜，汁液较少、硬质、离核、核极小。

早密

果实短椭圆形，平均单果重150～350克，果皮底色乳白，果面全红，果肉白带，少量红色，肉质细密，柔软多汁。

白银桃

平均果重250克，果面75%为鲜红色、离核、丰产、脆甜。

晚巨蟠

果实呈厚圆盘形，果形巨大，平均重245克，成熟后果色鲜红、果肉白色、细嫩脆甜、离核、果核极小。

早久保

平均单果重154克，果实近圆形，淡绿黄色，有鲜红色条纹。

选购秘诀

选购鲜桃时，以皮色鲜艳、肉质肥厚、汁多味甜、气香者为佳。挑选桃子时，用手摸，表面毛茸茸、有刺痛感的是没有被水洗过的，以稍用力按压时硬度适中不出水的为宜，太软则容易腐烂。

药用价值

桃的含铁量比较高，食桃具有促进血红蛋白再生的能力，可改善因缺铁引起的贫血。

桃仁具有一定的抗血凝作用及较弱的溶血作用。可促进肝内胶原酶的分解代谢，对肝硬化、肝纤维化有良好的辅助治疗作用，还能促使胆汁分泌。

桃花中含有萘酚，具有利尿作用，能除水气、消肿满等。桃花能导泻。

桃树干上分泌的胶质，俗称桃胶，可用作黏接剂等，为一种聚糖类物质，水解为半乳糖、木糖、鼠李糖、葡萄糖醛酸等，可食用，也供药用，有破血、和血、益气之效。

Tips:

桃子食用前要将桃皮上的茸毛洗净，以免刺入皮肤，引起皮疹；或被吸入呼吸道，引起咳嗽、咽喉刺痒等症。去桃毛时，在清水中放入少许食用碱，将鲜桃放入浸泡3分钟，搅动几下，如此桃毛便会自动上浮，清洗几下毛就没了。

贮存要点	鲜桃采摘后不耐储存，应趁鲜食用。
用法用量	除鲜食外，还可加工成桃脯、桃酱、桃汁、桃干和桃罐头。每次1个。
使用禁忌	多食令人腹热作泻。多食生热、发痈疮、虫疳诸患。糖尿病患者应慎食。胃肠功能不良者及老人、小孩不宜多吃。桃子不可与甲鱼同食，否则易导致胃痛。

番茄

别名 西红柿、番李子。
性味 性寒，味甘、酸。

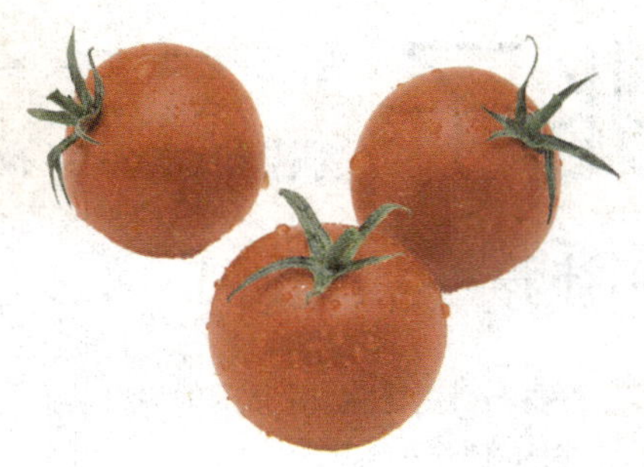

综合维生素仓库

来　源 为茄科植物番茄的新鲜果实。

主要产地 我国大部分地区均有栽培。

功效主治 清热生津、养阴凉血、健胃消食。用于高血压病、眼底出血、牙龈出血、口舌生疮、食欲不振等症状。

主要成分 番茄营养丰富，它几乎含有维生素的所有成分，被称作“维生素仓库”，同时它还含有蛋白质、脂肪、铁、钙、磷等营养成分。

性状特征

番茄一年生或多年生草本，高1~2米，全体被软毛。茎直立，但易于倒伏，触地则生根。浆果形状、大小及颜色不一，通常为球形或扁球形，肉质而多汁，红色或黄色，平滑。

选购秘诀

以果实大而圆润、饱满、有弹性、果色红或黄且亮泽均匀者为佳。

药用价值

番茄所含的有机酸，能软化血管，促进钙、铁元素吸收，对肠道黏膜有收敛作用。

番茄所含黄酮类等物质有显著止血、降压、利尿和缓下的作用。

番茄所含番茄碱能抑制某些对人体有害的真菌，可预防口腔炎等。

番茄所含烟酸能维持胃液的正常分泌，促进红细胞的形成，保护皮肤健康。

番茄所含糖类、纤维素、番茄素、番茄碱等能养心护肝，预防肠癌、宫颈癌、膀胱癌和胰腺癌，抑制多种细菌和致病真菌繁殖。

番茄还含有一种抗癌、抗衰老的物质谷胱甘肽，可使体内某些细胞推迟衰老及使患癌症率下降。

贮存要点	未完全成熟的番茄，置于室温下，让它慢慢成熟，已成熟的放进冰箱中保存。
用法用量	生食、绞汁、煎煮皆可。每次食用100~250克。
使用禁忌	脾胃虚寒者不宜多食。

番茄蘑菇排骨汤

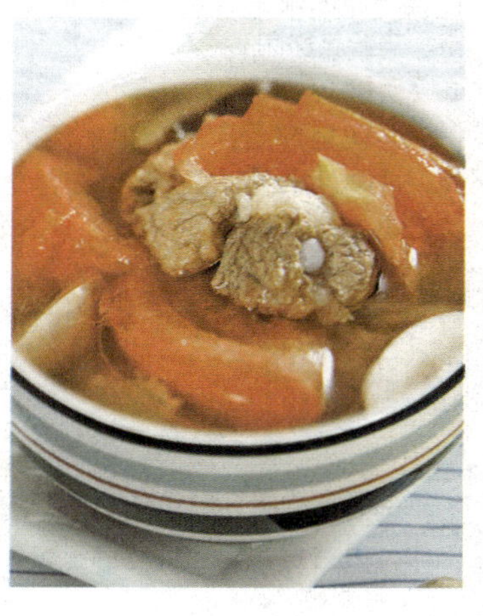

原料

猪排骨600克，蘑菇120克，番茄120克，料酒、盐各适量。

做法

猪排骨洗净，剁块；蘑菇洗净，切片；番茄洗净，切片。锅中加水，煮沸后放入排骨，去浮沫，烹入料酒，再次煮沸后，加入蘑菇、番茄、盐煮至排骨烂熟即可。

功效

开胃增食，强壮筋骨，健脾益气。

山竹

别名 山竹子、凤果、莽吉柿。

性味 性凉，味甘甜。

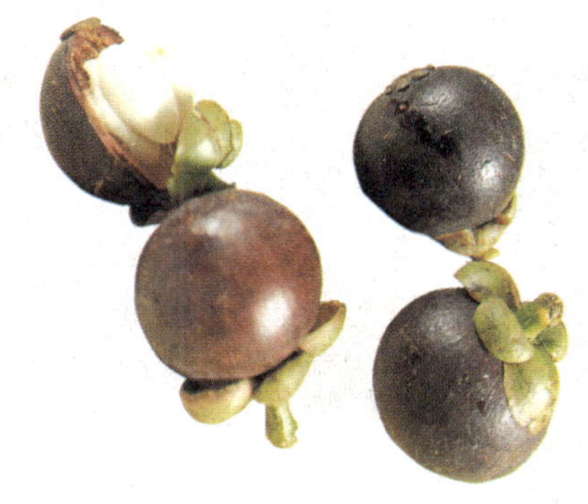

果中健脾补虚皇后

来　源 原名莽吉柿，是原产于东南亚的山竹的全果。

主要产地 泰国、海南等亚热带地区盛产。

功效主治 降燥、清凉解热。对体弱、营养不良、病后都有很好的调养作用。

主要成分 山竹果肉含丰富的膳食纤维、糖类、维生素及镁、钙、磷、钾等矿物质。还包括抗氧化剂、可溶性固形物、叶酸、柠檬酸、泛酸、维生素B_1、维生素B_2、维生素C。

性状特征

山竹的形状和大小像一个柿子，近圆形，果皮红紫色，果柄有4片大型绿色果蒂覆盖。剖开果实可见到6～8瓣白色果肉，果肉柔软，甜酸可口，风味独特，是最美味的水果之一。

选购秘诀

可用手指轻压表壳，如果表皮很硬，手指用力仍无法使表皮凹陷，表示此山竹已太老，不适宜吃了，表壳软则表示尚新鲜，可食。

药用价值

在泰国，人们将榴莲和山竹视为“夫妻果”，山竹具有降燥、清凉解热的作用，如果吃了榴莲上火，吃上几个山竹就能缓解。山竹能克榴莲之燥热。

山竹内含丰富的蛋白质和脂类，对机体有很好的补养作用，特别是对体弱、营养不良、病后恢复者有很好的调养作用。

山竹果肉含丰富的粗纤维、糖类、维生素及镁、钙、磷、钾等矿物质。中医认为有清热降火、美容肌肤的功效。对平时爱吃辛辣食物，肝火旺盛、皮肤不太好的人，常吃山竹可以清热解毒，改善皮肤。体质本身虚寒者则不宜多吃。

贮存要点	购入后要冷藏在冰箱内。一般冷藏5～10天后风味减退，因此要及时食用，不能久贮。
用法用量	生食或煮食每天3个。
使用禁忌	山竹含糖分较高，因此肥胖者宜少吃，糖尿病者更应忌食。山竹忌与西瓜、豆浆、啤酒、白菜、芥菜、苦瓜、冬瓜、荷叶等寒凉食物同吃。

胡萝卜山竹汁

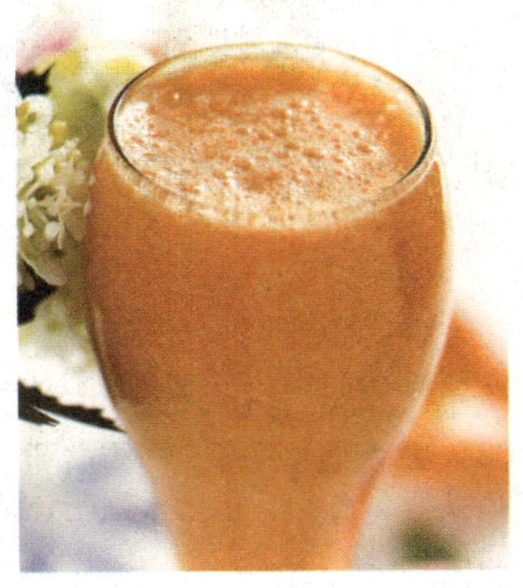

原料

胡萝卜50克，山竹2个，柠檬1个，冷开水适量 。

做法

胡萝卜洗净、去皮、切薄片；山竹洗净、去皮；柠檬洗净、切小片。将准备好的原料放入榨汁机，加水搅打成汁即可。

功效

滋阴润肺，健脾行气。

常见补益药物食物食用宜忌

黄芪

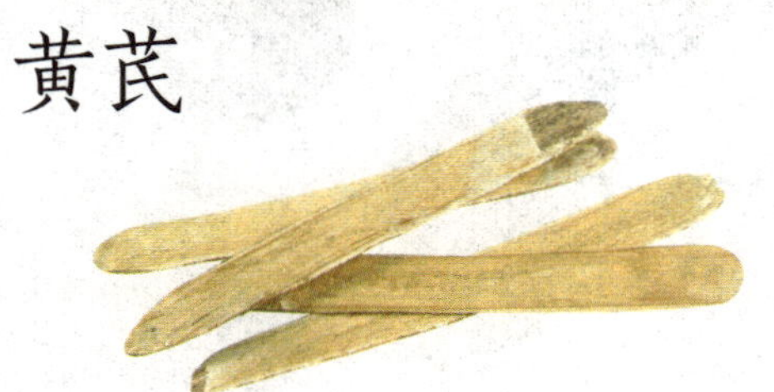

宜：适合慢性衰弱、表虚自汗及消渴（糖尿病）者食用。

忌：高血压、面部感染等患者应慎用，消化不良、上腹胀满和有实证、阳证等情况的不宜用黄芪。

人参

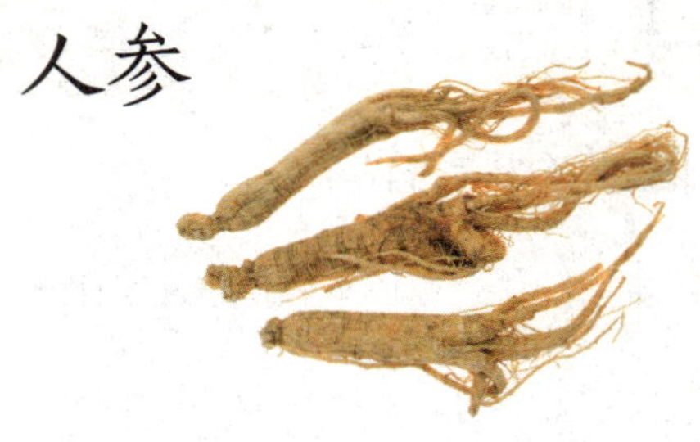

宜：适合体虚欲脱、肢冷脉微、脾虚食少、肺虚喘咳、津伤口渴、内热消渴、久病虚羸、惊悸失眠、阳痿宫冷、心力衰竭者食用。

忌：不能与藜芦、五灵脂制品同服，服药期间不宜同吃萝卜或喝浓茶。

麦冬

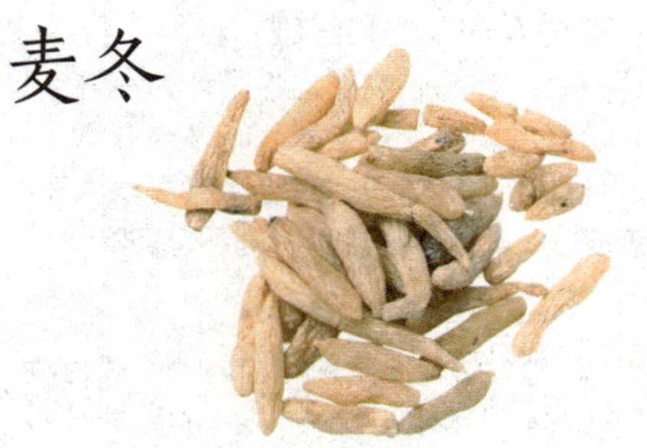

宜：适合肺燥干咳、虚痨咳嗽、津伤口渴、心烦失眠、内热消渴、肠燥便秘者食用。

忌：脾胃虚寒泄泻、胃有痰饮湿浊及暴感风寒咳嗽者均忌服。

银耳

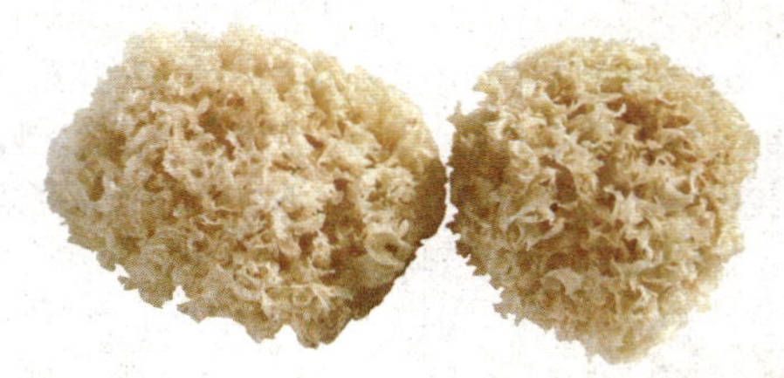

宜：适合虚劳、咳嗽、痰中带血、津少口渴、病后体虚、气短乏力者食用。

忌：银耳性润而腻，能清肺热，故外感风寒者忌用。

番茄

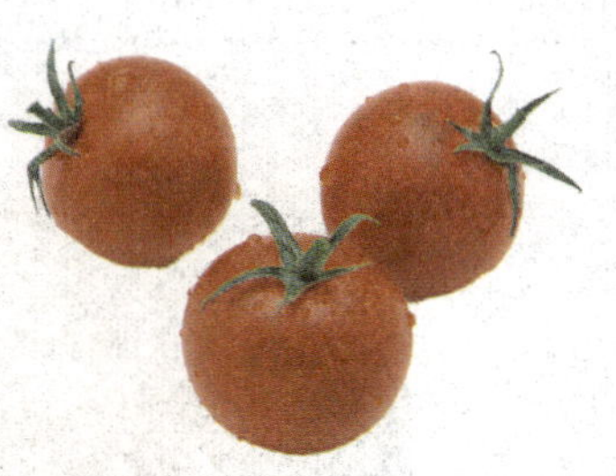

宜：维生素C缺乏、牙龈出血、口舌生疮者，吃些番茄可补缺失的必需微量元素。

忌：生番茄含有毒性物质番茄碱，食后会使人头昏、恶心，不可大量吃；脾胃虚寒者不宜多食。

茼蒿

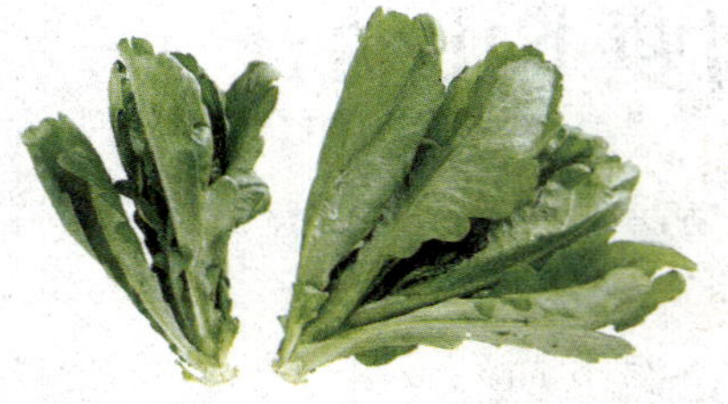

宜：适合肝热头晕目眩、睡眠不安、痰热咳嗽、脾胃不和、食欲不振、气胀食滞、口臭痰多、二便不畅者食用。

忌：茼蒿性滑利，故脾胃虚寒及腹泻患者不宜食用。

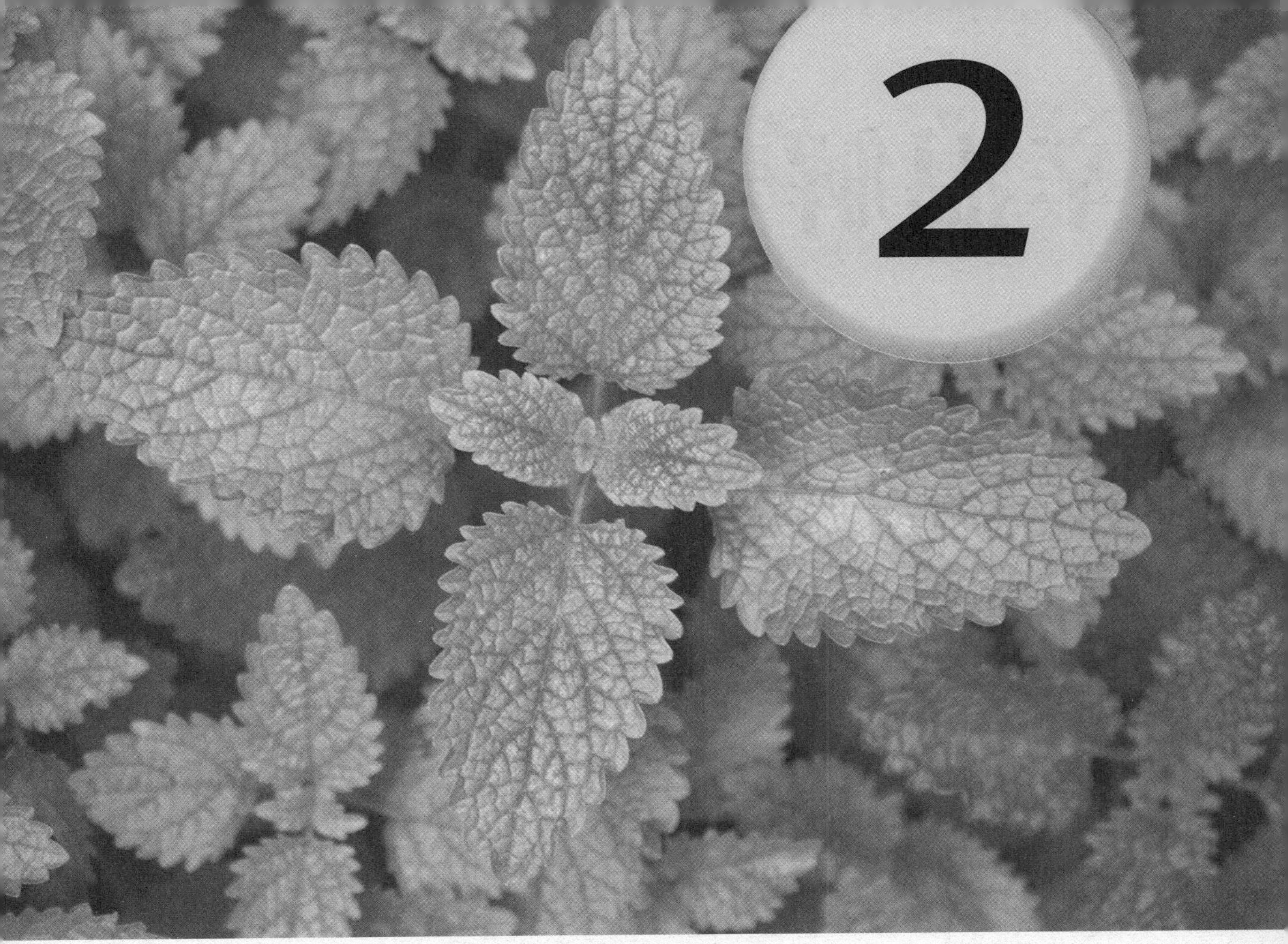

解表篇

什么叫解表？解表就是解散表邪或解除表证。当有风寒、风热、风湿、暑气等外邪（即外界致病因素）侵犯人体，因而出现表证（如恶寒、发热、头痛、项强、身痛、四肢酸软，有汗或无汗）时，用来解除表证的药物就叫作解表药。解表药一般都具有发汗、解肌的作用。

所谓发汗，就是使病人出汗或微似出汗而达到解除表证（退热，自觉身体轻快）的目的。常用于治疗侵犯肌表的外感疾病，也就是中医学所说的“其在皮者汗而发之”。

解肌适用于病邪已向深入一层发展的表证，所谓“邪入肌肉”临床表现为发热、身痛、多汗。身热不因汗出而有所减退，同时伴有恶寒、恶风、脉浮等症状。

解表药按其药物功能和临床功效，又可分为辛温解表药和辛凉解表药两类。辛温解表药能发散风寒，适用于外感发热轻、恶寒重，头痛、身痛和口不渴等风寒表证；辛凉解表药则能发散风热，适用于外感发热重、恶寒轻、头痛和口渴等风热表证。

辛温解表类

适用于外感发热轻、恶寒重，头痛、身痛和口不渴等风寒表证。

荆芥

别名 假苏、姜苏、稳齿菜、四棱杆蒿。

性味 性温，味辛。

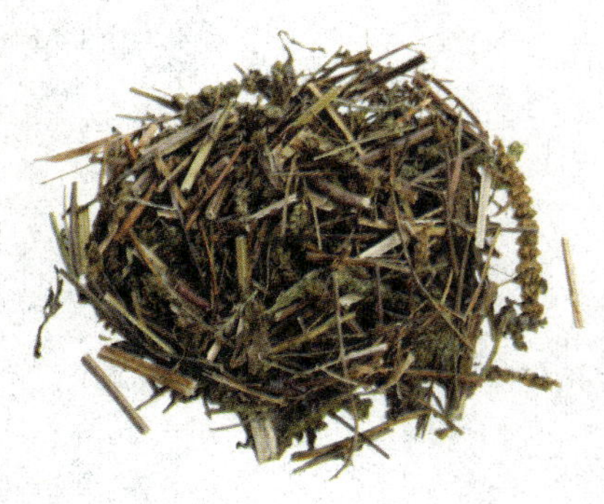

发汗祛风常用药材

来　源 为唇形科植物荆芥的地上干燥部分。

主要产地 主产于甘肃、浙江、江西、湖北、河北等地。

功效主治 发表、祛风、理血。治感冒发热、头痛、咽喉肿痛、中风口噤、吐血、衄血、便血、崩漏、产后血晕、痈肿、疮疥、瘰疬。荆芥穗效用相同，唯发散之力较强。

主要成分 含有挥发油，其中主要成分为右旋薄荷酮、消旋薄荷酮、少量右旋柠檬烯、荆芥苷等。

性状特征

干燥的全草，茎方形，四面有纵沟，上部多分枝，长45～90厘米，直径3～5毫米；表面淡紫红色，被有短柔毛。质轻脆，易折断，断面纤维状，黄白色，中心有白色疏松的髓。叶对生，叶片分裂，裂片细长，呈黄色，皱缩卷曲；质脆易脱落。枝顶着生穗状轮伞花序，呈绿色圆柱形，长7～10厘米；花冠多已脱落，只留绿色的萼筒，内有4个棕黑色的小坚果。气芳香，味微涩而辛凉。

选购秘诀

以浅紫色、茎细、穗多而密者为佳。

药用价值

解热镇痛抗炎作用

荆芥挥发油0.5毫升/千克灌胃给药，对大鼠有降温作用；25、50毫升/千克灌胃给药，对醋酸致小鼠扭体反应有明显抑制作用。0.2、0.5毫升/千克灌胃给药，对大鼠角叉菜胶和蛋清所致足肿胀有抑制作用，煎剂4.4毫升/千克腹腔注射，对伤寒、副伤寒杆菌菌苗精制破伤风类毒素混合剂引起的体温升高的家兔有解热作用。荆芥镇痛的主要成分为d-薄荷酮，荆芥中分离出的挥发性成分3-甲基环己酮也有镇痛作用。

发汗作用

组织形态学观察发现：荆芥内脂类提取物给大鼠腹腔注射给药，可以明显提高汗腺腺泡上皮细胞的空泡发生率、数密度和面密度。

止血作用

比较生品荆芥与荆芥炭（经文火炒成炭药）的止血作用，实验结果表明，生品荆芥不能明显缩短出血时间，但可使凝血时间缩短30%，而荆芥炭则使出血时间和凝血时间分别缩短72.6%和77.7%。说明荆芥经炒炭后有止血作用。荆芥炭的脂溶性提取物StE有明显的止血作用。对荆芥及其提取物的止血作用量效关系进行研究发现，一定剂量范围内，对数剂量与小鼠的凝血、出血时间均呈显著线性相关。

贮存要点	放入干燥容器内，密闭，置于通风干燥处。
用法用量	煎服，4.5～9克。不宜久煎。
使用禁忌	表虚自汗、阴虚头痛忌服。

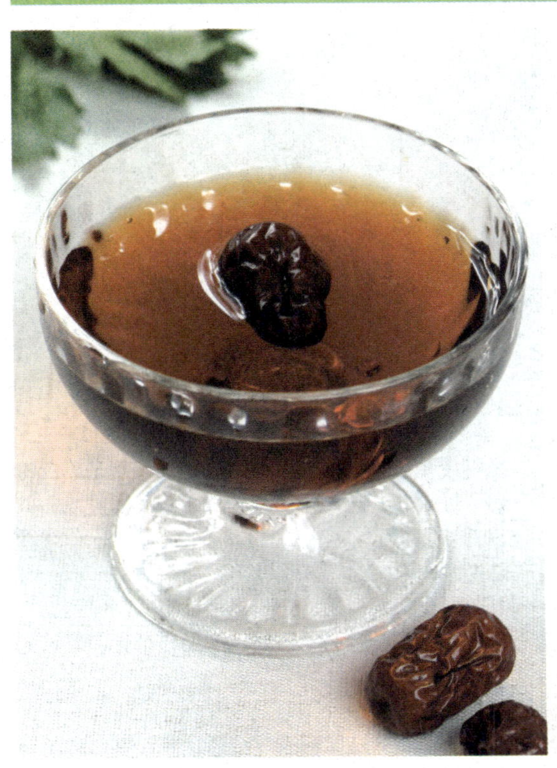

大枣地葵荆芥汤

原料

大枣20枚，地葵子10克，炒荆芥10克。

做法

将上述3味药洗净，然后放入锅中，倒入适量清水，至没过所有材料。以武火煮沸，然后转文火煎煮30分钟即可。取汤服用。

用法

输血前15～30分钟服用。

功效

具有抗过敏、止血的作用，对于预防输血反应有很好的效果。大枣味甘、性温，有补中益气、调补脾胃、养血安神之功；地葵子又名地葵，性寒，味甘、苦、寒，入肾、膀胱经，利小便、清湿热；炒荆芥有辛温解表、入血分而止血的作用。

荆芥粥

原料

荆芥、淡豆豉各5克，薄荷3～5克，粳米100克。

做法

先将荆芥、淡豆豉、薄荷共煎5分钟后取汁去渣，备用。然后，将粳米洗净煮粥，待粥熟时加入药汁，再略煮一两分钟即可食用。

用法

早、晚佐餐食用。

功效

清咽利喉、发汗解表，适于在冬季服用，可以提高免疫力，减少患病概率。薄荷性凉、味辛，具有疏风散热、辟秽解毒的功效，多作为发汗解表的辅助药，适用于头痛、眼红、咽喉肿痛等症。

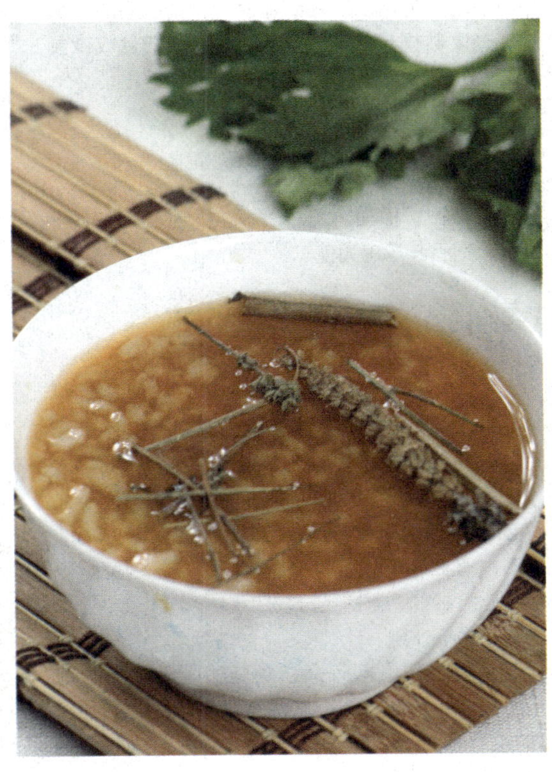

白芷

别名 川白芷、香白芷。
性味 性温，味辛。

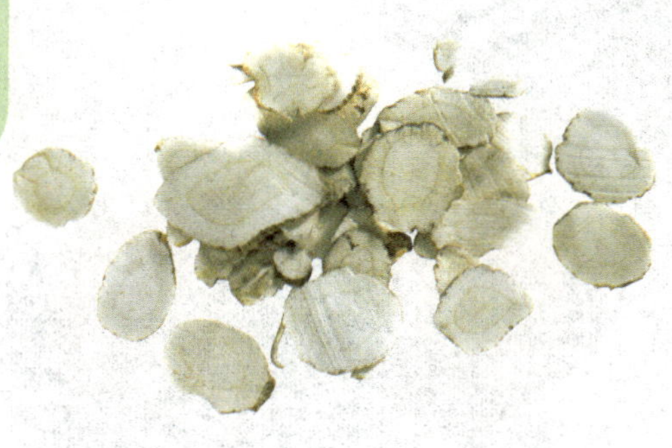

芳香怡人的止痛良药

来　源 为伞形科植物兴安白芷、川白芷、杭白芷的干燥根。

主要产地 主要产于四川、浙江、山西、江苏、河南、河北等地。

功效主治 祛风、燥湿、消肿、止痛。对头痛、眉棱骨痛、齿痛、鼻渊、寒湿腹痛、肠风痔漏、赤白带下、痈疽疮疡、皮肤燥痒、疥癣有显著疗效。

主要成分 含异欧前胡素、欧前胡素、佛手柑内酯、珊瑚菜素、氧化前胡素等。

性状特征

药材呈圆锥形，根头略显方形，体顺长，有支根痕，长10～25厘米，直径1.5～2.5厘米，茎痕略下凹。外皮灰褐色或棕褐色，有纵向的细皱纹，有多数横长皮孔。质坚实，断面白色或微黄色，粉性。皮部有棕色油点，形成层棕色环。气芳香，味辛、微苦。

选购秘诀

以独枝、根条粗壮、质硬、体重、色白、粉性强、气香味浓者为佳。

药用价值

解表、祛风、镇痛作用

常用于治疗感冒头痛。前额痛用之效果更好，配用羌活、防风，能加强效果。妇女胎前产后的感冒头痛用之亦佳，可配川芎。用于治疗由风热引起的眉棱骨痛和压痛，可配黄芩。用于治疗由鼻渊（鼻窦炎）引起的头胀痛，作为辅助药，配辛夷、苍耳子等同用。头部挫伤或脑震荡后的跌打肿痛，用白芷缓解症状也有一定效果。

兴奋中枢作用

少量白芷毒素可兴奋延脑的呼吸中枢、血管舒缩中枢，故可见呼吸增强，血压上升，可作为延脑兴奋药。对毒蛇咬伤后由于蛇毒引起的中枢神经系统抑制有治疗作用，因此可用于治疗蛇毒。此外，还可用于治疗牙痛、疖痈的肿痛，取其有镇痛作用。

抑菌作用

对于痢疾杆菌、伤寒杆菌等有抑制作用，又能抑制革兰阳性菌，且对人型结核杆菌有显著的抑制作用。

美容作用

白芷具有祛风解表、散寒止痛、除湿通窍、消肿排脓功效。可改善人体微循环，促进皮肤新陈代谢，消除色素在组织中过度堆积，去除面部色斑瘢痕。

止痒作用

本品具有祛风止痒功效，可治皮肤风湿瘙痒。

其他作用

治风寒感冒，白芷常与川芎、羌活、防风等祛风散寒止痛药同用。

治外感风寒、阳明头痛，常与防风、细辛、川芎等祛风止痛药同用；治外感风热，常与薄荷、菊花、蔓荆子配伍。

治风热头痛，常与石膏、荆芥穗等药同用。

治疮疡初起、红肿热痛，常与金银花、当归、穿山甲等配伍，可散结消肿止痛。

治带下，可与鹿角霜、白术、山药等同用。

贮存要点	置于通风干燥处。
用法用量	煎服3~9克，或入丸、散。
使用禁忌	阴虚血热者忌服。

羌活

别名 羌青、护羌使者、胡王使者、羌滑、退风使者、黑药。

性味 性温，味辛、苦。

辛温解表的止痛药

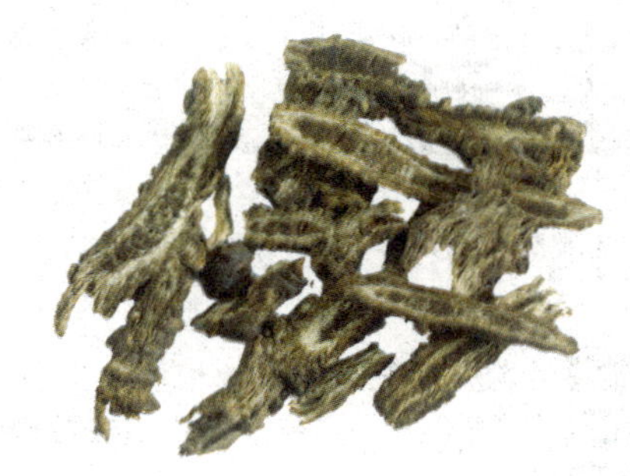

来　源 为伞形科植物羌活、宽叶羌活或川羌活的根及根茎。

主要产地 主产于四川（称川羌活）、甘肃、青海（称西羌活）。此外，陕西、云南、新疆、西藏等地亦产。

功效主治 散表寒、利关节、祛风胜湿、止痛。治感冒风寒、头痛无汗、风寒湿痹、项强筋急、骨节酸疼、风水浮肿、痈疽疮毒。用于阳痿遗精、遗尿尿频、腰膝冷痛、肾虚作喘、五更泄泻。外用治白癜风、斑秃。

主要成分 宽叶羌活含挥发油等。

性状特征

羌活药材因药用部分和形态不同而有蚕羌、竹节羌、大头羌、条羌等数种。

蚕羌

又名螺丝羌。为干燥的根茎部，形态似蚕。顶端有多数紧密而隆起的环节。节上密生疣状凸起的须根痕。质轻松易折断，断面不齐，有明显的菊花纹和多数裂隙，皮部棕红色；木质部淡黄色，中央有黄白色髓，均有朱砂点（油管）。具特殊香气，味微苦而麻。

竹节羌

根茎的环节较稀，如竹节状，似蚕羌而略大。

大头羌

根茎的环节特别膨大，呈不规则团块状，大小不等，顶端具多数残留茎基，余皆与蚕羌相同。

条羌

为干燥的根及支根。呈圆柱形或分枝，顶端偶可见有根茎，表面棕褐色，有纵纹及疣状凸起的须根痕，上端较粗大，有稀疏隆起的环节，质疏松而脆、易折断，断面不平坦，皮部浅棕色，木部黄白色，有菊花纹，朱砂点不明显，中央无髓。气味较淡薄。

选购秘诀

以条粗壮、有隆起曲折环纹、断面质紧密、朱砂点多、香气浓郁者为佳。一般认为蚕羌的品质最优，竹节羌次之，大头羌最次。

药用价值

改善心肌缺血

羌活挥发油可显著增加心肌营养性血流量，从而改善心肌缺血，还能对抗垂体后叶素引起的急性心肌缺血。

抗休克

羌活挥发油还有一定的抗休克作用。

抑菌

羌活对皮肤真菌、布氏杆菌有抑制作用。

治风寒感冒

羌活可用于治疗外感风寒，对有寒热、骨痛、头痛等表证者，尤为适宜。若外感风寒，肌表无汗、头痛项强、肢体酸痛，常与防风、细辛、川芎等祛风解表止痛药同用。若风湿在表，头项强痛、腰背酸痛，可与独活、藁木、防风等配伍。

治风湿

用于治疗风湿，凡有关节肌肉风湿，都可应用。若上半身风湿寒痹、肩背肢节疼痛，常与防风、姜黄、当归等配伍。若风寒、风湿所致的头风痛，可与川芎、白芷、藁木等配伍。

其他作用

羌活注射液有解热、镇痛、抗炎作用。

贮存要点	置干燥处，防蛀。
用法用量	内服：煎汤，3~9克；或入丸、散。
使用禁忌	血虚痹痛者忌服。

生姜

别名 姜根、因地辛、炎凉小子。

性味 性温，味辛。

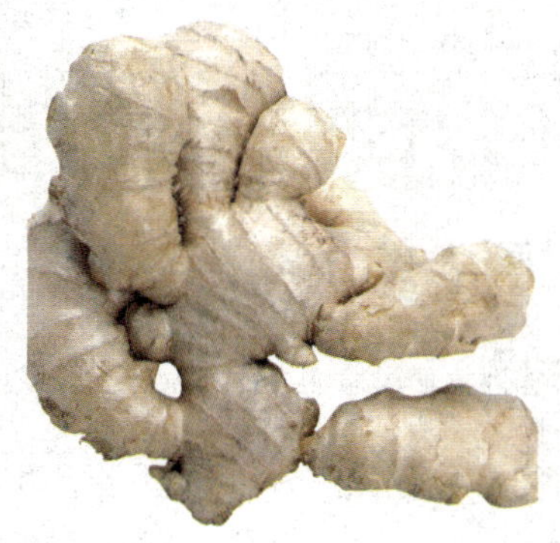

发汗解表的常用药

来　源 姜科植物姜的鲜或干燥根茎。

主要产地 主产于四川、广东、山东、陕西等地。

功效主治 发表、散寒、止呕、开痰。治感冒风寒、呕吐、痰饮、喘咳、胀满、泄泻，可解半夏、天南星及鱼蟹、鸟兽肉毒。

主要成分 含挥发油、姜辣素、谷氨酸、天冬氨酸、丝氨酸、甘氨酸等。

性状特征

药材呈扁平不规则的块状，并有枝状分枝，各枝顶端有茎痕或芽，表面黄白色或灰白色，有光泽，具浅棕色环节。质脆，折断后有汁液渗出。断面浅黄色，有明显环纹，中间稍现筋脉。气味芳香且特殊，味辛辣。

选购秘诀

质量好的姜，表皮看得清纹理，比较粗糙，颜色淡黄，以体大、丰满、质嫩者为佳。

药用价值

发汗作用

主要由于其挥发油能促进外周血液循环，服后自觉全身温暖，并能发汗。多用于治疗外感风寒。生姜与桂枝、苏叶、防风等解表药同用，能增强这些药物的发汗作用。若用于预防受寒、受湿后的感冒，用红糖水煮生姜，热服即可。

健胃作用

其挥发油能够反射性地促进胃液分泌，增强胃肠蠕动，驱除秽气，并能通过调理胃肠功能而止呕吐。用于治疗由感冒或某些消化不良等引起的呕吐。还可用于增进食欲，加强消化功能。

抑菌作用

生姜提取液具有显著抑制皮肤真菌，对伤寒杆菌、霍乱弧菌、堇色毛癣菌、阴道滴虫均有不同程度的抑杀病菌的作用。

贮存要点	置于通风干燥处。
用法用量	内服煎汤，3~9克，或捣汁服用。
使用禁忌	阴虚内热者忌服。

生姜大枣汤

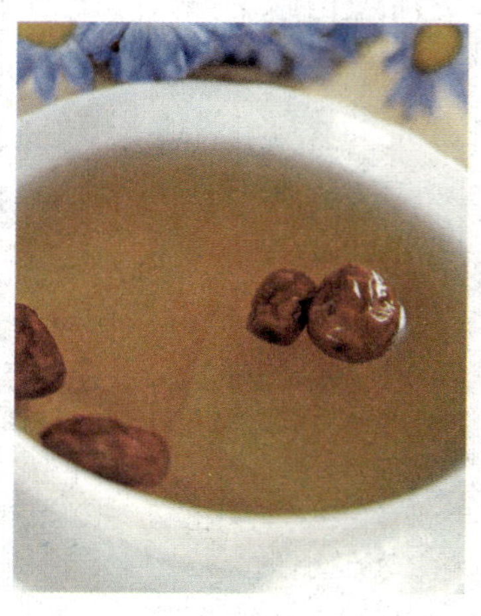

原料

生姜20克，大枣15克。

做法

大枣洗净，去核；生姜洗净，切片。将姜片、大枣一起放入盛有温水的砂锅里，先用武火煮沸，再转用文火炖40分钟即可。

功效

具有暖胃散寒、助消化、行气的作用，是较好的暖胃药膳。

桂枝

别名 柳枝、玉树。

性味 性温，味辛、甘。

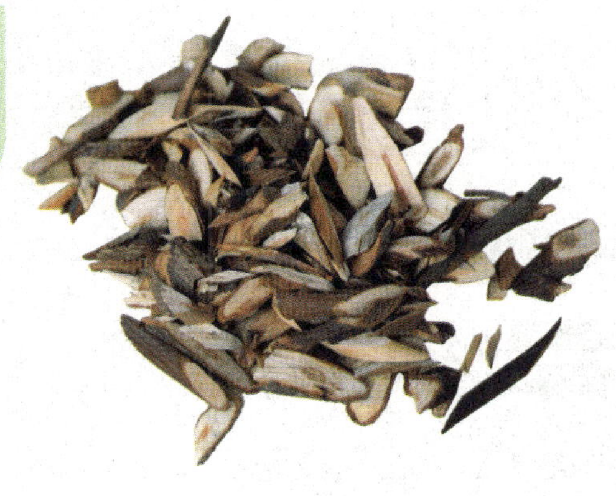

温经止痛的发汗良药

来　源 樟科植物肉桂及其同属类缘植物的干燥嫩枝。

主要产地 主要分布于广东、广西等地。

功效主治 发汗解肌、温经通脉。治风寒表证、肩背肢节酸疼、胸痹痰饮、闭经症瘕。

主要成分 桂皮油，其中主要含有桂皮醛、桂皮乙酸酯等。

性状特征

干燥的嫩枝，呈圆柱形，长15～100厘米，直径0.8～1厘米，外表棕红色或紫褐色。表面有枝痕、叶痕、芽痕，并有纵棱线、纵纹及横纹。质硬而脆，易折断，断面不平坦。外有棕红色边，中心色较深。粗枝断面呈黄白色。气清香，味甜、微辛。

选购秘诀

以幼嫩、棕红色、气香者为佳。

药用价值

抗菌作用

桂枝醇提物在体外能抑制大肠杆菌、枯草杆菌及金黄色葡萄球菌。对白色葡萄球菌、伤寒和副伤寒甲杆菌、肺炎球菌等亦有抑制作用。

抗病毒作用

体外试验桂枝煎剂对流感病毒有强力的抑制作用。

解热作用

桂皮醛可使皮肤血管扩张，调整血液循环，有利于散热和发汗。

镇痛作用

在治疗因头部血管痉挛引起的头痛时，可以使血管舒张，还可解除内脏平滑肌痉挛，缓解腹痛。

贮存要点	置于阴凉干燥处。
用法用量	内服煎汤，3～10克。或入丸、散。
使用禁忌	有口渴、唇燥、咽喉肿痛等热证不宜服用。孕妇忌服，月经过多时也不宜服用。

桂枝羊肉汤

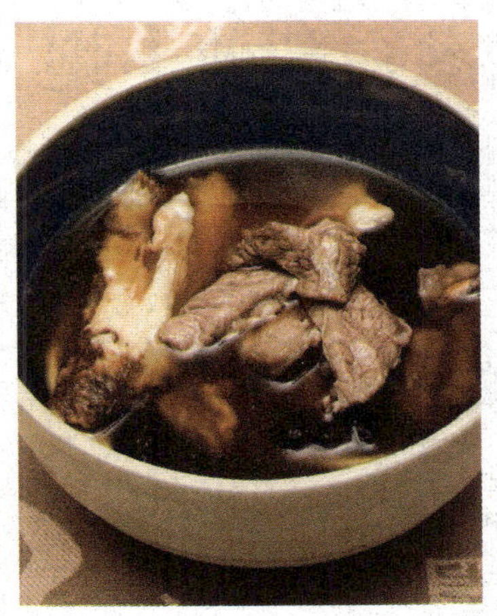

原料

桂枝、当归、黄芪各10克，羊肉200克，姜片、盐各适量。

做法

药材洗净，当归、桂枝装入纱布袋。羊肉洗净、切块、汆水，放入锅中，加姜片、水，武火煮沸，转文火煮1小时；再加入黄芪、纱布袋，续煮30分钟，加盐调味即可。

功效

温补气血，还可改善虚冷腰痛的症状。

葱白

别名 葱茎白、葱白头。

性味 性温，味辛。

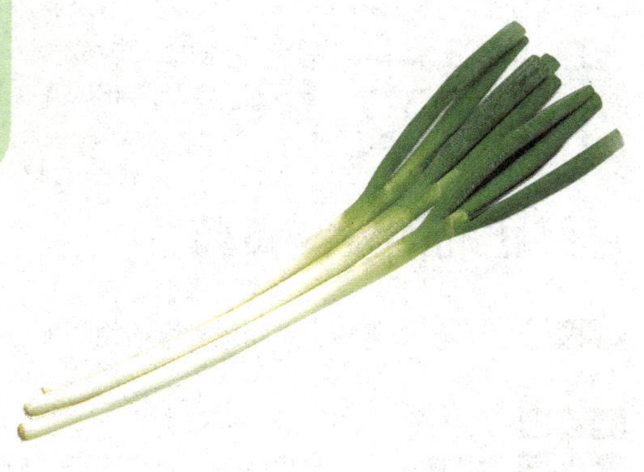

最常见的家庭药食

来　源 为百合科植物青葱近根部的白茎。

主要产地 全国各地均有种植，随时可以采收。也适合家中种植。

功效主治 发汗解表、通阳解毒。治伤寒、寒热头痛、阴寒腹痛、虫积内阻、二便不通、痢疾、痈肿。

主要成分 鳞茎含挥发油，油中主要成分为蒜素；又含二烯丙基硫醚。叶鞘和鳞片细胞中有草酸钙结晶体。又含维生素C、维生素B_1、维生素B_2、烟酸、适量的维生素A、脂肪油和黏液质。

性状特征

鳞茎圆柱形，先端肥大，下有须根，鳞叶成层，白色，上具白色纵纹。

选购秘诀

选购新鲜的为佳。

药用价值

葱白主要功效为发汗解热，另有利尿、健胃、祛痰作用。通常作为发汗的药剂，与淡豆豉或其他解表药合用，治疗感冒初起，发热、头痛、鼻塞且无汗的病例。

治风寒感冒：适量连须葱白、生姜、红糖煎服，或葱白5根与淡豆豉10克煎服，亦可用葱白数根，捣烂取汁，滴鼻，每天1次、每次2滴。

治咽喉痒：将葱白捣烂，用干净的纱布包好，敷于咽喉处，感觉辣凉、爽快，且可除痒。

治鼻塞：用葱白一小把切碎煎成汤，用其蒸气熏鼻，或将葱白捣烂取汁，渗于脱脂棉内，将药棉塞入鼻腔。

治因受凉引起的咳嗽：连须葱白15克，梨1个，白糖30克，水煎，吃葱、吃梨、喝汤。

贮存要点	本品鲜用，可栽埋在泥土中，随用随取。
用法用量	煎服，2～8根。
使用禁忌	表虚多汗者忌服、风热感冒者勿服。

葱白胡萝卜粥

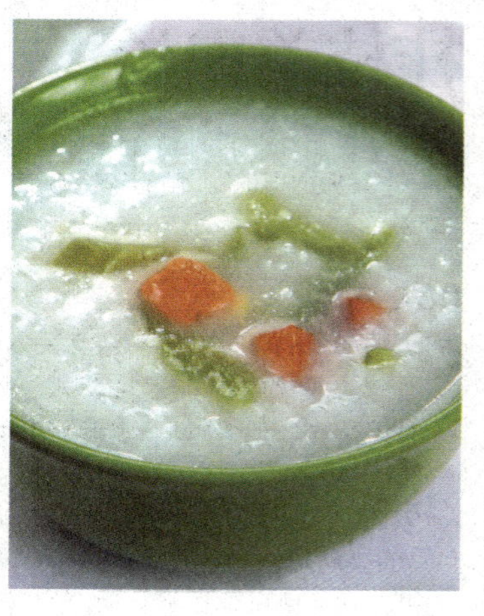

原料

葱白15克，胡萝卜100克，生姜9克，粳米50克，白糖适量。

做法

胡萝卜洗净、去皮、切丁，葱白切段，生姜切片。将胡萝卜、葱段、粳米、姜片一同放入锅中，加适量清水，用文火煮成稀粥，熟时调入白糖即可。

功效

解表散寒，疏风宣肺。

细辛

别名 北细辛、独叶草、金盆草。

性味 性温，味辛。

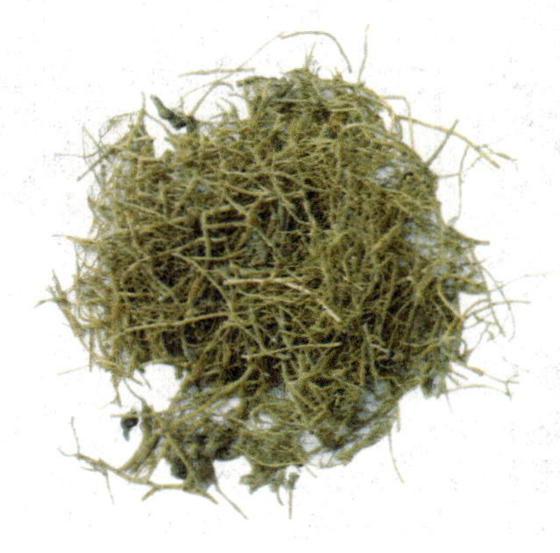

适于治疗风寒、感冒等症状

来　源 马兜铃科植物北细辛的干燥全草。

主要产地 主产于东北地区。

功效主治 祛风散寒、通窍止痛、温肺化饮。用于风寒感冒、头痛牙痛、鼻塞鼻渊、风湿痹痛、痰饮喘咳等。

主要成分 含有挥发油，其主要成分为甲基丁香酚、黄樟醚、优香芹酮、榄香素、细辛醚等。

性状特征

药材根茎呈不规则的圆柱形，长1~10厘米，直径0.2~0.4厘米，表面灰棕色，具环形节。根细长，密生节上，长10~20厘米，直径1毫米，表面灰黄色，质脆易折断，断面黄白色，基生叶1~3片，具长柄，表面光滑，叶片多破碎，长4~10厘米，宽6~12厘米，全缘，叶端短、尖或钝，基部心形。有的可见花果，花钟形，暗紫色，花被裂片反卷花与花被筒几乎全部相贴。果实半球形。气辛香，味辛辣、麻舌。

选购秘诀

以色黄、叶绿、干燥、味辛辣且麻舌者为佳。

药用价值

局部麻醉作用

局部麻醉作用与其所含的挥发油有关，但有较强的刺激性，尚不适作表面麻醉剂。细辛与其他中药合用，作为涂抹麻醉剂以拔牙，能取得较好效果。

解热、镇痛作用

细辛对正常的体温升高有降低作用，对于外感风寒、头身疼痛，细辛常与羌活、防风、白芷等祛风止痛药同用，可解表散热，祛风止痛。对于风寒感冒而鼻塞流涕，细辛常与白芷、苍耳等配伍，可散风寒、通鼻窍。对于恶寒发热、无汗，细辛常与麻黄、附子等配伍。

抑菌作用

初步体外试验，细辛对溶血性链球菌、痢疾杆菌、伤寒杆菌，乃至结核杆菌有某些抑制作用，有待进一步研究。

调节血压作用

对血压的作用，华细辛醇浸出液（0.125~0.25克/千克）静脉注射，可降低麻醉犬的血压。进一步分析指出，细辛挥发油能使麻醉动物血压下降，而煎剂能使血压上升，同时细辛对瞬膜及血压皆有肾上腺素样作用。

镇痛作用

细辛的镇痛作用也较为显著。治外感风邪、头痛、偏头痛，常与川芎、白芷、羌活等同用。治牙痛，可与生石膏、黄连、升麻等清胃泄火药配伍。

其他作用

治喘咳、痰多清稀，常与麻黄、桂枝、干姜等同用。

治咳嗽胸满、气喘，可与茯苓、干姜、五味子等配伍。

细辛也可作为脐敷外用药，用于缓解炎症疼痛。

Tips:

细辛不可过量使用，否则会引起心律失常。大剂量的细辛挥发油还可使中枢神经系统先兴奋后抑制，使随意运动和呼吸减慢，反射消失，最后因呼吸麻痹而死亡。

贮存要点	置于阴凉干燥处保存。
用法用量	煎服1~3克，外用适量。
使用禁忌	不宜与藜芦同用。

防风

别名 关防风、川防风、防丰、茴草、屏风。

性味 性温，味辛。

解表、止头痛常用药材

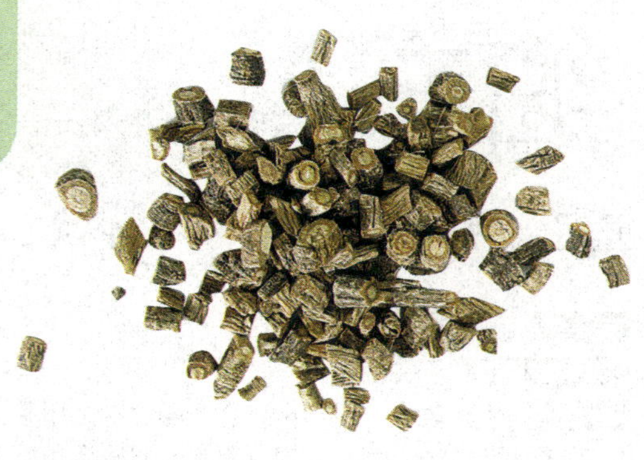

来　源 伞形科植物防风的干燥根。

主要产地 主产于黑龙江、吉林、辽宁等地。

功效主治 发表、祛风、胜湿、止痛。主治外感风寒、头痛、目眩、项强、风寒湿痹、骨节酸痛、四肢挛急、破伤风。

主要成分 含挥发油、甘露醇、苦味苷等。

性状特征

干燥根，呈圆锥形或纺锤形，稍弯曲，长20~30厘米，根头部直径约1厘米，中部直径1~1.5厘米。表面灰黄色或灰棕色。根头部有密集的细环节，节上有棕色粗毛，顶端有茎的残痕；根部外皮皱缩而粗糙，有不整齐的纵皱及细横纹，除长有黄色的横长皮孔外，点状凸起的须根痕也随处可见。质松而软，易折断，断且不平坦，木部淡黄色，皮部黄棕色有裂隙，射线呈放射状，气微香，味微甘。

选购秘诀

以条粗壮、皮细而紧、无毛头、断面有棕色环、中心色淡黄者为佳。

药用价值

镇痛、镇静作用

用于治疗偏头痛。配白芷、川芎，尤其是体质虚弱而又有头痛、头晕者，或头痛与风湿有关者更为适用。此外，防风对风痰壅滞经络形成的头颈酸痛、风寒湿痹、四肢痉挛也有疗效。

抗炎作用

可用于治疗疼痛、腹泻，实验结果证明防风对金黄色葡萄球菌、乙型溶血性链球菌、肺炎双球菌及二种霉菌（产黄青霉、杂色曲霉）等有抑菌作用，而对流感杆菌、伤寒杆菌、福氏及志贺氏痢疾杆菌无抑菌作用。中医认为这种痛泻是由于肠内有风邪又有湿滞，故治疗上用防风配白术，达到祛风祛湿的目的。

贮存要点	置于阴凉干燥处保存，防潮。
用法用量	煎服，4.5~9克。
使用禁忌	血虚痉急或头痛不因风邪者忌服。

防风水果茶

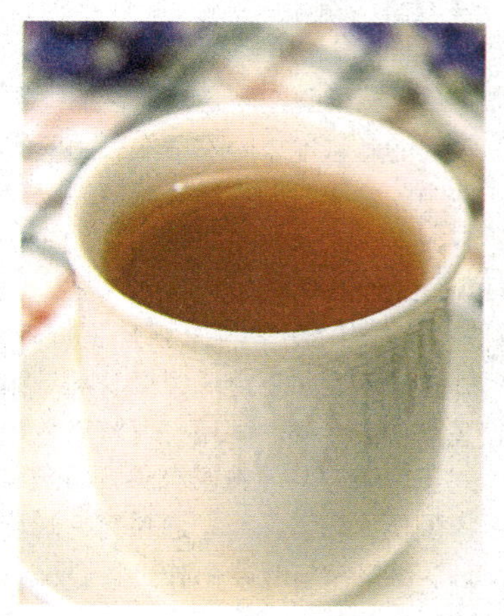

原料

防风2克，黄芪5克，玉竹、枸杞子各8克，苹果、猕猴桃各50克，果糖适量。

做法

苹果洗净、去皮、去核、切小块；猕猴桃去果肉、切小块。把药材、水果一起放入杯中加沸水冲泡，加盖闷10分钟。滤渣取汁，加果糖调匀即可。

功效

增强免疫力，预防感冒，滋补气血。

紫苏叶

别名 苏叶、苏子叶、赤苏、香苏、皱紫苏。

性味 性温，味辛。

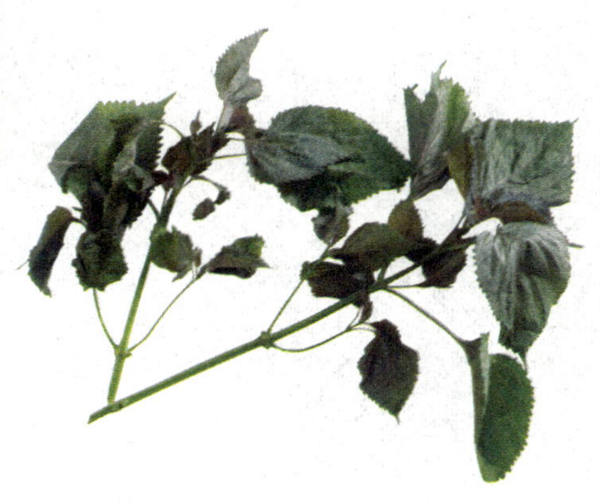

适用于治疗胃肠性感冒

来　源 为唇形科植物皱紫苏、尖紫苏等的叶。

主要产地 主产于江苏、湖北、广东、广西、河南、河北、山东、山西、浙江、四川等地。

功效主治 发表、散寒、理气、和营。治感冒风寒、恶寒发热、咳嗽、气喘、胸腹胀满、胎动不安，并能解鱼蟹毒。

主要成分 皱紫苏全草含挥发油约0.5%，内含紫苏醛约55%、左旋柠檬烯20%～30%及α-蒎烯少量，还含精氨酸、枯酸。

性状特征

干燥完整的叶呈卵形或圆卵形，多数皱缩卷曲，或已破碎，两面均棕紫色，或上面灰绿色，下面是棕紫色，两面均有稀毛；先端尖，边缘有锯齿，基部近圆形，有柄，质薄而脆。切碎品多混有细小茎枝。茎为四方形，有槽，外皮黄紫色，有时剥落，木质部黄白色，中央有白色疏松的髓。气芳香，味微辛。

选购秘诀

以叶大、色紫、不碎、香气浓、无枝梗者为佳。

药用价值

解热作用

用紫苏叶煎剂及浸剂2克/千克，喂给伤寒混合菌苗发热的家兔食用，有微弱的解热作用；用朝鲜紫苏的浸出液，给予因温刺而发热的家兔，亦有较弱的解热作用。

抗菌作用

紫苏叶在试管内能抑制葡萄球菌的生长。

可使血糖升高

紫苏油给予家兔口服，可使血糖上升；紫苏油中的主要成分紫苏醛做成制剂，口服后血糖上升效果比紫苏油更强。

贮存要点	置于干燥容器内。
用法用量	煎服，5～9克，不宜久煎。
使用禁忌	风热感冒、高热及气弱者忌服。

生姜紫苏茶

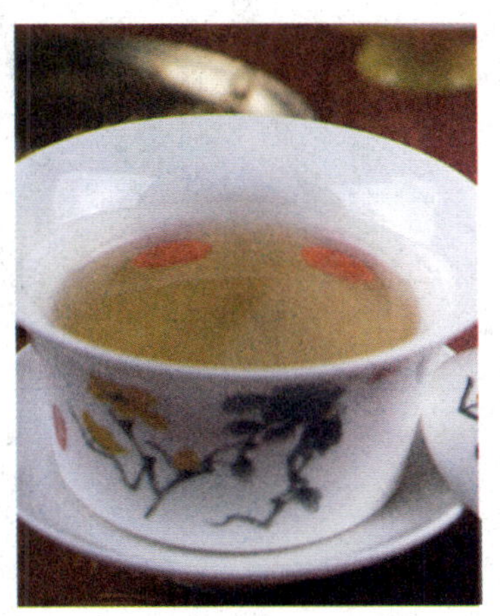

原料

生姜、红茶、紫苏叶、枸杞子各3克。

做法

将上述所有原料用清水冲洗干净，放入保温杯中，倒入适量沸水，加盖闷约10分钟，过滤后即可饮用。

功效

疏散风寒，理气和胃，适用于风寒感冒。

葱白 辛温解表药

◎**别名：** 葱茎白、葱白头。

◎**科目：** 百合科。

◎**性味：** 辛，温。归肺、胃经。

◎**宜忌：** 体表虚、多汗者忌服。

◎**药用部位：** 葱的鳞茎。

叶

［性味］性温，无毒。

［主治］毒蛇、毒虫咬伤。

花

［性味］味辛，性大温，无毒。

［主治］明目，补中气不足。

茎

［性味］味辛，性平，无毒。

须

［主治］主通气。

细辛 辛温解表药

◎**别名：** 北细辛、独叶草、金盆草。

◎**科目：** 马兜铃科。

◎**性味：** 辛，温。有小毒。归肺、肾、心经。

◎**宜忌：** 阴虚阳亢头痛、肺燥伤阴干咳者忌用。不宜与藜芦同用。

◎**药用部位：** 全草。

花

［性味］味辛，性温，无毒。

［主治］治头痛、牙痛，痹痛，外感风寒表证。

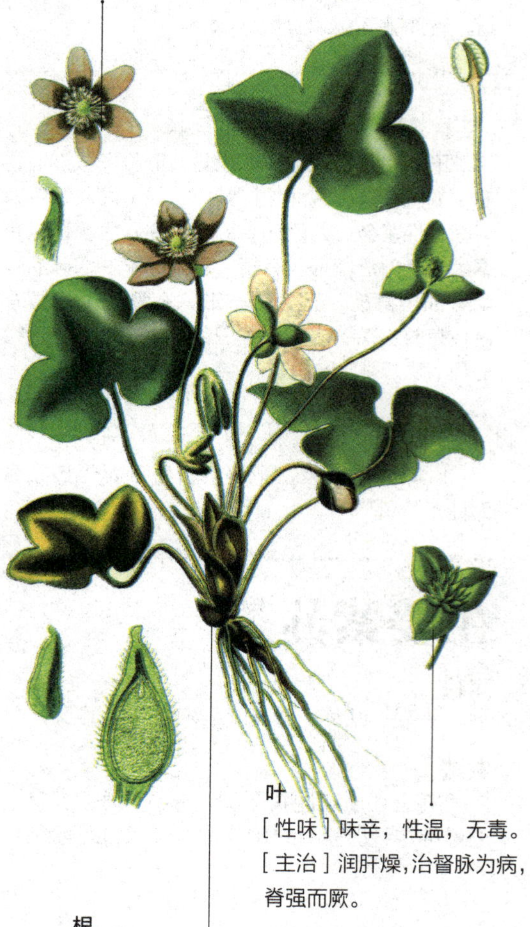

叶

［性味］味辛，性温，无毒。

［主治］润肝燥，治督脉为病，脊强而厥。

根

［性味］味辛，性温，无毒。

［主治］治咳逆上气。

防风 辛温解表药

◎**别名：**屏风、茴草、关防风。
◎**科目：**伞形科。
◎**性味：**辛，微温。归膀胱、肝、脾经。
◎**宜忌：**本品药性偏温，阴血亏虚、热病动风者不宜使用。
◎**药用部位：**根。

花
[主治] 治四肢拘急，不能走路，经脉虚羸，骨节间痛，心腹痛。
果实
[主治] 治风证力强，可调配食用。
根
[主治] 治外感风寒，头痛。
叶
[主治] 中风出热汗。

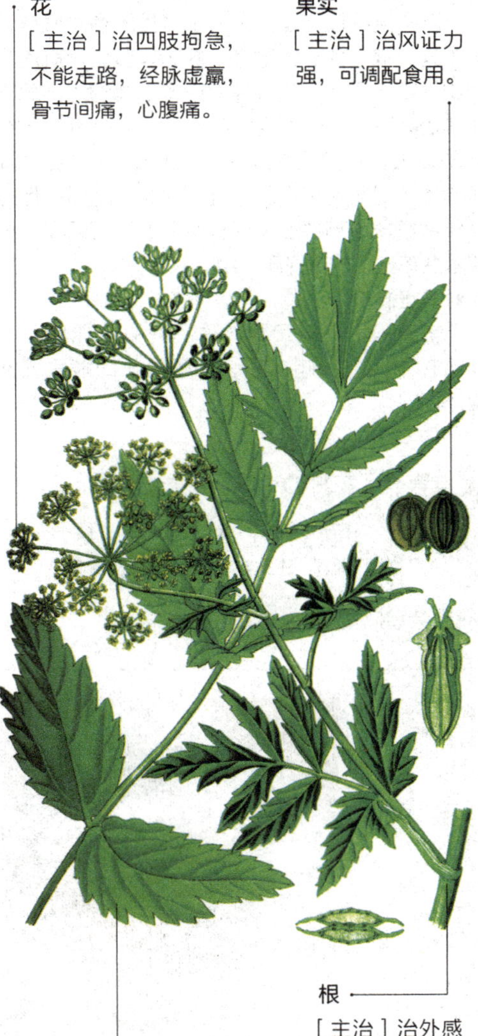

紫苏叶 辛温解表药

◎**别名：**苏叶、赤苏、香苏。
◎**科目：**唇形科。
◎**性味：**辛，温。归肺、脾经。
◎**宜忌：**气弱表虚者忌服。
◎**药用部位：**茎、叶。

子
[性味] 味辛，性温，无毒。
[主治] 主下气，除寒温中。

根
[性味] 味辛，性温，无毒。
[主治] 下气除寒，其子功效更好。

叶
[性味] 味辛，性温，无毒。
[主治] 理气和营，发散风寒。

辛夷

别名 迎春、木笔花、毛辛夷、辛夷桃、姜朴花。

性味 性温，味辛。

祛风通窍的解表药

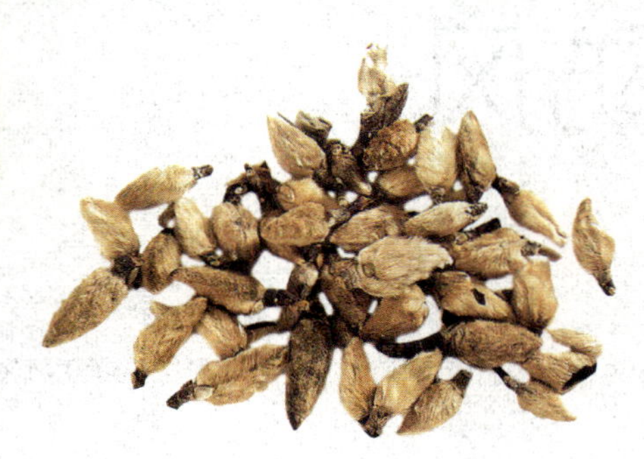

来　源 为木兰科植物辛夷或玉兰的花蕾。

主要产地 全国大部分地区有产，主产于河南、四川、安徽、浙江、陕西、湖北等地。

功效主治 祛风通窍。治头痛、鼻渊、鼻塞不通、齿痛。

主要成分 玉兰花蕾含挥发油，柠檬醛、丁香油酚。根含木兰花碱。叶和果实都含芍药素的苷。

性状特征

干燥的花蕾，呈倒圆锥状，形如毛笔头，基部带有木质短枝。花蕾长1～4厘米，中部直径0.7～2厘米。外裹苞片2枚成两层，两层之间尚可见小芽鳞。苞片表面密被黄绿色柔软长毛，毛茸长约5毫米，内表面平滑，棕紫色。除去苞片后可见3片花萼与6～12片紧密相包的棕紫色花瓣，其内有多数棕黄色雄蕊与1枚褐色雌蕊。质脆、易破碎。有特殊香气，味辛凉而稍苦。

选购秘诀

以花蕾未开、身干、色绿、无枝梗者为佳。

药用价值

降压作用

以辛夷花苞干燥粉末的水醇提取物对麻醉动物（狗、猫、兔、大鼠等）静脉、腹腔、肌肉注射均有降压作用。肌肉注射对未麻醉狗也出现降压作用，1克/千克（按生药计算）时降低血压约40%以上，对实验性肾性高血压大鼠，亦出现降压作用，对肾性高血压的狗则效果不明显，但对老年性原发性高血压狗则有明显的降压效果。根含木兰花碱，故有降压作用。

对子宫的作用

辛夷煎剂、流浸膏对子宫有兴奋作用，且剂量在未明显影响血压、呼吸时，即能呈现此种作用。

贮存要点	置于阴凉通风处保存。
用法用量	内服：煎汤，3～9克；或入丸、散。 外用：研末塞鼻或水浸蒸馏滴鼻。
使用禁忌	阴虚火旺者忌服。

辛夷酒

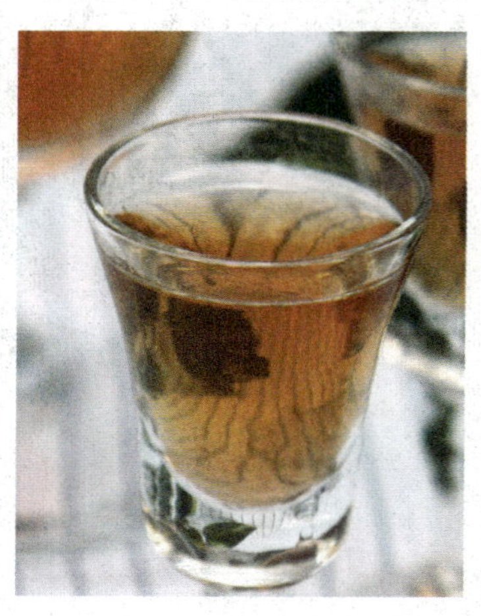

原料

辛夷、白芷9各克，藁本、甘草、当归各18克，羊脊髓250克，黄酒3升。

做法

先取前5味药材捣碎，以黄酒浸泡。将羊脊髓放入砂锅内，加水以文火煎煮至沸。二者同倒入净器中、密封。3～5日后开取，滤渣取汁装瓶，适量饮用。

功效

宣肺通窍，适用于肺热、鼻塞、多涕。

麻黄

别名 龙沙、卑相、卑盐、狗骨。

性味 性温，味辛、苦。

治疗风寒感冒的常用药

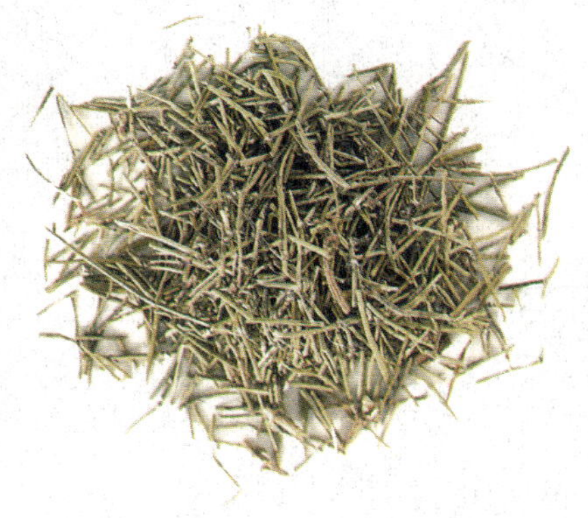

来　源 为麻黄科植物草麻黄的干燥草质茎。

主要产地 主产于山西、河北、甘肃、辽宁、内蒙古、新疆、陕西、青海、吉林等地。

功效主治 发汗、平喘、利水。治伤寒表实、发热恶寒无汗、头痛鼻塞、骨节疼痛、咳嗽气喘、水肿、小便不利、风邪顽痹、皮肤不仁、风疹瘙痒。

主要成分 含有麻黄碱、伪麻黄碱、挥发油（油中含有1－α－松油醇）等。

性状特征

茎呈细长圆柱形而微扁，少分枝，表面淡绿色至黄绿色，节明显，节间长2.5～6厘米。茎质脆，易折断，外圈为黄绿色，中央髓部呈红棕色。气微香，味微苦涩。

选购秘诀

以干燥、茎粗、淡绿色、内心充实、味苦涩者为佳。

药用价值

对心血管系统的影响

麻黄碱的血管收缩作用比较温和且持久，血管舒张作用很微弱。

对中枢的作用

麻黄碱如用较大治疗量即能兴奋大脑皮质和皮质下中枢，引起精神兴奋、失眠、不安、震颤等症状，亦能兴奋呼吸中枢及血管运动中枢。

解除支气管痉挛

麻黄碱对支气管平滑肌的解痉作用较持久，支气管处于痉挛状态时作用更显著。

升压作用

麻黄碱能收缩血管而升高血压。

贮存要点	置通风干燥处，防潮、防晒、防变色，不宜久储。
用法用量	内服：煎汤（宜先煎，去水面浮沫），1.5～6克；或入丸、散。
使用禁忌	凡素体虚弱而自汗、盗汗、气喘者，均忌服。

麻黄陈皮瘦肉汤

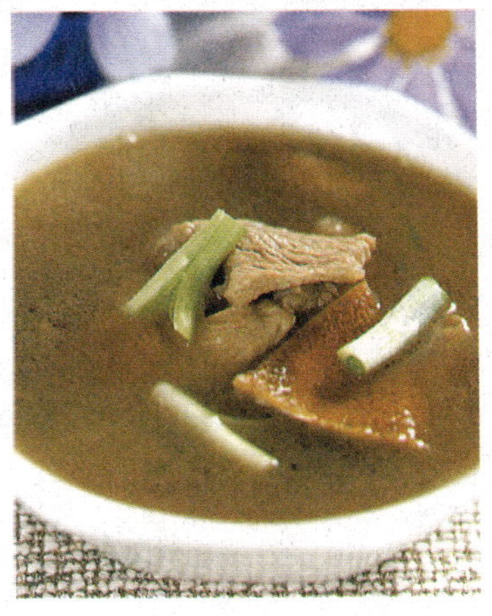

原料

猪瘦肉200克，射干15克，麻黄10克，陈皮3克，食用油、盐、葱段适量。

做法

猪瘦肉洗净切片；陈皮洗净；射干、麻黄先煎取汁。油锅烧热，放入猪肉片，煸炒片刻；加入陈皮、药汁、葱段，加少量清水煮熟，再放入盐调味即可。

功效

泻肺平喘，理气化痰。

辛凉解表类

适用于外感发热重、严寒轻、头痛和口渴等风热表证。

菊花

别名 金精、甘菊、真菊、金蕊、簪头菊、甜菊花。

性味 性微寒，味甘、苦。

甘甜的明目解热佳品

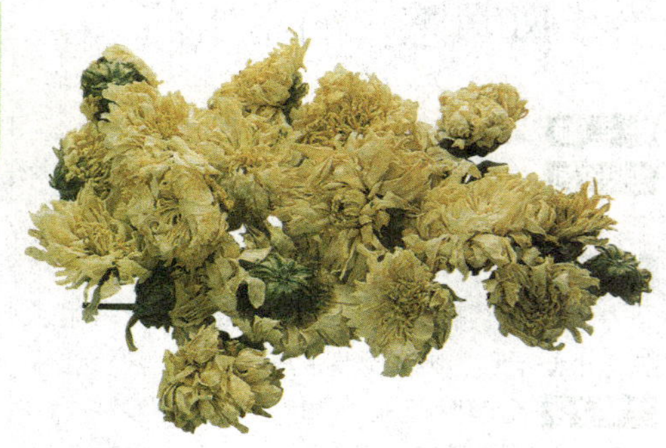

来　源 为菊科植物菊的头状花序。

主要产地 我国东部、中部、西南部广泛栽培。

功效主治 疏风、清热、明目、解毒。治头痛、眩晕、目赤、心胸烦热、疔疮、肿毒。

主要成分 含有挥发油，包括菊酮、龙脑、龙脑乙酸酯；并含有腺嘌呤、胆碱、水苏碱、刺瑰苷、木樨草苷、林波斯菊苷、香叶木-7-葡萄糖苷、菊苷、菊花萜二醇。

性状特征

干燥头状花序，外层为数层舌状花，呈扁平花瓣状，中心由多数管状花聚合而成，基部有总苞，系由3～4层苞片组成。气清香，味淡微苦。

各种菊花商品，其性状互有差异

白菊：呈不规则的球状或压扁状，直径约2厘米，瓣多紧密。花序的绝大部分为白色舌状花，长约18毫米，宽约3毫米，中央为极少数短小的淡黄色管状花。主产安徽亳县，又称亳菊，品质最佳。

滁菊：呈球状，形较小，瓣紧密。舌状花白色，长约15毫米，宽约3毫米，中央管状花黄色。主产安徽滁县，品质亦佳。

贡菊：形似滁菊，瓣细而厚。舌状花白色，长10～12毫米，宽约2毫米，中央有少数黄色管状花。主产于安徽歙县，亦称徽菊。过去浙江德清亦产，称德菊。

杭白菊：呈不规则压扁状，朵大，瓣宽而疏。舌状花较少，类白色，长约22毫米，宽约6毫米，中央有少数深黄色管状花。

杭黄菊：形与杭白菊相似，但舌状花黄色至淡棕色。均产浙江。

选购秘诀

以滁菊和贡菊为药菊中佳品，杭白菊最适于泡茶用。各种菊花均以身干、色白（黄）、花朵完整而不散瓣、香气浓郁、无杂质者为佳。

药用价值

强化心脏功能作用

菊花对实验性心肌梗死、实验性冠状动脉粥样硬化或供血不足的实验动物，能增加血流量和营养性血流量，还有加强心肌收缩和增加耗氧量的作用。

消炎、利尿作用

实验发现济菊、滁菊、杭菊、贡菊、川菊具有明显抗炎作用，而怀菊、亳菊、祁菊、黄菊有弱的抗炎作用或不明显。菊花提取物能影响小鼠毛细血管的通透性，增加毛细血管抵抗力，从而具有抗炎作用。

抗病毒作用

各种菊花均有一定抗病毒作用，以亳菊、怀菊作用最好。

贮存要点	储于干燥的容器中。
用法用量	内服煎水，5~9克。
使用禁忌	气虚胃寒，食少泄泻患者，宜少用之。

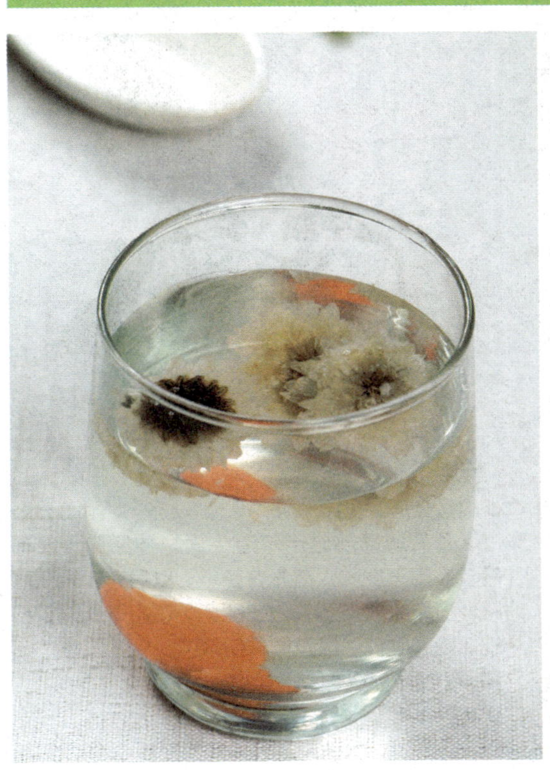

枸杞菊花茶

原料

白菊花10克，枸杞子15克。

做法

将上述原料放入保温杯中，用沸水冲泡，加盖闷10～15分钟即可。

用法

代茶频饮。

功效

白菊花具有疏风、清热、明目、解毒作用；枸杞子具有滋肾、润肺、补肝、明目作用。全方益肝滋肾、降火明目。适用于肝肾不足，风阳上扰的下虚上实证，症见头晕、目眩、干涩、视物模糊、口干不饮、白内障等患者。

菊花粥

原料

菊花10克，粳米100克，白糖适量。

做法

将菊花先煎、去渣，取上清液，加入粳米，用文火煮成稀粥，待熟时调入白糖即可。

用法

温服，每日1～2次，脾虚便溏者忌服。

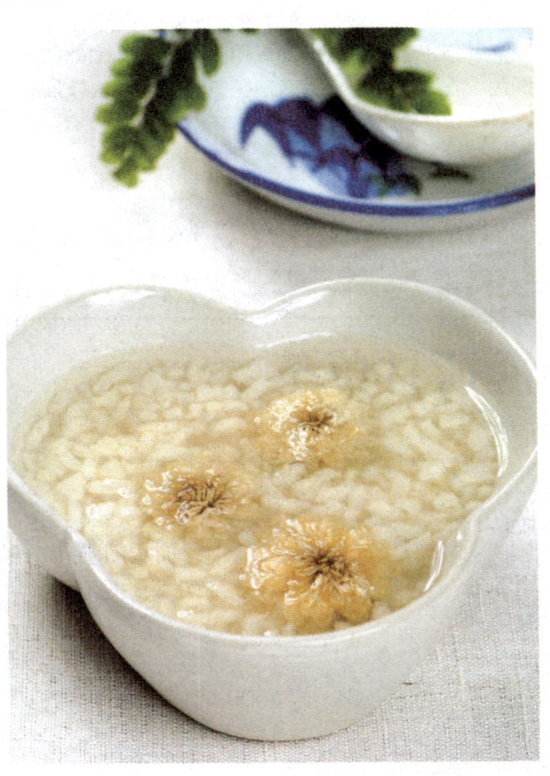

功效

菊花提取物能抑制毛细血管的通透性而有抗炎的作用。此外，还有抑制流感病毒的作用。此粥疏风清热，宣肺止咳。适用于风温初起，症见微热、咳嗽、口微渴、脉浮数者。

薄荷

别名 人丹草、龙脑薄荷、蕃荷菜、南薄荷。
性味 性凉，味辛。

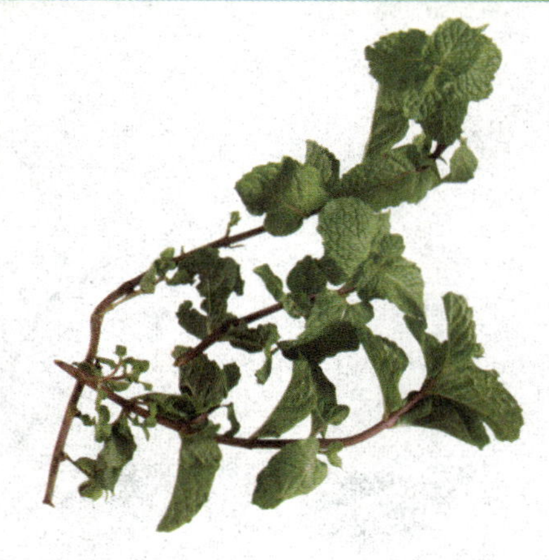

治疗风热感冒的清凉药

来　源 为唇形科植物薄荷或家薄荷的全草或叶。

主要产地 全国大部分地区均产，主产江苏、浙江、江西。

功效主治 疏风散热、辟秽解毒。治外感风热头痛、目赤、咽喉肿痛、食滞气胀、口疮、牙痛、疮疥红疹。

主要成分 新鲜叶含挥发油0.8%～1%，干茎叶含1.3%～2%。油中主成分为薄荷醇，含量为77%～78%，其次为薄荷酮，含量为8%～12%。

性状特征

干燥全草，茎方柱形，长15～35厘米，直径2～4毫米，黄褐色带紫，或绿色，有节，节间长3～7厘米，上部有对生分枝，表面被白色绒毛，棱角处较密，质脆，易折断，断面类白色，中空。叶对生，叶片卷曲面皱缩，多破碎。上面深绿色，下面浅绿色。具有白色绒毛；质脆。枝顶常有伞状花序，黄棕色，气香，味辛、凉。

选购秘诀

以身干、叶多、色绿、气味浓者为佳。

药用价值

疏散风热、止痒作用

薄荷醇局部应用可治头痛、神经痛、瘙痒等。应用于皮肤，首先有凉感，以后有轻微刺灼感。多作为发汗解表的辅助药，适用于头痛、眼红、咽喉肿痛，以及中暑所致的头昏、发热、口渴、小便短赤等。

其他作用

薄荷醇、薄荷酮对离体兔肠有抑制蠕动作用；薄荷精油有解痉（抗乙酰胆碱）作用。

贮存要点	置于阴凉干燥处，密闭保存。温度28℃以下。
用法用量	煎服3～6克，在煎药时宜后下。
使用禁忌	肺虚咳嗽、阴虚发热不宜用，哺乳妇女一般不宜多用，因本品具有退乳的副作用。

薄荷甘草茶

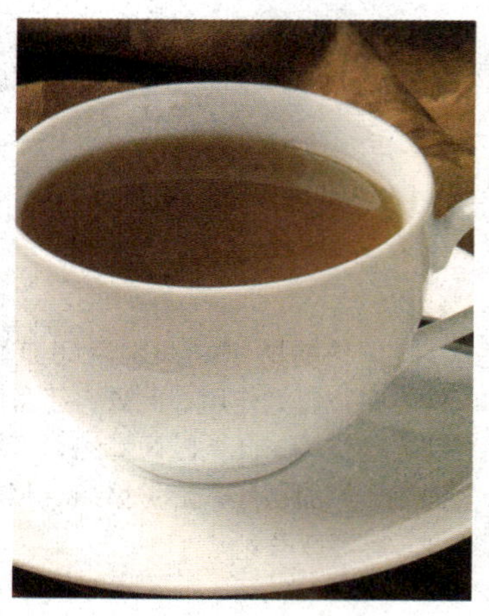

原料

薄荷5克，生甘草10克，白糖5克。

做法

生甘草洗净，放入砂锅中，加水煎沸10分钟；再将洗净的薄荷放入锅中同煮，煮沸即可。滤渣取汁，调入白糖服用。

功效

清肺止咳，解毒利咽。适用于咽喉痒痛、声音嘶哑等症。

桑叶

别名 铁扇子。

性味 性寒，味甘、苦。

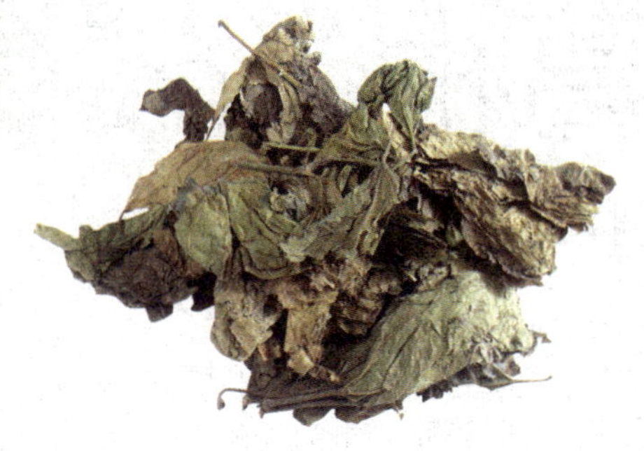

清热明目、美肤消肿

来　源 为桑科植物桑的叶。

主要产地 全国大部分地区均产，以南部育蚕区产量较大。

功效主治 祛风清热、凉血明目。治风温发热、头痛、目赤、口渴、肺热咳嗽、风痹、隐疹、下肢皮肿。

主要成分 叶含芸香苷、槲皮素、异槲皮苷、槲皮素-3-三葡糖苷和菜油甾醇、β-谷甾醇、β-D-葡糖苷等。

性状特征

干燥叶片多卷缩破碎，完整者呈卵形或宽卵形，长8～13厘米，宽7～11厘米。先端尖，边缘有锯齿，有时作不规则分裂，基部截形、圆形或心脏形。上面黄绿色，略有光泽，沿叶脉处有细小毛茸；下面色稍浅，叶脉凸起，小脉交织成网状，密生细毛。

选购秘诀

以叶片完整、大而厚、色黄绿、质脆、无杂质者为佳。习惯应用桑叶以经霜者为好，称霜桑叶或冬桑叶。

药用价值

解热、祛痰、镇咳作用

多用于治疗外感风热引起的较轻的发热、咳嗽、眼赤（如感冒），常与菊花、连翘等配伍。用于治疗肺热咳嗽，尤其适用于燥咳、干咳。

降血压作用

桑叶中的槲皮素可扩张冠状血管，改善心肌循环。桑叶中的γ-氨基丁酸是神经传达物质，能促进脑组织的新陈代谢和恢复脑细胞功能，同时能改善脑部血液循环，增强血管紧张素转换酶Ⅰ的活性，促使血压下降。

贮存要点	置于干燥处，防霉、防尘。
用法用量	内服煎汤，5～10克，或入丸、散。外用可煎水洗眼。蜜炙可增强润肺止咳的作用。
使用禁忌	无。

桑叶荷叶粥

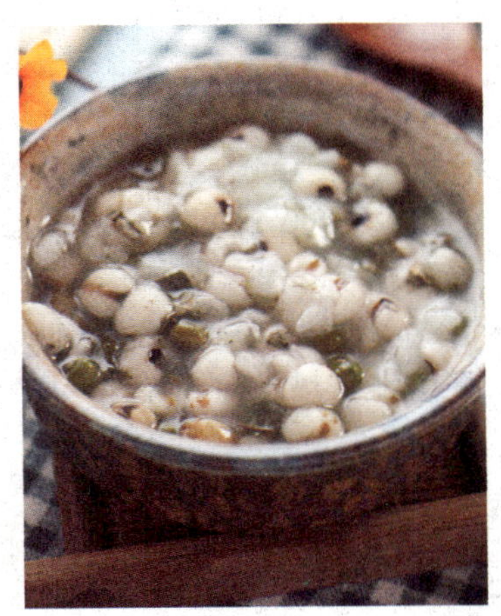

原料

桑叶10克，鲜荷叶1张，薏苡仁、绿豆各50克，白糖适量。

做法

薏苡仁、绿豆洗净，浸泡1小时。将桑叶、荷叶洗净，先煎取汁，加入薏苡仁、绿豆，用文火煮成稀粥，熟时调入白糖即可。

功效

降血压，降血脂，散淤血。

葛根

别名 干葛、甘葛、粉葛、黄葛根。

性味 性凉，味甘、辛。

治疗颈项强痛的良药

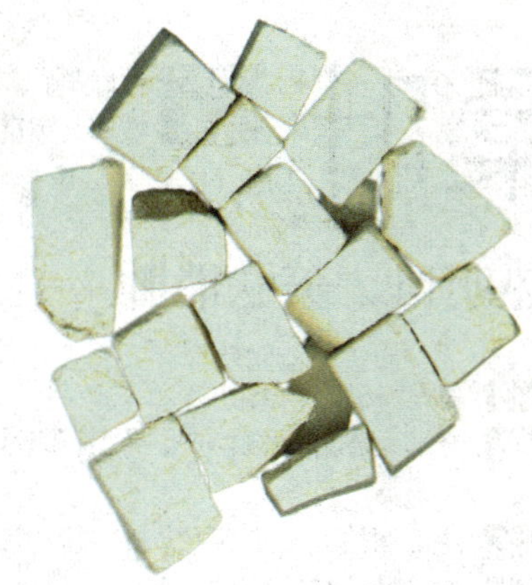

来　源 为豆科植物葛的块根。

主要产地 主产于河南、湖南、浙江、四川等地。

功效主治 升阳解肌、透疹止泻、除烦止温。主治伤寒、发热头痛、项强、烦热消渴、泄泻、痢疾、癍疹不透、高血压、心绞痛、耳聋。

主要成分 葛根含异黄酮成分葛根素、葛根素木糖苷、大豆黄酮、大豆黄酮苷及β－谷甾醇、花生酸、多量淀粉。

性状特征

干燥块根呈长圆柱形，药材多纵切或斜切成板状厚片，长短不等，长约20厘米，直径5～10厘米，厚0.7～1.3厘米。白色或淡棕色，表面有时可见残存的棕色外皮，切面粗糙，纤维性强。质硬而重，富粉性，并含大量纤维，无臭，味甘。

选购秘诀

以块肥大、质坚、色白、粉性足、纤维性少者为佳。

药用价值

调节冠状动脉作用

葛根中的黄酮能增加脑及冠状血管血流量。对高血压动脉硬化病人能改善脑循环，其作用温和。葛根黄酮及葛根酒浸膏均能使冠状血管血流量增加，血管阻力降低，用于治疗冠心病。

解痉作用

葛根中含有天豆黄酮，具有罂粟碱样解痉作用。用于治疗早期突发性耳聋。由内耳血管痉挛所引起的神经感觉性聋，有一定的疗效。

解热、生津作用

可用于治疗流行性感冒，通过解热作用，降低体内水分消耗，从而达到生津止渴的目的。

贮存要点	储存于干燥容器内，置于通风干燥处。
用法用量	内服，煎汤4.5～9克；或捣汁。外用可捣散。
使用禁忌	其性凉，易于动呕，胃寒者应当慎用。夏日表虚汗者尤忌。

白糖煮葛粉

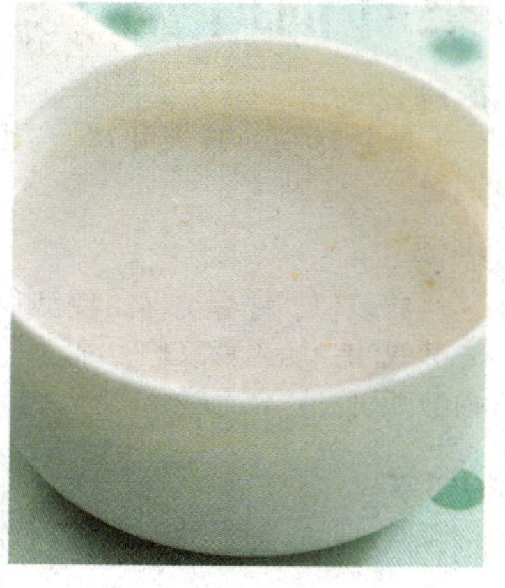

原料

葛根粉30～50克，白糖适量。

做法

将葛根粉加水适量，调成糊状，放入锅中，用文火煮成稠糊状，趁热调入白糖，搅拌均匀，待糖溶化即食。

功效

适用于伤寒、发热头痛等症。

升麻

别名 周升麻、周麻、鸡骨升麻、绿升麻。

性味 性凉，味甘、辛、微苦。

内服治感冒，外用疗疮疹

来源 为毛茛科植物升麻、兴安升麻和大三叶升麻的根状茎。

主要产地 主产于四川、陕西、青海等地。

功效主治 升阳、发表、透疹、解毒。治时气疫疠、头痛寒热、喉痛、口疮、斑疹不透；中气下陷、久泻久痢、脱肛、妇女崩漏、带下、子宫下坠；痈肿疮毒、胃火牙痛等。

主要成分 含有升麻碱、水杨酸、鞣质、树脂、咖啡酸、阿魏酸等。

性状特征

西升麻

又名川升麻。呈分支极多的不规则块状，大小相差甚悬殊，长3.5～13厘米，直径0.7～6厘米。表面灰棕色至暗棕色，茎基痕的圆形空洞甚密，成分歧状的凸起，洞壁断面有放射状沟纹，外皮脱落处可见网状维管束。周围细根残基极多。断面带灰绿色。无臭，味微苦。主产于陕西、四川、青海、云南。

北升麻

呈不规则的块状物，多分歧成结节状，长9～18厘米，直径1～1.5厘米。表面黑褐色，粗糙不平，上面有较密的圆形空洞的茎基痕，洞内壁显网状花纹，周围残留细根，下侧凹凸不平。断面不平，纤维性，微带绿色。臭微，味微苦而涩。主产于辽宁、黑龙江、河北、山西。

关升麻

稍大，分支较少，直径1.5～2厘米；上面具数个深的圆形空洞。质硬而轻，断面黄白色呈片状，中有大空洞，洞壁的断面有放射状沟纹。味微苦。主产于辽宁、吉林、黑龙江等地。

东升麻

为菊科植物麻花头的根，在广东、福建亦习惯作升麻使用。

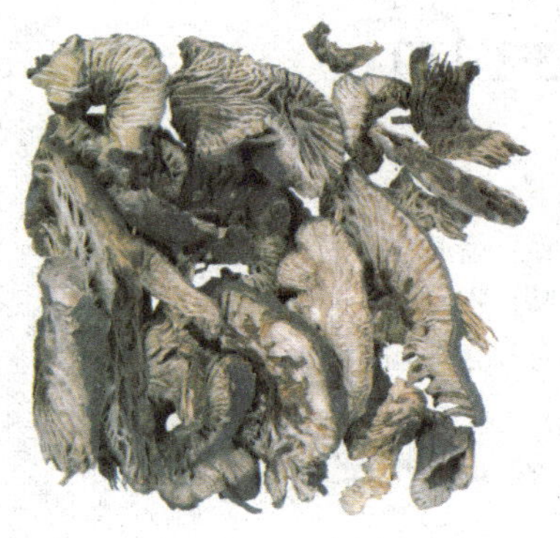

选购秘诀

以个大、外皮黑色、无细根、断面白色、灰白色或淡绿色为佳。

药用价值

解热、解毒、镇痛作用

用于解表透疹，配葛根、牛蒡子等；用于升阳，可与益气药同用；用于治疗脱肛、子宫脱垂、中气不足、脾虚泄泻等；用于止痛，尤其适用于头面疼痛而偏于风热者。

抑菌作用

升麻对结核杆菌、金黄色葡萄球菌和卡他球菌有中度抑制作用。

其他作用

北升麻提取物具有解热、抗炎、镇痛、抗惊厥、抑制血小板聚集及释放等作用。升麻对乙酰胆碱、组织胺和氯化钡所致的肠道痉挛均有一定的抑制作用，还具有减慢心率、降低血压、抑制肠道和妊娠子宫痉挛等作用。其生药及炭药均能缩短凝血时间。

升麻有生用、蜜炒两种方式，生用疏风解热的效果较好，蜜炒在升举阳气方面的效果较好。

贮存要点	置于干燥容器内，或置于通风干燥处。
用法用量	内服煎汤，1.5～9克，或入丸、散。外用研末调敷，煎水含漱或淋洗。
使用禁忌	上盛下虚，阴虚火旺及麻疹已透者忌服。

薄荷 辛凉解表药

◎**别名：**人丹草、蕃荷菜、龙脑薄荷。

◎**科目：**唇形科。

◎**性味：**辛，凉。归肺、肝经。

◎**宜忌：**此药芳香辛散，发汗耗气，体虚多汗者不宜使用。

◎**药用部位：**干燥的地上部分。

花
[性味] 味辛，性温，无毒。
[主治] 清头目，除风热。
叶
[性味] 味辛，性温，无毒。
[主治] 恶气、心腹胀满。
茎
[性味] 味辛，性温，无毒。
[主治] 主霍乱，宿食不消。

桑叶 辛凉解表药

◎**别名：**铁扇子。

◎**科目：**桑科。

◎**性味：**甘、苦，寒。归肺、肝经。

◎**药用部位：**干燥叶片。

叶
[性味] 味甘，性寒，有小毒。
[主治] 主除寒热出汗。汁能解蜈蚣毒。
果实
[性味] 味苦，有小毒。
[主治] 单独吃可消渴，利五脏关节，通血气。

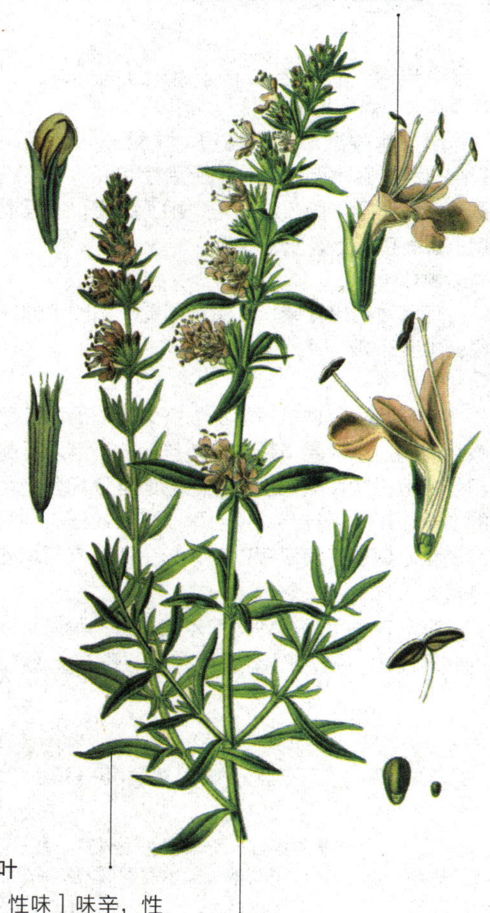

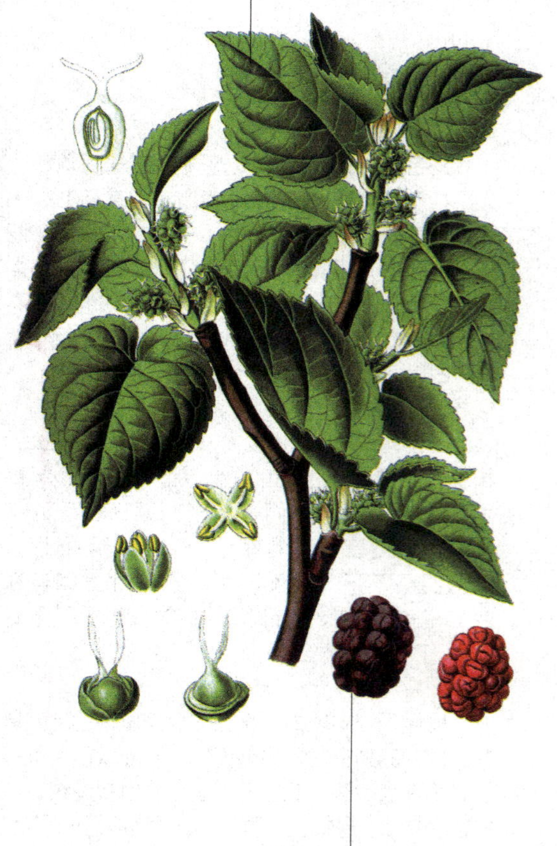

葛根 辛凉解表药

◎**别名：** 甘葛、黄葛根、粉葛。

◎**科目：** 豆科。

◎**性味：** 甘、辛，凉。归脾、胃经。

◎**宜忌：** 胃寒者慎用。

◎**药用部位：** 干燥的根。

叶

[性味] 味辛，性平，无毒。

[主治] 主诸痹，起阴风，解诸毒。

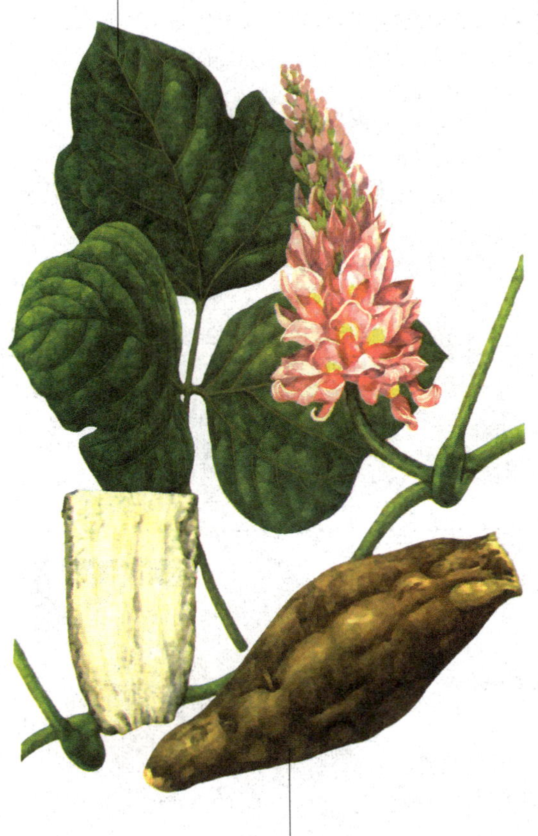

根

[性味] 味甘、辛，性平，无毒。

[主治] 主消渴，呕吐。

升麻 辛凉解表药

◎**别名：** 周升麻、周麻、绿升麻。

◎**科目：** 毛茛科。

◎**性味：** 辛、甘，凉。归肺、脾、胃、大肠经。

◎**宜忌：** 麻疹已经发透、阴虚火旺和阴虚阳亢者要谨慎使用。

◎**药用部位：** 干燥的根茎。

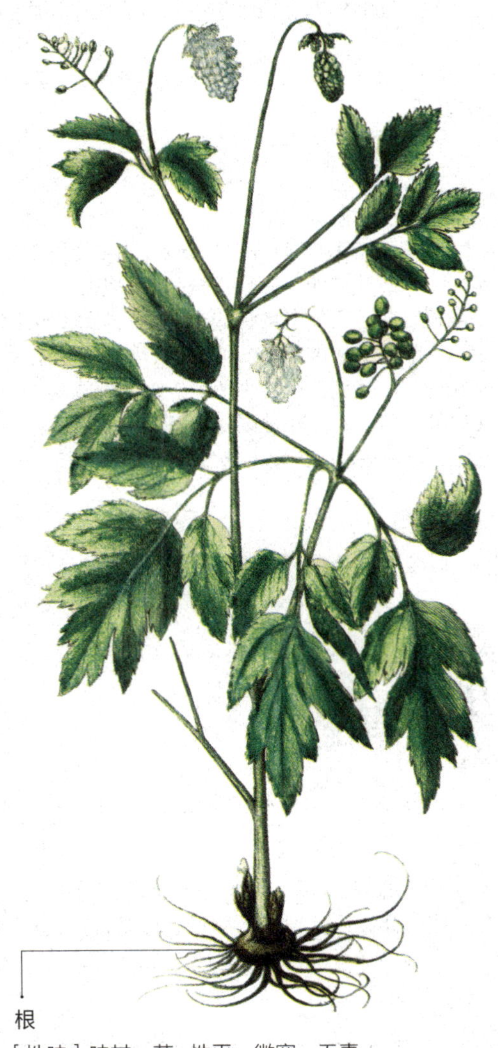

根

[性味] 味甘、苦，性平、微寒，无毒。

[主治] 解百毒，辟瘟疫、瘴气、邪气、蛊毒。

牛蒡子

别名 鼠粘子、大力子、黑风子、毛锥子。

性味 性平，味辛。

疏风透疹、利咽的常用药

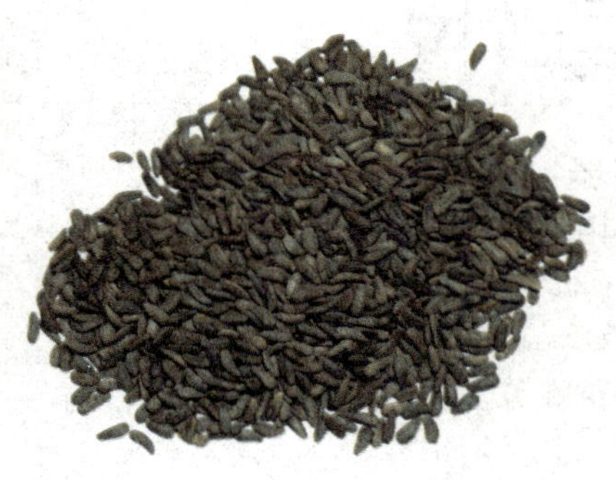

来　源 为菊科植物牛蒡的干燥果实。

主要产地 主产于河北，吉林、辽宁、浙江、黑龙江等地。此外，四川，河南、湖北、陕西等地亦产。以东北产量较大，浙江所产品质较优。

功效主治 疏散风热、宣肺透疹、消肿解毒。治风热咳嗽、咽喉肿痛、斑疹不透、风疹作痒、痈肿疮毒。

主要成分 含牛蒡苷，牛蒡酚A、牛蒡酚B，脂肪油等。

性状特征

瘦果呈长扁卵形，长约6毫米，中部直径约3毫米。外皮灰褐色，有数条微凸起的纵纹，中间一条较明显，全体有稀疏的斑点，又似致密的网纹，一端略窄，微弯曲，顶上有一浅色小点；另一端钝圆、稍宽，有一小凹窝。纵面稍隆起，边缘光圆而厚。外皮较坚硬，破开后种仁两瓣，灰白色，富有油性。无臭，味微苦。

选购秘诀

以粒大、饱满、外皮灰褐色者为佳。

药用价值

抗菌作用

试验表明本品对金黄色葡萄球菌、共心性毛菌、奥杜盎小孢子菌、腹股沟表皮癣菌、星形奴卡氏菌等有抑制作用。对治疗和预防咽喉肿痛（如咽炎、上呼吸道炎）有较好的作用。

抗癌作用

牛蒡子中含有的牛蒡苷元有抗癌活性。

降血糖作用

本品的提取物能显著降低大鼠血糖。

贮存要点	置于通风干燥处，防蛀。
用法用量	内服煎汤，4.5~9克，或入散剂。外用可煎水含漱。
使用禁忌	大便溏泻者不宜使用，另外痘证、虚寒、气血虚弱者也要忌服。

牛蒡子茶

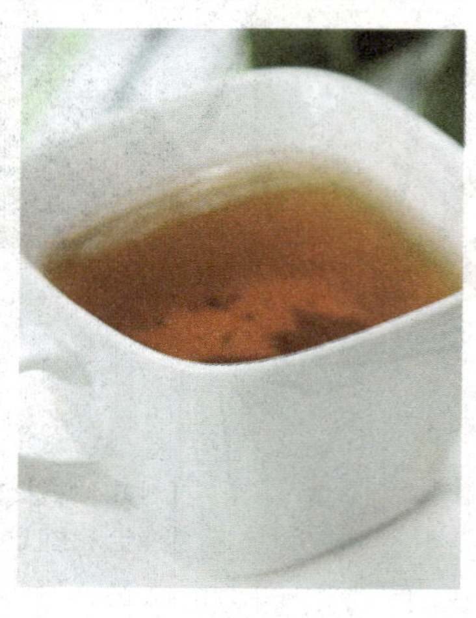

原料

牛蒡子10克，枸杞子5克，绿茶20毫升，冰糖适量。

做法

枸杞子洗净后与牛蒡子一起放入锅中，加水用文火煮沸。倒入杯中后，再加入冰糖、绿茶，搅匀即可饮用。

功效

治疗热性感冒，其症状表现为痰咳不出来、咽疼、有黏稠的鼻涕、舌质红、苔黄。

苦丁茶

别名 角刺茶、苦灯茶。

性味 性大寒，味甘、苦。

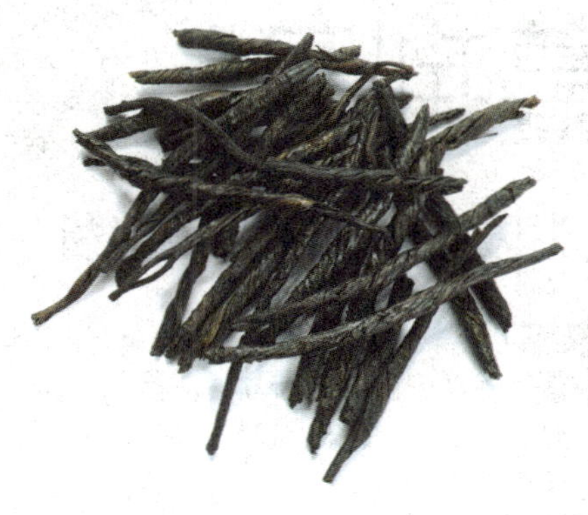

被誉为减肥茶、益寿茶、美容茶等

来　源 主要为冬青科植物枸骨和大叶冬青的叶。

主要产地 主产于江浙、福建、广西等地。

功效主治 散风热、清头目、除烦渴。治头痛、齿痛、目赤、聤耳、热病烦渴、痢疾。

主要成分 枸骨叶中含咖啡因、皂苷、鞣质、苦味质。大叶冬青叶中含熊果酸、β-香树脂醇、蛇麻脂醇、蒲公英赛醇、熊果醇和谷甾醇；树皮中含α-香树脂醇和β-香树脂醇等；果实中含熊果酸和蹄纹天竺素-3-木糖葡萄糖苷。

性状特征

枸骨叶

又名角刺茶。也有用枸骨老树的叶，叶片呈卵圆形，先端短尖，基部圆形，上面光滑，革质而厚。主产于江苏、浙江等地。

大叶冬青叶

又名苦灯茶。呈卵状长椭圆形、革质、不皱缩，有的纵向微卷曲，上面黄绿色或灰绿色，有光泽，下面黄绿色，味微苦。产于浙江、福建、广西等地。

选购秘诀

以叶面光滑、有光泽、质厚、味苦者为佳。

药用价值

苦丁茶中含有人体必需的多种氨基酸、维生素及锌、锰、铷等微量元素，而且这些成分可促进人体对抗外界环境的改变，提高机体免疫力。

苦丁茶还具有降血脂、增加冠状动脉血流量、改善心肌供血、抗动脉粥样硬化等作用。

贮存要点	置于干燥的容器内。
用法用量	内服：煎汤，1.5~9克，或入丸剂。外用：煎水熏洗。
使用禁忌	由于其性大寒，故风寒感冒、虚寒体质、慢性胃肠炎患者，以及经期女性和孕产妇，不适宜饮用。

苦丁茶

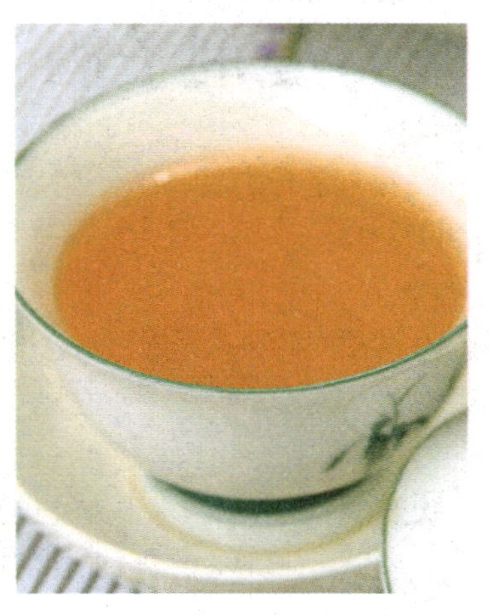

原料

苦丁茶8克，沸水适量。

做法

将苦丁茶清洗干净，放入容器内，再倒入适量沸水，加盖闷10分钟左右即可。

功效

可清热、明目，缓解头痛症状，还有降血脂、减肥的功效。

蔓荆子

别名 蔓荆实、荆子、万荆子、蔓青子。

性味 性凉，味苦、辛。

祛头风、止头痛的常用药

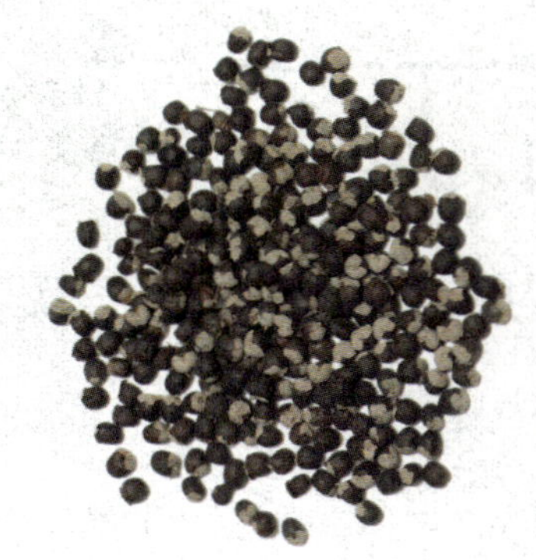

来　源 为马鞭草科植物单叶蔓荆或蔓荆的果实。

主要产地 主产于山东、浙江、江西、福建。此外，河南、江苏、安徽、湖南、湖北、广东、广西、云南等地亦产。

功效主治 疏散风热、清利头目。治风热感冒、（正）偏头痛、齿痛、赤眼、目睛内痛、昏暗多泪、湿痹拘挛。

主要成分 单叶蔓荆果实和叶含挥发油，主要成分为莰烯和蒎烯，并含有微量生物碱和维生素A；果实中尚含牡荆子黄酮，即紫花牡荆素。

性状特征

干燥果实为圆球形，直径4～6毫米。表面灰黑色或黑褐色，被灰白色粉霜，有4条纵沟；用放大镜观察，密布淡黄色小点。底部有薄膜状宿萼及小果柄，宿萼包被果实的1/3～2/3，边缘5齿裂，常深裂成两瓣，灰白色，密生细柔毛。体轻，质坚韧，不易破碎，横断面果皮灰黄色，有棕褐色油点，内分四室，每室有种子1枚，种仁白色，有油性。气特异而芳香，味淡、微辛。

选购秘诀

以粒大、饱满、气芳香、无杂质者为佳。

药用价值

有疏散风热、镇静止痛的作用，主要用于治疗头痛，尤其适用于因外感风热（感冒）而引起的头痛、眼痛。还可用于治疗湿痹拘挛（由于风湿引起的肢体酸麻，活动不便），尤其适用于老年体虚引起的手脚抽搐。

用蔓荆子9克、菊花9克、薄荷6克、白芷6克、钩藤12克水煎服，可治疗偏热型的高血压头痛。

贮存要点	置于通风干燥处保存。
用法用量	内服：煎汤，6～9克；浸酒或入丸、散。外用：捣敷。
使用禁忌	胃虚者慎服。

复方蔓荆子酒

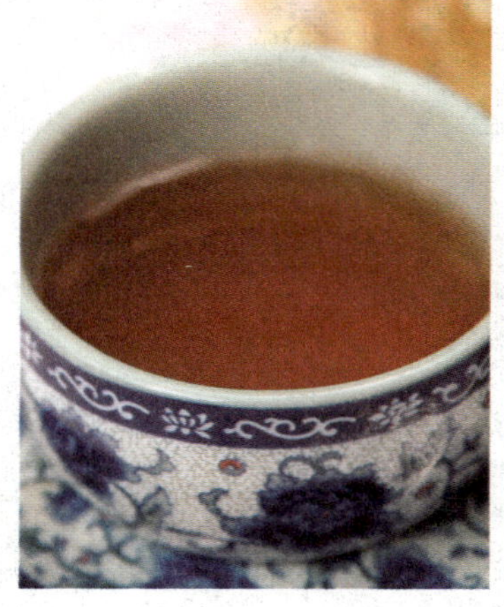

原料

蔓荆子120克，菊花、防风、薄荷各60克，川芎40克，黄酒1升。

做法

将所有药材共捣为粗末，用纱布袋盛之，扎紧袋口，置入净器中，入黄酒浸泡，封口。7日后开封，去掉药袋，过滤备用。

功效

疏风，清热，止痛。主治风热性头痛、头昏、偏头痛。

柴胡

别名 地熏、山菜、茹草、柴草。
性味 性微寒，味苦。

疏肝、解郁、祛火之良药

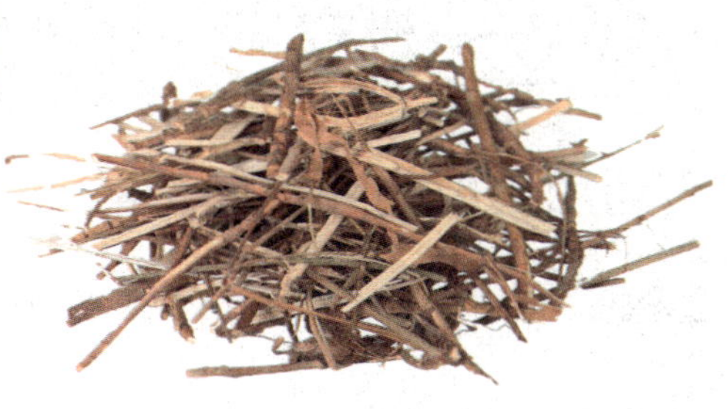

来　源 为伞形科植物北柴胡、狭叶柴胡等的根。

主要产地 北柴胡主产于辽宁、甘肃、河北、河南。此外，陕西、内蒙古、山东等地亦产。南柴胡主产于湖北、江苏、四川。此外，安徽、黑龙江、吉林等地亦产。

功效主治 和解表里、疏肝、升阳。治寒热往来、胸满胁痛、口苦耳聋、头痛目眩、疟疾、下痢脱肛、月经不调、子宫下垂。

主要成分 含有柴胡酮、植物甾醇，另含有脂肪酸，茎叶含有芦丁。

性状特征

北柴胡

为植物北柴胡的根，并带有少许茎的基部。根呈圆锥形，主根顺直或稍弯曲，下部有分歧，根头膨大，呈疙瘩状，不易折断，断面木质纤维性，黄白色。气微香，味微苦、辛。

南柴胡

又名软柴胡、香柴胡。为植物狭叶柴胡的根。外形与北柴胡相似，唯根较细，分歧少，多弯曲不直，质脆，易折断，断面平坦，呈淡棕色。气味同北柴胡。

选购秘诀

以根条粗长、皮细、支根少者为佳。

药用价值

动物实验证明，柴胡有解热作用，临床观察其退热作用平稳可靠，但效力仍不及黄芩。

对流感病毒有强烈的抑制作用，此外，又有抑制脊髓灰质炎病毒引起细胞病变的作用。

贮存要点	置于通风干燥处保存。
用法用量	内服：煎汤，2.4～4.5克；或入丸、散。
使用禁忌	凡阴虚所致的咳嗽、潮热不宜用柴胡，由于肝火上逆（如高血压）所致的头胀、耳鸣、眩晕、胁痛，不宜服用。

柴胡橘皮饮

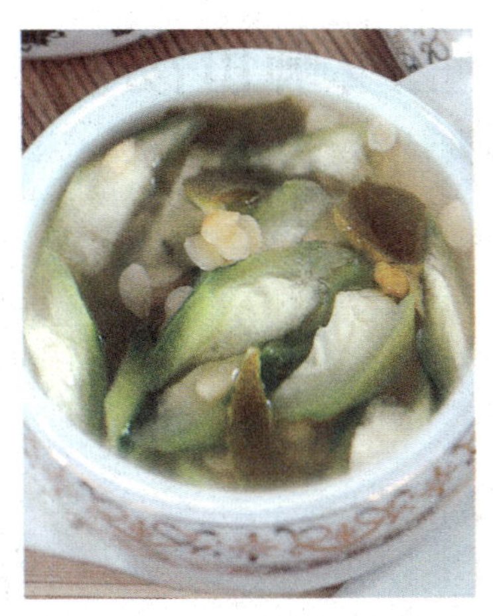

原料

橘皮15克，柴胡、丝瓜各10克，延胡索、白糖各适量。

做法

将丝瓜去皮，洗净切块；柴胡、延胡索洗净先煎取汁。将橘皮、丝瓜一起放入锅中，加水以武火煮沸，转文火续煮15分钟。倒入药汁，煮沸后调入白糖即可。

功效

本品对肝郁气滞型的乳腺增生者有一定的食疗效果。

淡豆豉

别名 香豉、淡豉。
性味 性寒，味苦。

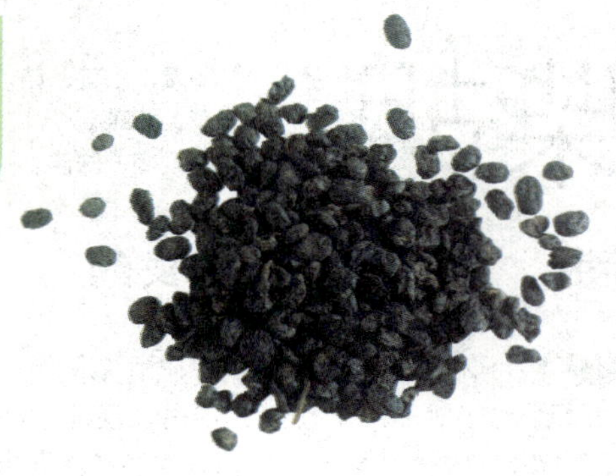

有药用价值的大豆加工品

来　源 为豆科植物大豆的种子经发酵加工而成。

主要产地 全国大部分地区有产。

功效主治 解表除烦、宣郁解毒。主治外感表证、寒热头痛、心烦、胸中烦闷、口舌生疮、虚烦不眠。

主要成分 含有脂肪、蛋白质、酶等成分。

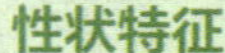

性状特征

干燥豆豉呈椭圆形，略扁，长0.5～1厘米，宽3～6毫米。外皮黑色，微有纵横不均的皱折，上有黄灰色膜状物。外皮多松泡，有的已脱落，露出棕色种仁。质脆、易破碎、断面色较浅、有霉臭、味甘。

选购秘诀

以色黑、附有膜状物者为佳。

药用价值

发汗作用

试验证明淡豆豉具有发汗的效果，但力量很弱，通常需加入其他辛凉解表药。用于治疗轻型感冒、发热无汗、胃脘饱满，可配葱白。治疗阴虚感冒也十分合适，取其有轻度发汗作用且不伤阴，可配生地黄、玉竹等。

健胃除烦，助消化

用于治疗热病后虚烦不眠，即因发热和病后新陈代谢变化等因素刺激神经系统，致心情烦乱，不能入睡。配栀子，方如栀子豆豉汤，此方既用淡豆豉解表，又用栀子清里热，都有解烦作用。

此外，淡豆豉有止血尿的作用。以本品5～10克配地骨皮，水煎服，效果更好。

贮存要点	置于通风干燥处。
用法用量	内服：煎汤，6～12克，或入丸剂。 外用：捣敷或炒焦研末调敷。
使用禁忌	淡豆豉有退乳作用，哺乳期妇女不宜用。

豆豉鲫鱼汤

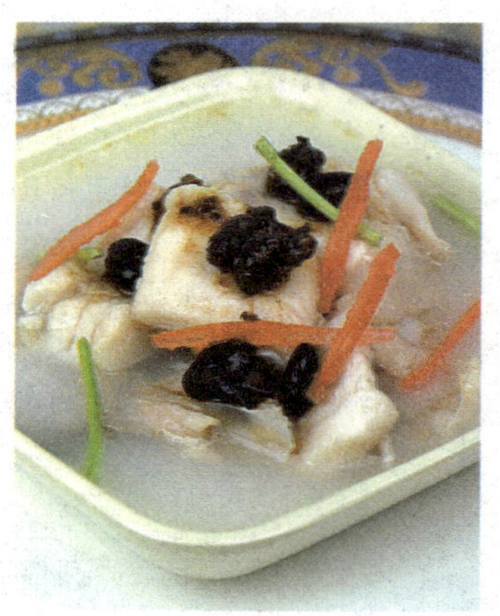

原料

豆豉150克，鲫鱼100克，清汤、盐、姜片各适量。

做法

将豆豉剁碎；鲫鱼洗净，切块。净锅上火倒入清汤，调入盐、姜片，下入鲫鱼烧开，撇去浮沫，再下入豆豉煲至熟即可。

功效

温中健脾，消谷除胀。

蝉蜕

别名 蜩甲、蝉壳、枯蝉、蝉衣、知了皮。

性味 性寒，味甘、咸。

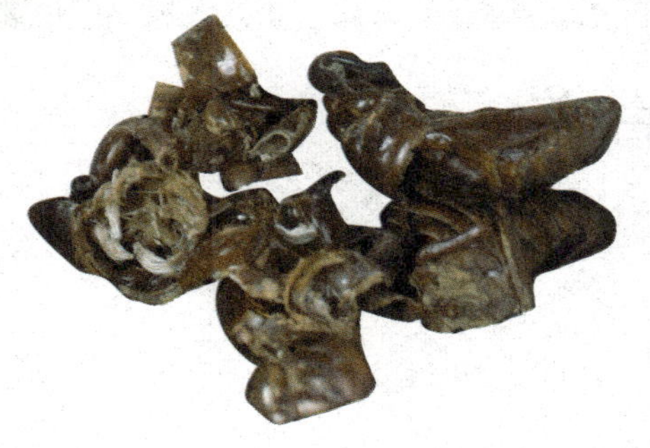

散风热、退目翳

来　源 为蝉科昆虫黑蚱羽化后的蜕壳。

主要产地 主产于山东、河南、河北、湖北、江苏、四川等地。以山东产量较大。

功效主治 散风热、宣肺、定痉。治外感风热、咳嗽音哑、麻疹透发不畅、风疹瘙痒、小儿惊痫、目赤、翳障、疔疮肿毒、破伤风。

主要成分 含有甲壳质及各种氨基酸。

性状特征

全形似蝉而中空，稍弯曲。长3～4厘米，宽1.5～2厘米。表面呈茶棕色，半透明，有光泽，被黑棕色或黄棕色细毛。头部触角1对，呈丝状，多已断落。复眼凸出、透明，额部凸出，上唇宽短，下唇延长成管状。胸的背面纵裂或呈十字形纵横裂开。左右小翅两对，前对较长，后对较短。腹面足3对，前足腿节及胫节先端具锯齿，肘节先端有2个小刺，齿刺皆呈黑棕色。中足及后足均细长。腹部扁圆，共分9节，尾端呈三角状钝尖。体轻、膜质、中空、易碎。气微弱，味淡。

选购秘诀

以色黄、体轻、完整、无泥沙者为佳。

药用价值

临床应用于小儿科较多，治疗肺热咳嗽，感冒发热、烦躁、夜睡不安、小儿夜啼。

抗惊厥作用

蝉蜕散、五虎追风散（蝉蜕、明天麻、南星、朱砂、僵蚕、全蝎）对由破伤风毒素有很好的抑制作用，可治疗破伤风。蝉蜕散及五虎追风散煎剂能对抗小白鼠因士的宁、可卡因及烟碱引起的惊厥死亡，部分可消除烟碱引起的肌肉震颤，五虎追风散尚能对抗卡地阿佐引起的惊厥死亡。

镇静作用

蝉蜕散和五虎追风散能抑制小白鼠的自由活动，与环己巴比妥钠有协同作用；同时能引起家兔活动减少、安静、横纹肌紧张度降低、翻正反射迟钝等全身反应。

镇痉作用

蝉蜕煎剂能阻断猫颈上交感神经节的传导作用，对肾上腺素能受体和乙酰胆碱降压反应则无影响。

解热作用

蝉蜕尚有解热作用，其中蝉蜕头足较身部的解热作用强。治风热感冒，头痛口渴，常与薄荷、牛蒡子、前胡等药配伍。治风热火毒导致的咽喉红肿疼痛、声音嘶哑，常与薄荷、牛蒡子、金银花、连翘等药配伍。

其他作用

中医认为，蝉蜕具有疏风散热、透疹止痒作用。治麻疹不透，常与麻黄、牛蒡子、升麻等同用；治皮肤瘙痒，常与荆芥、防风、苦参等同用。

蝉蜕还可治小儿急惊风，常与天竺黄、栀子、僵蚕等药配伍；治破伤风，常与天麻、僵蚕、全蝎、天南星同用。

此外，本品可常用于眼科，主要用于退翳，包括炎症性或外伤性角膜损害遗留的云翳、斑翳、白斑等。常与菊花、白蒺藜、决明子、车前子等同用。

贮存要点	置于干燥处保存。
用法用量	内服煎汤3～6克，或入丸、散；外用可煎洗或研末调敷。
使用禁忌	孕妇慎服。

常见解表药物食物食用宜忌

白芷

宜： 适合寒湿腹痛、肠风痔漏、赤白带下、痈疽疮疡、皮肤燥痒者食用。

忌： 阴虚血热者忌服。

葛根

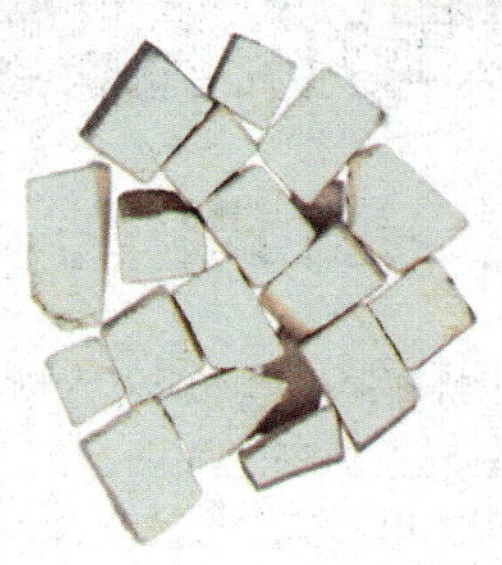

宜： 适合伤寒、发热头痛、烦热消渴、泄泻、痢疾、高血压患者食用。

忌： 其性凉，易于动呕，胃寒者应当慎用。夏日表虚汗者尤忌。

牛蒡子

宜： 适合风热咳嗽、咽喉肿痛、斑疹不透、风疹作痒、痈肿疮毒者食用。

忌： 大便溏泻者不宜使用，另外痘证、虚寒、气血虚弱者也要忌服。

生姜

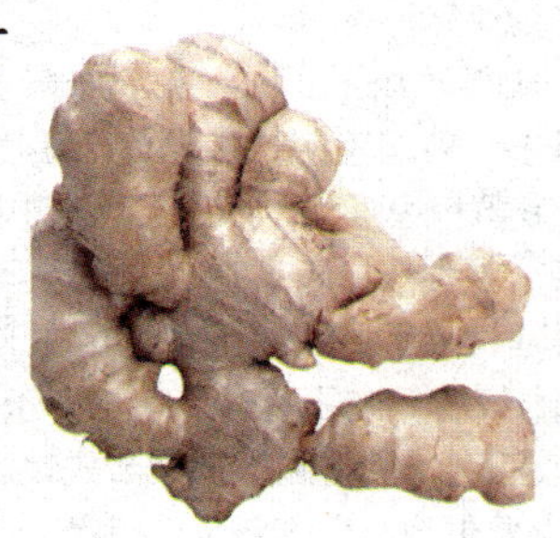

宜： 适合感冒风寒、呕吐、痰饮、喘咳、胀满、泄泻者食用。

忌： 阴虚内热者忌服。

葱白

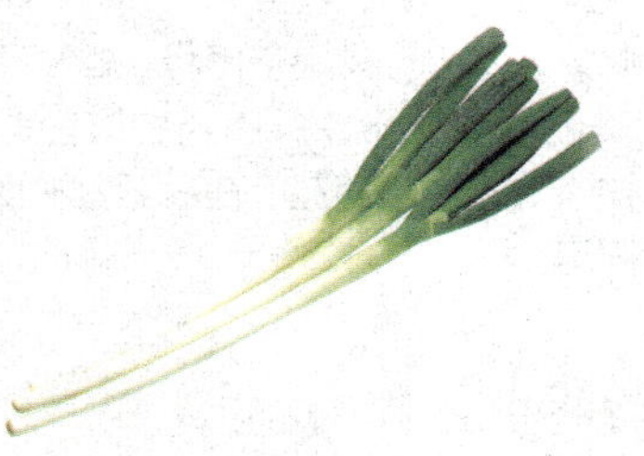

宜： 适合伤寒、寒热头痛、阴寒腹痛、虫积内阻、二便不通、痢疾、痈肿。

忌： 表虚多汗者忌服、风热感冒者勿服。

薄荷

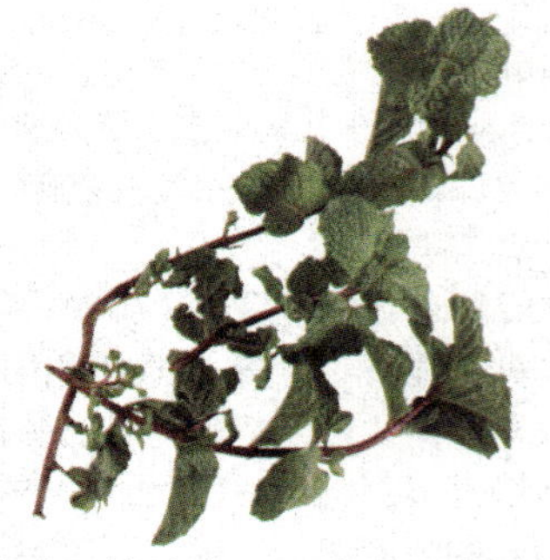

宜： 适合外感风热头痛、目赤、咽喉肿痛、食滞气胀、口疮、牙痛、疮疥红疹者食用。

忌： 肺虚咳嗽、阴虚发热不宜用，哺乳妇女一般不宜多用，因本品具有退乳的副作用。

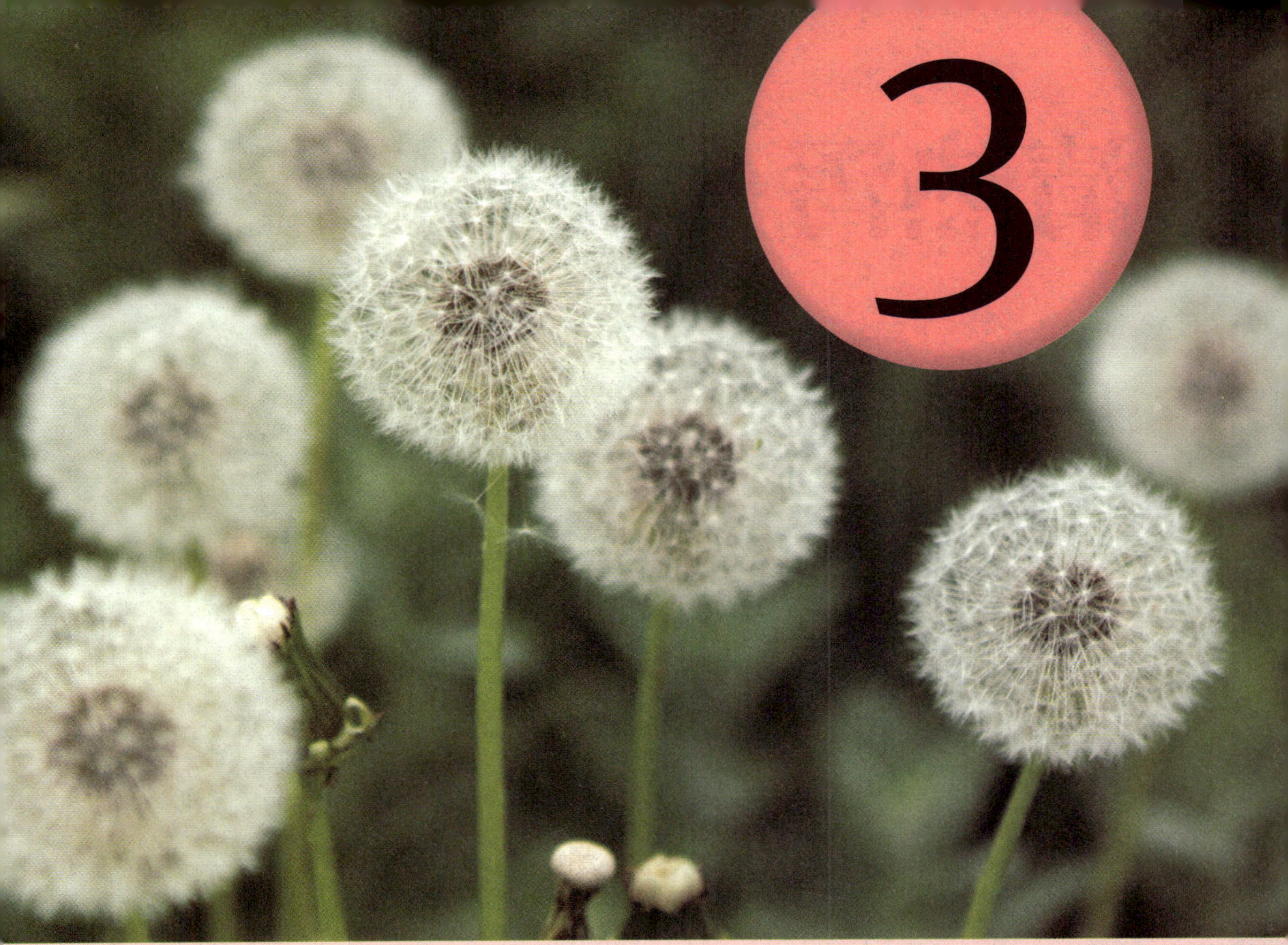

清热篇

中医学所讲的“热”，不但指发热（体温升高），而且也指没有发热（体温不升高）的一些“热象”，凡有口干咽燥、面红、眼赤、大便干结、小便黄赤、舌红苔黄、脉数、五心烦热（包括两手心、两足心和心前区），都算是热证。

中医所讲的“热”，从发病的部位、性质和病情轻重来说，分表热和里热。表热的特点是发热、恶风、头痛、口渴、汗出不多、脉浮数，治疗宜用解表祛热法（在解表篇中有介绍）。至于里热，它的特点是发热、口干渴、烦躁、小便黄短、苔黄、大便干结或兼有便秘、腹胀。

本章节介绍的清热药物食物，主要是用来清里热的。由于清热药性属寒凉，具有解热、消炎、抗菌等作用，故能治疗温热病、热痢、痈肿、疮毒等所表现出的里热。

清热泻火类

主治温热病引起的高热、烦渴、神昏谵语；由肝热、肺热、胃热引的各种不适；由风热、风火等引起的眼病。

芦根

别名 苇根、芦菇根、芦柴根、苇子根、芦芽根、甜梗。

性味 性寒，味甘。

清热利尿、止咳祛痰

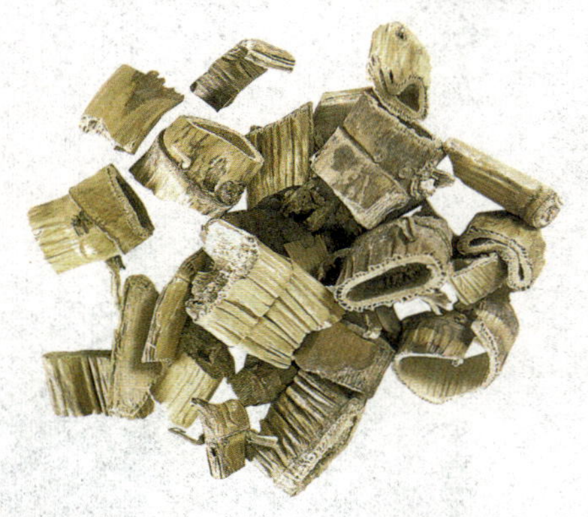

来　源 为禾本科植物芦苇的根茎。

主要产地 全国各地均有生长。

功效主治 清热生津、除烦、止呕。治热病烦渴、胃热呕吐、噎膈、反胃、肺痿、肺痈，并解河豚鱼毒。

主要成分 芦根含薏苡素，以及蛋白质、脂肪、碳水化合物、天门冬酰胺。芦苇含纤维素、木质素、木聚糖、灰分，多糖水解产生D-木糖、L-阿拉伯糖、D-葡萄糖、D-半乳糖和两种糖醛酸。另含多量维生素B_1、维生素B_2和维生素C，以及苜蓿素。

性状特征

鲜芦根

呈长圆柱形或扁圆柱形，长短不一，直径约1.5厘米。表面黄白色，有光泽，先端尖，形似竹笋，绿色或黄绿色。全体有节，节间长10~17厘米，节上有残留的须根及芽痕。质轻而韧，不易折断。横切面黄白色，中空，周壁厚约1.5毫米，可见排列成环的细孔，外皮疏松，可以剥离。气无、味甘。

干芦根

呈压扁的长圆柱形。表面有光泽，黄白色，节部较硬，呈红黄色，节间有纵皱纹。质轻而柔韧，不易折断，味微甘。

选购秘诀

以条粗壮、黄白色、有光泽、无须根、质嫩者为佳。

药用价值

解热、生津、镇痛作用

芦根所含薏苡素有解热、镇痛的作用，还可使血糖略有下降，抑制心脏收缩。其清热作用主要为清肺热、胃热。在治疗上呼吸道炎症、急性支气管炎、肺炎、肺脓肿的方剂中，本品很常用。在热病中期或后期，只要身热烦渴、舌燥少津、心烦、大便干结等，就可在清热方剂中加入本品。

抗菌作用

芦根对β-溶血性链球菌有抗菌性。

解毒作用

用于解河豚毒单用捣汁，或配生姜、紫苏叶等，煎水饮频服。

此外，芦根所含的苜蓿素可使肠肌松弛，蠕动减慢。芦根还有溶解胆结石的作用。

用于治疗由胃热引起的呕吐、反胃、呃逆、口臭口渴、舌红而干等证候，可用芦根配竹茹、生姜等，方如芦根清胃饮。

贮存要点	干芦根放于蒲包、竹篓中，置通风干燥处，防霉。鲜芦根置阴凉潮湿处。
用法用量	内服：煎汤，15~30克（鲜者60~120克）；或捣汁。
使用禁忌	脾胃虚寒者忌服。

栀子

别名 木丹、鲜支、黄鸡子、黄荑子。
性味 性寒，味苦。

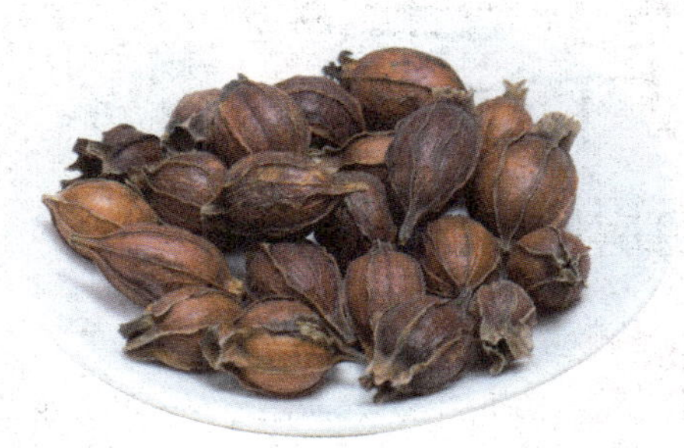

清热、泻火、镇痛良药

来　源 为茜草科植物山栀的果实。
主要产地 主产于浙江、江西、湖南、福建。
功效主治 清热、泄火、凉血。治热病虚烦不眠、黄疸、淋病、消渴、目赤、咽痛、吐血、衄血、血痢、尿血、热毒疮疡、扭伤肿痛。
主要成分 含黄酮类栀子素、果胶、鞣质、藏红花素、藏红花酸、D-甘露醇、廿九烷、β-谷甾醇。另含多种具环臭蚁醛结构的苷：栀子苷、去羟栀子苷泊素-1-葡萄糖苷，格尼泊素-1-β-D-龙胆二糖苷及小量的山栀苷。

性状特征

干燥果实长椭圆形或椭圆形，长1～4.5厘米，粗0.6～2厘米。表面深红色或红黄色，具有5～8条纵棱。顶端残存萼片，另一端稍尖，有果柄痕。果皮薄而脆，内表面红黄色，有光泽，具2～3条隆起的假隔膜，内有多数种子，黏结成团。种子扁圆形，深红色或红黄色，疣状凸起。浸入水中，可使水染成鲜黄色。气微，味淡微酸。

选购秘诀

以体小、完整、仁饱满、内外色红者为佳。

药用价值

利胆作用

栀子水煎剂或冲服剂可对胆囊有明显的收缩作用。栀子水提取液可使血中胆红素减少，用药愈多，减少愈显著。因此栀子可用于胆道炎症引起的黄疸。

镇静、降压作用

栀子能对抗戊四氮的惊厥，减少士的宁惊厥死亡率，也有用以消除失眠及过度疲劳者。此外，栀子煎剂和醇提取液对动物均有持久性降压作用。

贮存要点	置干燥容器内，密闭保存。
用法用量	内服：煎汤，15～30克，鲜品用量加倍；或捣汁使用，或入丸、散。外用：研末调敷。
使用禁忌	脾虚便溏者忌服。

栀子粥

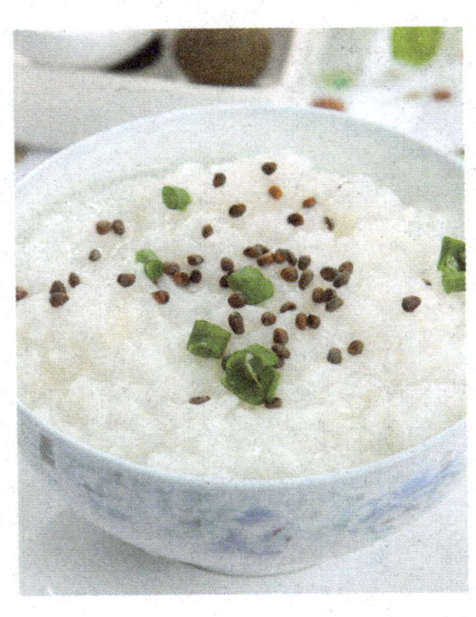

原料

栀子仁3～5克，粳米50～100克，葱花适量。

做法

将栀子仁碾成细末，用粳米煮稀粥，待粥将成时，调入栀子末稍煮，撒入葱花即成。

功效

清热泻火。适用于黄疸性肝炎、胆囊炎、急性结膜炎等。

芹菜

别名 楚葵、水芹菜、野芹菜。

性味 性凉，味甘、辛。

厨房里的药物

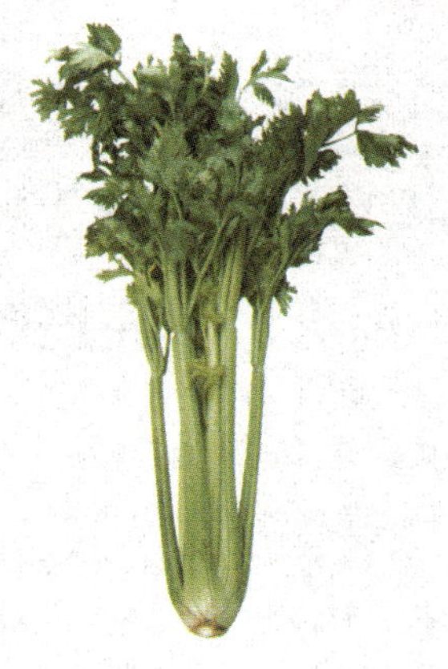

来　源 为伞形科植物水芹的全草。

主要产地 河南、江苏、浙江、安徽、江西、湖北、湖南、四川、广东、广西、台湾等地。

功效主治 清热利水。治暴热烦渴、黄疸、水肿、淋病、带下、瘰疬、痄腮。

主要成分 芹菜含有蛋白质、脂肪、碳水化合物、维生素A、维生素B_1、维生素B_2、烟酸、维生素C、钙、磷、铁及粗纤维等营养成分。其中蛋白质含量比一般瓜果蔬菜高1倍，铁含量为番茄的20倍左右，芹菜中还含丰富的胡萝卜素和多种维生素。

性状特征

少花水芹多年生草本，高20～40厘米，全体无毛，茎直立有分枝，具棱。叶为1～2回羽状复叶，小叶长6～25毫米，生于下部的常卵形，生于上部的披针形，先端渐尖，基部楔形，侧生小叶，基部偏斜，边缘有钝齿；叶柄长2～7厘米。

选购秘诀

以叶色鲜绿、茎干脆嫩者为佳。叶子发黄的都是老芹菜。

药用价值

芹菜含铁量较高，对缺铁性贫血患者来说是一种极佳的菜品。

作为食疗品，芹菜对高血压及其并发症有辅助治疗作用，是血管硬化、神经衰弱患者日常饮食的首选菜品。芹菜叶还有降血糖的作用，是中老年人的保健食品。

经常吃芹菜，可以中和尿酸及体内的酸性物质，对辅助治疗痛风有较好效果。

芹菜中含有粗纤维，不仅可以刺激胃肠蠕动，促进排便，还是一种减肥食品。

贮存要点	冰箱冷藏。
用法用量	芹菜可炒、可拌、可熬、可煲。还可做成饮品。
使用禁忌	脾胃虚弱、血压偏低者慎用。不宜与醋同食。

芹菜炒干丝

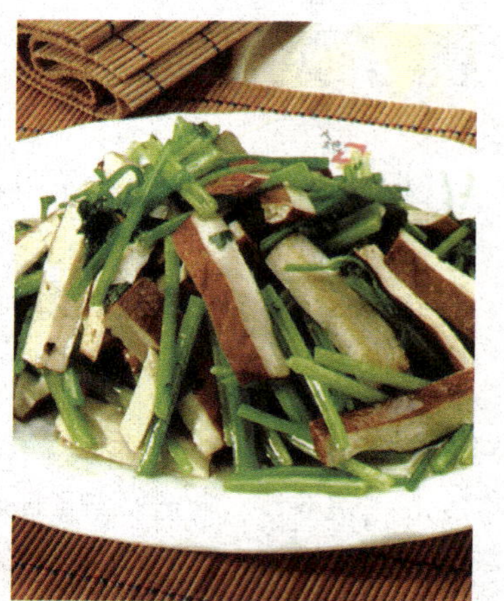

原料

芹菜250克，豆干300克，食用油、盐、葱段、姜末各适量。

做法

芹菜洗净，切段；豆干洗净，切丝。油锅烧热，下人姜末、葱段，煸炒，倒入豆干丝翻炒5分钟，再加入芹菜、盐炒匀起锅即成。

功效

降压，平肝，通便。

茭白

别名 水笋、茭白笋、脚白笋、菰、菰菜。
性味 性寒，味甘。

可改善肥胖症、高脂血症的水生蔬菜

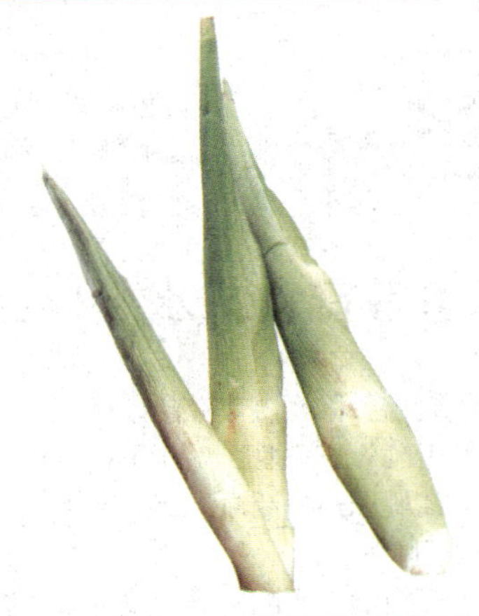

来　源 为禾本科植物菰的花茎经茭白黑粉的刺激而形成的纺锤形肥大的菌瘿。

主要产地 全国各地均产。

功效主治 清热除烦、止咳、通乳、利大小便、解酒毒、丹毒。主治热病烦渴、酒精中毒、二便不利、乳汁不通等。现代还用于治疗高血压。

主要成分 茭白含有丰富的蛋白质、脂肪、糖类、矿物质等，其中以磷的含量较多，也含有少量的钙和铁。

性状特征

多年生草本。具根茎，须根粗壮；基部节上具不定根。叶鞘肥厚，基部者常具横脉纹；叶舌膜质，略呈三角形，叶片扁平，线状披针形，下面光滑，上面粗糙。圆锥花序长30～60厘米，分枝多数簇生，上升或基部者开展；雄性小穗通常生于花序下部，具短柄，常呈紫色，外稃具5脉，顶端渐尖或具短芒，内稃具3脉，雄蕊6，花药长6～9毫米；雌性小穗多位于花序上部，外稃具5条粗糙的脉，芒长15～30毫米，内稃具3脉。颖果圆柱形，长约10毫米。

选购秘诀

以根部以上部分显著膨大，掀开叶鞘一侧即略露茭肉者为佳。

药用价值

茭白中含有的豆甾醇能清除体内活性氧，抑制酪氨酸酶活性，从而可以阻止黑色素生成，它还能软化皮肤表面的角质层，使皮肤润滑细腻。茭白具有利尿、除烦渴、解热毒之功效。

贮存要点	冰箱冷藏。
用法用量	茭白可凉拌，与肉类、蛋类同炒，还可做成水饺、包子、馄饨的馅料，或做成腌制品食用。
使用禁忌	茭白忌与蜂蜜一起食用。肾脏疾病、尿路结石或尿中草酸盐类结晶较多者，不宜多食，脾胃虚寒、滑精腹泻者忌食。

茭白瘦肉煲

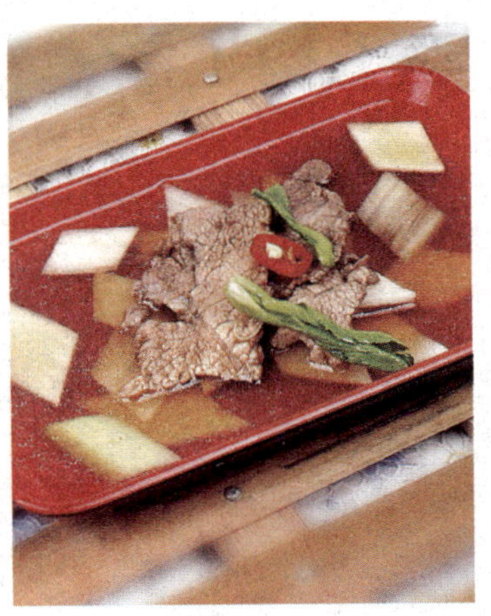

原料

瘦肉150克，茭白100克，葱、香菜、花生油、盐各适量。

做法

将瘦肉洗净、切片、汆水；茭白洗净、切片。炒锅上火倒入花生油，将葱炝香，下入瘦肉、茭白略炒，倒入水、调入盐煲至熟，撒入香菜即可。

功效

清热除烦、养心润肺。

李子

别名 李实、嘉庆子。
性味 性平，味甘、酸。

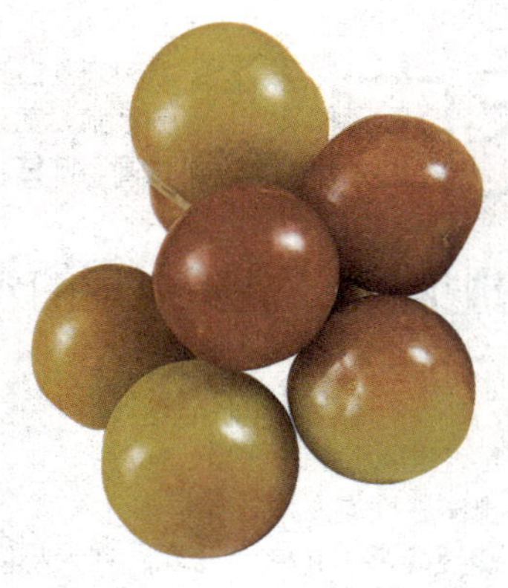

肝病患者宜食的水果佳品

来　源 为蔷薇科植物李的果实。

主要产地 全国大部分地区都有分布。

功效主治 清肝涤热、活血生津、利水。治虚劳骨蒸、消渴、腹水。

主要成分 蛋白质、脂肪、维生素A、维生素B_1、维生素B_2、维生素C、钙、磷、铁、碳水化合物等。果肉中可得天门冬素、谷酰胺、丝氨酸、甘氨酸、脯氨酸、苏氨酸、丙氨酸。

性状特征

落叶乔木，高达10米。叶通常椭圆状披针形，或椭圆状倒卵形，长6～10厘米，宽3～4厘米，先端急尖，基部渐狭至柄，边缘具密钝细复齿，上面中脉疏生长毛，下面脉腋间有束毛，余无毛；叶柄长1～2厘米，有数腺点。花常3朵簇生，白色，核果球状卵形，径5～7厘米，先端梢尖，基部深陷，缝痕明显，被蜡粉，通常黄色、淡黄绿色或微红。

选购秘诀

以果大饱满、果皮被覆蜡粉、甜酸适口、汁多爽口者为佳。

药用价值

李子对肝病有很好的保养作用。唐代名医孙思邈评价李子时曾说“肝病宜食之”。

李子中的维生素B_{12}有促进血红蛋白再生的作用，贫血者适合食用。

李子的美容功效十分奇特，能使颜面光洁如玉，可增加皮肤光泽，有助于减退雀斑、黑褐斑及美白等作用。

医学临床表明，李子含有抗癌物质，具有防癌作用；并能降低血脂和胆固醇。

贮存要点	置冰箱冷藏。
用法用量	李子可鲜食，又可做成罐头、果脯食用。每次4～8个（60克左右）为宜。
使用禁忌	多吃易生痰、发虚热，脾胃虚弱者不宜多吃。未熟透的李子不要吃。食之味苦和漂浮于水面的李子不宜吃。

李子橘子酱

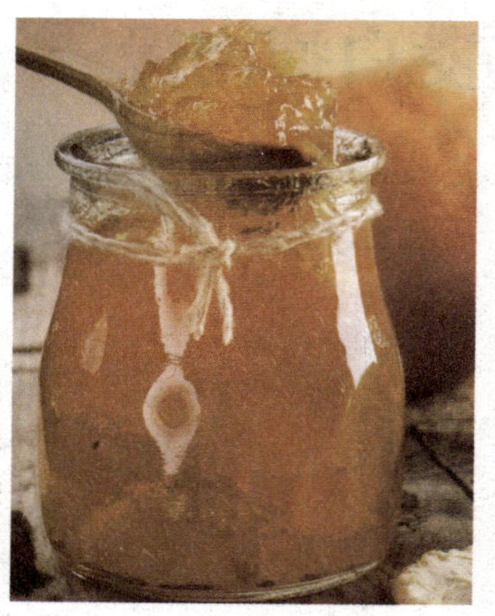

原料

李子、柠檬、橘子、糖、蜂蜜各适量。

做法

李子洗净、切开去核；柠檬、橘子洗净，榨成汁。将以上准备好的原料一起倒入微波炉专用器皿中加热10分钟取出，加糖、蜂蜜搅匀，入炉20分钟收干即可。

功效

生津止渴，开胃健脾，美容养颜。

柿子

别名 米果。

性味 性寒，味甘、涩。

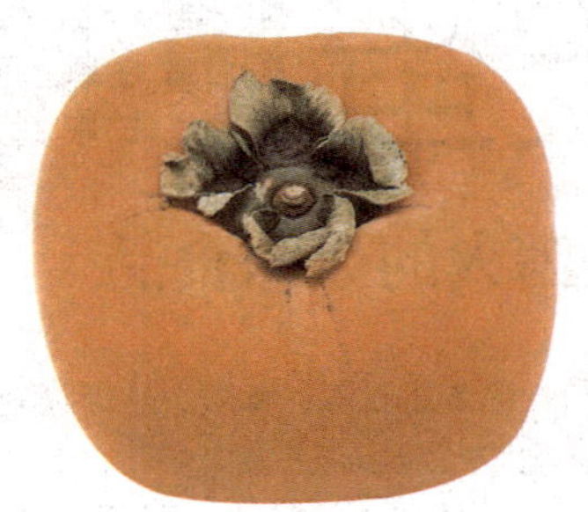

有益心脏健康的水果王

来　源 为柿科植物柿的果实。

主要产地 主产于河北、山东一带。

功效主治 清热润肺、止渴生津、解酒降压。治热渴、咳嗽、吐血、口疮。

主要成分 柿子营养价值较高，含有蔗糖、葡萄糖、果糖、蛋白质、脂肪、淀粉、瓜氨酸、果胶、单宁酸、钙、磷、铁、钾、钠、胡萝卜素、碘及维生素等诸多成分，柿子所含的糖和维生素比一般水果高1～2倍。

性状特征

柿子扁圆，不同品种的颜色从浅橘黄色到深橘红色不等，大小2～10厘米，重量从100～350克。

选购秘诀

柿子表皮橙红色，软而甜，选购时要注意整体同等柔软，有硬有软者则不佳。

药用价值

口服柿子可促进血中乙醇氧化。新鲜柿子含碘量高，故可制成某种制剂（去除蛋白质及胶性物质），用于甲状腺疾病。

柿子有预防心脏血管硬化的功效，青柿汁可辅助治疗高血压。

柿子中含碘丰富，对预防缺碘引起的地方性甲状腺肿大有食疗作用。

柿子铺在石板房上，日晒夜露，久而久之，柿子上长出一层白霜，叫柿霜。柿霜可治疗痢疾、喉疾。

贮存要点	成熟的柿子应及时食用，或放入冰箱中冷冻保存，取出后食用也别有一番风味。
用法用量	除鲜食外，柿子整个晒干之后可以制成柿饼。还可酿成柿酒、柿醋，加工成柿脯、柿粉、柿霜、柿茶、冻柿子等。每天中等大小1个（约100克）。
使用禁忌	凡脾胃虚寒、外感咳嗽、脾虚泄泻、疟疾等症者均不宜食。

芹菜柿子饮

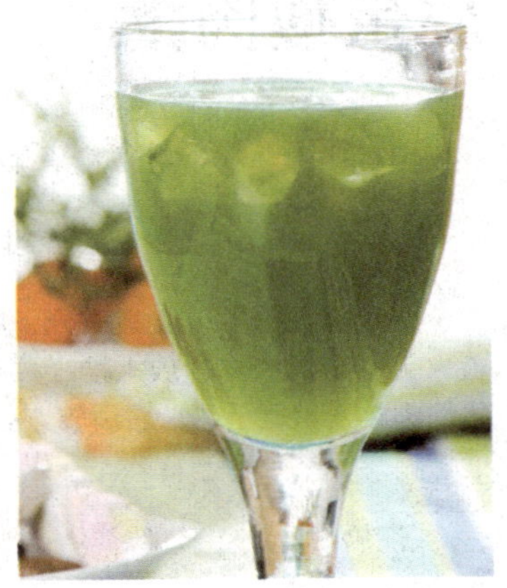

原料

芹菜85克，柿子1/2个，柠檬1/4个，酸奶1/2杯，冰块少许。

做法

芹菜去叶，柿子去皮，洗后均切成适当大小的块。将所有原料放入榨汁机一起搅打成汁，加入冰块即可。

功效

健胃消食，润肠通便，对胃弱食少有一定疗效。

皮蛋

别名 彩蛋、松花蛋、变蛋。

性味 性寒，味辛、涩、甘咸。

清热泻火的风味食品

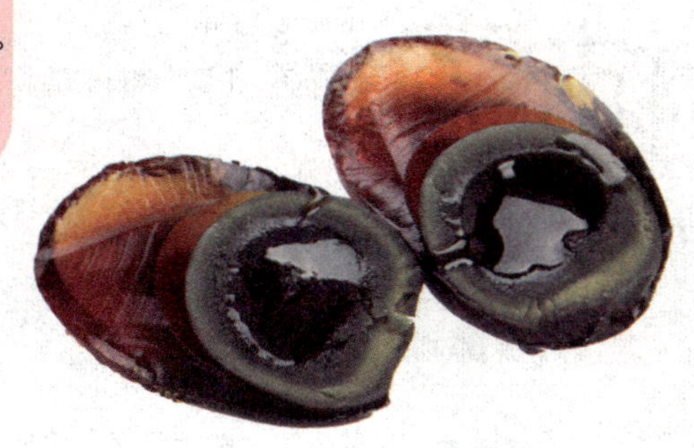

来　源 为鸭蛋用石灰、草灰、盐等腌制而成。

主要产地 全国各地均有产。

功效主治 滋阴清热。泻肺热、醒酒、祛大肠火、治泻痢。能散、能敛，用于治疗牙周病、口疮、咽干口渴等。

主要成分 皮蛋的营养成分与一般的鸭蛋相近，并且腌制的过程经过了强碱的作用，所以使蛋白质及脂质分解，变得较容易消化吸收，胆固醇也变得较少，并且使用了铁剂来腌制，所以铁质的含量也变高。不过B族维生素及必需氨基酸易被破坏。

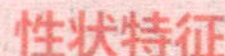

性状特征

成品松花蛋，蛋壳易剥、不粘连，蛋白呈半透明的深褐色凝固体，蛋白表面有松枝状花纹，蛋黄呈深绿色凝固状，有的具有溏心。切开后蛋块色彩斑斓。食之清凉爽口，香而不腻，味道鲜美。

选购秘诀

将蛋放在手中，向上轻轻抛起，连抛几次，若感觉有弹性颤动感，并且较沉重者、晃动无响声者为好。

药用价值

皮蛋中的矿物质含量较鸭蛋明显增加，脂肪含量有所降低，总热量也有所下降。皮蛋能刺激消化器官，增进食欲，使营养易于消化吸收，有中和胃酸、清凉、降压的功效。皮蛋性凉，还可治眼痛、牙痛、高血压、耳鸣、眩晕等症。

贮存要点	不宜放在冰箱中保存，最好放在塑料袋中密封保存。保存期可达3个月。
用法用量	可生吃或做成各种菜肴，每次半个。
使用禁忌	皮蛋含铅，勿多食，如果经常食用，有可能会引起铅中毒。

皮蛋瘦肉粥

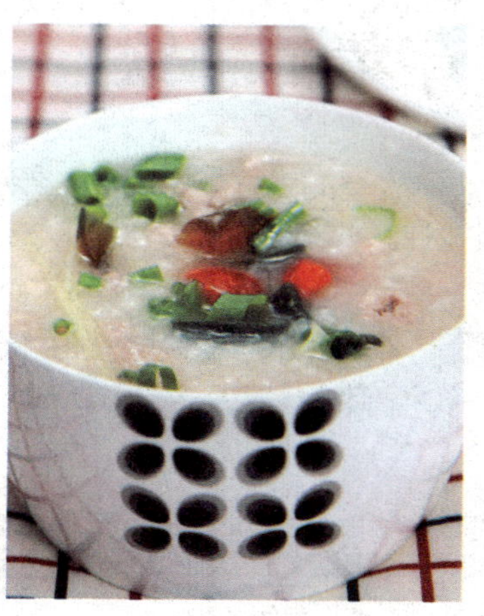

原料

粳米100克，皮蛋1个，猪瘦肉30克，盐、姜丝、葱花、香油各少许。

做法

粳米淘洗干净；皮蛋去壳，切丁；瘦猪肉洗净切末。锅置火上，注入清水，放入粳米煮至米粒开花；再放入皮蛋、猪瘦肉、姜丝煮至熟；最后放入盐、香油、葱花调匀即可。

功效

清热下火，通便润肠。

清热明目类

主要用于治疗由肝热等热证引起的各种眼病。

夏枯草

别名 胀饱草、棒槌草、锣锤草、牛枯草。

性味 性寒，味苦、辛。

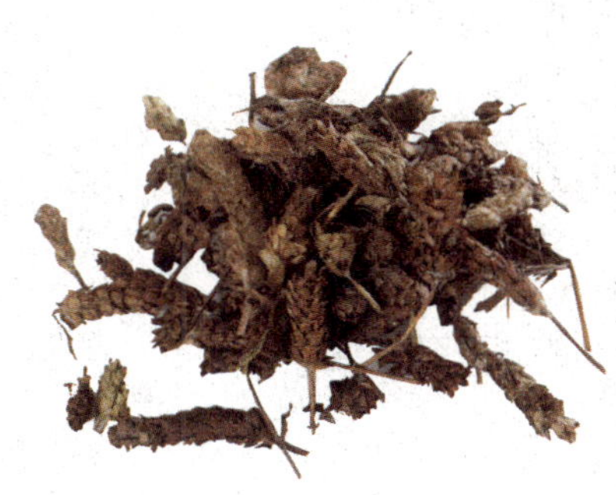

可以泡茶的消炎药草

来　源 为唇形科植物夏枯草的果穗。

主要产地 主产于江苏、安徽、浙江、河南等地，其他各省亦产。

功效主治 清肝散结。治瘰疬、瘿瘤、乳痈、乳癌、目赤痒痛、畏光流泪、头目眩晕、口眼歪斜、筋骨疼痛、血崩、带下、肺结核、急性黄疸型传染性肝炎。

主要成分 全草含三萜皂苷、游离的齐墩果酸、熊果酸、芸香苷、金丝桃苷、维生素B_1、维生素C、维生素K、胡萝卜素、树脂、鞣质、挥发油、生物碱、水溶性盐类等。

性状特征

干燥果穗呈长圆柱形或宝塔形，长2.5～6.5厘米，直径1～1.5厘米，棕色或淡紫褐色，宿萼数轮至十数轮，作覆瓦状排列，每轮有5～6个带短柄的宿萼，下方对生苞片2枚。苞片肾形，淡黄褐色，纵脉明显，基部楔形，背面生白色粗毛，宿萼唇形，上唇宽广，先端微3裂，下唇2裂，裂片尖三角形，外面有粗毛。花冠及雄蕊都已脱落。宿萼内有小坚果4枚，棕色，有光泽。轻脆、清香、味淡。

选购秘诀

以色紫褐、穗大者为佳。

药用价值

降压作用

夏枯草的水浸出液、乙醇-水浸出液和30%乙醇浸出液、煎剂有降低血压作用。夏枯草茎、叶、穗及全草均有降压作用，穗的作用较弱。

抗菌作用

据体外初步试验，夏枯草煎剂对痢疾杆菌、伤寒杆菌、霍乱弧菌、大肠杆菌、变形杆菌、绿脓杆菌和葡萄球菌、链球菌有抑制作用。其水浸剂对某些常见的致病性皮肤真菌也有抑制作用。对小鼠的实验性结核病，夏枯草可使肺部病变有所减轻。

清肝散淤：配伍当归、白芍。有解肝郁、养肝血之功效，用于治疗肝郁血虚所致诸症。

清肝火、平肝阳：配伍菊花。有清肝、凉肝、平肝之功效，用于治疗肝火上炎、肝经风热引起目赤肿痛；或肝阳上亢导致之头痛、眩晕。

清肝火散郁结：配伍昆布、海藻。有清火散结、消痰软坚之功效，用于治疗肝火痰结所致之瘰疬。

其他作用

夏枯草煎剂（1:50～1:200）可使家兔离体子宫出现强直收缩。对离体兔肠能增强蠕动。

贮存要点	置通风干燥处。
用法用量	内服：煎汤，6～15克；熬膏或入丸、散。外用：煎水洗或捣敷。
使用禁忌	脾胃虚弱者慎服。

决明子

别名 狗屎豆、假绿豆、羊角豆。
性味 性凉，味甘、苦。

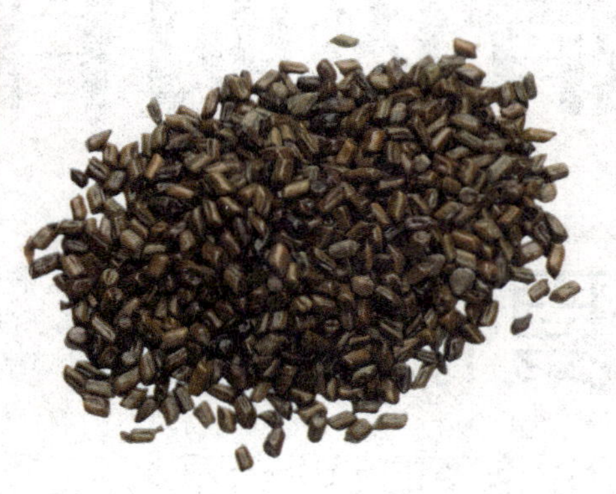

清肝明目好帮手

来　　源 为豆科植物决明的成熟种子。

主要产地 主产于安徽、广西、四川、浙江、广东等地。

功效主治 清肝明目、利水通便。治风热赤眼、青盲、雀目、高血压、肝炎、肝硬化、腹水、习惯性便秘。

主要成分 新鲜种子含大黄酚、大黄素、芦荟大黄素、大黄酸、大黄素葡萄糖苷、大黄素蒽酮、大黄素甲醚、决明素、橙黄决明素，以及新月孢子菌玫瑰色素、决明松、决明内酯、维生素A。

性状特征

干燥种子呈菱形，状如马蹄，一端稍尖，一端截状，长5～8毫米，宽2.5～3毫米。表面黄褐色或绿褐色，平滑光泽，两面各有一凸起的棕色棱线，棱线两侧各有一条浅色而稍凹陷的线纹，质硬不易破碎，横切面皮薄，可见灰白色至淡黄色的胚乳。

选购秘诀

以棕褐色光泽的棱方形，两端平行倾斜，颗粒均匀、饱满者为佳。

药用价值

降血压作用

决明子的水浸液、醇-水浸液，醇浸液对麻醉犬、猫、兔等皆有降压作用。但浸剂对麻醉兔降压作用不明显，而用决明子酊5毫升，降压较明显，且持续时间较长，用同量稀醇静注，亦可降压（可立即恢复）。

抗菌作用

种子的醇提取物对葡萄球菌、白喉杆菌及伤寒、副伤寒、大肠杆菌等均有抑制作用。

贮存要点	置通风干燥处。
用法用量	内服：煎汤，4.5～9克；或研末，外用研末调敷。
使用禁忌	脾虚、泄泻及低血压的患者都不宜服用；孕妇忌服。

枸杞决明子茶

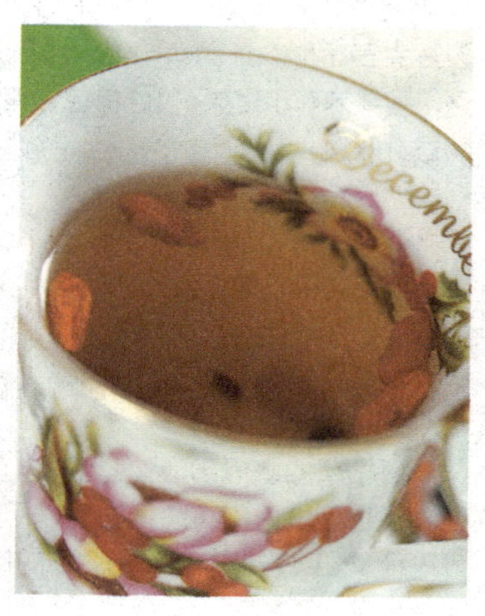

原料

枸杞子10克，决明子20克。

做法

将枸杞子、决明子同时放入杯中，用沸水冲泡，加盖闷15分钟后可开始饮用。

功效

清肝泻火，养阴明目，降压降脂。适用于肝火阳亢型脑卒中后遗症，症见肢体麻木、瘫痪、头晕目眩。

木贼草

别名 木贼、节节草、节骨草。

性味 性平，味苦。

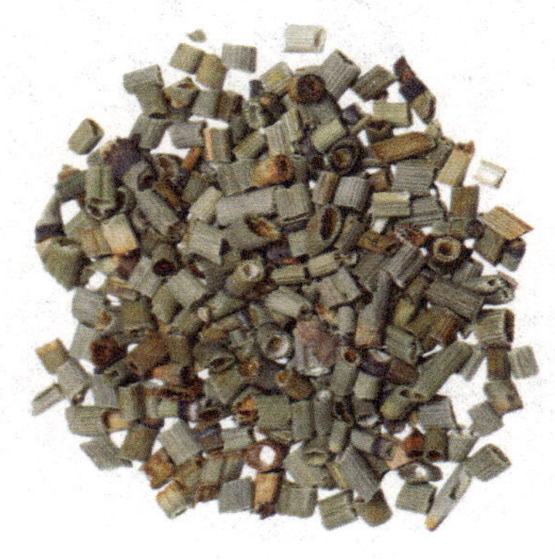

疏风解热的眼病良药

来　源 为木贼科植物木贼的全草。

主要产地 主产于东北及陕西、湖北等地。

功效主治 疏风散热、解肌退翳。治目生云翳、迎风流泪、肠风下血、血痢、疟疾、喉痛、痈肿。

主要成分 含有挥发油，如甲氧基3吡嗪、十五烷，尚含酚酸类成分，如咖啡酸、阿魏酸、延胡索酸、对羟基苯甲酸、香草酸等，还含有黄酮类成分、酯类成分、生物碱成分，及较大量的葡萄糖、果糖、氨基酸及矿物质。

性状特征

干燥全草，呈长管状，中空有节，不分枝。长30～60厘米，直径约5毫米，每节长3～6厘米。表面灰绿色或黄绿色，有多数纵枝，触之有粗糙感。节处有筒状深棕色的鳞叶。质脆，易折断，断面中空，内有薄瓤。气无、味甘、微苦涩。云南、广东、广西等地尚以同属植物纤细木贼（笔管草）的全草作木贼使用。

选购秘诀

茎粗长、色绿、质厚、不脱节者为佳。

药用价值

对心血管系统的作用

对家兔离体血管有扩张作用，还可预防动脉粥样硬化斑块形成。

降血脂作用

木贼煎剂明显降低血清胆固醇和低密度脂蛋白，明显升高高密度脂蛋白作用。

抗衰老、抗凝、收敛作用

木贼草水醇提取物具有一定的抗衰老作用、抗凝作用。所含硅酸盐和鞣质有收敛作用。

贮存要点	置于通风干燥处保存。
用法用量	内服：煎汤，3～10克；或入丸、散。外用：研末撒。
使用禁忌	气血虚弱者慎服。

赤目头痛饮

原料

苦瓜1个，苋菜2株，木贼草25克。

做法

苦瓜洗净、切块，苋菜整株去根。将所有原料放入锅中，加水煲煮至熟，滤渣取汁即可。

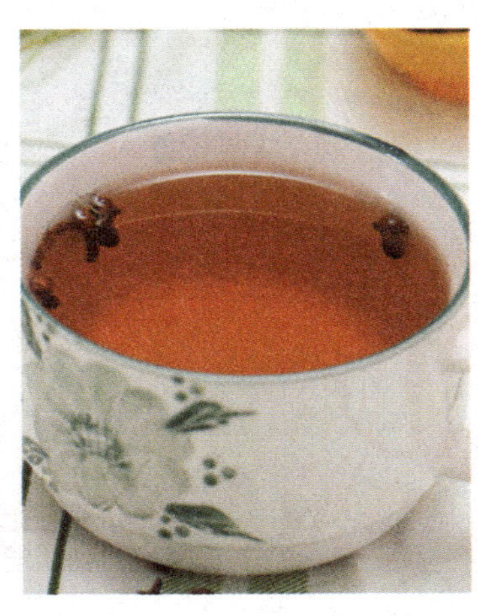

功效

凡目涩畏光、头晕胀痛、大便不畅、胸闷烦热，服用此汤皆有效。

清热凉血类

主要治疗温热病引起的皮肤斑疹、吐血、衄血、便血等并发症，以及由“血热妄行”而引起的其他急性出血。

生地黄

别名 地髓、原生地、山烟、山白菜。

性味 性微寒，味甘、苦。

滋阴保健之上品

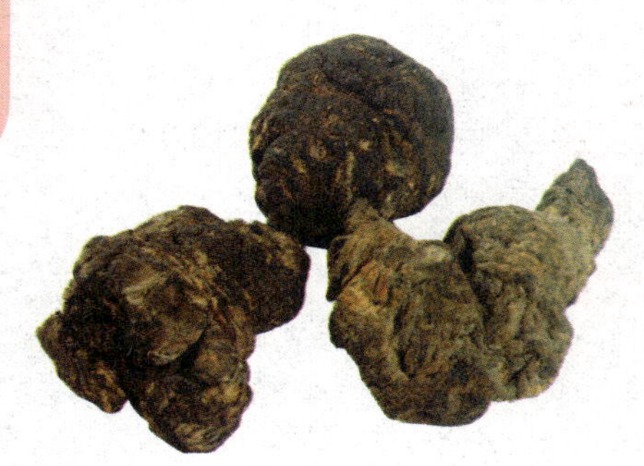

来　源 为双子叶植物药玄参科植物地黄或怀庆地黄的根。

主要产地 主产于河南，浙江、陕西、甘肃、湖南、湖北、四川、山西等地亦产。

功效主治 滋阴清凉、凉血补血。治阴虚发热、消渴、吐血、衄血、血崩、月经不调、胎动不安、阴伤便秘。

主要成分 地黄根茎主要含β-谷甾醇与甘露醇，及少量豆甾醇、微量的菜油甾醇，还含地黄素、生物碱、脂肪酸、梓醇、葡萄糖；根又含水苏糖、精氨酸。

性状特征

呈不规则的圆形或长圆形块状，长6～12厘米，直径3～6厘米；表面灰棕色或灰黑色，全体皱缩不平，具不规则的横曲纹；细小的多为长条状，稍扁而扭曲；质柔软，干后则坚实，体重，不易折断，断面平坦，紫黑色或乌黑色而光亮，显油润，具黏性；气微香、味微甜。

选购秘诀

以加工精细、体大、体重、质柔软油润、断面乌黑、味甜者为佳。

药用价值

止血作用

其提取物有促进血液凝固的作用。

强心、利尿作用

其强心作用较显著，主要作用于心肌。由于有强心、利尿的作用，故有助于解热。

降血糖作用

降血糖作用显著，能抵制实验性高血糖，也能使正常家兔的血糖量下降。

抗炎、抗过敏作用

地黄水提取液对组胺引起的血管通透性增加和醋酸引起的小鼠腹膜炎有明显抑制作用，对蛋清所致急性炎症也有抗炎作用。

此外，生地黄性凉，多用于清热凉血；熟地黄性温，用于补血滋阴；当清热而又要照顾体虚时，可生地黄、熟地黄并用。

贮存要点	通风干燥处。
用法用量	煎服，10～15克。鲜品用量加倍，或以鲜品捣汁入药。
使用禁忌	脾虚湿滞、便溏者不宜使用。 生地黄过多服用会影响消化功能，为防其腻滞，可酌加枳壳或砂仁。 对少数有胃肠道反应（如腹痛、腹泻、恶心）的患者，要以间歇用药法，减少副反应。 气血虚弱的孕妇，或胃肠虚弱、大便稀溏者，不要用生地黄。

玄参

别名 正马、鹿肠、黑参、野芝麻、元参。
性味 性微寒，味甜、微苦。

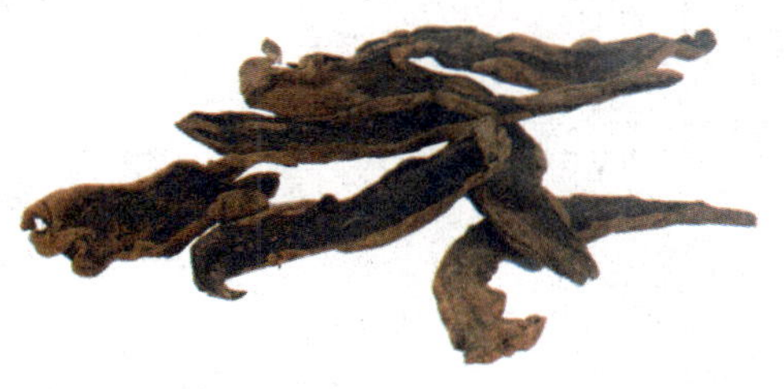

滋阴降火常用药

来　源 为玄参科植物玄参的根。
主要产地 主产于浙江、四川、湖北。此外，贵州、湖南、江西等地亦产。以浙江产量大，质量好。
功效主治 滋阴降火、除烦解毒。治热病伤阴、舌绛烦渴、发斑、骨蒸劳热、夜寐不宁、自汗盗汗、津伤便秘、吐血衄血、咽喉肿痛、痈肿、瘰疬、温毒发斑、目赤、白喉、疮毒。
主要成分 含生物碱、糖类、甾醇、氨基酸、脂肪酸、微量挥发油、胡萝卜素等。

性状特征

干燥根圆柱形，有的弯曲似羊角。中部肥满，两头略细。长10~20厘米，中部直径1.5~3厘米。表面灰黄色或棕褐色，有顺纹及抽沟，间有横向裂隙（皮孔）及须根痕。顶端有芦头均已修齐，下部钝尖。质坚实，不易折断。断面乌黑色，微有光泽，无裂隙。无臭或微有焦糊气，味甘、微苦咸，嚼之柔润。

选购秘诀

以支条肥大、皮细、质坚、芦头修净、肉色乌黑者为佳。

药用价值

降压作用

流浸膏对麻醉兔静脉注射，小量能使血压先略有上升，继则下降。水浸剂、乙醇浸液及煎剂，对麻醉的犬、猫、兔有显著的降压作用。

强心作用

玄参有轻度强心作用。还可促进血液循环。

贮存要点	置干燥处，防霉、防蛀。
用法用量	内服：煎汤，9~15克；或入丸、散。外用：捣敷或研末调敷。
使用禁忌	脾胃有湿及脾虚便溏者忌服。产后如需用凉药时，如嫌知母太寒，可用玄参代替。

玄参瘦肉汤

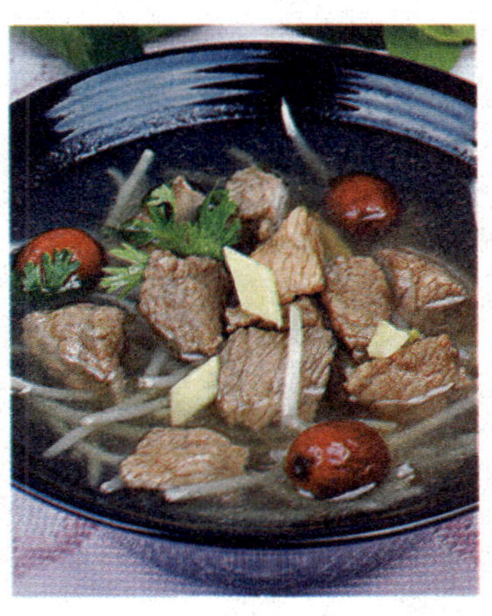

原料

猪瘦肉120克，豆芽20克，玄参5克，生地黄3克，清汤适量，盐5克，姜片3克，大枣8枚。

做法

将猪瘦肉洗净、切块；豆芽去根、洗净。净锅上火倒入清汤，下入姜片、玄参、生地黄煮至汤色较浓时滤渣，再下入猪瘦肉、大枣、豆芽煮至熟，加盐调味即可。

功效

泻火解毒，清热养阴，利咽解渴，清心除烦。

水牛角

别名 水牛尖。

性味 性寒，味苦。

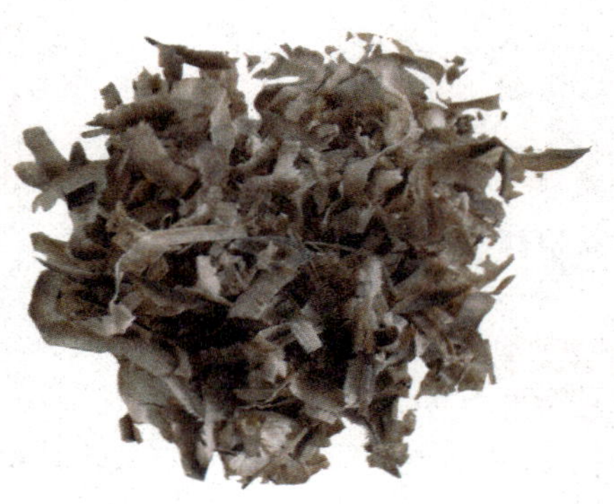

效果显著的凉血圣药

来　源 牛科动物水牛的角。

主要产地 我国华南、华东地区。

功效主治 清热解毒、善清血热，常用于温热病的热入营血、热盛火炽的高热、神昏。

主要成分 含胆固醇、丙氨酸、精氨酸、天冬氨酸、亮氨酸、酪氨酸等；碱性肽类水解，两者都产生精氨酸、赖氨酸、组氨酸、甘氨酸、丙氨酸、脯氨酸、缬氨酸、亮氨酸质。

性状特征

形状弯曲呈弧形，根部方形或略呈三角形，中空，一侧表面有多数平行的凹纹，角端尖锐色黑褐，质坚硬，剖面纹细而不显，气腥。一般多用其角尖部。

选购秘诀

以表面棕黑色、角质坚硬、气微腥、味淡者为佳。

药用价值

镇静作用

水牛角乙醚或95%乙醇浸膏，对大鼠均有明显的镇静作用。

对垂体-肾上腺皮质系统作用

大鼠1次灌胃水牛角煎剂每只6～10毫升或腹腔注射水牛角乙醚提取物每只5毫升，可使肾上腺中抗坏血酸的含量较对照组下降20%，外周血液中嗜酸性粒细胞减少40%～60%，6小时内逐渐恢复，但对用氢化泼尼松阻断垂体作用的大鼠肾上腺中抗坏血栓含量无影响。因此，推测水牛角制剂对垂体-肾上腺皮质系统有兴奋作用。

贮存要点	置干燥处、防霉。
用法用量	内服：煎汤，4.5～9克；或入散剂。
使用禁忌	脾胃虚寒者不宜用。本品无毒性，仅有少数患者服用后出现消化道疾病，症见胃部不适、腹胀、腹泻、恶心等。亦有少数患者出现失眠。

水牛角汤

原料

水牛角10克。

做法

将水牛角磨成粉末状，放入杯中，用沸水冲泡，加盖闷3分钟左右即可服用。

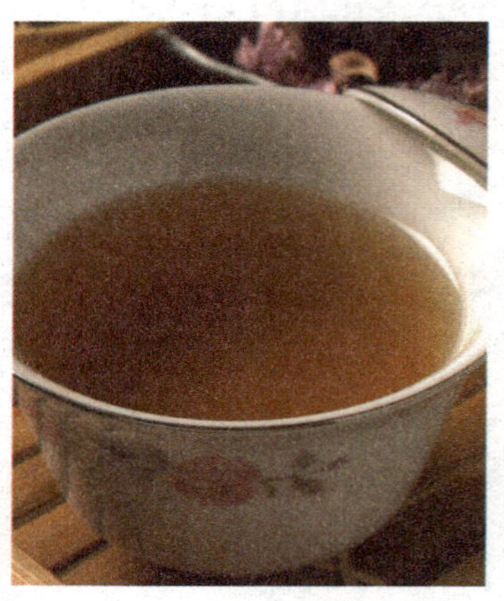

功效

清热解毒，凉血止血，对小儿高热有显著的疗效。

牡丹皮

别名 牡丹根皮、丹皮、丹根。

性味 性凉，味辛、苦。

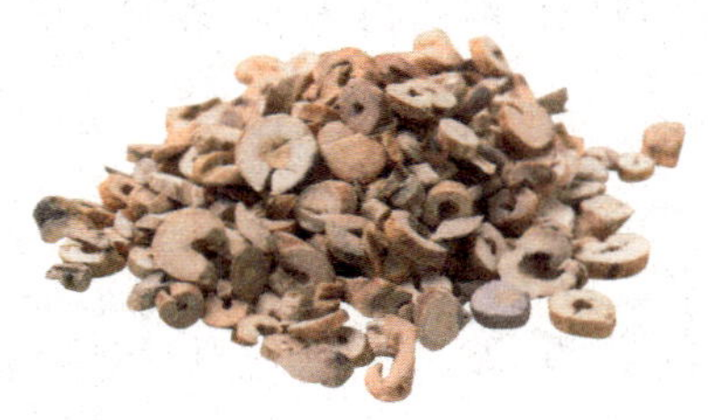

治肝凉血的常用药

来　源 为毛茛科植物牡丹的根皮。

主要产地 主产于安徽、四川、甘肃、陕西、湖北、湖南、山东、贵州等地。此外，云南、浙江亦产。以四川、安徽产量最大。

功效主治 清热凉血、活血消淤。主治热入血分、发斑、惊痫、吐衄、便血、骨蒸劳热、闭经、症瘕、痈疡、跌打损伤。

主要成分 根含牡丹酚、牡丹酚苷、牡丹酚原苷、芍药苷。尚含挥发油0.15%～0.4%及植物甾醇等。

性状特征

原丹皮根皮呈圆筒状、半筒状，有纵剖开的裂缝，两边向内卷曲，外表灰褐色或紫棕色，木栓有的已脱落，呈棕红色，可见须根痕及凸起的皮孔；内表面淡棕色或灰黄色，有纵细纹理及发亮的结晶状物。质硬而脆，断面不平坦，或显粉状，淡黄色而微红。有特殊香气，味微苦而涩，稍有麻舌感。

刮丹皮又名粉丹皮，表面稍粗糙，粉红色。其他均与原丹皮同。

选购秘诀

以条粗长、皮厚、粉性足、香气浓、结晶状物多者为佳。

药用价值

体外试验牡丹皮对伤寒杆菌、大肠杆菌、金黄色葡萄球菌、溶血性链球菌、肺炎球菌等有较强的抗菌作用。对白喉杆菌也有抑制作用。

牡丹皮水煎剂有降血压的作用，还有活血通经的作用。

贮存要点	置于干燥处保存。
用法用量	内服：煎汤，4.5～9克；或入丸、散。
使用禁忌	血虚有寒、孕妇及月经过多者慎服。

牡丹皮京酱豆腐

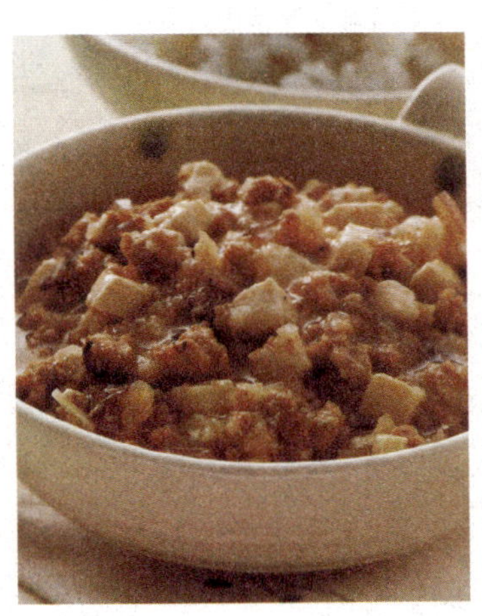

原料

猪肉馅、豆腐各100克，赤芍、牡丹皮各10克，食用油、甜面酱、米酒、调料适量。

做法

赤芍、牡丹皮先煎取汁，与调料拌匀。猪肉馅、甜面酱、米酒拌匀，腌10分钟。豆腐洗净，切丁。油锅烧热，放入猪肉馅翻炒2分钟，再放入豆腐及调料炒匀即可。

功效

清热凉血，泻火排毒。

清热燥湿类

主要用于治疗湿热病，如下痢泄泻、尿涩、尿痛、黄疸、疮疖痈肿等。

黄芩

别名 腐肠、黄文、虹胜、经芩、印头、内虚、空肠、元芩、土金茶根。

性味 性寒，味苦。

祛湿清热常用药

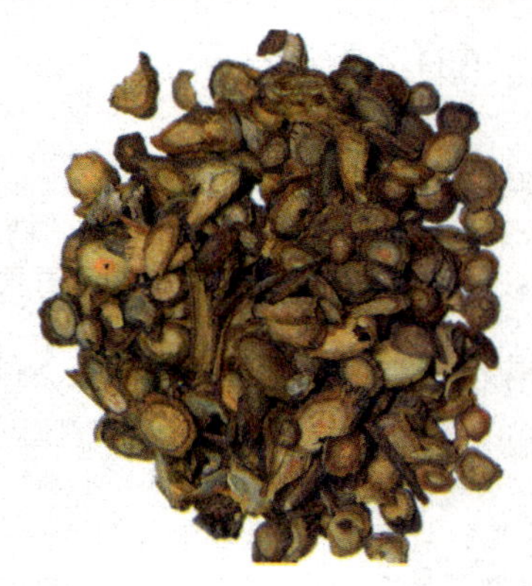

来　源 为唇形科植物黄芩的根。

主要产地 主产于河北、内蒙古、山西、山东、陕西等地。此外，辽宁、黑龙江亦产。

功效主治 泄实火、除湿热、止血、安胎。治燥热烦渴、肺热咳嗽、湿热泻痢、黄疸、热淋、吐衄、崩漏、目赤肿痛、胎动不安、痈肿疔疮。

主要成分 黄芩根含有黄芩苷元、黄芩苷、汉黄芩素、汉黄芩苷和黄芩新素，还含苯甲酸、β-谷甾醇等。茎叶中含黄芩素苷。

性状特征

干燥根呈倒圆锥形，扭曲不直，长7～27厘米，直径1～2厘米。表面深黄色或黄棕色。上部皮较粗糙，有扭曲的纵皱纹或不规则的网纹，下部皮细有顺纹或细皱纹，上下均有稀疏的疣状支根痕。质硬而脆，易折断；断面深黄色，中间有棕红色圆心。

老根断面中央呈暗棕色或棕黑色朽片状，习称枯黄芩或枯芩；或因中空而不坚硬，呈劈破状者，习称黄芩瓣。根遇潮湿或冷水则变为黄绿色。无臭、味苦。

四川、云南所产的黄芩，为植物滇黄芩的根。药材外形相似，但较细，直径一般0.5～1厘米，常有分枝，断面为极明显的黄绿色，质量较差。

选购秘诀

以条粗长、质坚实、色黄、除净外皮者为佳。

药用价值

降压、利尿作用

黄芩酊剂、浸剂、煎剂、醇或水提取物、黄芩苷动物实验均可引起降压作用。浸剂口服的降压作用，以云南产者为最佳，河北次之，西北的较差。在急性利尿实验中，黄芩苷元作用最强，汉黄芩素次之，黄芩苷更差。黄芩醇提取物及煎剂（对正常人及家兔）亦有利尿作用。

抗微生物作用

黄芩有较广的抗菌谱，在试管内对痢疾杆菌、白喉杆菌、绿脓杆菌、葡萄球菌、链球菌、肺炎双球菌以及脑膜炎球菌等均有抑制作用，煎剂作喉头喷雾，对脑膜炎带菌者亦有效，即使对青霉素等抗生素已产生抗药性的金黄色葡萄球菌，对黄芩仍属敏感。对多种皮肤致病性真菌，体外亦有抑制效力，并能杀死钩端螺旋体。

贮存要点	置通风干燥处，防潮。
用法用量	内服：煎汤，3～9克；或入丸、散。外用：煎水洗或研末敷。
使用禁忌	凡中寒泄泻、中寒腹痛、肝肾虚而少腹痛、血虚腹痛、脾虚泄泻、肾虚溏泻、脾虚水肿、血枯经闭、气虚、肺受寒邪喘咳、血虚胎不安、阴虚淋漓等患者慎用。

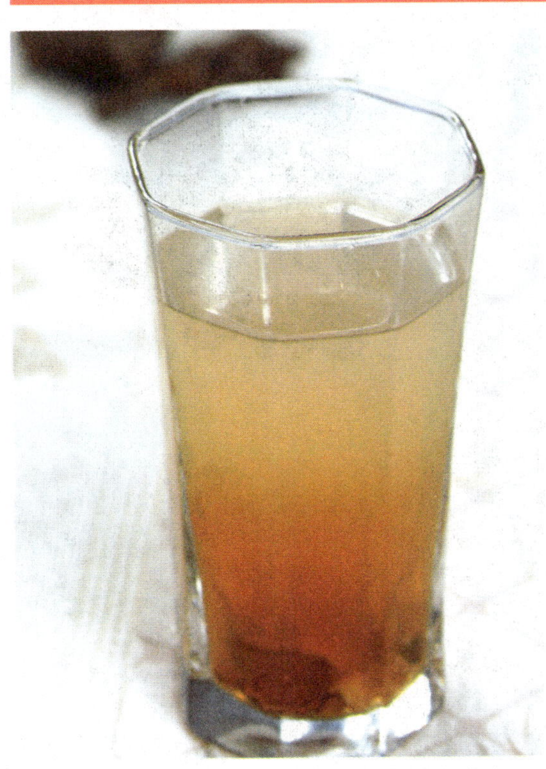

黄芩清肺饮

原材料

黄芩9克，当归6克，红花6克，川芎9克，赤芍9克，生地9克，葛根9克，花粉9克，薄荷1克。

做法

将所有药材放入煮锅中，加入适量清水，至没过所有药材，用武火煮沸，然后转文火续煮30分钟左右即可。

用法

每次1小碗，分早、晚2次服用，连服1个星期。

功效

清肺热、行淤滞。可治疗由内热引起的痤疮。

黄芩猪肺汤

原材料

酒黄芩15克，苏子6克，生姜10克，猪肺500克，盐、大蒜、葱段、酱油各适量。

做法

将猪肺洗净，放入沸水中氽去血水，切成块备用。酒黄芩、苏子、生姜用布包好，与切好的猪肺一同放入砂锅中炖煮，至熟烂后，加入调味料即成。

用法

佐餐食用。

功效

清热宣肺，化痰止咳，平喘。

黄连

别名 王连、元连、鸡爪连、川连、雅连。

性味 性寒，味苦。

常用的清热苦口良药

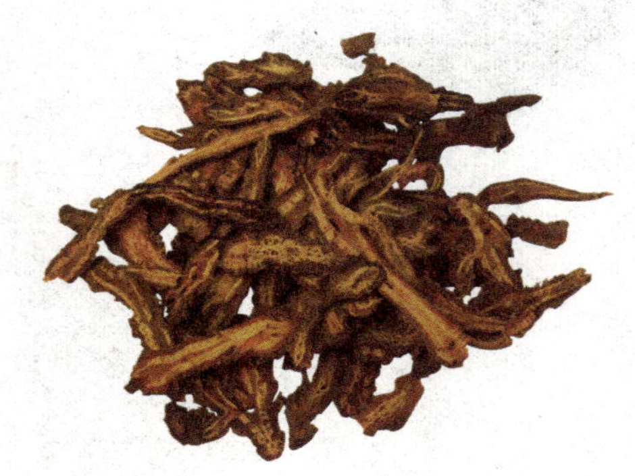

来　源 为毛茛科植物黄连、三角叶黄连、峨眉野连或云南黄连的根茎。

主要产地 主产于四川、云南、湖北。

功效主治 泻火燥湿、解毒杀虫。治时行热毒、伤寒、热盛心烦、痞满呕逆、菌痢、热泻腹痛、肺结核、吐衄、消渴、疳积、蛔虫病、百日咳、咽喉肿痛、火眼口疮、痈疽疮毒。

主要成分 黄连含小檗碱7%～9%、黄连碱、甲基黄连碱、掌叶防己碱、非洲防己碱等生物碱，尚含黄柏酮、黄柏内酯。

性状特征

黄连多分枝，常3～6枝成束，稍弯曲，形如鸡爪，长3～7厘米，单枝直径3～8毫米。外表黄褐色，栓皮剥落处呈红棕色。分枝上有间断横纹，结节膨大，形如连珠，着生多数坚硬的细须根及须根痕，有的表面无横纹而平滑如茎秆，习称过江枝或过桥秆。上部多有褐色鳞片残留，顶端有未去净的残茎或叶柄。质坚实而硬，断面不整齐，皮部暗棕色，木部金黄色，射线有裂隙，中央髓部红黄色，偶有空心。嚼之唾液可染成红黄色。

润透切片为黄连片，厚约3毫米，边缘暗黄色，附细小须根，片面金黄，有菊花纹，味苦，黄连片加酒炒为酒连，颜色略深，微具酒气，以吴茱萸煎液拌炒为吴萸连，暗黄色，有吴茱萸气味。以姜汁拌炒为姜黄连，色泽较暗，略有生姜气味。

选购秘诀

以条肥壮、连珠形、质坚实、断面红黄色、无残茎及须根者、味极苦的为佳。

药用价值

抗微生物及抗原虫作用

体外试验证明，黄连或小檗碱对溶血性链球菌、脑膜炎球菌、肺炎双球菌、霍乱弧菌、炭疽杆菌以及金黄色葡萄球菌皆有较强的抑菌作用；对痢疾杆菌、白喉杆菌、枯草杆菌、绿色链球菌均有抑制作用；对肺炎杆菌、百日咳杆菌、鼠疫杆菌、布氏杆菌、破伤风杆菌、产气荚膜杆菌、结核杆菌等亦有效。

对平滑肌的作用

小檗碱除对血管平滑肌起松弛作用，对其他平滑肌如子宫、膀胱、支气管、胃肠道等都具有兴奋作用。对离体豚鼠及猫的子宫有显著的兴奋作用，在妇产科应用上有意义。

对乙酰胆碱等的作用

小檗碱在哺乳类心脏标本上，小剂量能增强乙酰胆碱的作用，大剂量则对抗之；整体动物上也是这样，小剂量增强乙酰胆碱或电刺激迷走神经外周端引起的血压下降，大剂量则削弱此种反应。小檗碱能拮抗肾上腺素及其同类物，如去甲肾上腺素、异丙肾上腺素、甲氧胺等在麻醉兔身上引起的心律不齐、心率变慢以及心电图的改变。

贮存要点	置通风干燥处。
用法用量	内服：煎汤，1.5～3克；或入丸、散。外用：研末调敷、煎水洗或浸汁点眼。黄连的临床用名有：黄连、炙黄连、姜制黄连、吴茱萸、制黄连、黄连炭、胆汁黄连，每一种名称都代表着黄连的不同制法。
使用禁忌	凡阴虚烦热、胃虚呕恶、脾虚泄泻、五更泄泻者慎服。

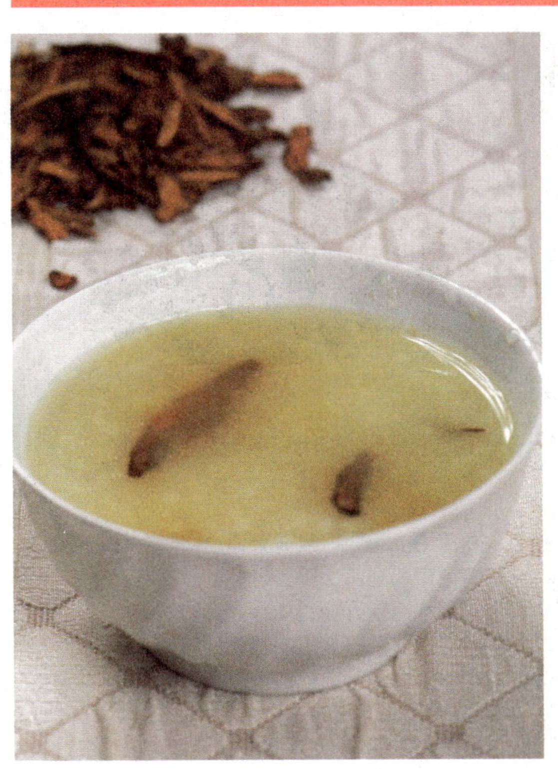

黄连白头翁粥

原料

川黄连10克，白头翁50克，粳米30克。

做法

将川黄连、白头翁洗净，入砂锅，水煎，去渣取汁。另起锅，放入粳米，加清水400毫升，煮至米开花，然后加入药汁，煮成粥，待食。

用法

每日3次，温热服食。

功效

川黄连具有泻火燥湿、解毒杀虫功效。白头翁具有清热解毒，凉血止痢，燥湿杀虫功效。二者同用，可清热解毒、凉血。专治中毒性痢疾等症。

黄连阿胶鸡子黄汤

原料

鸡子黄2枚，黄连12克，黄芩3克，阿胶9克，白芍3克。

做法

将黄连、黄芩、阿胶、白芍分别洗净，除阿胶外，其余药材先放入煮锅内加水8杯，浓煎至3杯，去渣后，加阿胶烊化；再加入鸡子黄，搅拌均匀，煮熟即食。

用法

每日分3次服。

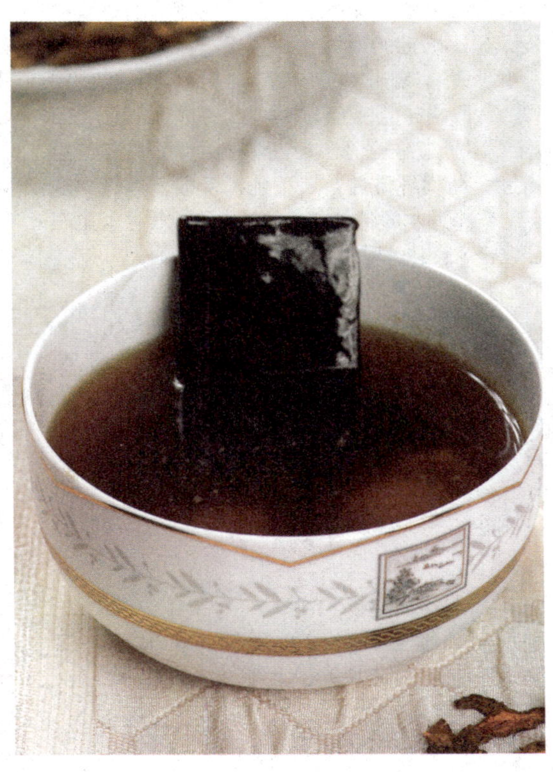

功效

清热育阴。适用于热邪入营、伤耗营阴心液、发热不已、心烦不得卧、舌红绛而干、脉细数。

黄柏

别名 檗木、檗皮、黄檗。

性味 性寒，味苦。

治下焦湿热的良药

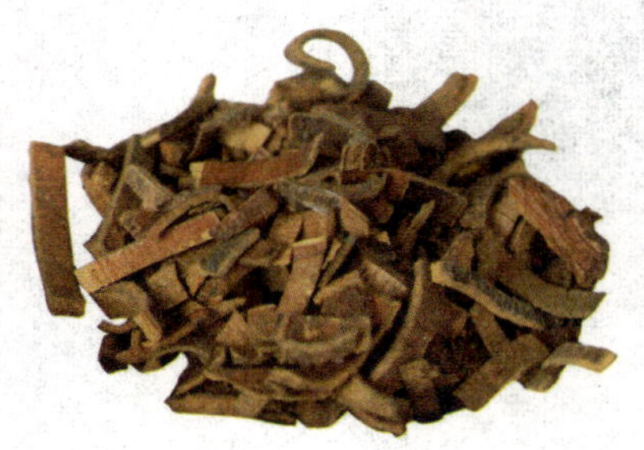

来　源 为芸香科植物黄柏或黄皮树的树皮。

主要产地 主产于四川、贵州、湖北、云南。

功效主治 清热燥湿、泻火解毒。治热痢、泄泻、消渴、黄疸、梦遗、淋浊、痔疮、便血、赤白带下、骨蒸劳热、目赤肿痛、口舌生疮、疮疡肿毒。

主要成分 黄柏树皮含小檗碱、药根碱、木兰花碱、黄柏碱、掌叶防己碱、蝙蝠葛碱等生物碱；另含黄柏酮、黄柏内酯、白鲜交酯、黄柏酮酸、青荧光酸、7-脱氢豆甾醇、β-谷甾醇、菜油甾醇。

性状特征

东黄柏

又名关柏、关黄柏。为植物黄柏的干燥树皮。呈稍弯曲的板片状，边缘不整齐，长宽不一，厚2~4毫米。栓皮留存或已剥离，栓皮较厚，表面灰白色；栓皮剥离者，表面棕黄色，平坦或有抽皱及皮孔；内表面灰黄色。质较松，易折断，断面纤维性，淡黄色稍带绿。气微，味苦。粉末遇水即带黏性，并使水染成黄色。主产于辽宁、吉林、河北。以辽宁产量最大。

川黄柏

为植物黄皮树及其变型变种的干燥树皮。呈稍弯曲的板片状，边缘不整齐，长宽不一，厚3~5毫米，栓皮多已剥离。外表面深黄色，较平坦，有纵棱线及棕色皮孔；内表面灰黄色或黄色。质坚硬而轻，易折断，折断面纤维性，呈片状分裂，鲜黄色。气微、味苦，嚼之有黏滑性，能把水染成黄色。

选购秘诀

以色鲜黄、粗皮去净、皮厚、皮块均匀、纹细、断面色黄者为佳。

药用价值

抗菌作用

黄柏抗菌的有效成分为小檗碱。体外试验对金黄色葡萄球菌、肺炎球菌、白喉杆菌、草绿色链球菌、痢疾杆菌等均有效。在试管中，黄柏煎剂或浸剂对若干常见的致病性真菌有不同程度的抑菌作用。其水煎剂还能杀死钩端螺旋体。在体外对阴道滴虫，也有较弱的作用。

降压作用

黄柏对麻醉动物静脉或腹腔注射，可产生显著而持久的降压作用，颈动脉注射较静脉注射的作用更强，因此降压可能是中枢性的。苯苄胺、妥拉苏林、利血平等皆可减弱其降压反应。

其他作用

黄柏碱对中枢神经系统有抑制作用；黄柏还有收敛消炎的作用，动物实验证实黄柏可减轻局部充血。此外，还有利尿、健胃，外用促进皮下溢血吸收等作用。

贮存要点	置通风干燥处，盐黄柏、酒黄柏应置于容器内密闭。
用法用量	内服：煎汤，4.5~15克；或入丸、散。外用：研末调敷或煎水浸渍。 处方中写黄柏、柏皮、川柏指生黄柏。为原药材刮去粗皮，晒干、压平、切丝，生用入药者。
使用禁忌	脾虚泄泻、胃弱食少者忌服。

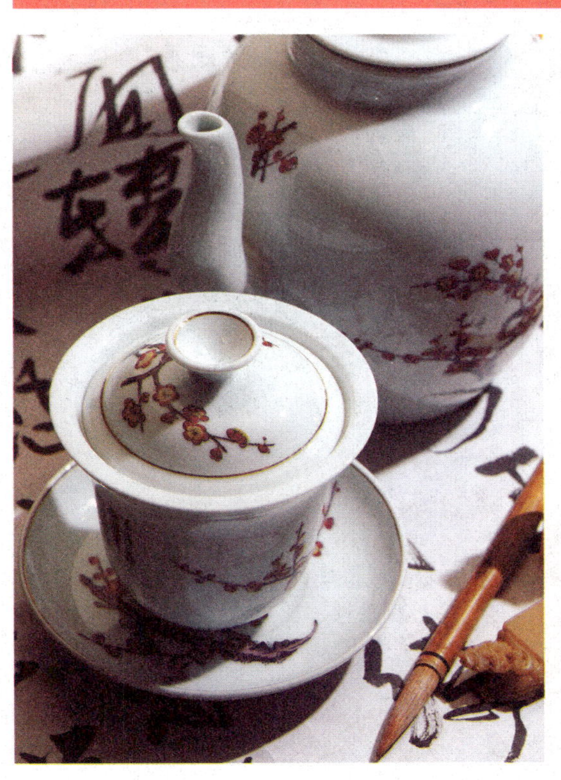

赤豆牛膝黄柏茶

原材料

赤小豆15克，牛膝、川黄柏各10克。

做法

将赤小豆、牛膝、川黄柏，捣成粗末，置水杯中，冲入沸水适量，加盖闷20分钟后热服。

用法

频频饮用，每日1剂。

功效

赤小豆具有利水除湿、和血排脓、消肿解毒的功效；牛膝具有散淤血、消痈肿的功效；川黄柏具有清热燥湿、泄火解毒的功效。三味药材同用，可清热利湿、解毒消肿。主治湿热下注而致的下肢丹毒、红肿疼痛。

鼻渊黄柏茶

原材料

龙井茶15克，川黄柏9克。

做法

上药研为细末，置水杯中，用适量沸水冲泡，加盖闷15分钟。

用法

代茶饮用。每日1剂；或将细末直接吹入两侧鼻腔内，每日2～3次。

功效

清热燥湿、解毒通窍。主治“鼻窒”“鼻渊”而引起的鼻塞日久、脓涕不断、鼻黏膜红肿，或伴寒热头痛、眉额胀痛。相当于现代医学之慢性鼻炎、副鼻窦炎。亦可用于化脓性中耳炎。

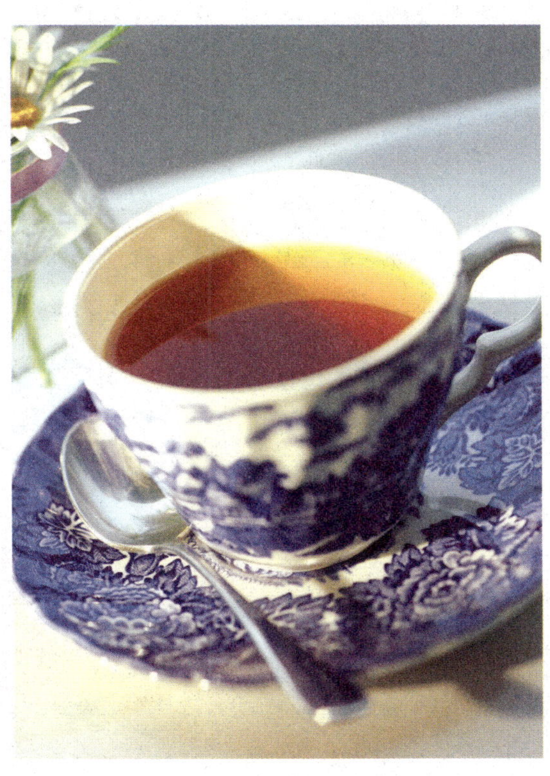

秦皮

别名 岑皮、秦白皮、蜡树皮、苦榴皮。

性味 性寒，微苦。

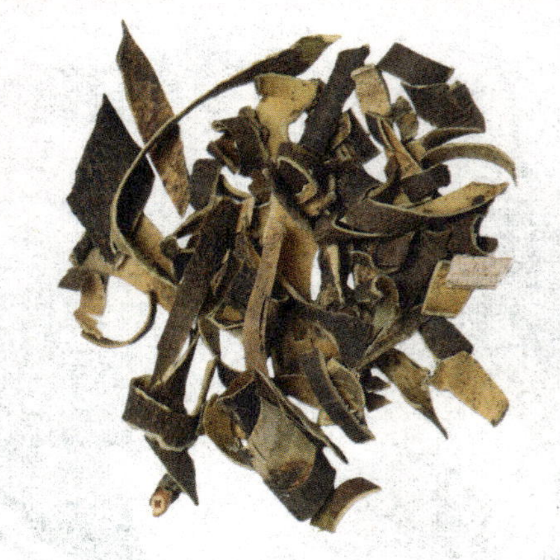

清热燥湿、平喘止咳

来　源 为木犀科植物苦枥白蜡树、小叶白蜡树或秦岭白蜡树的树皮。

主要产地 主产于东北、河北、四川、河南、内蒙古、陕西、山西等地。

功效主治 清热燥湿、平喘止咳、明目。治细菌性痢疾、慢性气管炎、目赤肿痛、牛皮癣等症。

主要成分 苦枥白蜡树树皮含马栗树皮苷、马栗树皮素等香豆精类及鞣质；小叶白蜡树树皮含秦皮素、秦皮苷、马栗树皮苷等多种香豆精类、鞣质、皂苷；种子含油15.8%。

性状特征

干燥的枝皮呈卷筒状或槽状长条形，表面灰褐色或灰黑色，往往相杂不匀。外皮不平滑，有浅色斑点，内面黄白色或棕色，有光泽。质硬，易折断，断面黄白色，纤维性。

干燥的干皮为长条状块片，不成卷，厚6～10毫米。外皮灰棕色，有红棕色斑点，成不规则的斑纹。内面浅棕红色、平滑。余与枝皮同。

选购秘诀

以条长、外皮薄而光滑、顺直、身干者为佳。

药用价值

消炎、镇痛作用

动物实验证明，秦皮所含成分对角义菜胶性、右旋糖酐性、5-羟色胺性及组织胺性关节炎有抑制作用。马栗树皮苷还有微弱的镇痛作用。

贮存要点	置于阴凉、干燥通风处。
用法用量	内服：煎汤，6～12克；或入丸剂。 外用：煎水洗。
使用禁忌	脾胃虚寒者忌服。

秦皮乌梅汤

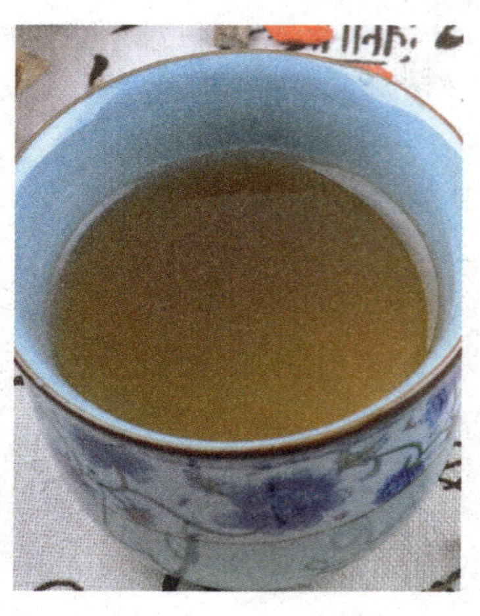

原料

秦皮12克，乌梅30克，白糖适量。

做法

将秦皮、乌梅加适量水煎煮，滤渣取汁，临服用时加白糖适量调味即可。

功效

清热利湿、杀虫，主治滴虫性阴道炎，症见带下黄臭、阴痒。

苦参

别名 苦骨、川参、凤凰爪、牛参。
性味 性寒，味苦。

治疗皮肤病的外用良药

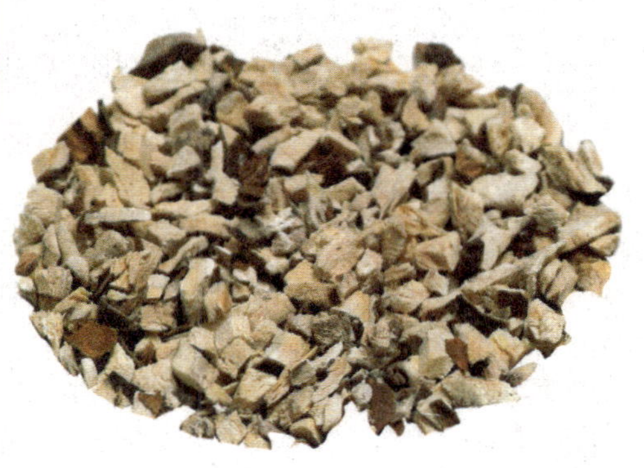

来　源 为豆科植物苦参的根。
主要产地 全国各地均产，以山西、湖北、河南、河北产量较大。
功效主治 清热、燥湿、杀虫。治肠风下血、黄疸、小儿肺炎、急性扁桃体炎、疳积、痔漏、脱肛、疥癞恶疮、阴疮湿痒。外治滴虫性阴道炎。
主要成分 根含多种生物碱：苦参碱、羟基苦参碱、异苦参碱等。还含黄酮类物质：黄腐醇、异黄腐醇等。茎、叶含木樨草素-7-葡萄糖苷。

性状特征

干燥根呈圆柱形，表面有明显纵皱，皮孔明显凸出而稍反卷，横向延长。栓皮很薄，棕黄色或灰棕色，多数破裂向外卷曲，易剥落而显现黄色的光滑皮部。质坚硬，不易折断，折断面粗纤维状。横断面黄白色，形成层明显。气刺鼻，味极苦。苦参片为斜切的薄片，形状大小不一，斜圆形或长椭圆形。质坚硬，切面淡黄白色，有环状年轮，木质部呈放射纹。

选购秘诀

以整齐、色黄白、味苦者为佳。

药用价值

➲ 利尿作用

苦参煎剂及其中所含之苦参碱，给家兔口服或注射，皆可产生利尿作用。

➲ 抗病原体作用

煎剂在试管中，高浓度（1：100）对结核杆菌有抑制作用。煎剂（8%）、水浸剂（1：3）在体外对某些常见的皮肤真菌有不同程度的抑制作用。醇浸膏在体外尚有抗滴虫作用。

贮存要点	置通风干燥处。
用法用量	内服：煎汤，5~10克；或入丸、散。 外用：煎水洗。
使用禁忌	脾胃虚寒者忌服。

苦参茶

原料

苦参、茶叶各10克。

做法

将苦参、茶叶洗净，晾干，研成粗末；放入水杯中，倒入沸水，加盖闷10~20分钟后，用纱布隔住杯口过滤取汁即可饮用。

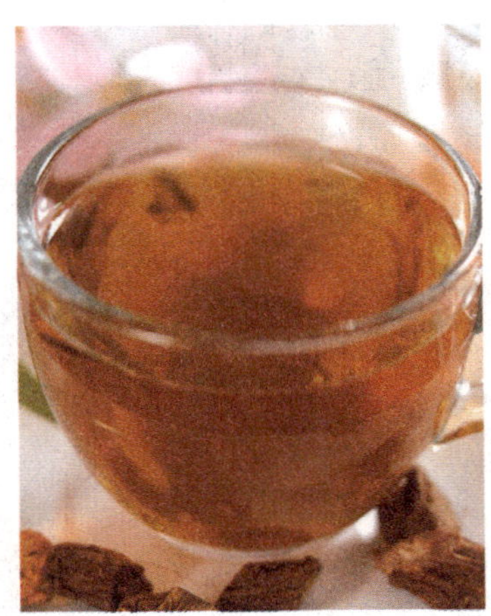

功效

清热泄火，养心护心。

垂盆草

别名 狗牙齿。

性味 性凉，味甘。

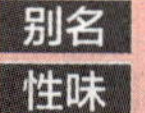

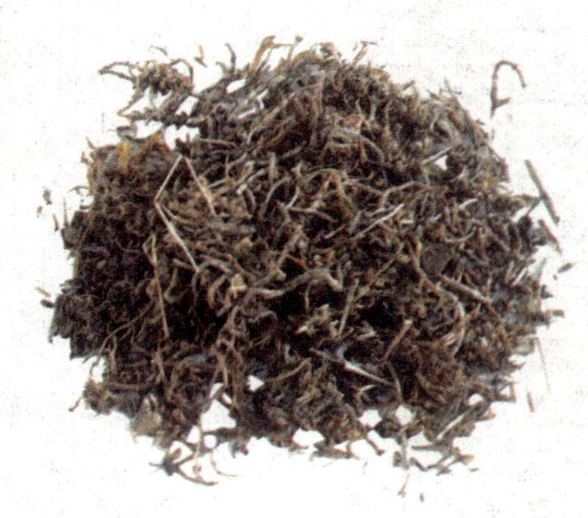

有效治疗肝炎的良药

来　源 本品为景天科植物垂盆草的新鲜或干燥全草。

主要产地 生于山坡岩石上或栽培。分布我国南北。

功效主治 清利湿热，有降低谷丙转氨酶作用。用于急性肝炎、迁延性肝炎、慢性肝炎的活动期。

主要成分 含N-甲基异石榴皮碱、二氢-N-甲基异石榴皮碱、景天庚酮糖、葡萄糖、果糖、蔗糖。

性状特征

本品茎纤细，长可达20厘米以上，部分节上可见纤细的不定根。3叶轮生，叶片倒披针形至矩圆形，绿色、肉质，长1.5～2.8厘米，宽0.3～0.7厘米，先端近急尖，基部急狭、有距。气微，味微苦。

选购秘诀

本品茎的横切面表皮细胞为长方形，外壁增厚，内层约为10列薄壁细胞。中柱小，维管束外韧型，导管类圆形。髓部呈三角状，细胞多角形，壁甚厚，非木化。紧靠韧皮部细胞及髓部细胞中含红棕色分泌物。

药用价值

全草入药，有清热解毒、消肿利尿、排脓生肌的功效。临床上治疗的疾病有烫火伤、痈肿恶疮、乳腺炎、腮腺炎、丹毒、疱疖等。一般采集鲜草，洗净捣烂外敷，日换2次，数日即愈。

治毒蛇咬伤。被毒蛇咬伤后，需对伤口消毒，用三棱针在肿胀明显的手指或脚趾间针刺“八风穴”，通过针刺排毒，内服解毒药，并用捣烂的鲜垂盆草外敷伤口4周，每日换药2次。

贮存要点	鲜品随用随采，干品置干燥处。
用法用量	鲜品250克，干品15～30克。
使用禁忌	无。

垂盆草粥

原料

垂盆草30克，冰糖15克，粳米30克，冰糖适量。

做法

粳米淘洗干净。垂盆草洗净，先煎取汁。将煎取的药汁与粳米一同熬煮成稀粥。最后加入冰糖调味即成。

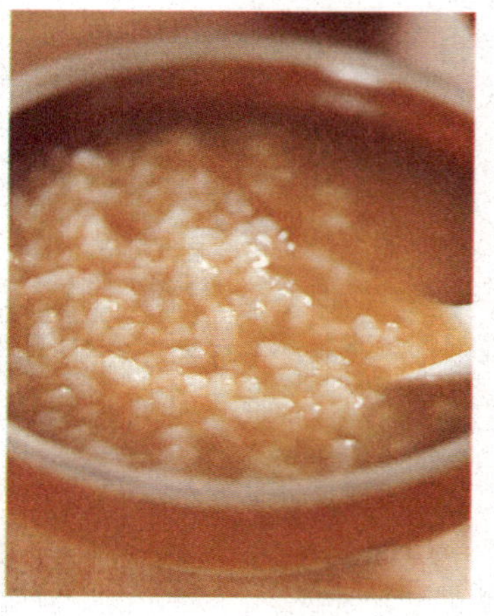

功效

利湿退黄，清热解毒。

清热解毒类

主要用于治疗热毒发斑、热痢、痈肿、疮毒。

板蓝根

别名 靛青根、蓝靛根、靛根。
性味 性寒，味苦。

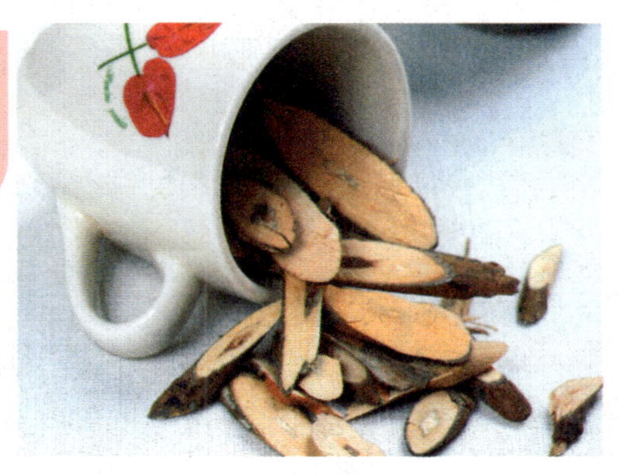

治疗感冒的常用药品

来　源 为十字花科植物菘篮和草大青的根；或爵床科植物马蓝的根茎及根。
主要产地 主产于湖南、江西、广西、广东等地。
功效主治 清热解毒、凉血。治流感、流脑、乙脑、肺炎、丹毒、热毒发斑、神昏吐衄、咽肿、痄腮、火眼、疮疹、舌绛紫暗、喉痹、烂喉丹痧、大头瘟疫、痈肿；可防治流行性乙型脑炎、急慢性肝炎、流行性腮腺炎、骨髓炎。
主要成分 菘蓝的根部含靛苷、谷甾醇、靛红、板蓝根结晶乙、板蓝根结晶丙、板蓝根结晶丁。又含植物性蛋白、树脂状物、糖类等。

性状特征

呈细长圆柱形，长10～30厘米，直径3～8毫米。表面浅灰黄色，粗糙，有纵皱纹及横斑痕，并有支根痕，根头部略膨大，顶端有一凹窝，周边有暗绿色的叶柄残基，较粗的根并现密集的疣状凸起及轮状排列的灰棕色的叶柄痕。质坚实而脆，断面皮部黄白色至浅棕色，木质部黄色。气微弱、味微甘。

选购秘诀

以条长、粗细均匀者为佳。

药用价值

抗菌、抗病毒作用

水浸液对枯草杆菌、金黄色葡萄球菌、八联球菌、大肠杆菌、伤寒杆菌、副伤寒。甲杆菌、痢疾（志贺氏、弗氏）杆菌、肠炎杆菌等都有抑制作用；丙酮浸出液也有类似作用，且对溶血性链球菌有效。

抗钩端螺旋体作用

1：100以上的板蓝根或大青叶，在试管内均有消灭钩端螺旋体的作用。

解毒作用

据报道，犬用板蓝根、黄连粉与藜芦同服（各2.0克/千克），能解藜芦毒，降低死亡率；若藜芦中毒后再用之，则无效；分别单用板蓝根粉或黄连粉，效果亦不好。

降血脂

板蓝根多糖能降低实验动物血清胆固醇和甘油三酯的含量。

抗白血病

板蓝根所含靛玉红有显著的抗白血病作用。

其他作用

中医认为，板蓝根有清热解毒、凉血消肿之功效。治外感风热、发热头痛咽痛，可单味使用，或与金银花、荆芥等疏风散热药同用。治丹毒、腮腺炎，常与玄参、连翘、牛蒡子等配伍。治发斑发疹，常与生地黄、紫草、黄芩等同用。

贮存要点	置于通风干燥处保存。
用法用量	内服：煎汤，15～30克。
使用禁忌	体虚而无实火热毒者忌服。板蓝根对防治风热性感冒等确有一定作用，但对风寒等其他类型感冒则不一定适合。

金银花

别名 忍冬花、银花、鹭鸶花。
性味 性寒，味甘。

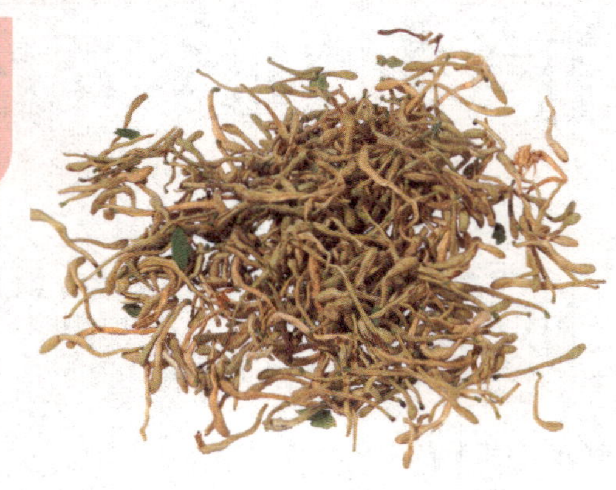

清热解毒佳品

来　源 为忍冬科植物忍冬的花蕾。

主要产地 我国大部地区均产，以山东产量最大，河南产的质量较佳。

功效主治 清热解毒。治温病发热、热毒血痢、痈疡、肿毒、瘰疬、痔漏。

主要成分 花含木樨草素、肌醇约1%及皂苷、鞣质等。

性状特征

干燥花蕾呈长棒状，略弯曲，长2～3厘米，上部较粗，直径1.5～3毫米。外表黄色或黄褐色，被有短柔毛及腺毛。基部有绿色细小的花萼，5裂，裂片三角形，无毛。剖开花蕾，则见5枚雄蕊及1枚雌蕊。花冠唇形，雌雄蕊呈须状伸出。气芳香、味微苦。

选购秘诀

以花未开放、色黄白、肥大者为佳。

药用价值

抗菌作用

在体外对多种细菌（伤寒杆菌、副伤寒杆菌、大肠杆菌、变形杆菌、绿脓杆菌、百日咳杆菌、霍乱弧菌以及葡萄球菌、链球菌、肺炎双球菌、脑膜炎球菌等）均有抑制作用。一般而言，对沙门氏菌属作用较强，尤其对伤寒及副伤寒杆菌在体外有较强的抑制作用。

对慢性气管炎中某些常见细菌（肺炎球菌、甲型链球菌、卡他球菌）也有抑菌作用（平板法）。

金银花在体外对人型结核杆菌有某些抑制作用。水煎剂在体外对钩端螺旋体有抑制作用。

贮存要点	置阴凉干燥处，防潮、防蛀。
用法用量	内服：煎汤，6～16克；或入丸、散。外用：研末调敷。
使用禁忌	脾胃虚寒及气虚、疮疡、脓清者忌服。

金银花饮

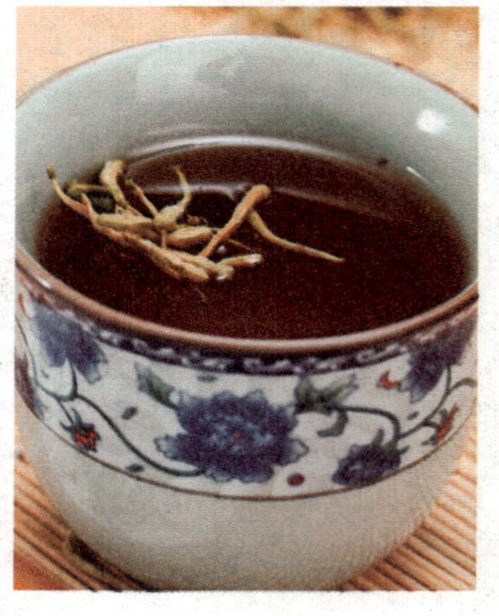

原料

金银花20克，山楂10克，蜂蜜适量。

做法

将金银花、山楂放入锅内，加水以武火煮沸，5分钟后取药液一次；再加水煎煮一次，取汁。将两次药液合并，稍冷却，调入蜂蜜搅匀即可。

功效

清热祛湿，驱散风热。

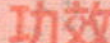

蒲公英

别名 凫公英、蒲公草、奶汁草、黄花三七。

性味 性寒，味苦、甘。

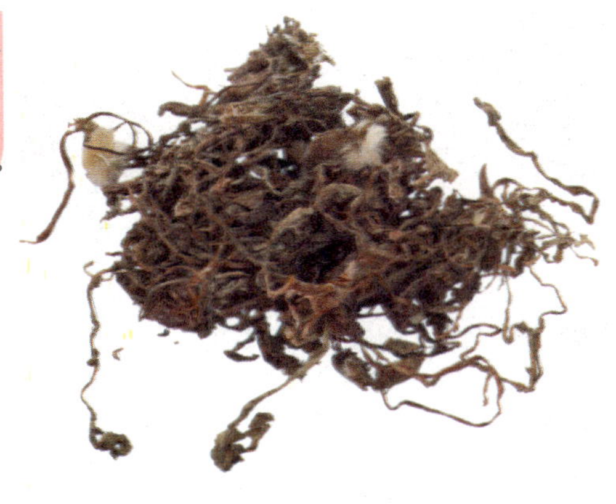

治疗急性阑尾炎的重要药物

来　源 为菊科植物蒲公英的带根全草。

主要产地 全国大部地区有产。

功效主治 清热解毒，利尿散结。治急性乳腺炎、淋巴腺炎、瘰疬、疔毒疮肿、急性结膜炎、感冒发热、急性扁桃体炎、急性支气管炎、胃炎、肝炎、胆囊炎、尿路感染。

主要成分 含大量蛋白质、脂肪、碳水化合物、粗纤维、钙、磷、铁、烟酸、维生素C、胡萝卜素、多种氨基酸。

性状特征

干燥的根，略呈圆锥状，弯曲，表面棕褐色，皱缩，根头部有棕色或黄白色的毛茸，或已脱落。叶皱缩成团，或成卷曲的条片。外表绿褐色或暗灰绿色，叶背主脉明显。气微，味微苦。

选购秘诀

以叶多、色灰绿、根完整、无杂质者为佳。

药用价值

杀菌作用

蒲公英注射液试管内对金黄色葡萄球菌耐药菌株、溶血性链球菌有较强的杀菌作用，对肺炎双球菌、脑膜炎球菌，白喉杆菌、绿脓杆菌、变形杆菌、痢疾杆菌、伤寒杆菌等及卡他球菌亦有一定的杀菌作用。

通乳作用

本品叶有疏通乳脉管之阻塞、促进泌乳的作用。

利胆作用

国外研究发现，蒲公英在动物身上有利胆作用，临床上对慢性胆囊痉挛及结石症有效。

贮存要点	置通风干燥处，防潮、防蛀。
用法用量	内服：煎汤，9～30克（大剂60克）。捣汁或入散剂。外用：捣敷。
使用禁忌	用量过大可导致缓泻。

蒲公英茶

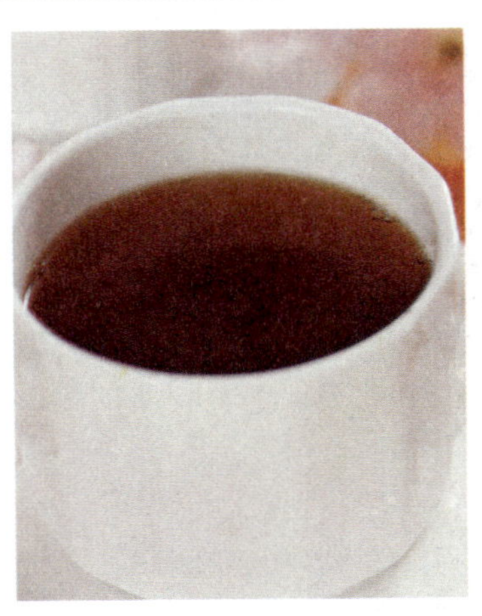

原料

蒲公英15克，王不留行10克，金银花8克，甘草6克。

做法

将所有药材洗净。先将王不留行、甘草放入锅中，加水以武火煮沸；再加入蒲公英、金银花，转文火煮5分钟即可关火，滤渣取汁即可。

功效

清热解毒，凉血排脓，疏肝通乳。

清热篇——清热解毒类

紫花地丁

别名 铧头草、光瓣堇菜。

性味 性寒，味苦、辛。

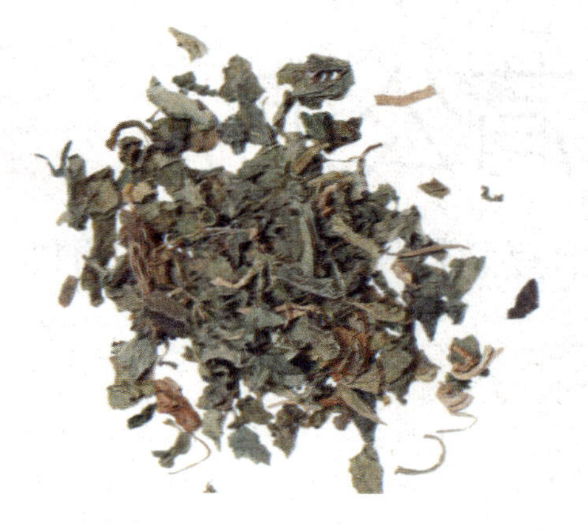

治疗疮疖、痈肿的常用药

来　源 本品为堇菜科植物紫花地丁的干燥全草。

主要产地 全国大部分地区均有产。

功效主治 清热解毒、凉血消肿。主治黄疸、痢疾、乳腺炎、目赤肿痛、咽炎。外敷治跌打损伤、痈肿、毒蛇咬伤等。

主要成分 含有虫蜡酸、苷类、黄酮类等。

性状特征

多年生草本，高7～14厘米，无地上茎，地下茎很短，主根较粗。叶基生，狭披针形或卵状披针形，边缘具圆齿，叶柄具狭翅，托叶钻状三角形，有睫毛。

花有卡柄，萼片卵状披针形，花瓣紫堇色，具细管状，直或稍上弯；花期4～5月，紫色小花，秋后茎叶仍青绿如初，花旁伴有针状小果，直至冬初，地上部分才枯萎，因此是极好的地被植物，也可栽于庭园，装饰花境或镶嵌草坪。

选购秘诀

以叶绿、根黄者为佳。

药用价值

清热、消肿、消炎，对痢疾杆菌、金黄色葡萄球菌、肺炎球菌、皮肤真菌有抑制作用。临床上为治疗疮疖、痈肿常用药，尤其适用于头面部和背部的疖肿。

紫花地丁富含多种矿物质，对人体内多种酶的活性有作用，对核酸蛋白的合成、免疫过程、细胞繁殖都有直接或间接的作用，可促进上皮细胞修复，从而对生物体的免疫功能起调节作用。

贮存要点	置于通风干燥处保存。
用法用量	复方中用9～15克，单味用30～60克。
使用禁忌	无。

四圣消毒饮

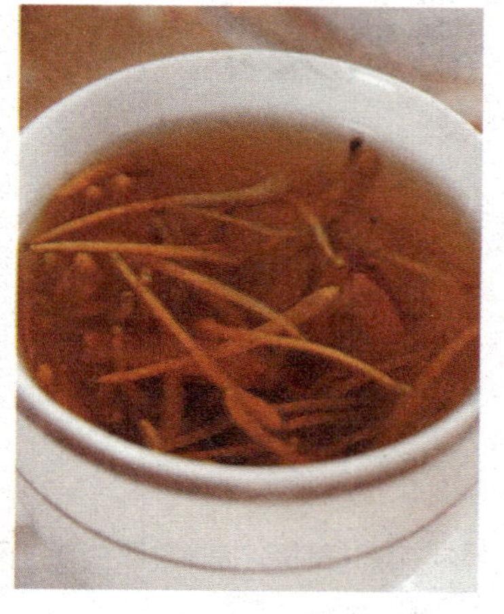

原料

金银花、菊花、紫花地丁、青天葵（合称为四圣）、蒲公英各适量。

做法

将所有药材清洗干净。净锅上火，加清水煮沸后放入所有药材煎煮，待汤汁入味即可熄火。

功效

清热消肿，排出毒素，可防治面部痤疮。

白鲜皮

别名 北鲜皮、山牡丹。

性味 性寒，味苦、咸。

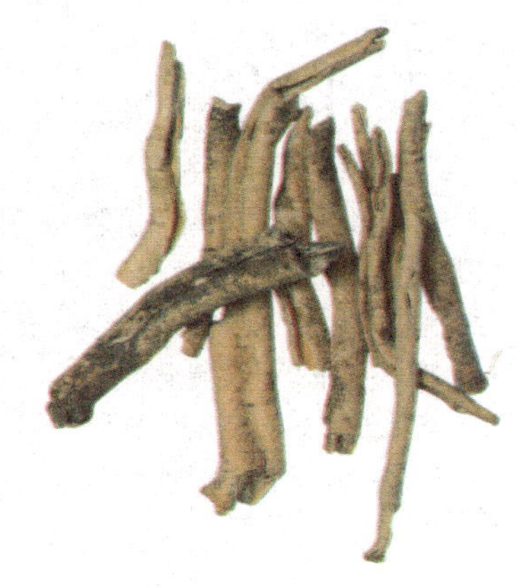

治风湿热毒的良药

来　源 为芸香科植物白鲜的根皮。

主要产地 主产于辽宁、河北、山东；江苏、山西、内蒙古、吉林、黑龙江亦产。

功效主治 祛风燥湿、清热解毒。治风热疮毒、疥癣、皮肤痒疹、风湿痹痛、黄疸。主要用于治疗由风湿热毒所致的皮肤病，如湿疹、荨麻疹等。

主要成分 根含白鲜碱、白鲜内酯、谷甾醇、黄柏酮酸、胡芦巴碱、胆碱。尚含菜油甾醇、茵芋碱、γ－崖椒碱、白鲜明碱。地上部分含有补骨脂素和花椒毒素。

性状特征

根皮呈卷筒状，长5～15厘米，直径1～2厘米，厚0.2～0.5厘米。外表面灰白色或灰黄色，具纵皱纹和侧根痕，常有凸起的颗粒状小点。内表面淡黄色或类白色，有细纵纹，有时具小圆形侧根穿孔。质轻而脆，易折断，折断时有白粉飞扬，断面不平坦，乳白色，略呈层片状，有羊膻样气味，微苦。

选购秘诀

以卷筒状、无木心、皮厚、块大者为佳。

药用价值

朝鲜产白鲜皮的水浸液，对于发热的家兔有解热作用。

白鲜皮的水浸液对堇色毛癣菌、同心性毛癣菌、许兰氏黄癣菌、红色表皮癣菌等许多皮肤真菌有抑菌作用。

白鲜碱对离体蛙心有兴奋作用，可使心肌张力增加，每分钟输出量及搏出量均增多。对离体兔耳血管有明显收缩作用。

贮存要点	置于通风干燥处保存。
用法用量	4.5～9克，外用适量，煎汤洗或研粉敷。
使用禁忌	虚寒证忌服。

双白祛风汤

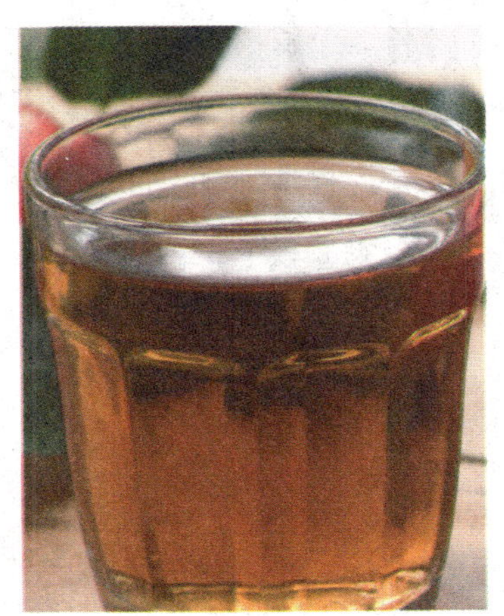

原料

甘草6克，白鲜皮、乌梢蛇、防风、当归各9克，白蒺藜、生地各12克。

做法

将所有药材放入煮锅中，加水至没过所有药材，以武火煮沸，再转文火续煮30分钟左右即可。

功效

清热解毒，防治慢性湿疹、荨麻疹。

金银花 清热解毒药

◎**别名：** 忍冬花、金银藤、通灵草、银花秧、右旋藤、金银花杆、千金藤、忍寒草。

◎**科目：** 忍冬科。

◎**性味：** 甘，寒。归肺、心、胃经。

◎**宜忌：** 脾胃虚寒及气虚者忌用。

◎**药用部位：** 干燥的花蕾或带初开的花。

花

[性味] 性寒、味甘。

[主治] 外感风热，热毒血痢。

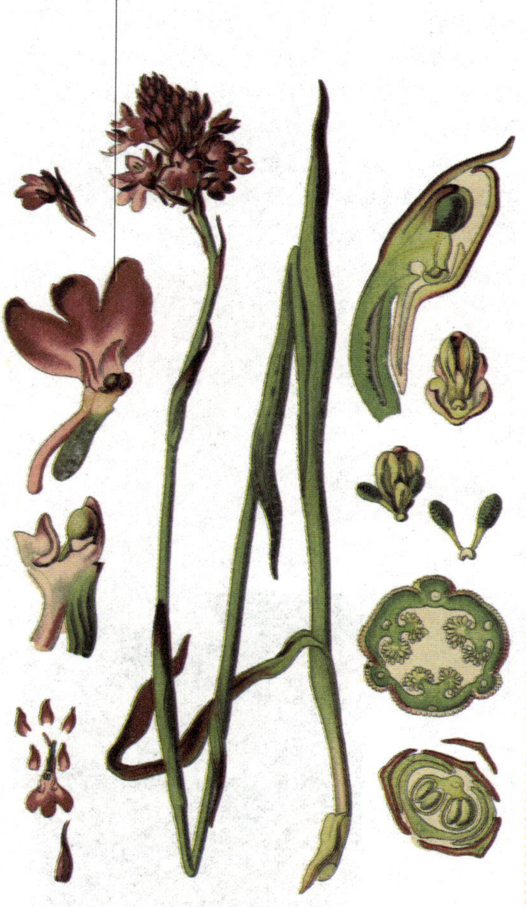

蒲公英 清热解毒药

◎**别名：** 蒲公草、奶汁草、尿床草、西洋蒲。

◎**科目：** 菊科。

◎**性味：** 苦、甘，寒。归肝、胃经。

◎**宜忌：** 用量过大，可致缓泻。

◎**药用部位：** 干燥的全草。

花

[性味] 味甘，性平，无毒。

[主治] 能治牙痛，乌须发，壮筋骨。

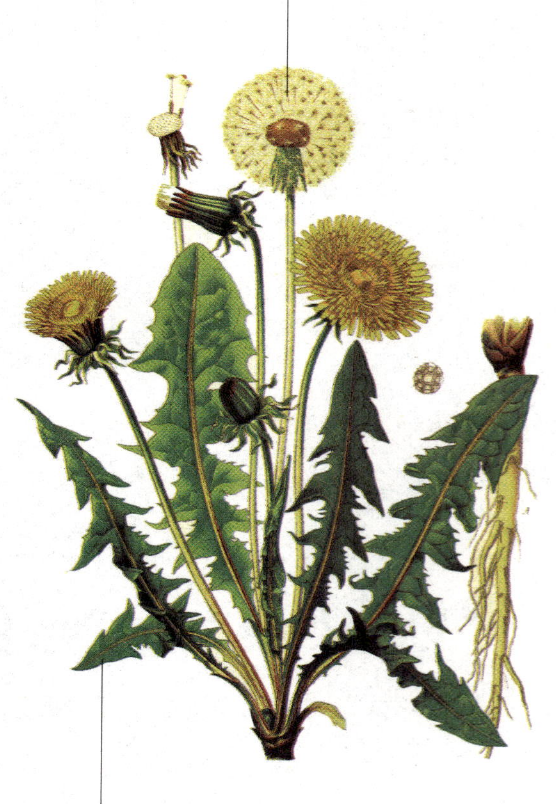

叶

[性味] 味甘，性平，无毒。

[主治] 治妇人乳痈肿。

紫花地丁 清热解毒药

◎**别名：**锌头草、光瓣堇菜。

◎**科目：**堇菜科。

◎**性味：**苦、辛，寒。归心、肝经。

◎**宜忌：**体质虚寒者忌服。

◎**药用部位：**干燥的全草。

叶

［性味］味苦、辛，性寒。

［主治］治疗疮肿毒。

花

［性味］味苦、辛，性寒，无毒。

［主治］治一切痈疽发背。

根

［性味］味苦、辛，性寒，无毒。

［主治］治无名肿毒恶疮。

白鲜皮 清热解毒药

◎**别名：**北鲜皮、山牡丹。

◎**科目：**芸香科。

◎**性味：**苦，寒。归脾、胃、膀胱经。

◎**宜忌：**脾胃虚寒者慎用。

◎**药用部位：**干燥的根皮。

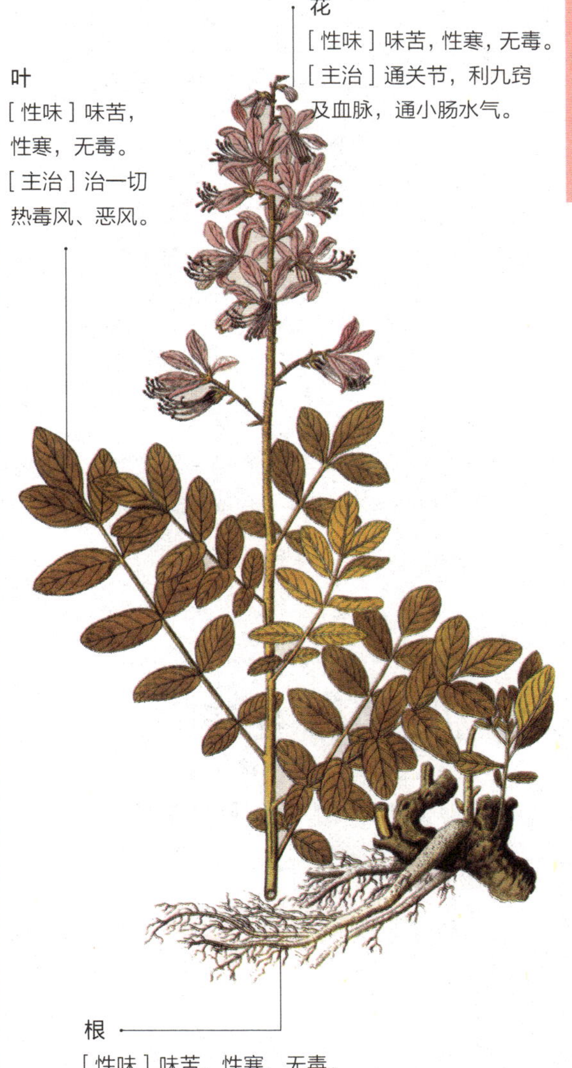

花

［性味］味苦，性寒，无毒。

［主治］通关节，利九窍及血脉，通小肠水气。

叶

［性味］味苦，性寒，无毒。

［主治］治一切热毒风、恶风。

根

［性味］味苦，性寒，无毒。

［主治］主头风黄疸，咳逆淋漓。

鱼腥草

别名 岑草、紫背鱼腥草。

性味 性寒，味辛。

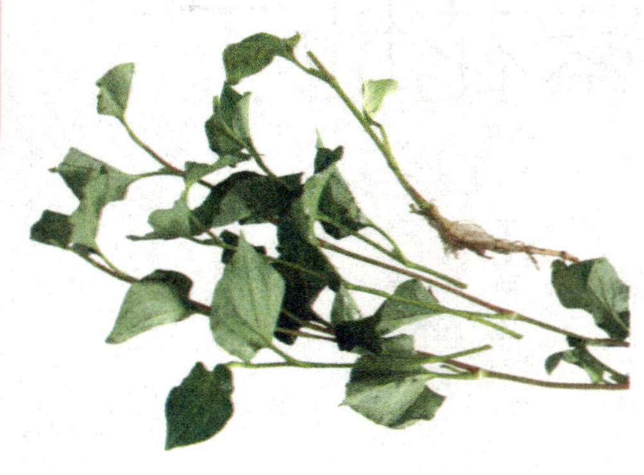

利尿解毒之品

来　源 为三白草科植物蕺菜的带根全草。

主要产地 主产于浙江、江苏、湖北。此外，安徽、福建、四川、广东、广西、湖南、贵州、陕西等地亦产。

功效主治 清热解毒、利尿消肿。治肺炎、肺脓肿、热痢、疟疾、水肿、淋病、白带、痈肿、痔疮、脱肛、湿疹、秃疮、疥癣。

主要成分 含鱼腥草素、挥发油、蕺菜碱、槲皮苷、氯化钾等。

性状特征

干燥的全草极皱缩。茎扁圆柱形或类圆柱形，扭曲且细长，长10～30厘米，粗2～4毫米。表面淡红褐色至黄棕色，具纵皱纹或细沟纹，节明显可见，近下部的节上有须根痕迹残存。叶片极皱缩而卷折，上表面暗黄绿色至暗棕色，下表面青灰色或灰棕黄色。花穗少见。质稍脆，易碎，茎折断面不平坦而显粗纤维状。微具鱼腥气，新鲜者更为强烈，味微涩。

选购秘诀

以叶多、色绿、有花穗、鱼腥气浓的为佳。

药用价值

抗菌、抗病毒作用

鱼腥草素对卡他球菌、流感杆菌、肺炎球菌、金黄色葡萄球菌有抑制作用。对流感亚洲甲型京科68-1株有抑制作用。

利尿作用

用鱼腥草灌流蟾蜍肾或蛙蹼，能使毛细血管扩张，增加血流量及尿液分泌，从而具有利尿作用。

贮存要点	置干燥处。
用法用量	内服：煎汤，9～15克（鲜者30～60克）；或捣汁。外用：煎水熏洗或捣敷。
使用禁忌	虚寒证及阴性外疡忌服。

鱼腥草银花瘦肉汤

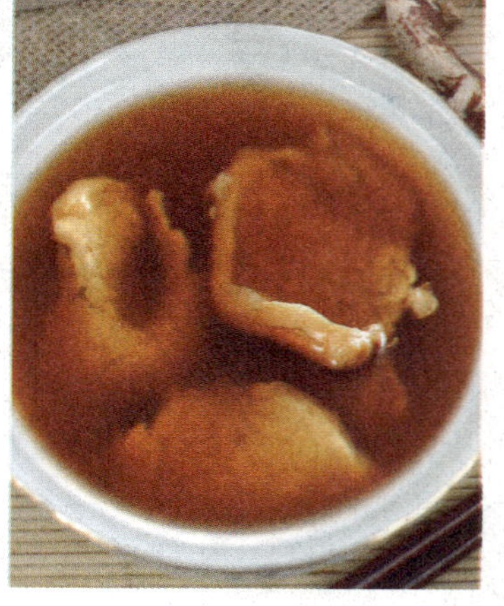

原料

猪瘦肉100克，鱼腥草、白茅根各25克，金银花15克，连翘12克，盐少许。

做法

将所有药材洗净，先煎取汁。猪瘦肉洗净切片，放入药汁里，用文火煮熟，加盐调味即可。

功效

清热解毒，利尿通淋，对面口生疮等症均有疗效。

大青叶

别名 大青。
性味 性寒，味苦。

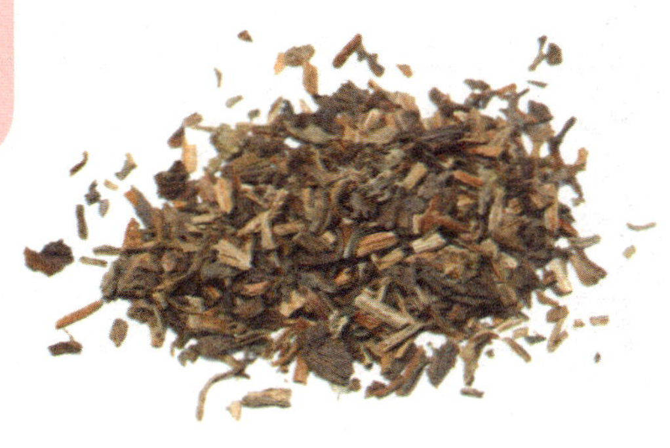

治疗感冒退热有奇效

来　源 十字花科植物菘蓝或爵床科植物马蓝等的干燥叶。

主要产地 菘蓝叶主产于江苏、安徽、河北、河南、浙江等地。马蓝叶主产于福建、广西、广东、江西、浙江等地。

功效主治 清热解毒、凉血止血。治流行性感冒、急性传染性肝炎、菌痢、急性肺炎、丹毒、吐血、衄血、黄疸、痢疾、喉痹、口疮。

主要成分 含黄酮类。

性状特征

菘蓝叶

干燥叶皱编成团块状，呈灰绿色或黄棕色。完整的叶呈长椭圆形至长圆状倒披针形，全缘或微波状；先端钝尖，基部渐狭，延成翼状。

马蓝叶

干燥叶多皱缩成团块状。完整者呈长圆形、倒卵状长圆形或椭圆殖针形，先端渐尖，基部渐窄，叶缘有细小钝锯齿。

选购秘诀

菘蓝叶干燥叶以叶大、无柄、色暗灰绿者为佳。马蓝叶干燥叶以叶净、无枝梗、色黑绿者为佳。

药用价值

解热作用

对退解感染性病毒的高热效果较好。

抗菌作用

对金黄色葡萄球菌有较强的抑制作用，对白喉杆菌也有较好的抑制作用。

贮存要点	置通风干燥处，防霉。
用法用量	内服：煎汤，9~15克，鲜者50~100克。外用：捣敷或煎水洗。
使用禁忌	脾胃虚寒者忌服。

大青番泻叶茶

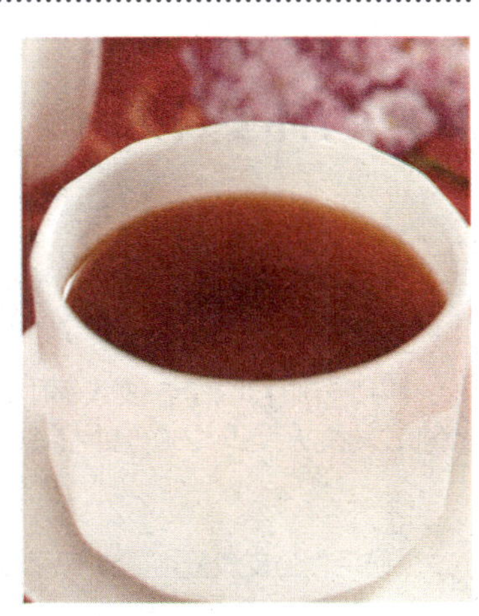

原料

大青叶10克，番泻叶3克，冰糖适量。

做法

将大青叶、番泻叶洗净切碎，用沸水冲泡后加冰糖调味。

功效

清热解毒，泻火通便，防治口腔糜烂、口臭口渴、腹胀腹痛、大便秘结等症。

射干

别名 乌扇、草姜、扁竹、凤凰草。

性味 性寒，味苦。

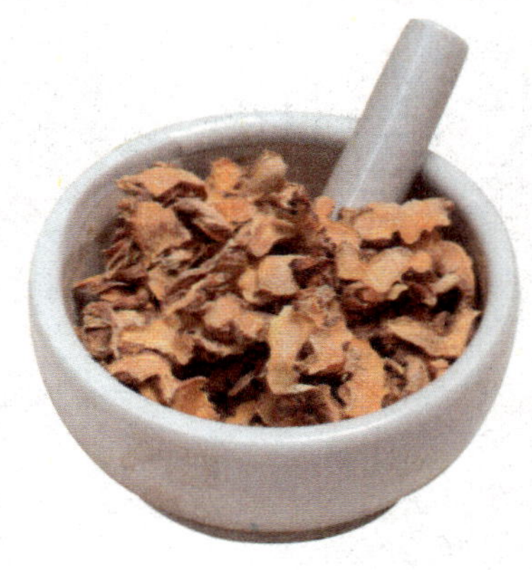

解毒利咽的良药

来　源 为鸢尾科植物射干的根茎。

主要产地 主产于湖北、河南、江苏、安徽、湖南、浙江、贵州、云南等地。在广东、广西少数地区所用的射干系干燥的全草。

功效主治 降火解毒、散血消痰。治喉痹咽痛、咳逆上气、痰涎壅盛、瘰疬、疟母、妇女经闭、痈肿疮毒。对治疗风热咳嗽的效果显著。

主要成分 根茎含射干定、鸢尾苷、鸢尾黄酮苷、鸢尾黄酮。花、叶含芒果苷。

性状特征

干燥根茎呈不规则的结节状，长3～10厘米，直径1～1.5厘米。表面灰褐色或有黑褐色斑，有斜向或扭曲的环状皱纹，排列甚密，上面有圆盘状茎痕，下面有残留的细根及根痕。质坚硬、断面黄色、颗粒状。气微，味苦。

选购秘诀

以肥壮、肉色黄、无毛须者为佳。

药用价值

抗微生物作用

1:10的射干煎剂或浸剂，在试管中对常见的致病性皮肤癣菌有抑制作用。1:20的射干浓度在体外对外感及咽喉疾患中的某些病毒，也有抑制或延缓（即组织培养之细胞受病毒侵害后出现病变较对照组晚）作用。

消炎作用

鸢尾黄酮苷和鸢尾黄酮，在试管中有抗透明质酸酶的作用，而且不为半胱氨酸所阻断，它还能抑制大鼠的透明质酸酶性的水肿而不抑制角叉菜胶性水肿。

贮存要点	置于通风干燥处保存。
用法用量	内服：煎汤，2.4～4.5克；入散剂或鲜用捣汁。外用：研末吹喉或调敷。
使用禁忌	无实火及脾虚便溏者不宜。

射干麻黄汤

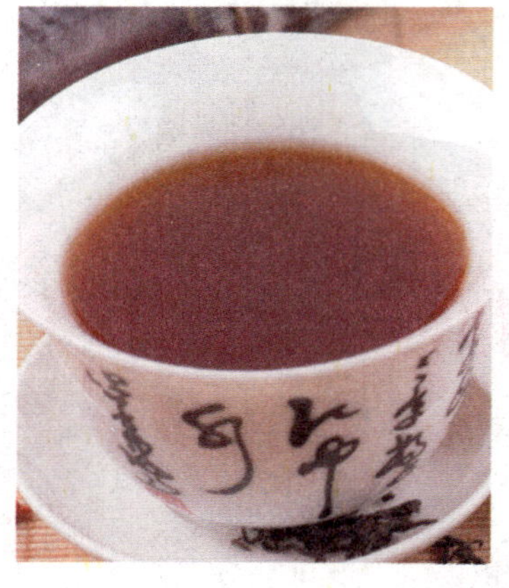

原料

紫菀、半夏各9克，射干、款冬花各6克，麻黄、生姜各3克，细辛、五味子各1.5克，大枣4枚。

做法

将所有原料洗净，放入锅中，加水至没过药材，以武火煮沸，转文火续煮约30分钟左右，滤渣取汁饮用。

功效

防治慢性支气管炎或支气管哮喘。

白花蛇舌草

别名 蛇舌草、矮脚白花、蛇利。
性味 性凉，味甘、淡。

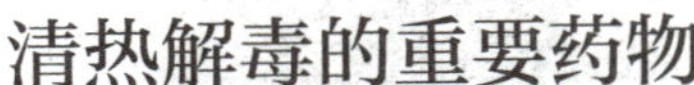

清热解毒的重要药物

来　源 为茜草种植物白花蛇舌草的带根全草。
主要产地 主产于福建、广东、广西等地。
功效主治 清热、利湿、解毒。治扁桃体炎、咽喉炎、阑尾炎、痢疾、尿路感染、黄疸、肝炎、盆腔炎、附件炎、痈肿疔疮、毒蛇咬伤、肿瘤。
主要成分 含有结晶物质，即三十一烷、豆甾醇、乌苏酸、土当归酸、β－固甾醇。

性状特征

干燥全草，扭缠成团状，灰绿色至灰棕色，有主根一条，粗2～4毫米，须根纤细，淡灰棕色；茎细而卷曲，质脆易折断，中央有白色髓部。叶多破碎，极皱缩，易脱落；有托叶，长1～2毫米。花腋生。气微，味淡。

选购秘诀

选购以干净无杂质、全草使用者为佳。

药用价值

白花蛇舌草能增强机体的免疫力，抑制肿瘤细胞的生长，对绿脓杆菌、金黄色葡萄球菌、肺炎球菌、痢疾杆菌等致病菌也有抑制作用。

治疗痤疮：白花蛇舌草20～30克，麦冬、生地黄各15～20克，玄参10～15克，每日1剂，水煎2次，共500毫升，分2次服；药渣可加水1000～2000毫升煎液，待温后洗患处，每日3～4次。治疗期间忌用化妆品及其他药物。

治疗顽固性外阴湿疹：白花蛇舌草、苍术、土茯苓各30克，艾叶20克（后下），加水1500毫升，浸泡10～15分钟，用文火煎煮20分钟，滤液待温度适宜坐浴熏洗外阴10～15分钟。每晚1次，15次为一疗程。

贮存要点	置于干燥处保存。
用法用量	内服：煎汤，30～60克；或捣汁。 外用：捣敷。
使用禁忌	孕妇慎用。

二草赤豆汤

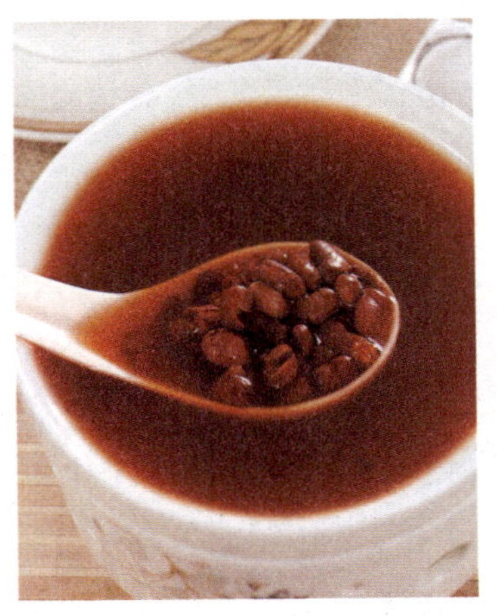

原料

赤小豆200克，益母草、白花蛇舌草各15克，红糖适量。

做法

赤小豆洗净提前泡发。益母草、白花蛇舌草洗净，先煎取汁。药汁中加入赤小豆，以文火煮1小时，加红糖调味即可。

功效

凉血解毒，活血化淤，适合盆腔炎患者食用。

绞股蓝

别名 七叶胆。

性味 性寒，味苦。

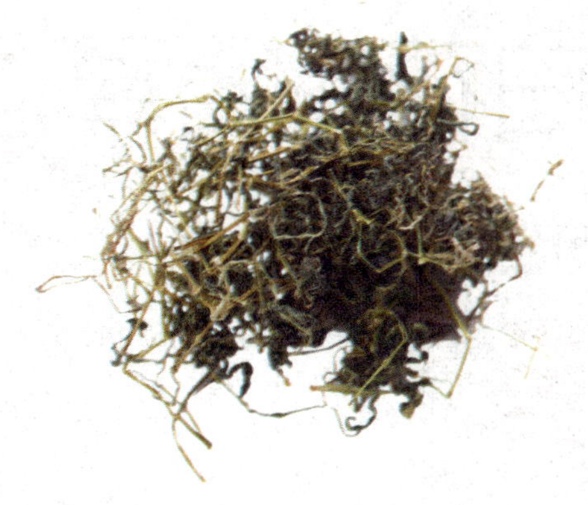

消炎解毒的常用保健品

来　源 为葫芦科植物绞股蓝的全草。

主要产地 产于安徽、浙江、江西、福建、广东、贵州。

功效主治 绞股蓝具有降血脂、调血压、促睡眠、消炎解毒、止咳祛痰等作用。现多用作滋补强壮药。

主要成分 含绞股蓝皂苷、绞股蓝糖苷、氨基酸、多种维生素、微量元素、黄酮类、糖类。

性状特征

为多年生攀缘草本。叶子互生，常5～7小叶，呈鸟趾状复叶；中央一枚较大，先端渐尖，叶缘有锯齿。茎细长，气微，味苦。

绞股蓝按叶片数目分为：九叶绞股蓝，七叶绞股蓝，五叶绞股蓝，三叶绞股蓝，二叶绞股蓝，其中以天然九叶和七叶绞股蓝为极品，皂甙含量最高，为五叶绞股蓝的5～10倍，三叶及二叶为绞股蓝的次品。

选购秘诀

以全株完整、色绿、气微、味苦者为佳。

药用价值

降血脂

具有升高高密度脂蛋白、保护血管内壁细胞、阻止脂质在血管壁沉积和抗动脉硬化的作用。

调节血压

具有明显的降低血黏稠度、调整血压的功能，同时能防止微血栓形成并增加心肌细胞对缺氧的耐受力，起到保护心肌的作用。

促睡眠

能调节大脑皮质兴奋和抑制反应的平衡，对中枢神经系统有双向调节作用，具有镇静、催眠、抗紧张、解疲劳、增强记忆力等功效。

抗衰老

能延长细胞繁殖传代的代数、延长细胞寿命22.7%，具有增高超氧化物歧化酶（SOD）活性和耐力，也具有乌发、生发、美容皮肤的效果。

防癌抗癌

绞股蓝能防止正常细胞癌化，提高肿瘤细胞的基因突变能力。

提高免疫力

能够提高巨噬能力，增高白细胞数量及自身的吞噬功能，促进体内白介素的分泌，增加血清免疫球蛋白的产生，并有诱发产生干扰素的作用。

调节人体生理功能

保护肾上腺及内分泌器官随年龄的增长而不致萎缩，维持内分泌系统的机能，并具有降血糖和改善糖代谢的作用。

此外，将绞股蓝制成茶对人体也有益处，绞股蓝茶取材于绞股蓝叶腋部位的嫩芽和龙须，汤色清澈，可连续冲泡4～6杯，而汤色不减。经常饮用，能保护肾上腺和胸腺及内分泌器官随年龄的增长而不致萎缩，维持内分泌系统的功能，并具有降血糖和改善糖代谢的作用。

贮存要点	置干燥处。
用法用量	煎服，3～9克。
使用禁忌	无。

鸡骨草

别名 大黄草、红母鸡草、猪腰草。
性味 性凉，味甘。

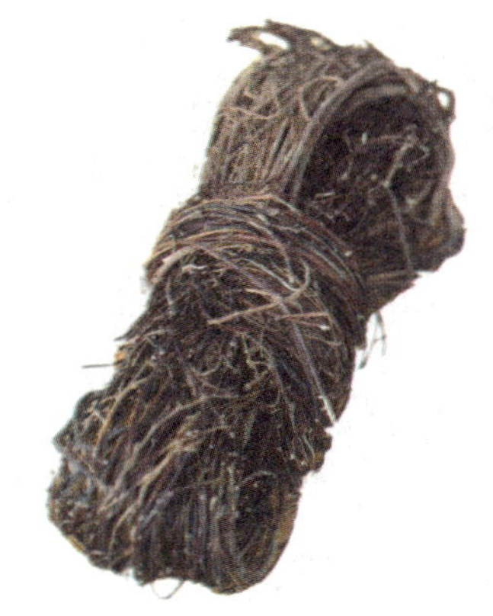

清热解毒、疏肝散淤

来　源 为豆科植物广东相思子的带根全草。
主要产地 主产于广东、广西、湖南。
功效主治 清热解毒、舒肝散淤。治黄疸肝炎、胃痛、风湿骨痛、乳痈、瘰疬、跌打伤、淤血疼痛。
主要成分 全草含相思子碱、胆碱、甾醇化合物、黄酮类、氨基酸、糖类。

性状特征

本品粉末灰绿色，非腺毛单细胞，先端尖或长尖，长60～970微米，直径12～22微米，壁厚3～6微米，层纹明显，有疣状凸起，气孔平轴式。纤维束周围细胞含草酸钙方晶，形成晶纤维，含晶细胞壁不均匀增厚。石细胞类圆形、类方形或长圆形，直径16～40微米，有的壁稍厚，木栓细胞黄棕色。草酸钙方晶直径5～11微米。

干燥的带根全草，多缠扎成束。根长短粗细不等，主根圆柱状或圆锥状，表面灰褐色，具纵横皱纹，侧根多与主根垂直横生；主根坚硬，不易折断。茎藤状，粗1.5～2.5毫米，表面灰棕色，粗糙，小枝红棕色，较平滑；质坚，断面不平。气微，味淡。

选购秘诀

以干燥、洁净以及根、茎、叶全者为佳。

药用价值

将鸡骨草中的相思子碱腹腔注射，能降低小鼠肩部由葡萄球菌毒所引起的炎症反应。高浓度（1:500）可抑制羊血细胞的溶解。

鸡骨草还具有清热除湿、解毒止痛的功能，是治疗急、慢性肝炎的良药。

贮存要点	置于通风干燥处保存。
用法用量	内服：煎汤，9～15克，或入丸、散。外用：捣敷。
使用禁忌	本品种子有毒，不能入药，用时必须把豆荚全部摘除。

鸡骨草煲鳢鱼

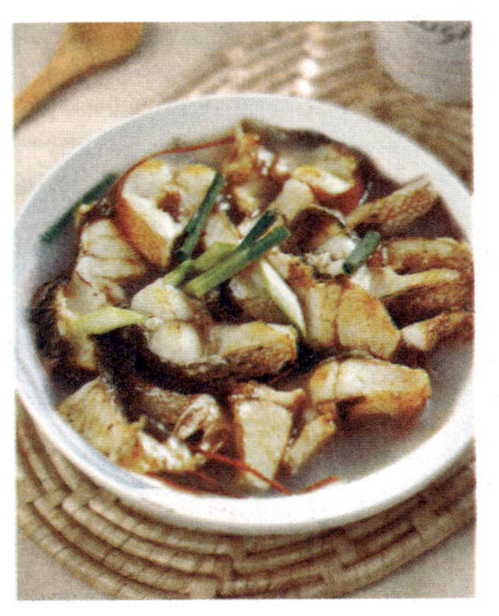

原料

鸡骨草200克，鳢鱼1条，姜片、葱段、食用油、盐各适量。

做法

鳢鱼处理干净，切块；鸡骨草泡发。油锅烧热，下鳢鱼块，煎至两面金黄。砂锅上火，放入水、姜片、鸡骨草煲40分钟，再放入鳢鱼块煮熟，调入盐，撒入葱段即可。

功效

清热解毒，常食此品能润肤除皱。

圣女果

别名 葡萄番茄、樱桃番茄。

性味 性微寒，味甘、酸。

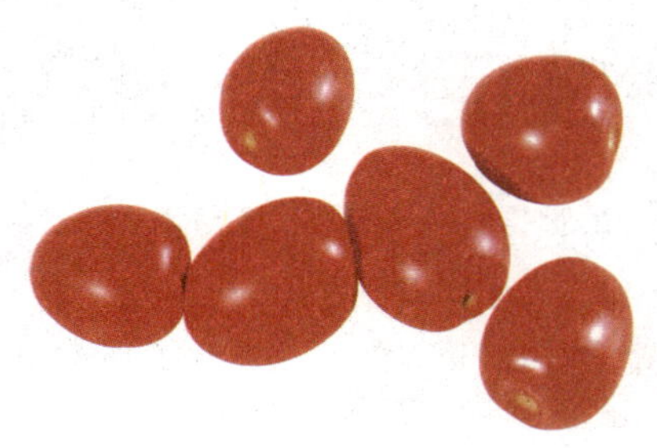

营养健康的“果中蔬菜”

来　源 番茄的品种之一。

主要产地 主要产于我国台湾地区，现在大部分地区都有种植。

功效主治 清热解毒、凉血平肝、降低血压、生津止渴、健胃消食等功效。患高血压、心脏病、肝炎、肾病者，如果坚持每天食用，对身体健康大有好处。

主要成分 除含有番茄的所有营养成分外，其维生素含量是普通番茄的1.7倍。

性状特征

果实直径约1～3厘米，鲜红碧透、味清甜、无核、口感好，营养价值高且风味独特，食用与观赏两全其美，深受广大消费者青睐。

选购秘诀

以颜色自然、软硬适中者为佳。

药用价值

据研究测定：每人每天食用20～50克圣女果，即可满足人体对多种矿物质的需要。圣女果含的“番茄素”，有抑制细菌的作用；含的苹果酸、柠檬酸和糖类，有助消化的功能，对肾炎患者有利尿作用。

圣女果还有美容效果，常吃具有使皮肤细滑、白皙的作用，可延缓衰老。它富含番茄红素，具有抗氧化功能，能防癌，且对动脉硬化患者有很好的食疗作用。

圣女果营养丰富且热量低，它丰富的酸性汁液可以帮助平衡皮肤的pH值。

贮存要点	置冰箱冷藏，一般情况可保存10天左右。
用法用量	鲜食为主，每天10个。
使用禁忌	胃酸过多者，空腹不宜吃圣女果，因为圣女果中含有大量的胶类物质、果质和可溶性收敛剂等，食后会引起胃胀痛。

草莓圣女果奶昔

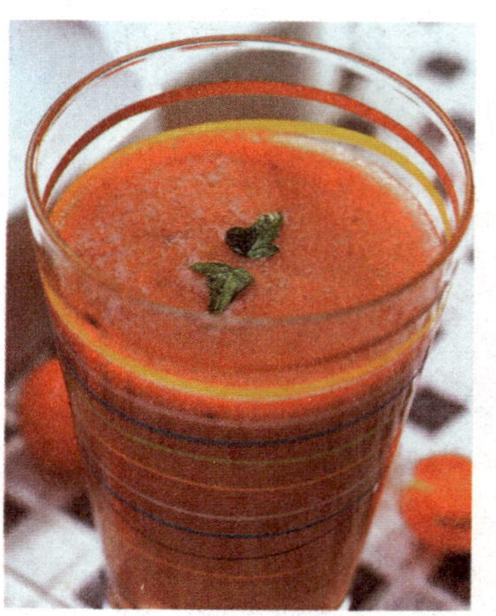

原料

草莓30克，圣女果100克，鲜奶100毫升，蜂蜜适量。

做法

草莓、圣女果洗净，去蒂，切成两半。把草莓、圣女果、鲜奶和蜂蜜放入果汁机内，搅打均匀即可。

功效

清热解毒，对食欲不振者有好处。

杨桃

别名 五敛子、五棱子、羊桃、星梨。

性味 性平，味酸、甘、涩。

肥胖症、心血管疾病患者适宜食用

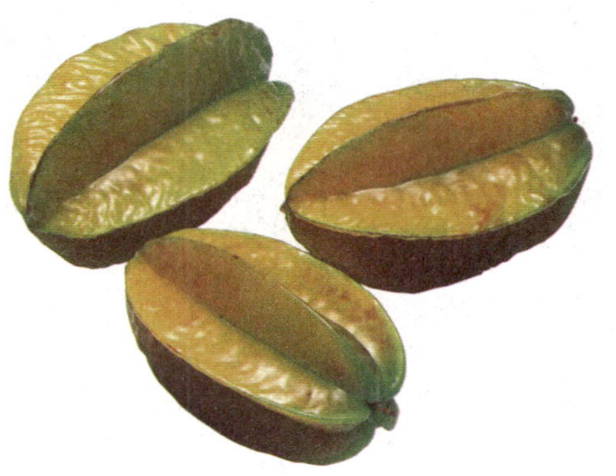

来　源 为酢浆草科植物杨桃的果实。

主要产地 主产于福建、广东、广西、云南等地。

功效主治 清热解毒、生津止咳、下气和中、开胃消食。用于咽痛口干、风热咳嗽、小便不利、痔疮出血等。

主要成分 含蔗糖、果糖、葡萄糖，还含有苹果酸、柠檬酸、草酸及维生素B_1、维生素B_2、维生素C、微量脂肪、蛋白质等。

性状特征

杨桃外观五菱形，未熟时绿色或淡绿色，熟时黄绿色至鲜黄色，单果重80克左右。皮薄如膜、纤维少、果脆汁多、甜酸可口、芳香清甜。杨桃可食率达92%以上。

选购秘诀

选购杨桃，以果皮光亮、果肉厚，皮色黄中带绿，棱边青绿为佳。

药用价值

杨桃可解内脏积热、清燥润肠、通大便，是肺、胃热者最适宜的清热果品。

杨桃果汁中含有大量的草酸、柠檬酸、苹果酸等，能提高胃液的酸度，促进食物的消化。

杨桃可以保护肝脏，降低血糖、血脂、胆固醇，减少机体对脂肪的吸收，对高血压、动脉硬化等疾病有预防作用。

杨桃中糖类、维生素C及有机酸的含量丰富，且果汁充沛，能迅速补充人体的水分，生津止渴，并使体内的热或酒毒随小便排出体外，消除疲劳感。

贮存要点	置冰箱冷藏。
用法用量	生食、榨汁或做成蜜饯食用。每次1个。
使用禁忌	凡脾胃虚寒或有腹泻症状的人应少食，无论生食或饮汁，最好不要冰冻或加冰食用。

杨桃紫苏梅甜汤

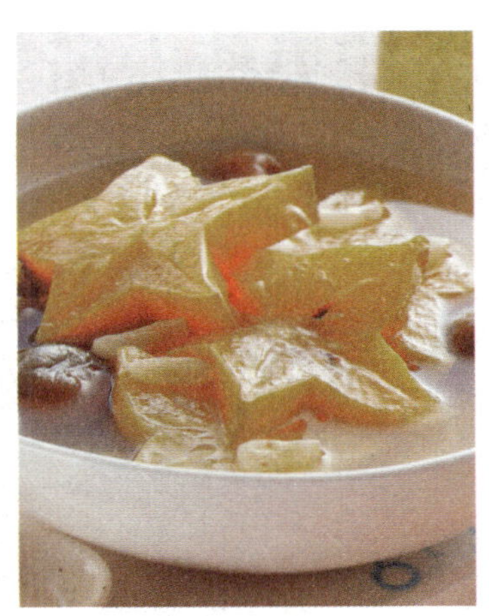

原料

杨桃1个，麦冬、天门冬各10克，紫苏梅汁5毫升，冰糖适量。

做法

麦冬、天门冬洗净，装入纱布袋；杨桃洗净、切片。将以上备好的原料一起放入锅中，加水以文火煮沸。取出纱布袋，加入紫苏梅汁、冰糖拌匀即可。

功效

健脾开胃，帮助消化。

无花果

别名 天生子、蜜果、文仙果、奶浆果、品仙果。

性味 性平，味甘。

树上结的甘甜点心

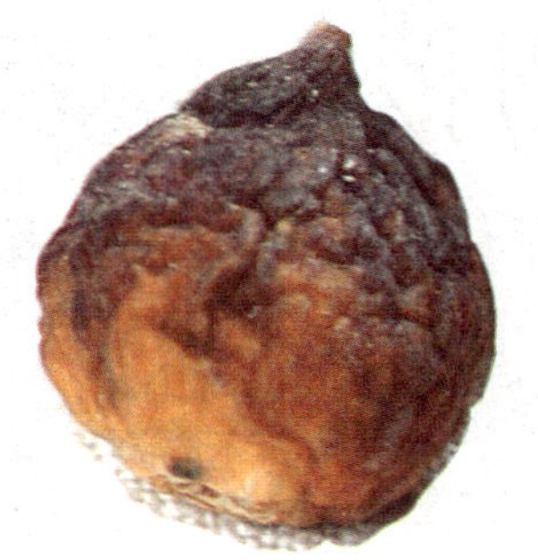

来　源 为桑科植物无花果的干燥花托。

主要产地 南方各地均产。

功效主治 健胃清肠、消肿解毒。用于食欲不振、脘腹胀痛、痔疮便秘、消化不良、脱肛、乳汁不足、咽喉肿痛、热痢、咳嗽多痰等症。

主要成分 无花果含有丰富的蛋白酶、淀粉酶、酵母素和多种微量元素、维生素等，尤其是维生素C的含量最高，是葡萄的20倍。另含枸橼酸、延胡索酸、琥珀酸、丙二酸、脯氨酸、草酸等。

性状特征

干燥的花托呈倒圆锥形或类球形，表面淡黄棕色至暗棕色、青黑色，有波状弯曲的纵棱线；顶端稍平截，中央有圆形凸起，基部较狭，带有果柄及残存的苞片。质坚硬，横切面黄白色，内壁着生众多细小瘦果，有时上部尚见枯萎的雄花。瘦果卵形或三棱状卵形，长1～2毫米，淡黄色，外有宿萼包被。气微、味甜。

选购秘诀

以青黑色或暗棕色，无霉、无蛀者为佳。

药用价值

无花果能使肠道各种有害物质被吸附并排出体外，具有净化肠道、润肠通便的作用。

无花果中含有脂肪酶、水解酶等成分，有降低血脂和分解血脂的功能，可减少脂肪在血管内的沉积，进而起到降血压、预防冠心病的作用。

无花果有抗炎消肿的功效，可利咽消肿。

贮存要点	置通风干燥处，防霉、防蛀。
用法用量	无花果除鲜食外,可加工成果干、果脯、果汁和用果汁酿酒等，或用于烹饪菜肴。鲜果每次50克，果干每次30克。
使用禁忌	脑血管意外、脂肪肝、正常血钾性周期性麻痹等患者不宜食用，大便溏薄者不宜生食。

无花果瘦肉汤

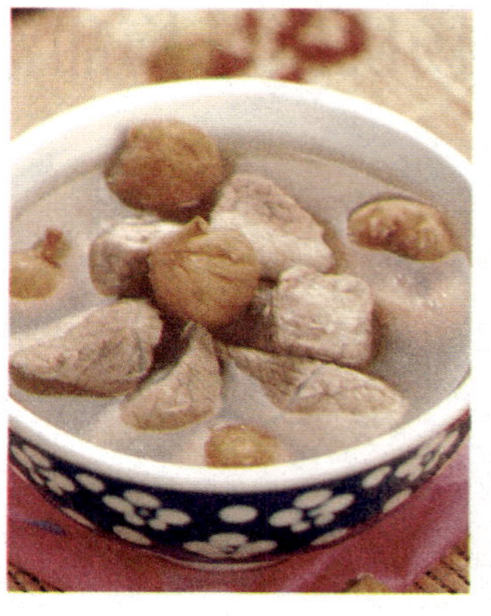

原料

瘦肉300克，无花果、白花蛇舌草各10克，盐适量。

做法

瘦肉洗净，切块，汆水；无花果洗净；白花蛇舌草洗净，煎汁。将瘦肉、无花果、药汁放入锅中，加水以武火烧沸，转文火慢炖至肉烂熟，加入盐调味即可。

功效

健胃润肠，防癌抗癌。

橄榄

别名 橄榄子、青橄榄、白榄、黄榄、甘榄。

性味 性平，味甘、涩酸。

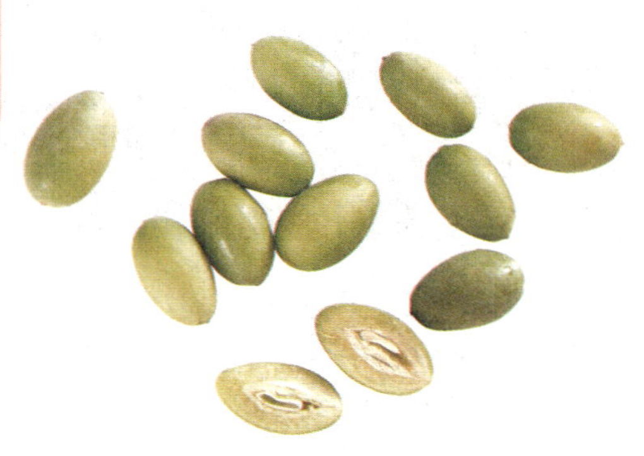

有“天堂之果”的美誉

来　源 为橄榄科植物橄榄的果实。

主要产地 主产于广东、广西、福建、四川等地。

功效主治 清肺、利咽、生津、解毒。治咽喉肿痛、烦渴、咳嗽吐血、菌痢、癫痫，解河豚毒及酒毒。

主要成分 果实含蛋白质1.2%、脂肪1.09%、碳水化合物12%、钙 0.204%、磷0.046%、铁0.0014%、抗坏血酸0.02%，种子含挥发油7%～8%，以及香树脂醇等。

性状特征

鲜橄榄呈梭形，两端钝圆，或渐尖。外表碧绿或黄绿色，存放较久者呈乌黄色，平滑、微带光泽。顶端有细小黑色的凸起，基部有果柄痕迹。果肉颇厚实，内面黄白而多汁液。果核呈梭形，棕褐色，质坚硬不易碎。核的横切面可见3个孔洞，其中各有一粒细长梭形的种子；种皮红棕色、种仁白色、油润、有香气、无臭，味涩、微酸，嚼之有回甜。

选购秘诀

以体大、肉厚、色灰绿、无乌黑斑者为佳。

药用价值

橄榄果肉含有丰富的营养，鲜食有益人体健康，特别是它含钙较多，对儿童骨骼发育有帮助。

新鲜橄榄有清热解毒、化痰消积的功效，可解煤气之毒、酒精中毒和鱼蟹之毒。

常吃橄榄则有润喉之功效，中医素来称橄榄为“肺胃之果”，对肺热咳嗽、咯血颇有益处。

贮存要点	成熟后新鲜食用，或制成干品保存。注意防虫蛀。
用法用量	生食、煎汤或制成果脯食用。每次3～5枚。
使用禁忌	色泽变黄且有黑点的橄榄说明已不新鲜，最好不要食用。市售色泽青绿色的橄榄果如没有一点黄色，可能是用矾水泡过，不宜食用。

萝卜橄榄粥

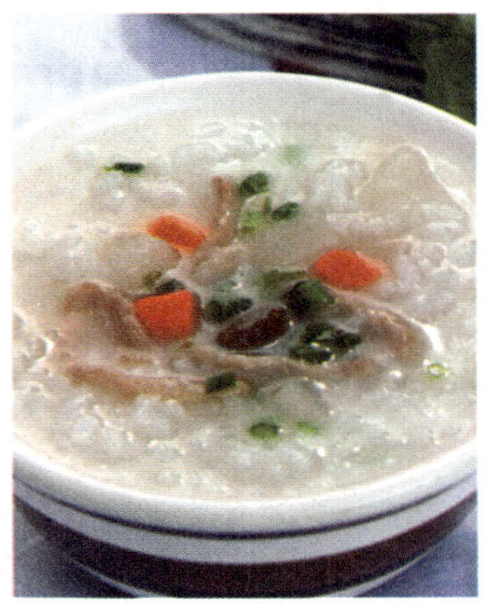

原料

糯米100克，白萝卜、胡萝卜各50克，猪瘦肉80克，橄榄20克，盐、葱花各适量。

做法

将所有食材洗净。白萝卜、胡萝卜去皮切丁；猪瘦肉切丝；糯米用清水泡好。糯米、橄榄、胡萝卜、白萝卜同入锅，加水煮至粥稠；下猪瘦肉熬至粥成，加盐、葱花调味即可。

功效

行气止痛，通便解滞。

小白菜

别名 白菜、夏菘、江门白菜、油白菜。

性味 性平，味甘。

富含维生素和矿物质的保健佳蔬

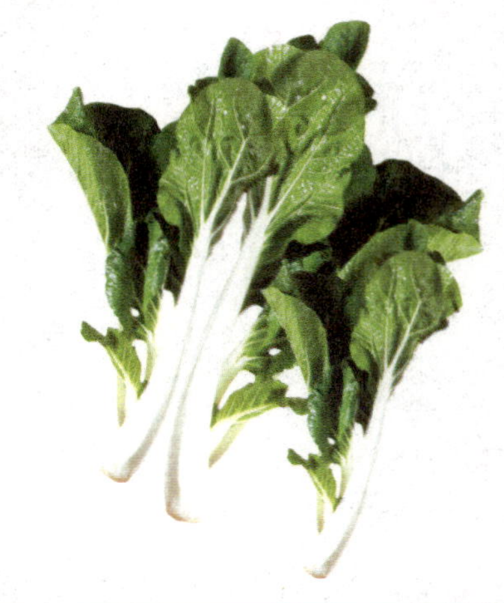

来　源 为十字花科植物青菜的幼株。

主要产地 全国大部分地区均有种植。

功效主治 解热除烦、通利肠胃。治肺热咳嗽、便秘、丹毒。

主要成分 每100克小白菜可食部分含蛋白质1.1克、脂肪0.1克、碳水化合物2克、粗纤维0.4克、灰分0.8克、钙86毫克、磷27毫克、铁1.2毫克、胡萝卜素1.03毫克、维生素$B_1$0.03毫克、维生素$B_2$0.08毫克、烟酸0.6毫克、抗坏血酸36毫克。

性状特征

一年生或二年生草本植物，全部秃净。基生叶坚挺而亮，倒卵形或阔倒卵形，全缘或有不明显的钝齿，基部渐狭成宽柄。茎生叶基部垂耳形，抱茎。花淡黄色，聚生于总状花序之顶端，且冠盖未开放的花芽。萼片4，分离，花瓣4，成十字形排列。雄蕊通常6枚，4强。子房上位，柱头状。角果细长，长3～7厘米，厚3～4毫米，顶端渐狭而成长8～12毫米的喙。

选购秘诀

以叶小、新鲜翠绿、无虫害痕迹者为佳。

药用价值

小白菜中含有的丰富矿物质能够促进人体骨骼的发育，增强机体的造血功能和加速人体的新陈代谢，其中含有的胡萝卜素、烟酸等营养成分，是维持生命活动的重要物质。

小白菜富含B族维生素，具有缓解精神紧张的功能。考试前多吃小白菜，有助于保持平静的心态。小白菜富含抗过敏的维生素A、B族维生素、维生素C、钾、硒等，有助于荨麻疹的消退。

贮存要点	冰箱冷藏。
用法用量	多为炒食或煮汤。每餐70克。
使用禁忌	气虚胃冷者不可多食，不可冷食。

小白菜萝卜粥

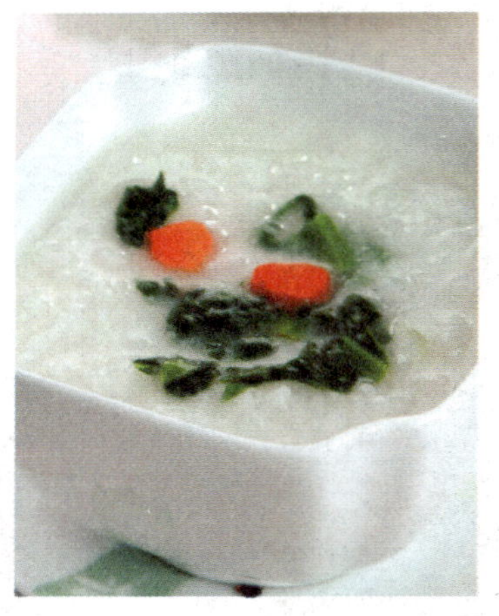

原料

粳米100克，小白菜30克，胡萝卜少许，盐、香油各适量。

做法

小白菜洗净切碎；胡萝卜洗净、去皮、切块。粳米泡发洗净，入锅，注水，以武火煮至米粒绽开；放入胡萝卜、小白菜，转文火煮至粥成，放入盐、香油拌匀即可。

功效

清热解毒，补气运脾，消食止渴。

竹笋

别名 竹芽、竹萌、竹胎、菜竹、笋子、竹肉、玉兰片。

性味 性微苦、寒，味甘。

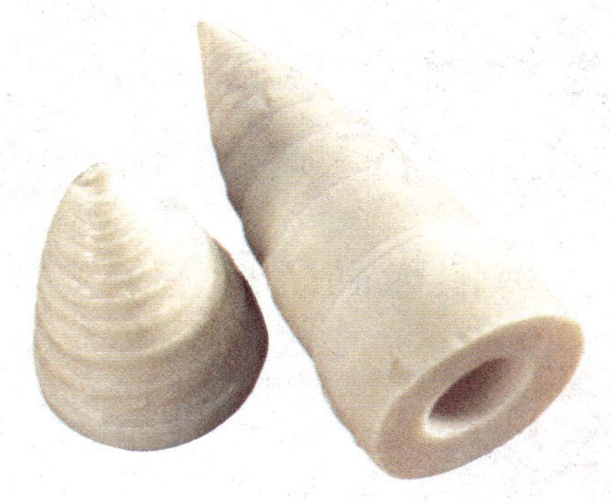

甘甜美味的“素食之王”

来　源 禾本科多年生植物的幼芽。有圆笋、毛笋、冬笋、青笋、鞭笋等。

主要产地 毛笋多产于浙江、福建山区，青笋出于云贵山区。

功效主治 清热解毒、止咳消痰、开胃健脾、透疹解酒、利尿通便。对食积、咳嗽、麻疹透发不畅、尿少、腹水、水肿、便秘症均有良好疗效。

主要成分 竹笋含有丰富的植物蛋白、脂肪、糖类，还含有大量的胡萝卜素、维生素B_1、维生素B_2、维生素C和钙、磷、铁、镁等。

性状特征

为禾本科竹亚科植物苦竹、淡竹、毛竹等的苗。长江流域及南方各地均有分布。春、冬季采取，去壳鲜用或贮存备用。

选购秘诀

一要看根部，根部的“痣”要红，“痣”红的为笋鲜嫩，“痣”色深紫的笋比较老；二要看节，节与节之间距离越近，笋越嫩；三要看壳，外壳色泽鲜黄或淡黄略带粉、笋壳完整且饱满光洁者质量较好；四要手感饱满，肉色洁白如玉。

药用价值

竹笋中含有抗癌作用的多糖，并且镁和膳食纤维的含量较高，可防治大肠癌、肥胖症。

竹笋是低脂肪、低糖、多膳食纤维的食物，可吸附大量的油脂，所以肥胖的人经常吃竹笋，进食的油脂会因它的吸附而降低胃肠道对脂肪的吸收和积蓄，从而达到减肥的目的，并能减少高脂血症的发生。

贮存要点	水煮后去皮放在冰箱里。但是装竹笋的密封容器内必须装水,每天更换一次干净的水，大约可保存一星期。
用法用量	竹笋去壳鲜用，其素炒、荤炒均可。还可用竹笋制成笋干、熏笋干、笋脯、笋玉兰片等。每餐200~500克。
使用禁忌	上消化道出血、消化道溃疡、食道静脉曲张、尿路结石者忌食。

茶鸡竹笋汤

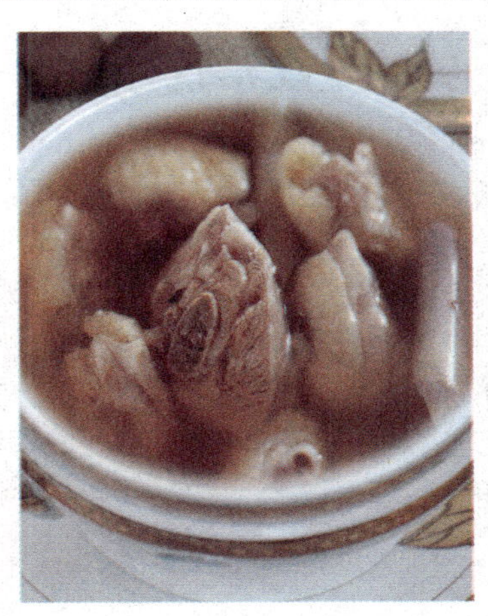

原料

鸡腿2只，竹笋300克，乌龙茶叶15克，盐适量。

做法

鸡腿洗净、剁块、汆水；竹笋洗净、切块。将鸡腿、竹笋、乌龙茶叶和水放入炖锅，以文火炖两小时，最后加盐调味即可。

功效

清热除痰，消渴利气，帮助消化。

苋菜

别名 青香苋、红苋菜、野刺苋、米苋。

性味 性凉，味微甘。

营养价值极高的野生菜

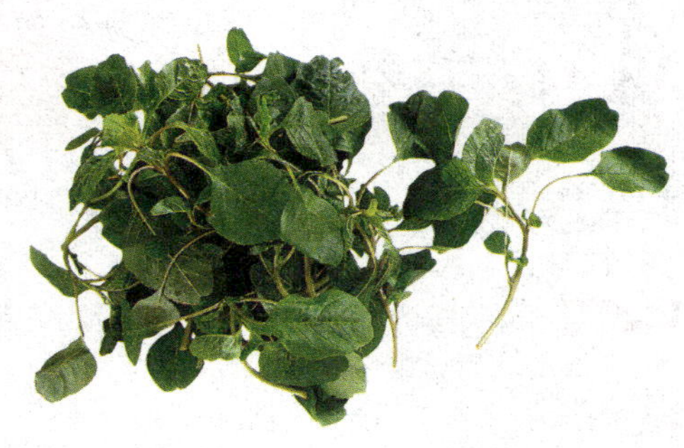

来　源 为苋科植物苋的幼苗及嫩叶茎。

主要产地 全国大部分地区均有。

功效主治 清热利湿、凉血止血、止痢。主治赤白痢疾、二便不通、目赤咽痛、鼻衄等病症。

主要成分 每100克苋菜可含水90.1毫升、蛋白质1.8克、脂肪0.3克、碳水化合物5.4克、粗纤维0.8克、灰分1.6克、胡萝卜素1.95毫克、烟酸1.1毫克、维生素C28毫克、钙180毫克、磷46毫克、铁3.4毫克、钾577毫克、钠23毫克、镁87.7毫克、氯160毫克。

性状特征

苋菜具有发达的直根系，分布很广。茎直立肥大，绿色或紫红色，成株高达1米以上，分枝少，叶互生，全缘，先端尖或钝圆。叶形有披针形、长卵圆形。叶面平滑或皱缩，叶黄绿色、绿色、紫红或绿色间紫色。

选购秘诀

以颜色鲜艳、枝叶肥嫩，无变色发黄者为宜。

药用价值

清热解毒，明目利咽

苋菜可清利湿热、清肝解毒、凉血散淤，对湿热所致的赤白痢疾及肝火上炎所致的目赤目痛、咽喉红肿等，均有一定的辅助治疗作用。

促进儿童生长发育

苋菜中铁的含量是菠菜的1倍，钙的含量则是菠菜的3倍，且不含草酸。因此，苋菜能促进小儿的生长发育。

贮存要点	新鲜食用为好。
用法用量	做汤、凉拌、炒食均可，每餐80～100克。
使用禁忌	苋菜性寒凉，阴盛阳虚体质、脾虚便溏或慢性腹泻者，不宜食用。

苋菜豆腐汤

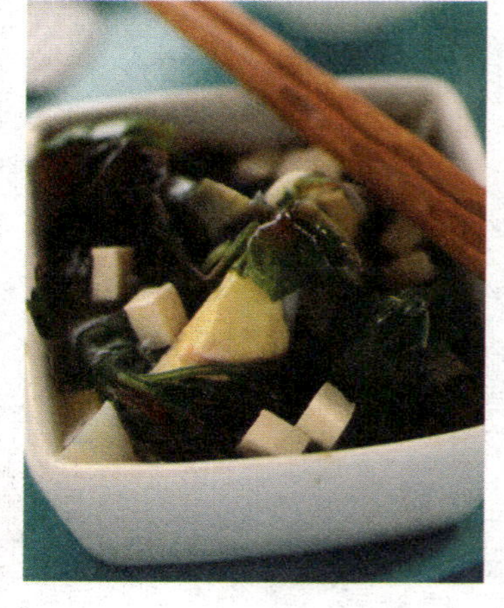

原料

苋菜400克，水发海米20克，豆腐250克，蒜泥、食用油、盐适量。

做法

苋菜洗净、余水、沥干；海米泡发、切末；豆腐切丁。油锅烧热，煸香蒜泥，下海米和豆腐，加少许盐焖1分钟；再加水和适量盐煮沸，下苋菜烫熟即可。

功效

清热解毒，生津润燥。

雪里蕻

别名 雪菜、雪里红、春不老、霜不老。

性味 性温，味甘、辛。

特别适合劳动者、食欲不振者食用

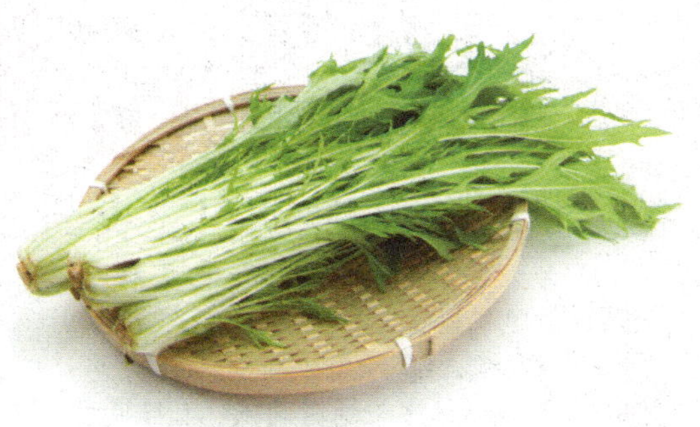

来　源 为十字花科植物芥菜的嫩茎叶，是芥菜类蔬菜中叶用芥菜的一个变种。

主要产地 全国多数地区均有产。

功效主治 解毒消肿、开胃消食、温中利气、明目利膈。主治疮痈肿痛、胸膈满闷、咳嗽痰多、耳目失聪、牙龈肿烂、便秘等病症。

主要成分 每100克雪里蕻含水91.5毫升、蛋白质2.8克、脂肪0.6克、碳水化合物3.6克、钙23.9毫克、磷64毫克、铁3.4毫克、维生素$B_1$0.07毫克。

性状特征

叶片较小，叶绿，有锯齿或深缺裂，叶柄细而圆，叶色有黄绿色、绿色、紫色等，一般品种可以分生数十条侧枝，叶形变异较大。

选购秘诀

以新鲜、完整、无烂叶者为佳。

药用价值

醒脑提神

雪里蕻含有大量的抗坏血酸，是活性很强的还原物质，能增加大脑中氧含量，激发大脑对氧的利用，有醒脑提神、解除疲劳的作用。

解毒消肿

雪里蕻有解毒之功，能抗感染和预防疾病的发生，抑制细菌毒素的毒性，促进伤口愈合。

开胃消食

雪里蕻腌制后能促进胃、肠消化功能，增进食欲，可用来开胃，帮助消化。特别适合食欲不振者食用。

贮存要点	制成咸菜后保存的时间可久一些。
用法用量	可清炖、煮食。每餐100克左右。
使用禁忌	雪里蕻含大量膳食纤维，不易消化，小儿消化功能不全者不宜多食。本品易生火，患有痔疮、便血及眼疾患者应少食。

雪里蕻炒肉末

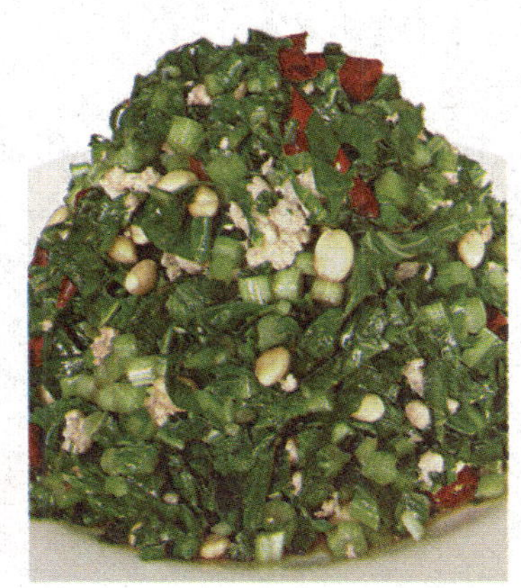

原料

雪里蕻200克，猪肉馅80克，黄豆20克，干辣椒、食用油、盐、酱油各适量。

做法

雪里蕻洗净切碎；猪肉馅洗净；黄豆提前泡发；干辣椒洗净切段。油锅烧热，下肉末翻炒，加酱油炒熟盛出。爆香干辣椒，下黄豆、雪里蕻炒熟，加肉末炒匀，加盐调味即可。

功效

解毒消肿，清热除烦。

香椿

别名 山椿、虎目树、虎眼、大眼桐。

性味 性凉，味苦。

健胃理气、润肤明目之良药

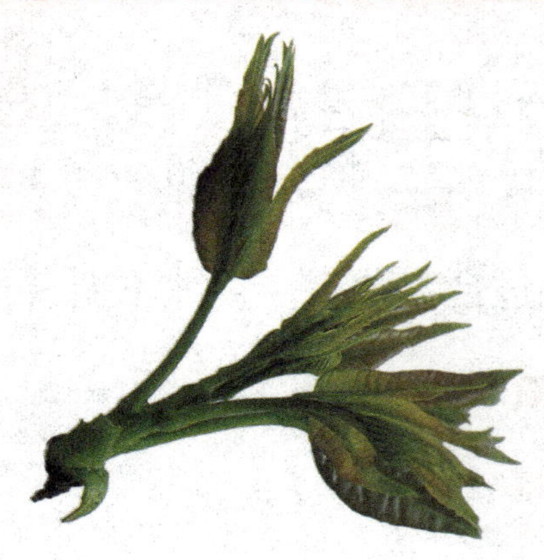

来　源 为楝科植物香椿春天生长的嫩芽、叶。

主要产地 中国大部分地区有种植。

功效主治 清热解毒、健胃理气、润肤明目、杀虫。主治疮疡、脱发、目赤、肺热咳嗽等病症。

主要成分 每100克香椿中含蛋白质9.8克（居群蔬之冠）、钙143毫克、维生素C115毫克（仅次于辣椒）、磷135毫克、胡萝卜素1.36毫克、维生素$B_2$1.50毫克、铁4.5毫克、粗纤维1.56克。

性状特征

树干高达15～18米，最高达30米左右，为落叶乔木。一年生枝条为暗黄灰色，有光泽，叶痕圆而大。冬季树叶脱落，春季由枝条上发出嫩芽，外部包以鳞片，内有很短的嫩茎及未展开的嫩叶，长度10厘米左右，即可采摘供应市场。叶互生，偶数羽状复叶，有小叶8～9对，小叶披针形，全缘（或有浅锯齿），叶面鲜绿色，叶背暗绿色，叶柄红色，有浅沟，基部肥大。

选购秘诀

以叶片完整，色正、鲜嫩、香味浓郁、无腐烂者为佳。

药用价值

涩血、止痢、止崩

香椿能燥湿清热，收敛固涩，可用于久泻久痢，肠痔便血，崩漏带下等病症。

祛虫疗癣

香椿具有抗菌消炎、杀虫的作用。

抗衰老、滋阴壮阳

香椿中还含有性激素物质，有抗衰老和滋阴壮阳的作用，对不孕不育症有一定的疗效。

贮存要点	防水、忌晒，置于阴凉通风处。
用法用量	可炒食、腌制或生拌均可。每餐30～50克。
使用禁忌	有慢性疾病的患者宜少食或不食。

香椿炒鸡蛋

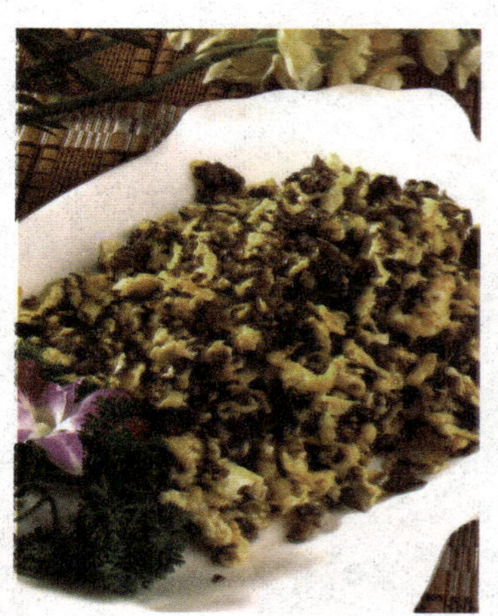

原料

香椿250克，鸡蛋3枚，食用油、盐适量。

做法

将香椿洗净、氽水，捞出切碎。鸡蛋磕入碗内搅匀。油锅烧热，倒入鸡蛋炒至成块，投入香椿炒匀，加入盐，炒至鸡蛋熟而入味，即可出锅。

功效

滋阴润燥，泽肤健美。

茶叶

别名 苦茶、茗、腊茶、茶芽。

性味 性凉，味甘、苦。

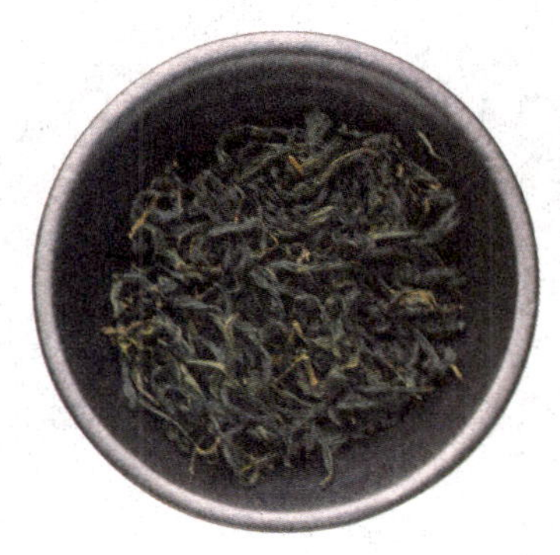

备受推崇的普及型保健饮品

来　源 山茶科植物茶的芽叶。

主要产地 江苏、安徽、浙江、江西、湖北、四川、贵州、云南、陕西等地均有栽培。

功效主治 清头目、除烦渴、化痰、消食、利尿、解毒。治头痛、目昏、多睡善寐、心烦口渴、食积痰滞。

主要成分 茶中含有丰富的维生素、单宁酸及钾、钙、镁、磷等矿物质，还有挥发油等成分。

性状特征

常绿灌木，有时呈乔木状。单叶互生，长椭圆形或椭圆状披针形，或倒卵状披针形，先端渐尖，有时稍钝，基部楔形，边缘有锯齿，质厚，老则带革质，上面深绿色，有光泽，平滑无毛，下面淡绿色，羽状网脉，幼叶下面具短柔毛；叶柄短，略扁。花腋生，1～3朵，具有花柄，微垂。总苞2，萼片5，宿存，深绿色；花瓣5，白色，稍有香气，近圆形或广倒卵形。雄蕊多数，排列成多轮。雌蕊居于中央，子房上位。

选购秘诀

以气味清香、触之干燥、色泽鲜明者为好。

药用价值

茶叶中的咖啡因能兴奋高级神经中枢，使精神兴奋、思想活跃，消除疲劳。过量则引起失眠、心悸、头痛、耳鸣、眼花等不适症状。

直接兴奋心脏，扩张冠状血管。对血管运动中枢、迷走神经中枢也有兴奋作用。

茶碱能松弛平滑肌，用以治疗支气管哮喘、胆绞痛等。咖啡因还能加强横纹肌的收缩能力。

贮存要点	置于密闭、阴凉、干燥处保存。
用法用量	内服:煎汤，3～9克；泡茶或入丸、散。外用：研末调敷。
使用禁忌	失眠者忌服，哺乳期、妊娠期妇女不宜喝茶。饮茶不宜过浓，饭后不宜立即饮茶，服药不宜用茶水。

茶叶粥

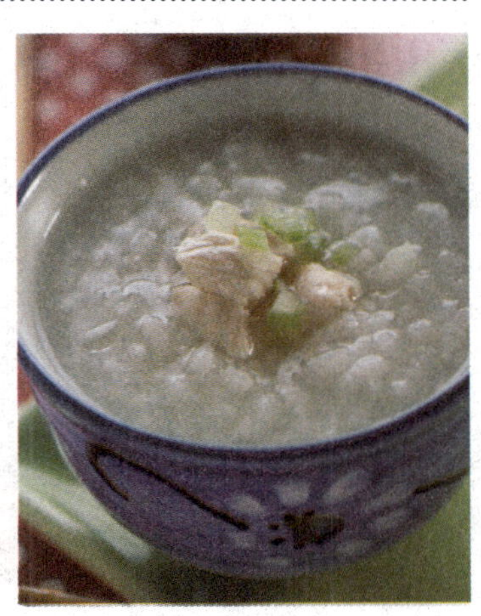

原料

茶叶15克，粳米100克，鸡肉、盐各适量。

做法

取茶叶先煮15分钟，取浓汁约500毫升。在茶叶浓汁中加入粳米、鸡肉，再加入适量水，同煮为粥，加盐调味即可。

功效

清热解毒，利尿消肿，益气提神，适用于肠炎。

河蚌

别名 河歪、河蛤蜊。

性味 性寒，味甘、咸。

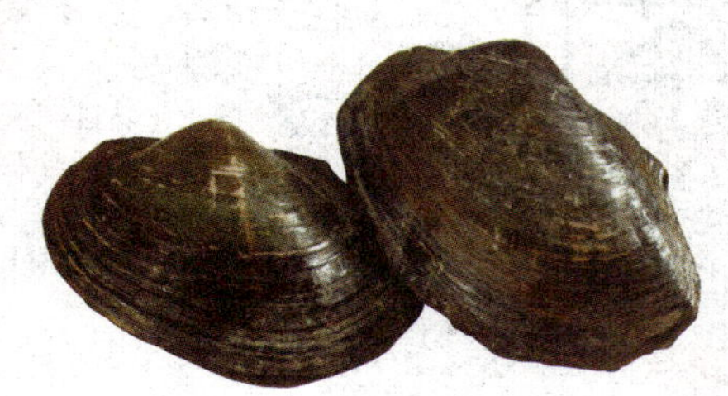

清热解毒、滋阴明目

来　源 为蚌科动物背角无齿蚌或褶纹冠蚌、三角帆蚌等蚌类的肉。

主要产地 主产于我国的沿海地区。

功效主治 清热滋阴、明目解毒。治烦热、消渴、血崩、带下、痔瘘、目赤、湿疹。

主要成分 各部分含钙量不同，例如内鳃板含钙10.90%、外鳃板含钙8.42%、壳肌含钙1.24%、脚含钙1.07%。

性状特征

河蚌外形呈椭圆形和卵圆形。壳质薄，易碎。两壳膨胀，后背部有时具后翼。壳顶宽大，略隆起，位于背缘中部或前端。壳面光滑，具同心圆的生长线或从壳顶到腹缘的绿色放射线。胶合部窄，无齿。卵在春季受精，约2个月可发育成钩介幼虫排出体外。卵若在秋季受精，次年春季发育成钩介幼虫排出体外，并寄生在鱼体上，待发育成幼蚌后脱离鱼体，沉入水底。

选购秘诀

新鲜的河蚌，蚌壳盖是紧密关闭，用手不易掰开，闻之无异臭的腥味，用刀打开蚌壳，内部颜色光亮，肉呈白色。

药用价值

蚌肉滋阴明目、清热解毒。主治妇女血崩、痔漏、糖尿病、支气管炎和烫伤等症。有助于保养皮肤，保持皮肤弹性和光泽；蚌壳粉性寒，有清热、化痰、止呕的功效；珍珠母（蚌壳内珠光层的疙瘩）有平肝、镇静、治眩晕的作用。

贮存要点	新鲜食用为好。
用法用量	蚌味鲜甜，肉质爽脆，可煮汤、煮粥、炒食等。外用时，可用蚌汁涂痔肿。
使用禁忌	蚌肉性寒，多食易伤脾胃、阳气，故外感未清、脾胃虚寒、便溏泄泻者应忌服。

灵芝河蚌

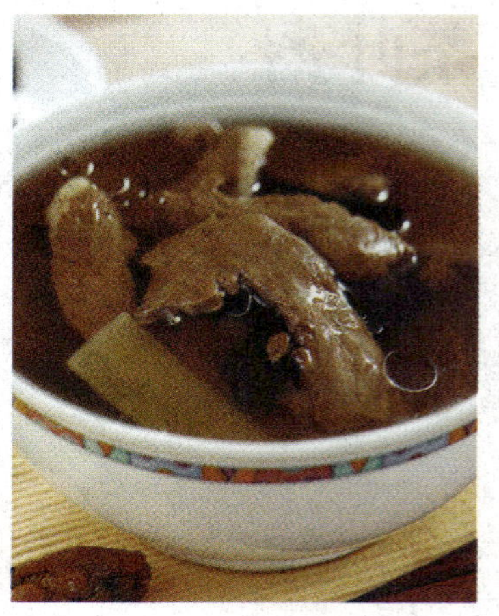

原料

灵芝25克，河蚌肉250克，料酒、盐、胡椒粉、酱油、葱段、姜片、食用油各适量。

做法

灵芝洗净，先煎取汁；河蚌肉洗净。油锅烧热，下蚌肉煸炒至变色；再加入灵芝煎汁、料酒、盐、酱油、胡椒粉、葱段、姜片和适量水，烧至蚌肉熟而入味即可。

功效

提高人体抗病防病能力。

清退虚热类

主要治疗阴阳气血虚亏引起的发热，骨蒸劳热等。

地骨皮

别名 地节、枸杞根，苟起根。

性味 性寒，味甘。

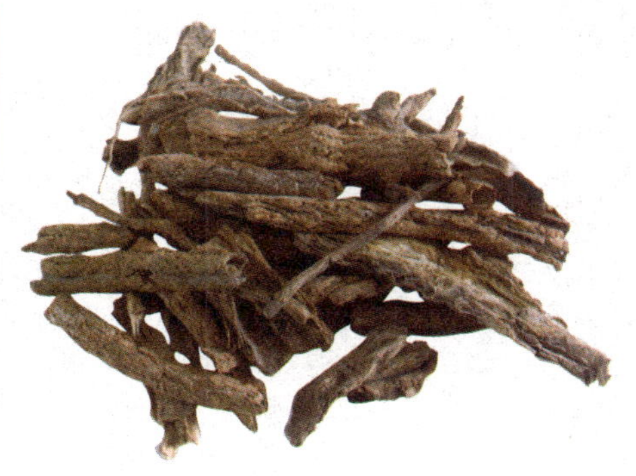

退虚热、降火的常用药

来　源 为茄种植物枸杞等的根皮。

主要产地 全国大部分地区有生产。

功效主治 清热凉血，治虚劳、潮热、盗汗、肺热咳喘、吐血、衄血、血淋、消渴、高血压、痈肿、恶疮。

主要成分 根皮含桂皮酸和多量酚类物质、甜菜碱。也有报道，甜菜碱只含于枸杞的叶和果实中，不存在于根皮。根中尚含抑制硫胺素活性的物质，这种抑制作用可被半胱氨酸及维生素C解除。地骨皮中尚分离得谷甾醇、亚油酸、亚麻酸、卅一酸等。

性状特征

干燥根皮为短小的筒状或槽状卷片，大小不一，一般长3～10厘米，宽0.6～1.5厘米，厚约3毫米。外表面灰黄色或棕黄色，粗糙，有错杂的纵裂纹，易剥落。内表面黄白色，较平坦，有细纵纹。质轻脆，易折断，断面不平坦，外层棕黄色，内层灰白色。微臭、味微甘。

选购秘诀

以块大、肉厚、无木心与杂质者为佳。

药用价值

对心血管系统的作用

地骨皮的浸剂、酊剂及煎剂对麻醉犬、猫、兔静脉注射均有明显的降压作用，并伴有心率减慢和呼吸加快，浸剂的作用似优于煎剂，反复给药可产生程度不等的快速耐受现象。

降血糖作用

给家兔灌服地骨皮煎剂，先使血糖短时间升高，然后持久降低，4～8小时后尚未恢复。对于注射肾上腺素引起的高血糖并无明显对抗作用。家兔皮下注射浸膏，血糖亦降低。

解热作用

地骨皮对人工发热家兔有显著退热作用。其乙醚提取物及乙醇提取后残渣之水提取物并无作用，而乙醇提取物、水提取物或乙醚提取后残渣的水提取物皆有作用。其解热作用比氨基比林弱，约与其他解热药相等。

降压作用

通过直接扩张血管，有中等程度的降压作用。

其他作用

用于治疗一般的虚热和痨热。治有汗的骨蒸，配鳖甲、知母等，方如地骨皮汤；用于肺热喘咳，包括急性支气管炎、肺炎等的肺热咳嗽，配桑白皮、甘草等，方如泻白散。此方尤其适用于儿童。

贮存要点	置干燥容器内。
用法用量	内服：煎汤，3～10克；或入丸、散。外用：煎水含漱、淋洗，研末撒或调敷。
使用禁忌	外感风寒所引起的发热不要用本品，脾胃虚寒、便溏者忌服。

青蒿

别名 蒿、草蒿、野兰蒿、黑蒿、白染艮。

性味 性寒，味苦、微辛。

清退虚热之常用药来源

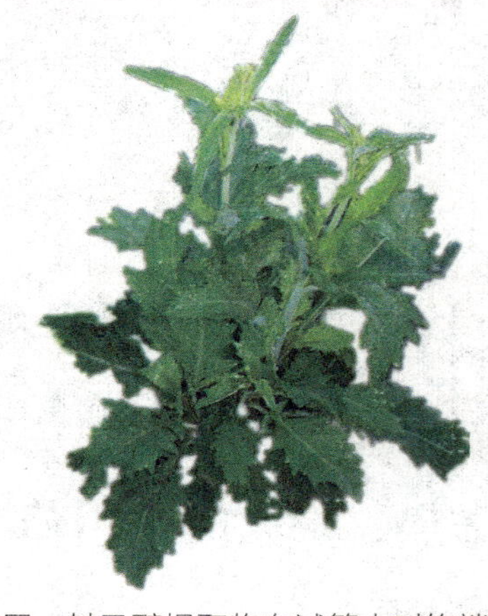

来　源 为菊科植物青蒿或黄花蒿的全草。

主要产地 全国大部分地区均产。

功效主治 清热解暑、除蒸。治温病、暑热、骨蒸劳热、疟疾、痢疾、黄疸、疥疮、瘙痒。主要用于清解虚热、暑热。

主要成分 青蒿含有苦味质、挥发油、青蒿碱、维生素A。

性状特征

青蒿的干燥全草，长60～90厘米。茎圆柱形，表面黄绿色或绿褐色，有纵向的沟纹及棱线，全体无毛、质轻、易折断，断面呈纤维状，黄白色，中央有白色疏松的髓。叶片部分脱落，残存的叶皱缩卷曲，绿褐色，质脆易碎。气香、味微苦。

选购秘诀

以质嫩、色绿、气清香者为佳。

药用价值

抑菌

青蒿水浸剂（1:3）在试管内对某些皮肤真菌有抑制作用。其乙醇提取物在试管内对钩端螺旋体的抗菌浓度为7.8毫克/毫升，效力与连翘、黄柏、蚤休相似，而弱于黄连、荔枝草、黄芩与金银花。

解热发汗

尤其适宜于清解暑热，以及解“弛张热”和原因不明的久热，但在高热和热病进展期，解热效果不甚显著。

止血

青蒿对鼻出血和紫斑有一定治疗效果。

贮存要点	药材置于通风干燥处保存。
用法用量	内服：煎汤，5～15克。或入丸、散。外用：捣敷或研末调敷。
使用禁忌	产后血虚、内寒作泻及饮食停滞、泄泻者勿用。

青蒿粥

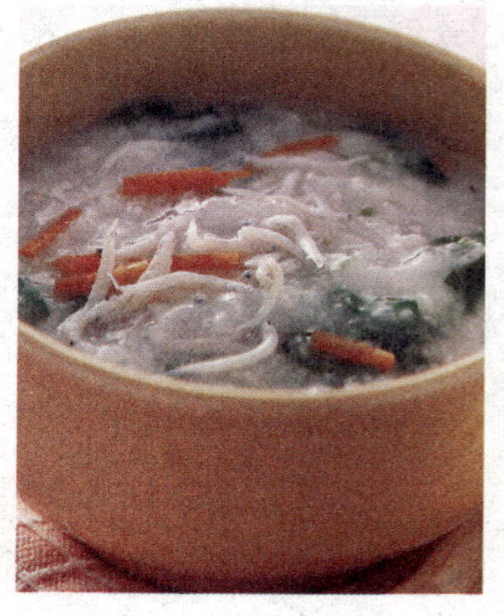

原料

鲜青蒿100克，粳米50克，胡萝卜、白糖适量。

做法

鲜青蒿洗净，粳米淘洗干净，胡萝卜洗净切丝。青蒿、粳米、胡萝卜丝一同入锅，加适量水，用武火煮沸，再转为文火慢熬，直至粥熟汤稠为止，加白糖调味即可。

功效

清热退烧，除瘴杀疟。

银柴胡

别名 银胡、山菜根、山马踏菜根。

性味 性凉，味甘、苦。

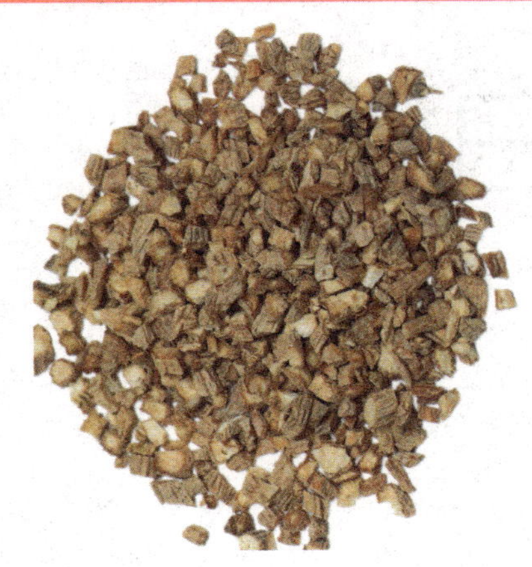

退虚热之良药

来　源 为石竹科植物银柴胡的根。

主要产地 主产于陕西、甘肃、宁夏以及内蒙古。

功效主治 清热凉血。治虚劳骨蒸、阴虚久疟、小儿疳热、羸瘦。为治虚热和疳热的常用药，因能退热而不苦泄，被认为是“虚热之良药”。

主要成分 银柴胡根含三萜皂苷，苷元是棉根皂苷元。

性状特征

干燥的根呈圆柱形，长15～40厘米，直径1～2.5厘米。根头顶端有多数细小疣状凸起，为地上茎痕，密集而发白，习称“珍珠盘”。下端略细，少数有分歧。表面黄棕或带灰棕色，有扭曲的纵纹及支根痕，并可见多数圆形小孔，习称“沙眼”，近根头处尤多，自此处折断，断面有棕色花纹。质松脆，折断时有粉尘飞出，断面粗糙，有空隙，中有大量黄白色相间的放射状花纹。气微、味甘、微苦。

选购秘诀

以条长、外皮淡黄棕色、断面黄白色者为佳。

药用价值

同属植物太平洋丝石竹内提取的三萜皂苷，给家兔在形成动脉粥样硬化的同时或以后每天内服，可降低血清胆固醇浓度，使胆固醇、脑磷脂系数降低，并使主动脉类脂质含量降低。

皂苷可作用于血浆脂蛋白，阻止胆固醇的酯化及其在血管壁的沉积。

此外，凡阴虚发热、盗汗骨蒸者，多与地骨皮、秦艽、鳖甲、青蒿等相配。

贮存要点	置干燥处，防蛀。
用法用量	内服：煎汤，3～9克。或入丸、散。
使用禁忌	外感风寒及血虚无热者忌服。

银柴胡粥

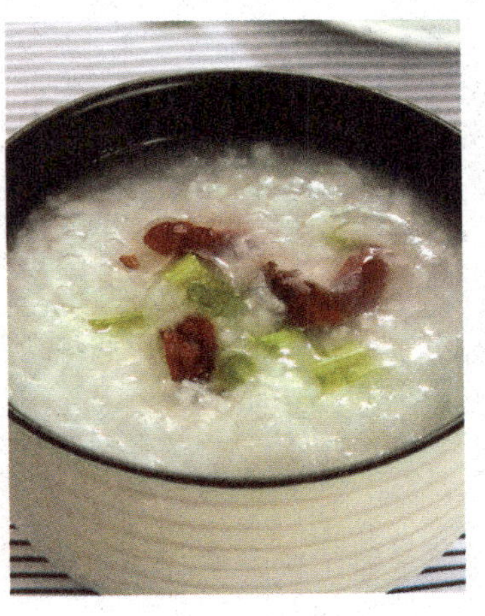

原料

粳米60克，马齿苋25克，银柴胡、赤芍、延胡索、山楂条各10克，大枣10枚，白糖适量。

做法

银柴胡、马齿苋、赤芍、延胡索洗净，先煎取汁。将药汁、粳米、大枣放入锅中，加水煮至粥熟，加山楂条、白糖调匀即可。

功效

清热除湿，化淤止痛。

白薇

别名 春草、芒草、白微、白幕、薇草、骨美、龙胆白薇。

性味 性寒，味苦、咸。

清血热之常用药

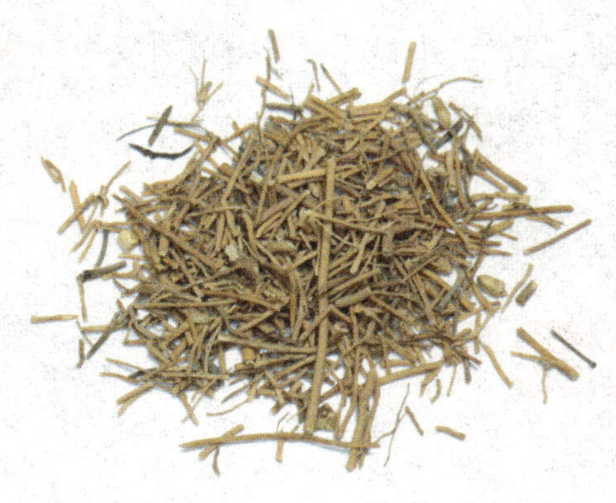

来　源 为萝藦科植物直立白薇或蔓生白薇的根。在广东是用白薇草的全草，去花、晒干后入药。

主要产地 主产于山东、辽宁、安徽。此外，湖北、江苏、浙江、福建、甘肃、河北、陕西等地亦产。

功效主治 解热、利尿。用于热病邪入营血、身热经久不退、肺热咳嗽，以及阴虚内热、产后虚热等症。

主要成分 直立白薇根含白薇素、挥发油、强心苷。

性状特征

干燥根茎类圆柱形，略横向弯曲，呈结节状，表面灰棕色至棕色。质坚脆，易折断，断面略平坦，类白色。根呈细长圆柱状，有时弯曲或卷曲，丛生于根茎上，形如马尾，表面黄棕色，有细纵皱。质脆，易折断，折断时有粉飞出。断面略平坦，类白色至浅黄棕色，皮部发达，木部很小，仅占直径的1/3。气微弱、味苦。

选购秘诀

以根色黄棕、粗壮、条匀、断面白色、实心者为佳。

药用价值

白薇既能清实热，又能清虚热。白薇与银柴胡、地骨皮、青蒿等的功效相近，都能用于清虚热，故这四味药之间，经常配合应用。

此外，治肺热咳嗽，可与前胡、枇杷叶等同用。用于产后体虚发热，汗出过多而致头昏者，常配其他滋阴药，方如白薇汤。

贮存要点	储于干燥容器内。
用法用量	内服：煎汤，8~20克；或入丸、散。
使用禁忌	凡伤寒及流行热病，或汗多亡阳过甚；或内虚不思食，食亦不消。或下后内虚，腹中觉冷。或因下过甚，泄泻不止，皆不可服。血热相宜，血虚则忌。

白薇汤

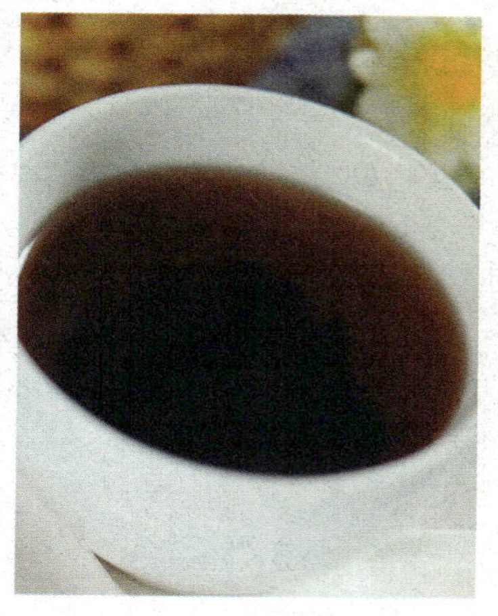

原料

当归15克，白薇、党参各9克，甘草6克。

做法

将所有药材洗净，放入煮锅中，加水至没过所有药材，先用武火煮沸，然后转文火续煮30分钟左右，即可滤渣饮用。

功效

防治产后血虚、发热、晕厥。

常见清热药物食物食用宜忌

决明子

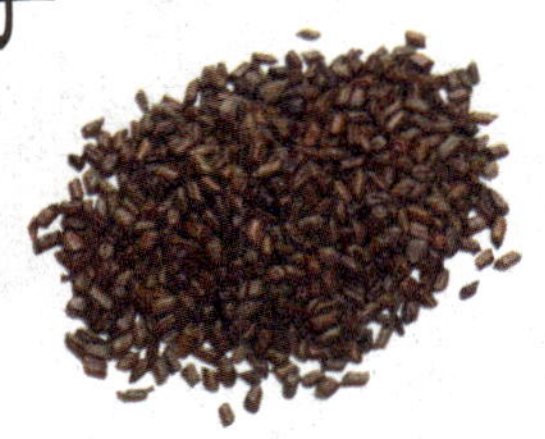

宜： 适宜风热赤眼、青盲、高血压、肝炎、肝硬化、腹水、习惯性便秘者服用。

忌： 脾虚、泄泻及低血压的患者都不宜服用；孕妇忌服。

玄参

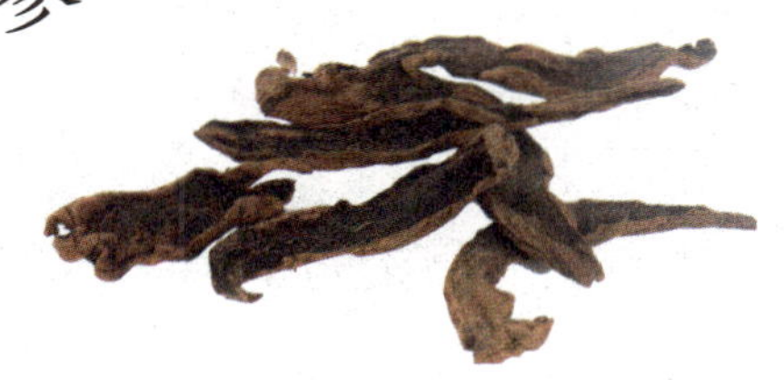

宜： 适宜自汗盗汗、津伤便秘、吐血衄血、咽喉肿痛、温毒发斑、目赤者服用。

忌： 脾胃有湿及脾虚便溏者忌服。

金银花

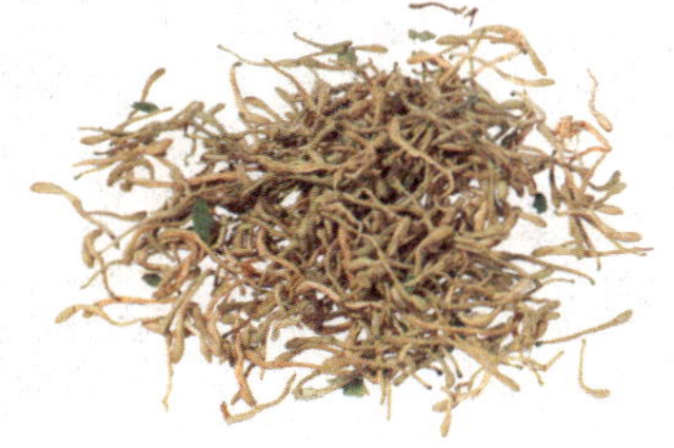

宜： 适宜温病发热、热毒血痢、痈疡、肿毒、瘰疬、痔漏者服用。

忌： 脾胃虚寒及气虚、疮疡、脓清者忌服。

蒲公英

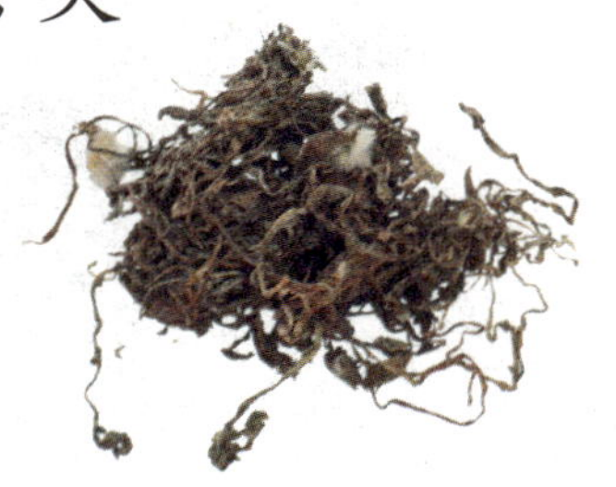

宜： 适宜急性乳腺炎，淋巴腺炎，急性结膜炎，感冒发热，急性扁桃体炎等患者服用。

忌： 用量过大可导致缓泻。

银柴胡

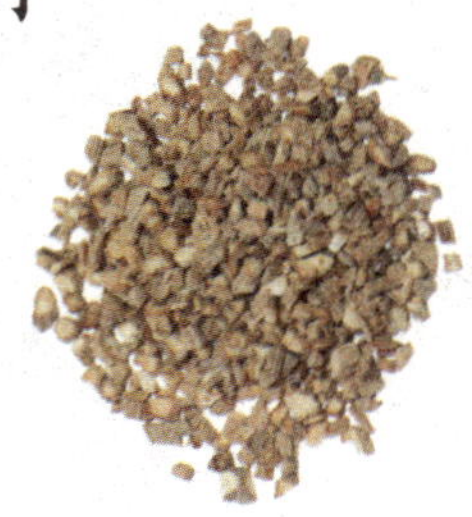

宜： 适宜虚劳骨蒸、阴虚久疟、小儿疳热、羸瘦者服用。

忌： 外感风寒及血虚无热者忌服。

白薇

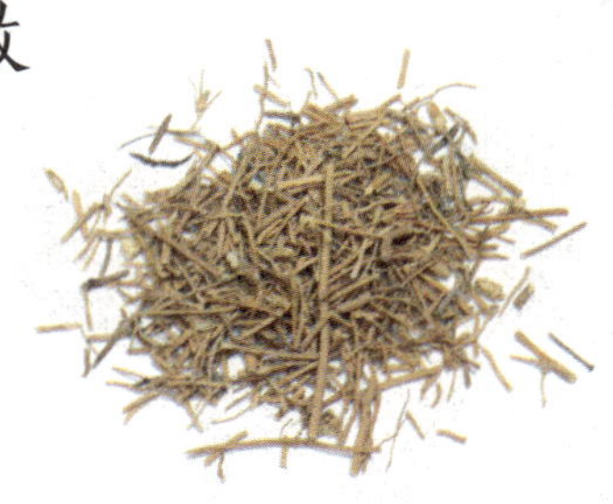

宜： 适宜热病邪入营血、身热经久不退、肺热咳嗽，产后虚热者服用。

忌： 腹中觉冷、泄泻不止、汗多亡阳过甚者忌食。

芹菜

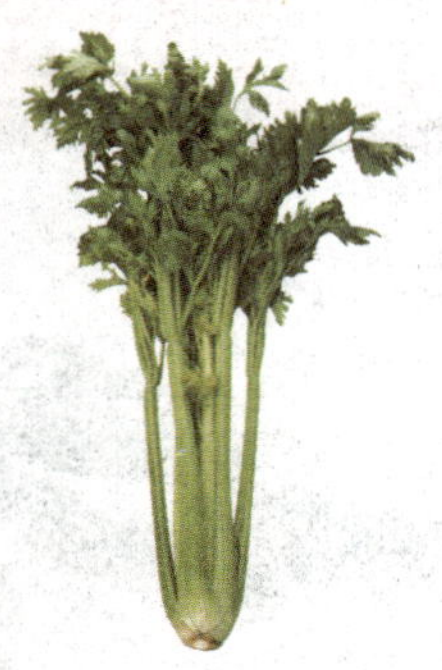

宜：皮肤粗糙、肝火过旺、经常失眠、头痛、高血压患者适宜多食。

忌：脾胃虚弱、血压偏低者慎用。不宜与醋同食。

香椿

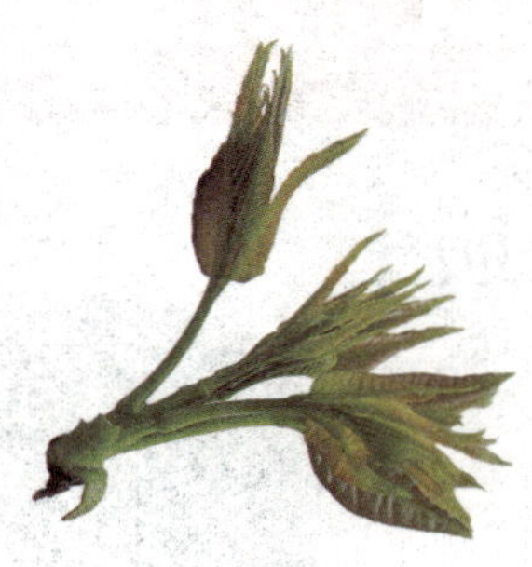

宜：适宜疮疡、脱发、目赤、肺热咳嗽者食用。

忌：有慢性疾病的患者易少食或不食。

小白菜

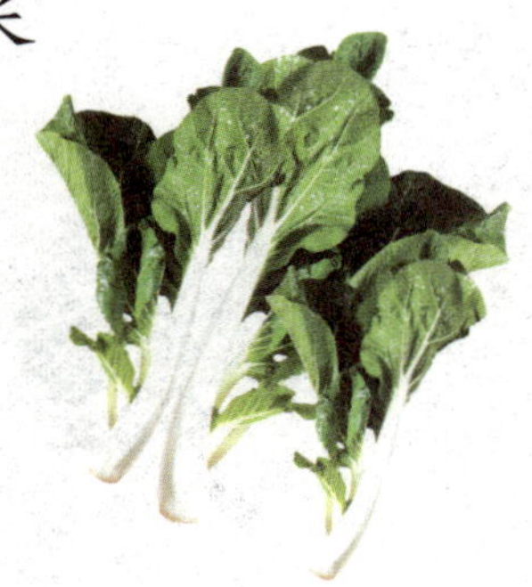

宜：一般人群均可食用。小白菜与猪肉同食，可促进儿童生长发育。

忌：气虚胃冷者不可多食，不可冷食。

圣女果

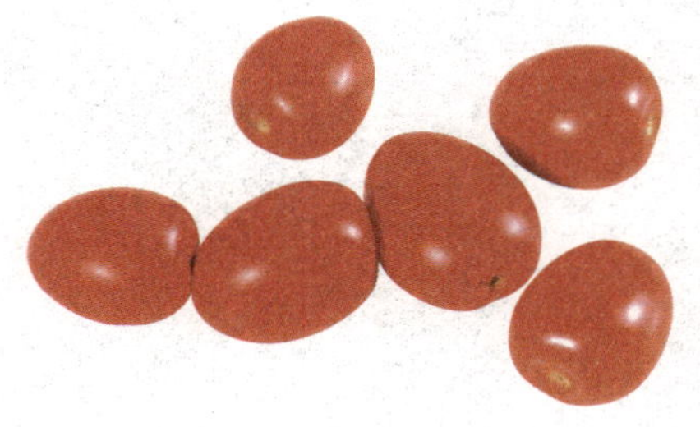

宜：适宜高血压、心脏病、肝炎病、肾脏病患者食用，

忌：胃酸过多者，空腹不宜吃圣女果。

杨桃

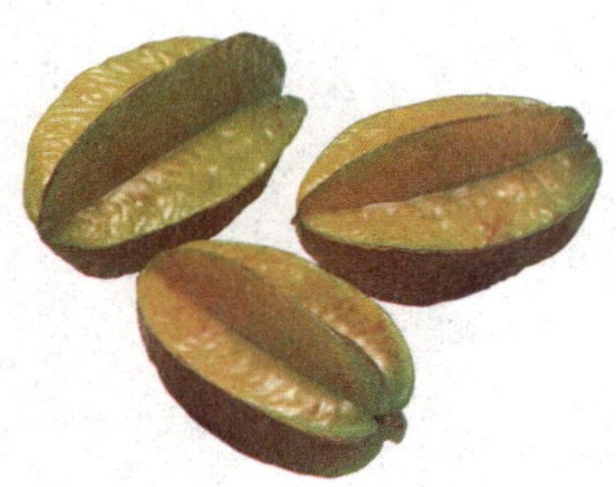

宜：适宜咽痛口干、风热咳嗽、小便不利、痔疮出血者食用。

忌：凡脾胃虚寒或有腹泻的人应少食。

橄榄

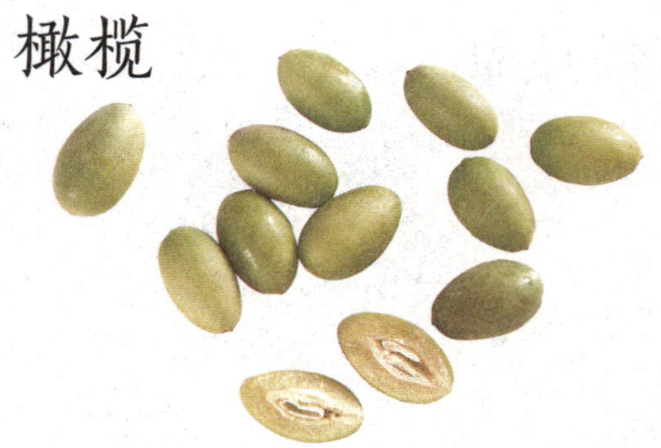

宜：适宜咽喉肿痛、烦渴、咳嗽吐血、高脂血症患者食用。

忌：橄榄诸无所忌。

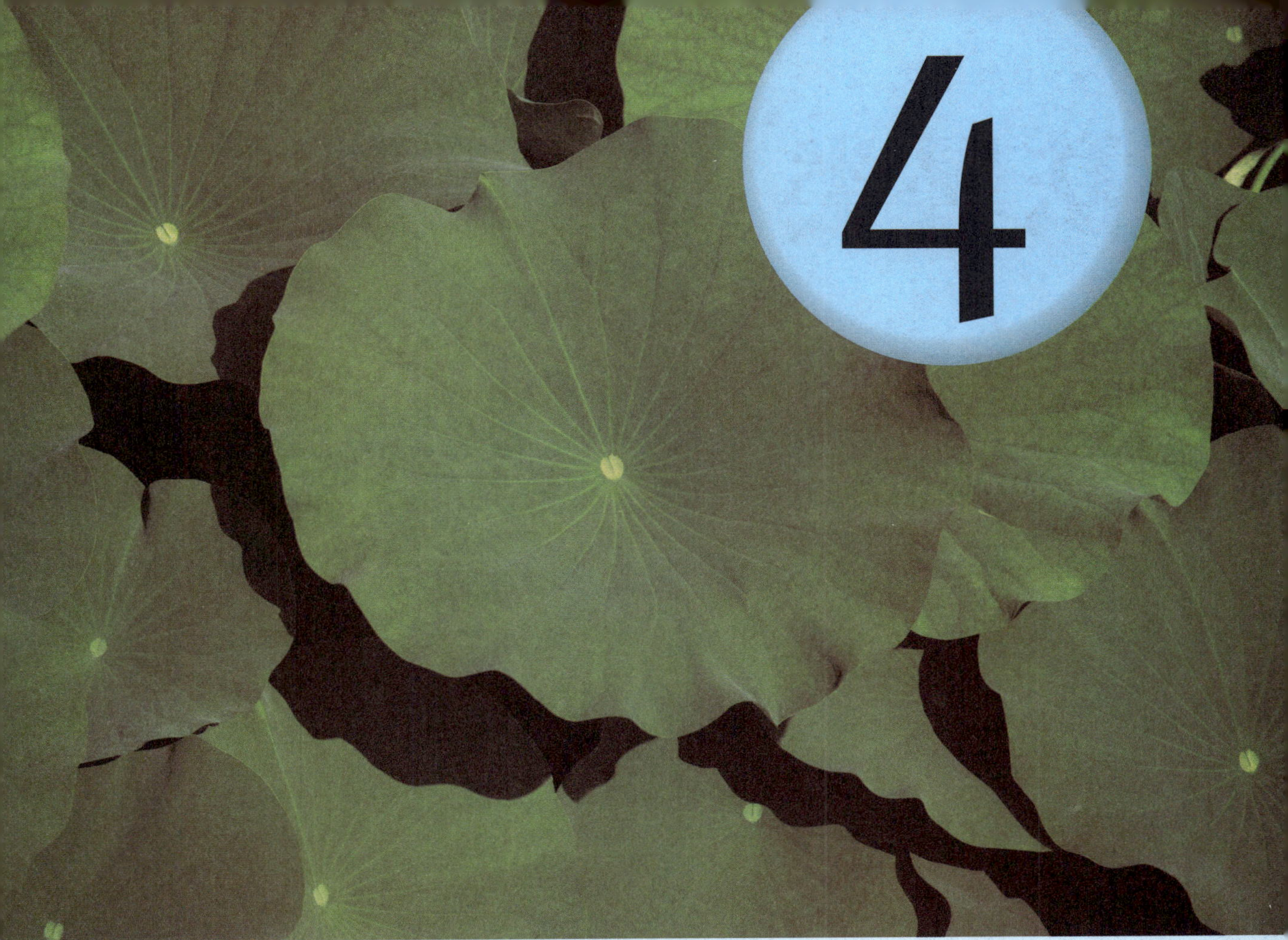

祛暑篇

祛暑类的药物和食物主要是用于治疗暑热、暑湿病。

暑热也俗称中暑，机体遭受暑热之邪侵袭之后，初起既感头晕、头痛、胸闷、乏力、口渴、恶心欲吐、全身疼痛不适；甚则汗闭高热、烦躁不安；严重者神志不清、谵语、昏厥，或汗多尿少、四肢抽搐、筋肉痉挛、小腿抽筋疼痛或汗出肢冷、面色苍白、心慌气短等。通过询问病史，可了解到患者有在闷热的环境中或在烈日下，劳动时间过长的发病史，并结合患者的体温、脉搏、血压、有汗或无汗、有无小便等情况，综合进行判断。一旦诊断明确，立即予以抢救。由于暑热病多表现为高热、神昏、抽搐、昏迷等症状，极易与其他热性病相混淆，临床必须予以鉴别。

暑湿病邪虽然兼具暑邪和湿邪双重性质，但仍以暑热性质显著为特点。暑湿病邪的致病特点与暑热病邪有所不同，主要表现在：易困阻脾胃，弥漫三焦；易伤筋动脉，耗损元气。但当暑湿病邪化燥后，其致病特点与暑热病邪相似。

祛暑类

主要是用于治疗暑热、暑湿病。暑热病多表现为高热、神昏、抽搐、昏迷等症状；暑湿主要表现在：易困阻脾胃，弥漫三焦；易伤筋动脉，耗损元气。

绿豆

别名 青小豆。

性味 性寒，味甘。

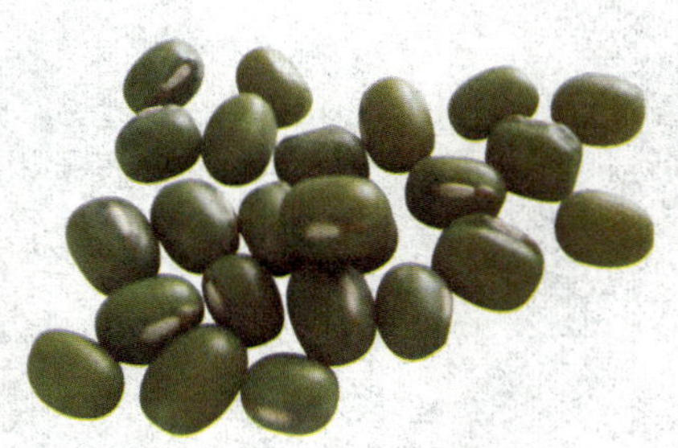

家常解暑佳品

来　源 为豆科植物绿豆的种子。

主要产地 全国大部分地区均产。

功效主治 清热解毒、消暑。用于暑热烦渴、疮毒痈肿等症。可解附子、巴豆毒。

主要成分 每100克绿豆含蛋白质22.1克、脂肪0.8克、碳水化合物59克、钙49毫克、磷268毫克、铁3.2毫克、胡萝卜素0.22毫克、维生素$B_1$0.53毫克、维生素$B_2$0.12毫克、烟酸1.8毫克。蛋白质主要为球蛋白类，其组成中蛋氨酸、色氨酸和酪氨酸较少。绿豆的磷脂成分中有磷脂酰胆碱、磷脂酰乙醇胺、磷脂酰肌醇、磷脂酰甘油、磷脂酰丝氨酸、磷脂酸。

性状特征

干燥种子呈矩圆形，长4～6毫米，表面绿黄色或暗绿色，有光泽。种脐位于一侧上端，长约为种子的1/3，呈白色纵向线形。种皮薄而韧，剥离后露出淡黄绿色或黄白色的种仁，子叶2枚，肥厚，质坚硬。

选购秘诀

绿豆以颗粒均匀、饱满、色绿、光润者为上品。

药用价值

清热解暑

高温出汗可使机体因丢失大量的矿物质和维生素而导致内环境紊乱，而绿豆含有丰富的矿物质、维生素。在高温环境下工作，常喝绿豆汤，可以及时补充丢失的营养物质，以达到清热解暑的效用。

解毒

绿豆中含有丰富的蛋白质，生绿豆水浸磨成的绿豆浆蛋白含量颇高，内服可保护胃肠黏膜。绿豆蛋白、鞣质和黄酮类化合物可与有机磷农药、汞、砷、铅化合物结合形成沉淀物，使之减少或失去毒性，不易被胃肠道吸收。绿豆中的生物活性物质大多具有抗氧化作用。

防癌抗癌

绿豆淀粉中含有相当数量的低聚糖（戊聚糖、半乳聚糖等），这些低聚糖因人体胃肠道没有相应的水解酶系统而很难被消化吸收，所以绿豆提供的能量值比其他谷物低，对于肥胖者和糖尿病患者有辅助治疗的作用。低聚糖还是人体肠道内有益菌双歧杆菌的增殖因子，经常食用绿豆可改善肠道菌群，减少有害物质吸收，预防某些癌症。

增进食欲

绿豆磷脂中的磷脂酰胆碱、磷脂酰乙醇胺、磷脂酰肌醇、磷脂酰甘油、磷脂酰丝氨酸和磷脂酸有增进食欲作用。

贮存要点	置通风干燥处，防霉、防蛀。
用法用量	每餐40克。绿豆可烧饭、煮粥。
使用禁忌	脾胃虚寒、滑泄者忌之。

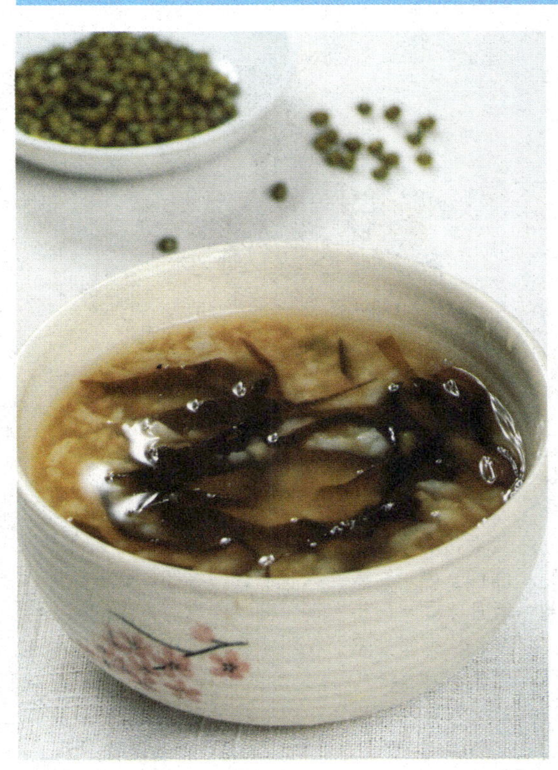

海带绿豆粥

原料

粳米1杯，绿豆 1/3杯，海带丝1/3杯，水10杯，盐、明太鱼粉、胡椒粉各适量，芹菜末少许。

做法

粳米洗净沥干，绿豆洗净后泡水2小时。锅中加水10杯，武火煮沸，放入大米、绿豆、海带丝，稍稍搅拌。待再煮沸时改文火熬煮40分钟，最后加入盐、明太鱼粉拌匀，撒上胡椒粉、芹菜末即可食用。

用法

随意服用。

功效

清热解毒，退火气。

绿豆南瓜汤

原料

绿豆50克，老南瓜500克，盐少许。

做法

绿豆用清水淘去泥沙提前泡发，滤去水，趁水未干时加入盐少许（约3克）拌和均匀，略腌3分钟后用清水冲洗干净；老南瓜削去表皮，抠去瓜瓤，用清水冲洗干净，切成约2厘米见方的块状，待用。锅内注入清水约500毫升，置武火上烧沸后，先下绿豆煮沸2分钟，淋入少许凉水，再沸后将南瓜块放入锅内，加上盖，用文火煮沸约30分钟，至绿豆开花即成。吃时可加少许盐调味。

用法

佐餐食用。

功效

清暑，利尿，解毒。

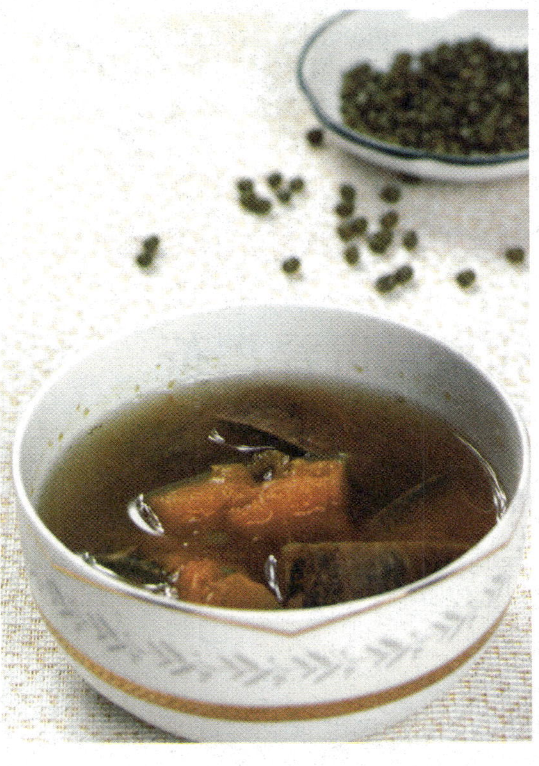

荷叶

别名 莲叶。

性味 性平，味苦、涩。

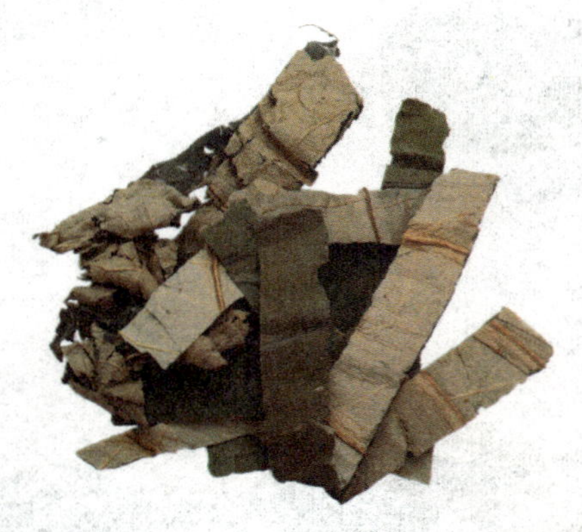

纯天然祛暑佳品

来　源 为睡莲科植物莲的叶。

主要产地 全国大部分地区均产。

功效主治 清暑利湿、升发清阳、止血。可治暑湿泄泻、眩晕、水气浮肿、雷头风、吐血、衄血、崩漏、便血、产后血晕等症。

主要成分 叶含莲碱、荷叶碱、原荷叶碱、亚美罂粟碱、前荷叶碱、N-去甲基荷叶碱、D-N-甲基乌药碱、番荔枝碱、鹅掌楸碱、槲皮素、异槲皮苷、莲苷、酒石酸、柠檬酸、苹果酸、葡萄糖酸、草酸、琥珀酸、鞣质。还含抗有丝分裂作用的碱性成分。

性状特征

干燥的叶通常折叠成半圆形或扇形，完整或稍破碎。叶片展开后呈圆盾形，正面青绿色或棕绿色，有白色短粗腺毛；背面灰黄色或淡灰绿色，平滑有光泽；中心有一凸起的叶柄残基，全缘，叶脉明显，由中心向外放射，并分生多数细脉。质脆，易碎。微有消香气，味淡、微涩。

选购秘诀

以叶大、完整、色绿、无斑点者为佳。

药用价值

药理研究表明，荷叶含荷叶碱、莲碱、荷叶苷等，能降血压、降血脂、减肥。荷叶入食，味清香，可口宜人，入药可理脾活血、祛暑解热。近几年医学分析发现，荷叶中含有丰富的微量元素和稀有维生素。花粉中含有大量胡萝卜素、维生素、核酸和人体必需的酶类（如葡萄糖氢化酶、腺苷脱氢酶），这些成分对人体新陈代谢、调节体内循环系统和内分泌系统具有重要作用。

贮存要点	置通风干燥处，防蛀。
用法用量	内服：煎汤，3~9克（鲜者15~30克）；或入丸、散。外用：捣敷、研末敷或煎水洗。
使用禁忌	凡上焦邪盛、治宜清降者，切不可用。

山楂荷叶泽泻茶

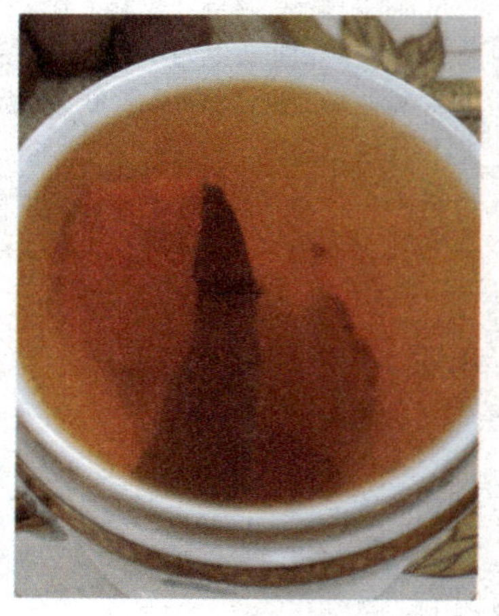

原料

山楂、泽泻各10克，荷叶5克，冰糖适量。

做法

山楂、泽泻洗净；荷叶剪成小片，洗净。所有原料盛入锅中，加水以武火煮沸，转文火续煮20分钟，加入冰糖搅至溶化即成。

功效

降体脂，健脾，降血压，清心神。

芒果

别名 庵罗果、檬果、漭果、闷果、蜜望、望果。

性味 性凉，味甘、酸。

"热带果王"

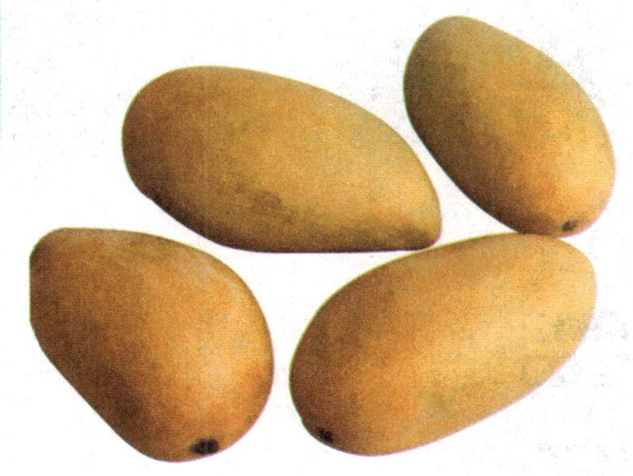

来　源 漆树科植物芒果的果实。

主要产地 中国台湾、广西及东南亚、南美洲的某些国家。

功效主治 益胃止渴、解渴利尿。主治口渴咽干、食欲不振、消化不良、眩晕呕吐、咽痛音哑、咳嗽痰多、气喘等病症。

主要成分 芒果含多种维生素、胡萝卜素、叶酸、糖类、蛋白质、粗纤维、钙、磷、铁，以及芒果酮酸、异芒果醇酸、阿波酮酸、芒果苷。

性状特征

热带常绿大乔木，高9～27米，叶为披针形，油绿而发亮，花小而多，红色或黄色，呈顶生圆锥花序。现在全世界有1000多个芒果品种，重量不一，形状各异，圆的、椭圆的、心形的、肾形的、细长的、丰厚的，等等，果皮颜色有青、绿、黄、红等色，果肉有黄、绿、橙等色；味道有酸、甜、淡甜、酸甜等。

选购秘诀

以果大饱满、色黄艳丽、味甜，清香者为佳。

药用价值

芒果有明显的抗脂质过氧化和保护脑神经元的作用，能延缓细胞衰老、提高脑功能。能明显提高红细胞过氧化氢酶的活力和降低红细胞血红蛋白含量。

芒果所含膳食纤维可促进胃肠蠕动，加快粪便排出，对辅助治疗结肠癌大有裨益。

芒果中维生素C的含量远远高于一般水果，能降低胆固醇、甘油三酯。

贮存要点	冰箱冷藏，时间不宜过长。
用法用量	每天1个（100克左右），生食、做菜均可。
使用禁忌	饱饭后不可大量食用芒果，不可以与大蒜等辛辣物质共同食用，否则可以使人得"发黄病"。

芒果茭白牛奶

原料

芒果2个，茭白100克，柠檬1/2个，鲜奶200毫升，蜂蜜适量。

做法

将芒果洗净、去皮、去核；茭白洗净切块；柠檬洗净切片。把芒果、茭白、鲜奶、柠檬、蜂蜜放入搅拌机内，搅打均匀即可。

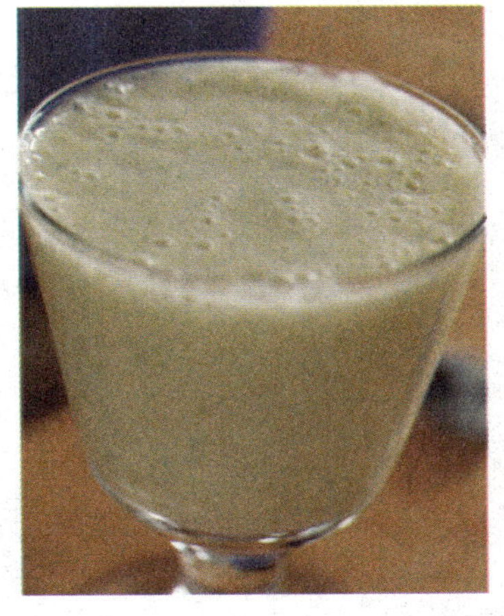

功效

对脾胃虚弱、食欲不振、咽干口渴有疗效。

柠檬

别名 宜母子、药果、檬子、宜母果、柠果。

性味 果性平，味酸、甘；根性温，味辛、苦。

有药用价值的调味水果

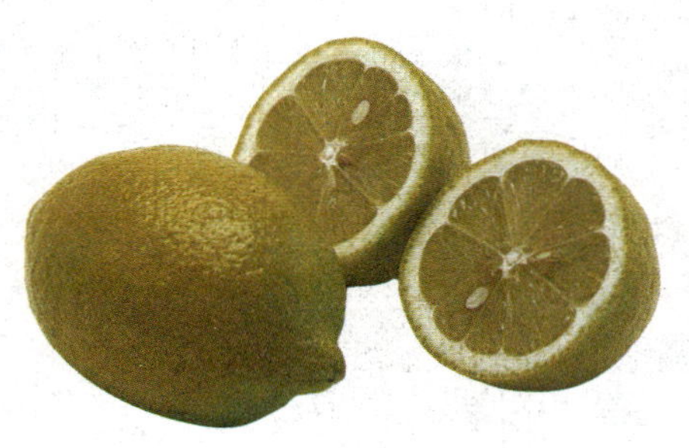

来　源 为芸香科植物黎檬或洋柠檬的果实。

主要产地 主产于广东、广西、福建、云南、贵州等地。

功效主治 除胃肠胀气、促进结疤、净化、利尿、治疣、止血、利肝、降血糖、降血压、杀虫、止泻、利胃、补身、驱蠕虫。

主要成分 柠檬含有糖、钙、磷、铁和维生素B_1、维生素B_2、维生素A、维生素P，特别是内含大量的维生素C，还含有丰富的有机酸和黄酮类、香豆精类、固醇类以及挥发油、橙皮苷、草酸钙、果胶等成分。

性状特征

芸香科小乔木或枝条开展的灌木。幼叶带明显的红色，以后渐变绿。花大，芳香，单生或成簇腋生，花蕾带红色，花瓣上部白色，下部红紫色。果实卵圆形，顶端有一个宽而矮的乳头状凸起，8～10瓣。成熟时为黄色。

选购秘诀

以果实饱满、色泽鲜艳、汁多肉脆、味道较酸、微苦、浓郁芳香者为佳。

药用价值

柠檬果肉压榨的柠檬汁含大量维生素C，内服可改善皮肤色素沉着，使皮肤光洁细腻。柠檬富含维生素C，对于预防癌症和一般感冒都有帮助。

柠檬是血液循环系统的绝佳补药，使血液畅通，因而减轻静脉曲张部位之压力。

柠檬可恢复红细胞的活力，减轻贫血的现象。同时刺激白细胞，进而增强免疫系统功能。

柠檬具有促进消化系统的功能，抑制体内的酸性，使胃中的碱性增加。

贮存要点	置冰箱冷藏。
用法用量	绞汁饮或生食，每次1个。
使用禁忌	胃及十二指肠溃疡或胃酸过多患者慎用。

柠檬汁

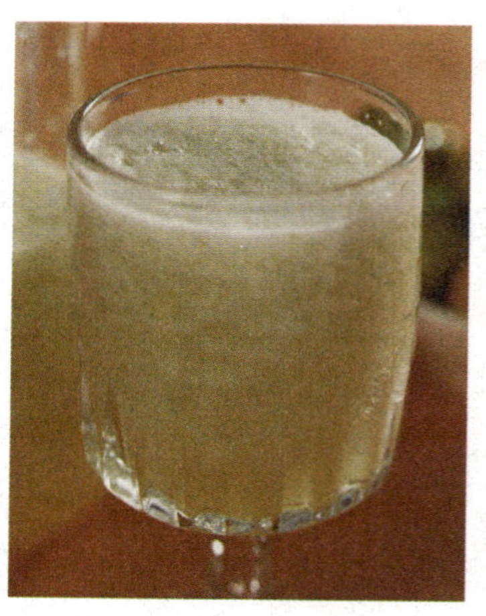

原料

鲜柠檬6个，蜜糖、冷开水各适量。

做法

把柠檬榨汁，然后加蜜糖、冷开水，搅拌均匀即可。

功效

清热祛暑，调节内分泌，对经期乳胀、月经过多、子宫内膜异位、痛经有疗效。

猕猴桃

别名 藤梨、猕猴梨。

性味 性寒，味甘、酸。

世界水果之王

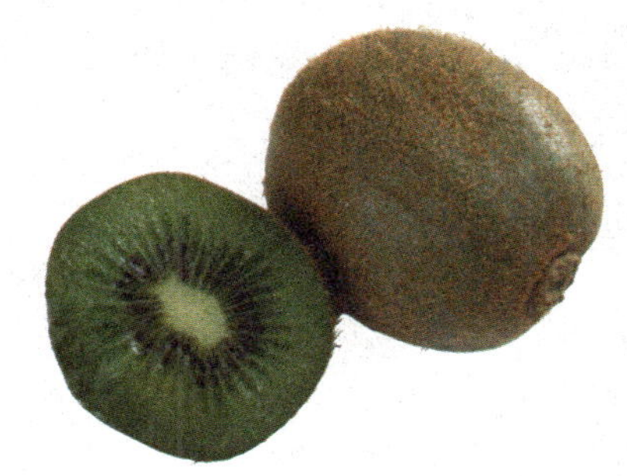

来　源 为猕猴桃科植物猕猴桃的果实。

主要产地 分布于河南、江苏、安徽、浙江、湖南、湖北、陕西、四川、甘肃、云南、贵州、福建、广东、广西等地。

功效主治 解热、止渴、通淋。治烦热、消渴、黄疸、石淋、痔疮。

主要成分 猕猴桃果实含糖、各种维生素、有机酸、微量元素、色素等。

性状特征

猕猴桃是多年生藤本植物，俗称藤梨、洋桃、狐狸桃等。它的果实似梨，皮色如桃。每年初夏开花，秋末成熟，酱色型，核细小，肉青绿色，成熟的果实汁多肉肥、味道鲜美。

选购秘诀

以体大饱满、汁多甘甜、有香蕉味者为佳。

药用价值

猕猴桃含蛋白水解酶，食后能帮助食物尤其是肉类的消化，阻止蛋白质凝固；其所含膳食纤维和果酸，可促进肠道蠕动、帮助排便。

猕猴桃鲜果及果汁，可降低血清中胆固醇及甘油三酯水平，对高血压、高脂血症、冠心病等有辅助治疗作用。

猕猴桃中含有的血清促进素具有稳定情绪、镇静心情的作用。另外，它所含的天然肌醇，有助于脑部活动，释放压力。

猕猴桃果汁能阻断致癌物质N－亚硝基吗啉在人体内合成，预防多种癌症的发生，其有效物质AH2具有直接抗癌和间接抗癌的作用，既能抑制亚硝基的产生，又能提高免疫功能。

贮存要点	置冰箱冷藏。
用法用量	绞汁或生食为宜。每天1～3个。
使用禁忌	脾胃虚寒者应忌食。

猕猴桃蔬果汁

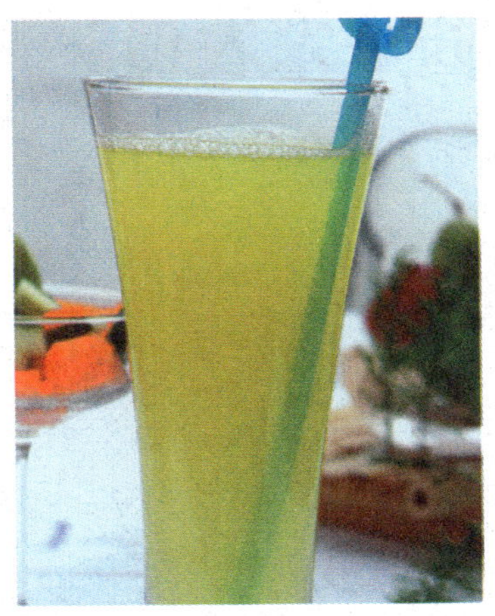

原料

猕猴桃1个，梨子1个，果糖8克，冷开水适量，柠檬汁少许。

做法

梨子洗净、去皮、去核、切块；猕猴桃取果肉。将上述原料与冷开水一起放入榨汁机中，榨成汁。向果汁中加入柠檬汁和果糖，拌匀即可。

功效

预防癌症，促进消化，降低胆固醇。

西瓜

别名 寒瓜、水瓜、夏瓜。
性味 性寒，味甘。

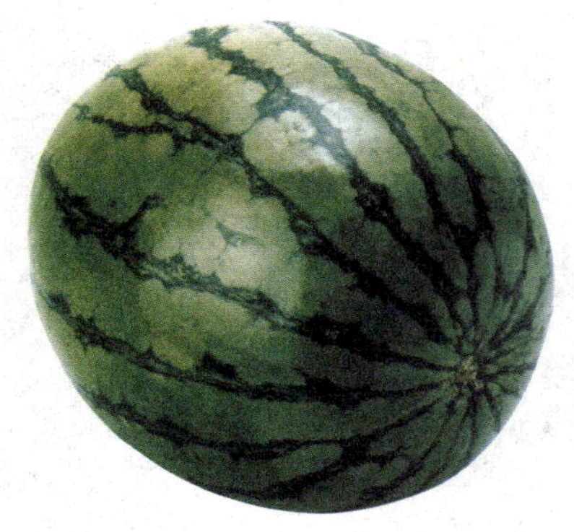

盛夏祛暑佳品

来　源 为葫芦科植物西瓜的果瓤。

主要产地 全国大部分地区均有栽培。

功效主治 清热解暑、除烦止渴、利小便，治暑热烦渴、热盛津伤、小便不利、喉痹、口疮。

主要成分 西瓜汁含瓜氨酸、丙氨酸、谷氨酸、精氨酸、磷酸、苹果酸、乙二醇、甜菜碱、果糖、葡萄糖、蔗糖、盐类（主为钾盐）、维生素C、胡萝卜素等。花中有谷氨酸、天门冬氨酸、精氨酸、天门冬素、赖氨酸、丙氨酸。

性状特征

西瓜主根系，分枝性强。叶互生、有深裂、浅裂和全缘。果面平滑或有棱沟，表皮绿白、绿、深绿、墨绿、黑色，间有细网纹或条带。果肉乳白、淡黄、深黄、淡红、大红等。肉质分紧肉和沙瓤。种子扁平、卵圆或长卵圆形，平滑或具裂纹。种皮呈白、浅褐、褐、黑色，或棕色，单色或杂色。

选购秘诀

以果皮坚硬而有光泽、表面花纹清晰、果柄粗细均匀者为佳。熟瓜摸之有光滑感。

药用价值

西瓜含有大量水分、多种氨基酸和糖，可有效补充人体的水分，防止因水分散失而中暑。同时，西瓜还可通利小便，排出体内多余的热量而达到清热解暑之效。

西瓜翠衣（西瓜皮）有消炎降压、促进新陈代谢、减少胆固醇沉积、软化及扩张血管等功效，能提高人体抗病能力，预防心血管疾病的发生。

以西瓜为原料制成的西瓜霜有消炎退肿的疗效，吹敷患处，可治咽喉肿痛、口舌生疮诸疾。

贮存要点	新鲜食用或置于冰箱冷藏。
用法用量	生食或绞汁，瓜皮可做凉菜。
使用禁忌	中寒湿盛者忌服。

西瓜翠衣煲

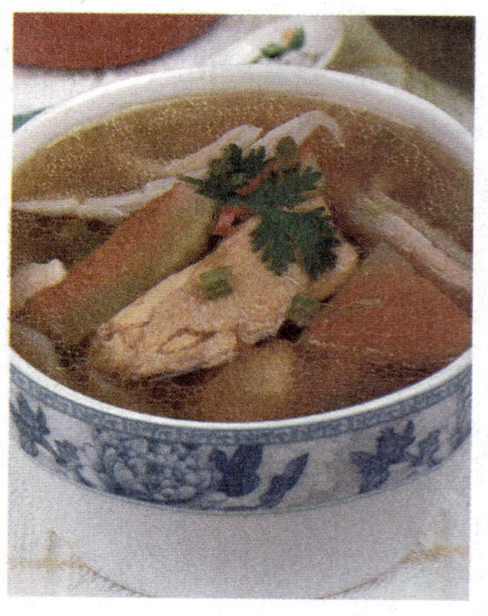

原料

肉鸡400克，西瓜皮200克，蘑菇40克，花生油、盐、姜末、胡椒粉各适量。

做法

肉鸡洗净、剁块、汆水；西瓜皮洗净、去硬皮、切块；蘑菇洗净、撕成条。油锅烧热，爆香姜末，下入鸡块煸炒，再加入西瓜皮、蘑菇炒熟，调入盐、胡椒粉即可。

功效

清热利尿，益气补虚。

甜瓜

别名 甘瓜、香瓜、果瓜、熟瓜。

性味 性寒，味甘。

盛夏消暑解渴的珍品

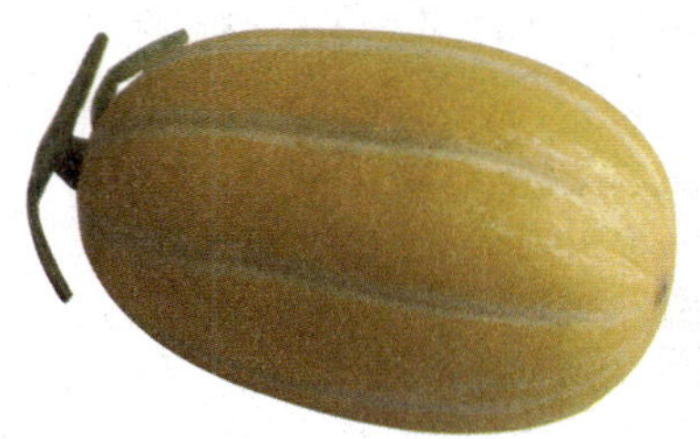

来　源 为葫芦科植物甜瓜的果实。

主要产地 全国各地均有栽培。

功效主治 清暑热、解烦渴、利小便。

主要成分 含球蛋白2.68%、柠檬酸等有机酸、胡萝卜素、B族维生素、维生素C等。

性状特征

甜瓜一年生攀援或匍匐草本。茎上具深槽，生多数刺毛。卷须先端卷曲或攀援它物，具刺毛。叶互生。叶片圆形或近肾形，花单性同株，单生于叶腋。瓠果肉质，一般为椭圆形，果皮通常黄白色或绿色，有时具花纹，果肉一般黄绿色，芳香。果梗圆柱形，具纵槽。种子多数，黄色或灰白色，扁长卵形。

选购秘诀

以颜色闪亮金黄、表皮光滑，形状较圆、较沉者为佳。

药用价值

帮助肾脏患者吸收营养

甜瓜中含有转化酶，能帮助肾脏患者吸收营养，对肾病患者有益。

保肝

甜瓜蒂所含的胡芦素B能明显增加实验性肝糖原蓄积，减轻慢性肝损伤，从而阻止干细胞脂肪变性及抑制纤维增生。

催吐

甜瓜蒂含苦毒素，葫芦素B、葫芦素E等苦味质，能刺激胃黏膜，内服适量，可致呕吐，且不为身体吸收，而无虚脱及身体中毒等症状。

贮存要点	成熟的甜瓜存放于冰箱，直到食用为止。太硬的甜瓜可多放几天，直到它变软，绿色变为金黄色。
用法用量	内服：生食，也可煎、炒、煮等，每餐100～150克。
使用禁忌	脾胃虚寒、腹胀便溏者忌服。

甜瓜西米粥

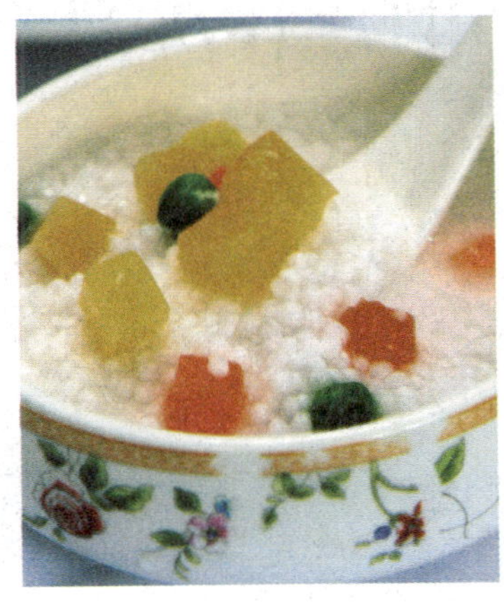

原料

甜瓜、胡萝卜、豌豆各20克，西米70克，白糖适量。

做法

西米泡发洗净；甜瓜、胡萝卜均洗净、去皮、切丁；豌豆洗净。锅置火上，注水，放入西米、甜瓜、胡萝卜、豌豆同煮，待煮至浓稠状时，调入白糖拌匀即可。

功效

清暑热、解烦渴，可治疗慢性支气管炎。

哈密瓜

别名 甘瓜、果瓜、熟瓜。
性味 性寒，味甘。

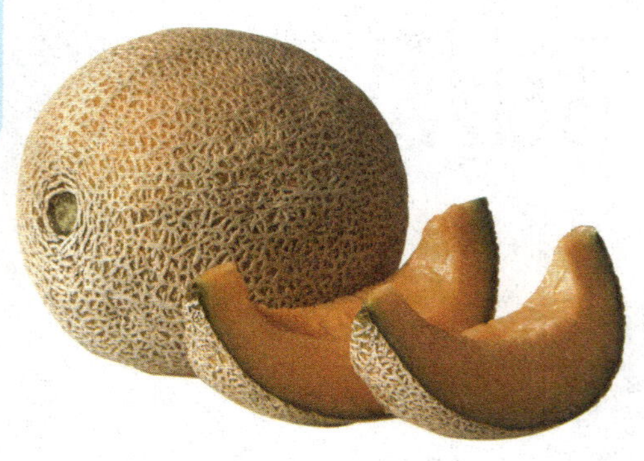

好吃又营养的消暑甜品

来　源 新疆产哈密瓜的全果。
主要产地 主产于新疆、甘肃等。
功效主治 清暑热、解烦渴、利小便。主治暑热烦渴、小便不利、暑热下痢、腹痛。
主要成分 哈密瓜不但风味佳，而且富有营养。据分析，哈密瓜的干物质中，含有4.6%～15.8%的糖分、纤维素2.6%～6.7%，还有苹果酸、果胶物质、维生素A、B族维生素、维生素C以及钙、磷、铁等元素。

性状特征

瓜的外形呈长卵圆状，皮色灰绿而果柄处布有粗网纹，瓜肉色如晶玉，甘美肥厚、芳香醇郁、细脆爽口。哈密瓜分网纹、光皮两种。按成熟期分为早熟瓜蛋、夏瓜（中熟）、冬瓜（晚熟）等品种。不同品种的瓜，其形态、颜色、皮纹也不一样。

选购秘诀

用鼻子嗅瓜，一般有香味，即成熟度适中；挑瓜时可用手摸一摸，瓜身坚实微软，成熟度适中。太硬则不太熟，太软则成熟过度。

药用价值

哈密瓜能清热解暑、生津止渴、除烦利尿，可用于暑热烦闷、食少口渴、热结膀胱、小便不利等病症。

哈密瓜中含有可以把不溶性蛋白质转变为可溶性蛋白质的转化酶，对肾脏病患者有益。

哈密瓜的瓜蒂具有催吐作用，能催吐胸膈痰涎及宿食，内服适量，可致呕吐以救食物中毒。

贮存要点	哈密瓜应轻拿轻放，不要碰伤瓜皮。
用法用量	生食、绞汁，或加工成蜜饯食用。每次90克。
使用禁忌	哈密瓜含糖较多，糖尿病人应慎食。患有脚气病、黄疸、腹胀、便溏、寒性咳喘及产后、病后恢复者不宜食用。

山竹哈密瓜汁

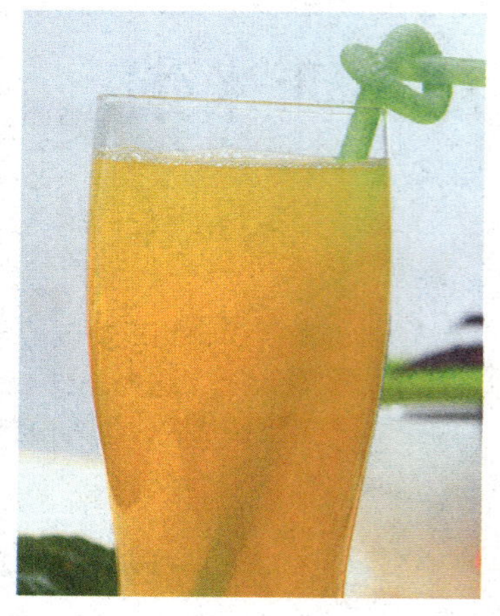

原料

山竹2个，哈密瓜300克，大豆卵磷脂1匙（约10克）。

做法

山竹去皮、去籽；哈密瓜去皮、去籽、切块。将所有原料放入果汁机中，加冷开水搅打均匀即可。

功效

益智醒脑，祛暑清热，除烦。

杨梅

别名 圣生梅、白蒂梅、朱红、树梅。

性味 性温，味甘、酸。

生津止渴的消暑佳品

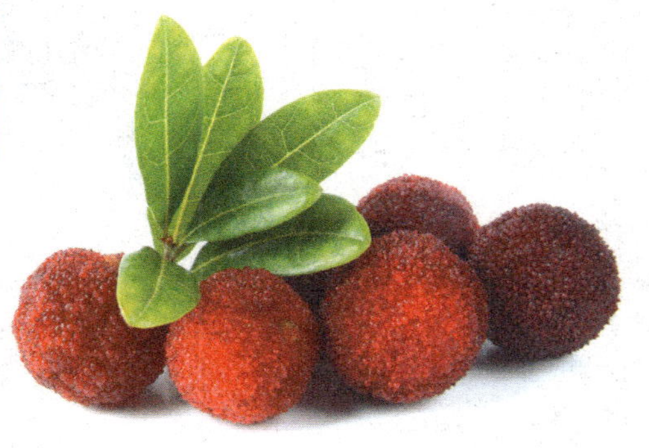

来　源 为杨梅科植物杨梅的果实。

主要产地 我国东南各省。

功效主治 生津止渴、和胃止呕、健脾消食，主治烦渴、吐泻、脘腹胀满、食积不化等病症。

主要成分 果实含葡萄糖、果糖、柠檬酸、苹果酸、草酸、乳酸和蜡质等；又含花色素的单葡萄糖苷和少量双葡萄糖苷。叶含挥发油和鞣质；又含蒲公英赛醇、α－香树脂醇、β－香树脂醇、蛇麻脂醇、内消旋肌醇和杨梅树皮苷。

性状特征

常绿乔木或灌木，高可达15米，胸径60厘米左右。叶革质，集生枝顶，长椭圆状、倒披针形，长达16厘米，先端急尖，基部楔形，中部以上有锯齿。雄花序生叶腋，长1～4厘米；雌花序单生叶腋，具3～4小苞片，每苞生1朵花。每花序仅1～2朵发育成果，核果，深红色，果外具乳头状凸起。果皮多汁，味酸、甜。

选购秘诀

以果大、汁多、味甜、核小者为佳。果肉外形以枣状凸起呈圆刺状者，则汁水多，甜味浓。

药用价值

杨梅有生津止渴、健脾开胃、解毒祛寒之功效。盛夏腹泻时，取杨梅熬浓汤喝下即可止泻，具有收敛作用。

杨梅果核可治脚气，根可止血理气，树皮泡酒可治跌打损伤、红肿疼痛等。

杨梅叶子的有效成分杨梅黄酮具有收敛、兴奋和催吐的作用，用于腹泻、黄疸型肝炎、淋巴结核、慢性咽喉炎等。

贮存要点	置于冰箱保存。
用法用量	杨梅果实除鲜食外，还可加工成糖水杨梅罐头、果酱、蜜饯、果汁、果干、果酒等食品。
使用禁忌	切不可多食，甚能损齿及筋。杨梅是不带皮的水果，容易沾上病菌，在食用前要用盐水泡洗。

杨梅甜酒

原料

新鲜杨梅500克，白糖50克。

做法

杨梅洗净后加白糖，捣烂放入瓷罐中，发酵1周成酒，用纱布滤汁。放入锅中煮沸，熄火冷却后，密封保存。

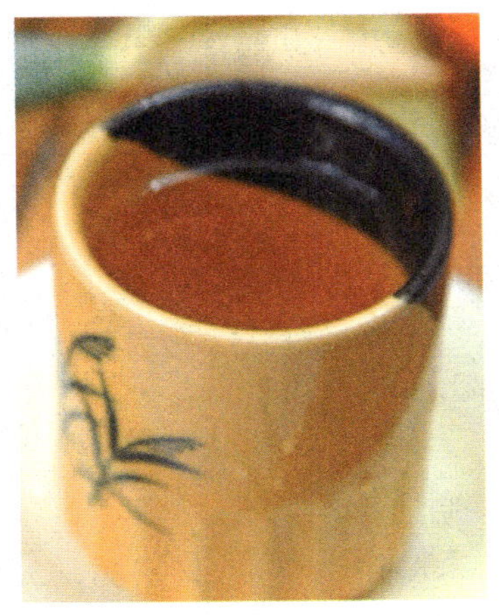

功效

清解暑热，祛痧止泻，可防治中暑、暑热泄泻。

甘蔗

别名 属蔗、干蔗、接肠草、竿蔗、糖梗。

性味 性寒，味甘。

含铁丰富的“补血良果”

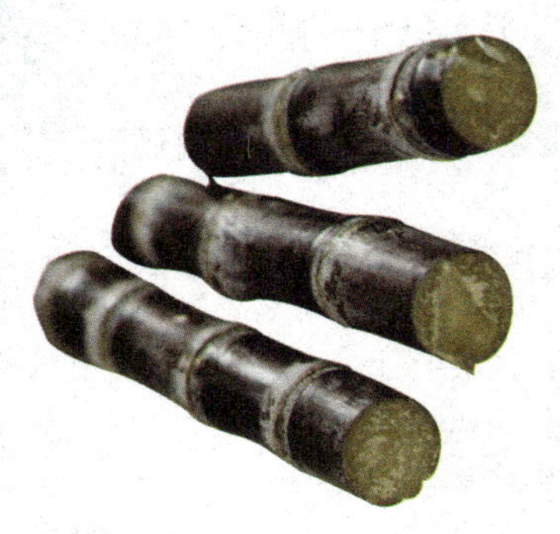

来　源 为禾本科植物甘蔗的茎杆。

主要产地 广东、广西、福建、台湾、安徽、江西、浙江、湖南、湖北、四川、云南等地均有栽培。

功效主治 消热生津、下气润燥。治热病津伤、心烦口渴、反胃呕吐、肺燥咳嗽、大便燥结，并解酒毒。

主要成分 每100克甘蔗中，含水84毫升、蛋白质0.2克、脂肪0.5克、碳水化合物12克、钙8毫克、磷4毫克、铁1.3毫克。蔗汁中含多种氨基酸。

性状特征

茎杆直立、粗壮坚实，绿色、淡黄或淡紫色，表面常被白色粉末。叶片阔而长，两面粗糙，边缘粗糙或带小齿，中脉粗厚、白色、鞘口有毛。圆锥花序大，白色，生于杆顶，花序柄无毛。分枝纤细，长10~80厘米，节间无毛。小穗长3~4毫米，小穗柄无毛。基盘微小，被白色丝状长毛，毛长约为小穗的2倍。春季抽穗。

选购秘诀

以茎杆粗硬光滑有光泽、表面呈紫色、挂有白霜、果肉洁白、质地紧密、富含汁液者为佳。

药用价值

中医认为，甘蔗入肺、胃二经，具有清热、生津、下气、润燥、补肺益胃的特殊效果。甘蔗可辅助治疗因热病引起的伤津、心烦口渴、反胃呕吐、肺燥引发的咳嗽气喘。另外，甘蔗还可以通便解结，饮其汁还可缓解酒精中毒。

甘蔗富含钙、磷、铁等矿物质，尤其是铁的含量较高，每千克甘蔗中含9毫克铁，居水果之首，故甘蔗素有“补血果”的美称。

贮存要点	可置于低温处保存，注意防霉。
用法用量	内服：甘蔗汁，60~120克。外用：捣敷。
使用禁忌	脾胃虚寒者慎服。甘蔗如被细菌污染，而有酒糟味时也不宜食用，以防引起呕吐、昏迷等。

北沙参甘蔗汁

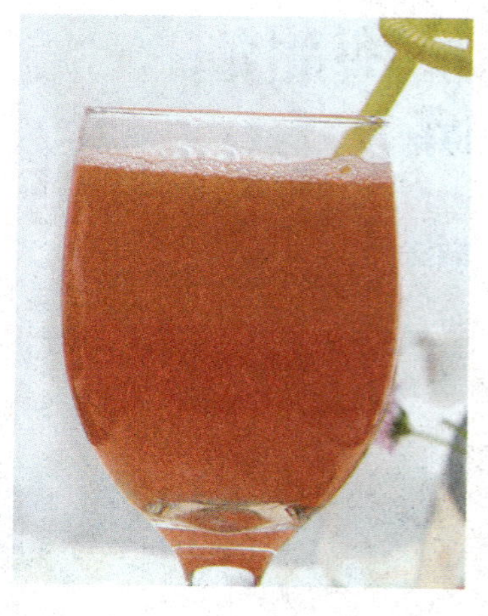

原料

北沙参15克，鲜石斛、麦冬各12克，山药10克，玉竹9克，甘蔗250克。

做法

将前5味药材水煎取汁，甘蔗榨汁，将两种汁混合在一起，搅拌均匀即可。

功效

润肺止咳，养胃生津，下气润燥。

沙葛

别名 土瓜、凉瓜、凉薯、葛瓜、葛薯。
性味 性凉，味甘。

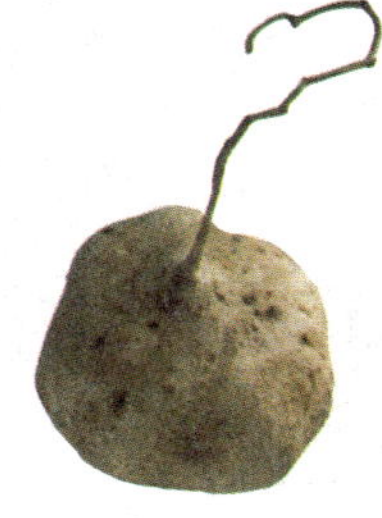
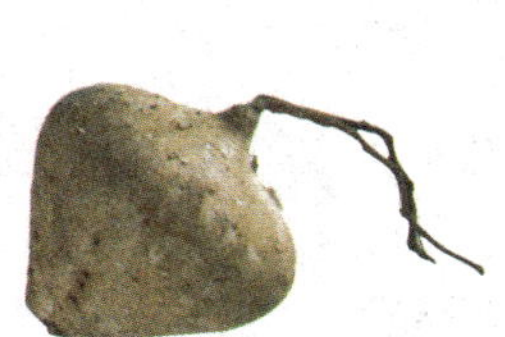

清热凉暑的保健佳品

来　源 为豆科植物豆薯的块根。
主要产地 台湾、福建、广东、广西、云南、四川、贵州、湖南、湖北等地均有栽培。
功效主治 生津止渴。可解酒毒、预防神经痛。
主要成分 每100克块根含蛋白质0.56克、脂肪0.18克、碳水化合物8.2克。叶含豆薯苷、植物性蛋白质、膳食纤维和维生素。

性状特征

豆薯一年生草质藤本。块根肉质、肥大，圆锥形或纺锤形，外皮淡黄色，富于纤维性，易剥去，肉白色，味甜多汁。复叶、互生。小叶3枚，顶端小叶菱形，两侧小叶卵形或菱形，边缘有齿，或掌状分裂，少有全缘；花浅蓝色、堇紫色或白色，成簇集生成总状花序，簇的基部有关节；翼瓣和旗瓣等长，旗瓣基部有耳，龙骨瓣钝而内弯，与翼瓣等长或过之。花柱与柱头内弯，有细的粗糙状伏毛，种子近方形。

选购秘诀

以根块饱满、完整，肉质水分充足的为宜。

药用价值

沙葛去皮生食，治暑热烦渴，有清暑解渴功效。

沙葛250克，水煎服（或加葛根等量更佳），治感冒发热、烦渴头痛、下痢。

沙葛去皮，捣烂绞汁，用凉开水冲服，一日3次，治高血压、头昏目赤、大便秘结。

沙葛1个（约200克），去皮、切块，用白糖拌匀食用。有生津、除热、解毒的作用，适用于嗜酒引起的酒精中毒。

贮存要点	置于通风处，防虫、防潮。
用法用量	内服：生吃或煮食。每餐1个。
使用禁忌	种子和叶有剧毒，不可食，只能作杀虫剂。

沙葛瘦肉汤

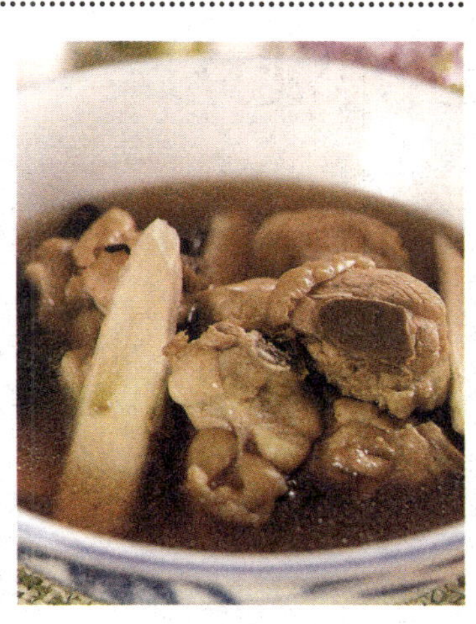

原料

沙葛 2 个，瘦肉100克，枸杞子10克，盐适量。

做法

沙葛去皮切片，瘦肉洗净、切片。所有原料一起入锅，加水煮30分钟，加盐调味即成。

功效

有生津止渴、润喉、解热除烦、解毒、解酒精中毒等功效。

苦瓜

别名 锦荔枝、癞葡萄、红姑娘、凉瓜、癞瓜、红羊。

性味 性寒，味苦。

降火开胃的“君子菜”

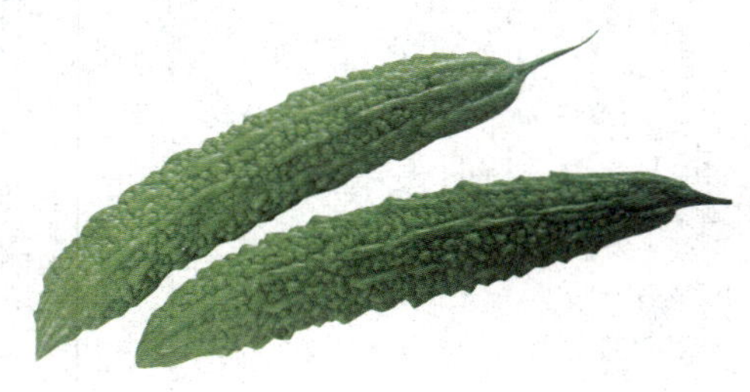

来　源 为葫芦科植物苦瓜的果实。

主要产地 产于广西、广东、云南、福建等地。

功效主治 清暑消热、明目解毒。治热病烦渴引饮、中暑、痢疾、赤眼疼痛、痈肿丹毒、恶疮。

主要成分 苦瓜的维生素C含量也较丰富，每100克高达84毫克。此外尚有蛋白质、脂肪、糖类、钙、磷，以及胡萝卜素、B族维生素等营养成分。

性状特征

优良品种的“大顶苦瓜”，瓜形大，瓜肉厚，苦中带甘，为苦瓜上品；又有“滑身苦瓜”，以瘤纹不深，瓜身光亮，肉质细嫩著称。西江地区的“纺锤苦瓜”，每个长达二尺。南京郊区又有“小白苦瓜”，比黄瓜还苗条，别致异常。

选购秘诀

以表皮果瘤多、果形直挺、颜色翠绿的为佳。

药用价值

降火

中医认为，苦可以泄热，宁心、固护阴液，并刺激胰岛素分泌。苦味的食物及药物，其性多寒凉，用寒治热，以达平衡。常吃苦瓜的人不易上火和不易得糖尿病。

防癌

苦瓜中含有生物活性蛋白和苦杏仁苷，能提高人体免疫功能，可防癌。

消暑解热

苦瓜的营养成分中还具有一种独特的苦味成分——奎宁，能抑制过度的体温升高，起到消暑解热的作用。

贮存要点	置于冰箱冷藏。
用法用量	可炒食、煮汤。每餐80克。
使用禁忌	脾胃虚寒者，食之容易吐泻腹痛。

苦瓜炖豆腐

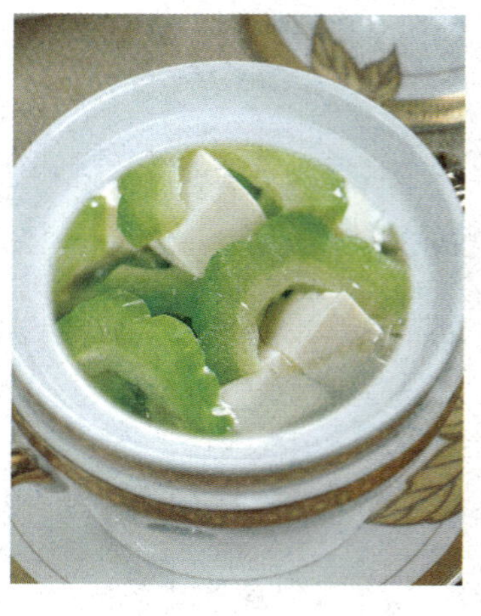

原料

苦瓜250克，豆腐200克，食用油、盐、葱花、香油、清汤各适量。

做法

苦瓜洗净、去籽、切片；豆腐洗净、切块。油锅烧热，倒入苦瓜煸炒，加盐、清汤，放入豆腐一起炖熟，淋香油、撒上葱花即可。

功效

可防治咽喉肿痛、痤疮疔疖。

菱角

别名 水栗、芰、芰实、水菱、沙角。

性味 性凉，味甘。

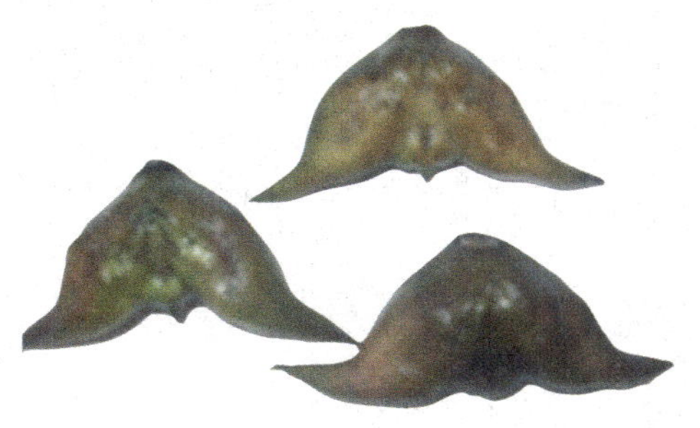

健脾和胃、生津止渴

来　源 为菱科植物菱的果肉。

主要产地 原产于我国南方，以长江下游太湖地区和珠江三角洲等地栽培较为集中。

功效主治 生食清暑解热、除烦止渴。熟食则益气健脾。

主要成分 果肉略有抗腹水肝癌AH-13的作用。另含丰富的淀粉、葡萄糖、蛋白质、不饱和脂肪酸、维生素B_1、维生素B_2及钙、磷、铁等。

性状特征

四角菱

果实只有4只角，宜于生食的有苏州水红菱，果皮红色，体大味甜。宜于熟食的有馄饨菱，皮绿色、壳薄、肉糯。

两角菱

品质较差。

无角菱

又叫圆角菱，果实体大，菱肉品质介于四角菱和两角菱之间。

选购秘诀

以新鲜、没有变质者为佳。

药用价值

抗癌

在以艾氏腹水癌作体内抗癌的筛选试验中，发现菱角的醇浸水液有抗癌作用。因为菱角内含有麦角固烯和β-谷氨酸。可用之辅助治疗食管癌、胃癌、子宫癌等。

缓解皮肤病

辅助治疗小儿头疮、头面黄水疮、皮肤赘疣等多种皮肤病。

贮存要点	置于低温下保存，但不宜储存太久。
用法用量	其果肉可食，嫩茎可作为蔬菜炒食，每餐30克。
使用禁忌	菱角生食时一定要洗净，因为姜片虫的幼虫常寄生在菱角表面。身体虚弱的人最好不生食。

莲藕菱角排骨汤

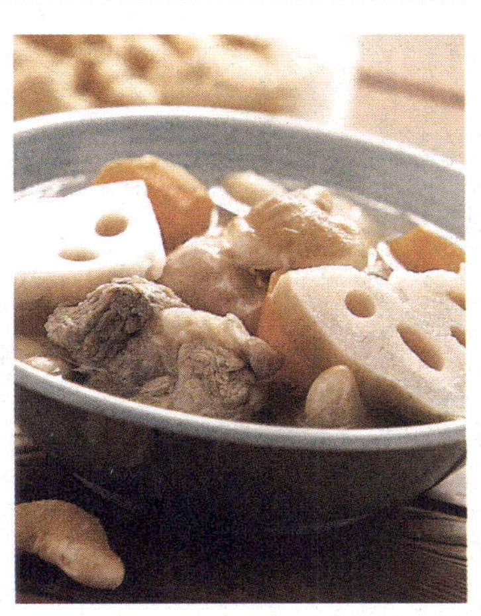

原料

莲藕、菱角各300克，排骨600克，胡萝卜100克，盐、白醋适量。

做法

排骨氽烫，捞起；胡萝卜、莲藕分别去皮、洗净、切块。菱角氽水、去皮。将以上原料放入煮锅，加水、白醋，以武火煮沸，转文火炖熟，最后加盐调味即可。

功效

健脾养胃，清热解暑，生津止渴。

田螺

别名 黄螺。

性味 性寒，味甘、咸。

清热明目的“盘中明珠”

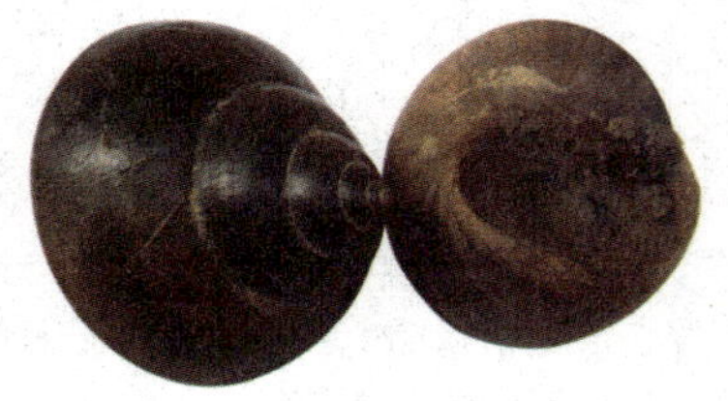

来　源 为田螺科动物中国圆田螺或其同属动物的全体。

主要产地 全国各地均产。

功效主治 清热利水。治热结小便不通、黄疸、脚气、水肿、消渴、痔疮、便血、目赤肿痛。

主要成分 每100克田螺可食部分含水81毫升、蛋白质10.7克、脂肪1.2克、碳水化合物4克，又含钙1357毫克、磷191毫克、铁19.8毫克、维生素$B_2$0.17毫克、烟酸2.2毫克、维生素A130国际单位。

性状特征

圆田螺贝壳大，呈长圆锥形。螺体层膨圆，缝合线深。壳表光滑呈黄褐色或深褐色。生长纹细密。壳口卵圆形，上方有一锐角，周围有黑色边框。脐口部分被内唇遮盖而呈线状，或全部被遮盖。卵圆形，棕褐色，有环纹，核接近内唇中心处。

选购秘诀

以个大、体圆、壳薄，掩片完整收缩、螺壳呈淡青色、壳无破损、无肉溢出、拿在手里有重量者为佳。

药用价值

螺肉含有丰富的蛋白质以及维生素C、钙和其他矿物质，能清热、明目、生津。

螺肉具有清热明目、利水通淋等功效，对目赤、黄疸、脚气、痔疮等疾病有食疗作用。田螺对狐臭也有一定的食疗作用。

中医认为，螺肉可以利膈益胃，对心腹热痛、肺热等症也有一定的食疗功效。

贮存要点	先用冷水清洗干净，挑出死去的，然后装塑料袋里放进冰箱的保鲜格，洒点水保持湿润。
用法用量	田螺可做成各种美味佳肴，如卤、炒、蒸、煮均可，每餐8个，约40克。
使用禁忌	过食则令人腹痛，可用木香酒解之。有过敏史的人也不宜食用。

田螺墨鱼骨汤

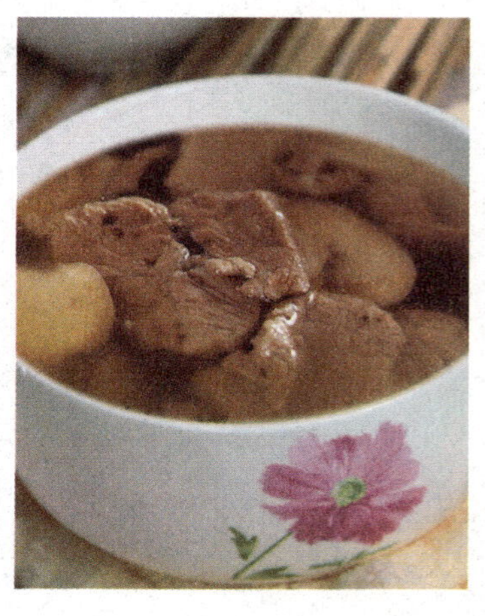

原料

田螺200克，猪肉片100克，墨鱼骨20克，川芎10克，蜂蜜适量。

做法

墨鱼骨用清水洗净备用。田螺取肉，猪肉切片，同放于砂锅中，注入清水500毫升，煮成浓汁。将墨鱼骨和川芎加入浓汁中，再用文火煮至肉质烂成羹，调入蜂蜜即可。

功效

滋阴养血，益气补虚。

常见祛暑药物食物食用宜忌

绿豆

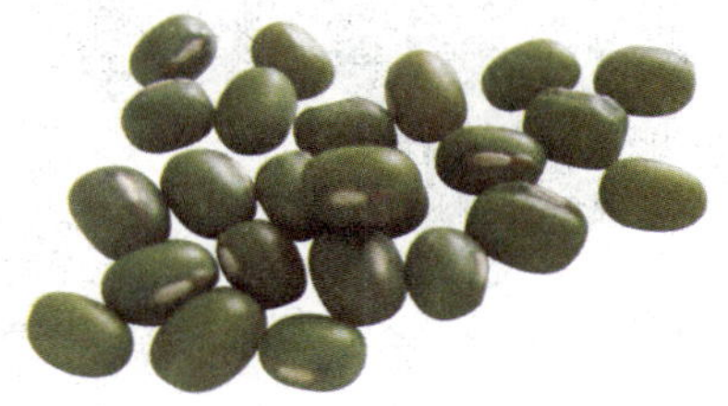

宜：适合暑热烦渴、疮毒痈肿者食用。绿豆可与百合、燕麦、南瓜、木耳等同食，有益身体健康。

忌：脾胃虚寒、滑泄者忌食。

荷叶

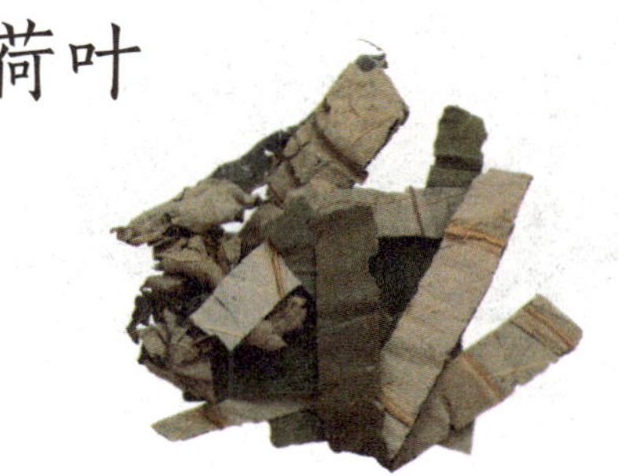

宜：适合暑湿泄泻、眩晕、水气浮肿、吐血、衄血、崩漏、便血、产后血晕等患者食用。

忌：凡上焦邪盛、治宜清降者，切不可用。

芒果

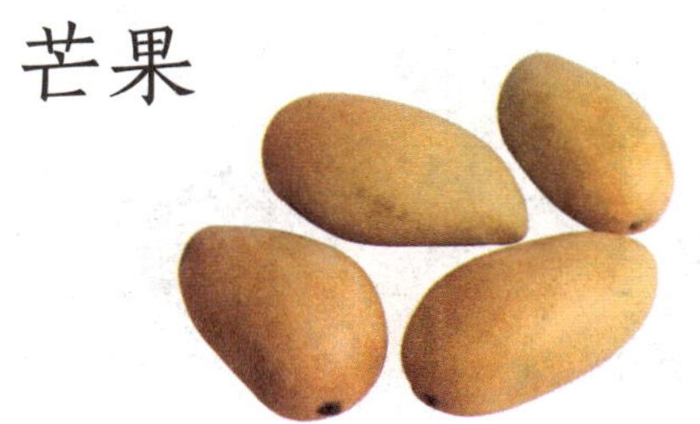

宜：适合口渴咽干、食欲不振、消化不良、眩晕呕吐、咽痛音哑、咳嗽痰多、气喘者食用。

忌：饱饭后不可大量食用芒果，不可以与大蒜等辛辣物质共同食用，否则可以使人得“发黄病”。

西瓜

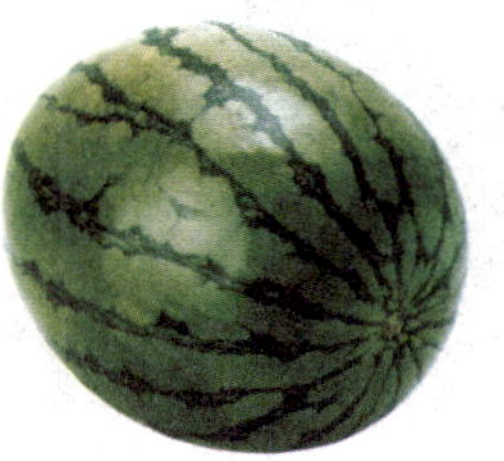

宜：适合暑热烦渴、热盛津伤、小便不利、喉痹、口疮患者食用。

忌：中寒湿盛者忌服。

甘蔗

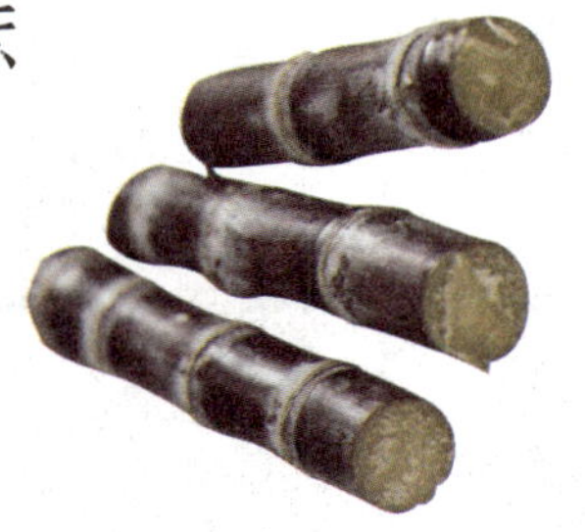

宜：适合热病津伤、心烦口渴、反胃呕吐、肺燥咳嗽、大便燥结、醉酒者食用。

忌：脾胃虚寒者慎服。甘蔗如被细菌污染，而有酒糟味时也不宜食用。

苦瓜

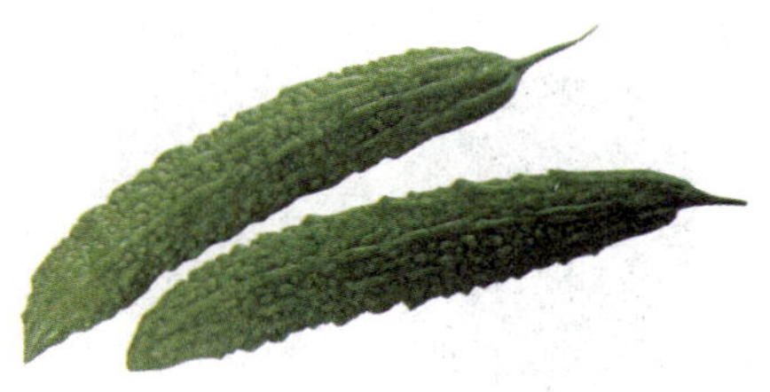

宜：适合热病烦渴、中暑、痢疾、赤眼疼痛、痈肿丹毒者食用。

忌：脾胃虚寒者，食之容易吐泻腹痛。

柠檬

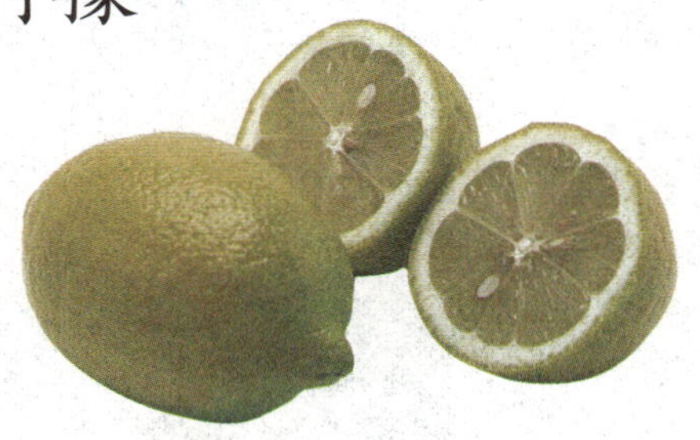

宜： 适宜胃肠胀气、糖尿病、高血压患者食用。

忌： 胃及十二指肠溃疡或胃酸过多患者慎用。

猕猴桃

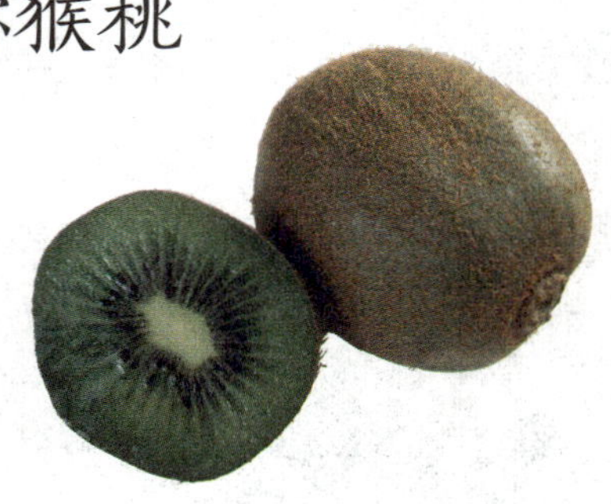

宜： 适宜烦热、消渴、黄疸、石淋、痔疮者食用。

忌： 脾胃虚寒、尿频、月经过多和先兆性流产的妇女应忌食。

哈密瓜

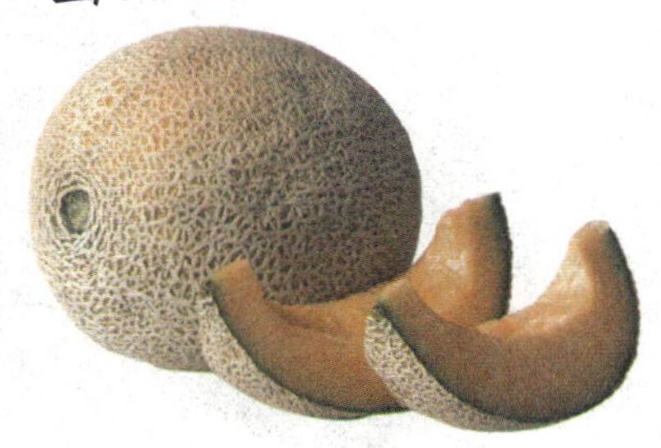

宜： 适宜暑热烦渴、小便不利、暑热下痢、腹痛者食用。

忌： 糖尿病患者及脚癣、黄疸、寒性咳喘者不宜食用。

杨梅

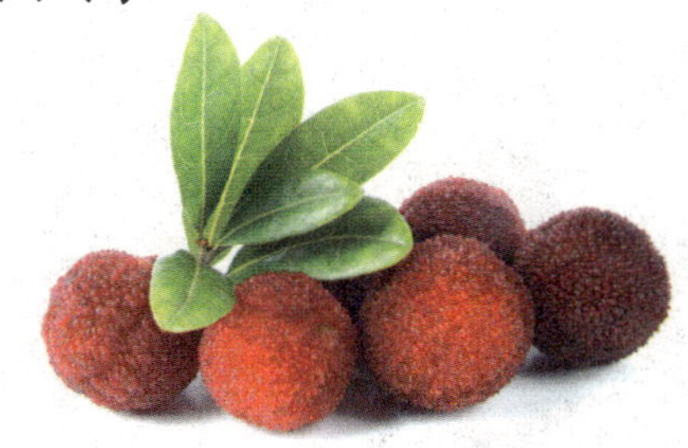

宜： 适宜烦渴、吐泻、脘腹胀满、食积不化者食用。

忌： 不可多食，甚能损齿及筋。

田螺

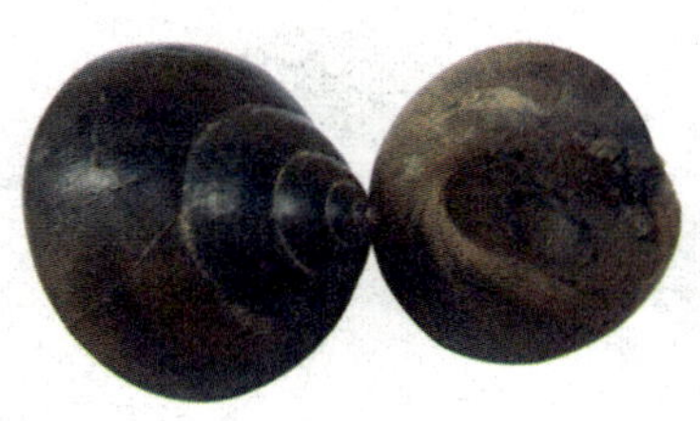

宜： 适宜小便不通、黄疸、脚气、水肿、消渴、痔疮、便血者食用。

忌： 有过敏史的人不宜食用。

沙葛

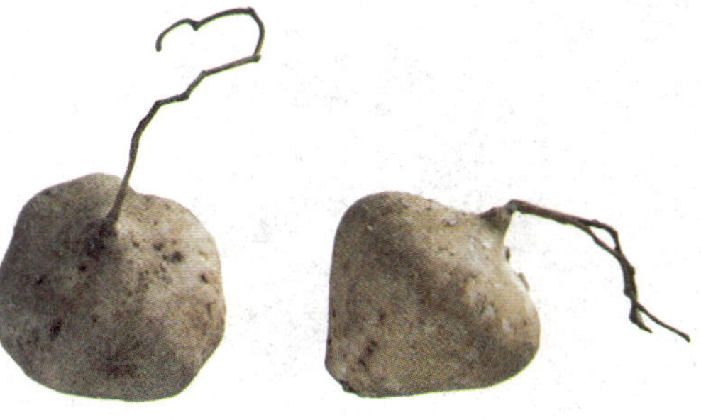

宜： 适宜酒精中毒、神经痛患者食用。

忌： 种子和叶有剧毒，不可食。

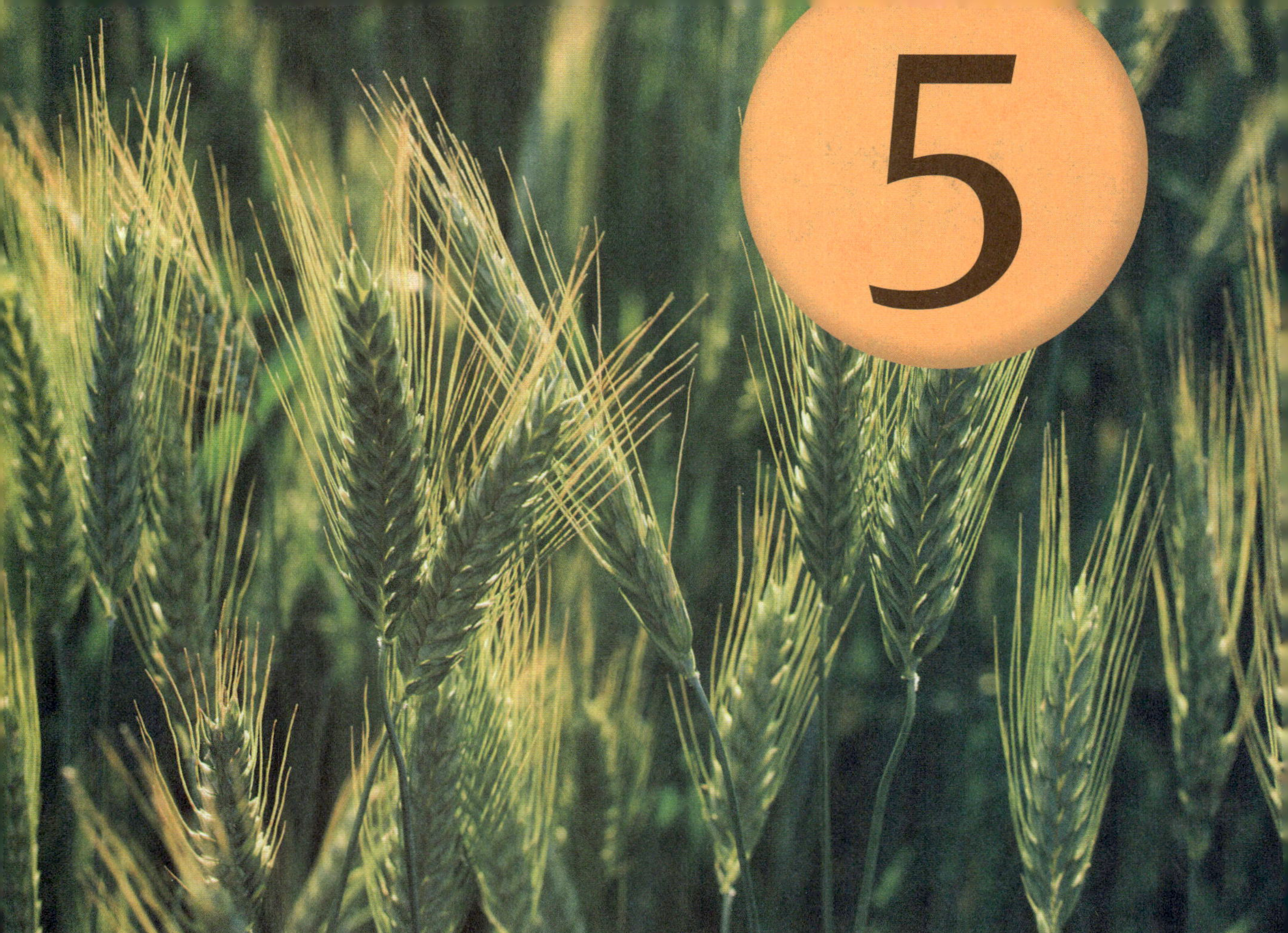

安神篇

安神药物、食物主要用于治疗心神不安、烦躁失眠等症。它主要作用是镇静和安定精神。按药物的性质不同，安神药物、食物可分为重镇安神类和养心安神类。

重镇安神类，多来源于矿石和介壳类水产物。其质较重，故前人认为能坠气震摄，名为重镇安神。该类药能镇心宁神，治心悸失眠；镇肝安神，治肝阳上亢；镇肺敛气，还可治哮喘。从现代医学观点看，这是属于镇静药和安神药一类。矿石类药物的副作用较多，尤其易伤胃气，只可暂服，并注意酌情配伍养胃健脾之品。个别药物如朱砂，更不可久服，以免引发蓄积中毒。

养心安神类，多来源于植物，主要作用亦为镇静，治心血虚和肝阴虚所致的惊悸、失眠，前人认为通过养心柔肝而取效。药性较为平和，副作用较小。

上述两类药物、食物，可单用，也可配合使用，使镇静作用更为全面、有效。

重镇安神类

能镇心宁神，治心悸失眠；镇肝安神，治肝阳上亢；镇肺敛气，还可治哮喘。

牡蛎

别名 蛎蛤、左顾牡蛎、海蛎子壳、海蛎子皮、左壳。

性味 性凉，味咸。

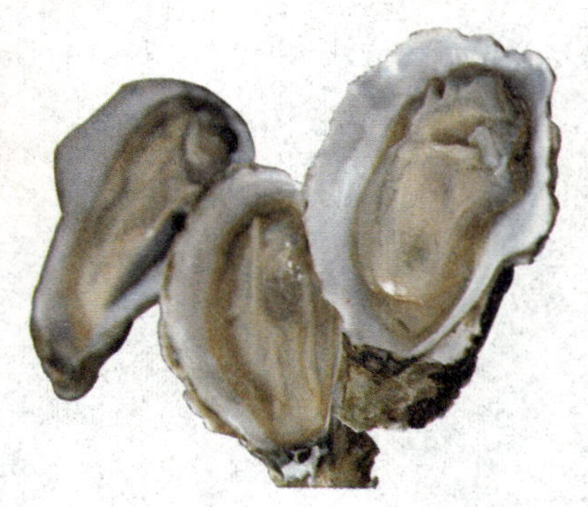

潜阳敛阴、软坚散结的圣药

来　源 为牡蛎科动物如近江牡蛎、长牡蛎或大连湾牡蛎等的贝壳。

主要产地 主产于江苏、福建、广东、浙江、河北、辽宁及山东等沿海一带。

功效主治 敛阴、潜阳、止汗、涩精、化痰、软坚。可用来治疗惊痫、眩晕、自汗、盗汗、遗精、淋浊、崩漏、带下、瘰疬、瘿瘤等症。其中煅牡蛎有收敛固涩的功效，主要用于自汗、盗汗、遗精崩带、胃痛吞酸的治疗。

主要成分 含80%～95%的碳酸钙、磷酸钙及硫酸钙，并含镁、铝、硅及氧化铁等。大连湾牡蛎的贝壳，含碳酸钙90%以上，有机质约1.72%。尚含少量镁、铁、硅酸盐、硫酸盐、磷酸盐和氯化物。煅烧后碳酸盐分解，产生氧化钙等，有机质则被破坏。

性状特征

为不规则的卵圆形、三角形或长圆形贝壳，大小不等，通常长10～30厘米，宽5～10厘米，厚1～3厘米。外表灰色、浅灰棕色或灰蓝色，呈层状，并有弯曲的粗糙层纹。壳内面多为乳白色，平滑而有光泽，基部有横纹，无光泽，边缘有波状层纹。左壳较右壳厚而大，不平坦，壳外面常有海螺、苔藓等附着，表面常有洞，洞内有小贝壳。右壳薄而小，较平坦，质坚硬，不易破碎，断面白色，层状。味微咸。

选购秘诀

以个体大、整齐、里面光洁且是鲜活者为佳。

药用价值

牡蛎肉味甘、性温、无毒，有滋阴养血的作用，可治烦热失眠、心神不安以及丹毒等。

中医药用是指牡蛎壳价值很高，主要具有敛阴、潜阳、止汗、涩精、化痰等作用。

可治惊痫、眩晕、自汗、遗精、淋浊、崩漏带下、肿瘤。长期服用能壮筋骨、益寿命，并可治疗和改善男人性无能及不育症。

牡蛎的肝糖原存在于储藏能量的肝脏与肌肉中，与细胞的分裂、再生、红细胞的活性化都有关系，可以提高肝功能，缓解疲劳，增强体力。牡蛎所含有的牛磺酸可以促进胆汁分泌，排除堆积在肝脏中的中性脂肪，提高肝脏的解毒作用。

牡蛎肉又名蛎黄。含糖原、多种氨基酸和维生素，药理试验，其黏蛋白能抵制疱疹、乙型脑炎和脊髓灰质炎病毒。临床多用于阴虚阳亢患者，可佐餐食用。

贮存要点	置于干燥处保存。
用法用量	内服：煎汤，9～30克，宜打碎先煎；或入丸、散。外用：研末干撒、调敷或作扑粉。
使用禁忌	凡病虚而多热者宜用，虚而有寒者忌之，肾虚无火，精寒自出者不宜。

珍珠

别名 真朱、真珠、蚌珠、珠子、濂珠。

性味 性寒，味甘、咸。

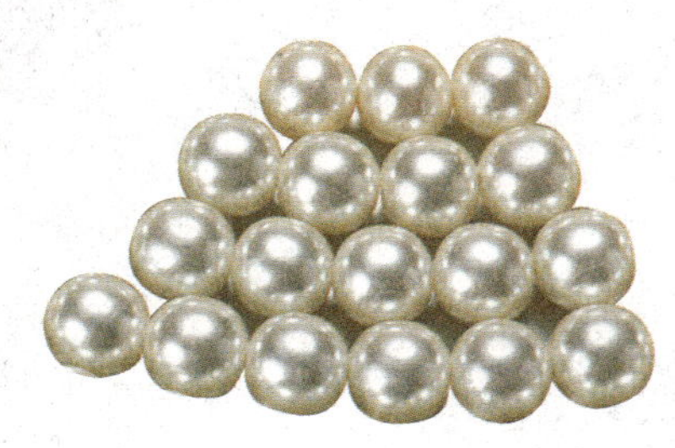

护肤安神的保养圣品

来　源 为珍珠贝科动物珍珠贝、马氏珍珠贝或蚌科动物三角帆蚌、褶纹冠蚌、背角无齿蚌等贝类动物珍珠囊中形成的无核珍珠。

主要产地 主产于广东合浦、黑龙江庆安、安徽宣城、南陵、当涂以及我国台湾等地。

功效主治 镇心安神、养阴息风、祛翳明目、解毒生肌。治惊悸、怔忡、癫痫、惊风搐搦、烦热消渴、喉痹口疳、目生翳障、创伤久不愈合。

主要成分 主要含碳酸钙。

性状特征

呈圆球形、矩圆形或不规则的球形，直径1～6毫米。表面现半透明状的银白色、黄白色、淡粉红色或浅蓝色，光滑圆润，具特有的色彩和光泽。质坚硬，破碎后断面呈同心层纹，有的中心见有少许异物存在。用火烧之有爆裂声。

选购秘诀

以粒大、形圆、珠光闪耀、平滑细腻、断面有层纹者为佳。

药用价值

保健防衰

珍珠可抑制脂褐素，促使细胞活力增强，延缓细胞衰老。同时，珍珠对人体受伤组织有修复和促其再生作用。

美容养颜

珍珠护肤制品具有防止皮肤衰老的独特功效，合理使用可保肌肤柔嫩白净、滋润光滑、永葆青春。

抑菌

外用治疗化脓性伤口感染和疖疮，对金黄色葡萄球菌有较强的抑制作用。

贮存要点	放置于密封玻璃瓶收藏。
用法用量	内服：入丸、散，1～1.5克。外用：研末干撒、点眼或吹喉。
使用禁忌	无实热者慎用。

珍珠茶

原料

珍珠2克，茶叶适量。

做法

先将珍珠研磨成极细的粉，再用沸水冲泡茶叶，以茶汁送服珍珠粉。

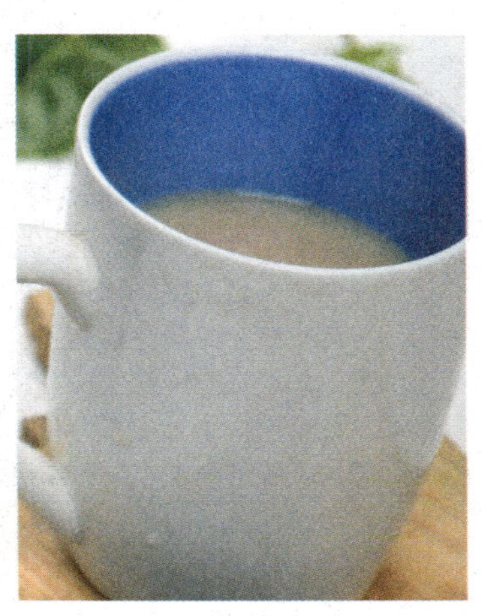

功效

润肌泽肤、美容养颜，延缓面部皮肤衰老。

养心安神类

主要用于治疗治血虚和肝阴虚所致的惊悸、失眠。

灵芝

别名 灵芝草、菌灵芝、菌芝、赤芝、黑芝。

性味 性温，味淡、苦。

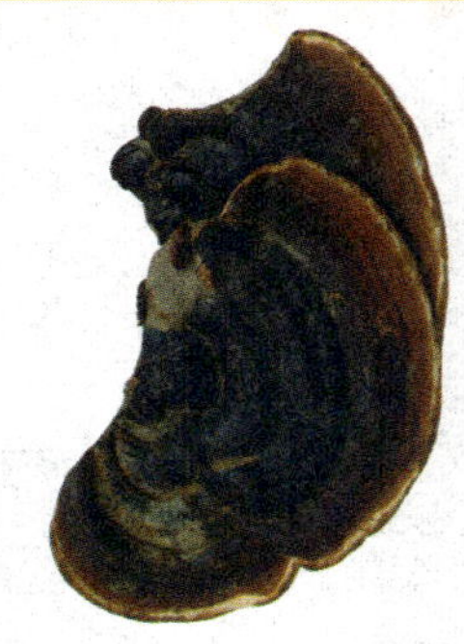

被誉为“仙草”“瑞草”

来　源 多孔菌科真菌灵芝（赤芝）或紫芝的干燥子实体。

主要产地 主产于河北、山西、江西、广西、广东、浙江、湖南、福建等地。

功效主治 补气安神、止咳平喘。用于眩晕不眠、心悸气短、虚劳咳喘等症。

主要成分 含有麦角甾醇、真菌溶酶、酸性蛋白酶、多糖等。

性状特征

赤芝外形呈伞状，菌盖肾形、半圆形或近圆形，直径10~18厘米，厚1~2厘米。皮壳坚硬，黄褐色至红褐色，有光泽，具环状棱纹和辐射状皱纹，边缘薄，常内卷。菌肉白色至淡棕色，菌柄圆柱形，侧生，长7~15厘米，直径4厘米。

选购秘诀

以菌盖半圆形、赤褐如漆、环棱纹、边缘内卷、侧生柄的特点来选购。

药用价值

抗肿瘤和免疫调节

灵芝中所含的灵芝多糖具有广谱抑制肿瘤作用，是临床治疗肿瘤的良好辅助药物。实验表明灵芝多糖对黄曲霉素致肝癌有显著的抑制效果。同时，灵芝多糖无论腹腔给药还是口服给药，在一定剂量下都能抑制肿瘤生长。其抗癌机理以拮抗肿瘤免疫抑制作用，多方面有效地促进非特异性抗肿瘤免疫反应为主，对正常机体的免疫反应也有一定促进作用。灵芝多糖还有活化巨噬细胞的功能，使巨噬细胞吞噬杀菌功能增强，巨噬细胞体积增大，伪足增多。

保护心脏

灵芝对心脏有较为全面的保护作用，可改善多种动物心肌血氧供应，增强心肌收缩力。此外还能扩张冠脉，对抗垂体后叶素的血管收缩反应，还有升高大鼠心肌ATP含量的作用，降低动物心肌能量的消耗。

抗衰老

灵芝及其多糖成分的免疫调节作用能够促进核酸蛋白质的合成代谢，促进抗氧化自由基活性及延长体内代谢细胞的分裂时间等。另外，灵芝多糖可促进对小鼠混合培养的T淋巴细胞脱氧核糖核酸DNA聚酶活性，促进细胞DNA合成，也是其抗衰老机理之一。

灵芝提取物具有改善胰腺微循环障碍的作用。灵芝的水浸出液对离体豚鼠气管平滑肌有松弛作用。

贮存要点	置于干燥处，防霉、防蛀。
用法用量	煎服，6~12克；研末吞服，3~5克。
使用禁忌	灵芝在临床应用中不良反应少，有少数病人在食用的时候出现头晕、口鼻及咽部干燥、便秘等副作用，在这种情况下要咨询医师或者停用一段时间，无不良反应再服用。

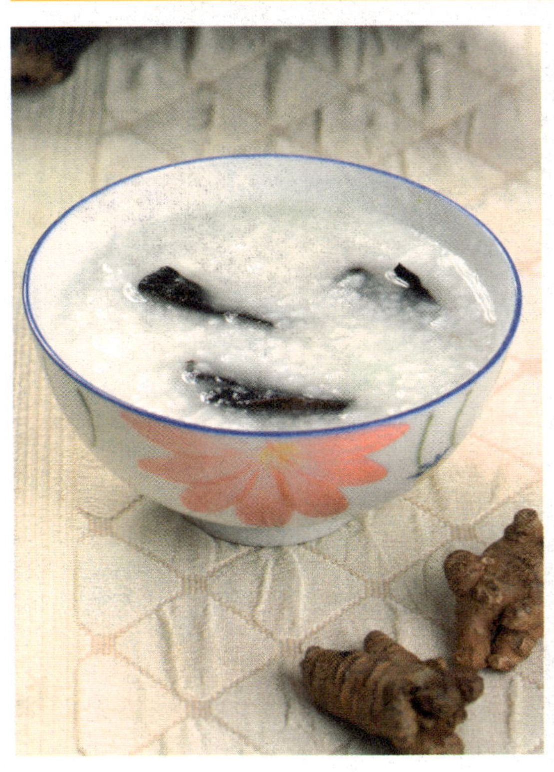

灵芝丹参粥

原料

灵芝30克，丹参5克，三七3克，粳米50克，白糖适量。

做法

将前3味药材先煎、去渣，取上清液，加入粳米，用文火煮成稀粥，熟时调入白糖即可。

用法

温服，每日1～2次。

功效

补益气血、活血通络、养血安神。适用于月经不调、闭经、痛经、癥瘕、胸腹刺痛、心烦不眠、肿毒等。也用于冠心病及神经衰弱等症的治疗。有出血者勿服。

灵芝银耳茶

原料

灵芝5克，银耳10克，冰糖15克。

做法

将灵芝、银耳用清水漂洗干净，银耳要泡发浸透。然后将两者切成碎片，置于热水瓶中，冲入适量沸水，加盖闷一夜，次晨加入冰糖，融化后即可。

用法

分早、中、晚服用。

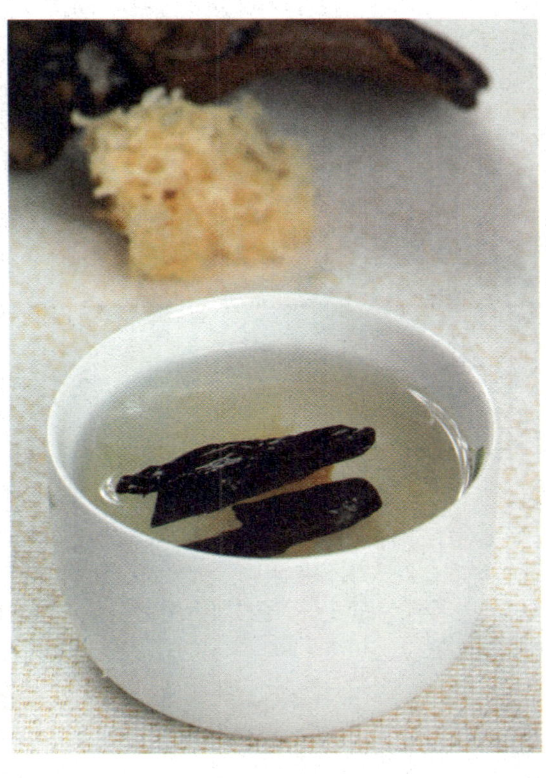

功效

滋阴润肺、止咳祛痰、安神益智。适合用于慢性咳嗽、咳甚气喘、咳痰、口干少津或大便偏干及失眠、头昏、口干而燥、饮食欠佳、精神疲乏、神经衰弱者。

酸枣仁

别名 枣仁、酸枣核。
性味 性平，味甘。

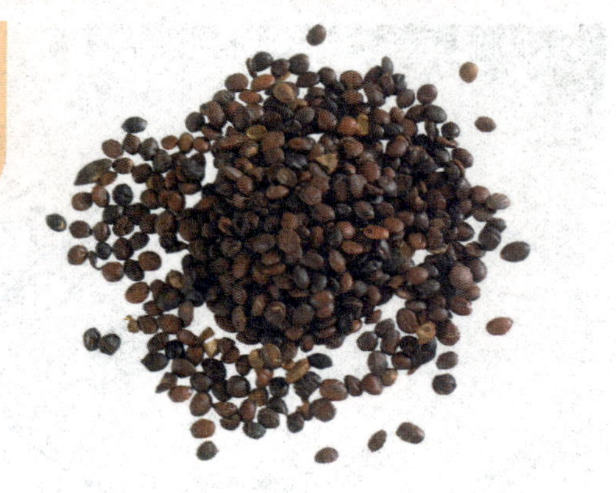

安神敛汗、抗失眠

来　源 为鼠李科植物酸枣的种子。
主要产地 主产于河北、陕西、辽宁、河南。
功效主治 养肝、宁心安神、敛汗。治虚烦不眠、惊悸怔忡、烦渴、虚汗。
主要成分 含多量脂肪油和蛋白质，并有2种甾醇。含2种三萜化合物：白桦脂醇、白桦脂酸。另含酸枣皂苷，苷元为酸枣苷元，还含大量维生素C。

性状特征

干燥成熟的种子呈扁圆形或椭圆形，长5~9毫米，宽5~7毫米，厚约3毫米，表面赤褐色至紫褐色，未成熟者色浅或发黄，光滑。一面较平坦，中央有一条隆起线或纵纹，另一面微隆起，边缘略薄，先端有明显的种脐，另一端具微凸起的合点，种脊位于一侧不明显。剥去种皮，可见类白色胚乳黏附在种皮内侧。子叶两片，类圆形或椭圆形，呈黄白色，肥厚油润。气微弱、味淡。

选购秘诀

以粒大饱满、外皮紫红色、无核壳者为佳。

药用价值

镇静、催眠

酸枣仁煎剂给大白鼠口服或腹腔注射均表现镇静及嗜睡。口服酸枣仁可使防御性运动性条件反射次数显著减少，内抑制扩散，条件反射消退，抑制猫由吗啡引起的躁狂现象。

镇痛、降温

酸枣仁煎剂5克/千克注射于小白鼠腹腔有镇痛作用，对小鼠无论注射或口服均有降温作用。

贮存要点	置阴凉干燥处，防蛀。
用法用量	内服：煎汤，6~15克。或入丸、散。
使用禁忌	酸枣仁虽有养肝、宁心安神、敛汗、治虚烦不眠、惊悸怔忡、烦渴、虚汗的功效，但是凡有实邪郁火及患有滑泄症者慎服。

酸枣仁莲子茶

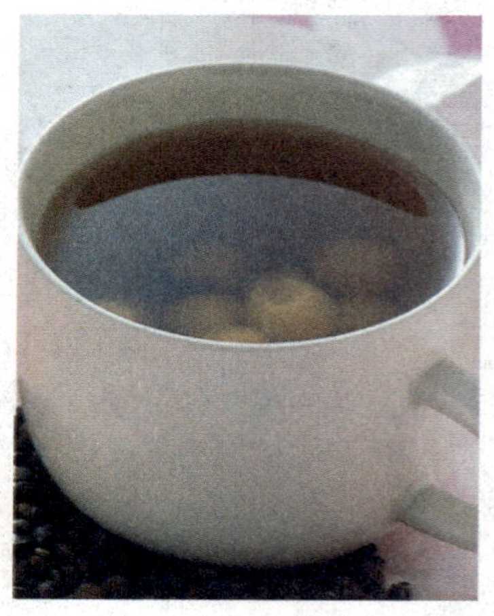

原料

干莲子100克，酸枣仁10克，冰糖适量。

做法

酸枣仁洗净，装入纱布袋；干莲子泡发，沥干水分。莲子与酸枣仁同入锅，加水以武火煮沸，再转文火续煮20分钟。加冰糖搅匀即可（莲子亦可食用）。

功效

适用于产后抑郁、神经衰弱、心悸等症。

柏子仁

别名 柏实、柏子、柏仁、侧柏子。
性味 性平，味甘。

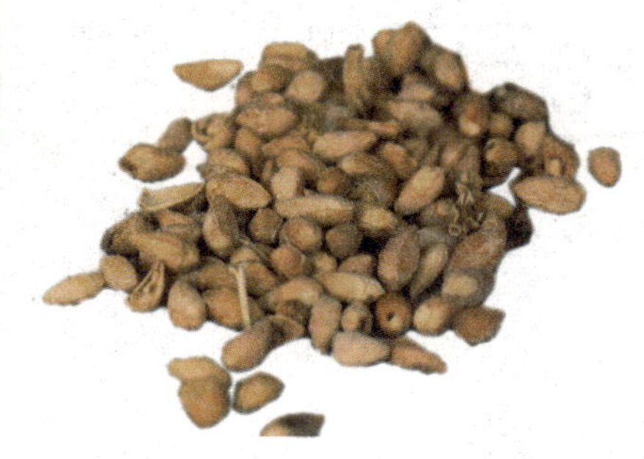

性质平和的养心安神药

来　源 为柏科植物侧柏的种仁。

主要产地 主产于山东、河南、河北。此外，陕西、湖北、甘肃、云南等地亦产。

功效主治 养心安神、润肠通便。治惊悸、失眠、遗精、盗汗、便秘。

主要成分 种子含脂肪油约14%，多为不饱和脂肪酸组成。含少量挥发油、皂苷、蛋白质、钙、磷、铁及多种维生素等。

性状特征

种仁呈长卵圆形至长椭圆形，亦有呈长圆锥形者，长3～7毫米，直径1.5～3毫米。

新鲜品淡黄色或黄白色，久置则颜色变深而呈黄棕色，并有油渗出。外面常包有薄膜质的内种皮，顶端略尖，圆三棱形，并有深褐色的点，基部钝圆，颜色较浅。断面乳白色至黄白色，胚乳较多，子叶2枚或更多，均含丰富的油质。气微香，味淡而有油腻感。

选购秘诀

以粒饱满、黄白色、油性大而不泛油、无皮壳杂质者为佳。

药用价值

柏子仁含有大量脂肪油及少量挥发油，可减慢心率，并有镇静作用。柏子仁中的脂肪油有润肠通便作用，对阴虚精亏、老年虚秘、劳损低热等虚损型疾病大有裨益。挥发油另还有增强记忆的作用。

用于治疗失眠，性能和功用与酸枣仁大致相同，且多配合同用，如柏子宁心汤、补心丹。两者的区别是柏子仁专治心血亏损而致的失眠，酸枣仁则兼治肝胆虚火引起的失眠。

贮存要点	置阴凉干燥处，宜在30℃以下保存，防蛀，防热，防霉，防范油变色。
用法用量	内服：煎汤，3～10克，或入丸、散。外用：炒研取油涂。
使用禁忌	大便溏薄者忌食柏子仁；痰多者也忌食柏子仁。

柏子仁粥

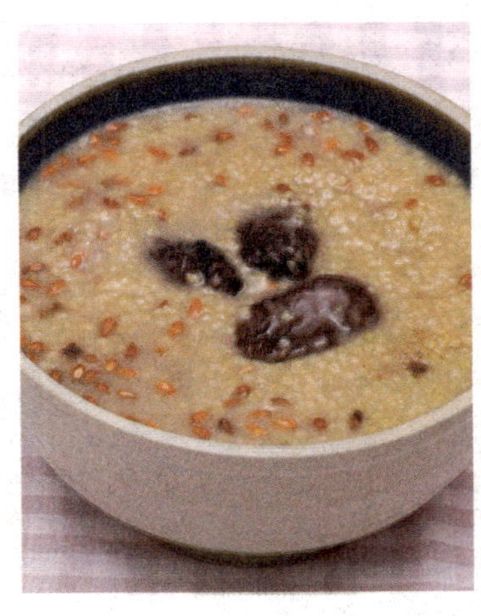

原料

柏子仁15克，小米80克，大枣10克，盐、芝麻、葱末各少量。

做法

小米、柏子仁、大枣洗净。锅置火上，加适量清水，放入小米，以武火煮至黏稠；加入柏子仁、大枣，以文火煮至熟，调入盐拌匀，撒上芝麻、葱末即可。

功效

养心安神，润肠通便。

远志

别名 棘菀、苦远志。
性味 性温，味苦。

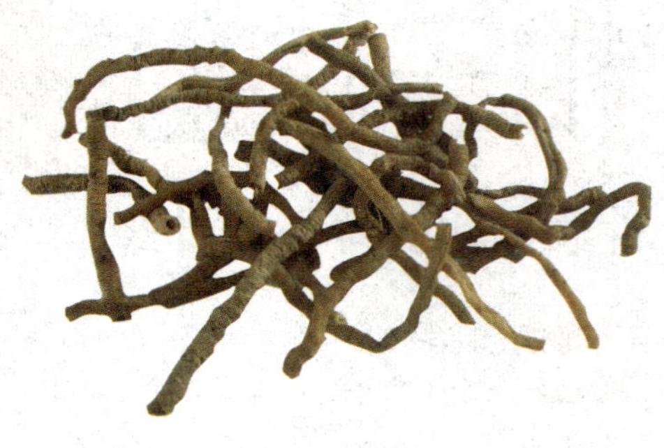

益智安神、祛咳止痰

来　源 本品为远志科植物远志或卵叶远志的干燥根。

主要产地 秦岭南北坡均产，生于海拔400～1000米的山坡草地或路旁。

功效主治 安神益智、祛痰、消肿。用于心肾不交引起的失眠多梦、健忘惊悸、神志恍惚、咳痰不爽、疮疡肿毒、乳房肿痛。

主要成分 根含皂苷、皂苷细叶远志素，另含远志醇、N-乙酰氨基葡萄糖、生物碱细叶远志定碱、脂肪油、树脂等。

性状特征

远志筒呈筒状，中空，拘挛不直，长3～12厘米，直径0.3～1厘米。表面灰色，或灰黄色。全体有密而深陷的横皱纹，有些有细纵纹及细小的疙瘩状根痕。质脆易断，断面黄白色、较平坦，微有青草气，味苦、微辛，有刺喉感。

远志肉易破碎。肉薄，横皱纹较少。

选购秘诀

以条粗、皮厚、去净木心者为佳。

药用价值

祛痰

远志含植物皂苷，能刺激胃黏膜，引起轻度恶心，因而反射地增加支气管的分泌物而有祛痰作用。提取物给狗服，可促进气管分泌物的增加；作用强度为：美远志＞桔梗＞远志，如用酚红排泄法则为：美远志＞远志＞桔梗。

对子宫的作用

远志煎剂对离体豚鼠、家兔、猫、犬之未孕及已孕子宫均有兴奋作用。

贮存要点	置通风干燥处。
用法用量	内服：煎汤，3～9克。浸酒或入丸、散。
使用禁忌	心肾有火、阴虚阳亢者忌服。

远志菖蒲猪心汤

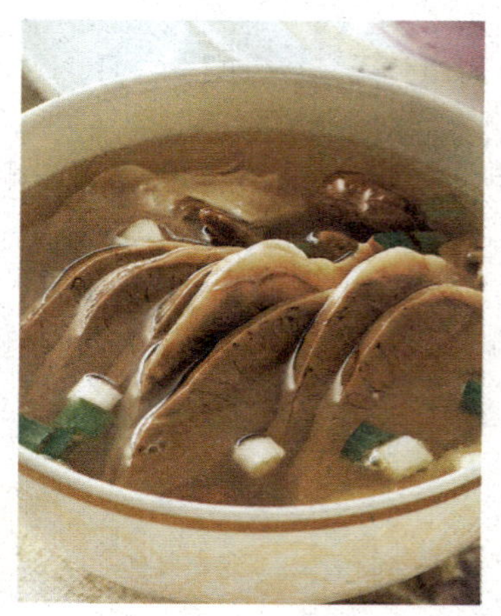

原料

猪心1个，石菖蒲15克，丹参10克，远志、当归各5克，大枣6枚，盐、葱花各适量。

做法

猪心洗净，煮熟，捞出切片。将所有药材洗净，置入锅中加水熬煮成汤。将切好的猪心放入已熬好的药汤中煮沸，加盐调味，撒入葱花即可。

功效

开窍醒神，化湿和胃，宁神益志。

合欢皮

别名 合昏皮、夜合皮、合欢木皮。
性味 性平，味甘。

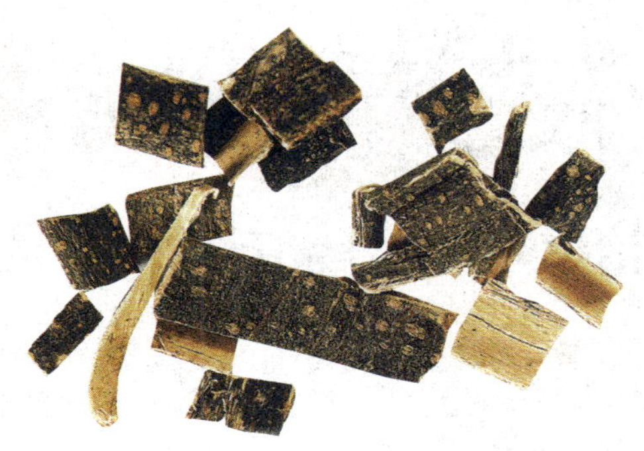

适合神经衰弱患者服用

来　源 为豆科植物合欢的树皮。

主要产地 我国大部分地区都有生产。

功效主治 解郁和血、宁心、消痈肿。治心神不安、忧郁失眠、肺痈、痈肿、瘰疬、筋骨折伤。

主要成分 树皮含皂苷、鞣质等。种子含合欢氨酸和S-（2-羧乙基）-L-半胱氨酸等氨基酸。同属植物楹树的皮含三萜皂苷，称作“合欢催产素”。

性状特征

干燥的树皮，呈筒状或半筒状，长达30厘米以上，厚1～2毫米，外表面粗糙，灰绿色或灰褐色，散布横细裂纹，稍有纵皱纹，皮孔圆形或长圆形，带棕红色。内表面淡棕色或淡黄色，有细密纵纹。质硬而脆，易折断，断面呈纤维性片状，淡黄棕色或黄白色。气微香，味淡、微涩、稍刺舌，而后喉头有不适感。四川地区尚用同属植物山合欢的树皮作合欢皮用。

选购秘诀

以皮薄均匀、嫩而光润者为佳。

药用价值

合欢皮具有解郁、活血、止痛、强壮、兴奋、利尿等作用。主要用于有失眠、抑郁、胸闷、纳呆的神经衰弱患者。可用合欢皮配丹参、夜交藤、柏子仁等同服，方如合欢汤，有解郁的作用（大致相当于兴奋大脑皮质），但因本品气微力薄，需要久服、重服才能收效。

此外，也用于骨伤科，尤其适用于关节肌肉的慢性劳损性疼痛，取其有活血消肿的作用，配乳香、没药、木瓜、赤芍、大枣等，煎汤服，或以合欢皮研末，配白蔹局部外敷。

贮存要点	置于通风干燥处保存。
用法用量	内服：煎汤，10～15克。或入散剂。外用：研末调敷。
使用禁忌	胃炎患者慎服合欢皮，风热自汗、外感不眠者禁服合欢皮。

佛手合欢酒

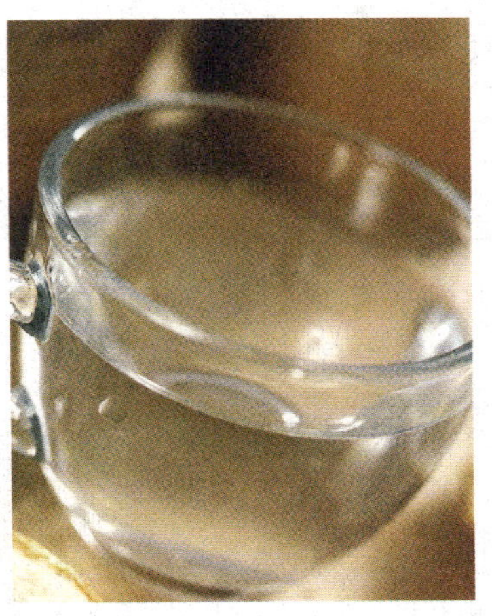

原料

佛手、合欢皮各9克，白酒1000毫升。

做法

将佛手洗净，用清水润透后切片，待风吹略收水气。合欢皮洗净与佛手一同放入坛内，注入白酒，密封。每隔5天，将坛摇动一次，10天后开封，滤去药渣即可。

功效

疏肝理气，解郁安神。

夜交藤

别名 棋藤、首乌藤。
性味 性平，味甘、微苦。

治疗失眠的好帮手

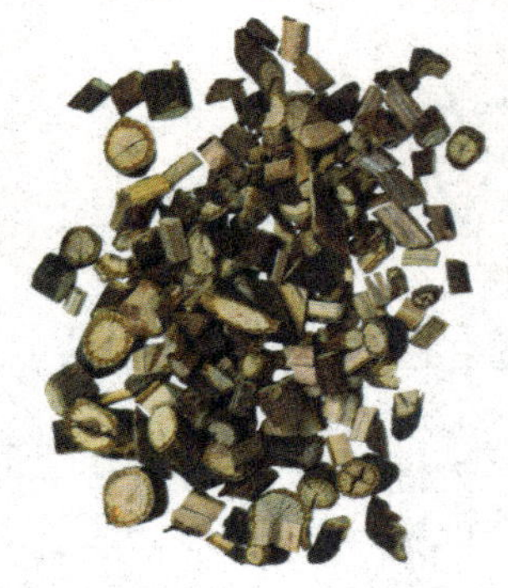

来　源 为蓼科植物何首乌的藤茎或带叶藤茎。

主要产地 主产于河南、湖北、湖南、江苏、浙江等地。

功效主治 养心安神、通络祛风。治失眠、劳伤、多汗、血虚身痛、痈疽、瘰疬、风疮疥癣。

主要成分 茎含蒽醌类，主要为大黄素、大黄酚或大黄素甲醚，均以结合型存在。茎叶含多种黄酮，亦含蒽醌类化合物及β-谷甾醇。

性状特征

干燥的藤茎呈细长圆柱状，通常扭曲，有时分枝，直径3～7毫米。表面紫褐色，粗糙，有扭曲的纵皱纹和节，并散生红色小斑点，栓皮菲薄，呈鳞片状剥落。

质硬而脆，易折断，断面皮部棕红色，木部淡黄色，木质部呈放射状，中央为白色疏松的髓部。味微苦涩。四川产品为干燥的带叶嫩茎。茎细，黄绿色或黄褐色，叶多皱缩。

选购秘诀

以粗壮均匀、外表紫褐色者为佳。

药用价值

夜交藤具有安神、镇静、养血活络作用，主治血虚而致失眠。神经衰弱和贫血而有上述证候者均可用，多梦而易惊者用之更合适。配酸枣仁、柏子仁等。又可治血虚而有肌肤麻木和四肢酸软或疼痛的患者，可见于动脉硬化，常配丹参、当归、白蒺藜等。外用连其叶煎汤外洗，可治皮肤痒疹，有一定的抗过敏作用。

此外，夜交藤配酸枣仁，可滋心阴、宁心神；配生地，可养血补阴；配天门冬、麦冬，可清虚火、养心阴；配羌活、独活，可祛风胜湿、舒通关节。

贮存要点	置于通风干燥处保存。
用法用量	内服：煎汤，10～15克。外用：煎水洗或捣敷。
使用禁忌	狂燥属实火者慎服。

夜交藤黄豆炖鸭

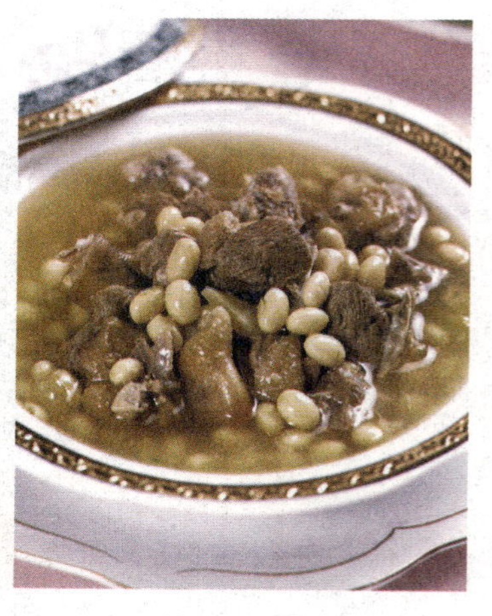

原料

鸭半只，黄豆200克，酸枣仁15克，夜交藤10克，姜片、盐各适量，高汤750毫升。

做法

鸭收拾干净，切块；黄豆、酸枣仁、夜交藤均洗净备用。将鸭块与黄豆一起放入锅中汆水。将高汤倒入净锅中，放入鸭块、黄豆、酸枣仁、夜交藤、姜片，炖1小时，加盐调味即可。

功效

此汤可调节情绪、滋阴解热、宁心安神。

小麦

别名 无。
性味 性凉，味甘。

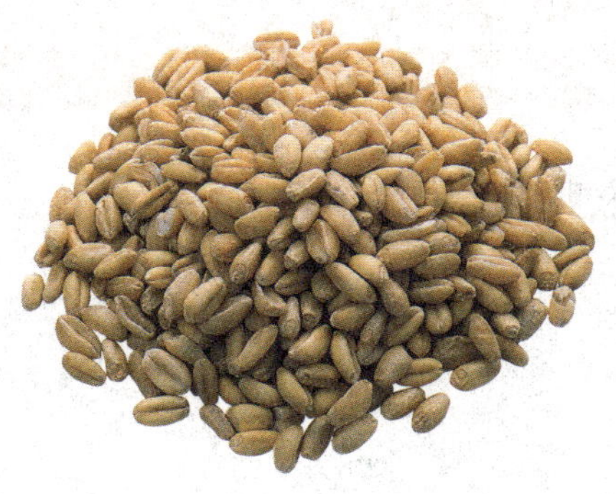

补心养气的杂粮

来　源 为禾本科植物小麦的种子。
主要产地 全世界广泛栽培。
功效主治 养心益肾、除热止渴。治脏燥、烦热、消渴、泻痢、痈肿、外伤出血、烫伤等症。
主要成分 含蛋白质、B族维生素、粗纤维，尤以维生素E的含量最为丰富。还含脂肪、胆碱、卵磷脂、精氨酸，以及钙、磷、铁、锌，其中钙的含量为粳米的9倍。

性状特征

颖果长圆形，两端略尖，表面浅黄棕色或黄色，稍皱缩，腹面中央有一纵行深沟，顶端具黄白色柔毛。质硬，断面白色，粉性。

选购秘诀

最好到大商场、大超市购买加贴“QS”（质量安全）标志、包装密封、无破损、白中略显浅黄、用手握紧成团，久而不散的小麦粉。

药用价值

小麦

新麦性热，陈麦性平。它可以除热、止烦渴、利小便、补养肝气、止漏血唾血，可以使女子易于怀孕。补养心气，有心脏病的人适宜食用。

小麦面粉

主治补虚，长时间食用使人肌肉结实、养肠胃、增强气力。它可以养气、补不足，有助于五脏。将它和水调服可以治疗中暑、肺热。将它敷在痈疮伤处，可以散血止痛。

麦麸

主治瘟疫和热疮，烫疮溃疡，跌伤、折伤的淤血，用醋和麦麸炒后贴于患处即可。

贮存要点	干燥通风处保存，并尽快食用。
用法用量	内服：小麦煎汤，30～60克，或煮粥。小麦面冷水调服或炒黄温水调服。外用：小麦炒黑研末调敷。小麦面干撒或炒黄调敷。
使用禁忌	舌苔厚腻、胃脘痞满者忌吃小麦面食。

小麦粥

原料

小麦100克，糯米100克，白糖适量。

做法

将小麦糯米、糯米洗净，泡发，一起放入锅中，加水煮粥。进食前调入白糖。

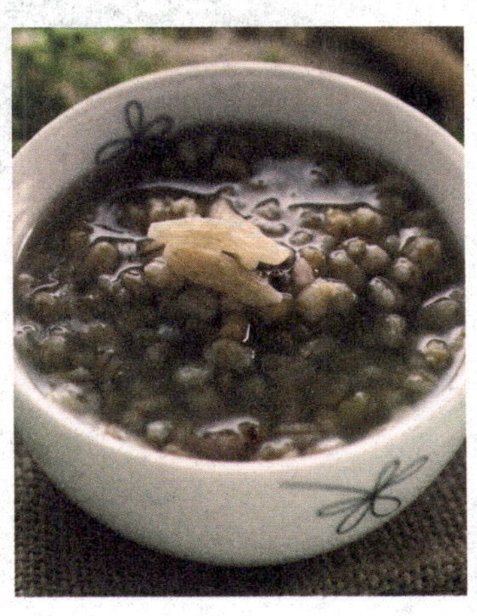

功效

适用于小儿脾胃虚弱、自汗神疲、神经衰弱等症。

常见安神药物食物食用宜忌

牡蛎

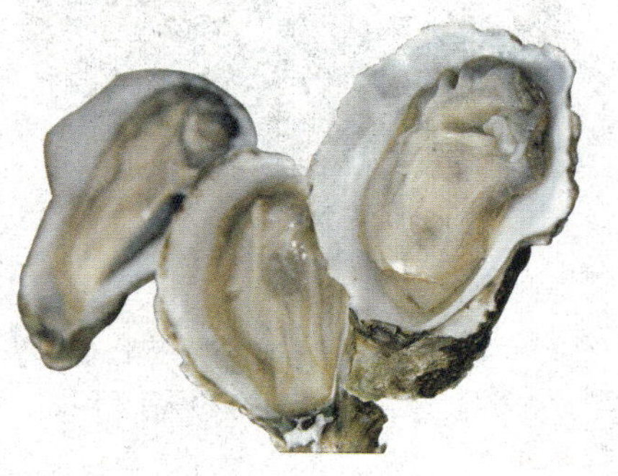

宜： 适合惊痫、眩晕、自汗、盗汗、遗精、淋浊、崩漏、带下、瘰疬、瘿瘤患者食用。煅牡蛎更适合自汗、盗汗、遗精崩带、胃痛吞酸患者食用。

忌： 牡蛎味道鲜美，但其性寒凉，收敛性强，吃多了容易伤胃，引起消化不良、便秘等问题，所以不宜多食。牡蛎含有极强的抗凝血因子，有出血症状的人不宜食用。肾虚无火，精寒自出者不宜。

小麦

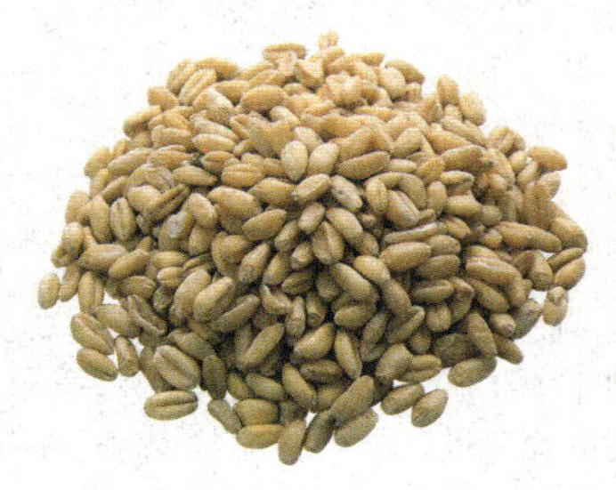

宜： 适合患有脚气病、末梢神经炎的人食用；授乳妇女欲回乳宜食用小麦；体虚自汗、盗汗、多汗者，不妨用小麦（尤以浮小麦为佳）与大枣、黄芪同食来加以改善。

忌： 糖尿病患者慎食；小麦忌与粟米、枇杷同食。舌苔厚腻、胃脘痞满者忌吃小麦面食。

酸枣仁

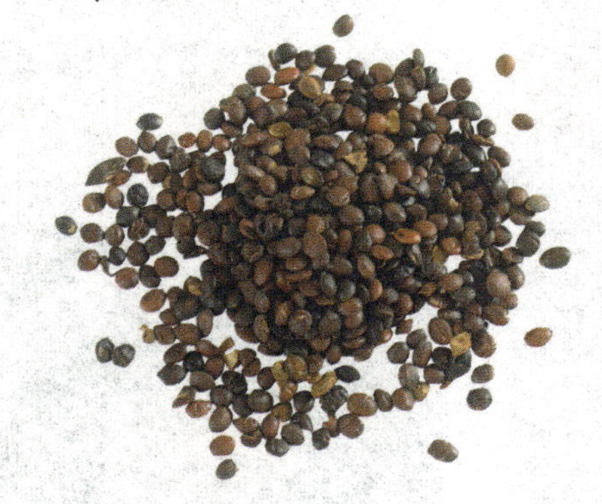

宜： 适合虚烦不眠、惊悸怔忡、烦渴、虚汗患者食用。表虚不固，自汗出者，宜与黄芪、白术等益气固表之品配伍。阴虚潮热盗汗者，宜与山茱萸、五味子等养阴、敛汗之品配伍。

忌： 凡有实邪郁火及患有滑泄症者慎服。

远志

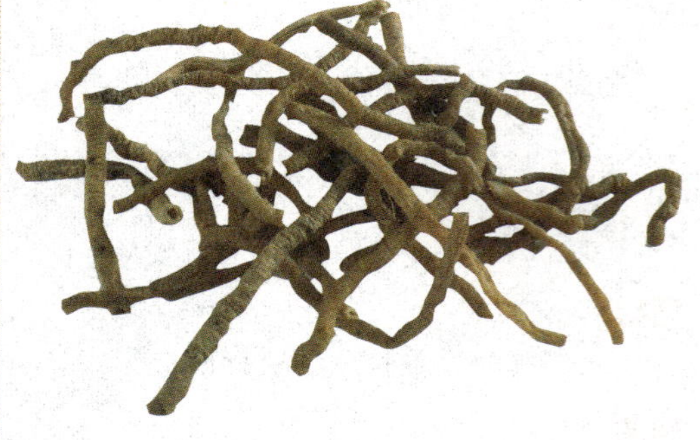

宜： 适合心肾不交引起的失眠多梦、健忘惊悸、神志恍惚、咳痰不爽、疮疡肿毒、乳房肿痛者食用。

忌： 心肾有火、阴虚阳亢者忌服。

理气篇

理气类主要用于治疗“气滞”引起的胸腹疼痛等证候。根据中医学概念，如果气血壅滞不通，就会发生疼痛，所谓“不通则痛”。如果气血调和畅达，疼痛就不会发生，原有的疼痛也会消失，正所谓“通则不痛”。从现代医学观点看，“气”泛指体内各器官系统的生理功能。

“气滞”亦指生理功能性障碍，尤其指消化系统生理功能性障碍，发生之后会出现疼痛等症状。理气药物食物之所以能够行气化滞而解郁，主要是由于它们具有健胃、祛风、解痉、止呕的作用和调整胃肠的功能，使之恢复正常。选用理气药食时，应根据气滞的种类、证候的属性（寒、热）、疼痛的部位以及合并的症状而适当使用。

理气类

主要用于脾胃气滞导致的脘腹胀闷、疼痛、嗳气吞酸、恶心呕吐、腹泻或便秘；肝郁气滞导致的胸闷胁痛、食欲不振或呕吐酸水，情绪不定或烦闷不安，以及疝痛；肺气壅滞导致的喘咳。

陈皮

别名 川橘。

性味 性温，味苦、辛。

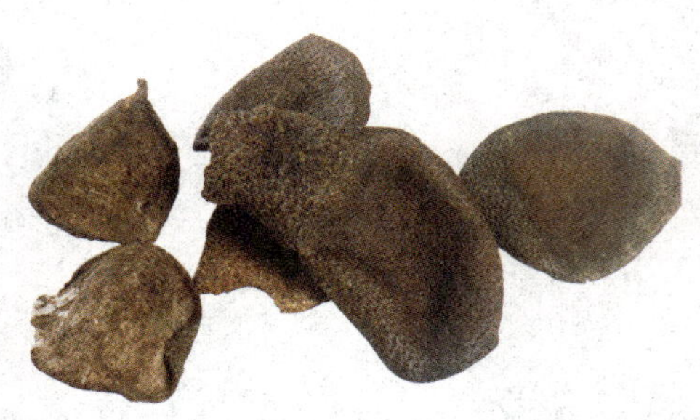

行气镇咳的化痰良药

来　源 为芸香科植物橘的果皮。

主要产地 全国各产橘区均产。

功效主治 理气健脾、燥湿化痰，用于胸脘胀满、食少吐泻、咳嗽多痰等症。

主要成分 含橙皮苷、川陈皮素、柠檬烯、α-蒎烯、β-蒎烯、β-水芹烯等。

性状特征

果皮常剥成数瓣，基部相连，有的呈不规则的片状，厚1~4毫米。外表面橙红色或红棕色，有细皱纹及凹下的点状油室；内表面浅黄白色，粗糙，附黄白色或黄棕色筋络状维管束。质稍硬而脆。气香，味辛、苦。

选购秘诀

选择完整、干燥的陈皮为宜。

药用价值

对胃肠平滑肌的作用

陈皮提取物能抑制动物离体胃肠平滑肌运动。不同浓度的陈皮水煎剂均能显著抑制家兔离体十二指肠的自发活动，使收缩力降低，且呈量效反应关系。陈皮还具有促进胃排空和抑制胃肠推进运动的作用，为临床上用理气类中药治疗脾胃病提供了依据。

对消化酶的影响

陈皮挥发油对胃肠道有温和的刺激作用，促进大鼠正常胃液的分泌，有助于消化。陈皮水煎剂对离体唾液淀粉酶活性有明显促进作用。

对血压和血管的作用

陈皮水溶性生物碱可显著升高大鼠的血压，使动脉收缩压（SAP）的最大平均上升百分率达53%，维持升压4分，其作用具有时间短暂、清除快的特点。陈皮注射液静脉注射后可使猫血压迅速上升，脉压差增大，心输出量和收缩幅度增加，左室内压及其最大上升速率均明显上升，增加每搏心输出量，提高心脏指数、心搏指数、左室作功指数，短暂增加外周血管阻力，并在约10分钟后恢复正常血压，从而达到抗休克作用。

有抗氧化作用

陈皮提取液可延长果蝇寿命和增强其飞翔能力，提高果蝇头部超氧化物歧化酶（SOD）活性，降低过氧化脂质含量，提示陈皮提取液具有延缓果蝇衰老及提高生命活力的作用。

对免疫系统作用

陈皮对豚鼠血清溶血酶含量、血清血凝抗体滴度、心血T淋巴细胞E玫瑰花环形成率均有显著增强作用，促进体液及细胞免疫。经研究，陈皮对草鱼淋巴细胞转化率有影响，并证实陈皮作为饲料添加剂可非常明显地提高草鱼的免疫功能，添加量以0.12%最佳。

贮存要点	置于通风干燥处保存。
用法用量	内服煎汤3~9克。
使用禁忌	气虚、阴虚燥咳者不宜，吐血症患者慎服，且不适合单味使用。

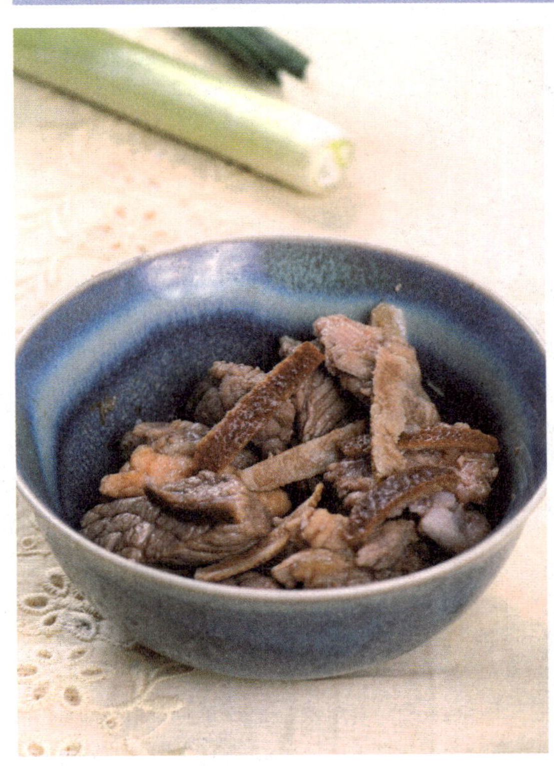

陈皮木香烧肉

原料

陈皮3克，木香3克，猪瘦肉200克，食用油少许，盐适量。

做法

先将陈皮、木香焙脆研末备用；猪肉洗净切片。在锅内放油少许，烧热后，放入猪肉片，翻炒片刻，放适量清水烧熟，待熟时放陈皮、木香末、盐，并搅匀即可。

用法

佐餐食用，食肉及汤。

功效

舒肝、解郁、止痛。适用于气郁之妊娠腹痛。木香通理三焦之气，尤其善行胃肠之气而止痛，兼有健脾消食之功，凡脾胃大肠气滞所致诸证均为常用之品。

陈皮粥

原料

陈皮5克，苎麻根30克，高良姜10克，粳米50～100克，盐少许。

做法

将陈皮、苎麻根、高良姜研为粉末状。每次取用10克，加适量清水煎煮，去渣取汁。将粳米淘洗干净，加入药汁，熬至快熟时加少许盐调味即可。

用法

早、晚 分 2次服食。

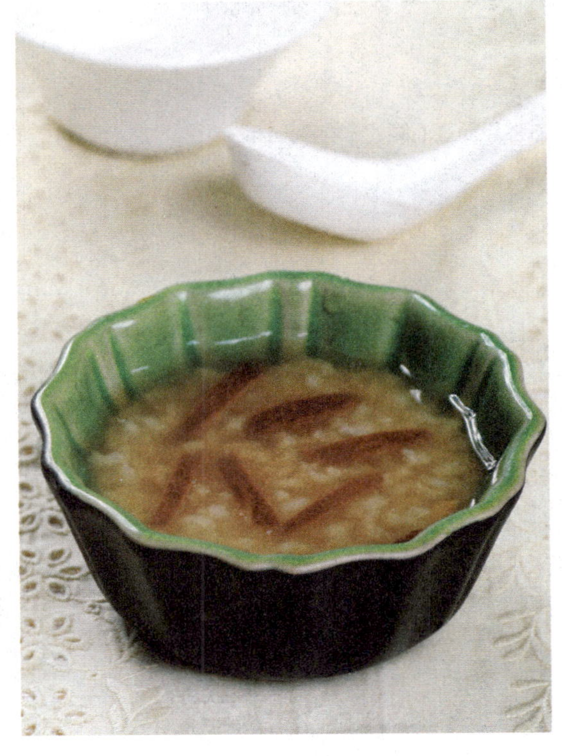

功效

理气、温中、安胎。治疗寒凝气滞、虚寒所致妊娠下血、胎动不安并有腹中疼痛、大便溏薄、四肢清冷等。

佛手

别名 五指柑、佛手柑、佛手片、蜜罗柑、福寿柑、手橘。

性味 性温，味辛。

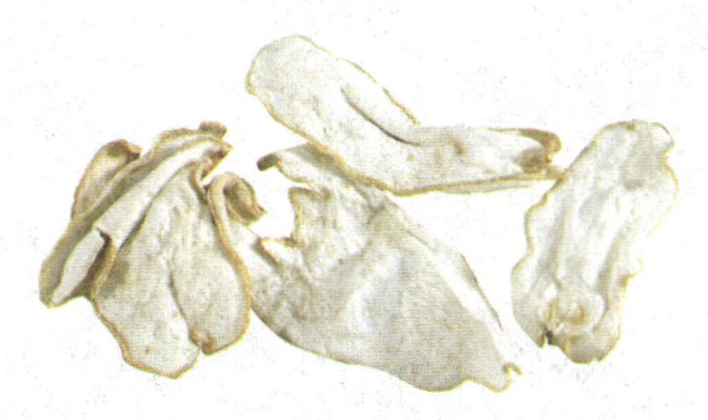

理气、健胃、止呕

来　源 本品为芸香科柑橘属植物佛手的干燥果实。

主要产地 主产于闽、粤、川、苏、浙等地。

功效主治 芳香理气、健胃止呕、化痰止咳。用于消化不良、舌苔厚腻、胸闷气胀、呕吐咳嗽以及神经性胃痛等。

主要成分 主要含柠檬油素等香豆精类，尚含黄酮苷、橙皮苷、有机酸、挥发油等。

性状特征

本品为类椭圆形或卵圆形的薄片，常皱缩或卷曲。顶端稍宽，常有3～5个手指状的裂瓣，基部略窄，有的可见果梗痕。外皮黄绿色或橙黄色，有皱纹及油点。果肉浅黄白色，散有凹凸不平的线状或点状维管束。质硬而脆，受潮后柔韧。

选购秘诀

以质硬而脆、干燥者为佳。

药用价值

佛手全身都是宝，其根、茎、叶、花、果均可入药，辛、苦、甘、温、无毒，入肝、脾、胃三经，有理气化痰、止咳消胀、舒肝健脾、和胃等多种药用功能。

用于胸闷气滞，胃脘疼痛，呕吐，食欲不振等症。本品清香之气尤胜，有和中理气、醒脾开胃的功效，对于胸闷气滞、胃脘疼痛、食欲不振或呕吐等症，可配合木香、青皮等药同用。

佛手主要含柠檬油素等香豆精类，尚含黄酮苷、橙皮苷、有机酸、挥发油等成分，对肠道平滑肌有明显的抑制作用，对乙酰胆碱引起的十二指肠痉挛有明显的解痉作用。

贮存要点	置阴凉干燥处，防霉、防蛀。
用法用量	内服，6～9克。大剂量可为30克。
使用禁忌	无。

佛手老鸭汤

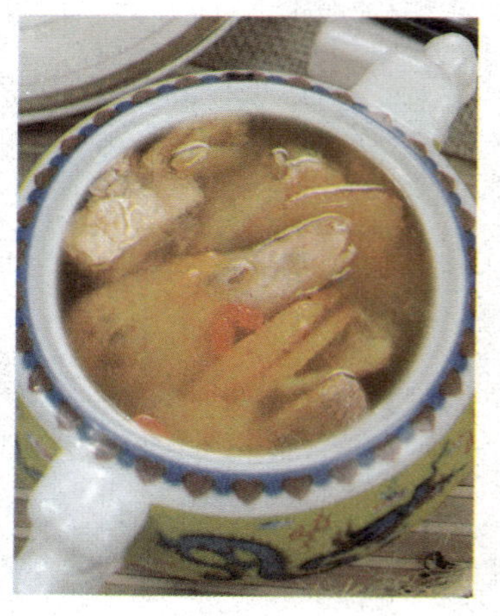

原料

老鸭250克，佛手瓜100克，生地黄、牡丹皮、枸杞子各10克，盐适量。

做法

老鸭收拾干净，切块，汆水；佛手瓜洗净，切片；枸杞子洗净；生地黄、牡丹皮先煎取汁。将以上原料一起放入锅中，加水文火炖熟，调入盐稍炖即可。

功效

疏肝理气，活血化淤，和中止痛。

薤白

别名 在头菜子、野蒜、小独蒜、小蒜、宅蒜、薤白头。

性味 性温，味辛、苦。

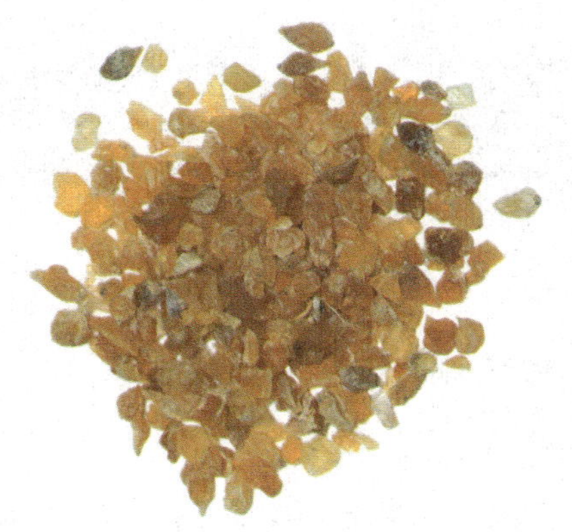

治疗胸痹的常用药

来　源 为百合科植物小根蒜或薤的鳞茎。

主要产地 主产于东北、河北、江苏、湖北等地。

功效主治 理气、宽胸、通阳、散结。治胸痹、心痛彻背、脘痞不舒、干呕、泻痢后重、疮疖。

主要成分 主要含有大蒜氨酸、甲基大蒜氨酸、大蒜糖。

性状特征

干燥鳞茎，呈不规则的卵圆形。大小不一，长1～1.5厘米，直径0.8～1.8厘米，上部有茎痕；表面黄白色或淡黄棕色，半透明，有纵沟与皱纹，或有数层膜质鳞片包被，揉之易脱。质坚硬，角质，不易破碎，断面黄白色。有蒜臭，味微辣。除小根蒜及薤的鳞茎作薤白使用外，尚有山东产的密花小根蒜、东北产的长梗薤白、新疆产的天蓝小根蒜的鳞茎在少数地区亦作薤白使用。

选购秘诀

以个大、质坚、饱满、黄白色、半透明、不带花茎者为佳。

药用价值

行气止痛

薤白为葱蒜属植物，该属植物有类似芥子的作用，实验证明口服葱蒜的提取物后，平滑肌的反应先是短暂兴奋，继而抑制。

治疗胸痹的常用药

胸痹常见于心绞痛，其发病确与冠状动脉供血不足或阻塞有关。此外，干性胸膜炎、肋间神经痛所见的胸痛也见于胸痹。治疗胸痹常以薤白配栝蒌、半夏为基础药，再随症加减。

贮存要点	置于阴凉干燥处存放。
用法用量	内服：煎汤，4.5～9克（鲜者30～60克）；或入丸、散。外用：捣敷或捣汁涂。
使用禁忌	气虚者慎服。

薤白粥

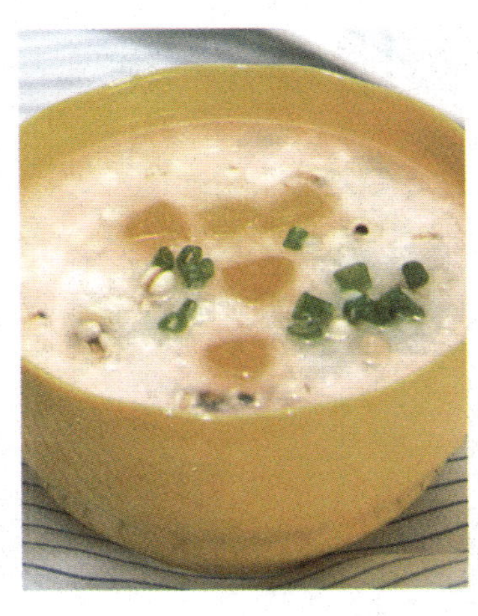

原料

薤白10～15克（鲜者30～50克），薏苡仁20克，甜椒10克，粳米100克。

做法

将薤白、薏苡仁洗净，粳米淘洗干净，甜椒洗净、切小块，一起放入锅中，加入适量清水，用文火煲煮成粥。

功效

通阳，散结，行气导滞。

香附

别名 雀头香、莎草根、香附子、雷公头。

性味 性平，味辛、微苦。

治疗妇科痛证、月经不调的常用药

来　源 为莎草科植物莎草的根茎。

主要产地 主产于山东、浙江、湖南、河南。其他地区亦多有生产。

功效主治 含挥发油（香附烯、香附醇、β－芹正烯、α－香附酮、β－香附酮、广藿香酮）等，并含有少量单萜化合物（柠檬烯、桉油素、β－蒎烯、樟烯等）。

主要成分 理气解郁、调经止痛。治肝胃不和、气郁不舒、胸腹胁肋胀痛、痰饮痞满、月经不调、崩漏带下。

性状特征

干燥根茎多呈纺锤形，有时略弯曲。表面棕褐色或黑褐色，有纵皱纹及数个隆起的环节，节上有棕色毛状鳞片及残留的根痕；去净毛须者，则外表光滑，环节不明显。质坚硬，经过蒸煮者断面色棕黄而微紫红，显角质性；生晒者断面色白而显粉性，周边与中心分层明显，中心色略深。气芳香，味微苦。

选购秘诀

以个大、色棕褐、质坚实、香气浓者为佳。

药用价值

对子宫的作用

香附子能抑制动物离体子宫（已孕及未孕）的收缩，对子宫肌张力的弛缓作用，与当归流浸膏相似，但效力较弱。香附所含的油有微弱的雌激素作用。

镇痛

用小鼠电盘刺激法，香附子醇提取物0.5毫升/20克体重皮下注射，能明显提高小鼠痛阈，有镇痛效果。

贮存要点	置阴凉干燥处，防蛀。
用法用量	内服：煎汤，4.5～9克，或入丸，散。外用：研末撒、调敷或做饼热熨。
使用禁忌	凡气虚无滞、阴虚血热者忌服。

香附莲心茶

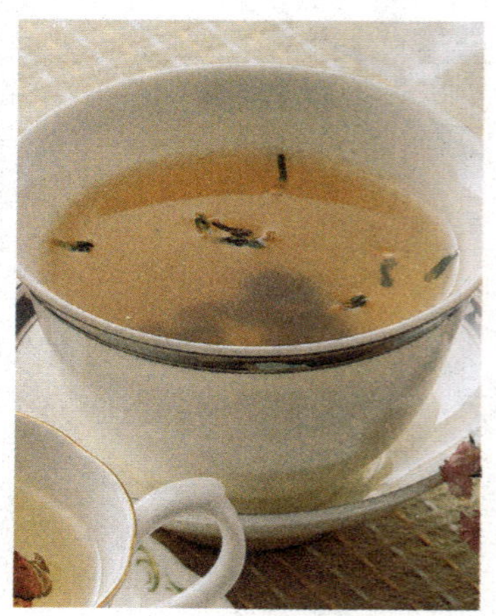

原料

莲心3克，香附9克。

做法

将莲心、香附洗净，倒入锅中，加入350毫升水，以武火煮沸，转文火慢煮至约250毫升即可。

功效

理气解郁，强心降压，调经止痛。

青皮

别名 青橘皮、青柑皮。

性味 性微温，味苦、辛。

行气化滞的常用药材

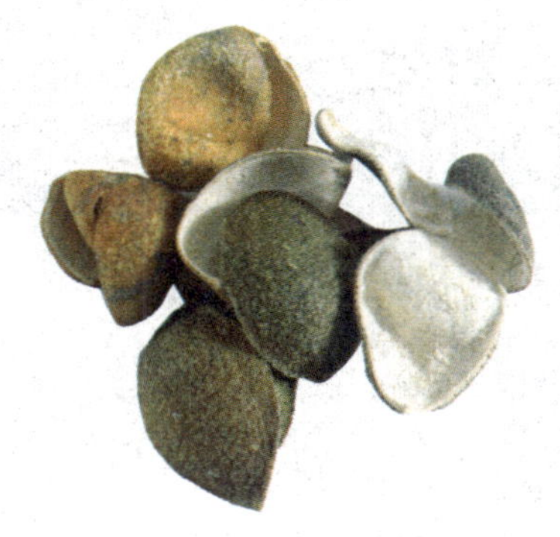

来　源 为芸香科植物福橘或朱橘等多种橘类的未成熟的果皮。

主要产地 主产于福建、浙江、四川。

功效主治 疏肝破气、散结消痰。治胸胁胃脘疼痛、疝气、食积、乳肿、乳核等症。

主要成分 各种青皮均含挥发油，且多含黄酮苷等。

性状特征

四花青皮

形状不一，裂片多数为椭圆形，边缘多向内卷曲，皮薄。外皮黑绿色或青绿色，有皱纹。内面黄白色，有脉络纹，断面边缘有油点。

个青皮

又名均青皮。呈不规则的圆球形。表面深灰色或黑绿色，有细皱纹及小瘤状凸起，基部有果柄痕，指划之可见油迹。质坚硬，破开后断面皮淡黄色或黄白色，外层显油点，内有果瓤。

选购秘诀

四花青皮以皮黑绿色、内面白色、油性足者为佳；个青皮以个整齐、皮厚、香气浓者为佳。

药用价值

健胃作用与陈皮相同，但行气、化滞的效力较陈皮强，具有一定的发汗散寒作用。

用于治疗胸胁胀痛。如属于肝胃不和引起者，常配柴胡、香附、郁金，有肝脾肿大者再加鳖甲、党参，如属于精神因素引起的腹满胀痛，配木香、乌药、砂仁等。对于消化不良，有胃脘痞满、食积不化者尤其适用。还用于治疗乳痈、乳房结核。可用青皮配金银花、蒲公英、浙贝母、炒山甲等，有消痈散结的作用。

贮存要点	置阴凉干燥处。
用法用量	内服：煎汤，3~9克，或入丸、散。
使用禁忌	本品性烈耗气，气虚者慎用。孕妇忌用。

青皮炒兔肉

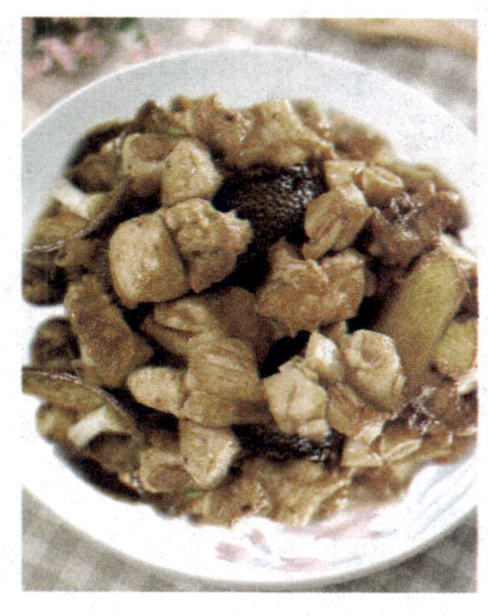

原料

青皮12克，兔肉150克，食用油、料酒、盐、花椒、姜片、酱油、香油各适量。

做法

青皮用温水泡后切小块。兔肉洗净，切丁，用盐、料酒稍腌渍。油锅烧热，将兔肉翻炒至白，烹入酱油；再放入青皮及剩余调料翻炒至兔肉熟，淋上香油即成。

功效

理气散结，行气止痛。

大腹皮

别名 槟榔皮、大腹毛、茯毛、槟榔衣、大腹绒。

性味 性微温，味辛。

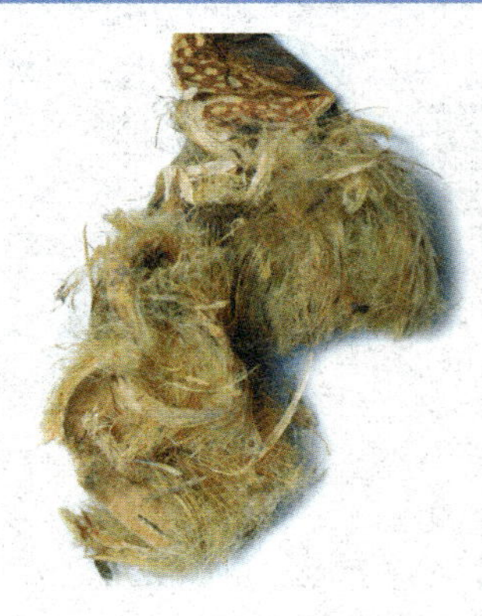

适用于脘腹胀满者

来　源 为棕榈科植物槟榔的果皮。

主要产地 主产于广东、海南、云南、台湾，广西、福建亦产。

功效主治 下气宽中，行水消肿。用于湿阻气滞、胸腹胀闷、大便不爽、水肿、脚气、小便不利。

主要成分 少量槟榔碱、含α-儿茶素。

性状特征

干燥果皮，通常纵剖为二。未打松者呈椭圆形瓢状。长6~7厘米，宽约3厘米，厚约1厘米；外果皮灰棕黄色，有褐色斑点及纵裂纹；已打松者，外果皮脱落，中果皮为黄白色至灰黄色的纤维，纤维纵向排列，外层松散成缕，内层纤维较粗，现棕毛状。内壁凹陷，褐色或深棕色。表面光滑呈硬壳状。体轻松，质柔韧，易纵向撕裂。

选购秘诀

以色黄白、质柔韧、无杂质者为佳。

药用价值

大腹皮有兴奋胃肠道平滑肌、促胃肠动力作用，并有促进纤维蛋白溶解等作用。

临床上用于治疗脘腹胀且大便不爽，常见于慢性肝炎、消化不良。用本品能下气、消胀、散滞，常配厚朴、陈皮、麦芽、茵陈蒿等，但虚胀者则不用大腹皮。

治轻症水肿，属于所谓肌肤之水气、浮肿者。常配茯苓皮、生姜皮等。但利水消肿的效果一般，不够理想，还是配合利水药应用为宜。

治三焦气逆，解大便秘滞，下胸胁胀满：大腹皮、紫苏、独活、沉香、木瓜、川芎各3克，白术、木香、甘草、槟榔各1克，陈橘皮0.6克。水煎，每日1剂，分2次服。

贮存要点	置于干燥处保存。
用法用量	内服：煎汤，6~9克，或入丸剂。 外用：煎水洗或研末调敷。
使用禁忌	气虚体弱者慎服。

瓜蒌大腹皮炖猪肚

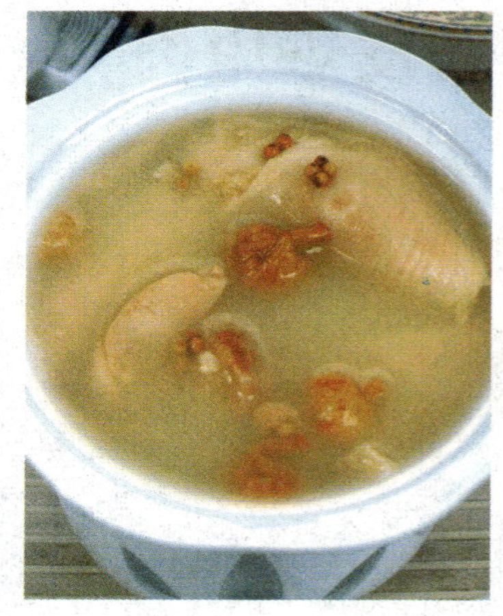

原料

瓜蒌20克，大腹皮25克，猪肚1个，姜片、葱段、蒜末、盐各适量。

做法

大腹皮、瓜蒌洗净。猪肚洗净，汆水，放炖锅内，将大腹皮、瓜蒌放在猪肚内，加水，放入盐、姜片、葱段、蒜末，以武火煮沸，再用文火炖煮1小时即成。

功效

宽胸散结，利水疏肝。

乌药

别名 台乌、香桂樟、白叶柴。

性味 性温，味辛。

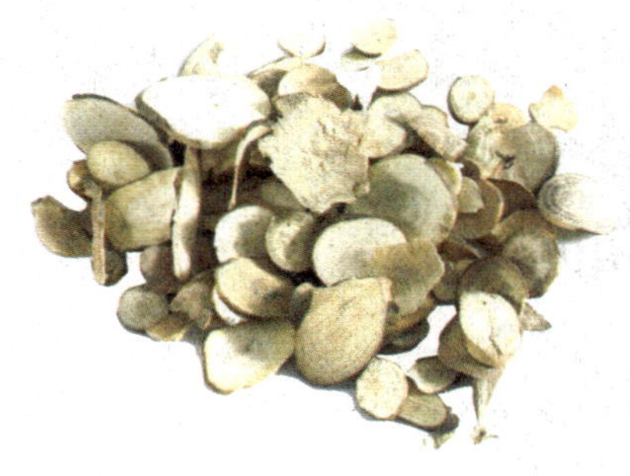

治疗下腹胀痛效果尤佳

来　源 为樟科植物乌药的根。

主要产地 主产于浙江、湖南、安徽、广东、广西。此外，湖北、江西、陕西、四川、云南等地亦产。

功效主治 顺气、开郁、散寒、止痛。治胸腹胀痛、宿食不消、反胃吐食、寒疝、脚气、小便频数。

主要成分 根含多种倍半萜类成分香樟烯、香樟内酯、羟基香樟内酯、乌药醇、乌药醚、异乌药醚、乌药酮。

性状特征

乌药呈纺锤形，略弯曲，两头稍尖，中部膨大，或呈连珠状，长10～15厘米，膨胀部直径1～2厘米。表面黄棕色或黄褐色，有须根残痕，具纵皱及横裂纹，质坚硬，不易折断，横切面类圆形，浅棕色而微红，稍显粉性，中心色较深，外层皮部棕色，甚薄。木质部有放射状纹理及环纹。气微香，味微辛。

选购秘诀

以平整不卷、色淡、无黑斑、不破碎者为佳。习惯以浙江天台所产者品质最佳。

药用价值

本品刚而不燥，且镇痛的作用较强，能通理上下诸气。现代医学广泛用于由气滞、气逆引起的腹部痛证，尤以治下腹胀痛效果更佳。治腹部疼痛，适用于寒疝、小肠疝气痛、附睾炎等牵涉至脐腹作痛者。治气滞引起的痛经，如为月经后期的疼痛，配沉香、延胡索、当归、肉桂，如为经前腹痛则常配木香、砂仁、香附。

乌药的挥发油具有兴奋作用：内服时，有兴奋大脑皮质的作用，并有兴奋心肌，加速血液循环的作用。局部外用可缓和肌肉痉挛性疼痛。

贮存要点	置阴凉干燥处，防蛀。
用法用量	内服：煎汤，4.5～9克；磨汁或入丸、散。
使用禁忌	气虚、内热者忌服。

乌药香附茶

原料

香附9克，乌药9克，延胡9克，肉桂3克。

做法

将上述所有药材装入棉布袋，放入锅中，加清水煮沸，捞出棉布袋后即可饮用。

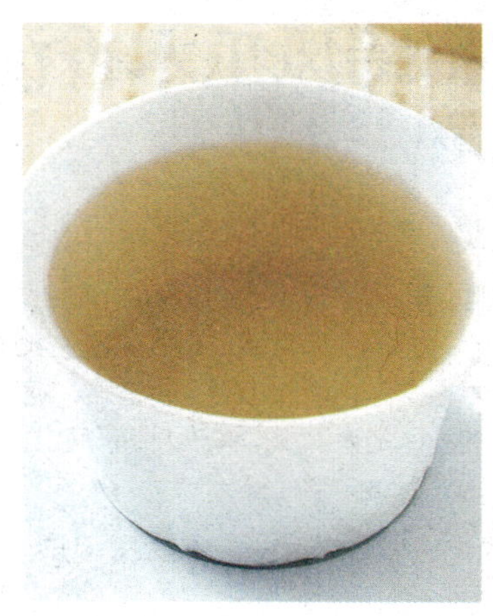

功效

温经理痛，适用于年轻女性月经前或行经时腹部疼痛。

木香

别名 云木香、广木香。
性味 性温，味辛、苦。

常用的理气药

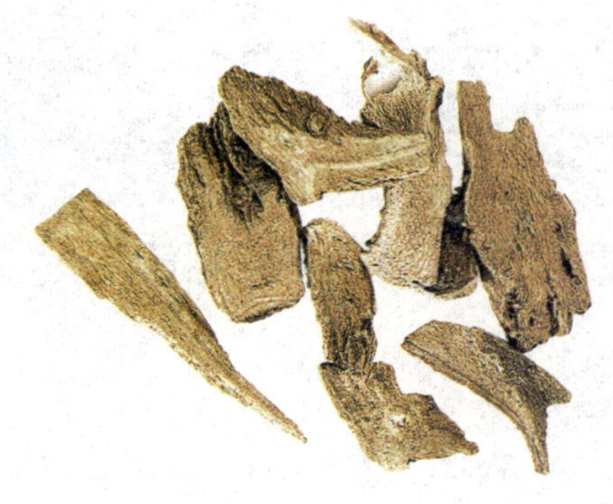

来　源 为菊科物木香的根。

主要产地 主产于云南、四川、湖北、湖南、广东、广西等地。栽培3年后9～10月间采收，选择晴天挖取根部，除去茎秆、叶柄，切成5～10厘米的小段，于50～60℃烘干。

功效主治 行气止痛、健脾消食。用于胸脘胀痛、泻痢后重、食积不消、不思饮食。为治疗腹痛、泻痢的常用药。

主要成分 含木香内酯、二氢木香内酯、凤毛菊内酯、木香烃内酯、二氢木香烃内酯等。

性状特征

根圆柱形或半圆柱形，长5～10厘米，直径0.5～5厘米。表面黄棕色至灰棕色，有皱纹、纵沟及侧根痕，有的可见网状纹。质硬，难折断，断面较平坦，棕色至暗棕色，散有棕色点状的油室，形成层环棕色，有放射状纹理，老根中央多枯朽。气芳香，味辛、苦，稍刺舌。

选购秘诀

以身干、质坚实、香气浓、油多者为佳。

药用价值

木香含有挥发油、木香醇，对平滑肌有舒张作用，还能降压、利尿。

木香对副伤寒杆菌、痢疾杆菌、绿脓杆菌、肺炎球菌、链球菌及某些真菌有抑制的功效。

动物实验证实，木香煎液能通过对迷走神经的作用，使在位大肠兴奋，收缩力加强，蠕动加快，因而能缓解胃肠胀气所致的腹痛。

贮存要点	按等级分装于袋内或箱内，置阴凉、干燥、通风处。
用法用量	内服：煎服，1.5～6克。散丸剂分量减半。
使用禁忌	内有燥热者不宜用木香，阴虚血热者一般忌用，万不得已时可与益气滋阴药同用，以缓和其辛燥之性。

猪蹄凤爪木香汤

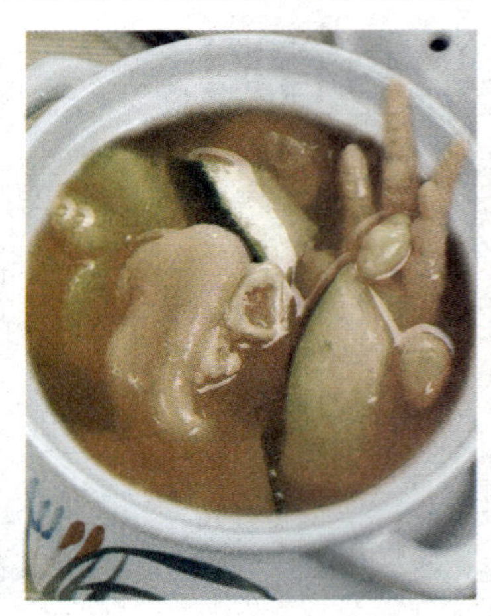

原料

猪蹄250克，鸡爪150克，木香10克，冬瓜、花生各适量，盐、姜片各适量。

做法

猪蹄洗净斩块；鸡爪、花生米洗净；冬瓜去瓤，洗净切块；木香洗净，煎汁备用。将猪蹄、鸡爪、姜片、花生放入炖盅，加药汁以武火煮沸；再放入冬瓜转文火炖熟，加盐调味即可。

功效

补虚通络，适用于产后缺乳、乳络不通等症。

枳实

别名 川枳实、江枳实。
性味 性寒，味苦。

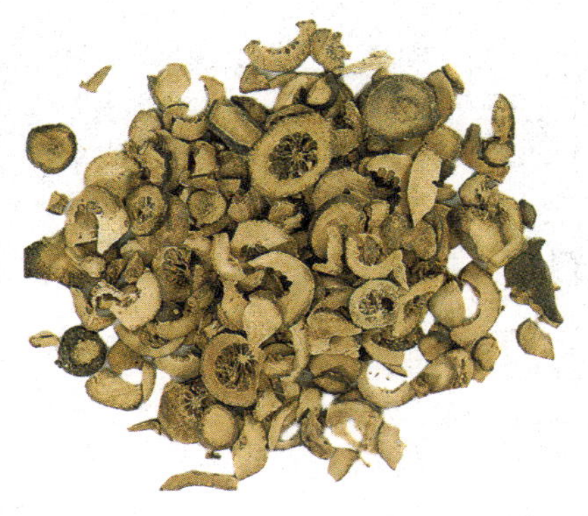

常用于治疗胃肠食积

来　源 为芸香科植物枸橘、酸橙或香橼的幼果。

主要产地 四川、江西、湖南、湖北、江苏、浙江、福建、广东、广西、贵州等地。

功效主治 破气散痞、泻痰消积。治胸腹胀满、胸痹、痞痛、痰癖、水肿、食积、便秘、胃下垂、子宫下垂、脱肛。

主要成分 含有挥发油（为柠檬烯等）及黄酮类（为橙皮苷、苦橙苷等）。

性状特征

绿衣枳实

为植物枸橘的幼果，呈圆球形，商品多横切成半球形。果实表面绿黄色，散有众多小点及微隆起的皱纹，被有细柔毛。

酸橙枳实

为植物酸橙的幼果，完整者呈圆球形。外表灰绿色或黑绿色，密被多数油点及微隆起的皱纹，并散有少数不规则的黄白色小斑点。

香橼枳实

为植物香橼的幼果，呈球形、矩圆形或倒卵球形，商品多剖成两半。味酸而苦。

选购秘诀

以个头均匀、色绿、香气浓者为佳。

药用价值

枳实能兴奋子宫。动物实验发现枳实、枳壳的煎液能使家兔子宫收缩有力，紧张度增加，为这两种药物用于治疗子宫脱垂提供了科学依据。

枳实煎剂能使胃肠蠕动增强而有节律。

香橼枳壳和枸橘中分离的生物碱都可使血管平滑肌的紧张度有短暂增强，尤其当垂体后叶素作用后更明显。

贮存要点	置阴凉干燥处，防蛀、防霉。
用法用量	内服：煎汤，3～6克；或入丸、散。 外用：研末调涂或炒热熨。
使用禁忌	脾胃虚弱及孕妇慎服。

枳实薏苡仁粥

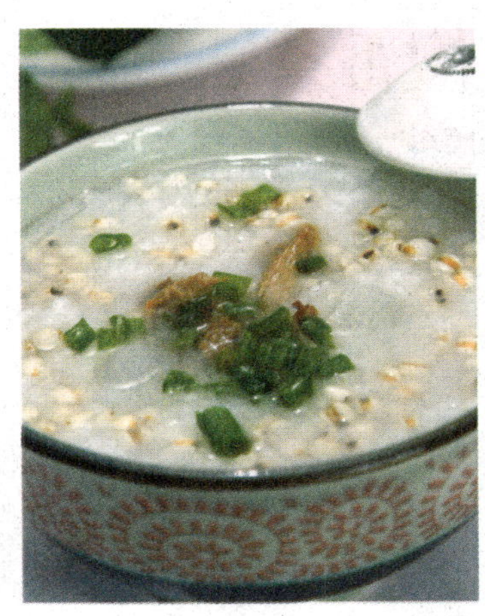

原料

薏苡仁、枳实各50克，猪瘦肉、盐、葱花各适量。

做法

薏苡仁泡发洗净；枳实洗净；猪瘦肉洗净，切丝。锅中注入清水，放入薏苡仁，以武火煮至米粒开花；再下入猪瘦肉、枳实煮熟，调入盐，撒上葱花即可。

功效

清热燥湿，消炎杀菌，适合湿疹、荨麻疹患者食用。

檀香

别名 旃檀、白檀香、黄檀香、真檀、裕香。
性味 性温，味辛。

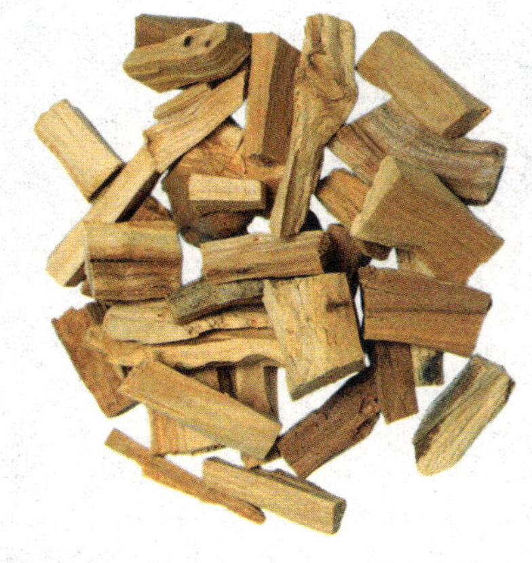

治疗气滞所致的胸腹疼痛

来　源 为檀香科植物檀香的心材。

主要产地 台湾、海南、云南南部等地。

功效主治 理气和胃，治心腹疼痛、噎膈呕吐、胸膈不舒。

主要成分 含挥发油（白檀油）3%～5%。油含α-檀香萜醇和β-檀香萜醇90%以上，檀萜烯、α-檀香萜烯和β-檀香萜烯、檀萜烯酮、檀萜烯酮醇及少量的檀香萜酸、檀油酸、紫檀萜醛。

性状特征

药用檀香，一般是制造檀香器具时，由剩余的碎材刨片而成。分黄檀香和白檀香两种。多呈圆柱形或微扁；挺直，少数微有弯曲，常锯成长短不等之段，一般长50～100厘米，直径10～20厘米。表面淡黄棕色，放置日久则颜色较深，外表光滑细致，可见细长的纵裂隙。两端平截面整齐，截断面圆形或微扁圆形，具细长裂隙，呈放射状排列，并可见锯断痕迹。质致密而坚实，极难折断，碎块折断后呈刺状。具异香，燃烧时更为浓烈。

选购秘诀

以色黄、质坚而致密、油性大，香味浓厚者为佳。

药用价值

理气止痛，其主要作用之一为健胃，用于治疗由气滞而致的胸腹疼痛，包括胃寒引起的痉挛性疼痛、小腹虚寒疝痛以及心绞痛。常配其他辛香理气药，如砂仁、枳壳、沉香等加强镇痛作用。治心绞痛可配丹参。

贮存要点	置阴凉干燥处。
用法用量	内服：煎汤，3～6克；或入丸、散。外用：磨汁涂。
使用禁忌	如阴虚火盛、有咯血、咳嗽者，勿用之。

檀香茶

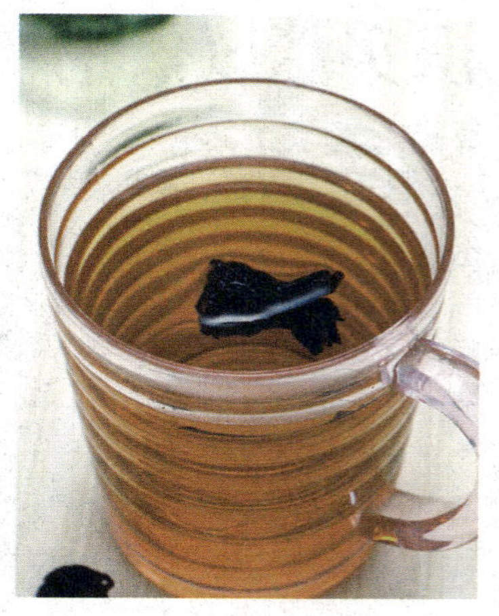

原料

红花、檀香各5克，绿茶2克，红糖30克。

做法

将红花、檀香、绿茶放入碗中，冲入沸水，加盖闷5分钟，调入红糖即可饮用。

功效

美容养颜，润泽肌肤。

玫瑰花

别名 徘徊花、湖花、刺玫花。

性味 性温，味甘、微苦。

疏肝镇痛的常用理气药

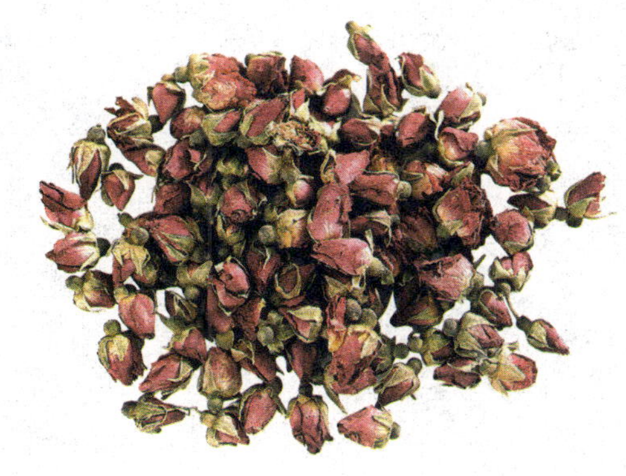

来　源 为蔷薇科植物玫瑰初放的花。

主要产地 主产于江苏、浙江、福建、山东、四川、河北等地。

功效主治 理气解郁、活血化淤。治肝胃气痛、新久风痹、吐血咯血、月经不调、赤白带下、痢疾、乳痈肿毒。

主要成分 鲜花含挥发油（玫瑰油）约0.03%，主要成分为香茅醇、牻牛儿醇、橙花醇、丁香油酚、苯乙醇等。花还含槲皮苷、苦味质、鞣质、脂肪油、有机酸、胡萝卜素等。果实含丰富的维生素C、糖类、黄酮类等。叶含异槲皮苷。

性状特征

干燥花略成半球形或不规则团状，直径1.5～2厘米。花瓣密集，短而圆，色紫红而鲜艳，中央为黄色花蕊，下部有绿色花萼，其先端分裂成5片。下端有膨大星球形的花托。质轻而脆，气香浓郁。

选购秘诀

以朵大、瓣厚、色紫、鲜艳、香气浓者为佳。

药用价值

本品既能活血散滞，又能解毒消肿，因而能消除因内分泌功能紊乱而引起的面部暗疮等症；本品长期服用，美容效果甚佳，能有效地清除自由基，消除色素沉着，令人焕发青春活力。

本品可治肝郁胁痛、胃脘痛。不论胃神经官能症或慢性胃炎、慢性肝炎，凡有胃部或胁部闷痛、发胀，都可用玫瑰花配香附、川楝子等，对兼有泄泻者亦可用玫瑰花。

治妇女月经过多，病情较轻者，配益母草，水煎服。

贮存要点	置阴凉干燥处，密闭保存，防潮。
用法用量	内服：煎汤，3～6克；浸酒或熬膏。
使用禁忌	一般花店卖的玫瑰花因有多量的农药，不可用于内服或外用。

迷迭香玫瑰茶

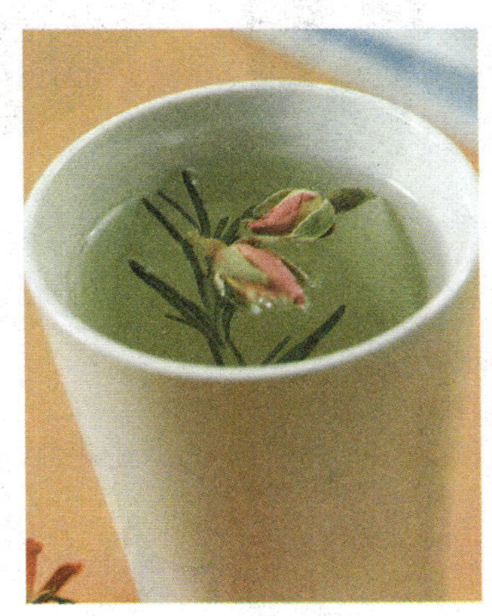

原料

新鲜迷迭香2枝，干燥粉红玫瑰花10朵，甘草3片。

做法

将新鲜迷迭香及甘草洗净，用热开水冲1遍；干燥玫瑰花用沸水浸泡后冲净。将所有原料放入壶中，用沸水浸泡约3分钟即可饮用。

功效

利气行血，散淤止痛，用于带下、痛经等症。

木香 理气药

◎**别名：**云木香、广木香。

◎**科目：**菊科。

◎**性味：**辛、苦，温。归脾、胃、大肠、胆、三焦经。

◎**宜忌：**生用行气力强，煨用行气力缓而实肠止泻，用于泄泻腹痛。

◎**药用部位：**根。

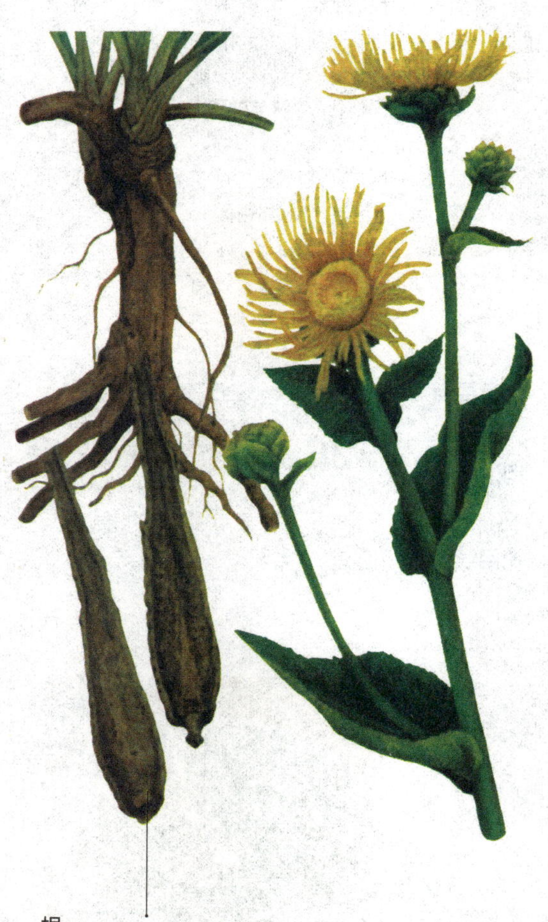

根

[性味] 性温，味辛、苦。

[主治] 主治脾胃气滞证；泻痢里急后重。

枳实 理气药

◎**别名：**川枳实、江枳实。

◎**科目：**芸香科。

◎**性味：**苦，寒。归脾、胃、大肠经。

◎**宜忌：**孕妇慎用。

◎**药用部位：**干燥的幼果。

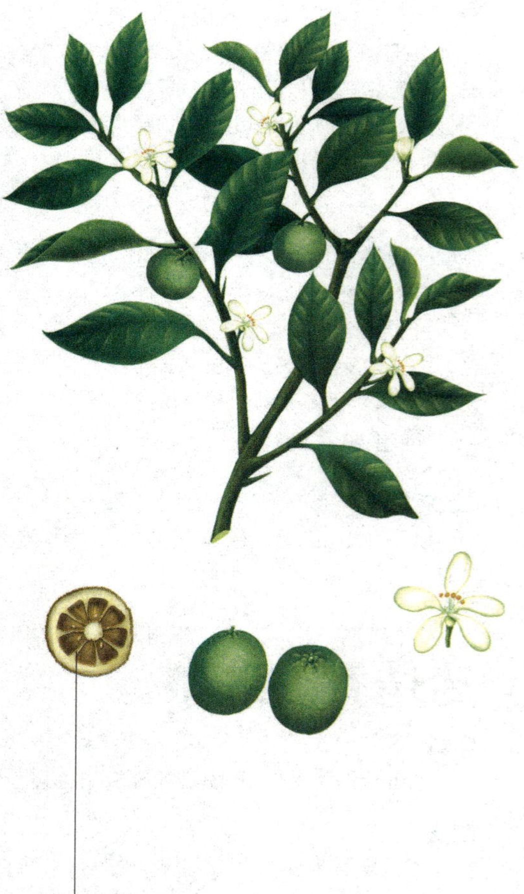

果实

[性味] 性寒，味苦，无毒。

[主治] 除寒热结，长肌肉，利五脏，止痢。

檀香 理气药

◎**别名：**白檀香、真檀、裕香。

◎**科目：**檀香科。

◎**性味：**辛，温。归脾、胃、心、肺经。

◎**宜忌：**阴虚火旺、实热吐衄者慎用。

◎**药用部位：**木质心材。

花

[性味] 性温，味辛，无毒。

[主治] 煎服，止心腹痛，霍乱肾气痛。

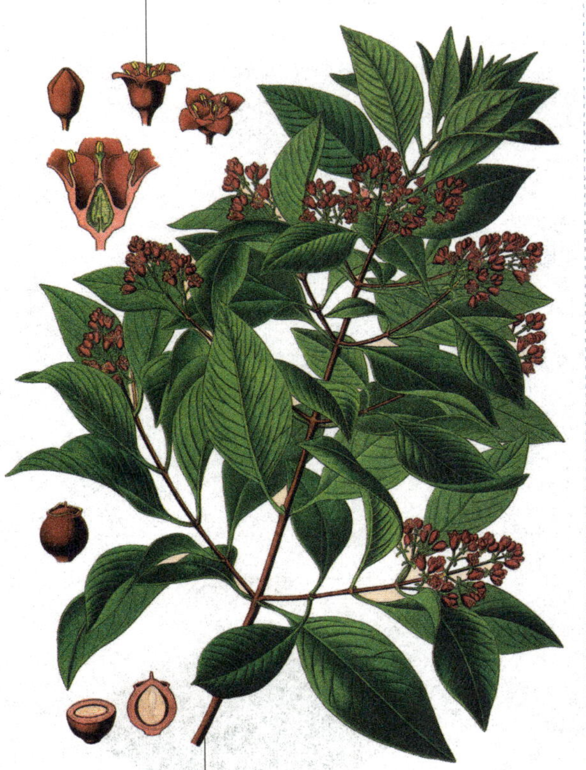

茎

[性味] 性温，味辛，无毒。

[主治] 主消风热肿毒。治中恶鬼气，杀虫。

玫瑰花 理气药

◎**别名：**徘徊花、湖花、刺玫花。

◎**科目：**蔷薇科。

◎**性味：**甘、微苦，温。归肝、脾经。

◎**药用部位：**干燥的花蕾。

花

[性味] 性温，味甘、微苦。

[主治] 治肝胃气痛、新久风痹、月经不调。

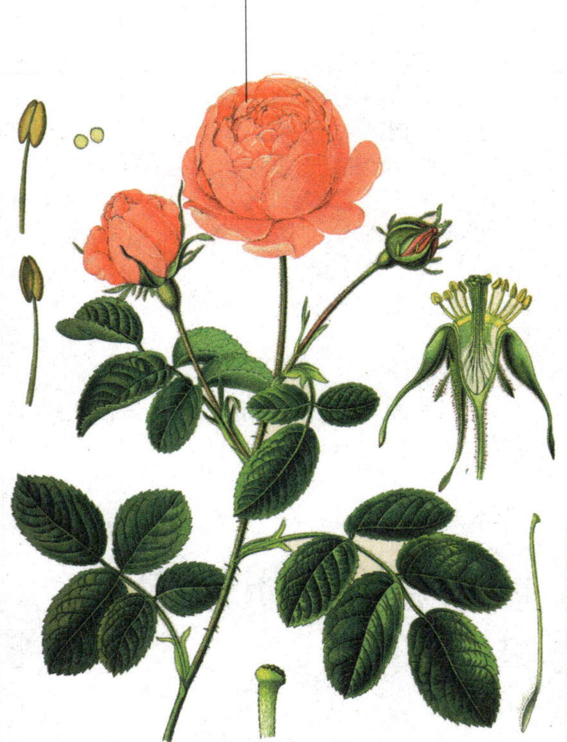

川楝子

别名 楝实、练实、金铃子、仁枣、苦楝子。

性味 性寒，味苦。

治疗各种热性腹痛的常用药

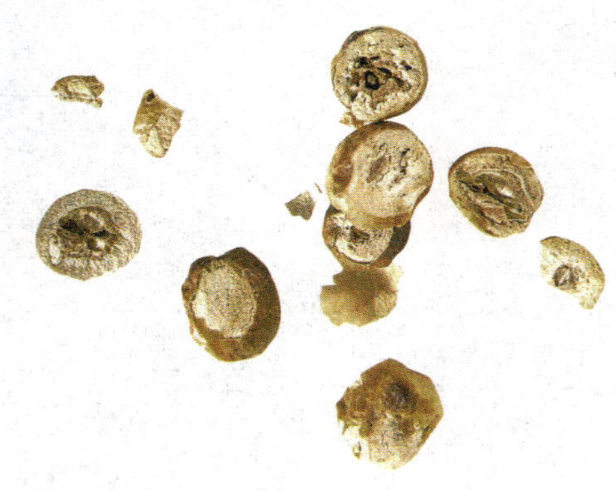

来　源 为樟科植物川楝的果实。

主要产地 主产于四川、湖北、贵州、河南等地。

功效主治 除湿热、清肝火、止痛、杀虫。治热厥心痛、胸胁痛、脘腹胀痛、疝痛、虫积腹痛。

主要成分 含川楝素、生物碱、山柰醇、树脂、鞣质。

性状特征

干燥果实呈球形或椭圆形，长径1.5～3厘米，短径1.5～2.3厘米。表面黄色或黄棕色，微具光泽，具深棕色或黄棕色圆点，微有凹陷或皱缩。一端凹陷，有果柄脱落痕迹，另一端较平，有一棕色点状蒂痕。果皮革质，与果肉间常有空隙。果肉厚，浅黄色，质松软。果核球形或卵圆形，两端平截，土黄色，表面具6～8条纵棱，内分6～8室，含黑紫色扁梭形种子6～8枚。种仁乳白色，有油性。气特异，味酸而苦。

选购秘诀

以表面金黄色、肉黄白色、厚而松软者为佳。

药用价值

驱虫

体外试验对猪肉蛔虫有杀灭作用，但临床应用驱虫功效不及川楝皮。

抗真菌

体外试验对铁锈色小芽胞癣菌有抑制作用。本品的醇浸液对白色念珠菌、新生隐球菌呈较强的抑制作用（水浸液和煎液的抑菌作用则较差）。

贮存要点	置通风干燥处，防蛀。
用法用量	内服：煎汤，4.5～9克；或入丸、散。外用：研末调敷。
使用禁忌	脾胃虚寒者忌服。

川楝子元胡蜜饮

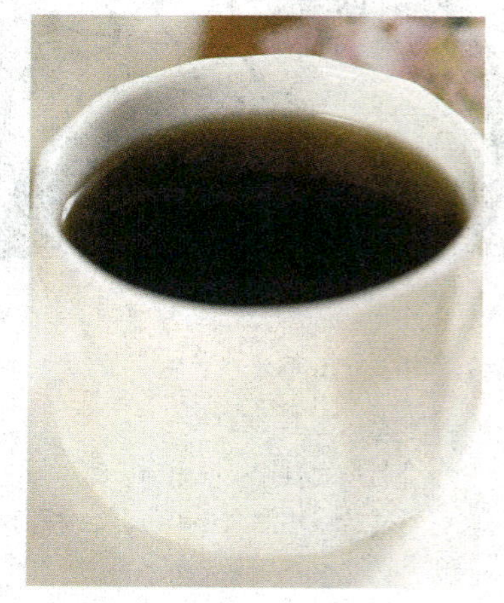

原料

蒲公英、元胡、蜂蜜、夏枯草各30克，川楝子20克，白芷10克，蜂蜜适量。

做法

先将药材洗净、拣杂，晒干或烘干，切碎或切成碎小段，一同放入砂锅，加水煎煮30分钟，滤渣取汁。将药汁倒入干净的容器中，待其温热时，兑入蜂蜜，拌匀即成。

功效

清热解毒，行气止痛。

莴笋

别名 莴苣、青笋。
性味 性凉，味甘、微苦。

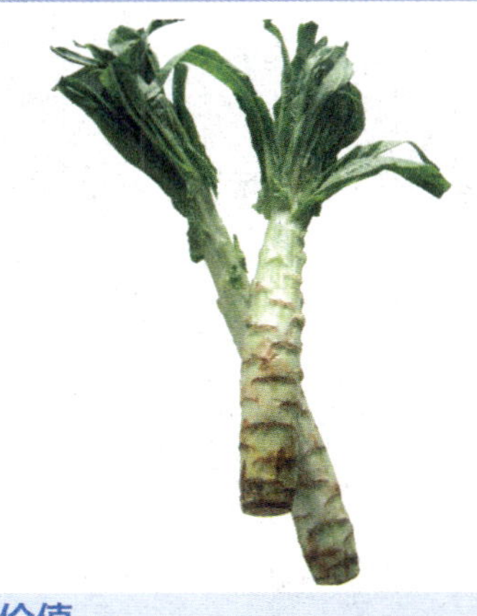

开通疏利、消积下气

来　源 茎用莴苣、莴苣笋、青笋的食用部分。

主要产地 原产于我国华中或华北。现在大部分地区均有种植。

功效主治 消积下气，清热利尿，通乳。主治肠燥便秘、产后乳汁不下或小便不利而有热者。

主要成分 莴笋除含有蛋白质、脂肪、糖类、维生素A、维生素B_1、维生素B_2、维生素C、钙、磷、铁、钾、镁外，还含有乳酸、甘露醇、苹果酸、莴苣素、天门冬碱等成分。

性状特征

直根系，移植后发生多数侧根，浅而密集，茎短缩。叶互生，披针形或长卵圆形等，色淡绿、绿、深绿或紫红，叶面平展或有皱褶，全缘或有缺刻。短缩茎随植株生长逐渐伸长和加粗，茎端分化花芽后，在花茎伸长的同时茎加粗生长，形成棒状肉质嫩茎。肉色淡绿、翠绿或黄绿色。圆锥形头状花序，花浅黄色，自花授粉，有时也会发生异花授粉。瘦果，黑褐或银白色。

选购秘诀

以茎部粗壮且叶子不发焉者为佳。

药用价值

莴笋刺激消化液的分泌，促进食欲；能改善肝脏功能，有助于抵御风湿性疾病和痛风。

莴笋含钾量较高，有利于促进排尿，减少对心房的压力，对高血压和心脏病患者极为有益。

莴笋含有少量的碘元素，它对人的基础代谢、心智和体格发育，甚至情绪调节都有影响。因此，经常食用有助于消除紧张、帮助睡眠。

莴笋含有非常丰富的氟元素，有助于牙齿和骨骼的生长发育。

贮存要点	置冰箱冷藏。
用法用量	凉拌、煎炒、熬汤。
使用禁忌	莴笋中的某种物质对视神经有刺激作用，因此有眼疾特别是夜盲症的人不宜多食。莴笋性寒，产后妇女不宜多食。

猪肉莴笋粥

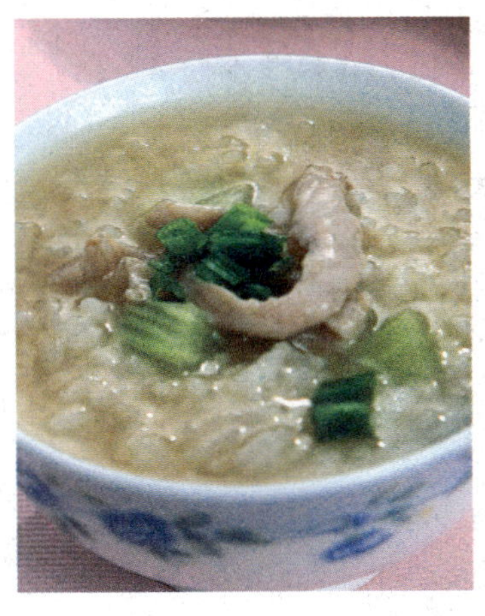

原料

莴笋50克，猪肉50克，粳米80克，盐、香油、葱花各适量。

做法

猪肉洗净切丝，用盐腌15分钟；莴笋洗净，去皮切丁；大米淘净。锅中放水，放入粳米以武火煮沸，下入猪肉、莴笋，煮熟，最后调入盐，淋上香油，撒上葱花拌匀即可。

功效

补血，通经脉，利五脏，解热毒，利尿。

橙子

别名 橙、黄橙、金橙、金球、鹄壳。

性味 性凉，味酸。

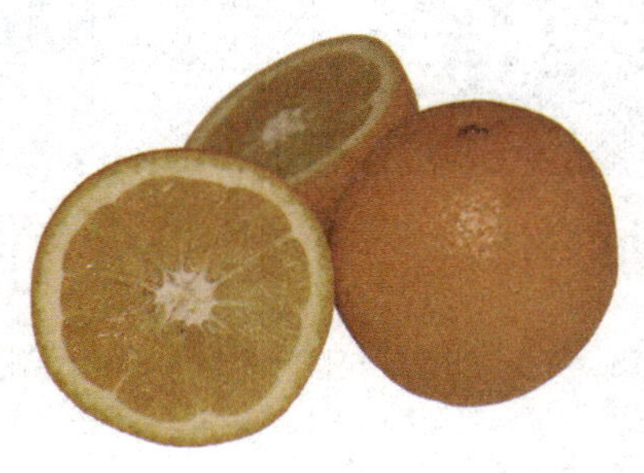

开胃消食、生津止渴

来　源 为芸香科植物香橙的果实。

主要产地 江苏、浙江、安徽、江西、湖北、湖南、四川、云南、贵州等地均有栽培。

功效主治 止呕恶、宽胸膈、消瘿、解酒、解鱼蟹毒。

主要成分 橙子含橙皮苷、柠檬酸、苹果酸、琥珀酸、糖类、果胶和维生素等。又含挥发油0.1%～0.3%，其主要成分为牻牛儿醛、柠檬烯，挥发油中含萜、醛酮、酚、醇、酯及香豆精类等70余种成分。

性状特征

通常所说的橙子是指甜橙，橙子的果实为圆或长圆形，颜色为橙红或橙黄色，果皮较厚，不易剥离，吃的时候需要用水果刀沿着果心轴分割切瓣，撕皮取肉，或从中间切开四瓣取肉，这是与柑橘的最大区别。

选购秘诀

挑选橙子时，越重的代表橙汁越多，外皮颜色越深代表越熟，糖分也越高。

药用价值

橙子中含有的橙皮苷，可降低毛细血管脆性，防止微血管出血。

橙子具有疏肝理气、促进乳汁通行的作用，可以治疗乳汁不通所致乳房胀痛或结块之症。

橙子富含多种有机酸、维生素，可调节人体新陈代谢，有效增强身体抵抗力，尤其对老年人及心血管病患者十分有益。橙皮性味甘苦而温，其止咳化痰功效胜过陈皮，是治疗感冒咳嗽、食欲不振、胸腹胀痛的良药。

贮存要点	置于阴凉干燥处保存。
用法用量	生食、绞汁或制成罐头食用。每餐2个左右为宜。
使用禁忌	疟寒热者禁食，气虚瘰疬者勿服。

南瓜胡萝卜橙子汁

原料

南瓜100克，胡萝卜50克，橙子1个，柠檬1/8个。

做法

将胡萝卜、柠檬、橙子洗净后去皮，切块；南瓜洗净后去子，切块煮熟。将所有原料放入榨汁机一起搅打成汁即可。

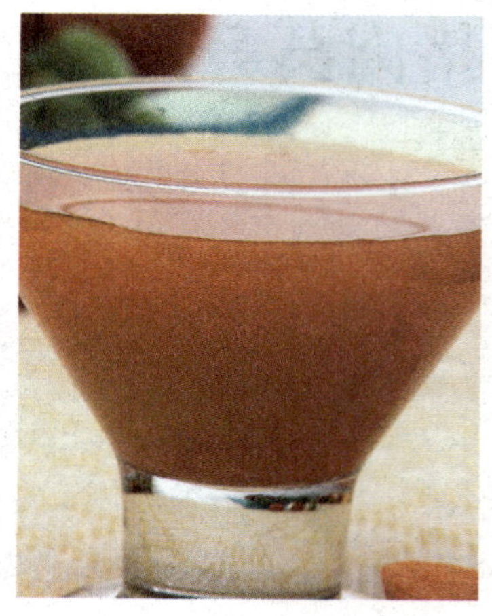

功效

开胃消食，理气化痰，补益身体。

柚子

别名 雷柚、柚子、胡柑、香抛、霜柚、文旦。

性味 性寒，味甘、酸。

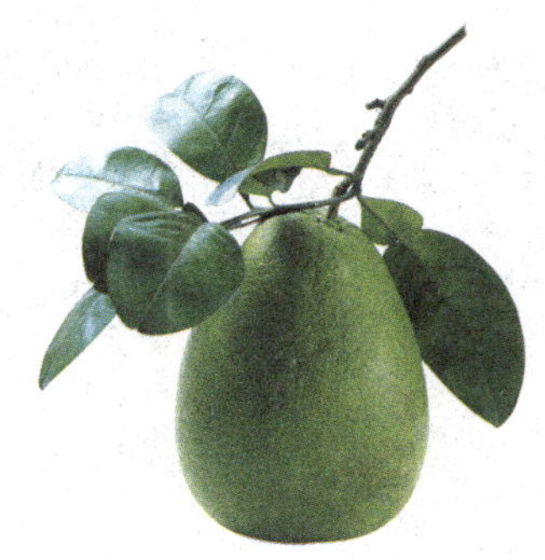

“天然水果罐头”

来　源 芸香科常绿果树柚的果实。

主要产地 主产于我国南方地区，以广东的沙田柚为上品。

功效主治 健脾、止咳、解酒。治咳喘、气郁胸闷、腹冷痛、食滞、疝气等。柚皮味辛、苦、甘，性温，可化痰、止咳、理气、止痛。

主要成分 柚子营养价值很高，含有丰富蛋白质、糖类、有机酸、维生素A、维生素B_1、维生素B_2、维生素C、维生素P和钙、磷、镁、钠等营养成分。

性状特征

柚子是柑橘之大者，果实小的如柑或者橘，大的如瓜，黄色的外皮很厚，食用时需去皮吃其瓤粒，果肉较粗，味道酸甜可口，有的略带苦味。

选购秘诀

以上尖下宽、表皮薄而光润、色泽呈淡绿或淡黄、味道芳香浓郁、按压表皮有弹性、手感偏重者为佳。

药用价值

柚子中富含钾，几乎不含钠，是患有心脑血管疾病及肾脏疾病患者最佳的食疗水果。柚子中含有大量的维生素C，能降低血液中的胆固醇。柚子的果胶不仅可降低低密度脂蛋白水平，而且可以减少动脉壁的损坏程度。柚子所含的天然维生素P能强化皮肤毛孔功能，加速复原受伤的皮肤组织。柚子还有增强体质的功效，使身体更易吸收钙及铁质。

贮存要点	阴凉干燥处保存。
用法用量	生食或绞汁，每次50克。
使用禁忌	不能同抗过敏的药物一起吃，那样容易引起心律失常。肾病患者、呼吸系统不佳的人尤其适合。身体虚寒的人不宜多吃，一般人在服药期间不要食用柚子。

蜂蜜柚子茶

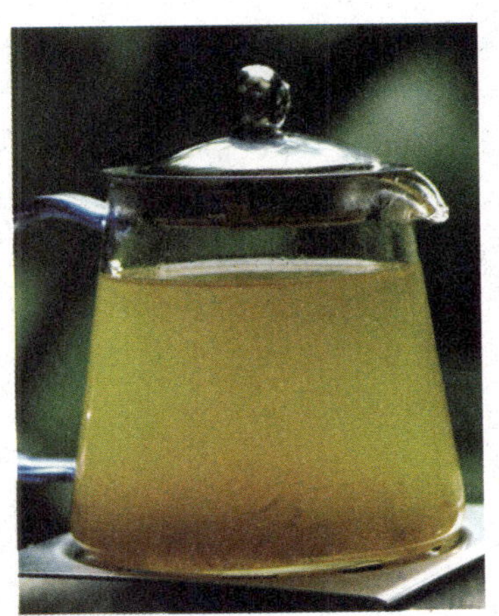

原料

柚子2个，白糖80克，蜂蜜200克。

做法

柚子用热水浸泡5分钟，洗净擦干，削下柚子表皮，切丝；将果肉剥出，去核及薄皮，用搅拌机打碎。将白糖、蜂蜜、柚子皮混入果肉中搅匀，保存可装瓶冷藏。

功效

化痰止咳，解酒毒。

枇杷

别名 芦橘、芦枝、金丸、炎果。

性味 性凉，味甘、酸。

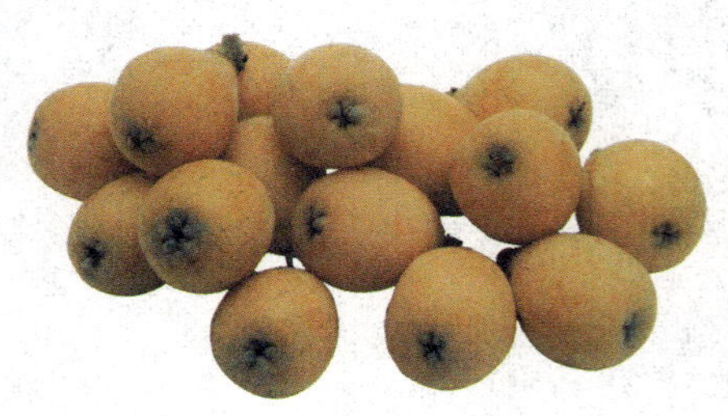

润肺、止渴、下气佳果

来　源 为蔷薇科植物枇杷的果实。

主要产地 全国各地都有栽培。

功效主治 润肺、止渴、下气。治肺痿、咳嗽、吐血、衄血、燥渴、呕逆。

主要成分 果实含碳水化合物67.30%，其中还原糖占71.31%、戊聚糖3.74%、粗纤维2.65%。果肉含脂肪、糖、蛋白质、纤维素、果胶、鞣质、灰分及维生素B_1、维生素C，又含隐黄素、胡萝卜素等色素。果酱含葡萄糖、果糖、蔗糖、苹果酸。

性状特征

常绿小乔木，小枝密生锈色或灰棕色绒毛。叶片革质，披针形、长倒卵形或长椭圆形，顶端急尖或渐尖，基部楔形或渐狭成叶柄，边缘有梳锯齿，表面皱，背面及叶柄密生锈色绒毛。圆锥花序花多而紧密，花序梗、花柄、萼筒密生锈色绒毛。花白色，芳香，直径1.2～2厘米，花瓣内面有绒毛，基部有爪。梨果近球形或长圆形，黄色或橘黄色，外有锈色柔毛，后脱落，果实大小、形状因品种不同而异。花期10～12月，果期第二年5～6月。因形似琵琶而得名。

选购秘诀

以中等大小、颜色深者为佳。

药用价值

枇杷鲜果肉中含有的苦杏仁苷，仅次于杏仁的含量，是抗癌的有效物质。

枇杷还含有适量的有机酸，能够刺激消化腺的分泌，增进食欲，帮助消化，还能止渴、解暑等。

贮存要点	置于阴凉干燥处保存。
用法用量	生食为主，也可加工成果酒、罐头、果酱等。每次1～2个。
使用禁忌	多食助湿生痰，脾虚滑泄者忌之。枇杷仁有毒，不可食用。枇杷含糖量高，糖尿病患者忌食。

川贝母杏仁枇杷茶

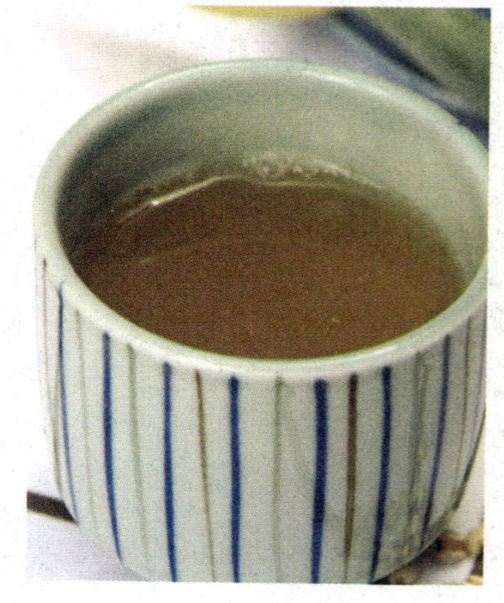

原料

川贝母、枇杷叶各10克，杏仁20克，麦芽糖2大匙。

做法

川贝母、杏仁、枇杷叶洗净，盛入煮锅，加600毫升水以武火煮开，转文火续熬至约350毫升。滤渣取汁，加麦芽糖拌匀即成。

功效

清热泻肺，止咳化痰。

四季豆

别名 菜豆、架豆、芸豆、玉豆、去豆。

性味 性平，味甘。

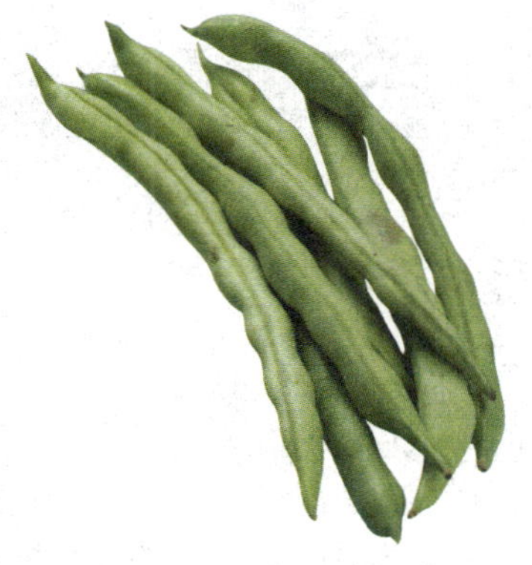

适合心脏病、动脉硬化患者食用

来　源 蝶形花科菜豆属。

主要产地 全国大部分地区均有种植。

功效主治 具有温中下气、利肠胃、止呃逆等功用，是一种营养价值较高的蔬菜。

主要成分 每100克四季豆含蛋白质23.1克、脂肪1.3克、碳水化合物56.9克、钙76毫克及丰富的B族维生素，鲜豆还含丰富的维生素C。从所含营养成分看，蛋白质含量高于鸡肉，钙含量是鸡肉的7倍多，铁为鸡肉的4倍，B族维生素也高于鸡肉。

性状特征

四季豆果实为荚果，称豆荚，由荚柄、荚皮和种子组成。荚的形状有圆筒形或长扁圆形，直或弯曲，呈镰刀形或弓形。荚皮光滑无绒毛，边缘圆或凸，顶端有明显的长喙。荚长7~20厘米，荚宽0.8~1.7厘米，喙长0.7~1.5厘米。

选购秘诀

选购四季豆时，应挑选豆荚饱满、肥硕多汁、折断无老筋、色泽嫩绿、表皮光洁无虫痕，具有弹力者。

药用价值

四季豆的药用价值很高，具有温中下气、利肠胃、止呃逆、益肾补元气等功用，是一种滋补食疗佳品。

四季豆还是一种难得的高钾、高镁、低钠食品，这个特点在营养治疗上大有用武之地。

四季豆还含有皂苷、尿毒酶和多种球蛋白等独特成分，具有提高人体的免疫能力、增强抗病能力、激活淋巴T细胞、促进脱氧核糖核酸的合成等功能，对肿瘤细胞的发展有抑制作用，因而受到医学界的重视。

贮存要点	置于低温下保存。
用法用量	无论单独清炒，还是和肉类同炖，或是焯熟凉拌，都很符合人们的口味。每餐40~60克。
使用禁忌	消化功能不良、慢性消化道疾病患者应尽量少食。

肉焖四季豆

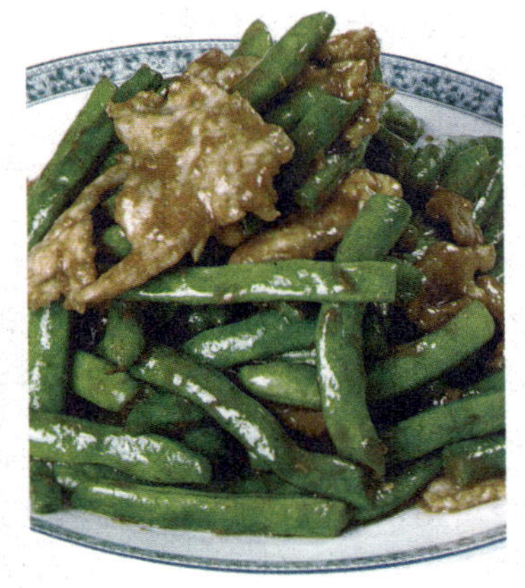

原料

猪肉200克，四季豆250克，食用油、盐、酱油、醋各适量。

做法

猪肉洗净，切片；四季豆去头尾，洗净，切段。油锅烧热，煸炒猪肉，再放入四季豆炒熟；加适量清水，焖至汤汁收干，加盐、酱油、醋调味即可。

功效

补血强身，四季豆能强肝并易吸收。

黄豆

别名 大豆。

性味 性平，味甘。

"植物蛋白之王"

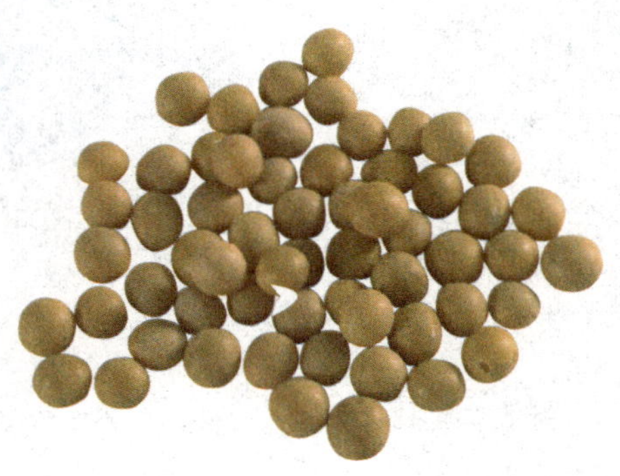

来　源 为豆科植物大豆的种子。

主要产地 全国各地均有栽培。

功效主治 宽中下气、益气健脾、利大肠、润燥消水、通便解毒。治疗脾气虚弱、消化不良、疳积泻痢、腹胀羸瘦、妊娠中毒、疮痈肿毒、外伤出血等症。

主要成分 黄豆的蛋白质含量高、质量优。蛋白质含量高达35%～40%，是瘦猪肉的2倍、鸡蛋的3倍、牛奶的2倍。黄豆含有丰富的优质脂肪，脂肪含量为16%～24%。

性状特征

大豆一年生草本，高50～80厘米。茎直立或上部蔓性，密生黄色长硬毛。三出复叶；叶柄长，托叶小，披针形。小叶3片，卵形、广卵形或狭卵形，通常两侧的小叶为斜卵形，长6～13厘米，宽4～8.5厘米，先端钝或急尖，中脉常伸出成棘尖，基部圆形、阔楔形或近于截形，全缘，或呈微波状；两面均被黄色长硬毛。总状花序短阔，腋生，有2～10朵花；花白色或紫色；子房线状椭圆形，被黄色长硬毛，基部有不发达的腺体，花柱短，柱头头状。荚果长方披针形，长5～7厘米，宽约1厘米，先端有微凸尖，褐色，密被黄色长硬毛。种子卵圆形或近于球形，种皮黄色、绿色或黑色。

选购秘诀

以个大、粒圆、光滑、发亮者为佳。

药用价值

在植物性食物中，只有黄豆的高蛋白、高脂肪可与动物性食物相媲美。故黄豆有"田中之肉""植物蛋白之王""绿色奶牛"等赞誉，是数百种天然食物中最受营养学家推崇的食物。

黄豆脂肪富含不饱和脂肪酸和大豆磷脂，有保持血管弹性、健脑和防止脂肪形成的作用。

黄豆中的植物雌激素与人体中产生的雌激素在结构上十分相似，可以成为辅助治疗妇女更年期综合征的最佳食物。

黄豆中的优质蛋白质在短期内能增加骨密度，从而促进骨骼的健壮。黄豆中的多肽可促进人体消化道内钙与矿物质的吸收，进而促进儿童骨骼和牙齿的成长，并能预防和改善中老年人骨质疏松。

黄豆中的多肽还可通过抑制血管紧张素转化酶的活性，使高血压得到有效的控制。

黄豆中的大豆蛋白质和豆固醇，能明显地改善和降低血脂、胆固醇，从而降低患心血管疾病的概率。

吃黄豆对改善皮肤干燥、粗糙、头发干枯大有好处，可以提高肌肤的新陈代谢，促使机体排毒，令肌肤常葆青春。

黄豆中的皂角苷类物质可降低脂肪吸收功能，促进脂肪代谢。大豆纤维还可加快食物通过肠道的时间，想减肥者多吃黄豆一定会达到轻体瘦身的目的。

贮存要点	置通风干燥处，防霉、防蛀。
用法用量	黄豆可作为主食磨成豆面，与面粉、玉米等混合食用，也可以发豆芽炒食，或泡开以后煮食。黄豆更主要的用途是其衍生制品，如豆腐、豆浆、豆豉、豆瓣酱及榨油等。每天40克。
使用禁忌	肝肾疾病患者宜少吃或不吃黄豆。痛风患者和血尿酸浓度增高的病人，应禁食黄豆及其制品。

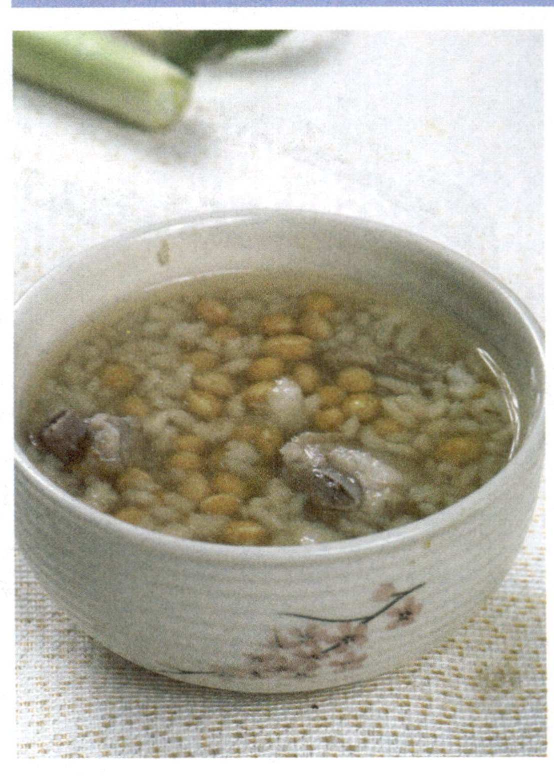

猪骨黄豆粥

原材料

猪排骨150克，黄豆50克，粳米100克，盐、葱、姜适量。

做法

将猪排骨洗净，斩成块状，待用。将黄豆洗净，用冷水泡发，放入砂锅，用武火煮沸，转文火煨1小时。然后放入排骨同煮至沸后，再加入粳米煨煮至粥成、排骨、黄豆烂熟。最后加入盐、葱、姜调味即可。

用法

适量服之。

功效

补肾、补钙、长骨。适用于婴儿、少儿及处于旺盛生长期的青少年食疗。

黄豆绿豆汤

原材料

黄豆30克，绿豆160克，红糖120克。

做法

将黄豆、绿豆洗净、泡发，放入锅中加水1000毫升左右，用武火煮至水沸，再转文火续煮至黄豆、绿豆烂熟。然后将水面上浮起的豆皮撇去，最后加红糖调匀即成。

用法

食豆喝汤，适量食用。

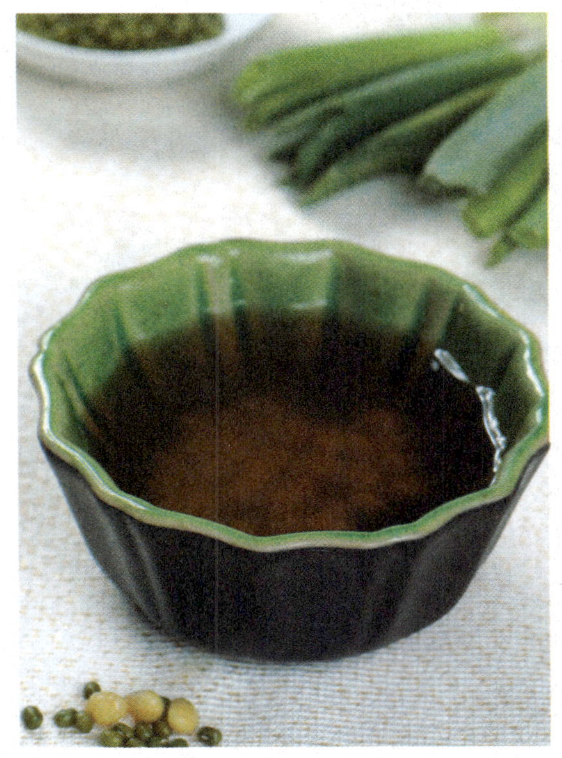

功效

本汤具有清热、凉血、消肿的作用，适用于辅助治疗小儿痄腮红肿、荨麻疹等病症。

刀豆

别名 刀豆子、大刀豆、刀鞘豆、刀巴豆、马刀豆、刀培豆。

性味 性温，味甘。

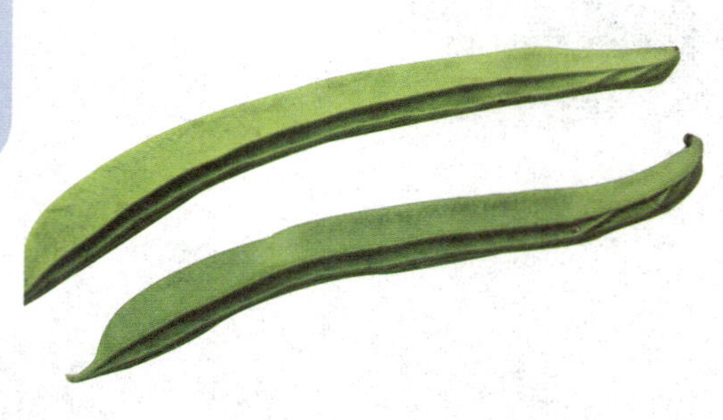

温中下气、益肾补元

来　源 为豆科植物刀豆的种子。

主要产地 主产于江苏、湖北、安徽；此外，四川、广西等地亦产。

功效主治 温中下气、益肾补元。治虚寒呃逆、呕吐、腹胀、肾虚腰痛、痰喘。

主要成分 刀豆的主要成分是蛋白质和粗纤维，还含有氨基酸、维生素及钙、铁等多种微量元素。

性状特征

刀豆外果皮灰黄色至灰棕色，中果皮革质，内果皮白色。质地疏松，有种子脱落的凹痕。

干燥种子呈扁卵形或扁肾形。表面淡红色或红紫色，少数类白色或乌黑色，略有光泽，微皱缩不平。边缘有灰黑色种脐，其上有类白色膜片状的珠柄残余，靠近种脐的一端，有珠孔呈小凹点状，另一端有一深色的合点，合点与种脐间有隆起的种脊。质坚硬、难破开。种皮革质，内表面棕绿色，有光泽。内有2片肥厚的子叶，黄白色，胚根细小，位于珠孔的一端，歪向一侧。

选购秘诀

以个大、饱满、色鲜艳、干燥者为佳。

药用价值

刀豆所含的成分具有维持人体正常新陈代谢的功能，可以增强人体内多种酶的活性，并能增强大脑皮质的功能，使人神志清楚、精力充沛。

刀豆具有补气益肾、健脾散寒、温中下气之功效，对辅助治疗呕吐、痰喘、腹痛、肾虚腰痛有一定的作用。

刀豆所含的刀豆赤酶素和刀豆雪球凝集素，能刺激淋巴细胞转变成淋巴母细胞，具有抗肿瘤作用。刀豆与牛羊肉同煮，有补肾壮阳之功效。

贮存要点	置于冰箱冷藏。
用法用量	荤素炒食、炖煮均可。
使用禁忌	肺胃热盛者慎服。

红烧肉焖刀豆

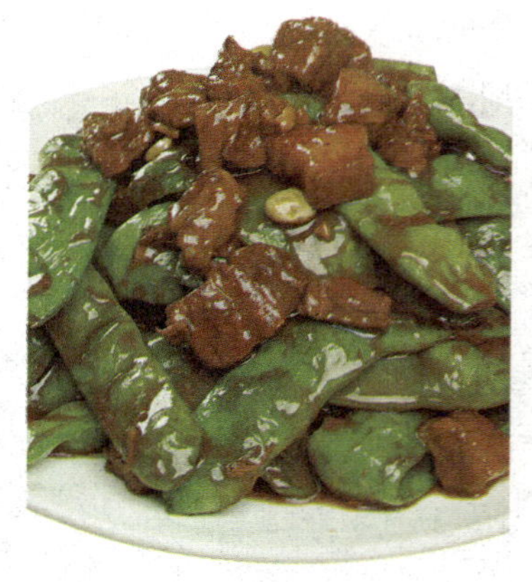

原料

五花肉250克，刀豆300克，食用油、豆瓣酱、酱油、醋、盐、水淀粉各适量。

做法

五花肉洗净，切丁；刀豆去掉头尾，洗净，切段。油锅烧热，煸炒五花肉，再放入刀豆炒至五成熟，加盐、酱油、醋、豆瓣酱调味，焖熟后用水淀粉勾芡即可。

功效

补充人体所需的维生素和矿物质。

豌豆

别名 寒豆、毕豆、雪豆。

性味 性平，味甘。

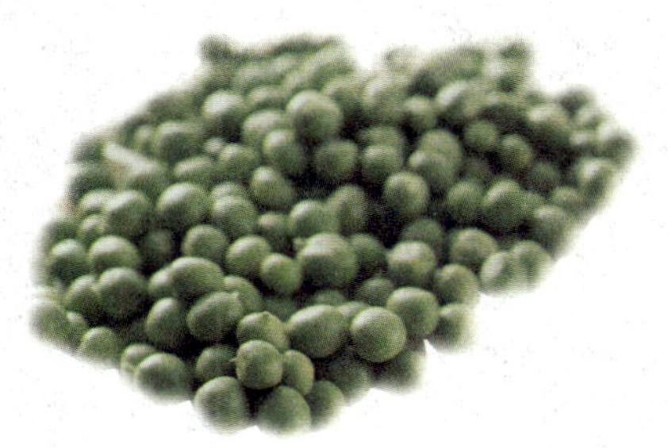

和中下气、通利小便

来　源 为豆科一年或二年草本植物的种子。

主要产地 全国各地均产。

功效主治 和中下气、利小便、解疮毒，治霍乱转筋、脚气、痈肿。

主要成分 豌豆营养丰富，含蛋白质20%～24%，碳水化合物50%以上，还含有脂肪、多种维生素。每100克子粒中含有胡萝卜素0.04毫克、维生素$B_1$1.02毫克、维生素$B_2$0.12毫克。

性状特征

一年生缠绕草本，高90～180厘米，全体无毛。小叶长圆形至卵圆形，长3～5厘米，宽1～2厘米，全缘；托叶叶状，卵形，基部耳状包围叶柄。花单生或1～3朵排列成总状而腋生；花冠白色或紫红色；花柱扁，内侧有须毛。荚果长椭圆形，长5～10厘米，内有坚纸质衬皮；种子圆形，2～10颗，青绿色，干后变为黄色。

选购秘诀

以果粒饱满、表面无腐烂变质者为佳。

药用价值

豌豆富含的纤维素可预防结肠癌和直肠癌，并可降低胆固醇。

新鲜豌豆中还含有分解亚硝酸的酶，有防癌抗癌的作用。

新鲜豌豆苗富含胡萝卜素、维生素C，能使皮肤柔腻润泽，并能抑制黑色素的形成，有美容功效。

豌豆所含的止杈酸、赤霉素和植物凝素等物质，有抗菌消炎，增强新陈代谢的功能。

贮存要点	置通风干燥处，防霉、防潮、防蛀。
用法用量	豌豆容易煮软，可以煲汤煮饭。每餐50克。
使用禁忌	消化不良者不宜大量食用。豌豆多食会产生腹胀、易产气，慢性胰腺炎患者忌食。糖尿病患者慎食。

黄芪豌豆粥

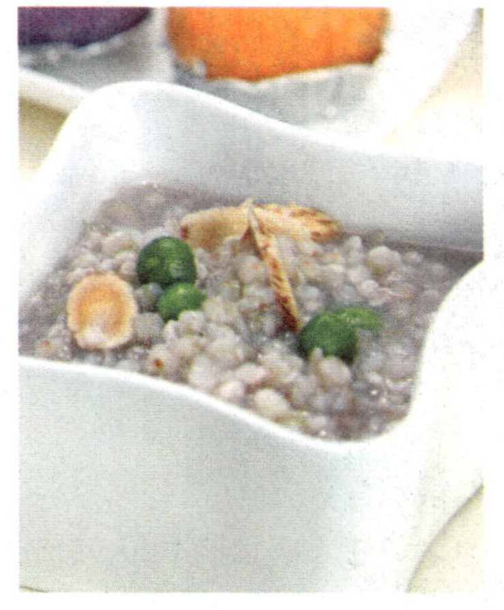

原料

荞麦80克，豌豆30克，黄芪3克，冰糖10克。

做法

荞麦泡发洗净；豌豆、黄芪均洗净。锅置火上，倒入清水，放入荞麦、豌豆煮开；加入黄芪、冰糖同煮至稠状即可。

功效

补气养血，提高机体的抗病能力。

榛子

别名 榧子、平榛、山反栗。
性味 性平，味甘。

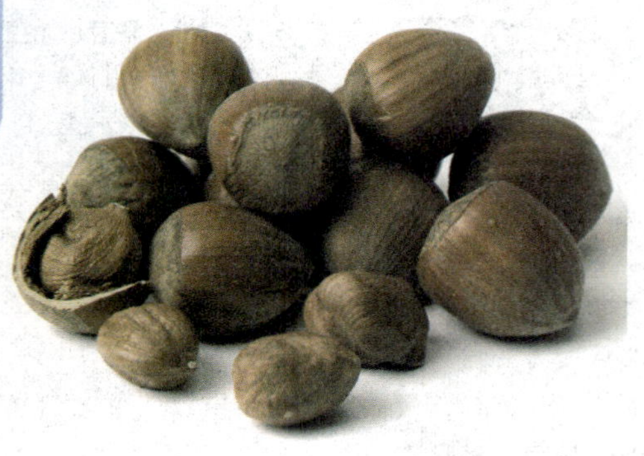

氨基酸含量极高的坚果

来　源 为桦木科植物榛的种仁。

主要产地 产于四川、湖北、湖南、江西、浙江等地。

功效主治 调中、开胃、明目。

主要成分 果仁中含蛋白质、脂肪、糖类外，还含有胡萝卜素、维生素B_1、维生素B_2、维生素E和矿物质。含有人体所需的8种氨基酸。

性状特征

落叶灌木或小乔木。叶互生；阔卵形至宽倒卵形，先端近截形而有锐尖头，基部圆形或心形，边缘有不规则重锯齿，上面无毛，下面脉上有短柔毛。叶柄密生细毛。托叶小，早落。花单性，雌雄同株，先叶开放。雄花成菜荑花序，圆柱形，每苞有副苞2个，苞有细毛，先端尖，鲜紫褐色，雄蕊8，药黄色。雌花2～6个簇生枝端，开花时包在鳞芽内，仅有花柱外露，花柱2个，红色。小坚果近球形，淡褐色，总苞叶状或钟状，由1～2个苞片形成，边缘浅裂，裂片几全缘，有毛。

选购秘诀

以个体大而饱满、身干、色泽光亮者为佳。

药用价值

榛子本身富含油脂，使所含的脂溶性维生素更易为人体所吸收，对体弱、病后虚羸、易饥饿的人都有很好的补养作用。

榛子的维生素E含量高达36%，能有效地延缓衰老、防止血管硬化、润泽肌肤。

榛子里包含抗癌化学成分紫杉酚，它是红豆杉醇中的活跃成分，可以防治卵巢癌和乳腺癌以及其他一些癌症，可延长患者的生命。

贮存要点	置于干燥处保存。防霉、防虫。
用法用量	直接食用或加工成榛粉，也可作为糕点的配料。每次20颗。
使用禁忌	榛子性滑，泄泻溏便者不宜多食。存放时间较长后不宜食用。

榛子枸杞粥

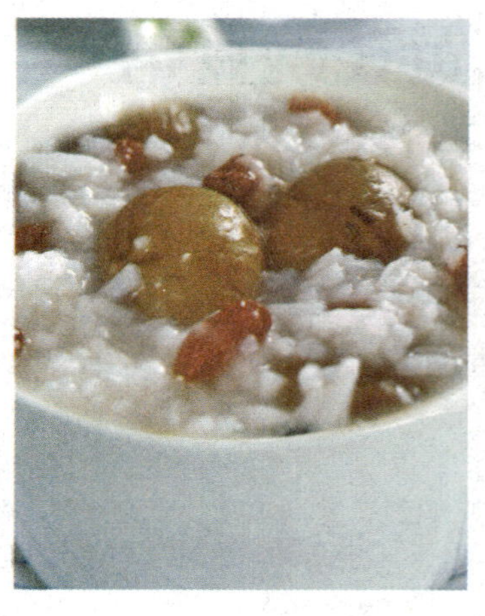

原料

榛子仁30克，枸杞子15克，粳米50克。

做法

榛子仁洗净捣碎，枸杞子洗净；粳米淘洗干净。将榛子仁、枸杞子、粳米一同放入锅中加水用文火熬成粥即可。

功效

养肝益肾，明目丰肌，适用于体虚、视昏等症。

常见理气药物食物食用宜忌

陈皮

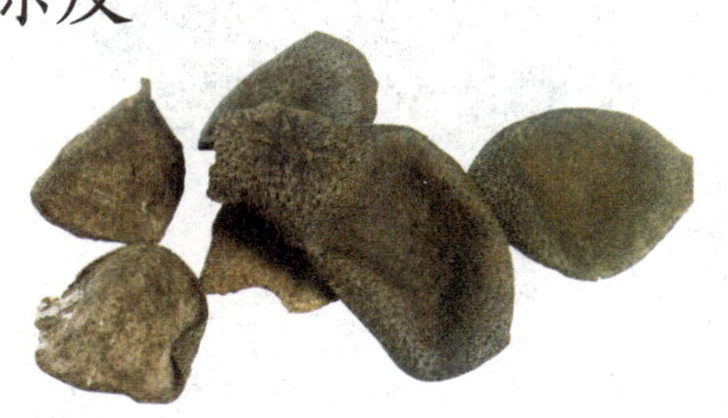

宜： 适合胸脘胀满、食少吐泻、咳嗽多痰者食用。

忌： 气虚、阴虚燥咳者不宜，吐血症患者慎服，且不适合单味使用。

枳实

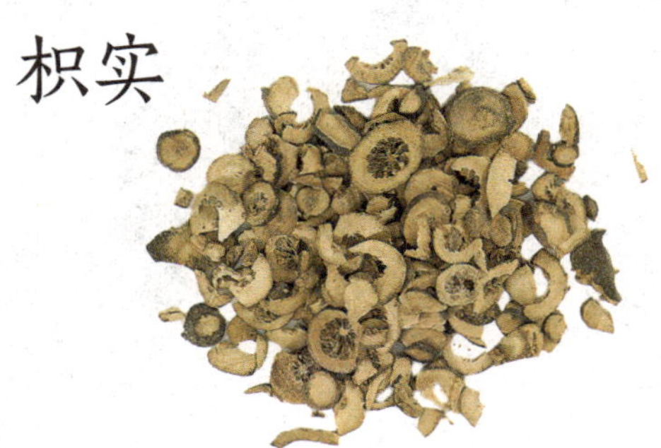

宜： 适合胸腹胀满、胸痹、痞痛、痰癖、水肿、食积、便秘、胃下垂、子宫下垂患者食用。

忌： 脾胃虚弱及孕妇慎服。

玫瑰花

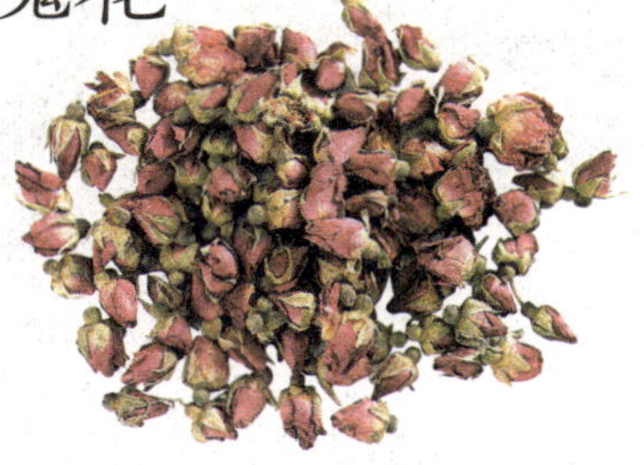

宜： 适合肝胃气痛、新久风痹、吐血咯血、月经不调、赤白带下、痢疾、乳痈肿毒患者食用。

忌： 一般花店卖的玫瑰花因有多量的农药，不可用于内服或外用。

佛手

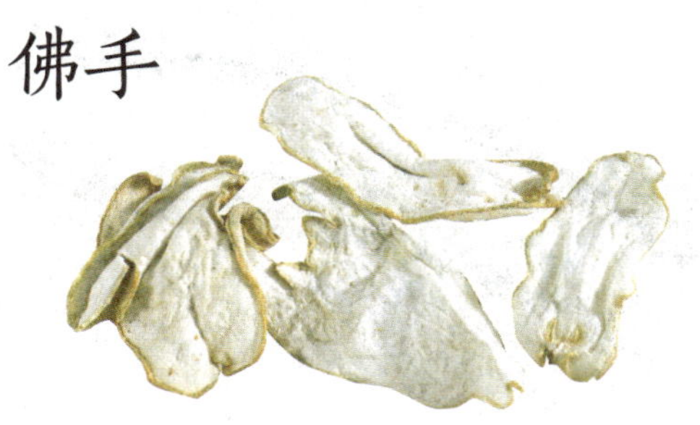

宜： 适合消化不良、舌苔厚腻、胸闷气胀、呕吐咳嗽以及神经性胃痛患者食用。

忌： 无。

莴笋

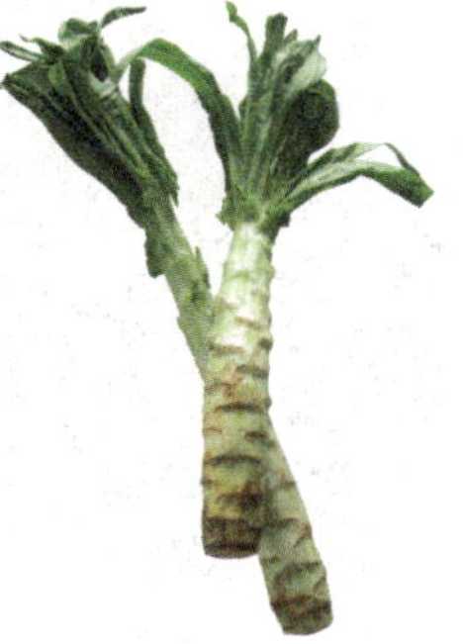

宜： 适合肠燥便秘产后乳汁不下或小便不利而有热者食用。

忌： 有眼疾特别是夜盲症的人不宜多食。莴笋性寒，产后妇女不宜多食。

柚子

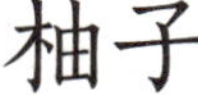

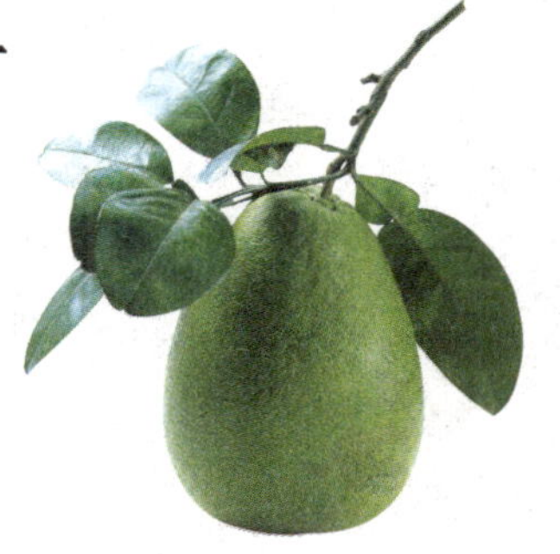

宜： 适合咳喘、气郁胸闷、腹冷痛、食滞、疝气患者食用。

忌： 不能同抗过敏的药物一起吃；身体虚寒的人不宜多吃。

木香

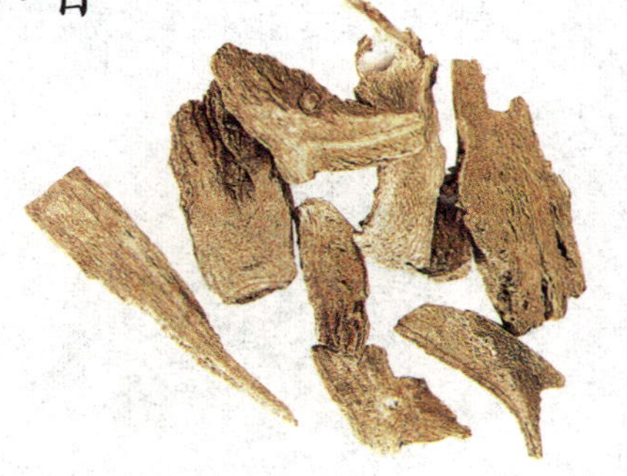

宜： 适宜腹痛、泻痢者服用。

忌： 内有燥热者不宜用木香，阴虚血热者一般忌用。

豌豆

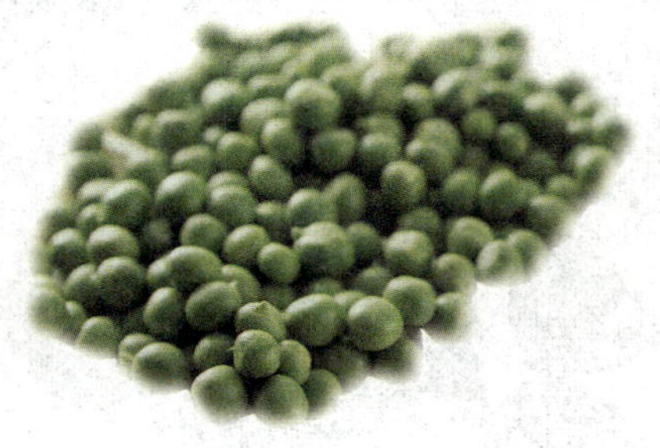

宜： 适宜霍乱转筋、脚气、痈肿者食用。

忌： 消化不良者不宜大量食用。慢性胰腺炎患者忌食。糖尿病患者慎食。

刀豆

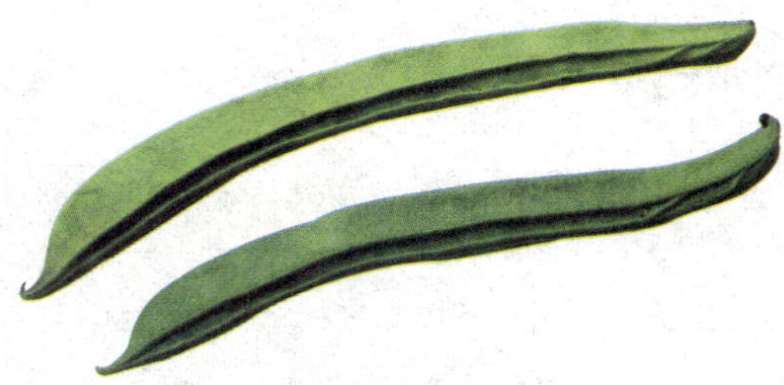

宜： 适宜虚寒呃逆、呕吐、腹胀、肾虚腰痛、痰喘者食用。

忌： 肺胃热盛者慎服。

枇杷

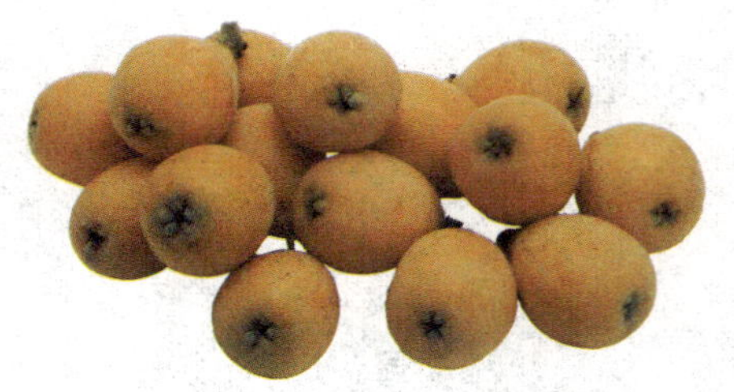

宜： 适宜肺痿、咳嗽、吐血、衄血、燥渴、呕逆者食用。

忌： 糖尿病患者忌食；枇杷仁有毒，不可食用。

川楝子

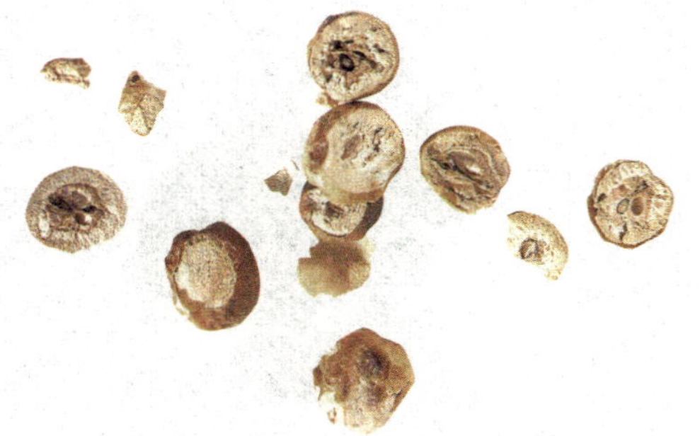

宜： 适宜热厥心痛、胸胁痛、脘腹胀痛、疝痛、虫积腹痛者服用。

忌： 脾胃虚寒者忌服。

檀香

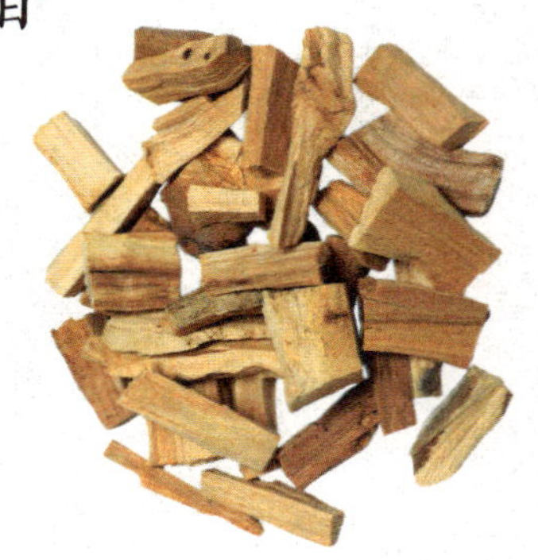

宜： 适宜心腹疼痛、噎膈呕吐、胸膈不舒服用。

忌： 阴虚火盛、咯血、咳嗽者，勿用。

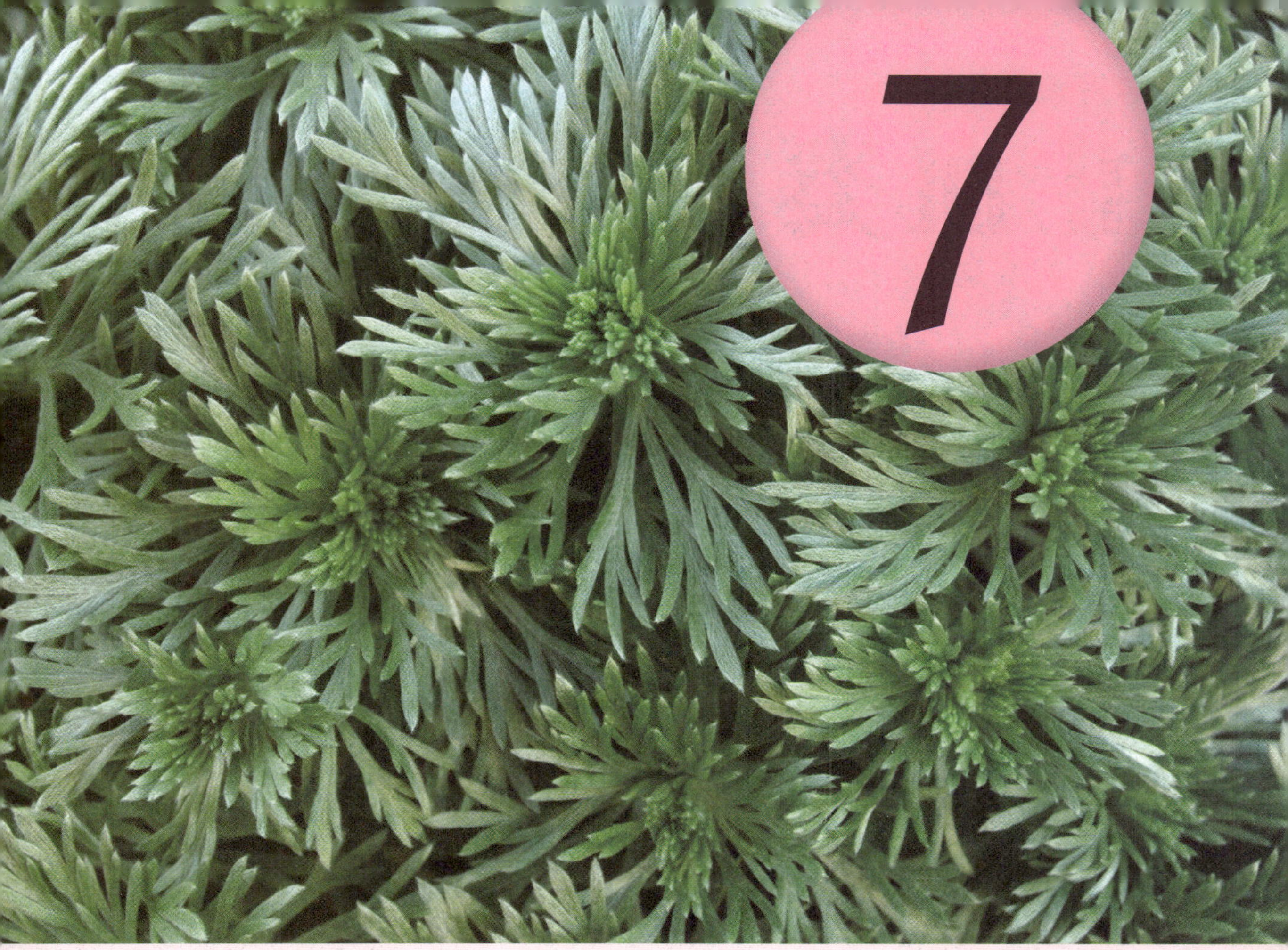

理血篇

凡能治疗血分疾病的药物、食物，称为理血药食。所谓血分疾病，是以出血、淤血、血虚为主要表现的一系列病证，所以治疗血分疾病的方法，不外止血、活血、补血三类。

止血药物、食物用于出血证，最常用于吐血、鼻衄（鼻出血）、便血、血尿、崩漏（子宫出血）、创伤出血等情况。中药止血药的作用原理还未完全阐明。据实验资料，大概与下列作用有关：作用于凝血过程，如白及、小蓟等。使局部血管收缩，缩短出血时间，如三七等。中医认为将止血的药炒黑成炭后，止血效果会更好；现代研究证明，不少止血药如茜草根、槐花米、莲蓬等炒成炭后的作用确比生品优，但侧柏炭、小蓟炭等的凝血作用时间则反比生品略差。

止血类

用于出血证，最常用于吐血、鼻衄（鼻出血）、便血、血尿、崩漏（子宫出血）、创伤出血等情况。

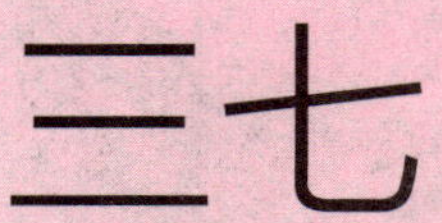

三七

别名 金不换、血参、参三七、田三七、田漆、田七。

性味 性温，味甘、微苦。

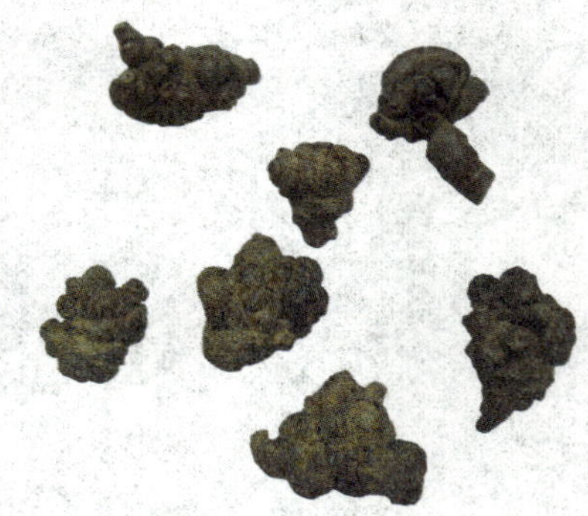

常用的止血、止痛药

来　源 为五茄科植物人参三七的根。

主要产地 主产云南、广西等地。

功效主治 止血、散淤、消肿、定痛。治吐血、咳血、衄血、便血、血痢、崩漏症瘕，产后血晕、恶露不下、跌打淤血、外伤出血、痈肿疼痛。

主要成分 三七含人参皂苷、三七皂苷等多种皂苷，还含有槲皮素及其苷，谷甾醇及其葡萄糖苷。

性状特征

干燥的根呈不规则类圆柱形或纺锤形，长3～5厘米，直径0.3～3厘米，顶端有根茎残基。外表灰黄色或棕黑色，有光泽，具断续的纵皱纹，及横向隆起之皮孔，并有支根的断痕。质坚实，不易折断，断面木部与皮部常分离，皮部黄色、灰色或棕黑色，本部角质光滑，有放射状纹理。气微，味先苦而后微甜。筋条、剪口及绒根大多不饱满而有较多的纵皱，并带有灰黄色的栓皮。

选购秘诀

以个大坚实、体重皮细、断面棕黑色、无裂痕者为佳。

药用价值

止血

三七具有良好的止血功效，能明显缩短出血和凝血时间。利用三七治疗各种外伤出血、各种内脏血证在临床上已得到广泛应用。

补血

三七能促进各类血细胞分裂生长，具有显著补血功效。还能显著提高巨噬细胞吞噬率，提高血液中淋巴细胞的百分比。

活血化淤

三七具有活血化淤、祛淤生新的独特疗效。

对心血管系统的作用

三七在明显扩张血管、减低冠脉阻力、增加冠脉流量、加强和改善冠脉微循环、增加营养性心肌血流量的同时，能够降低动脉压，略减心率，使心脏工作量减低，从而明显减少心肌的耗氧量，可用于治疗心肌缺血、心绞痛及休克。

对神经系统的作用

三七地上部分对中枢神经有抑制作用，表现为镇静、安定与改善睡眠等功用。三七地下部分能兴奋中枢神经，提高脑力和体力。三七的各部分均可增强学习和记忆的能力，还具有明显的镇痛作用。

抗炎症

三七对多种原因引起的血管通透性增加有明显的抑制作用，具有较强的抗炎功效。临床应用三七治疗开放性骨折、消肿止痛效果甚佳。麝香正骨水改进为田七正骨水后，功效明显提高。

贮存要点	置阴凉干燥处，防蛀。
用法用量	内服：煎汤，4.5～15克；研末，1.5～3克。外用：磨汁涂、研末撒或调敷。
使用禁忌	孕妇忌服。

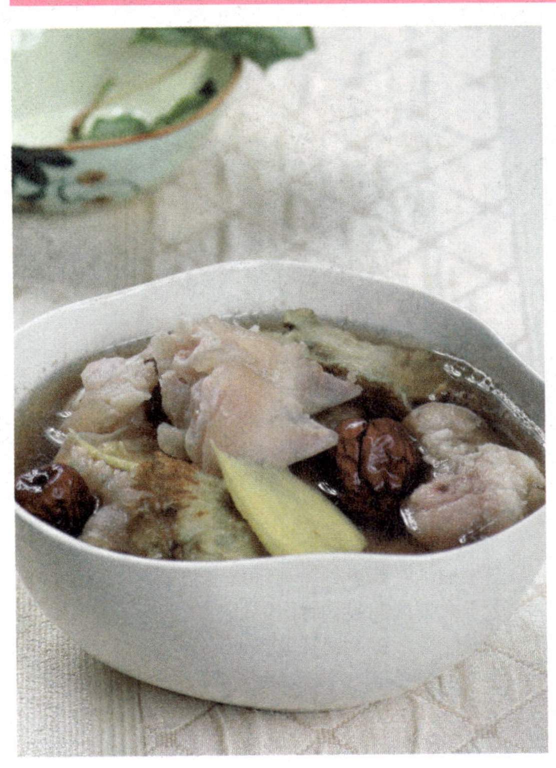

菊叶三七猪蹄汤

原料

菊叶三七（鲜品）20克，当归10克，王不留行8克，猪蹄250克，蜜枣5枚，生姜15克，花椒、盐各适量。

做法

将猪蹄刮去毛，处理干净后用清水洗净，在沸水中煮2分钟，捞出，过冷后（即在冷开水中稍浸一下），斩块备用。其他用料洗净（生姜拍裂）备用。将全部用料放入锅内，加清水适量，武火烧沸后，转成文火煮2.5~3小时。待猪蹄熟烂后加入适量的盐调味即可。

用法

食肉喝汤。

功效

活血、补血，解毒消肿。适合乳腺增生、乳房胀痛、经前加重伴痛经者食用。

三七粉粥

原料

三七粉3克，大枣5枚，粳米100克，冰糖适量。

做法

先将三七打碎研末，粳米淘洗净，大枣去核、洗净，然后一同放入砂锅内，加水适量煮粥，待粥将成时，加入冰糖搅匀即可。

用法

每日服食2次。

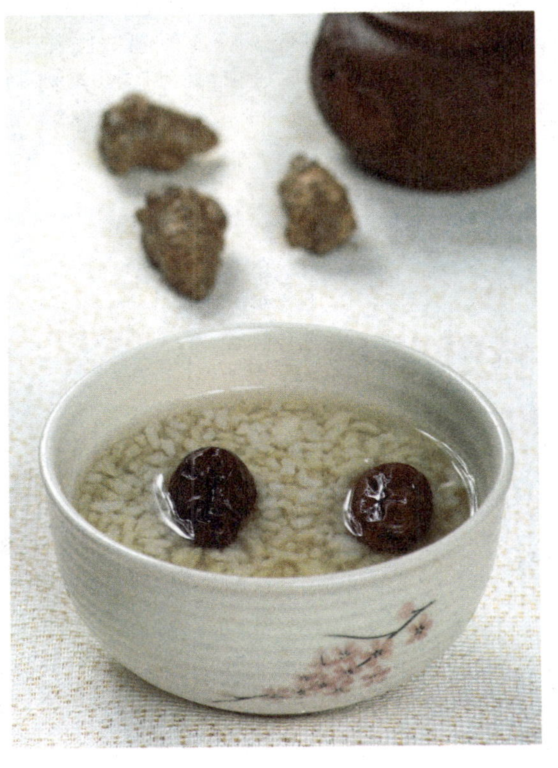

功效

三七有补血止血、活血化淤、祛淤生新的独特疗效。大枣有益气健脾，促进气血循环的功效。二者同用可补血、止血、化淤清热。适用于崩漏下血及其他出血证。

白茅根

别名 茅根、茹根、地营、地筋。

性味 性寒，味甘。

理血止血的消暑药

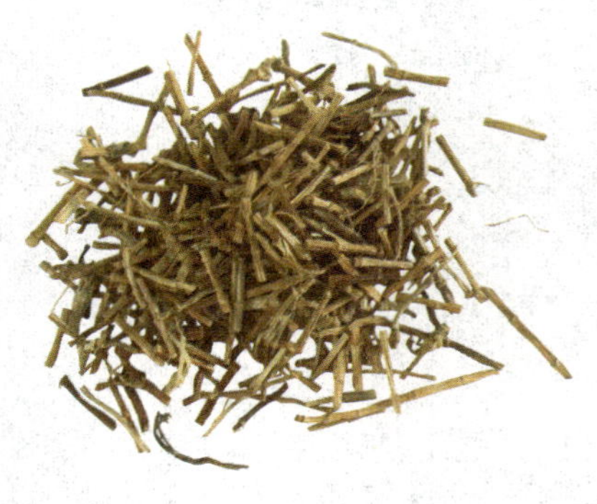

来　源 为禾本科植物白茅的根茎。

主要产地 全国大部分地区均产。

功效主治 凉血、止血、清热、利尿。治热病烦渴、吐血、衄血、肺热喘急、胃热哕逆、淋病、小便不利、水肿、黄疸。

主要成分 含多量蔗糖、葡萄糖，少量果糖、木糖及柠檬酸、草酸、苹果酸等，又含21%的淀粉。根茎含甘露醇、葡萄糖、果糖、蔗糖、柠檬酸、苹果酸、薏苡素及芦竹素、印白茅素等。

性状特征

干燥的根茎，呈细长圆柱形，有时分枝，长短不一，通常长30～60厘米，直径约1.5毫米，表面乳白色或黄白色，有浅棕黄色、微隆起的节，节距约3厘米。质轻而韧，不易折断。断面纤维性，中心黄白色，并有一小孔，外圈色白，充实，或有无数空隙如车轮状，外圈与中心极易剥离。气微，味微甘。

选购秘诀

以粗肥、色白、无须根、味甜者为佳。

药用价值

凉血止血

白茅根粉能明显缩短兔血浆的复钙时间。但白茅根含钙较多，可能干扰实验结果。白茅根粉撒于犬或兔的股动脉出血处，压迫1～2分钟，有止血作用。主治血热动血所致之吐血、衄血、尿血等多种出血，并能降低血管的通透性。

清热利尿

白茅根煎剂和水浸剂灌服，对正常家兔有利尿作用，给药5～10天，利尿作用最为明显。

贮存要点	置于通风干燥处保存。
用法用量	内服：煎汤，3～15克（鲜者30～60克）；捣汁或研末。
使用禁忌	脾胃虚寒、溲多不渴者忌服。

竹叶茅根茶

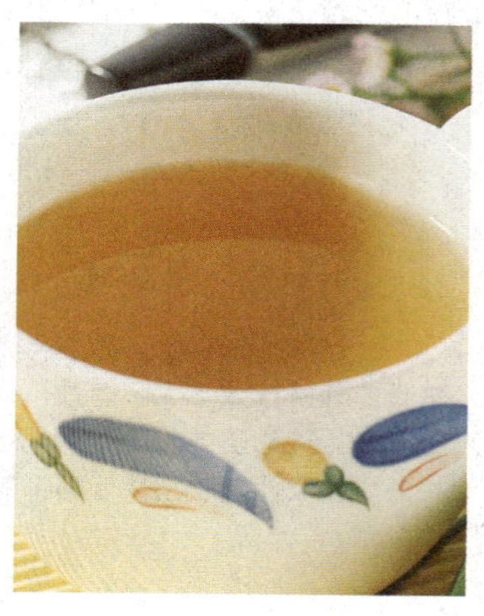

原料

鲜竹叶15克，白茅根15克，白糖适量。

做法

鲜竹叶、白茅根洗净，放入锅中，加水以武火煮沸，转文火续煮10分钟，滤渣，按个人喜好加入白糖调味即可。

功效

清热除烦，生津利尿，适用于尿痛、尿急、尿频、血尿等症。

小蓟

别名 猫蓟、刺儿菜、刺萝卜、小蓟姆、刺儿草、牛戳刺，刺尖头草。

性味 性凉，味甘。

止血常用药

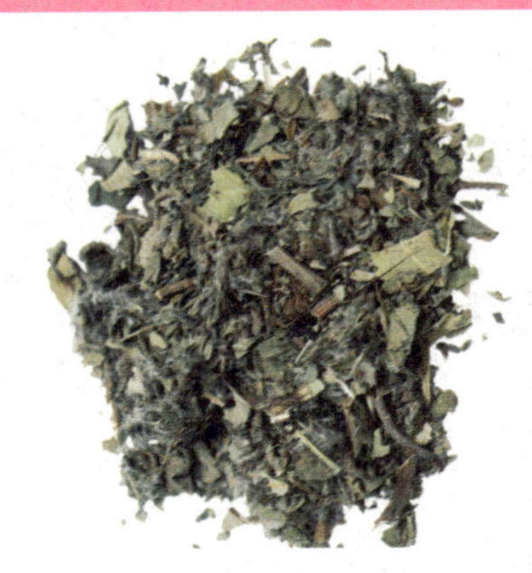

来　源 为菊科植物小蓟的全草或根。

主要产地 全国各地均产。

功效主治 凉血、止血、祛淤、消肿。治吐血、衄血、尿血、血淋、便血、血崩及急性传染性肝炎、创伤出血、疔疮、痈毒。

主要成分 含刺槐苷、芸香苷、原儿茶酸、咖啡酸、绿原酸、生物碱。

性状特征

干燥全草的茎呈圆柱状，常折断，直径2～3毫米，微带紫棕色，表面有柔毛及纵棱；质硬，断面纤维状，中空。叶片多破碎不全，皱缩而卷曲，暗黄绿色，两面均有白色丝状毛，全缘或微波状，有金黄色的针刺。头状花序顶生，总苞钟状，苞片黄绿色，5～6列，线形至披针形，花冠有时已不存，冠毛羽毛状。气弱，味甘。

干燥根呈长圆柱状，下部渐细，顶端直径3～7毫米，表面土棕色，有纵棱，着生多数细长须根。质硬，断面纤维性。

选购秘诀

选择干燥的鲜品，断面呈纤维状为好。

药用价值

小蓟含有生物碱，具有止血作用，能收缩血管，并能使凝血时间和凝血酶原时间缩短。用鲜品较好，炒炭后止血作用反而比生品差。

此外，小蓟还能降低麻醉动物的血压。临床上常用于治疗热证出血，尤其是血淋和月经过多，但咳血、吐血、鼻衄、便血亦可用。治血淋常配生地、蒲黄等，方如小蓟饮子。

贮存要点	置于通风干燥处保存。
用法用量	内服：煎汤，3.5～9克（鲜者30～60克）；捣汁或研末。外用：捣敷或煎水洗。
使用禁忌	脾胃虚寒及血淤者忌服。

小蓟红米粥

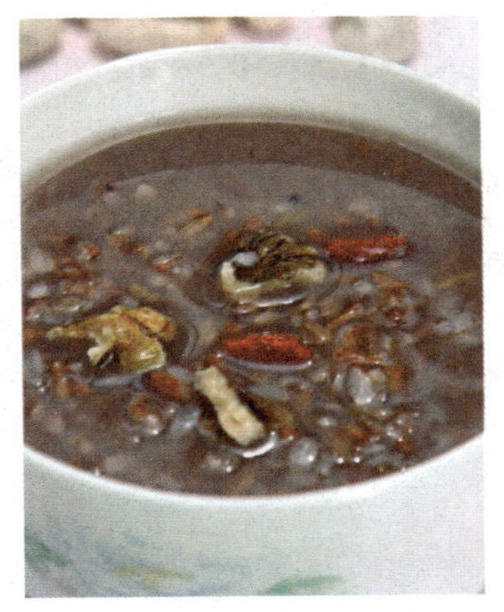

原料

小蓟15克，红糯米50克，核桃仁20克，枸杞子、红糖各适量。

做法

小蓟洗净，放入锅中，加适量清水，煎成药汤，滤渣取汁。再用药汁煮红糯米、核桃会、枸杞子，粥煮至熟烂即可，可根据个人口味加入红糖。

功效

解毒消痈，凉血止血，对血小板减少性紫癜有疗效。

艾叶

别名 大艾叶、杜艾叶、萎蒿。

性味 性温，味苦、辛。

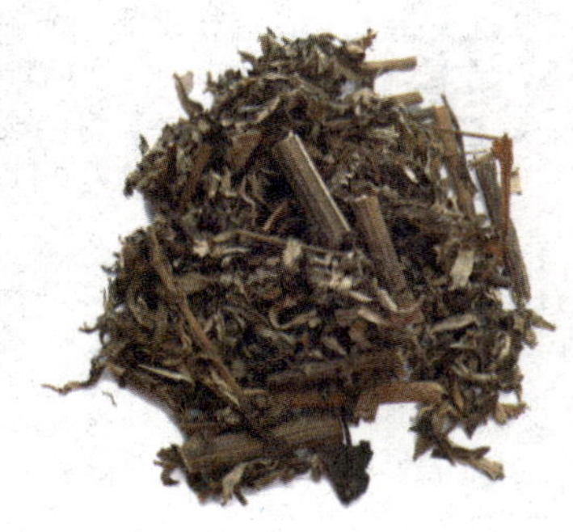

止血安胎的温经药

来　源 为菊科植物艾的干燥叶。

主要产地 全国大部分地区多有生产。

功效主治 理气血、逐寒湿、温经、止血、安胎。治心腹冷痛、泄泻转筋、久痢、吐衄、下血、月经不调、崩漏、带下、胎动不安、痈疡、疥癣。

主要成分 含挥发油，油中主要为Ⅰ，8-桉叶精、α-侧柏酮、α-水芹烯、β-丁香烯、莰烯、樟脑、藏茴香酮、反式苇醇、Ⅰ-α-松油醇。

性状特征

干燥的叶片，多皱缩破碎，有短柄，叶片略呈羽状分裂，裂片边缘有不规则的粗锯齿。叶面灰绿色，生有软毛，叶背密生灰白色绒毛。质柔软。气清香，味微苦、辛。

选购秘诀

以叶面灰白色、绒毛多、香气浓郁者为佳。

药用价值

止血安胎

艾叶具有止血作用，能缩短出血和凝血时间，不同炮制品的凝血时间不同。

健胃

艾叶可促进胃液分泌、增进食欲，但服用过多反会引起恶心、呕吐。

利胆

艾叶油具有利胆作用。用2%艾叶油混悬液（含艾叶油25微升/毫升），可使大鼠胆汁流量增加。

强心

艾叶油对离体蟾蜍心和兔心均有抑制作用，并能对抗异丙肾上腺素的强心作用。

贮存要点	置于通风干燥处保存。
用法用量	内服：煎汤，3~9克；入丸、散或捣汁。外用：捣绒做炷或制成艾条熏灸，捣敷、煎水熏洗或炒热温熨。
使用禁忌	阴虚血热者慎用。

艾叶煮鹌鹑

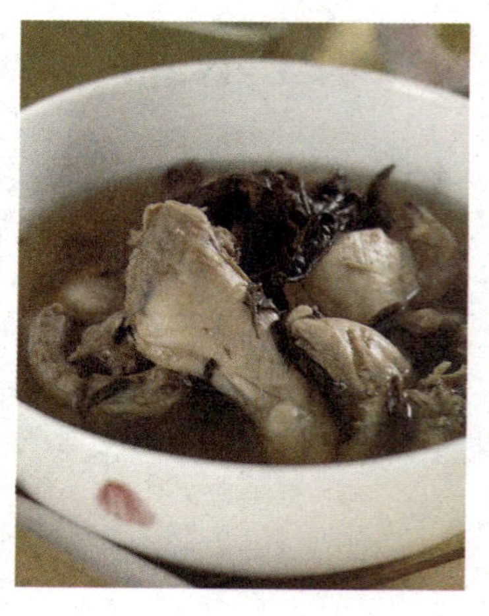

原料

艾叶30克，菟丝子15克，鹌鹑2只，黄酒、盐、香油各适量。

做法

鹌鹑洗净、切块；艾叶、菟丝子分别洗净。砂锅中注水，放入艾叶、菟丝子和鹌鹑，以武火煮沸撇去浮沫，加入黄酒和盐，文火炖至熟烂，调入盐，淋上香油即可。

功效

适用于小腹冷痛，滑胎下血，宫冷不孕等症。

大蓟

别名 将军草、牛口刺、马刺草。

性味 性凉，味甘、苦。

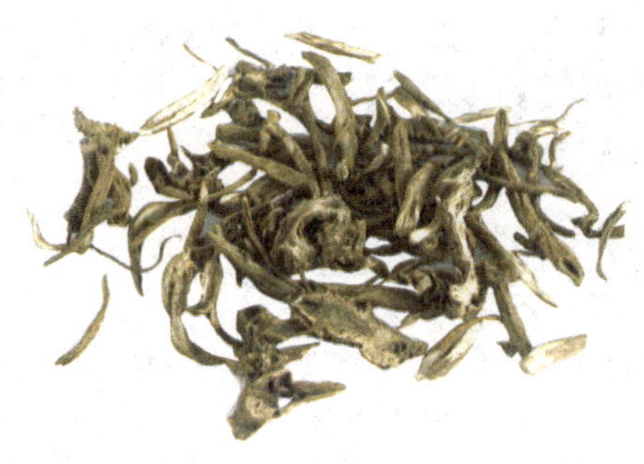

止血、治疮肿

来　源 为菊科植物蓟的干燥地上部分或根。

主要产地 全国大部分地区有栽培。

功效主治 凉血止血、祛淤消肿。用于治疗衄血、吐血、尿血、便血、崩漏下血、外伤出血、痈肿疮毒。

主要成分 含挥发油、生物碱、苦味质等。

性状特征

大蓟草茎呈圆柱形，表面绿褐色或棕褐色，断面灰白色，气微，味淡。大蓟根呈长纺锤形，长簇生而扭曲，表面暗褐色，有不规则的纵皱纹。质硬而脆，易折段，断面粗糙，灰白色。气微，味甘，微苦。

大蓟根呈长纺锤形，常簇生而扭曲，长5～15厘米，直径0.2～0.6厘米。表面暗褐色，有不规则的纵皱纹。质硬而脆，易折断，断面粗糙，灰白色。气微，味甘、微苦。

选购秘诀

以质硬脆、气微、味甘而微苦者为佳。

药用价值

止血

凉血而破淤止血，炒炭后确能缩短出血时间。主治热证出血，如鼻衄、牙龈出血、咯血、便血，均可应用。常与小蓟及其他止血药同用。

其他作用

有抑菌、降压、抑制心率、利尿、散痈肿等作用，此外还具有降低脂质过氧化物形成、抗肿瘤、杀线虫等功效。

大蓟新鲜根，用冷开水洗净后捣烂，外敷，治漆疮、汤火烫伤、疔疖、疮疡、红肿疼痛。大蓟加水煎服，治脓胸、鼻窦炎。

贮存要点	置通风干燥处。
用法用量	煎服，或外用捣烂敷患处。每餐15～20克。
使用禁忌	腹部冷痛，得暖则舒，属中医学所谓脾胃虚寒者，不宜服用大蓟。

大蓟黑米粥

原料

大蓟15克，黑米100克，大枣50克，莲子50克，白糖适量。

做法

将大蓟洗净，加水以武火煮沸，转文火续煮15分钟，滤渣取汁。黑米淘净，与大枣、莲子一起放入锅中，加水熬煮成稠状；倒入药汁，搅匀，煮沸，调入白糖即可。

功效

活血，凉血，止血，祛淤消肿。

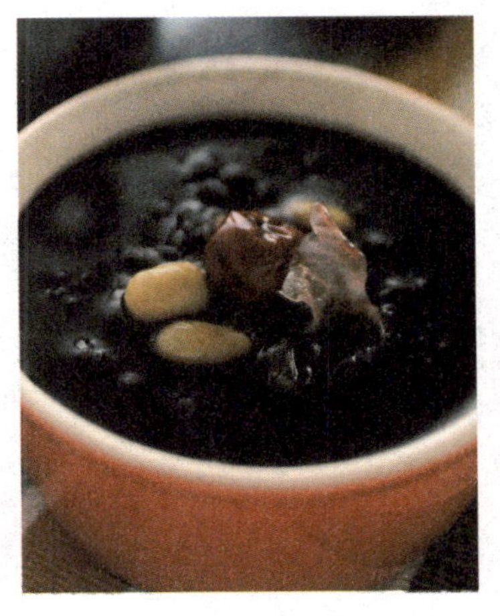

蒲黄

别名 蒲厘花粉、蒲花、蒲棒花粉、蒲草黄。

性味 性平，味甘、辛。

常用的散淤止血药

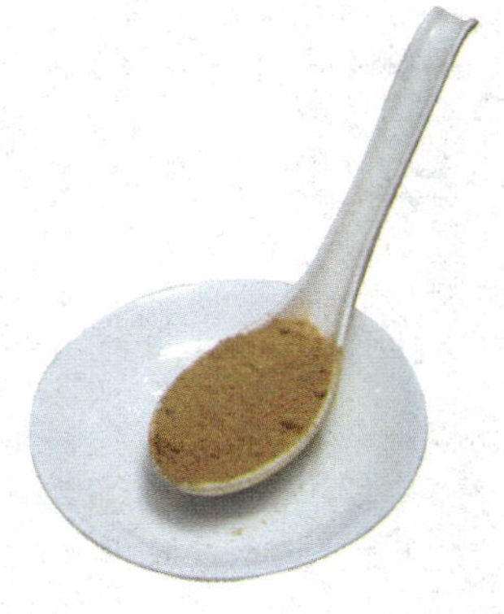

来　源 为香蒲科植物长苞香蒲、狭叶香蒲、宽叶香蒲或其同属多种植物的花粉。

主要产地 全国大部分地区多有生产。

功效主治 凉血止血、活血消淤。生用治经闭腹痛、产后淤阻作痛、跌打血淤、疮疖肿毒；炒黑治吐血、衄血、便血、尿血、血痢、带下；外治口疮、耳中出血、阴下湿痒。

主要成分 长苞香蒲的花粉含异鼠李素的苷、廿五烷、挥发油及脂肪油。宽叶香蒲的花粉含水分、粗蛋白、粗淀粉、糖、粗脂肪、灰分。

性状特征

蒲黄为鲜黄色的细小花粉。质轻松，遇风易飞扬，粘手而不成团，入水则飘浮水面。用放大镜检视，为扁圆形颗粒，或杂有绒毛。无臭，无味。

选购秘诀

以色鲜黄、光滑、纯净者为佳。

药用价值

对循环系统的作用

蒲黄有降低血清胆固醇作用，在抑制动脉硬化斑块形成方面似有一定作用。蒲黄能防止高脂喂饲动物的血胆固醇水平增高。

对肠道的作用

蒲黄提取物可使离体兔肠道蠕动增强。用于治疗大便脓血样、腹部闷痛的慢性结肠炎。

凝血作用

口服水浸液或乙醇浸液能使家兔凝血时间明显缩短。蒲黄提取物使家兔血小板数目增加、凝血酶原时间缩短。蒲黄粉外用对犬动脉出血有止血作用。

贮存要点	置干燥通风处，防潮、防蛀。
用法用量	内服：煎汤，4.5～24克；或入丸、散。外用：研末撒或调敷。
使用禁忌	孕妇慎服。

蒲黄蜜玉竹

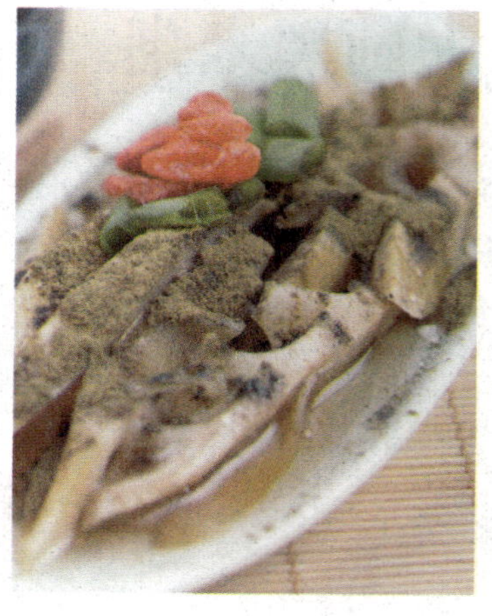

原料

鲜玉竹500克，蜂蜜50克，生蒲黄6克，白糖、香油、水淀粉适量。

做法

鲜玉竹去须根、洗净，切段。炒锅烧热，放入香油、白糖炒成黄色，加开水，放入蜂蜜、蒲黄、玉竹，用文火焖烂。捞出玉竹段盛盘，用水淀粉勾芡，浇在玉竹段上。

功效

散淤止血，清润肺胃。

地榆

别名 白地榆、鼠尾地榆、涩地榆、水槟榔。

性味 性寒，味苦、酸。

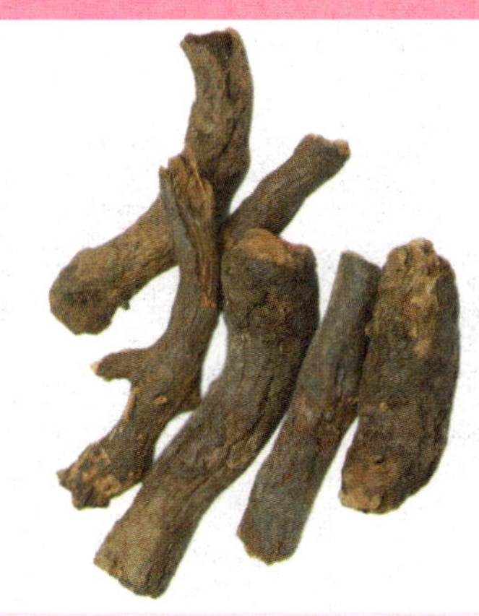

治疗便血、烧伤的常用药

来　源 为蔷薇种植物地榆的根及根茎。

主要产地 主产于江苏、安徽、河南、河北、浙江等地。此外，甘肃、江西、陕西、内蒙古、湖南、湖北、吉林、辽宁等地亦产。

功效主治 凉血止血、清热解毒。治吐血、衄血、血痢、崩漏、肠风、痔漏、痈肿、湿疹、金疮、烧伤。

主要成分 根含鞣质约17%，三萜皂苷2.5%～4.0%。茎叶含槲皮素和山柰酚的苷、熊果酸等三萜类物质。叶含维生素C。花含矢车菊苷、矢车菊双苷。

性状特征

干燥的根呈不规则的纺锤形或圆柱形，稍弯曲，长8～13厘米，直径0.5～2厘米。外皮暗紫红色或棕黑色，有纵皱及横向裂纹，顶端有时具环纹。少数有圆柱状根茎，多数仅留痕迹。质坚硬，不易折断，断面粉红色残淡黄色，有排成环状的小白点。气无，味微苦、酸。

选购秘诀

以条粗、质坚、断面粉红色者为佳。

药用价值

凉血止血

主治血热妄行引起的多种出血症，如便血、尿血、痔疮出血及妇女崩漏等症。配苍术燥湿泻火，凉血止血，主治脾经湿热，痢疾下血。

解毒敛疮

外用可治水火烫伤、湿疹、湿疮、皮肤溃烂等。

贮存要点	置干燥处。
用法用量	内服：煎汤，6～18克；或入丸、散。外用：捣汁或研末外涂。
使用禁忌	证属虚寒者慎用。对于大面积烧伤，不宜使用地榆制剂外涂，以防其所含水解型鞣质被身体大量吸收而引起中毒性肝炎。

地榆墨鱼鸡肉汤

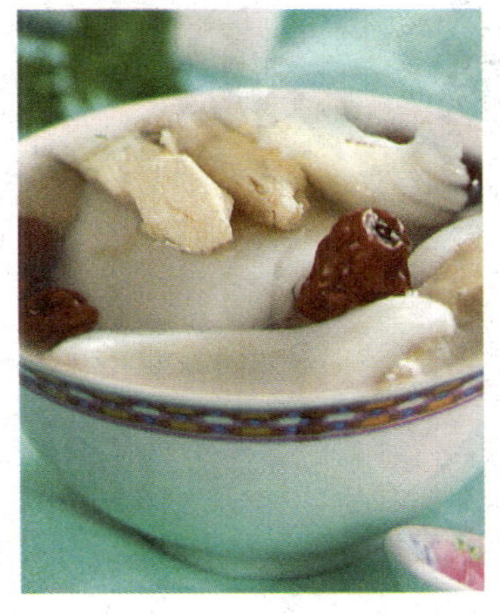

原料

地榆、槐花、白茅根各10克，大枣10枚，墨鱼100克，鸡肉200克，盐适量。

做法

墨鱼泡发，洗净切块；鸡肉洗净切块；大枣洗净；药材洗净装入纱布袋。锅内加水，放入墨鱼、鸡块、大枣及纱布袋，炖至墨鱼熟烂，捞出纱布袋，加盐调味即可。

功效

补益气血，收敛止血。

艾叶 温经止血药

◎别名：大艾叶、杜艾叶、蕲蒿。

◎科目：菊科。

◎性味：辛、苦，温。归脾、胃、大肠、胆、三焦经。

◎宜忌：生用行气力强，煨用行气力缓而涩肠止泻，用于泄泻腹痛。

◎药用部位：叶。

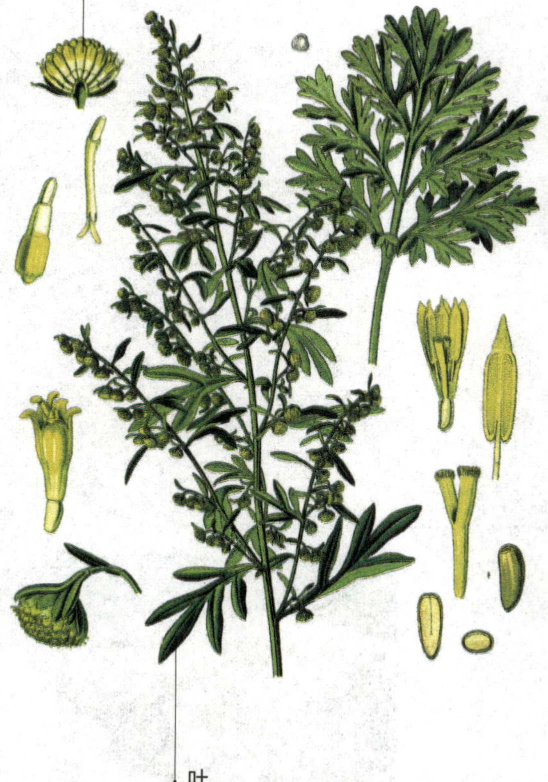

果实

[性味] 味酸，性温，无毒。

[主治] 治湿痹邪气，霍乱大吐下，转筋不止。

叶

[性味] 味苦，性微温，无毒。

[主治] 灸百病。

大蓟 凉血止血药

◎别名：将军草、牛口刺、马刺草。

◎科目：菊科。

◎性味：甘、苦，凉。归心、肝经。

◎宜忌：气虚体质的人应慎用。

◎药用部位：地上部分或根。

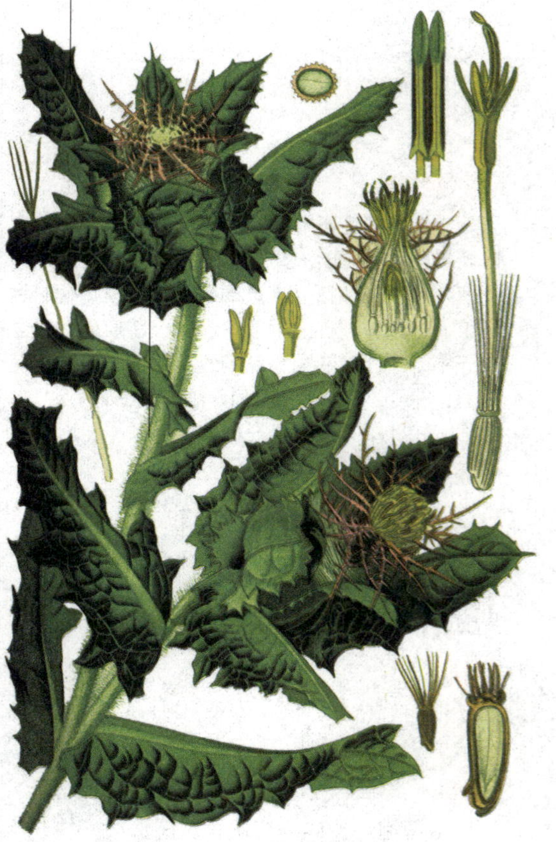

叶

[性味] 味甘，性温，无毒。

[主治] 止吐血、鼻出血，令人肥健。

蒲黄 凉血止血药

◎**别名：** 蒲厘花粉、蒲花、蒲草黄。

◎**科目：** 香蒲科。

◎**性味：** 甘、辛，平。归肝、心包经。

◎**药用部位：** 干燥花粉。

叶
[性味] 味甘，性平，无毒。
[主治] 能固齿，明目聪耳。
花粉
[性味] 味甘，性平，无毒。
[主治] 吐血、衄血、经闭痛经。
根
[性味] 味甘，性平，无毒。
[主治] 除五脏心下邪气，口中烂臭。

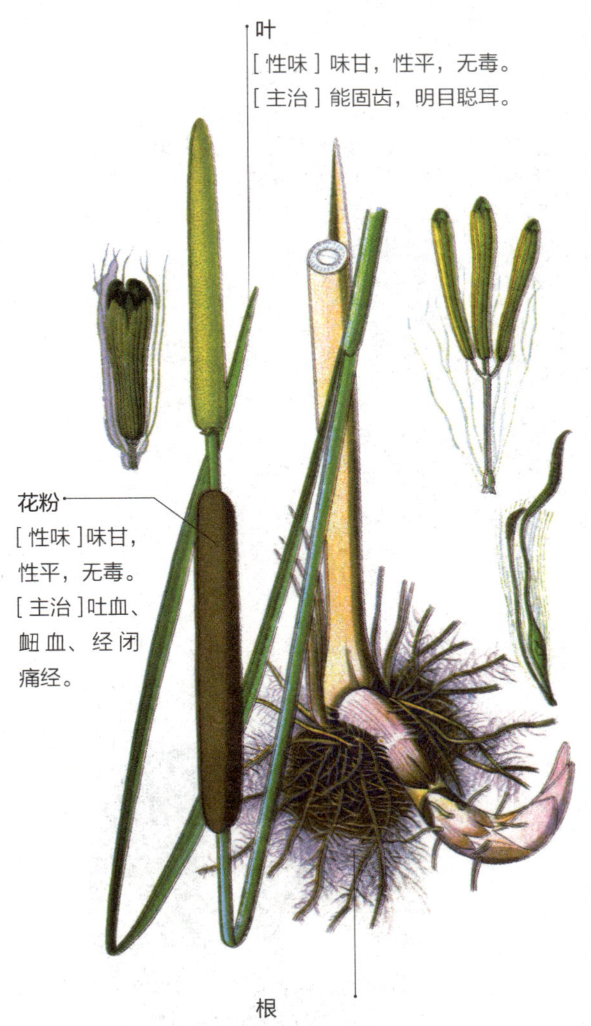

地榆 凉血止血药

◎**别名：** 白地榆、涩地榆、水槟榔。

◎**科目：** 蔷薇科。

◎**性味：** 苦、酸，微寒。归肝、大肠经。

◎**宜忌：** 凡虚寒性便血、下痢、崩漏及出血有淤者慎用。

◎**药用部位：** 根。

叶

[性味] 味苦，性微寒，无毒。

[主治] 作饮代茶，甚解热。

花

[性味] 味苦，性微寒，无毒。

[主治] 止吐血、鼻出血、便血，月经不止。

根

[性味] 味苦，性微寒，无毒。

[主治] 主产后腹部隐痛，除恶肉，疗刀箭伤。

侧柏叶

别名 柏叶、丛柏叶。
性味 性寒，味苦、涩。

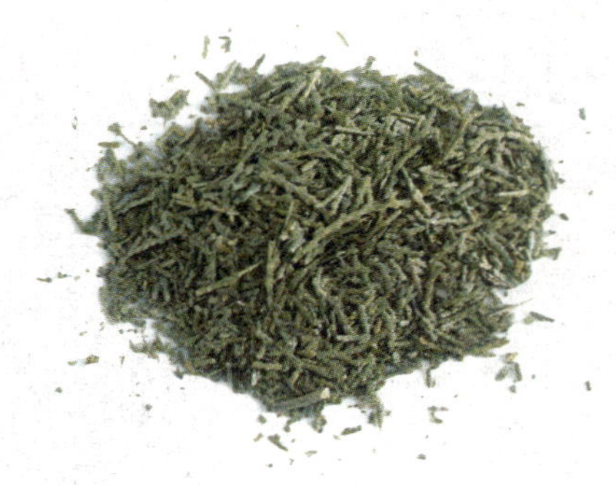

止血镇咳的常用药

来　源 为柏科植物侧柏的嫩枝与叶。

主要产地 全国大部分地区有产。

功效主治 凉血、止血、祛风湿、散肿毒。治吐血、衄血、尿血、血痢、崩漏、肠风、风湿痹痛、细菌性痢疾、高血压、咳嗽、丹毒、痄腮、烫伤。

主要成分 叶含挥发油0.6%～1%，油中含侧柏烯、侧柏酮、小茴香酮、蒎烯、石竹烯等；黄酮类中有香橙素、槲皮素、杨梅树皮素、扁柏双黄酮、穗花杉双黄酮等。

性状特征

干燥枝叶，长短不一，分枝稠密。叶为细小鳞片状，贴伏于扁平的枝上，交互对生，青绿色。小枝扁平，线形，外表棕褐色。质脆，易折断。微有清香气，味微苦，微涩。

选购秘诀

以叶嫩、青绿色、无碎末者为佳。

药用价值

镇咳、祛痰

动物实验证明口服有镇咳作用，如用注射液，则更有祛痰作用。用于治疗慢性气管炎，有热咳、燥咳而无痰者适用。

止血

实验证明能缩短出血和凝血时间。生用效力较好，侧柏炭的凝血作用反比生品差。广泛应用于治疗各种内出血而属于热证者（血色鲜红、口干咽燥、脉弦数）。侧柏叶配伍生地，具有清热养阴、凉血止血之功效，用于治疗血热妄行之咯血、衄血、吐血、尿血、崩漏等证。

贮存要点	置干燥处。
用法用量	内服：煎汤，6～8克；或入丸、散。 外用：煎水洗、捣敷或研末调敷。
使用禁忌	本品多服久服后可有头晕、恶心、胃部不适、食欲减退等反应。

柏叶猪肉汤

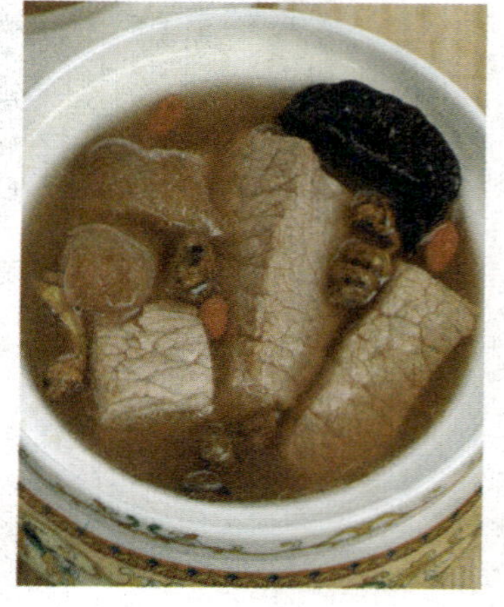

原料

生侧柏叶15克，金钗石斛6克，灵芝10克，猪肉200克，枸杞子、盐各适量。

做法

将猪肉洗净、切块，与侧柏叶、金钗石斛、灵芝、枸杞子共放于砂锅内，加适量清水，用文火炖煮60分钟，再加盐调味即可。

功效

补血活血，消炎通窍。

鸡冠花

别名 鸡髻花、鸡公花、鸡角枪。
性味 性凉，味甘。

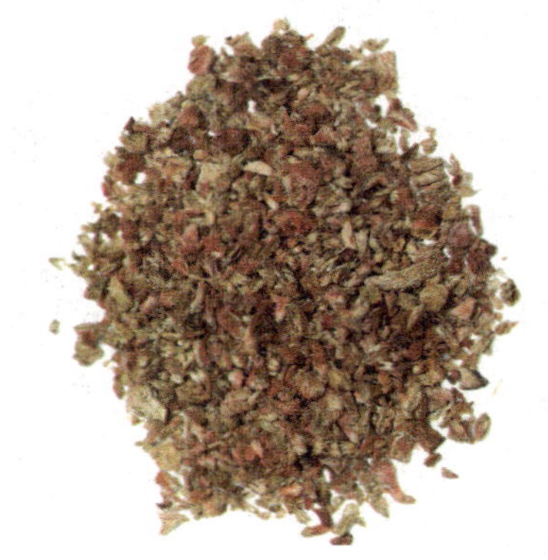

止血止带的保健花卉

来　　源 为苋科植物鸡冠花的花序。
主要产地 全国大部分地区有栽培。
功效主治 鸡冠花以花和种子入药。花有凉血止血，有止带、止痢功效，主治功能性子宫出血、白带过多、痢疾等，是一味妇科良药。种子有消炎、收敛、明目、降压、强壮等作用，可治肠风便血、赤白痢疾、崩带、淋浊、眼疾等。
主要成分 含有蛋白质、氨基酸、挥发油等。

性状特征

为带有短茎的花序，形似鸡冠，或为穗状、卷冠状。上缘呈鸡冠状的部分，密生线状的绒毛，即未开放的小花，一般颜色较深，有红、浅红、白等颜色。中部以下密生许多小花，各小花有膜质灰白色的苞片及花被片。蒴果盖裂，种子黑色，有光泽。味淡。

选购秘诀

以朵大而扁、色泽鲜艳的白鸡冠花较佳。

药用价值

鸡冠花9～15克，水煎服（配生槐米、生地榆效果更好），可治便血、痔血、痢疾。

鸡冠花9克，马齿苋30克，白头翁15克，水煎服，治细菌性痢疾。

红鸡冠花，晒干研末，每服4～8克，空腹酒调下（忌鱼腥猪肉），治经水不止。

鲜白鸡冠花15～24克（干品6～15克），猪肺1只（不可灌水），冲开水炖约1小时，饭后分2～3次服，治咳血、吐血。

鸡冠花全草，水煎，内服外洗，治荨麻疹。鸡冠花子15～20克，大枣7枚，水煎服，治夜盲症、目翳。

贮存要点	置于通风干燥处保存。
用法用量	内服：煎汤，4.5～9克；或入丸、散。外用：煎水熏洗。
使用禁忌	无。

鸡冠花蛋汤

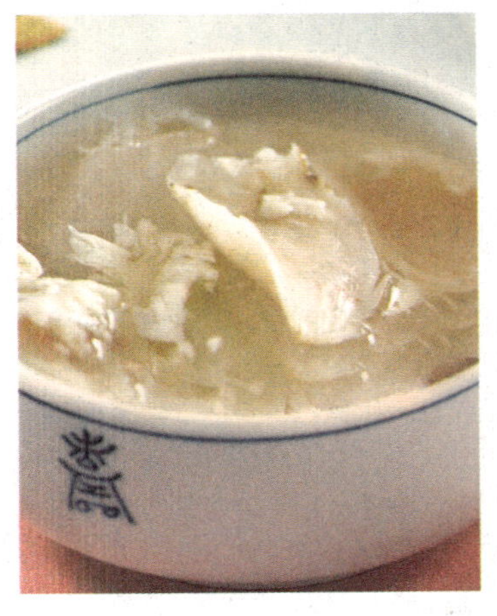

原料

白鸡冠花60克，鸡蛋1个，冬瓜肉100克，姜片、盐、香油各适量。

做法

白鸡冠花洗净，撕片；冬瓜去皮，切片；鸡蛋打入碗内，搅匀。锅内加水，放入白鸡冠花、冬瓜、姜片，武火煮沸，转文火煮10分钟，兑入鸡蛋，调入盐、香油即成。

功效

凉血止血，滋阴养血，适用于便血、崩漏等症。

白及

别名 甘根、白根、冰球子。
性味 性凉，味苦、甜。

较为常用的止血药

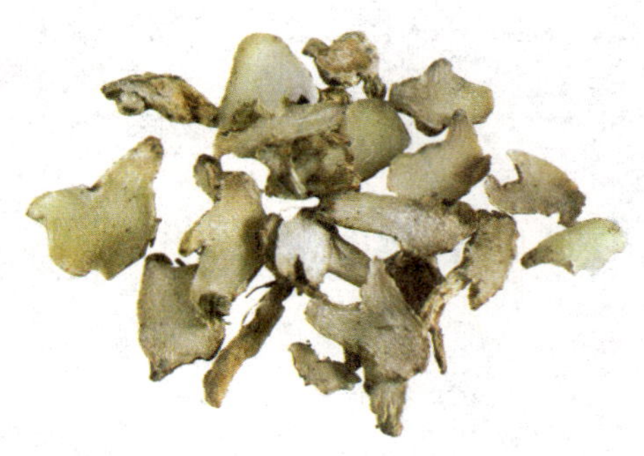

来　源 为兰科植物白及的块茎。

主要产地 主产于贵州、四川、湖南、湖北、河南、浙江、陕西等地；此外，安徽、云南、江西、甘肃、江苏、广西等地亦产。

功效主治 补肺、止血、消肿、生肌、敛疮。治肺伤咳血、衄血、金疮出血、痈疽肿毒、溃疡疼痛、汤火灼伤、手足皲裂。

主要成分 新鲜块茎含水分14.6%、淀粉30.48%、葡萄糖1.5%。又含有挥发油、黏液质。根含甘露聚糖，甘露聚糖是由4份甘露糖和1份葡萄糖组成的葡配甘露聚糖。

性状特征

干燥块茎略呈掌状，扁平，有2~3个分歧，长1.5~4.5厘米，厚约0.5厘米。表面黄白色，有细皱纹，上面有凸起的茎痕，下面亦有连接另一块茎的痕迹，以茎痕为中心，周围有棕褐色同心环纹，其上有细根残痕。质坚硬，不易折断。横切面呈半透明角质状，并有分散的维管束点。气无，味淡而微苦，并有黏液性。

选购秘诀

以根茎肥厚、色白明亮、个大坚实、无须根者为佳。

药用价值

止血

有良好的局部止血作用。据观察，其原理为使血细胞凝集，形成人工血栓。白及末的止血效果较迅速确实，优于紫珠草、大小蓟等。

治内出血证，可用单味研末，糯米汤调服；治咯血，可配伍枇杷叶、阿胶等；治吐血，可与茜草、生地黄、丹皮、牛膝等煎服。

治外伤出血，可用本品研末外敷；或与白蔹、黄芩、龙骨等研末敷于疮口。

抗菌

体外试验对人型结核杆菌有显著的抑制作用，也能抑制革兰阳性菌。

抗真菌

水浸剂在试管内对奥杜盎氏小芽胞癣菌有抑制作用。

促进创面愈合

白及粉对实验性犬胃及十二指肠穿孔有明显治疗作用，可迅速堵塞穿孔，阻止胃及十二指肠内容物外漏并加大网膜的遮盖；对实验性烫伤、烧伤动物模型能促进肉芽生长，促进创面愈合。

其他作用

外用止血以白及纱布或用粉剂覆盖创面，在手术时对肝、肾静脉性出血的止血也效果显著；治肺结核，在合并有咯血时用。治支气管扩张，有咳嗽和痰常带血者，可单用，但最好配百合、麦冬、阿胶、三七等养阴药和止血药同用。

外用本品还可治疗疮疡、肛裂、皮肤皲裂等，且都有一定的效果。若疮疡初起，可单用本品研末外敷，或与金银花、皂刺、乳香等同用；若疮痈已溃，可与黄连、贝母、五倍子等为末外敷。治手足龟裂，可单品研末，用香油调敷，以促进裂口愈合。

贮存要点	置于通风干燥处。
用法用量	内服：煎汤，3~9克；或入丸、散。 外用：研末撒或调涂。
使用禁忌	外感咳血，肺痈初起及肺胃有实热者忌服。本品忌与附子、乌头配伍。

藕节

别名 光藕节、藕节疤。
性味 性平，味甘、涩。

止血化淤的清凉药材

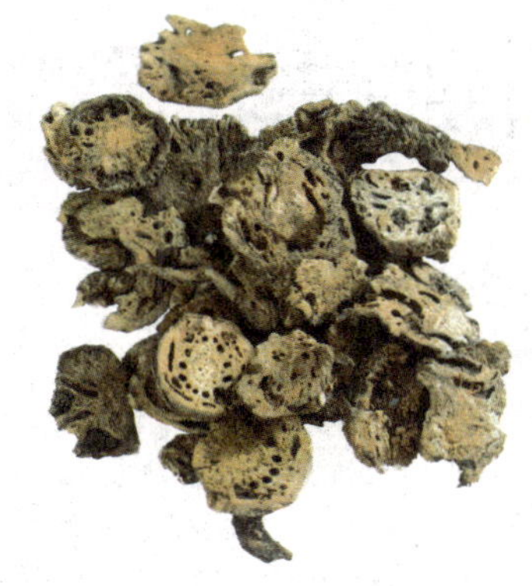

来　源 为睡莲科植物莲的根茎的节部。
主要产地 主产于浙江、江苏、安徽。此外，湖北、湖南、山东、河南、江西、福建、河北等地亦产。
功效主治 止血、散淤。治咳血、吐血、衄血、尿血、便血、血痢、血崩。
主要成分 藕节含鞣质、天门冬素。

性状特征

干燥的藕节，呈短圆柱形，长2～4厘米，直径约2厘米。表面黄棕色至灰棕色，中央节部稍膨大，上有多数残留的须根及根痕，有时可见暗红棕色的鳞叶残基。节两端残留的节间部表面有纵纹，横切面中央可见较小的圆孔，其周围约有8个大孔。体轻，节部质坚硬，难折断。气无，味微甘、涩。

选购秘诀

以节部黑褐色、两头白色、干燥、无须根及泥土者为佳。

药用价值

藕节具有缩短出血和凝血时间等药理作用。藕节味涩，能收敛、止血、散淤，适用于各种出血症状，对吐血、咯血的疗效尤其显著。因藕节的药力较缓和，故常用来辅佐其他药材，入复方使用。较常用于肺胃燥热出血、鼻衄，但力较单薄，要配其他止血药和清热凉血药。如治肺热咳血，配茜草炭、生地、阿胶、川贝、杏仁等，方如肺热咳血方。或以鲜藕节洗净磨汁，调蜜少许，再加些大蓟汁饮服，效果亦好。

此外，因压力过大而出现的焦急、烦躁，使末梢血管扩张造成脸色泛红，或有胃不适或溃疡、胃出血倾向者服用藕节，有清热作用。

贮存要点	置干燥处、防潮、防蛀。
用法用量	内服煎汤10～15克。
使用禁忌	产妇不宜过早食用。一般产后1～2周吃，可以逐淤。

藕节胡萝卜排骨汤

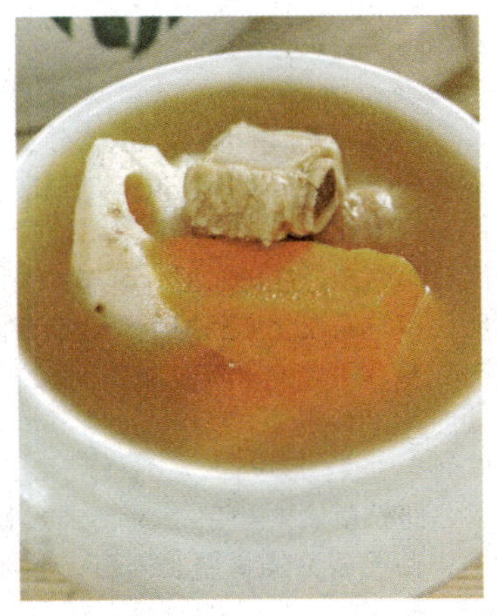

原料

藕节200克，胡萝卜150克，猪排骨500克，姜片、盐各适量。

做法

藕节刮去须、皮，洗净，切块；胡萝卜洗净，去皮，切块。猪排骨洗净，切块，焯水。瓦煲注水，煮沸后加入所有原料，武火煲滚后，改用文煲3小时，加盐调味即可。

功效

收敛止血，凉血散淤，健脾益胃，祛湿瘦身。

仙鹤草

别名 龙牙草、施州龙牙草、瓜香草。
性味 性平，味苦、辛。

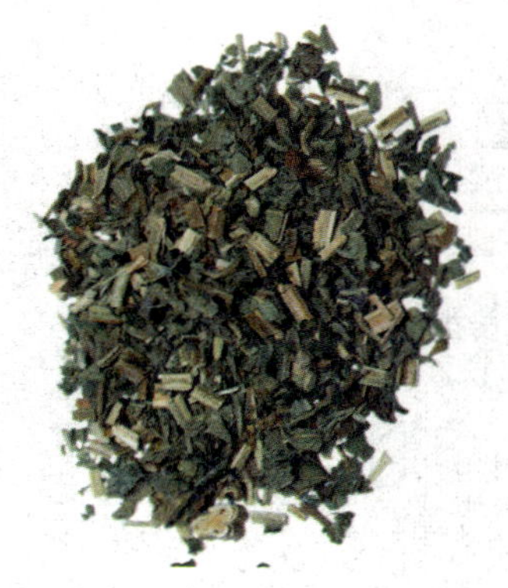

止血、健胃之良药

来　源 为蔷薇科植物龙芽草的全草。

主要产地 主产于浙江、江苏、湖北。此外，安徽、福建、广东、河北、山东、湖南、云南等地亦产。

功效主治 止血、健胃。治咯血、吐血、尿血、便血、赤白痢疾、崩漏带下、劳伤脱力、痈肿、跌打、创伤出血。

主要成分 含仙鹤草素、仙鹤草内酯、鹤草酚、儿茶酚、鞣质、维生素C、维生素K及挥发油。

性状特征

干燥的全草，茎基部木质化，淡棕褐色至紫红色，茎4～6毫米，光滑无毛，茎节明显，上疏下密，有时有残存托叶。上部茎绿褐色，或淡黄棕色，被白色柔毛，叶灰绿色，皱缩卷曲。偶见花枝或果枝。气微，味微苦、辛。

选购秘诀

以梗紫红色、枝嫩、叶完整者为佳。

药用价值

杀灭癌细胞

每日用提取物500微克，连续6天分别注入1毫升癌细胞培养液和正常细胞培养液中，能完全杀灭癌细胞，但正常细胞仍继续繁殖，不受损害。

止血

本品可使血液凝固。家兔静脉注射仙鹤草素后可大大缩短其血凝时间，增加血小板，促进血小板的生成并能增加血钙。

血热妄行之出血证，可与生地黄、侧柏叶、牡丹皮等凉血止血药同用；治虚寒性出血证，可与党参、熟地黄、炮姜、艾叶等益气补血、温经止血药同用。

对心率的影响

仙鹤草素对小鼠、大鼠、家兔均有调整心率，使已疲劳的骨骼肌兴奋，增加细胞的抵抗力及降低血糖等作用；仙鹤草内酯能降低离体兔肠的收缩幅度及张力，也能抑制在体小鼠肠的蠕动。大量服用可使心搏徐缓。

消炎

仙鹤草的水、醇提取物对葡萄球菌感染引起的家兔结膜炎有消炎作用。

镇痛

仙鹤草的水提取物100毫升/千克，对兔齿髓电刺激引起的疼痛有镇痛作用。

抑菌

仙鹤草的水提取液在试管内对金黄色葡萄球菌、大肠杆菌、绿脓杆菌、福氏痢疾杆菌，伤寒杆菌、人型结核杆菌增有抑制作用。

驱虫

仙鹤草中的主要成分鹤草酚对猪肉绦虫、囊尾蚴、幼虫和莫氏绦虫有确切的抑杀作用，对疟原虫和阴道滴虫有抑制杀灭作用。

其他作用

中医认为，本品具有补虚强壮作用，可用于治疗劳力过度所致的脱力劳伤，症见神疲乏力、面色微黄而纳食正常者，常与大枣同煮，食枣饮汁；若气血亏虚，神疲乏力、头晕目眩者，可与党参、熟地黄、龙眼肉等同用。

贮存要点	置通风干燥处。
用法用量	内服：煎汤，3～15克（鲜者15～30克），捣汁或入散剂。外用：捣敷。
使用禁忌	无。

黑木耳

别名 树鸡、木枞、木蛾、云耳、耳子。

性味 性平，味甘。

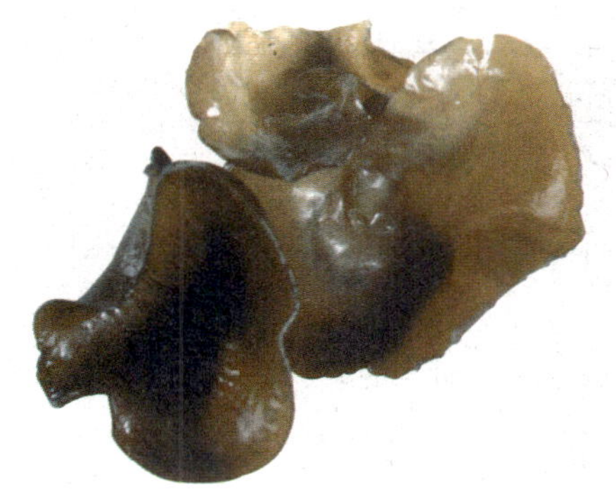

“素中之荤”

来　源 为木耳科植物木耳的子实体。

主要产地 产于四川、福建等地。

功效主治 凉血、止血，可治肠风、血痢、血淋、崩漏、痔疮等症。

主要成分 含丰富的蛋白质、铁、钙、维生素、粗纤维，其中蛋白质含量和肉类相当，铁比肉类高10倍，钙是肉类的20倍，维生素B_2是蔬菜的10倍以上。黑木耳还含有多种有益氨基酸和微量元素，被称为“素中之荤”。

性状特征

干燥的木耳呈不规则的块片，多卷缩，表面平滑，黑褐色或紫褐色；底面色较淡。质脆易折断，以水浸泡则膨胀，色泽转淡，呈棕褐色，柔润而微透明，表面有滑润的黏液，气微香。

选购秘诀

以干燥、朵大、肉厚、无树皮和泥沙等杂质者为佳。

药用价值

黑木耳中含有丰富的纤维素和一种特殊的植物胶质，能促进胃肠蠕动，促使肠道食物脂肪的排泄，减少脂肪的吸收，从而起到减肥作用。

黑木耳中的胶质，有润肺和清涤胃肠的作用，可将残留在消化道中的杂质、废物吸附排出体外。据美国明尼苏达大学医学院的研究发现，黑木耳内还有一种类核酸物质，可以降低血液中的胆固醇和甘油三酯水平，对冠心病、动脉硬化患者颇有益处。

贮存要点	制成干品保存，食用前只需用清水泡发即可。
用法用量	黑木耳可煮汤、炒食、凉拌均可。每餐15克。
使用禁忌	大便不实者忌。不可多食，特别是孕妇、儿童食用时更应控制数量。鲜黑木耳含有一定的有毒物质，当加工干制后，所含有的毒素便会被破坏消失。

大枣黑木耳汤

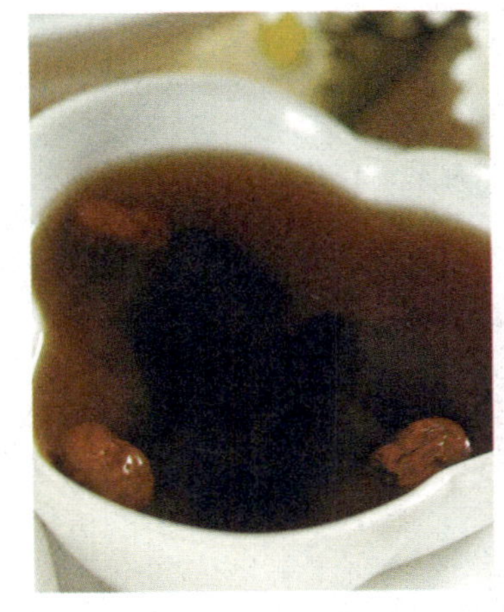

原料

黑木耳20克，大枣20枚，冰糖适量。

做法

将黑木耳用温水泡发、洗净，放入小碗中，加水、大枣和冰糖，再将碗放置蒸锅中隔水蒸1小时即可。

功效

清热凉血、止血补血，适用于贫血患者。

荠菜

别名 鸡心菜、鸡脚菜、假水菜、香芹娘、香料娘。

性味 性平，味甘。

蛋白质含量高的清香蔬菜

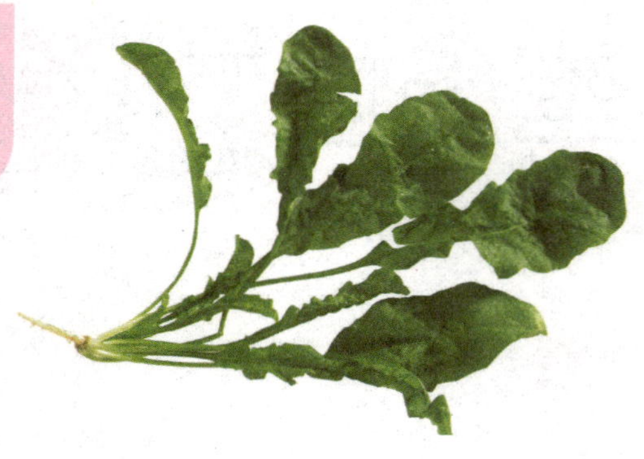

来　源 为十字花科植物荠菜的带根全草。

主要产地 全国大部分地区均产。

功效主治 和脾、利水、止血、明目。治痢疾、水肿、淋病、乳糜尿、吐血、便血、血崩、月经过多、目赤疼痛。

主要成分 荠菜是高纤维的蔬菜，食部每100克含蛋白质21.2克、脂肪1.6克、糖24克、粗纤维5.6克、灰分7.2克、钙1680毫克、磷292毫克、铁25.2毫克、胡萝卜素12.8毫克、维生素$B_1$0.56毫克、维生素$B_2$0.76毫克、烟酸2.3毫克、维生素C 220毫克。

性状特征

荠菜为十字花科荠菜属中一二年生草本植物。荠菜根白色，茎直立，单一或基部分枝。基生叶丛生，挨地，莲座状、叶羽状分裂，不整齐，顶片特大，叶片有毛，叶耙有翼。茎生叶狭披针形或披针形，基部箭形，抱茎，边缘有缺刻或锯齿。

开花时茎高20~50厘米，总状花序顶生和腋生。花小、白色、两性。萼片4个，长圆形，十字花冠。短角果扁平，呈倒三角形，含多数种子。

目前生产上主要有下述两个品种：

板叶荠菜，又叫大叶荠菜，植株塌地生长。叶片浅绿色，大而厚，有18片叶左右。

散叶荠菜，又叫百脚荠菜、慢荠菜、碎叶头等。植株塌地生长，叶片绿色，羽状全裂，叶缘缺刻深，叶窄较短小，有20片叶左右。

干燥的全草，根作须状分枝，弯曲或部分折断，淡褐色或乳白色。根处叶羽状分裂，卷缩，质脆易碎，灰绿色或枯黄色。

选购秘诀

以干燥、茎近绿色、无杂草者为佳。

药用价值

荠菜用于各种出血患者，有明显止血作用。对血友病患者而言，荠菜可增加其抵抗力。

荠菜全草的有效成分能使气管与小肠平滑肌收缩。此外，荠菜醇提取物腹腔注射，能抑制大鼠下肢的右旋糖酐性、角叉菜胶性水肿及5-羟色胺引起的毛细血管的通透性增加。对溃疡有90%抑制率，并能加速应激性溃疡的愈合。对小鼠有利尿作用。对人工发热的兔，荠菜略有退热作用。

荠菜含有较多的维生素A，对白内障和夜盲症等眼疾有一定的治疗作用。

荠菜可使胃肠道清洁，还可降低人体血液中的胆固醇含量，同时降低血糖。

荠菜中的胡萝卜素含量较高，所含有的维生素C能阻断亚硝胺在肠道内形成，可减少癌症和心血管疾病的患病概率。

荠菜有类似麦角的作用。其浸膏试用于动物离体子宫或肠管，均呈显著收缩，全草的醇提取物有催产素样的子宫收缩作用。全草的有效成分能使小鼠、大鼠离体子宫收缩。

荠菜的有效成分能使鼠、猫、兔、犬血压下降，对在位犬心及离体豚鼠心脏的冠状血管有扩张作用。它还能抑制由哇巴因引起的离体猫心的纤颤。

贮存要点	新鲜食用。
用法用量	荠菜煮粥、煮饭、做馅、清炒、凉拌等。每餐80~100克。
使用禁忌	无。

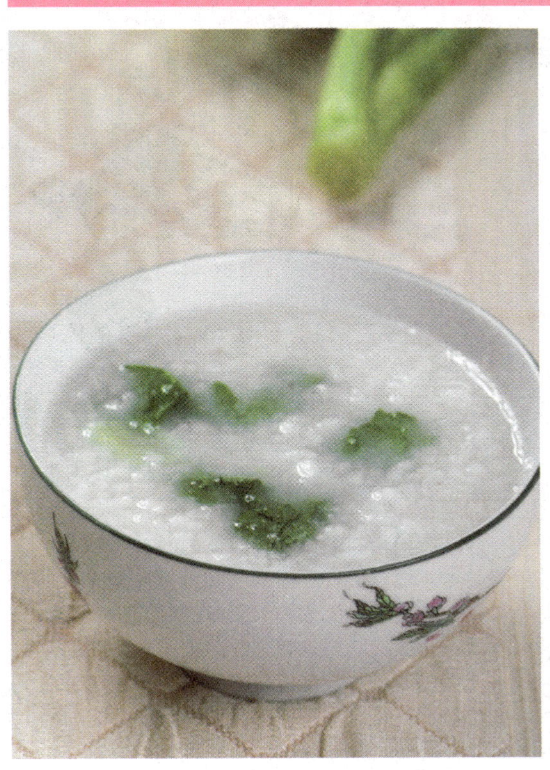

荠菜粥

原料

鲜荠菜90克，粳米100克。

做法

将鲜荠菜挑选、洗净，切成2厘米长的节。将粳米淘洗干净，放入锅内，加水适量，把切好的荠菜放入锅内，置武火上煮沸，转用文火熬煮至熟。

用法

每日2次，温热服食。

功效

补虚健脾、明目止血。适用于慢性肾炎、水肿及肺、胃出血、便血、尿血、目赤目暗、视网膜出血等症。

马齿苋荠菜汁

原料

鲜马齿苋500克，鲜荠菜500克。

做法

把鲜马齿苋、鲜荠菜去杂洗净，在温开水中浸泡30分钟，取出后连根切碎，放到榨汁机中，榨成汁。把榨后的马齿苋、荠菜渣用适量温开水浸泡10分钟，重复绞榨取汁，合并2次蔬菜汁，用纱布过滤。把滤后的蔬菜汁放在锅里，用文火煮沸即可。

用法

每天早、晚分饮。

功效

清热凉血，解毒消痈，利湿泻火。对急性前列腺炎、尿路感染、慢性肠炎均有疗效。

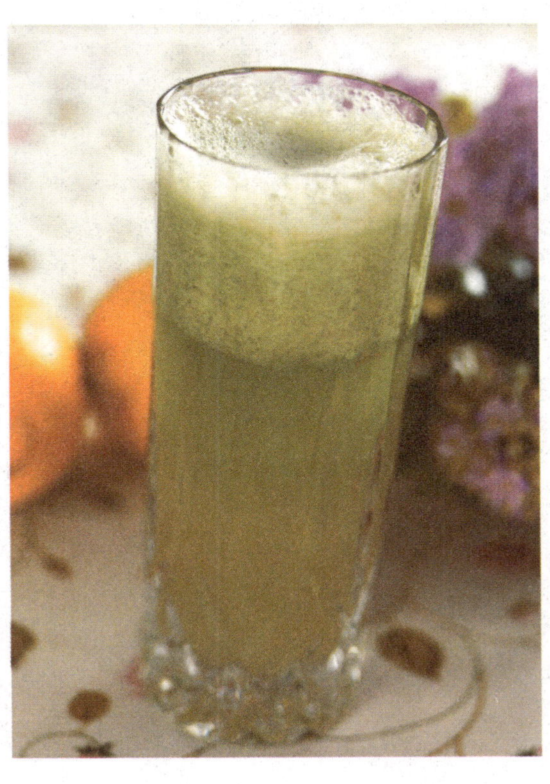

空心菜

别名 瓮菜、空筒菜、藤藤菜、无心菜、水蕹菜。

性味 性寒，味甘。

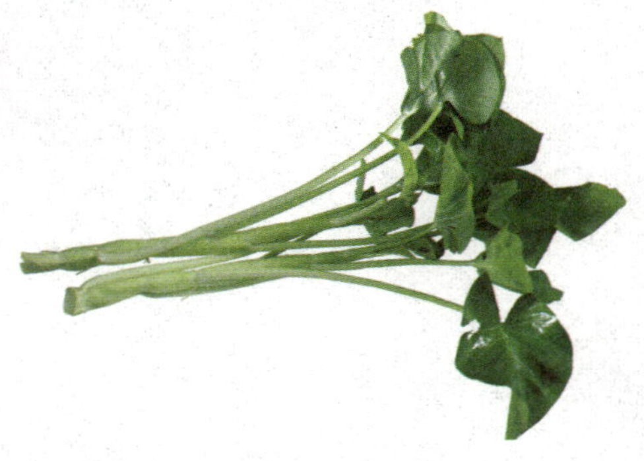

糖尿病患者的保健佳蔬

来　源 为旋花科植物蕹菜的茎、叶。

主要产地 我国长江流域，南至广东均有栽培。

功效主治 治鼻衄、便秘、淋浊、便血、痔疮、痈肿、外伤、蛇虫咬伤。

主要成分 主要含有蛋白质、脂肪、糖类、矿物质、维生素和丰富的膳食纤维。其所含有的蛋白质是番茄的8倍，钙的含量是番茄的12倍，胡萝卜素的含量也较多，各种维生素的含量也比大白菜多。

性状特征

空心菜为一年生蔓状草本植物，全体无毛。茎中空，匍匐。叶互生，具长柄，叶片矩圆状卵形或椭圆状矩圆形，先端短尖或钝，基部截形、心形或戟形，边缘全缘或波状。聚伞花序腋生，直立，有花一至数朵；萼绿色，卵形，先端钝；花冠白色或淡红色，阔钟状；雄蕊五，不等长；雌蕊一，较长，柱头浅裂而呈头状。

选购秘诀

蔬菜市场上的空心菜有青梗和白梗两种。6~9月是空心菜的最佳消费期。青梗上市较早，但吃时较老。白梗上市虽迟，但吃时较嫩。

药用价值

空心菜含有的果胶能使体内的有毒物质加速排泄，木质素能提高巨噬细胞吞食细菌的活力。紫色空心菜中的胰岛素样成分可防治糖尿病。

空心菜的叶绿素有“绿色精灵”之称，可洁齿防龋除口臭、健美皮肤，堪称美容佳品。它所富含的粗纤维，具有促进肠蠕动、降低胆固醇、预防血管硬化的作用。

贮存要点	冰箱冷藏。
用法用量	空心菜可调汤、凉拌、煮面。其烹调时不与任何菜肴争味，同肉类配炒烹饪，仍保持肉类特色，滋味鲜美。
使用禁忌	体质虚寒者勿多服。

清炒空心菜

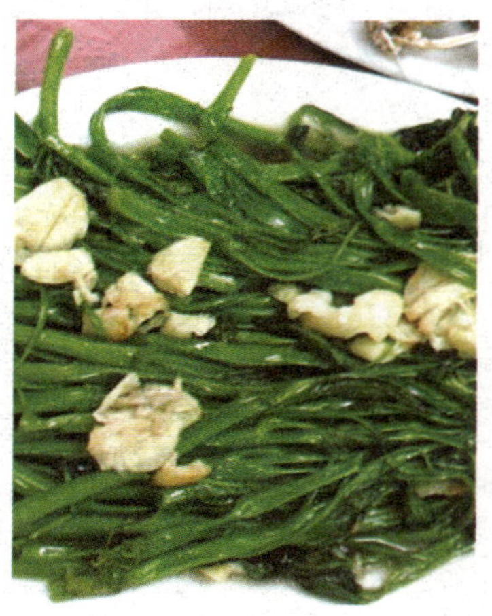

原料

空心菜700克，蒜末15克，盐、香油、花生油各适量。

做法

将空心菜择洗干净，沥干水分。油锅烧热，煸香蒜末，下空心菜炒至刚断生，加盐翻炒至熟，淋香油，装盘即成。

功效

利尿，清热，凉血。

血余炭

别名 乱发炭、头发炭（河北）、人发炭。
性味 性微温，味苦。

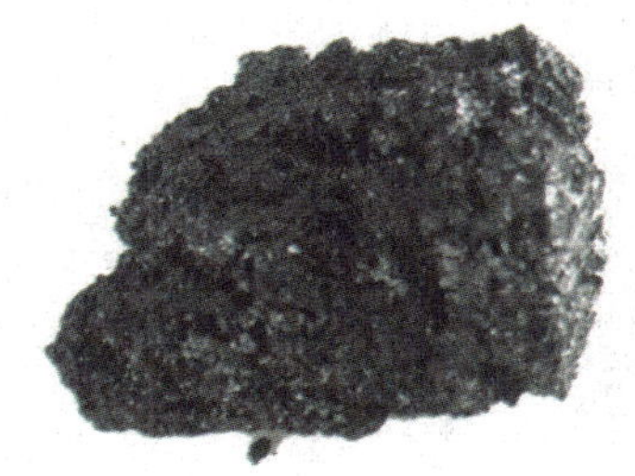

广泛应用于各种出血症的良药

来　源 人的头发加工、煅炭后而成。
主要产地 全国各地皆产，各地区均自产自销。
功效主治 治吐血、衄血、血痢、血淋、妇女崩漏及小便不利等症。熬膏外敷，止血生肌。
主要成分 胱氨酸是合成头发角蛋白的一种最主要的氨基酸。此外，含有脂类。血余炭主要成分为碳素。

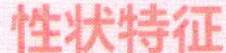

性状特征

血余不直接入药，须洗净煅炭后始供药用，名为“血余炭”。本品为大小不规则的块状物。色乌黑而光亮，表面稍平坦并有多数小孔，状似海绵。折断面成蜂窝状，质轻松易碎。用火烧之有焦臭气，味苦。

选购秘诀

以身轻、有光泽、不焦枯、无焦臭味者为佳。

药用价值

收敛止血，动物实验证实能缩短出血、凝血时间和血浆再钙化时间，广泛应用于治疗各种出血，但较多用于崩漏和吐血。例如月经过多者可配莲蓬炭、侧柏叶加补中益气汤；或配当归炭、首乌、益母草等，方如血余炭归母汤。治虚证吐血也可用此方加减。

头发主含纤维蛋白，此外尚含脂肪及黑色素和铁、锌、铜、钙、镁等。煅成血余炭后，临床和药理实验皆证明确有较好的止血作用，这种止血作用可能是通过缩短凝血时间、促进血小板聚集、降低血浆中cAMP的含量、进而实现内源性系统凝血功能。除去血余炭中的钙、铁离子后，其凝血时间延长，说明血余炭的止血作用可能与其所含的钙、铁离子有关。

贮存要点	贮干燥容器内，密闭，置干燥处。
用法用量	煎服或外用，每次服用3.5～7克。
使用禁忌	内有淤热者不宜。

莲藕血余汤

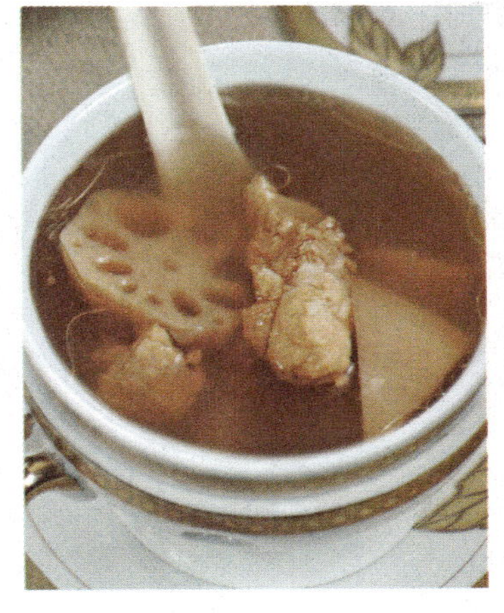

原料

莲藕250克，排骨300克，槐花10克，血余炭5克，姜片、盐各适量。

做法

莲藕洗净，去皮，切成大块；槐花洗净；排骨洗净，切块，汆水。锅中下入排骨、血余炭、姜片、莲藕，加水炖1小时，再加入槐花续煮3分钟，调入盐即可。

功效

凉血止血，清肝泻火。

活血类

活血药主要用于血行障碍、淤血阻滞引起的血滞经闭、行经腹痛、淤血头痛、风湿痹痛、中风瘫痪、半身不遂，痈疽肿痛、跌打伤痛等症。

赤芍

别名 山芍药、草芍药。

性味 性微寒，味苦。

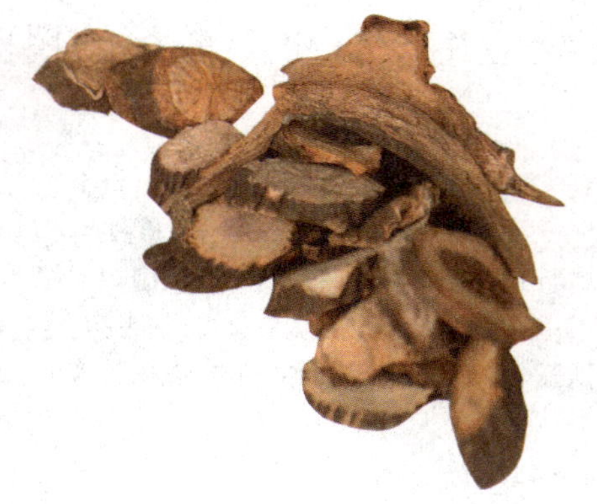

活血化淤的妇科良药

来　源 本品为毛茛科植物芍药或川赤芍的干燥根。

主要产地 主产于内蒙古、东北、河北、陕西、山西、甘肃、四川、青海、云南等地。

功效主治 清热凉血、散淤止痛。用于温毒发斑、吐血衄血、目赤肿痛、肝郁胁痛、闭经、痛经、症瘕腹痛、跌打损伤、疮疡。

主要成分 含苷类化合物（芍药苷、芍药内酯苷、羟基芍药苷、苯甲酰芍药苷）、苯甲酸、鞣质等。

性状特征

本品呈圆柱形，稍弯曲，长5～40厘米,直径0.5～3厘米。表面棕褐色，粗糙，有纵沟及皱纹，并有须根痕及横向凸起的皮孔，有的外皮易脱落。质硬而脆，易折断，断面粉白色或粉红色，皮部窄，木部放射状纹理明显，有的有裂隙。气微香，味微苦。

选购秘诀

以根长、外皮易脱落、断面白色、粉性大，习称“糟皮粉渣”者为佳。

药用价值

对血液系统的抗凝、抗血栓作用

研究发现赤芍总苷能明显延长大鼠和小鼠的凝血时间，明显缩短静脉注射ADP-Na 所致的小鼠肺栓塞呼吸喘促时间，提示赤芍总苷通过对凝血系统和血小板功能的影响而产生抗血栓作用。

抗血小板聚集作用

研究表明，赤芍抑制血小板聚集是通过增加cAMP水平，使血小板内cAMP水平升高，血小板的黏附、聚集、释放功能受到抑制。赤芍总苷可显著调节机体微循环、降低血浆黏度、抑制ADP诱导的血小板聚集、延长凝血酶原时间和活化部分凝血活酶时间。研究发现，六种产地赤芍在0.5克生药/毫升时，对抗凝血及血小板聚集有非常明显的作用。

抗动脉粥样硬化作用及其他

赤芍和川芎合用还具有抗氧化及保护血管内皮细胞的功能。实验结果表明，川芎和赤芍合用或单用均可明显降低血清总胆固醇（TC）、甘油三酯（TG）、低密度脂蛋白（LDL）值，合用还可提高SOD活性和降低MDA活性，在提高血管内皮细胞抗氧化能力及促进一氧化氮释放方面产生协同作用，表明赤芍具有抗动脉粥样硬化（AS）作用。

对血液流变学的影响

赤芍总苷能降低血液黏度、纤维蛋白原的含量和红细胞聚集指数，减少红细胞压积，改善血液流变学指标。

贮存要点	置通风干燥处。
用法用量	煎服，6～12克。
使用禁忌	血虚有寒，孕妇及月经过多者忌用。不宜与藜芦同用。

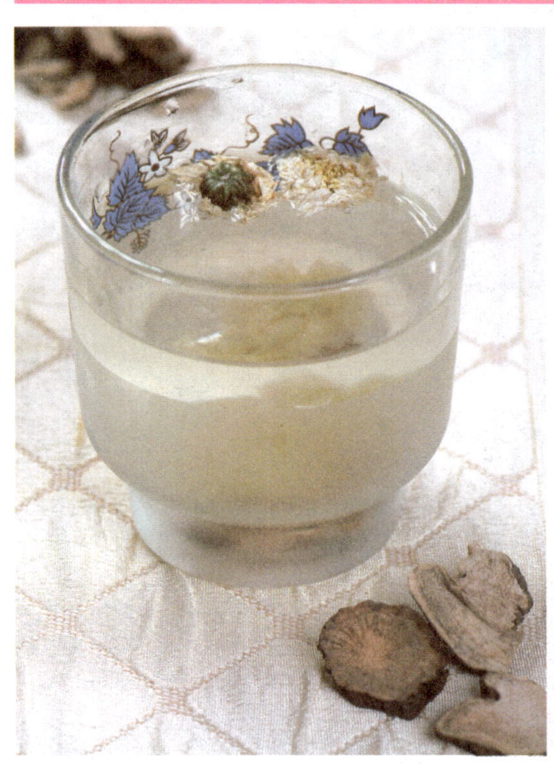

赤芍菊花茶

原料

赤芍12克，黄菊花15克，冬瓜皮20克，蜂蜜适量。

做法

将赤芍、黄菊花、冬瓜皮清洗干净后一起放入锅中煎煮成药汁。去除药渣后，调入蜂蜜即可。

用法

早、晚分2次服用。

功效

赤芍具有清热凉血、散淤止痛的功效；黄菊花具有清热解毒、利湿等功效；冬瓜皮具有清热解毒、利水化湿的功效。这道简单的药茶饮用后可缓解荨麻疹病情。

赤芍银耳饮

原料

赤芍、柴胡、黄芩、知母、夏枯草、麦冬各5克，牡丹皮3克，元参3克，梨子1个，白糖120克，罐头银耳300克。

做法

将所有的药材洗净，梨子洗净、切块备用。锅中加入所有药材，加上适量的清水煎煮成药汁，去渣取汁后加入梨、罐头银耳、白糖，煮沸即可。

用法

适量食用。

功效

滋阴润肺，养胃生津，清热泻肝火，明目。

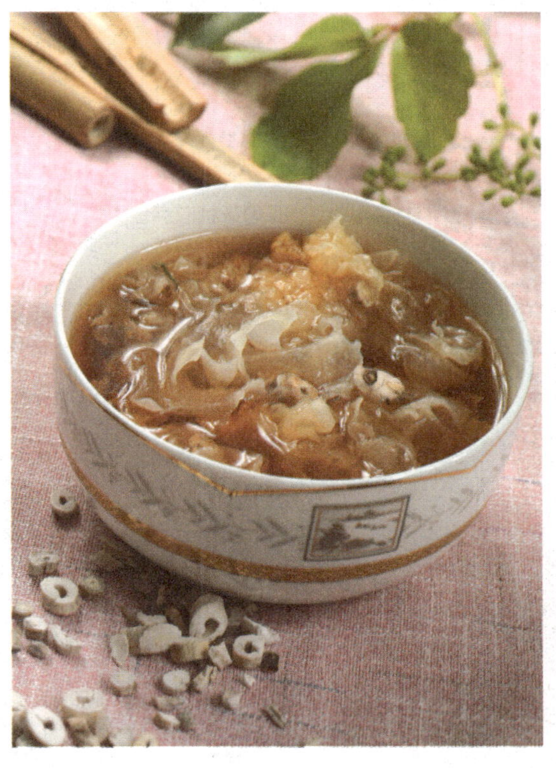

丹参

别名 紫丹参、山红萝卜、活血根、靠山红。
性味 性微寒，味苦。

保肝护心的常用药

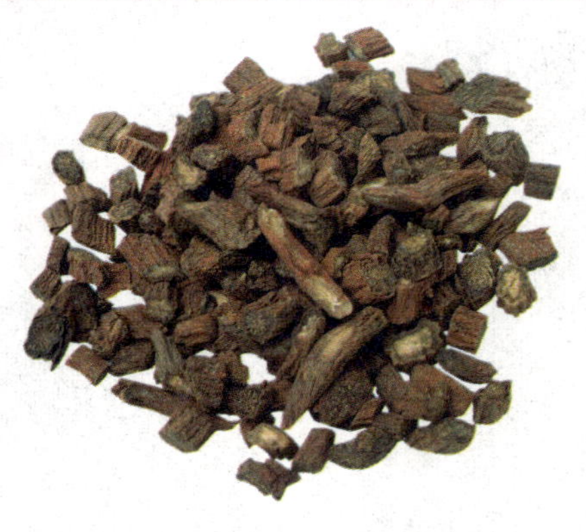

来　源 为唇形科植物丹参的根。

主要产地 主产于安徽、山西、河北、四川、江苏等地。

功效主治 活血祛淤、安神宁心、排脓、止痛。治心绞痛、月经不调、痛经、闭经、血崩带下、淤血腹痛、骨节疼痛、惊悸不眠、恶疮肿毒。

主要成分 含丹参酮、异丹参酮，还含有隐丹参酮、异隐丹参酮、甲基丹参酮、羟基丹参酮等。

性状特征

干燥根茎顶部常有茎基残余，根茎上生一至多数细长的棍。根略呈长圆柱形，微弯曲，有时分支，其上生多数细须根，表面棕红色至砖红色，粗糙，具不规则的纵皱或栓皮，多呈鳞片状剥落，质坚脆，易折断，断面不平坦，带角质或纤维性，皮部色较深，呈紫黑色或砖红色，木部维管束灰黄色或黄白色，放射状排列。气弱，味微苦。

选购秘诀

以条粗、内紫黑色、有菊花状白点者为佳。

药用价值

降血压

动物实验初步证明，丹参能扩张外周血管、降低血压。

降血脂

丹参能使主动脉粥样斑块形成面积明显减少，血清总胆固醇、甘油三酯水平均有一定程度的降低。丹参素可抑制细胞内源性胆固醇合成。

抗菌

对葡萄球菌、大肠杆菌、变形杆菌有强力抑制作用，对伤寒杆菌、痢疾杆菌也有抑制作用。

贮存要点	置于干燥处。
用法用量	内服：煎汤，9～15克；或入丸、散。外用：熬膏涂或煎水熏洗。
使用禁忌	出血不止的人慎用，服用后有不良反应者，减少用量。

温经丹参茶

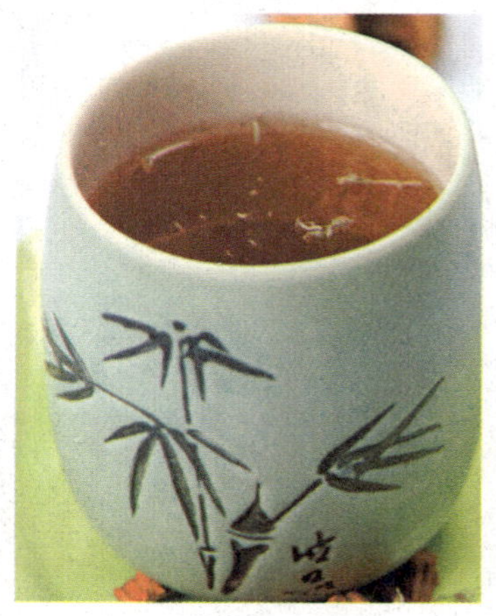

原料

丹参15克，红糖适量。

做法

丹参洗净，放入煮锅中，煎煮半小时。滤渣取汁，根据个人口味调入适量的红糖，搅拌均匀即可。

功效

补气养血，温经活血。

益母草

别名 益母、坤草、益母艾、红花艾、月母草。

性味 性微寒，味辛、苦。

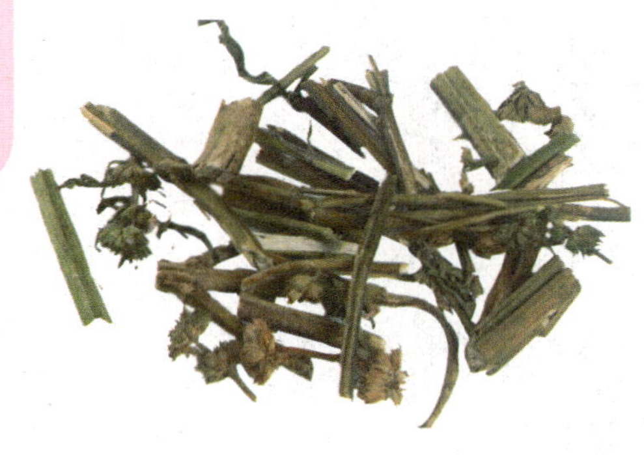

活血调经的妇科良药

来　源 为唇形科植物益母草的全草。

主要产地 全国各地均产。

功效主治 活血祛淤、调经、利水。治月经不调、难产、胞衣不下、产后血晕、淤血腹痛，及淤血所致的崩中漏下、尿血、便血、痈肿疮疡。

主要成分 细叶益母草含益母草碱、水苏碱、益母草定、益母草宁等多种生物碱、苯甲酸、多量氯化钾、月桂酸、亚麻酸、油酸、甾醇、维生素A、芸香苷等，又含精氨酸、水苏糖等。

性状特征

干燥全草呈黄绿色，茎方而直，上端多分枝，有纵沟，密被茸毛，棱及节上更密。质轻而韧，断面中心有白色髓部。叶交互对生于节上，边缘有稀疏的锯齿，上面深绿色，背面色较浅，两面均有细毛茸，多皱缩破碎，质薄而脆。有的在叶腋部可见紫红色皱缩小花，或有少数小坚果。

选购秘诀

以质嫩、叶多、色灰绿的为佳。

药用价值

对子宫的作用

益母草制剂对兔、豚鼠、犬的离体子宫有直接兴奋作用，与垂体后叶素相似，但作用较弱。益母草水溶性成分无论对离体、在体及整体不麻醉动物的子宫皆有兴奋作用。

对循环系统的作用

益母草制品对麻醉动物静脉注射，均有降压作用，但持续时间较短。益母草乙醇制剂对在体兔心有轻度兴奋作用。

贮存要点	置干燥处。
用法用量	内服：煎汤，3～18克；熬膏或入丸、散。外用：煎水洗或捣敷。
使用禁忌	阴虚血少者忌服，孕妇不宜用。

益母草大枣瘦肉汤

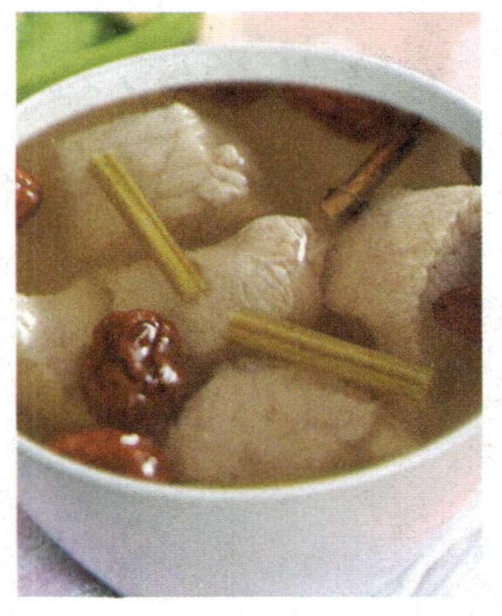

原料

益母草10克，大枣8枚，猪瘦肉200克，料酒、姜块、葱段、盐、胡椒粉各适量。

做法

益母草、大枣分别洗净；猪瘦肉洗净，切块。将大枣、猪瘦肉、料酒、姜块、葱段放入锅中，加水以武火煮沸，转文火炖煮30分钟；最后放入益母草、盐、胡椒粉稍煮即成。

功效

活血化淤，调经止痛。

红花

别名 红蓝花、刺红花、草红花。

性味 性温，味辛。

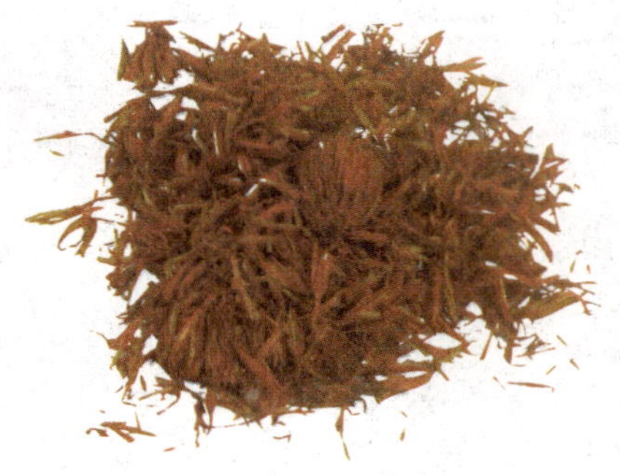

传统妇科良药

来　源 为菊科植物红花的花。

主要产地 主产于河南、浙江、四川等地。

功效主治 活血通经、祛淤止痛。治闭经、症瘕、难产、死胎、产后恶露不尽、淤血作痛、痈肿、跌打损伤。红花还用于眼科，主要为清热消炎，可治目赤红肿。

主要成分 含红花黄色素及红花苷。红花苷经盐酸水解，得葡萄糖和红花素。尚含红花油，硬脂酸、花生酸、油酸、亚油酸、亚麻酸等的甘油酯类。叶含木樨草素-7-葡萄糖苷。

性状特征

干燥的管状花，长约1.5厘米，橙红色，花管狭细，先端5裂，裂片狭线形，长5~7毫米，雄蕊5枚，花药黄色，联合成管，高出裂片之外，其中央有柱头露出。具特异香气，味微辛。

选购秘诀

以花片长、色鲜红、质柔软者为佳。

药用价值

兴奋子宫的作用

煎剂对小鼠、豚鼠、兔、犬、猫之离体、在体子宫及家兔子宫均有兴奋作用，但弱于番红花煎剂。

降压及扩张血管

煎剂与番红花煎剂性质相似，对麻醉动物有降压、抑制心率等作用，但较弱。在离体兔耳标本上，有收缩血管的作用。冠心2号方（丹参：红花：赤芍：川芎：降香=2：1：1：1：1）水溶部分对犬在体冠状动脉及股动脉有扩张作用；其水煎剂给大鼠连续4天，对垂体后叶素引起的心肌缺血则无作用。

贮存要点	置于干燥处保存，防潮、防霉。
用法用量	内服：煎汤，3~6克；入散剂或浸酒，鲜者捣汁。外用：研末撒。
使用禁忌	孕妇忌服。因能刺激子宫收缩，月经过多、有出血倾向者不宜用。

洋甘菊红花茶

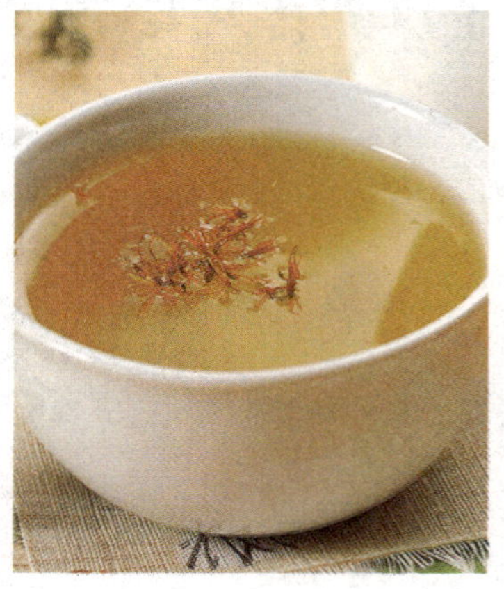

原料

新鲜洋甘菊10朵，干燥红花、菩提、紫罗兰各5克。

做法

将新鲜洋甘菊、干燥红花、菩提及紫罗兰冲洗干净。将所有原料放入锅中，加水煎煮10分钟，滤渣取汁即可饮用。

功效

活血通经，祛淤止痛。

桃仁

别名 桃核仁。

性味 性平，味苦、甘。

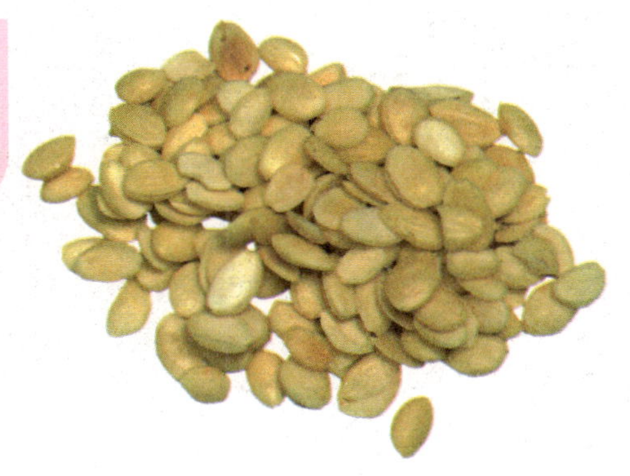

活血散淤的常用药

来　源 为蔷薇科植物桃或山桃的种子。

主要产地 主产于四川、云南、陕西、山东、河北、山西、河南等地。

功效主治 破血行淤、润燥滑肠。治闭经、症瘕、热病蓄血、风痹、疟疾、跌打损伤、淤血肿痛、血燥便秘。

主要成分 桃仁含苦杏仁苷约3.6%，挥发油0.4%，脂肪油45%。油中主含油酸甘油酯和少量亚油酸甘油酯，另含苦杏仁酶等。

性状特征

干燥种子呈扁平长卵形，长1～1.6厘米，宽0.8～1厘米，外表红棕色或黄棕色，有纵皱。先端尖，中间膨大，基部钝圆而扁斜，自底部散出多数脉纹，脐点位于上部边缘上，深褐色，棱线状微凸起。种皮菲薄，质脆；种仁乳白色，富含油脂。

选购秘诀

以颗粒均匀、饱满、整齐、不破碎者为佳。

药用价值

治血淤经痛、闭经，表现有下腹胀痛、经行不畅、夹有淤块、血色紫黑、经血量少，甚或几月不来，舌质紫，或舌边有淤点，脉涩或沉缓。宜化淤与调经相结合。

方如桃红四物汤；如气血虚弱较甚，用桃仁、红花配八珍汤；如气郁疼痛较明显，可在桃红四物汤基础上再加柴胡、牛膝、枳壳等。

治跌打损伤而致的淤血滞留作痛，一般配红花、当归、桑枝、赤芍等。

治肠燥便秘，尤其适用跌打外伤后淤热内积引起的便秘，或病后、伤后卧床多、活动少，影响肠道蠕动减慢所致的便秘。

贮存要点	置于阴凉干燥处保存，防蛀，防泛油。
用法用量	内服：煎汤，5～10克；或入丸、散。外用：捣敷。
使用禁忌	孕妇忌服。

桃仁当归瘦肉汤

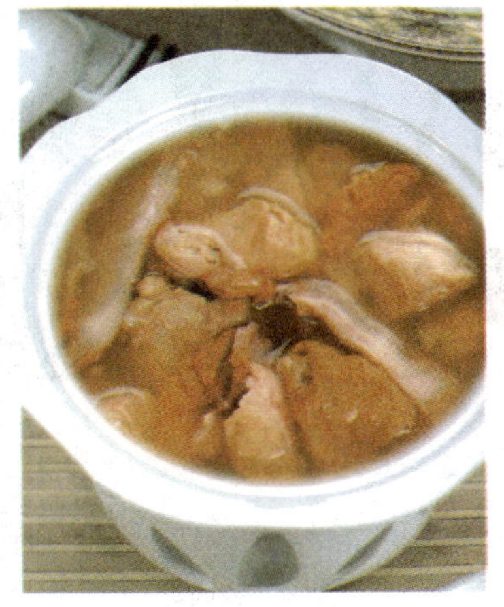

原料

猪瘦肉500克，当归30克，桃仁15克，姜片、葱段、盐各适量。

做法

猪瘦肉洗净，切块；桃仁、当归分别洗净。猪瘦肉入水氽去血水后捞出。将猪瘦肉、桃仁、当归、姜片、葱段放入炖盅，加水，以文火慢炖至熟，调入盐即可食用。

功效

活血化淤，调经通便，可增强活血调经之效。

丹参 活血调经药

◎别名：紫丹参、活血根。
◎科目：唇形科。
◎性味：苦，微寒。归心、心包、肝经。
◎宜忌：孕妇忌用，反藜芦。
◎药用部位：干燥根及根茎。

叶
[性味] 性微寒，无毒。
[主治] 治心腹疼痛，肠鸣。
根
[性味] 味苦，性微寒，无毒。
[主治] 寒热积聚，止烦满，益气，活血通经。

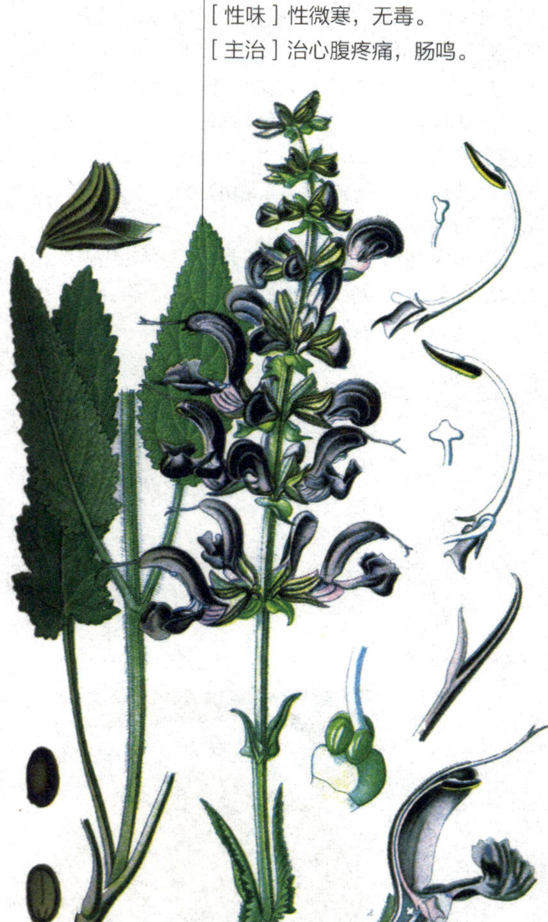

益母草 活血调经药

◎别名：红花艾、益母、月母草、坤草。
◎科目：唇形科。
◎性味：辛、苦，微寒。归心、肝、膀胱经。
◎宜忌：无淤滞及阴虚血少者忌用。
◎药用部位：地上部分。

子
[性味] 味辛、甘，性微温，无毒。
[主治] 主明目益精，除水汽，久服轻身。
叶
[性味] 性寒。
[主治] 活血化淤，调经。
茎
[性味] 性寒。
[主治] 治荨麻疹，可作汤洗浴。

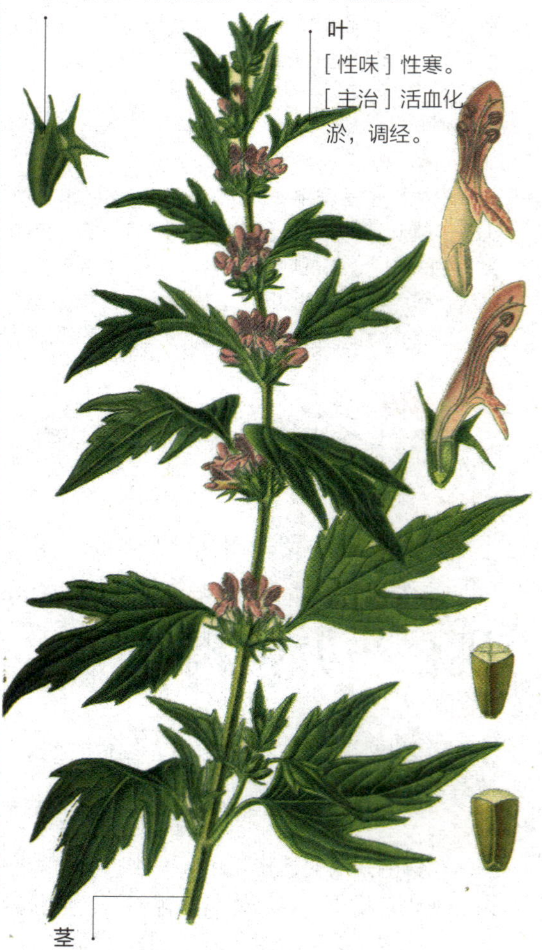

红花 活血调经药

◎别名：草红花、刺红花、刺红花。
◎科目：菊科。
◎性味：辛，温。归心、肝经。
◎宜忌：孕妇忌用；有出血倾向者慎用。
◎药用部位：筒状花冠。

花
[性味] 味辛，性温，无毒。
[主治] 闭经、痛经、疮疡肿痛。

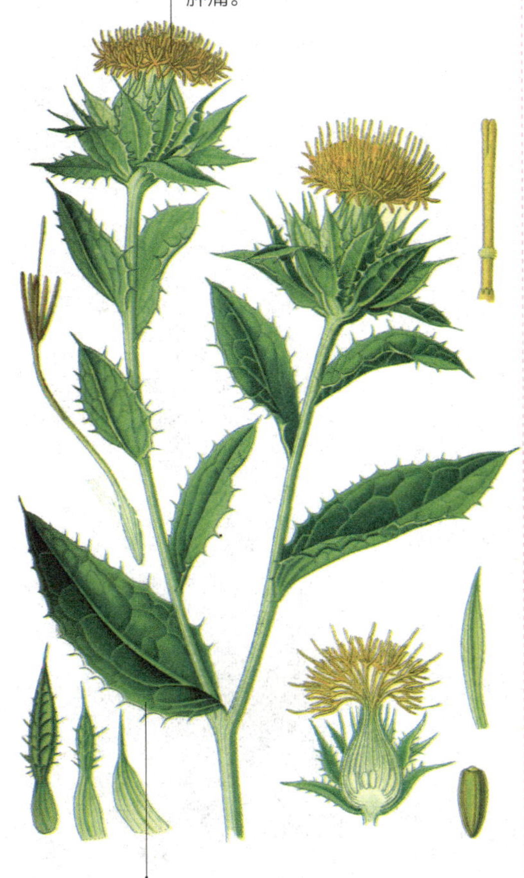

叶
[性味] 味辛，性温，无毒。
[主治] 活血润燥，止痛散肿，通经。

桃仁 活血调经药

◎别名：桃核仁。
◎科目：蔷薇科。
◎性味：苦、甘，平。有小毒。归心、肝、大肠经。
◎宜忌：孕妇忌用；便溏者慎用。本品有毒，不可过量。
◎药用部位：成熟种子。

花
[性味] 味苦，性平，无毒。
[主治] 使人面色润泽。

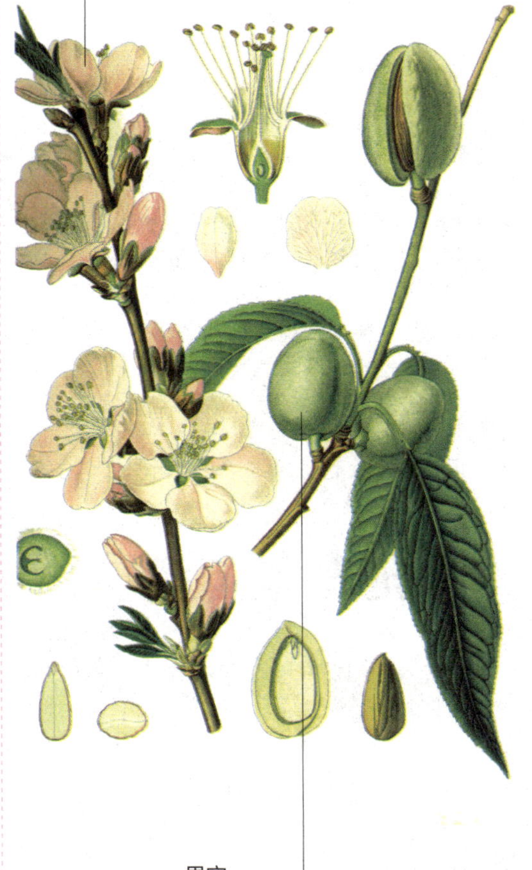

果实
[性味] 味辛、酸、甘，性热，微毒。
[主治] 制成果脯食用，益于养颜。

丝瓜络

别名 丝瓜网、丝瓜壳、瓜络。
性味 性平，味甘。

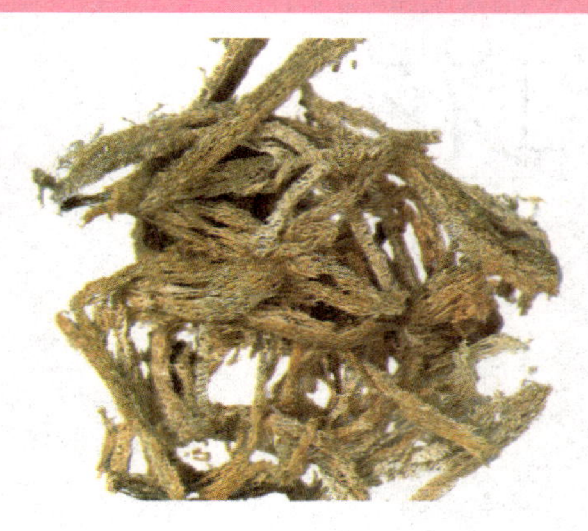

祛风活络、活血消肿

来　源 为葫芦科植物丝瓜老熟果实的网状纤维或粤丝瓜的枯老果实。

主要产地 全国各地均产，以浙江、江苏所产者质量为好。

功效主治 通经活络、清热化痰。治胸胁疼痛、腹痛、腰痛、睾丸肿痛、肺热痰咳、闭经、乳汁不通、痈肿、痔漏。

主要成分 丝瓜络含木聚糖及纤维素，还含甘露聚糖、半乳聚糖及木质素等。

性状特征

丝瓜络呈长圆筒形或长棱形，略弯曲，两端较细。表面白色或黄白色，全体系由多层丝状纤维交织而成的网状物。体轻，质坚韧，不能折断。横切面可见子房3室，形成3个大空洞，内有少数残留的黑色种子。味淡，筋细、质韧。丝瓜布外形呈长圆筒形，一端具坚韧的果柄，果皮灰黄色，上有10条纵向棱线，果皮质脆。其余均与丝瓜络相似。

选购秘诀

以洁白、无皮者为佳。

药用价值

临床应用于气管炎、肺炎，小儿和老人均可用。如为小儿急性支气管炎、肺炎，有高热、胸痛、痰难咳出，可于麻杏石甘汤或苇茎汤基础上酌加丝瓜络6～9克，能加强清热祛痰作用。对于老年慢性气管炎，也有一定的止咳祛痰作用。

用于跌打损伤、肿痛，尤其是腰背和胸胁淤痛，常配行气的镇痛药，如枳壳、橘络、柴胡等，方如通络止痛汤。

贮存要点	置于干燥处保存。
用法用量	内服：煎汤，4.5～9克；或烧存性研末。外用：煅存性研末调敷。
使用禁忌	丝瓜络性寒，适应证是湿火所致的经络不通、关节疼痛。如将其用于寒湿痹痛则效果不佳，甚至会加重寒象。

对虾通草丝瓜汤

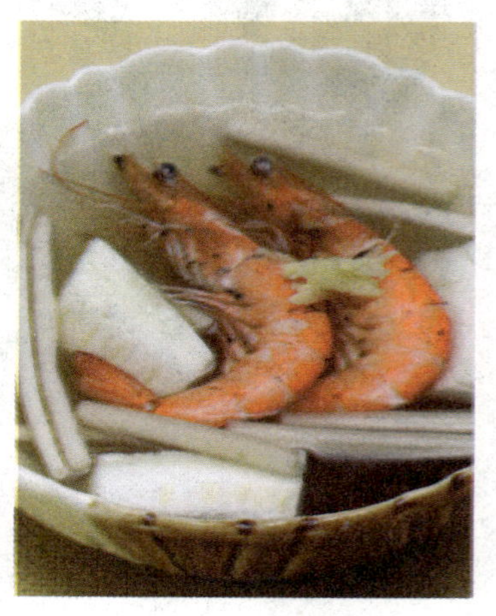

原料

对虾2只，通草6克，丝瓜络10克，葱段、姜丝、盐、香油各少许。

做法

通草、丝瓜络洗净；虾洗净、去肠泥。将以上原料一同入锅加水煎汤，同时下入葱段、姜丝、盐；用中火煎煮将熟时，淋入香油，煮沸即成。

功效

具有调节乳房气血、通乳、开胃化痰等功效。

鸡血藤

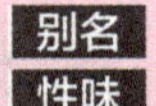

别名 血风藤。

性味 性温，味苦、甘。

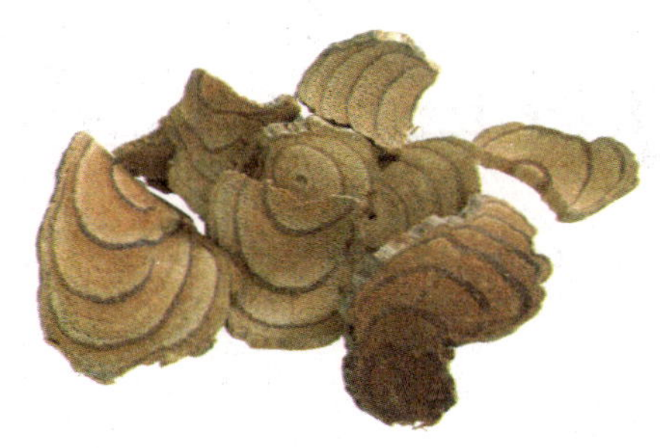

舒筋、活络、活血的常用药

来　源 为豆科植物密花豆、白花油麻藤、香花岩豆藤或亮叶岩豆藤等的藤茎。

主要产地 主产于广西、江西等地。

功效主治 活血、舒筋。治腰膝酸痛、麻木瘫痪、月经不调。

主要成分 香花岩豆藤含鸡血藤醇。

性状特征

密花豆的藤茎呈扁圆柱形，稍弯曲。表面灰棕色，栓皮脱落处呈红褐色，有明显的纵沟及小形点状皮孔。韧皮部有树脂状分泌物呈红褐色或黑棕色。

白花袖麻藤的干燥藤茎呈扁圆柱形，稍弯曲，表面灰棕色，栓皮剥落处现红棕色，有明显纵沟及横向皮孔，节处微凸起，有时具分枝痕。

香花岩豆藤的干燥藤茎呈圆柱形，表面灰褐色，有纵纹。横断面皮部占半径的1/4，密布红棕色胶状斑点，向外渐疏，木质部黄色，质坚实。

选购秘诀

以条匀、切面有赤褐色层圃，并有渗出物者为佳。

药用价值

镇静、催眠

动物试验证明，本品有一定的镇静、催眠作用。

对血管和心脏的作用

密花豆干燥根的煎剂对离体、在体蟾蜍心脏有抑制作用，可使麻醉兔及犬的血压下降，对离体兔耳及蟾蜍血管却表现为收缩作用。

其他作用

现代实验发现本品有降低血压的作用。

贮存要点	置于通风干燥处保存。
用法用量	内服：煎汤，9～15克（大剂量可为30克）；或浸酒。
使用禁忌	无。

鸡血藤鸡肉汤

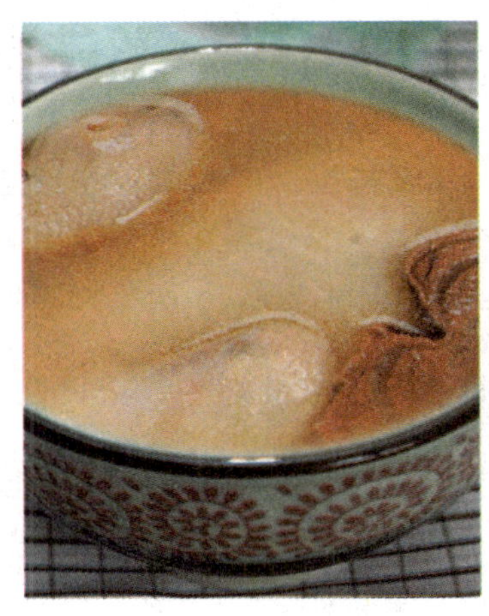

原料

鸡肉200克，鸡血藤、姜片、川芎各20克，盐5克。

做法

鸡肉洗净，切片，汆水；鸡血藤、川芎洗净，先煎取汁。将鸡肉、姜片放入锅中，武火煮沸，转文火炖煮1小时，再倒入药汁煮沸，加盐调味即可。

功效

行气止痛，活血化淤。

川芎

别名 山鞠穷、雀脑芎、京芎、贯芎、抚芎、台芎、西芎。

性味 性温，味辛。

活血行气的止痛良药

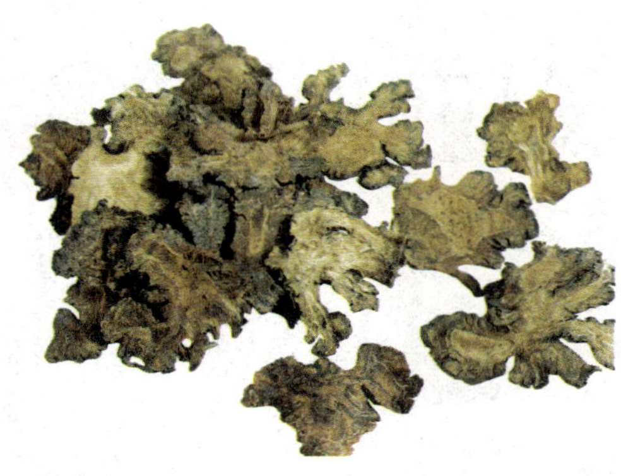

来　源 为伞形科植物川芎的根茎。

主要产地 主产于四川（灌县、崇庆）。云南亦产，称作云芎。

功效主治 行气开郁、祛风燥湿、活血止痛。治风冷头痛眩晕、寒痹痉挛、难产、产后淤阻腹痛、痈疽疮疡。用于月经不调、闭经、痛经、症瘕、腹痛、胸胁刺痛、肿痛、头痛、风湿痹痛。

主要成分 含有生物碱、阿魏酸、挥发油和一种中性结晶物。

性状特征

根茎呈不整齐结节状拳形团块，长4～8厘米，直径4～6厘米。表面深黄棕色，有明显结节状起伏轮节，上侧有很多圆形或卵圆形的茎痕，直径5～15毫米，作凹洼状，下侧及轮节上有众多根痕，作小瘤状隆起。质坚实，断面类黄色，形成层呈明显环状，随处散有黄色小油点。有特异清香气，味辛。

选购秘诀

以个大、质坚实、断面色黄白、油性大、气浓香者为主。

药用价值

川芎含有易挥发的油状生物碱、酚酸类化合物、川芎内脂，能扩张冠状动脉，降低心肌耗氧量，降低外周血管阻力，降低血压；能抑制体内及体外的血小板聚集，预防血栓形成，并能通过血脑屏障，故可用于治疗中枢神经系统及脑血管疾病。

此外，治月经不调、经闭、痛经，常配当归等药同用；治胸胁疼痛，可配柴胡、香附等同用；治风湿痹痛，可配羌活、独活等同用。

贮存要点	置阴凉干燥处，防蛀。
用法用量	内服：煎汤，3～6克；或入丸、散，外用：研末撒或调敷。
使用禁忌	阴虚火旺、上盛下虚、气弱之人忌服。川芎用量宜小，分量过大易引起呕吐、晕眩等不适症状。

天麻川芎枣仁茶

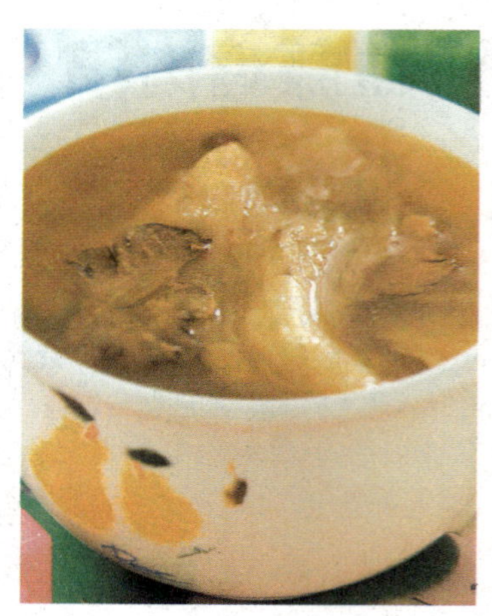

原料

天麻6克，川芎5克，枣仁10克。

做法

将天麻洗净，用淘米水泡软后切片。将川芎、枣仁洗净，与天麻一起放入碗中，冲入沸水，加盖闷10分钟后即可饮用。

功效

行气活血，平肝潜阳。

延胡索

别名 延胡、玄胡索、元胡索。

性味 性温，味辛、苦。

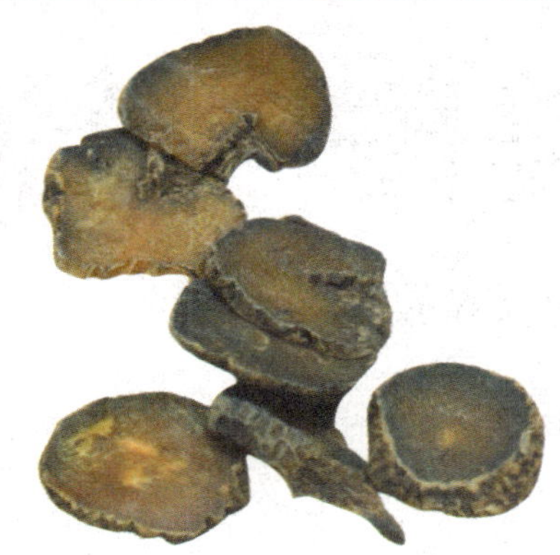

治疗各种疼痛的良药

来　源 为罂粟科植物延胡索的块茎。

主要产地 主产于浙江。

功效主治 活血散淤、理气止痛。治心腹腰膝诸痛、月经不调、症瘕、崩中、产后血晕、恶露不尽、跌打损伤。

主要成分 从延胡索的块茎中共提出生物碱10余种，其中经鉴定的有紫堇碱、dl−四氢掌叶防己碱、原阿片碱、L−四氢黄连碱、dl−四氢黄连碱、L−四氢非洲防己碱、紫堇鳞茎碱、β−高白屈菜碱、黄连碱、去氢紫堇碱，还有紫堇达明碱、去氢紫堇达明碱。

性状特征

干燥块茎，呈不规则扁球形，直径1～2厘米，表面黄色或褐黄色，顶端中间有略凹陷的茎痕，底部或有疙瘩状凸起。质坚硬而脆，断面黄色，角质，有蜡样光泽。无臭，味苦。

选购秘诀

以个大、饱满、质坚、色黄、内色黄亮者为佳。个小、色灰黄、中心有白色者质次之。

药用价值

镇静、镇痛

延胡索具有较强的镇静、镇痛作用。其所含的去氢延胡索甲素等成分能抑制胃酸分泌，对实验性胃溃疡有保护作用。本品所含的去氢延胡索甲素还能增加冠脉血流量及心肌营养血流量，防止心肌缺血。

解痉

延胡索的有效成分乙素、丑素能使肌肉松弛。乙素的作用较强。

贮存要点	置干燥处，防蛀。
用法用量	内服：煎汤，4.5～9克；或入丸、散。
使用禁忌	孕妇忌服。

调经酒

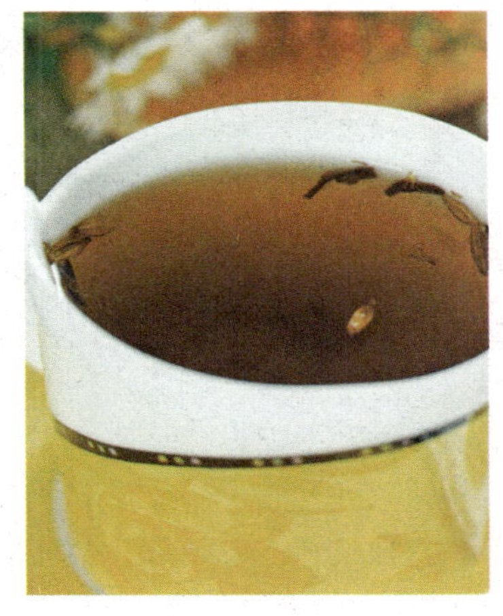

原料

小茴香、砂仁各6克，当归、川芎、吴茱萸、白芍、茯苓、陈皮、延胡索、牡丹皮各9克，熟地黄、制香附各18克，白酒1000毫升，米酒500毫升。

做法

将所有药材捣碎，放入砂锅中，倒入白酒与米酒，煎煮1小时。待冷，滤渣取汁，装瓶备用。

功效

补气理血，活血调经。

姜黄

别名 宝鼎香、黄姜。
性味 性温，味辛、苦。

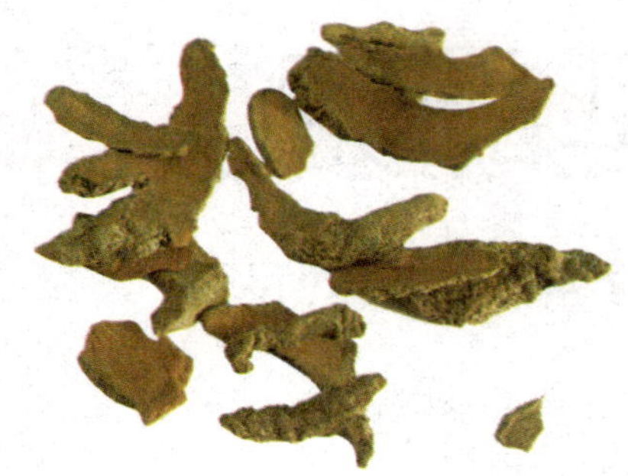

主治风湿痹痛

来　源 为姜科植物姜黄或郁金的根茎。
主要产地 主产四川、福建、浙江等地。
功效主治 破血、行气、通经、止痛。治心腹痞满胀痛、痹痛、症瘕、妇女血淤经闭、产后淤停腹痛、跌打损伤、痈肿。用于气滞血淤的胸腹痛、痛经及肢体疼痛，常配元胡、香附。
主要成分 姜黄含挥发油4.5%～6%。挥发油中含姜黄酮、姜油烯、水芹烯、8-桉叶素、香桧烯、龙脑、去氢姜黄酮等。还含姜黄素、阿拉伯糖、果糖、葡萄糖、脂肪油、淀粉、草酸盐等。

性状特征

本品为主根茎，呈不规则卵圆形、圆柱形或纺锤形，常弯曲，有的呈叉状分枝。表面深黄色，粗糙，有皱缩纹理和留有叶痕的明显环节，并有圆形分枝痕及须根痕。质坚实，不易折断，断面棕黄色至金黄色，角质状，有蜡样光泽。内皮层环纹明显，维管束呈点状散在。味苦、辛。

选购秘诀

以圆柱形、外皮有皱纹、断面棕黄色、质坚实者为佳。

药用价值

利胆

姜黄煎剂可用以治疗胆道结石。50%姜黄煎剂可促进食欲。

对子宫的作用

片姜黄及色姜黄煎剂及浸剂对小白鼠、豚鼠离体子宫呈兴奋作用。

抗菌

姜黄素及挥发油部分对金黄色葡萄球菌有较好的抑制作用。姜黄水浸剂在试管内对多种皮肤真菌有不同程度的抑制作用。

贮存要点	严密封盖，保存于阴凉干燥处，防潮、防晒、防高温。
用法用量	内服：煎汤，3～9克；或入丸，散。外用：研末调敷。
使用禁忌	血虚而无气滞血淤者忌服。

姜黄木瓜豆芽汤

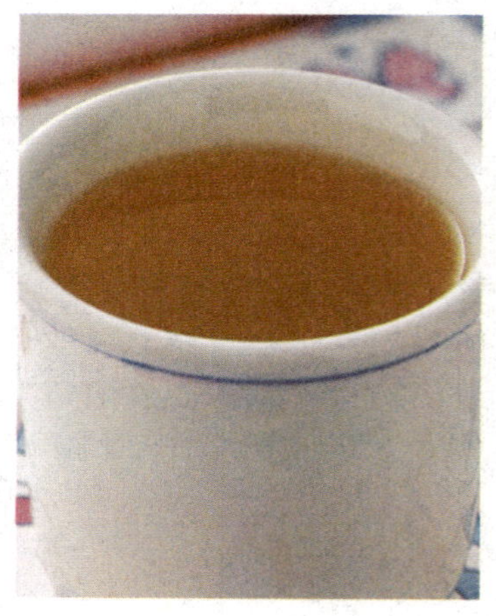

原料

姜黄10克，木瓜10克，黄豆芽250克，盐5克。

做法

将姜黄、木瓜、黄豆芽洗净放入砂锅内煮熟，煎汁去渣。在汤汁中加盐调味即可。

功效

破血行气，清热化湿，宣痹止痛，适用于风湿痹痛。

泽兰

别名 红梗草、风药、蛇王草、蛇王菊。
性味 性微温，味苦、辛。

为妇科常用活血药

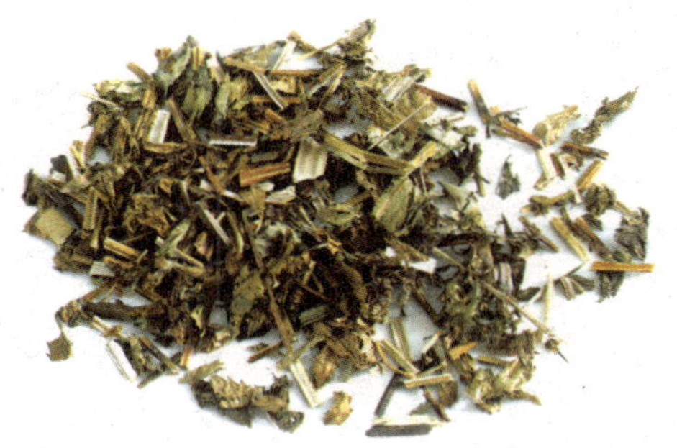

来　源 为唇形科植物地瓜儿苗的茎叶。
主要产地 全国大部分地区均产。
功效主治 活血通经、利尿消肿，治闭经、癥瘕、产后淤滞腹痛、身面水肿、跌打损伤、金疮、痈肿。
主要成分 含挥发油、葡萄糖苷、鞣质和树脂，还含黄酮苷、酚类、氨基酸、有机酸、皂苷、葡萄糖、半乳糖、泽兰糖、蔗糖、棉子糖、果糖。

性状特征

干燥的全草，长30～40厘米。茎四方形，节明显，表面黄褐色或微带紫色，每侧面有一纵沟。质轻脆，易折断，断面中央有白色的髓或中空。叶对生，多皱缩，披针形，边缘有粗锯齿，暗绿色或微带黄色。

选购秘诀

以叶多、色绿、不破碎、茎短、质嫩者为佳。

药用价值

治产后水肿，有利尿作用，可用泽兰叶配防己，等分研末，每服6～9克，温酒或醋汤调服。

治闭经：用泽兰、益母草各18克，红糖30克，水煎，分2次服，每日1剂，连服3～5日，即可见效。

治痛经：用泽兰、丹参、月季花根各15克，水煎，分2次服，每日1剂，连服2～3剂，甚验。

治产后恶露不下，少腹作痛：用泽兰、当归各15克，元胡、赤芍各9克，水煎，分2次服，以愈为度。

治产后小便淋漓、尿道灼热、尿黄而少：用泽兰、马鞭草、卷柏各15克，车前子12克，水煎，分3次服，数剂即愈。

贮存要点	置通风干燥处。
用法用量	内服：煎汤，4.5～9克；或入丸、散。外用：捣敷或煎水熏洗。
使用禁忌	无淤血者慎服。

泽兰叶茶

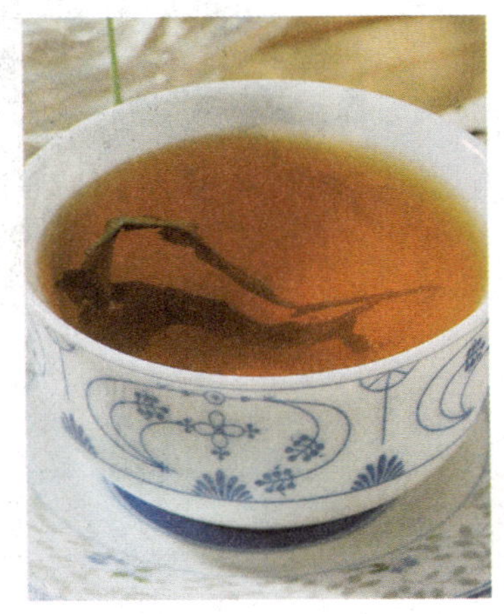

原料

绿茶1克，泽兰叶（干品）10克。

做法

将泽兰叶、绿茶放入杯中，用开水冲泡，加盖闷5分钟即可饮用。

功效

活血化淤，通经利尿，健胃舒气，适用于原发性痛经。

川芎 活血止痛药

◎别名：山鞠穷、雀脑芎、抚芎、贯芎。
◎科目：伞形科。
◎性味：辛，温。归肝、胆、心包经。
◎宜忌：阴虚火旺、多汗、热盛、无淤之出血证者和孕妇慎用。
◎药用部位：根茎。

花
[性味] 味辛，性温，无毒。
[主治] 治刀箭伤，妇人经闭不孕。
叶
[性味] 味辛，性温，无毒。
[主治] 治中风头痛，寒痹痉挛拘挛。
根
[性味] 味辛，性温，无毒。
[主治] 疏肝气，补肝血，润肝燥，补风虚。

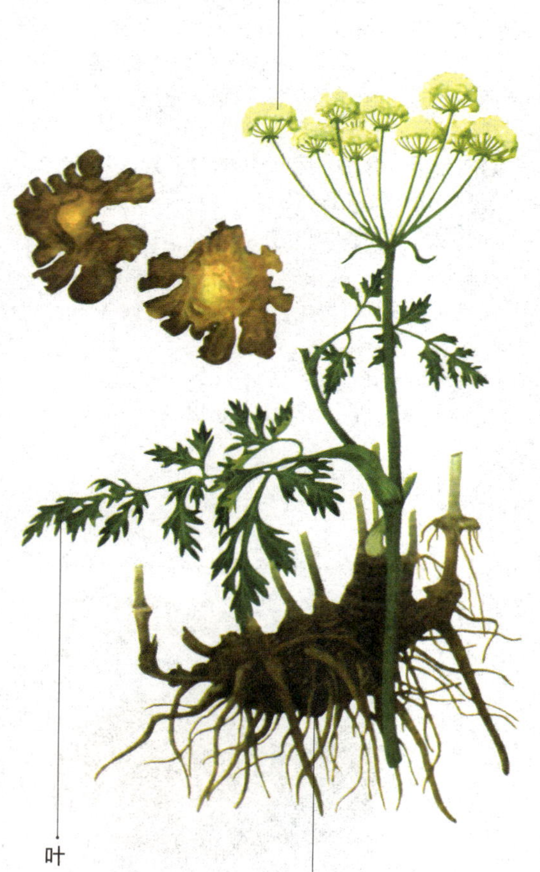

延胡索 活血止痛药

◎别名：玄胡索、元胡索、延胡。
◎科目：罂粟科。
◎性味：辛、苦，温。归心、肝、脾经。
◎宜忌：孕妇忌用。
◎药用部位：块根。

茎
[性味] 味辛，性温，无毒。
[主治] 能治腹中结块，崩漏。
根
[性味] 味辛，性温，无毒。
[主治] 能破血，疗妇人月经不调。

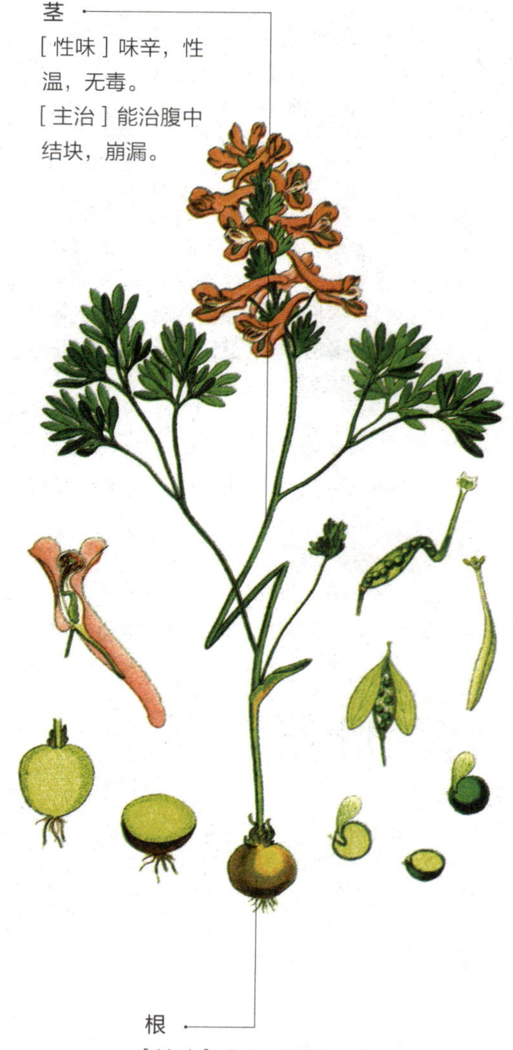

姜黄 活血止痛药

◎**别名：**黄姜、宝鼎香。

◎**科目：**姜科。

◎**性味：**辛、苦，温。归肝、脾经。

◎**宜忌：**血虚无气滞血淤者慎用，孕妇忌用。

◎**药用部位：**根茎。

叶

[性味] 味辛、苦，性大寒，无毒。

[主治] 治风痹臂痛。

花

[性味] 味辛、苦，性大寒，无毒。

[主治] 祛邪辟恶，治气胀，产后败血攻心。

根

[性味] 味辛、苦，性大寒，无毒。

[主治] 主心腹结积，能下气破血，消痈肿。

泽兰 活血调经药

◎**别名：**红梗草、风药、蛇王草。

◎**科目：**唇形科。

◎**性味：**苦、辛，微温。归肝、脾经。

◎**宜忌：**血虚及无淤滞者慎用。

◎**药用部位：**地上部分。

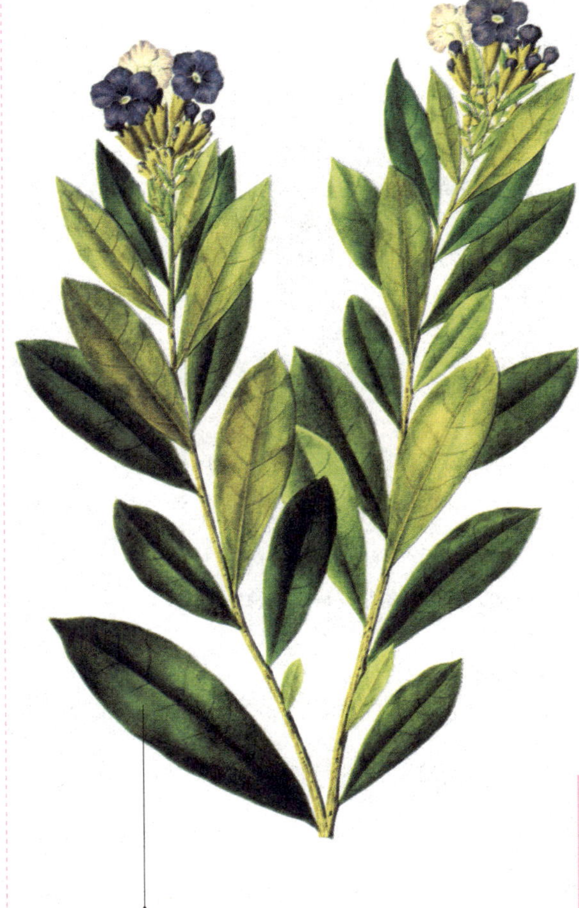

叶

[性味] 味苦，性微温，无毒。

[主治] 治哺乳妇女体内出血，卒中后遗症。

毛冬青

别名 乌尾丁、痈树、六月霜。
性味 性平，味苦。

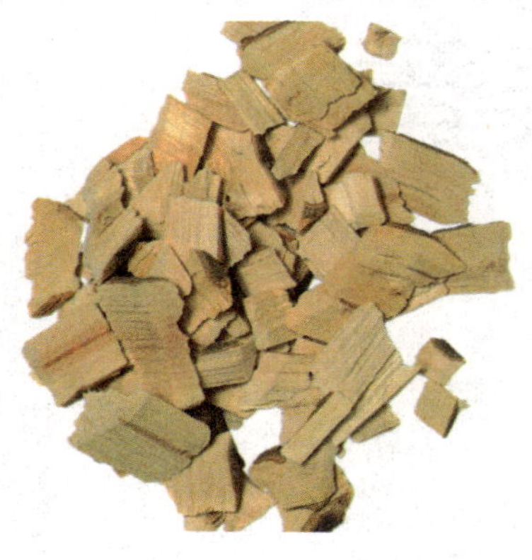

主治心血管疾病

来　源 为冬青科植物毛披树的根。
主要产地 主产于广东、广西、福建、江西。
功效主治 清热解毒、活血通脉。治风热感冒、肺热喘咳、喉头水肿、扁桃体炎、痢疾、冠心病、脑血管意外所致的偏瘫、血栓闭塞性脉管炎、丹毒、烫伤、中心性视网膜炎、葡萄膜炎，以及皮肤急性化脓性炎症。外用治烧伤、烫伤、冻疮。
主要成分 根含有效成分为黄酮苷，还含酚类、甾醇、鞣质、三萜、氨基酸、糖类等。

性状特征

根呈圆柱形，稍弯曲。表面灰褐色或棕褐色。商品为块片状，大小不等，外皮稍粗糙。质坚实，断面皮部菲薄，木部发达，黄白色，年轮、射线较明显。气微，味苦涩而后甘。

选购秘诀

以表面黄白色、木部放射纹理明显者为佳。

药用价值

扩张冠状动脉

有效成分为黄酮苷，动物实验证明，能使冠状动脉血液量增加，作用较强而持久，一次用药可维持2~3小时。

降压

其注射液或黄酮苷（注射给药）对麻醉动物能产生较缓慢而持久的降血压作用。但口服水煎剂对血压无明显改变。

扩张外周血管

直接作用于血管壁平滑肌而扩张血管，对在收缩状态下的血管，其扩张作用比对正常状态者更显著。

贮存要点	放箱内或其他容器内，置干燥处，防尘。
用法用量	内服：煎汤，30~90克。外用：煎汁涂或浸泡。
使用禁忌	用药后少数患者的凝血时间、凝血酶原时间延长。有出血性疾病、出血倾向和月经过多者应慎用本品。

毛冬青炖猪蹄

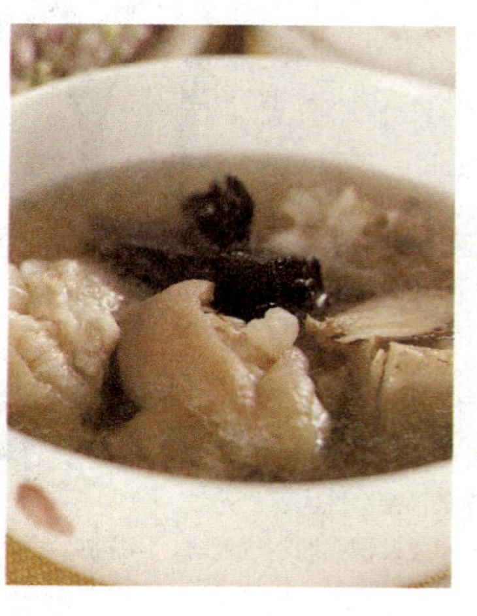

原料

毛冬青60克，灵芝、黄芪各10克，猪蹄1只，盐适量。

做法

猪蹄洗净剁块，与毛冬青、灵芝、黄芪一起放入砂锅，加水，以文火炖煮至猪蹄烂熟，加盐调味即成。

功效

活血通络，滋阴润泽，益气补虚。适用于神经衰弱、身体虚弱等症。

郁金

别名 黄郁。
性味 性凉，味辛、苦。

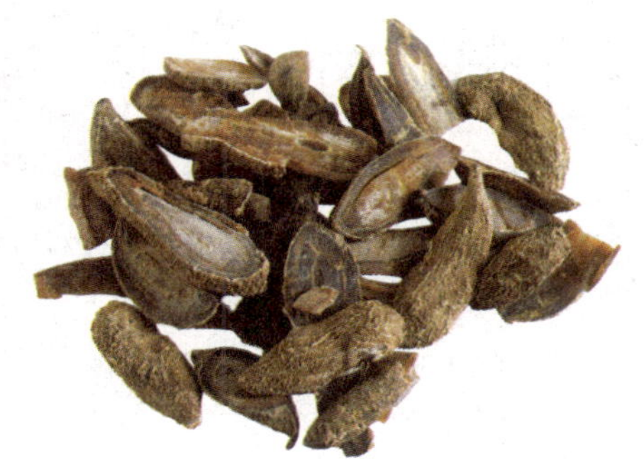

疏肝、止痛的重要药物

来　源 为姜科植物姜黄、郁金或莪术的块根。
主要产地 主产于四川、浙江。
功效主治 行气解郁、凉血破淤。治胸腹胁肋诸痛、癫狂、吐血、衄血、尿血、血淋、黄疸。
主要成分 郁金块根含挥发油、姜黄素、淀粉、脂肪油、橡胶、黄色染料、葛缕酮及水芹烯。

性状特征

黄郁金

为植物姜黄的干燥块根，呈卵圆形或长卵圆形，两端稍尖，中部微满。

黑郁金

为植物郁金的干燥块根。长纺锤形，稍扁，多弯曲，两端钝尖，有折断痕而呈灰黑色。气无，味淡而辛凉。

白丝郁金

外形较黄郁金瘦长。断面内心呈白色，内圈与外层之间有1条黄白色的环纹，质地模糊不透明。味微辛，香气亦较差。

选购秘诀

黄郁金以个大、肥满、外皮皱纹细、断面橙黄色者为佳；黑郁金以个大、外皮少皱缩、断面灰黑色者为佳；白丝郁金以个大、皮细、断面结实者为佳。

药用价值

姜黄素可用于治疗胆结石，对于肝胆管结石而无严重梗阻或感染者有一定的疗效。

治泌尿系疾患，多用于肾结石等引起的肾区痛，取其有利尿和镇痛的作用。

郁金水浸剂（1:3）在试管内对多种致病真菌有抑制作用。

贮存要点	置于通风干燥处保存。
用法用量	内服：煎汤，4.5~9克；磨汁或入丸、散。
使用禁忌	阴虚失血及无气滞血淤者忌服，孕妇慎服。

郁金黑豆炖鸡

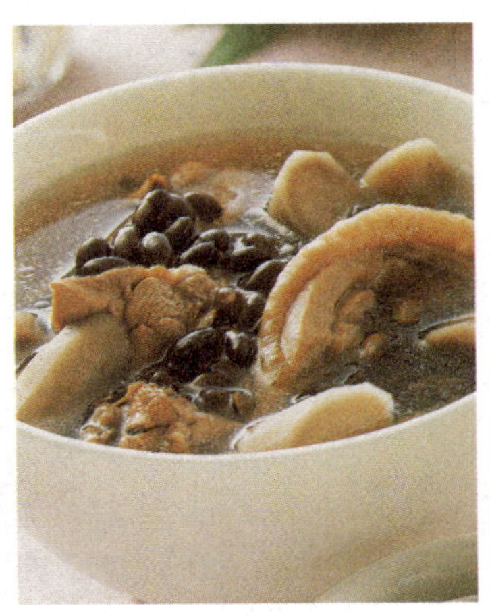

原料

鸡腿1只，黑豆150克，牛蒡100克，郁金9克，盐5克。

做法

黑豆洗净，浸泡30分钟；牛蒡削皮，洗净，切块。鸡腿剁块，汆水。黑豆、牛蒡、郁金先下锅，加水以武火煮沸；再下入鸡腿，转文火炖至肉熟豆烂，加盐调味即可。

功效

对胸胁脘腹疼痛、月经不调、黄疸尿赤有食疗作用。

月季花

别名 四季花、月月红、月贵花、月季红。

性味 性温，味甘。

治疗妇科闭经或月经量少的常用药

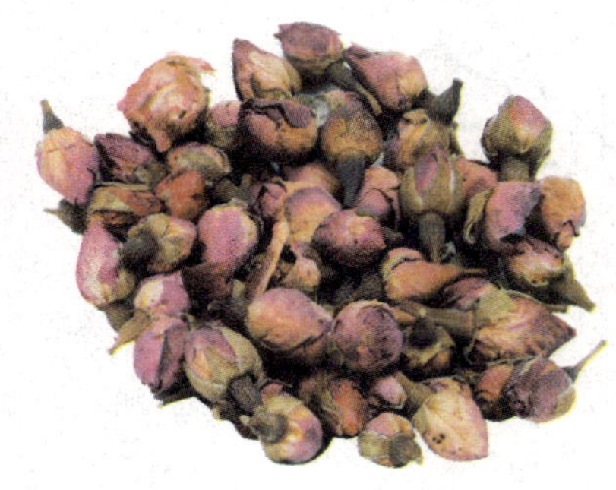

来　源 为蔷薇科植物月季花半开放的花。

主要产地 全国大部分地区都有生产。

功效主治 活血调经、消肿解毒。治月经不调、经来腹痛、跌打损伤、血淤肿痛、痈疽肿毒。

主要成分 含挥发油，主要为萜烯类化合物，并含槲皮苷、鞣质。

性状特征

干燥的花朵呈圆球形，杂有散碎的花瓣。花大小为1.5～2厘米，呈紫色或粉红色。花瓣多数呈长圆形，有纹理，中央为黄色花蕊，花萼绿色，先端裂为5片，下端有膨大成长圆形的花托。质脆，易破碎。

选购秘诀

以紫红色、半开放的花蕾、不散瓣、气味清香者为佳。

药用价值

用新鲜月季花30克在水中煎服，可治月经不调。

用烘干的月季花20克，加30克冰糖炖服，可治肺虚咳嗽、咯血。

将花研成末，每次5克用米酒送服，可治跌打损伤疼痛，也可用鲜花捣烂敷伤处。

妇女出现闭经或月经稀薄、色淡而量少、小腹痛，兼有精神不畅和大便燥结等，或在月经期出现上述症状，用胜春汤治疗效果好。胜春汤的药物组成有：月季花10克、当归10克、丹参10克、白芍10克，加红糖适量，用清水煎服。其汤味香甜，无难咽之苦，每次月经前3～5天服3剂，每次加1个鸡蛋同煮，其效可靠，是调经、理气、活血的妙剂。

贮存要点	置于干燥处保存。
用法用量	内服：煎汤，3～6克；或研末。外用：捣敷。
使用禁忌	本品多服久服能引起大便溏泻，故脾胃虚弱者慎用；孕妇亦慎用。

月季花汤

原料

月季花3～5朵，黄酒10毫升，冰糖适量。

做法

将月季花洗净，加水150毫升，文火煎至100毫升，去渣，加入冰糖及黄酒即可。

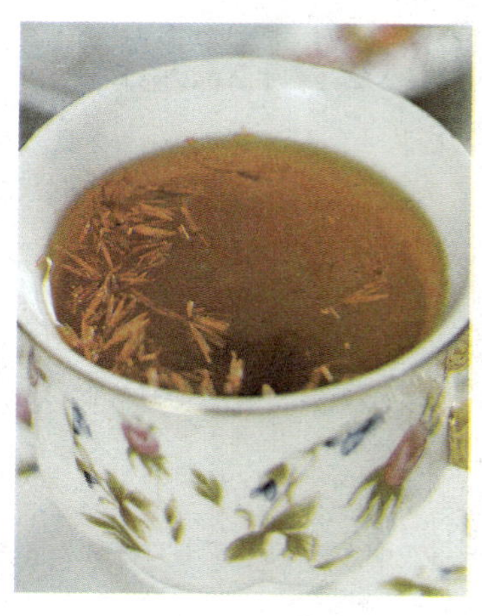

功效

行气活血，适用于气滞血淤、闭经、痛经等症。

腊梅花

别名 黄梅花、腊花。

性味 性平，味辛、苦。

凉血、清热、解毒之良药

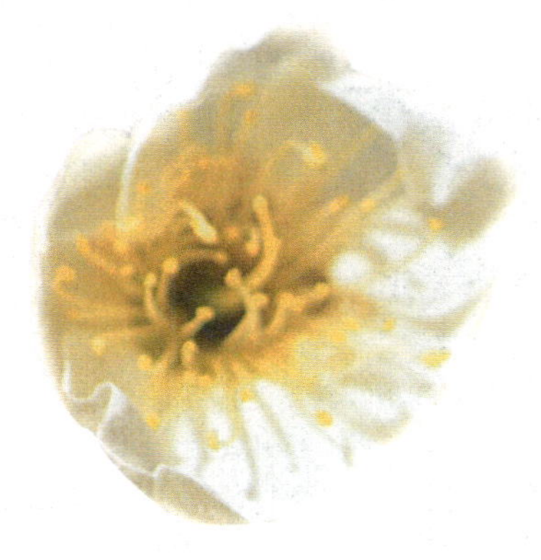

来　源 为腊梅科植物腊梅的花蕾。

主要产地 主产于江苏、浙江、四川、贵州等地。

功效主治 解暑生津、顺气止咳。用于暑热心烦、口渴、百日咳、肝胃气痛、水火烫伤。

主要成分 花含挥发油，内含龙脑、芳樟醇、苯甲醇、乙酸苄酯、金合欢醇、松油醇、吲哚等。又含洋腊梅碱、异洋腊梅碱、腊梅苷、胡萝卜素。种子含洋腊梅碱，脂肪油含不皂化物5.6%。叶含洋腊梅碱。

性状特征

长1～1.5厘米，宽0.4～0.8厘米，花被叠合作花芽状，棕黄色，下半部由多数膜质鳞片所包，鳞片黄褐色，略呈三角形，有微毛。气香，味微甜，后苦，稍有油腻感。

干燥花蕾呈圆形、矩形或倒卵形，商品有两种：素心腊梅，花心黄色，重瓣，花瓣圆而大，朵大。狗蝇腊梅，花心红色，单瓣，花瓣狭而尖，朵小，质较次。

选购秘诀

以花心黄色、完整饱满而未开放者为佳。

药用价值

具有凉血、清热、解毒、理气、活血、生肌的功效。多用于麻疹初期，余热未清，有轻度发热、咳嗽、口干、便燥、烦躁、夜睡不宁。

治风火喉痛，如扁桃体炎、咽炎等，有咽部充血，可用腊梅花配玄参、板蓝根等凉血解毒。喉炎以及声带水肿者，可用腊梅花配人参叶、金樱子根等水煎服，效果亦好。

治风热眼痛（急性结膜炎），可用腊梅花和杭菊煎水，调入少许蜜糖饮服。

贮存要点	置于通风干燥处保存。
用法用量	内服：煎汤，3~6克。外用：浸油涂。
使用禁忌	无。

腊梅花煎

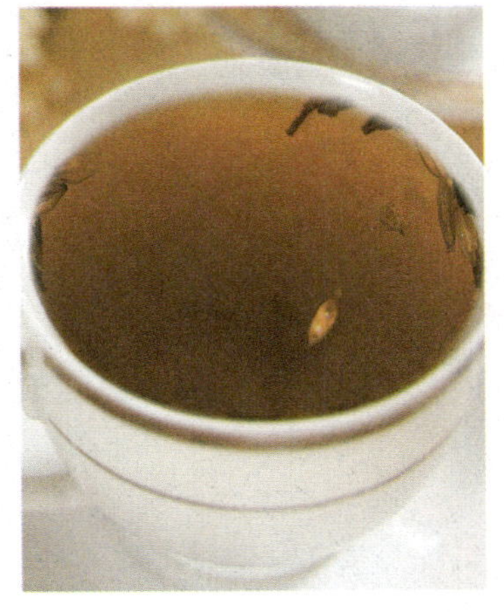

原料

腊梅花、金银花、石膏各15克，元参、芫荽各9克。

做法

将所有药材放入锅中，加适量清水至没过所有药材，用武火煮沸，再用文火续煮约30分钟左右即可。

功效

清热解毒，用于咽喉肿痛。

莪术

别名 蓝心姜、黑心姜、姜七。

性味 性温，味苦、辛。

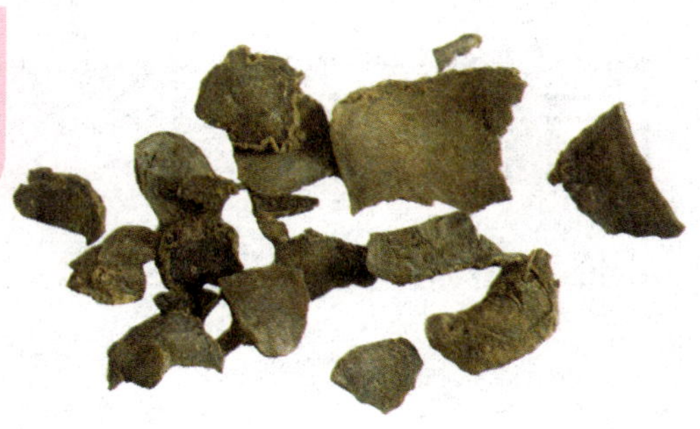

破淤行气的常用药

来　源 为姜科植物莪术的根茎。

主要产地 主产于广西、四川。

功效主治 破血行气、消积止痛。用于血淤腹痛、肝脾肿大、心腹胀痛、积聚、妇女血淤经闭、跌打损伤、饮食积滞。

主要成分 根茎含挥发油，油中含的成分有莪术呋喃酮、表莪术呋喃酮、莪术呋喃烃、莪术双酮、莪术醇、樟脑、龙脑等。

性状特征

根茎圆锥形，上端较尖，下端钝圆，长2～6厘米，直径2～3厘米。表面淡黄色，稍皱缩，有明显的环节，节上有鳞片样叶柄残基，并有圆点状根痕。质坚实，断面黄绿色，内皮层环圆形，中柱占大部分。气微香，味苦、辛。干燥的根茎，呈卵圆形或纺锤形，质坚实而重，极难折断，破开面灰褐色至黄绿色，角质状，有光泽，并有一黄白色环及白色的筋脉小点。稍有香气，味微苦而辛。

选购秘诀

以个均匀、质坚实、断面灰褐色者为佳。

药用价值

莪术可用于血滞经闭、症瘕结块等症。莪术破血祛淤的作用也较为强烈，功效与三棱相仿，所以用治上述证候，两药常常配合应用。莪术可用于食积停滞、脘腹胀痛。莪术能行气消食积，使气行通畅，则疼痛可解，用于饮食过饱，脾胃运化功能失常，以致食积不消、脘腹胀痛，常与三棱、麦芽、山楂等品同用。如有脾虚气弱证候者，须加补气健脾药同用。

莪术配合三棱治症瘕积聚时，常需与等量人参或党参、北芪同用，以防损伤元气。

贮存要点	置干燥处，防蛀。
用法用量	内服：煎汤，4.5~9克；或入丸、散。
使用禁忌	气血两虚、脾胃薄弱、无积滞者慎服。孕妇忌服。

莪术粥

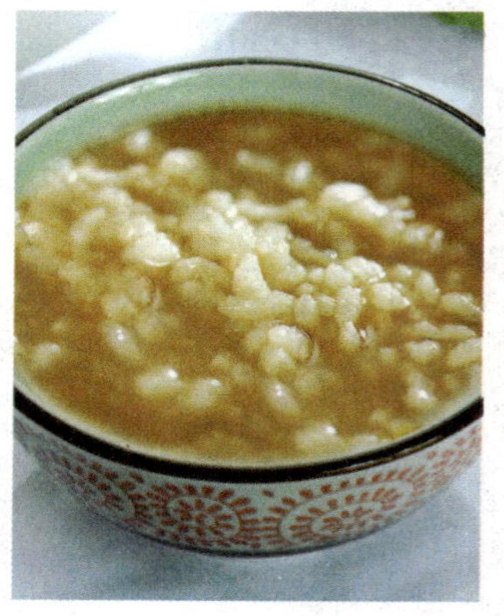

原料

党参15克，白术10克，莪术、三棱各9克，车前草6克，粳米100克。

做法

粳米淘洗干净；将所有药材洗净用纱布包好，放入瓦锅中，先煎取汁。药汁中加入粳米煮成粥即可。

功效

行气破血，散结止痛。

乳香

别名 熏陆香、马尾香、乳头香、多伽罗香、浴香。

性味 性温，味辛、苦。

伤科、外科常用止痛药

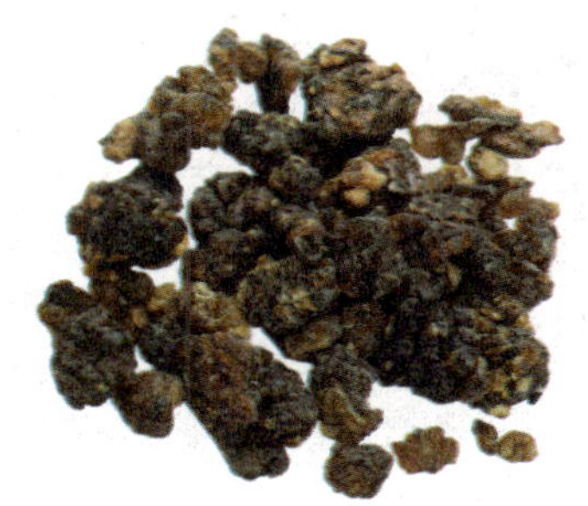

来　源 为橄榄科植物卡氏乳香树的胶树脂。

主要产地 主产于红海沿岸的索马里和埃塞俄比亚。

功效主治 调气活血、定痛消毒。治气血凝滞、心腹疼痛、痈疮肿毒、跌打损伤、痛经、产后淤血刺痛。

主要成分 含树脂60%～70%、树胶27%～35%、挥发油3%～8%。

性状特征

干燥胶树脂多呈小型乳头状、泪滴状颗粒或不规则的小块，有时粘连成团块。淡黄色，常带轻微的绿色、蓝色或棕红色，半透明。表面有一层类白色粉尘，除去粉尘后，质坚脆，断面蜡样，无光泽，亦有少数呈玻璃样光泽。气微芳香，味微苦。

选购秘诀

以淡黄色、颗粒状、半透明、无砂石树皮杂质、粉末粘手、气芳香者为佳。

药用价值

乳香为伤科、外科常用活血药，多与没药同用。用于血淤疼痛，取其有镇痛的作用。如为跌打损伤，尤其是胸腹挫伤后淤血作痛，须配其他活血药内服或外用。如属于新伤出血作痛，可炒炭后用，但乳香、没药总以生用为好，炒炭后止痛效果较差。如为血脉淤滞而致的四肢疼痛，如血栓闭塞性脉管炎，可用乳香、没药作为辅助药；如为心血淤而致的心绞痛，也可用乳香、没药。乳香、没药还有治疗“心腹血淤作痛”的作用。如为筋肉拘挛，取其有活血镇痛而缓解肌肉挛缩的作用。

贮存要点	置于阴凉密闭处保存。
用法用量	内服：煎汤，3～9克；或入丸，散。 外用：研末调敷。
使用禁忌	孕妇忌服。

清降饮

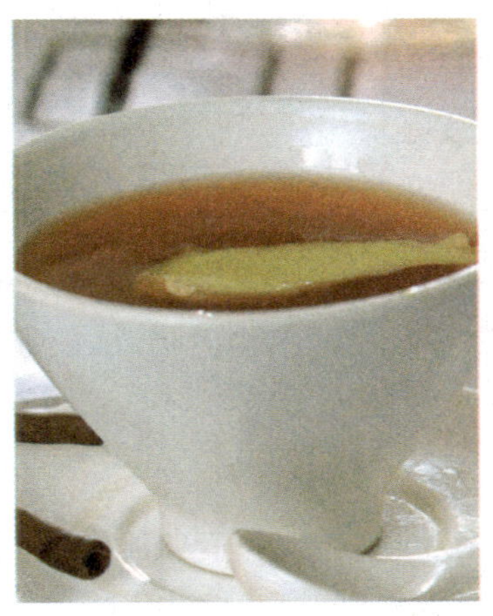

原料

生大黄、乳香、生蒲黄各10克，川芎、红花各12克，生姜1片。

做法

将所有药材用清水略洗，入锅，加适量水至没过所有药材，然后开火煎取汤汁；再放入姜片浸泡3分钟即可。

功效

理气、活血、导滞，适用于气滞血淤型肥胖症。

没药

别名 末药。

性味 性平，味苦。

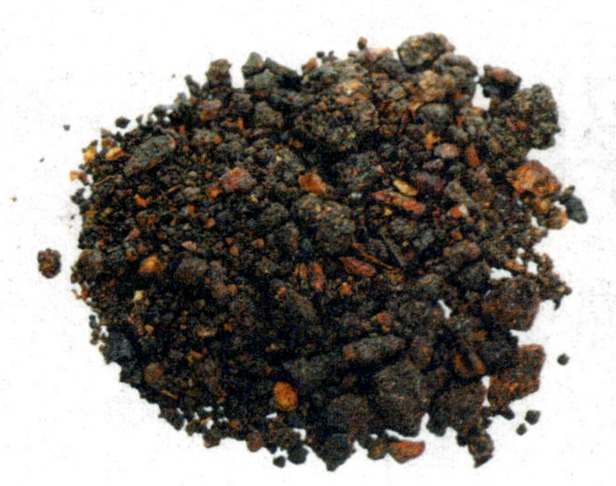

活血、散淤、镇痛

来　源 为橄榄科植物没药树或爱伦堡没药树的胶树脂。

主要产地 主产于索马里、埃塞俄比亚及阿拉伯半岛南部。

功效主治 散血祛淤、消肿定痛。治跌损、金创、筋骨心腹诸痛、症瘕、痈疽肿痛、痔漏、目障。

主要成分 没药树含树脂25%～35%、挥发油2.5%～9%、树胶57%～65%、水分及各种杂质3%～4%。

性状特征

干燥的胶树脂呈不规则颗粒状或黏结成团块，大小不一，一般直径约2.5厘米，有的可达10厘米，红棕色或黄棕色，表面粗糙，质坚脆，破碎面呈不规则颗粒状，带棕色油样光泽，并伴有白色小点或线纹，薄片半透明。

选购秘诀

以块大、棕红色、香气浓而杂质少者为佳。

药用价值

抑菌

没药的水浸剂（1:2）在试管内对堇色毛癣菌、同心性毛癣菌、许兰氏黄癣菌等多种致病真菌有不同程度的抑制作用。

消肿散淤

没药内用可活血散淤止痛，外用有收敛和消炎的作用。临床应用上基本与乳香相同，且两者常同用，如治跌打损伤、关节肿痛的没药丸，就是乳香、没药同用，配桃仁、当归、赤芍、自然铜等。

乳香、没药的区别在于乳香在祛淤的同时又能活络，没药则破血行淤之力较好。没药酊外用又可治口腔炎、牙龈炎、咽炎等。

贮存要点	置干燥通风处保存。
用法用量	内服：煎汤，3～9克；或入丸、散。外用：研末调敷。
使用禁忌	因其主要为活血作用，故孕妇忌服，月经过多，经期长者忌服。

橘核乳没蜜饮

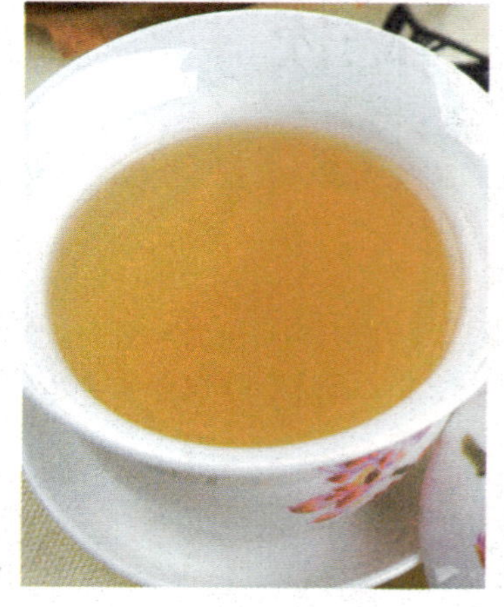

原料

橘核、蜂蜜各30克，乳香、没药各10克。

做法

将橘核拣杂、洗净，晒干或烘干，与拣杂后的乳香、没药一起用微火再烘片刻，共研为细末，装瓶。每次取5克，用温水冲泡，加蜂蜜调服。

功效

行气通络，化淤止痛。

川牛膝

别名 百倍、怀牛膝、牛膝。

性味 性平，味甘、苦、酸。

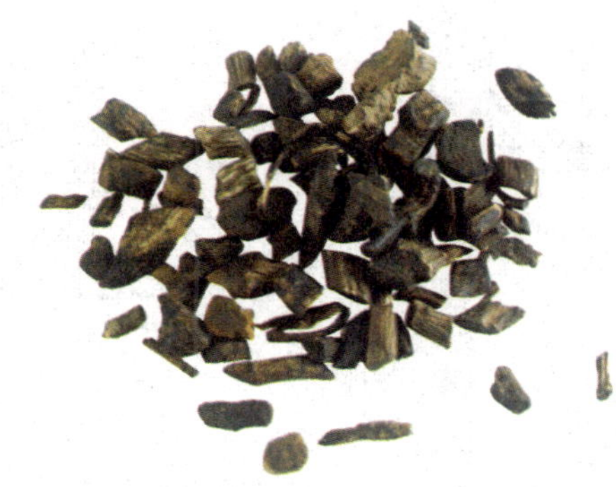

引药下行，化淤血、强筋骨

来源 为苋科植物牛藤的根。

主要产地 主产于河南。

功效主治 生用散淤血、消痈肿，治淋病、尿血、闭经、症瘕、难产、产后淤血腹痛、喉痹、痈肿、跌打损伤；熟用补肝肾、强筋骨，治腰膝骨痛、四肢拘挛、痿痹。

主要成分 根含皂苷，并含脱皮甾酮和牛膝甾酮等。

性状特征

干燥根呈细长圆柱形，有时稍弯曲，上端较粗，下端较细，长30～90厘米，直径0.5～1厘米。表面呈土黄色或淡棕色，具细微的纵皱纹和稀疏的侧根痕。质坚脆，易折断，断面平坦，微呈角质状。气特殊，味微甜而酸。

选购秘诀

以根粗长、皮细坚实、色淡黄者为佳。

药用价值

治腰腿疼痛，无论腰腿痛属于肾虚、风湿或跌打损伤，牛膝都是常用之药。

治淋证，主要用于治疗淋证而有血尿和腰痛者，如石淋（尤其适用于肾结石），故肾石方中用牛膝作为辅助药；热淋（如尿道炎）有小便困难、尿痛。

治气血淤滞而致的痛经、闭经、经行延期，取其有收缩子宫和镇痛的作用。祛淤通经，常配四物汤和肉桂。

治高血压，属于肝阳上亢者，有头痛、头晕、眼花，以本品与杜仲、磁石、钩藤、白蒺藜等配伍，方如平肝降压方，也可用于脑血管痉挛引起的头痛。

贮存要点	置阴凉干燥处，防潮。
用法用量	内服：煎汤，9～15克；浸酒、熬膏或入丸、散。外用：捣敷。
使用禁忌	凡中气下陷、脾虚泄泻、下元不固、梦遗失精、月经过多及孕妇均忌服。

牛膝猪腰汤

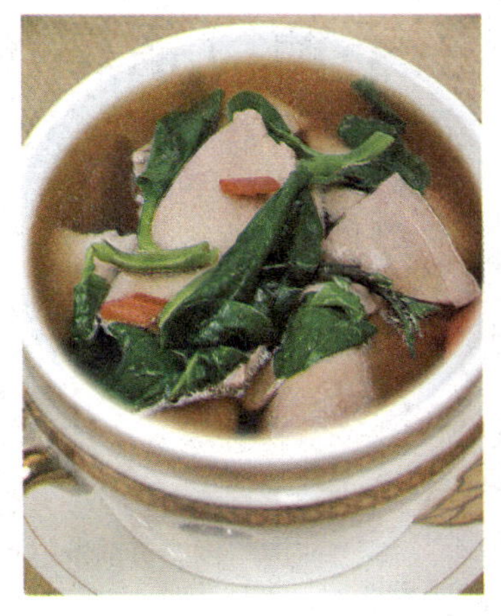

原料

韭菜子100克，田七50克，续断10克，川牛膝15克，猪腰300克，小白菜、食用油、盐、葱末、姜末、米醋各适量。

做法

猪腰洗净，切片，汆水。韭菜子、田七、续断、川牛膝、小白菜洗净。油锅烧热，炝香葱末、姜末，加入所有原料，倒入水，文火煲至熟即可。

功效

补益肝肾，强筋健骨。

王不留行

别名 不留行、王不流行、金盏银台、麦蓝子。

性味 性平，味苦。

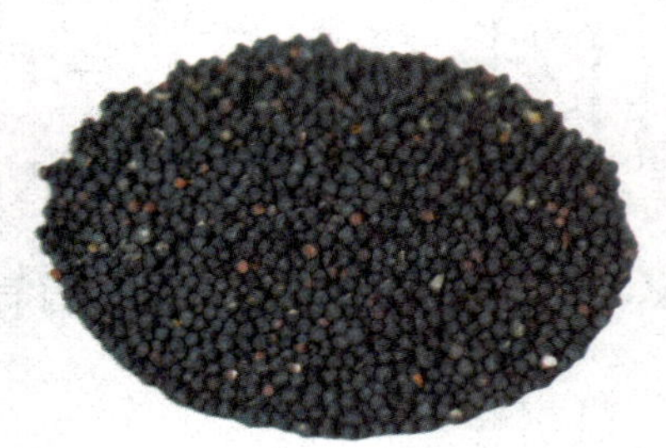

行血、催乳、消肿敛疮的良药

来　源 为石竹科植物麦蓝菜的种子。

主要产地 主产于河北、山东、辽宁、黑龙江。

功效主治 行血通经、催生下乳、消肿敛疮。治妇女闭经、乳汁不通、难产、血淋、痈肿、金疮出血。

主要成分 含王不留行皂苷、王不留行黄酮苷等。

性状特征

干燥种子，近球形，径约2毫米。幼嫩时呈白色，继变橘红色，最后呈黑色而有光泽，表面布有颗粒状凸起，种脐近圆形，下陷，其周围的颗粒状凸起较细，种脐的一侧有一带形凹沟，沟内的颗粒状凸起呈纵行排列。

选购秘诀

以干燥、子粒均匀、充实饱满、色乌黑、无杂质者为佳。

药用价值

治乳汁稀少或排乳不畅，以王不留行15克煮猪蹄1只，或配炙山甲、通草、生黄芪、路路通等水煎服，方如通乳汤。

治睾丸炎：例如流行性腮腺炎合并睾丸炎时可用王不留行、川楝子配清热解毒药，如板蓝根等，方如板王消毒饮。

鼻血不止：用王不留行连茎、叶阴干，煎成浓汁温服，很快见效。

便后出血：用王不留行研为末，每服3克，水送下。

刀伤失血：用王不留行5克，蒴翟叶5克，桑根白皮5克，川椒1.5克，甘草5克，黄芩、干姜、芍药、厚朴各1克，前三味，烧存性，后六味，研为末。两组和匀。治大伤，每服一匙，水送下。

贮存要点	置干燥处。
用法用量	内服：煎汤，4.5~9克；或入丸、散。外用：研末调敷。
使用禁忌	孕妇忌服。

王不留行猪尾汤

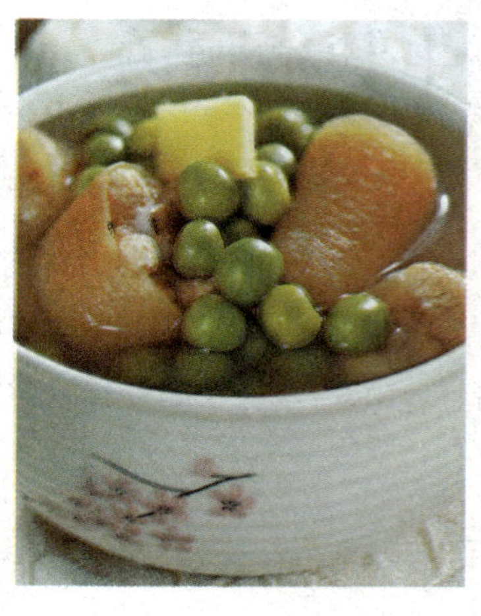

原料

王不留行、穿山甲、木香各10克，猪尾300克，豌豆200克，盐适量。

做法

猪尾去毛洗净，切段，汆水；豌豆洗净；王不留行、穿山甲、木香洗净装入纱布袋。猪尾、豌豆、纱布袋同放入锅中炖至熟烂，捞出纱布袋，加入盐调味即可。

功效

本品对肝郁气结型乳腺癌的患者有良好的食疗作用。

路路通

别名 枫实、枫木上球、枫香果、枫果、枫球子。

性味 性平，味苦。

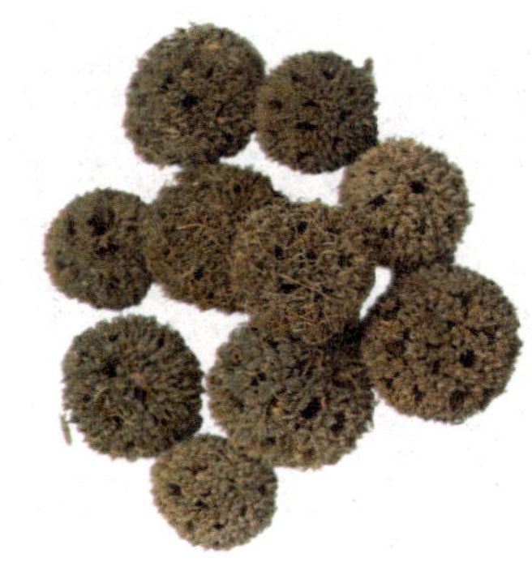

通络、通窍、通乳

来　源 为金缕梅科植物枫香的果实。

主要产地 主产于江苏、浙江、江西、福建、广东等地。此外，湖北、河南、贵州等地亦产。

功效主治 祛风通络、利水除湿。治肢体痹痛、手足拘挛、胃痛、水肿、胀满、闭经、乳少、痈疽、痔漏、疥癣、湿疹。

主要成分 主要含挥发油等，其中含黄酮苷、酚类、有机酸及糖类。

性状特征

干燥复果呈圆球形。表面灰棕色或暗棕色，上有多数鸟嘴状针刺，常折断；苞片卷成筒状，有时裂开，内藏多数小蒴果。复果基部残留果柄，有时折断。蒴果细小，顶端有一裂孔，内有种子2枚。种子淡褐色，有光泽。气特异，味淡。

选购秘诀

以色黄、个大者为佳。

药用价值

治荨麻疹、风疹，配四物汤、蝉蜕、白鲜皮等，方如四物消风饮加减，此方有祛风、止痒、散疹的作用。

治疗过敏性鼻炎，以路路通配苍耳、辛夷、白芷、防风等，组成具有抗过敏、祛风、消炎、通窍作用的方剂，即过敏性鼻炎汤，对减少鼻腔分泌物有一定的作用。

治风湿和类风湿关节炎，配独活、羌活、豆豉姜、鸡血藤、当归等，剂量稍大，可为9~15克。

治跌打损伤，内服外洗均可，能散淤止痛，常配赤芍、丹参、泽兰、苏木等活血药，水煎服。外洗可用关节热洗方。

贮存要点	置干燥处。
用法用量	内服：煎汤，3~6克；外用：煅存性，研末调敷或烧烟闻嗅。
使用禁忌	孕妇忌服。

穿山甲路路通粥

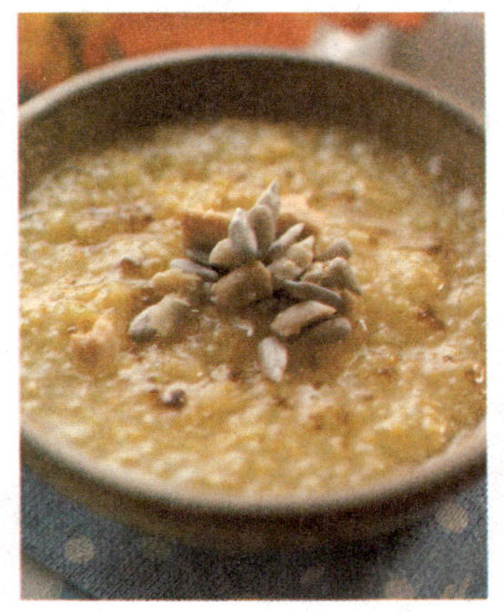

原料

穿山甲10克，路路通15克，小米100克，花生仁、瓜子仁、红糖适量。

做法

将洗净的穿山甲、路路通放入锅中，加入适量的清水，煎取药汁。小米淘洗干净，倒入药汁，再加入一些花生仁、瓜子仁、红糖，一起熬煮成粥。

功效

通经、活血、下乳，适用于产后乳汁不通、少乳。

刘寄奴

别名 金寄奴、乌藤菜、细白花草。

性味 性温，味苦。

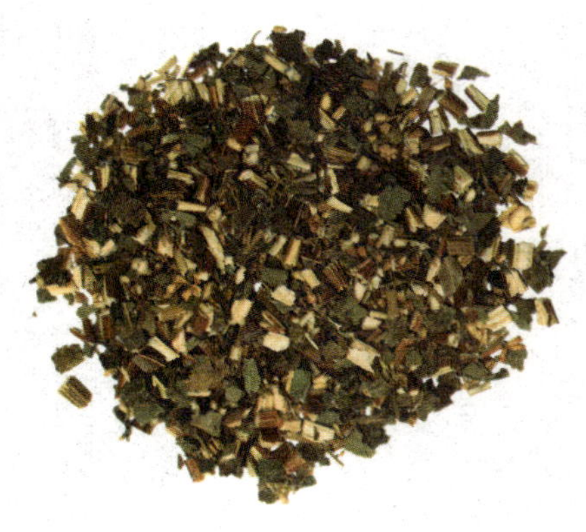

治疗淤血、腹痛的常用药

来　源 为菊科植物奇蒿的全草。

主要产地 主产于江苏、浙江、江西等地。

功效主治 破血通经、敛疮消肿。治闭经、胸腹胀痛、产后血淤、跌打损伤、金疮出血。

主要成分 含有各种挥发油，油显黄绿色。

性状特征

干燥的带花全草，通常已弯折，表面棕黄色至棕褐色，常被白色毛茸，茎质坚而硬，折断面呈纤维状，黄白色，中央白色而疏松。叶互生，通常干枯皱缩或脱落，表面暗绿色，背面灰绿色，密被白毛，质脆易破碎或脱落，枝梢带花穗，枯黄色。气芳香，味淡。

商品刘寄奴，各地所用品种很不一致。在江苏、上海、浙江、江西、福建等地使用的，习称“南刘寄奴”。另一种“北刘寄奴”，系玄参科植物阴行草的带果全草，主产于河北、山东、河南、吉林、黑龙江等地。

选购秘诀

以叶绿、花穗黄而多、无霉斑及杂质者为佳。

药用价值

刘寄奴具有活血通经、消肿止痛的功效，是治疗淤血、腹痛的常用药，治跌打损伤、淤血在腹内而作痛者，配骨碎补、延胡索等内服，方如刘寄奴汤。

用于妇科淤血腹痛，起辅助作用。佐活血通经药，能治血淤闭经、经痛，常配凌霄花、红花、归尾、牛膝、赤芍等；配补气止血药，治崩漏（功能性子宫出血）而兼有淤血腹痛之证，常配黄芪、党参、白术、茜草等药。

贮存要点	置于干燥处保存。
用法用量	内服：煎汤，4.5～9克；或入散剂。外用：捣敷或研末撒。
使用禁忌	气血虚弱、脾虚作泄者忌服。

刘寄奴酒

原料

刘寄奴、骨碎补、玄胡索各60克，白酒500毫升。

做法

将三味药材切碎，置于容器中，加入白酒，密封10天以上，饮用时滤渣取汁即可。

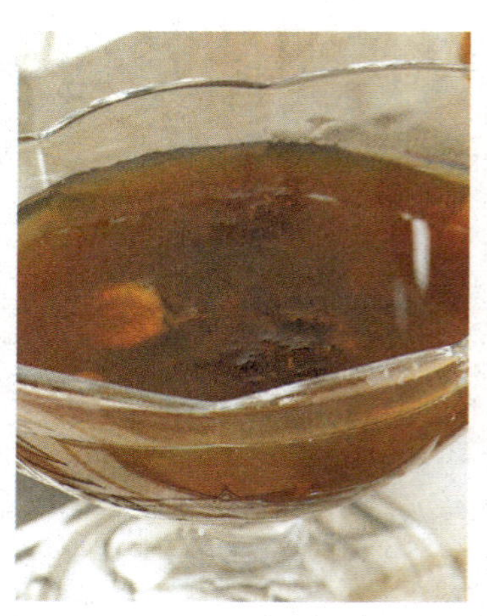

功效

消肿定痛，止血续筋，适用于跌打损伤、淤血肿痛。

五灵脂

别名 药本。
性味 性温，味苦、甘。

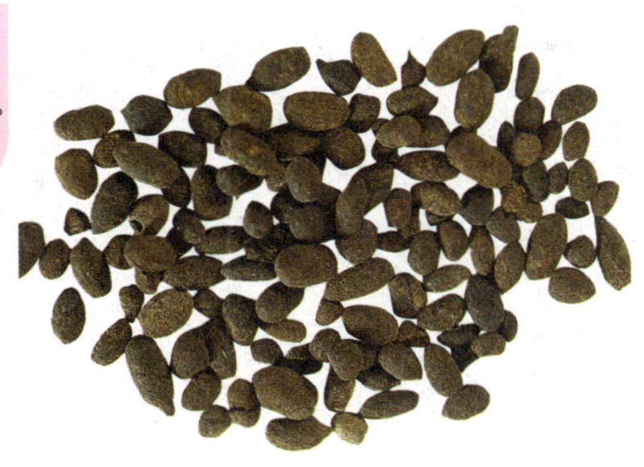

常用于妇科淤血所致的疼痛

来　源 为鼯鼠科动物橙足鼯鼠和飞鼠等的干燥粪便。

主要产地 主产于河北、山西。此外，甘肃、吉林、新疆、北京郊区亦产。

功效主治 生用行血止痛。治心腹血气诸痛、妇女闭经、产后淤血作痛；外用治蛇、蝎咬伤。

主要成分 含有维生素A类物质、树脂等。

性状特征

灵脂块又名糖灵脂，由许多粪粒凝结而成，呈不规则的块状，大小不一。表面黑棕色，黄棕色、红棕色或灰棕色，凹凸不平，有的有油润性光泽。粪粒呈长椭圆柱形，呈纤维性。

灵脂米又名散灵脂，呈长椭圆形圆柱状，两端钝圆。表面黑棕色，常可见浅色的斑点，有的具有光泽。体轻而松，易折断，断面黄色，黄绿色或黑棕色，呈纤维性。

选购秘诀

灵脂块以块状、黑棕色、有光泽、油润而无杂质者佳；灵脂米以表面粗糙、外黑棕色、内黄绿色，体轻无杂质者佳，但品质较灵脂块为佳。

药用价值

体外试验对结核杆菌的生长有较强的抑制作用，且对小白鼠实验性结核病有疗效。对多种皮肤癣有不同程度的抑制作用。

临床上主要治疗淤血所致的痛证，妇科治疗上尤为多用。

治疗月经不调、痛经而属于淤血所致者，可配延胡索、益母草等，有散淤、通经、止痛的作用。

贮存要点	置于阴凉干燥处保存。
用法用量	内服：煎汤，4.5~9克；或入丸、散。外用：研末调敷。
使用禁忌	血虚腹痛、血虚经闭，产妇失血过多、眩晕、心虚有火作痛、病属血虚无淤滞者，忌服。

五灵脂墨鱼粥

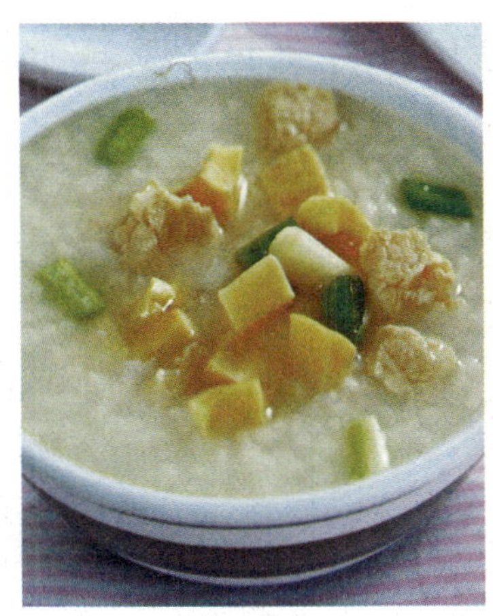

原料

干墨鱼200克，粳米500克，五灵脂9克，黄桃肉、胡椒粉、姜汁、葱段、盐各适量。

做法

将干墨鱼泡发，去皮、骨，洗净，切丁；粳米淘洗干净。锅内注水，下入五灵脂、墨鱼、黄桃肉、胡椒粉、姜汁、葱段炖至五成熟；再下入粳米熬成粥，调入盐即成。

功效

补益精气，养血滋阴，通调月经，美肤乌发。

三棱

别名 苇根、京三棱、红蒲根、光三棱。

性味 性平，味苦、辛。

祛淤消积的常用配伍药

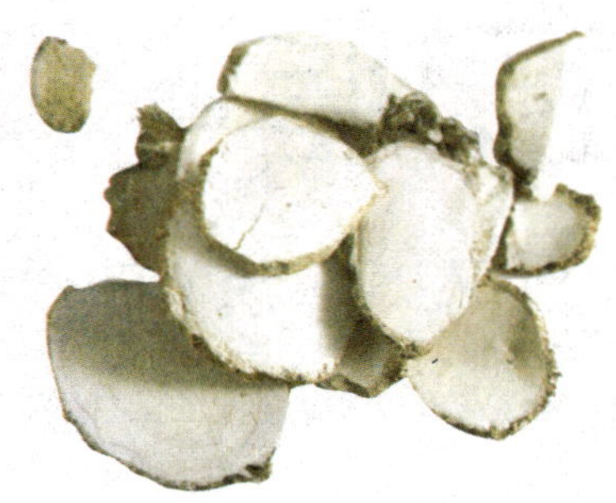

来　源 为黑三棱科植物黑三棱或小黑三棱、细叶黑三棱的块茎。

主要产地 主产于江苏、河南、山东、江西。辽宁、安徽、浙江、四川、湖北等地亦产。

功效主治 破血、行气、消积、止痛。治症瘕积聚、气血凝滞、心腹疼痛、胁下胀疼、闭经、产后淤血腹痛、跌打损伤、疮肿坚硬。

主要成分 小黑三棱含挥发油0.05%。

性状特征

干燥块茎呈圆锥形：扁卵圆形，上圆下尖，长2.5～5厘米，直径1.5～3.5厘米。表面黄白色或灰黄色，细腻或粗糙不平，有刀削痕迹，并有密集的点状须根痕，略呈横向环状排列，两侧面有突起，凹凸不平。质坚实，极难折断。切断面平坦，黄白色或灰白色，向内色较深，中间有多数不明显的维管束小点。气微弱，味淡，嚼之微有麻辣感。

选购秘诀

以个匀、体重、质坚实、去净外皮、表面黄白色者为佳。

药用价值

三棱具有祛淤通经、破血消症、行气消积等功效，三棱治症瘕积聚、气血凝滞、心腹疼痛、胁下胀疼、闭经、产后淤血腹痛、跌打损伤、疮肿坚硬。破血祛淤，与莪术近似，也有促吸收作用，临床应用上与莪术相同，两者常配伍使用。

其区别是：活血之力三棱优于莪术，理气之功莪术胜于三棱，故祛淤消积用三棱，行气止痛用莪术。两者配合同用，能加强破血行气的作用，可治月经不调（闭经、痛经）。

贮存要点	置通风干燥处，防蛀。
用法用量	内服：煎汤，4.5～9克；或入丸、散。
使用禁忌	孕妇禁用。

核桃仁三棱莪术蜜饮

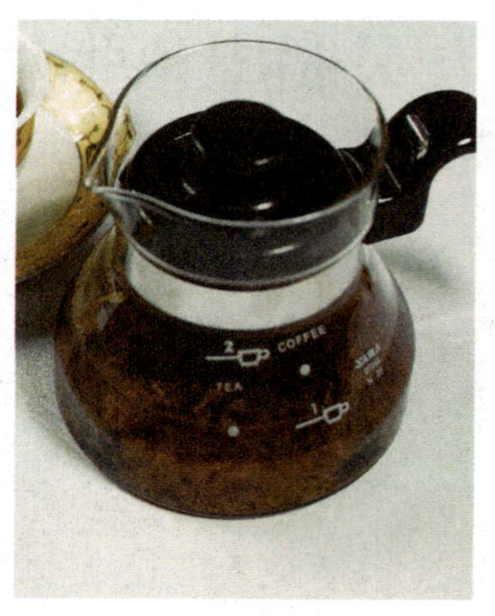

原料

丹参、鳖甲各30克，核桃仁、三棱、莪术各15克，当归、枳壳各10克，蜂蜜适量。

做法

将所有药材分别洗净、捣碎。将捣碎的鳖甲放入砂锅，加水以武火煮沸，改用中火煎30分钟；将其他6味药材倒入砂锅，搅匀，续煮30分钟；滤渣取汁，加蜂蜜调服。

功效

活血化淤，适于子宫肌瘤、证属气滞血淤。

苏木

别名 苏枋、苏方、苏方木、赤木、红柴。

性味 性平，味甘、咸。

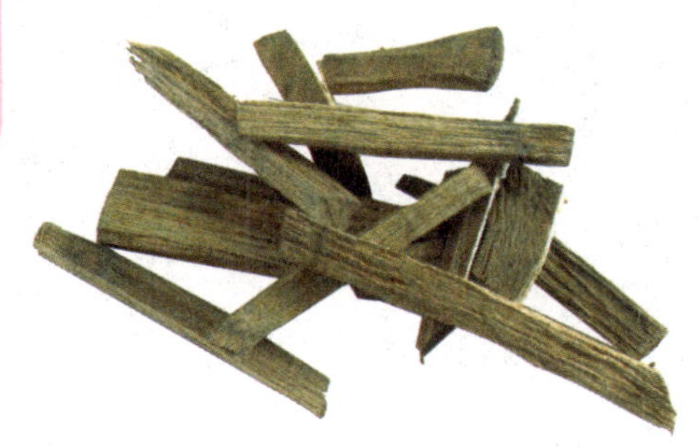

伤科和妇科的常用良药

来　源 为豆科植物苏木的干燥心材。

主要产地 主产于广西、云南、台湾、广东（海南岛）、四川等地。

功效主治 行血破淤、消肿止痛。治妇人血气心腹痛、闭经、产后淤血、胀痛、喘急、痢疾、破伤风、痈肿、跌损淤滞作痛。

主要成分 木部含无色的原色素——巴西苏木素约2%；巴西苏木素遇空气即氧化为巴西苏木红素；另含苏木酚，可做有机试剂，检查铝离子；又含挥发油，油的主要成分为水芹烯及罗勒烯；还含鞣质。

性状特征

干燥心材呈圆柱形，有的连接根部，呈不规则稍弯曲的长条状，长8～100厘米，直径3～10厘米。表面暗棕色或黄棕色，可见红黄色相间的纵走条纹，有刀削痕及细小的凹入油孔。横断面有显著的年轮，有时中央可见黄白色的髓，并具点状闪光。质致密，坚硬而重，无臭，味微涩。

选购秘诀

以粗大、坚实、色红黄者为佳。

药用价值

有催眠作用。大剂量下甚至有麻醉的作用，又能对抗马钱子碱等的中枢兴奋作用。临床应用有镇静止痛效果可能与此有关。

体外试验有抗菌作用，其浸、煎液对金黄色葡萄球菌、流感杆菌、肺炎双球菌、白喉杆菌等有较显著的抑菌作用。

治跌打损伤所致的淤伤疼痛，新伤旧伤都适用，内服外敷均可。内服常配其他的祛淤活血药。

贮存要点	置干燥处。
用法用量	内服：煎汤，3～9克；研末或熬膏。外用：研末撒。
使用禁忌	血虚无淤者不宜，孕妇忌服。

苏木行淤酒

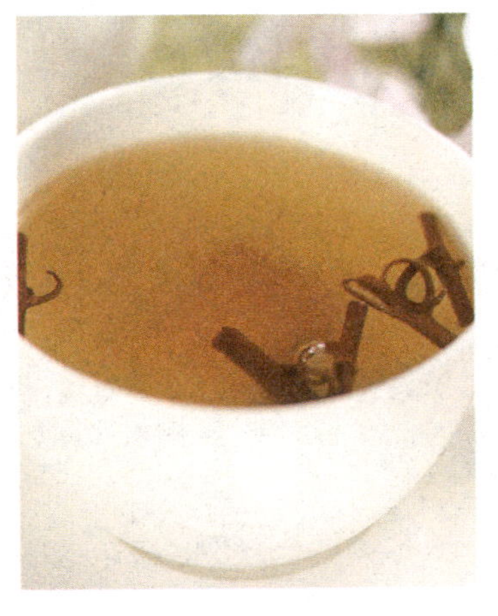

原料

苏木70克，白酒500毫升，水500毫升。

做法

将苏木捣成碎末，与水、白酒各500毫升同置于锅中，上火煎取500毫升，待温，滤渣取汁，分作3份服用。

功效

活血化淤，止痛消肿，适用于跌打损伤、肿痛。

蟹

别名 无肠公子、螃蟹、毛蟹、稻蟹。

性味 性寒，味咸。

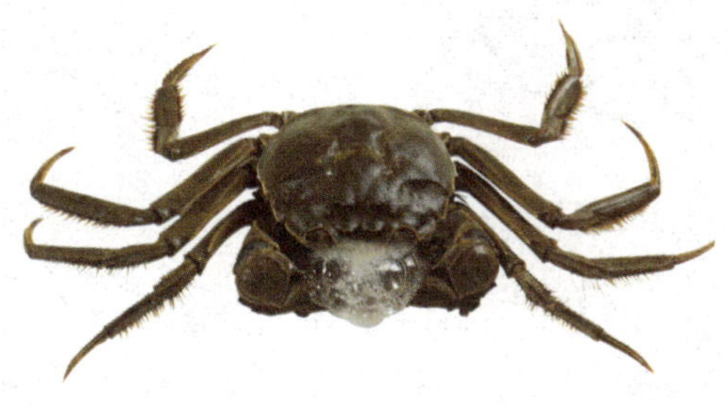

清热、散血之水产佳品

来　源 为方蟹科动物中华绒螯蟹的全体。

主要产地 全国各地均产。

功效主治 清热散血，治筋骨损伤、漆疮、烫伤。

主要成分 可食部分含水分、蛋白质、脂肪、碳水化合物、钙、磷、铁、维生素A。肌肉含10余种游离氨基酸，其中谷氨酸、甘氨酸、脯氨酸、组氨酸、精氨酸量较多。

性状特征

蟹的身体分为头胸部与腹部。头胸部的背面覆盖头胸甲，形状因品种不同而有异。额部中央具第1、2对触角，外侧是有柄的复眼。头胸甲两侧有5对胸足。腹部退化，扁平，曲折在头胸部的腹面。雄性腹部窄长，多呈三角形，只有前两对附肢变形为交接器；雌性腹部宽阔，第2～5节各具1对双枝型附肢，密布刚毛，用以抱卵。多数蟹为海生，以热带浅海种类最多。

选购秘诀

以活跃强壮、壳青光泽、体重脚硬、脐白凸出、螯毛丛生者为上品。

药用价值

螃蟹可用于产后腹痛、眩晕健忘、腰酸腿软、黄疸、漆疮、疥癣、冻疮。据医家研究发现，用甲壳质可制成“体内可溶手术线”，优于传统羊肠线，易被人体溶菌酶分解吸收。甲壳素还有抗癌作用。

贮存要点	置于冰箱内保存。
用法用量	螃蟹可清蒸、酒浸、酱渍、盐腌，各具风味，亦可去壳及内杂后切块、糊面粉、红烧。通常以烹蒸食用居多，吃时应蘸醋、姜、酱、酒之调料，即可增进食欲，又可促进胃液消化吸收，还可制其寒气。每餐150克为宜。
使用禁忌	外邪未清、脾胃虚寒及宿患风疾者慎服。

油炸藕蟹

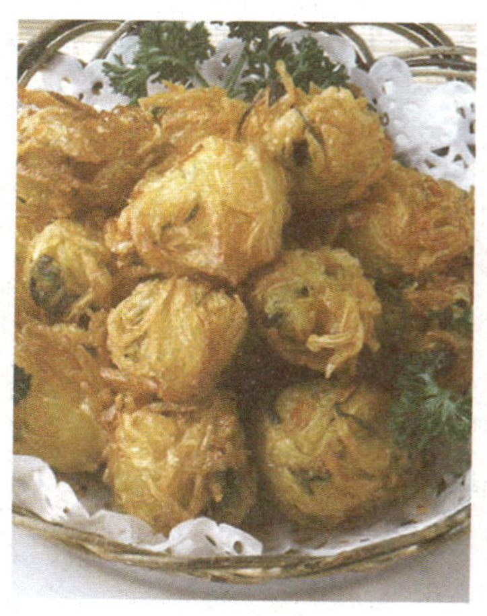

原料

嫩藕250克，螃蟹200克，胡萝卜100克，食用油、面粉、盐、葱段各适量。

做法

把藕、胡萝卜去皮、洗净、切丝；螃蟹取肉，洗净。将面粉调糊，把藕丝、胡萝卜丝、蟹肉、葱段、盐放入面糊中拌匀，做成团后下油锅炸，炸成金黄色即可。

功效

健脾止泻，对慢性肠炎、腹泻有疗效。

茄子

别名 落苏、昆仑瓜、草鳖甲、酪酥、吊菜子。

性味 性凉，味甘。

心血管疾病患者的佳蔬

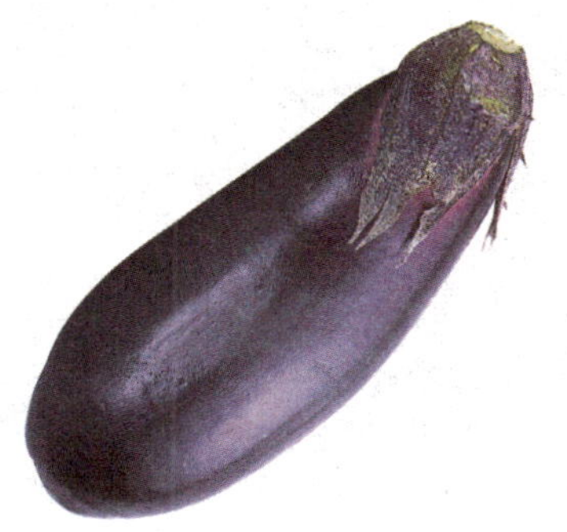

来　　源 为茄科植物茄的果实。

主要产地 全国各地均有栽培。

功效主治 清热活血、止痛消肿。治肠风下血、热毒疮痈、皮肤溃疡。

主要成分 茄子的营养成分比较全面，含有蛋白质、脂肪、钙、磷、铁、胡萝卜素、维生素B_1、维生素B_2、烟酸、维生素P、维生素E，并含有多种生物碱等营养成分。

性状特征

一年生草本植物，热带为多年生灌木，古称酪酥、昆仑瓜，以幼嫩果实供食用。

圆茄

植株高大、果实大，圆球、扁球或椭圆球形，中国北方栽培较多。

长茄

植株长势中等，果实细长棒状，南方较多。

矮茄

植株较矮，果实小，卵形或长卵形。

选购秘诀

以手握有黏滞感、外观亮泽者为佳。

药用价值

茄子所含的维生素P能使血管壁保持弹性和维持正常生理功能，防止硬化和破裂，所以经常吃些茄子，有助于防治高血压、冠心病、动脉硬化和出血性紫癜。

茄子含有硫胺素，可增强大脑和神经系统功能，常吃茄子，可增强记忆、减缓脑部疲劳。

贮存要点	新鲜食用，或放于冰箱保鲜。
用法用量	茄子的食用方法很多，常见的吃法有烧、炒、蒸、焖、油炸、凉拌、干制等。紫皮茄子对高血压症、咯血、皮肤紫癜患者益处很大，未成熟时食之尤佳。每餐85克，约半个。
使用禁忌	体质虚冷之人不宜多食。

香油拌茄泥

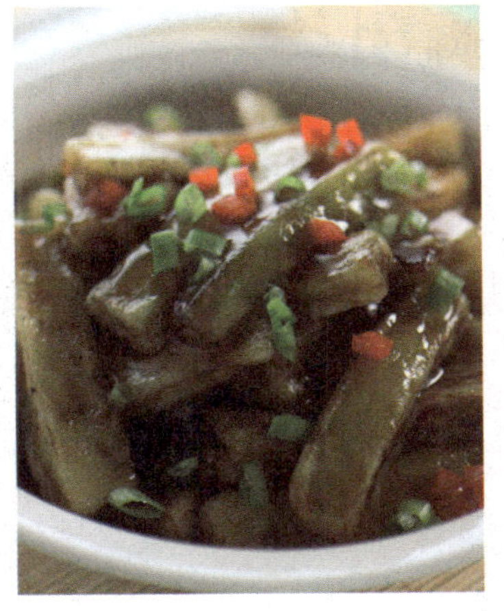

原料

茄子350克，香油、盐、葱花、蒜泥、红辣椒末各适量。

做法

茄子去蒂，切条，放在碗里，上蒸锅隔水蒸25分钟。放凉后添加香油、蒜泥、盐、葱花、红辣椒末，拌匀即可。

功效

清热活血，止痛消肿。

穿山甲

别名 鲮鲤甲、鳢鲤甲、鲮鲤角。

性味 性凉，味咸。

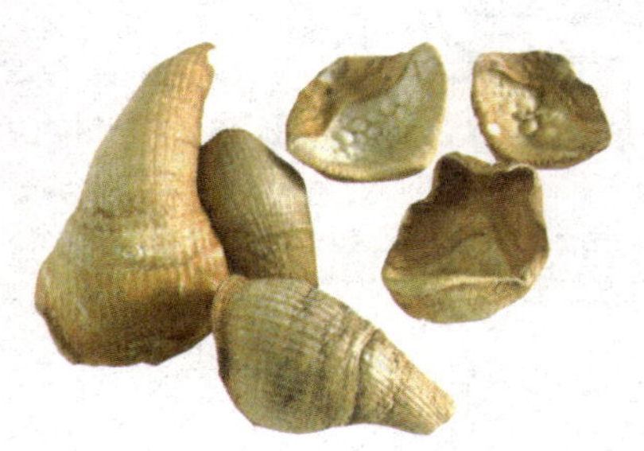

下乳通经的圣药

来　源 为鲮鲤科动物鲮鲤的鳞甲。

主要产地 主产于广东、广西、云南、贵州；浙江、福建、湖南、安徽等地亦产。进口的穿山甲商品，多来自越南、缅甸、印度尼西亚等地。

功效主治 消肿溃痈、祛风活络、通经下乳。治痈疽疮肿、风寒湿痹、月经停闭、乳汁不通，外用止血。

主要成分 鳞片含大量的角蛋白，粗蛋白含量为85.35%，另含甾体皂苷元。

性状特征

甲片随生长部位不同而形状大小不一。呈扇面形、菱形或盾形，一般长或宽1.5～5厘米，中央较厚，边缘较薄。背面青黑色，有纵线纹多条，底部边缘有数条横线纹。腹面色淡较滑润，中央有一条弓形的横向棱线。角质、微透明、坚韧有弹性、很难折断。气微腥，味咸。

选购秘诀

以片匀、色青黑、无腥气、不带皮肉者为佳。

药用价值

用于治痈疽。内服以炙山甲配银花、皂角刺等煎汤治痈肿初起，促进脓肿消散，方如消疮饮；外用可用炙山甲末或炮山甲末和药调敷疮疡。但痈疽已溃的病例不要使用。

用于外伤止血时，取净穿山甲片，置于烧热的植物油中，炸成黄色（勿过火），日晒或自然挥发除去油质，研成粉末，置耐高温瓶中，高压灭菌，再置烤箱中干燥后即得穿山甲止血粉。使用时，迅速地把止血粉均匀撒在出血部位，包扎。

贮存要点	置于干燥处保存。
用法用量	内服：煎汤，4.5～9克；或入散剂。外用：研末撒或调敷。
使用禁忌	气血不足、痈疽已溃者慎服。

癃闭茶

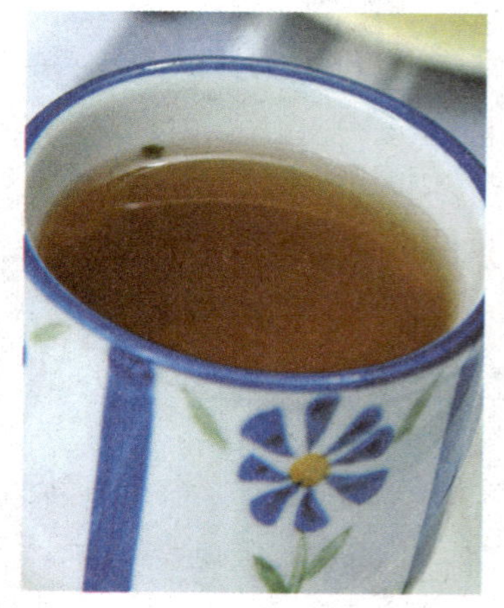

原料

肉桂10克，穿山甲60克，蜂蜜适量。

做法

将肉桂、穿山甲分别洗净，放在阳光下晒干，然后研磨成粉。水烧沸，冲入蜂蜜，再放入研好的药材粉末3～5克搅拌均匀，加盖闷一会即可。

功效

适用于气滞、血淤患者。

常见理血药物食物食用宜忌

三七

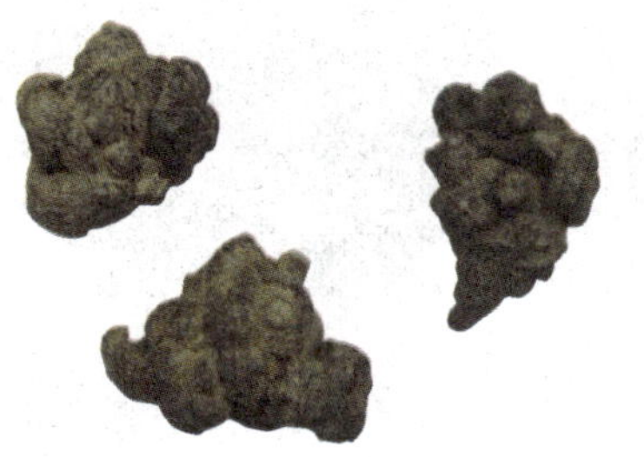

宜： 各种外伤出血、各种内脏血证以及恶露不下、跌打淤血痈肿疼痛者均可食用。

忌： 孕妇忌服。

艾叶

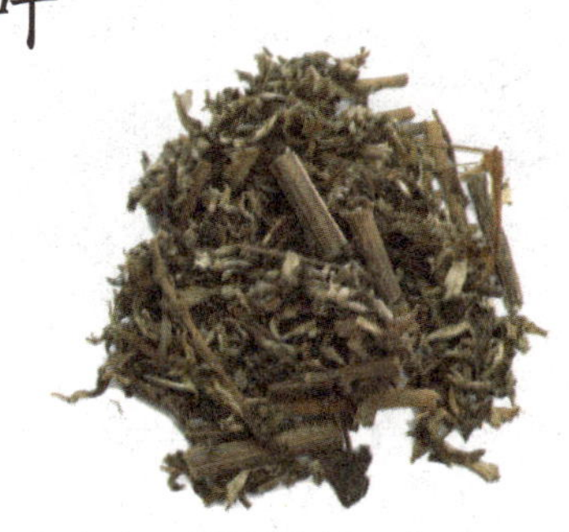

宜： 心腹冷痛、泄泻转筋、久痢、吐衄、下血、月经不调、痈疡、疥癣者均可食用。

忌： 阴虚血热者慎用。

黑木耳

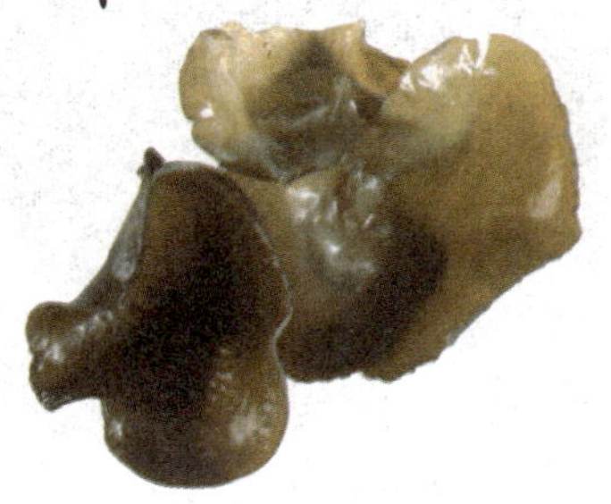

宜： 肠风、血痢、血淋、崩漏、痔疮患者以及肥胖、肿瘤患者均可食用。

忌： 大便不实者忌。孕妇、儿童不可多食。

空心菜

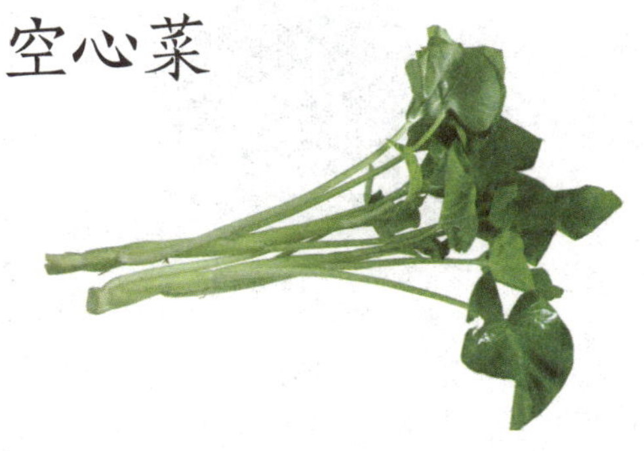

宜： 鼻衄、便秘、淋浊、便血、痔疮、痈肿、外伤、蛇虫咬伤者均可食用。

忌： 体质虚寒者勿多食。

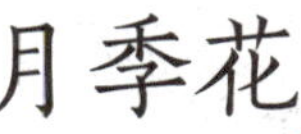

月季花

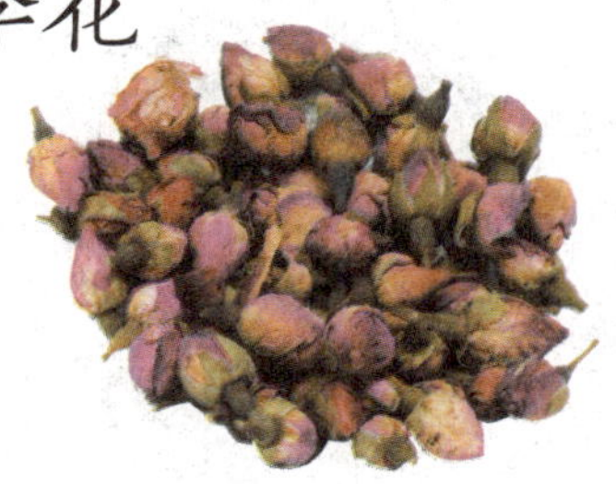

宜： 月经不调、经来腹痛、跌打损伤、血淤肿痛、痈疽肿毒患者均可食用。

忌： 多服久服能引起大便溏泻，故脾胃虚弱者慎用；孕妇亦慎用。

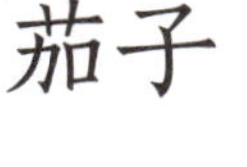

茄子

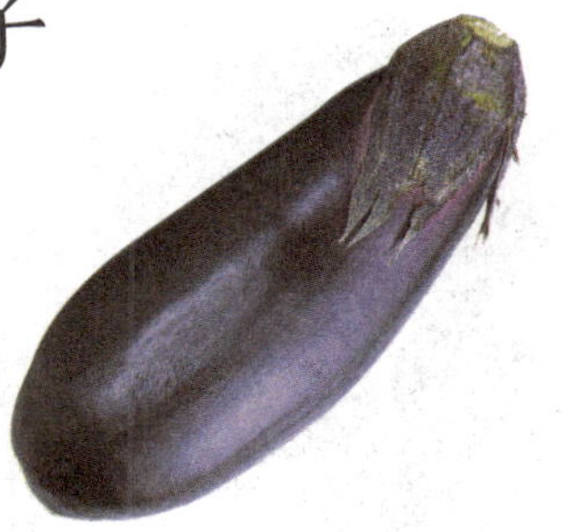

宜： 肠风下血、热毒疮痈、皮肤溃疡患者均可食用，尤其适合中老年人以及患心血管病或高胆固醇者食用。

忌： 体质虚冷之人不宜多食。

益母草

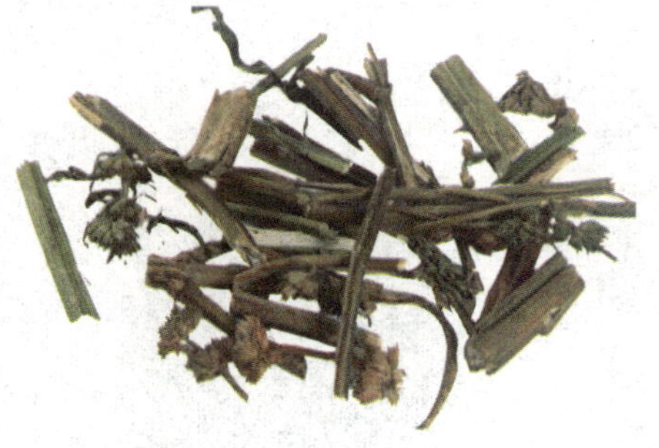

宜： 适宜月经不调、难产、胞衣不下、产后血晕、淤血腹痛者服用。

忌： 阴虚血少者忌服，孕妇不宜用。

没药

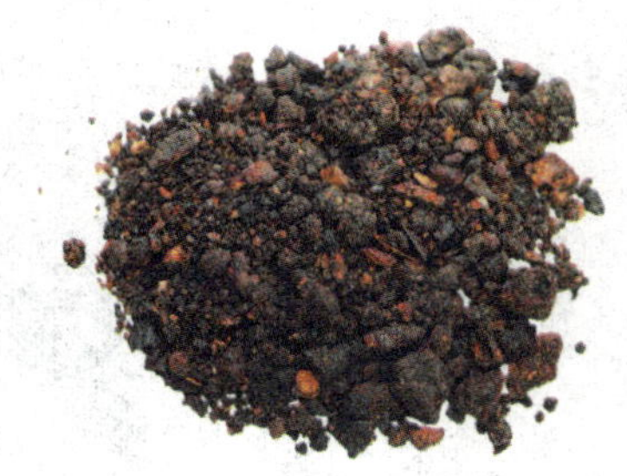

宜： 适宜跌损、金创、筋骨心腹诸痛、症瘕、痔漏者服用。

忌： 孕妇忌服，月经过多，经期长者忌服。

川牛膝

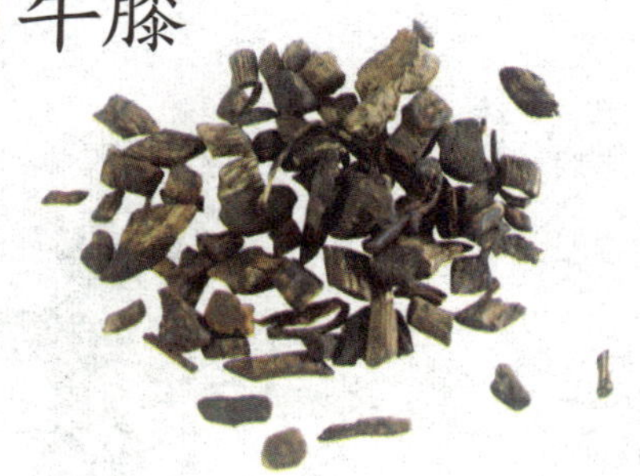

宜： 适宜淋病、尿血、经闭、症瘕、难产、产后淤血腹痛者服用。

忌： 中气下陷、脾虚泄泻、下元不固、梦遗失精、月经过多及孕妇均忌服。

王不留行

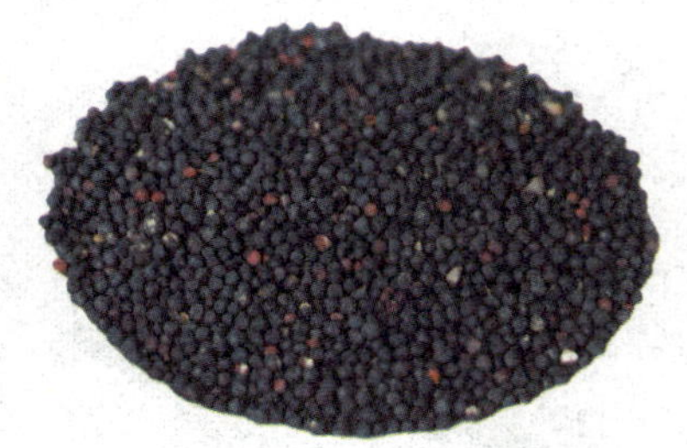

宜： 适宜妇女闭经、乳汁不通、难产、血淋、痈肿、金疮出血者服用。

忌： 孕妇忌服。

路路通

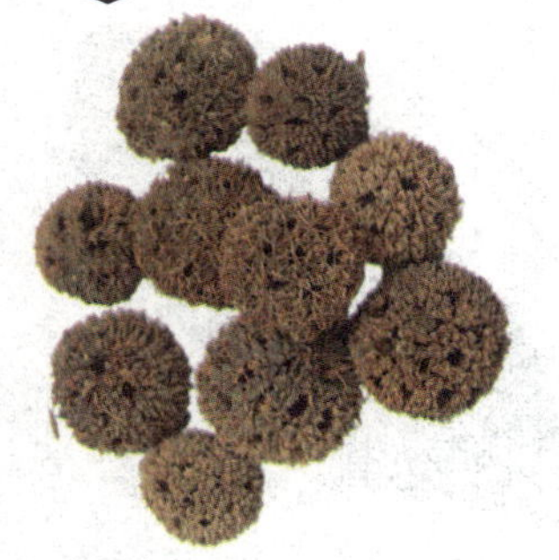

宜： 适宜手足拘挛、胃痛、水肿、胀满、闭经、乳少、痈疽、痔漏者服用。

忌： 孕妇忌服。

刘寄奴

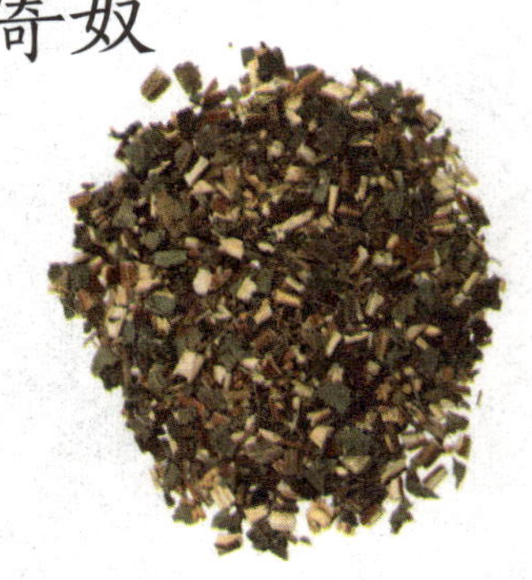

宜： 适宜经闭症瘕、胸腹胀痛、产后血淤、跌打损伤、金疮出血者服用。

忌： 气血虚弱、脾虚作泄者忌服。

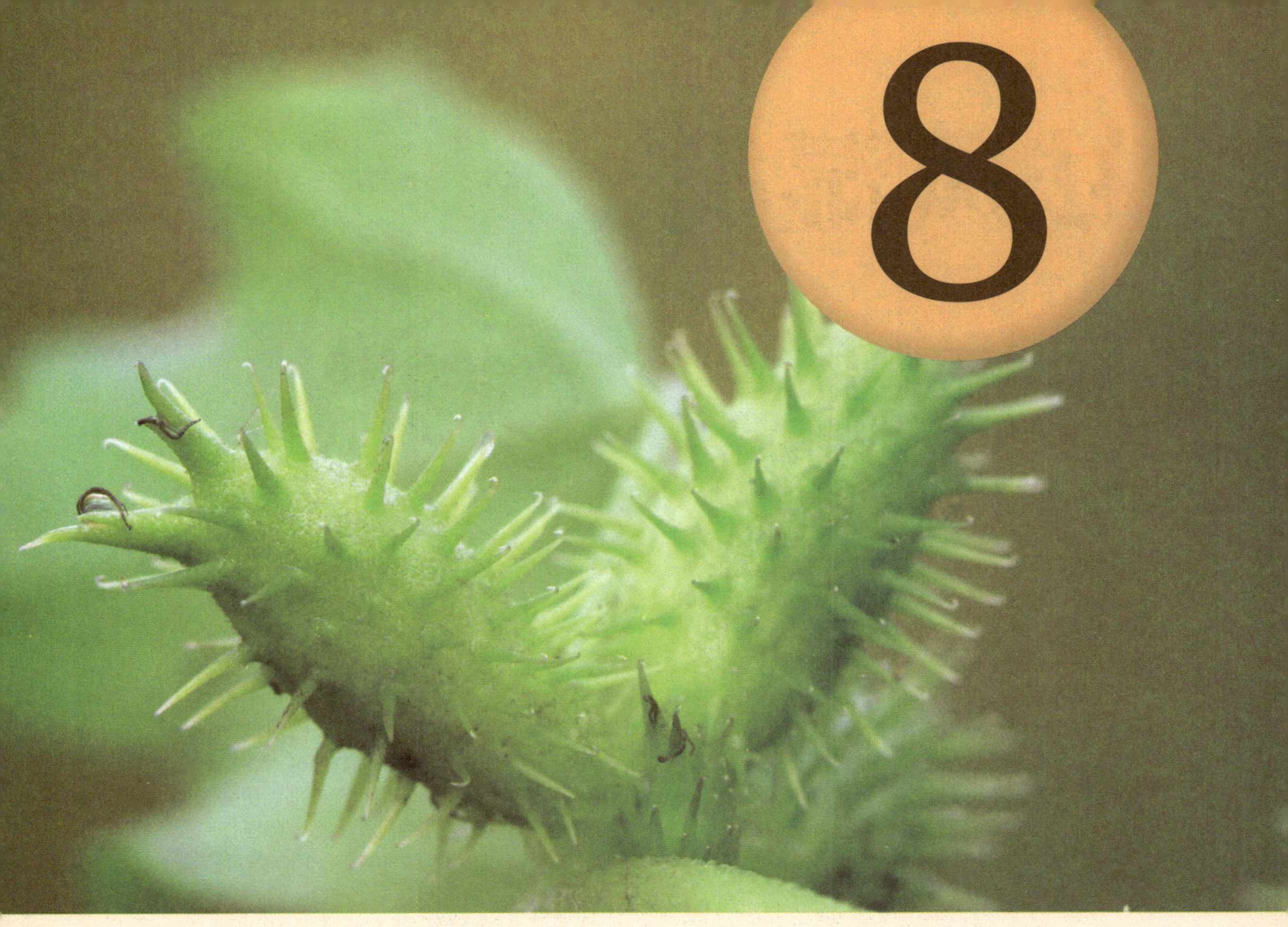

祛风湿篇

祛风湿药物、食物具有祛除肌肉和筋骨的风湿、解除痹痛、舒筋活络的作用，其中部分药物、食物有不同程度的补肝肾、壮筋骨的作用。从现代医学观点看，它们分别具有镇痛、消肿、促进血液循环（散寒）、解热等作用。祛风湿药物、食物主要用于治疗由风、寒、湿所致的痹证。

所谓痹证，主要症状是关节肌肉疼痛或麻木，大致又可分为4类。

行痹：风气偏胜，又称风痹。表现为痛无定处，呈游走性，多见于风湿性关节炎。

痛痹：寒气偏胜，又称寒痹。表现为疼痛剧烈，痛有定处，遇寒则痛加剧，且有关节屈伸不利，多见于风湿性和类风湿性关节炎。

着痹：湿气偏胜，又称湿痹，表现为疼痛固定，且肢体沉重，肌肤麻木，多见于类风湿关节炎、肌肉风湿，以及退变性关节炎。

热痹：发病急骤，关节红肿热痛，伴有全身发热、口渴、苔黄、脉数，属急性风湿性关节炎或慢性的急性发作。

祛风湿类

主要用于治疗由风、寒、湿所致的痹证（其中有些也可用于治疗外感表证）。

独活

别名 独摇草、独滑、长生草。

性味 性温，味辛、苦。

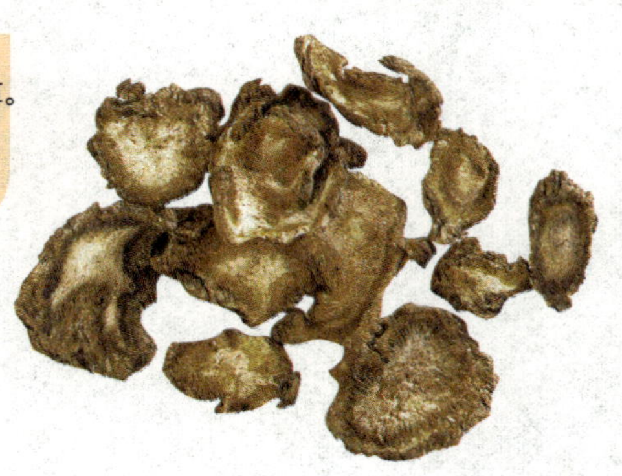

治风湿酸痛的常用良药

来　源 为伞形科植物重齿毛当归、毛当归、兴安白芷、紫茎独活、牛尾独活、软毛独活以及五加科植物食用楤木等的根及根茎。

主要产地 主产于四川、湖北、安徽等地。

功效主治 祛风、胜湿、散寒、止痛。治风寒湿痹、腰膝酸痛、手脚挛痛、慢性气管炎、头痛、齿痛。

主要成分 含佛手柑内酯、二氢山芹当归油酯、二氢山芹醇、二氢山芹醇乙酸酯、伞花内酯、当归醇A－H及东莨菪内酯等多种香豆精类化合物。

性状特征

根头及主根粗短，略呈圆柱形，下部分出数条弯曲的支根。表面灰棕色黄棕色，有纵皱纹、横长皮孔及稍凸起的细根痕，主根有环纹，顶端平截，中央为凹陷的茎痕。质坚硬，断面皮部灰白色，有多数散状的棕色油室，木质部灰黄色至黄棕色。香气浓郁，味苦、辛，麻舌。

独活有川独活（重齿毛当归）、香独活（毛当归）之分。川独活外形类似当归，有分枝形支根；香独活则多分枝，断面木为深紫色。

选购秘诀

以根头部膨大、表面灰褐色、质硬、断面灰白色、有特异香气及味苦、辛，微麻舌的为佳。

药用价值

镇静、催眠、抗炎作用

独活煎剂或流浸膏给大鼠或小鼠口服或腹腔注射，均可产生镇静乃至催眠作用，甚至可防止士的宁对蛙的惊厥作用，但不能使其免于死亡。对大鼠甲醛性关节炎有抗炎作用。

对心、血管系统的作用

独活粗制剂予麻醉犬或猫静脉注射，有降压作用，但不持久。酊剂作用大于煎剂。切断迷走神经不影响其降压，注射阿托品后，降压作用受到部分或全部的抑制。对离体蛙心有抑制作用。

镇痛

独活擅长治疗腰以下部位的风湿痹痛，具有祛风、胜湿、散寒、止痛的功效，主治风寒湿痹、腰膝酸痛、手脚挛痛、慢性气管炎、头痛、齿痛等症。冬季寒邪当道，寒邪具有凝滞的特性，即其侵入人体后，会使经脉气血凝结阻滞、涩滞不通，不通则痛，因此冬季关节疼痛者可适当服用独活。

其他作用

独活能使离体蛙腹直肌发生收缩。煎剂在试管内（1:100）对人型结核杆菌有某些抗菌作用。

贮存要点	置干燥处，防霉、防蛀。
用法用量	内服：煎汤，3～9克；浸酒或入丸、散。外用：煎水洗。
使用禁忌	独活性较温，盛夏时要慎用。此外，高热而不恶寒，阴虚血燥者慎服。

木瓜

别名 乳瓜、番瓜、文冠果。
性味 性温、味酸。

具有极高营养价值的万寿之果

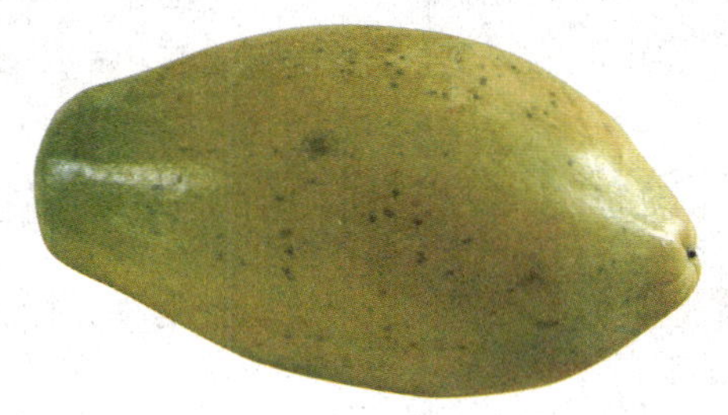

来　源 为蔷薇科木瓜属木瓜的果实。

主要产地 主要产于我国南方各地。

功效主治 消食健胃、舒筋通络。主治脾胃虚弱、食欲不振、乳汁缺少、关节疼痛、肢体麻木等症。

主要成分 果实含有丰富木瓜酶，维生素C、B族维生素以及钙、磷等矿物质，还含有丰富的胡萝卜素、蛋白质、钙盐、蛋白酶、柠檬酶等。

性状特征

落叶灌木或小乔木。树皮灰色，片状剥落，新皮光滑、黄褐色。小枝紫红色，有棘刺状小枝。叶长圆状卵形，稀有倒卵形，有锯齿，嫩叶背面被绒毛。先端急尖，边缘有刺芒状锐锯齿，齿尖有腺点。花单生于叶腋，红色或白色，花与叶同时开放或稍晚，芳香。果实如瓜，长椭圆形，暗黄色，木质，芳香。

选购秘诀

青木瓜很好挑选，皮要光滑，青色要亮，不能有色斑。熟木瓜要挑手感很轻的，这样的木瓜果肉比较甘甜。

药用价值

木瓜有健脾消食作用。木瓜中的木瓜蛋白酶，可将脂肪分解为脂肪酸。木瓜中的酶能消化蛋白质，有利于人体对食物进行消化和吸收。

木瓜独有的番木瓜碱具有抗肿瘤功效，并能阻止人体致癌物质亚硝胺的合成，对淋巴性白血病细胞具有强烈抗癌活性。

贮存要点	成熟的木瓜果肉很软，不易保存，购回后要立即食用。
用法用量	木瓜以鲜食为主，未熟的果可当成蔬菜来吃或腌食，也可制成饮料、糖浆、果胶、冰淇淋、果脯、果干等。每餐100克左右。
使用禁忌	木瓜中含有的番木瓜碱，对人体有小毒，每次食用量不宜过多。

木瓜炖鱼汤

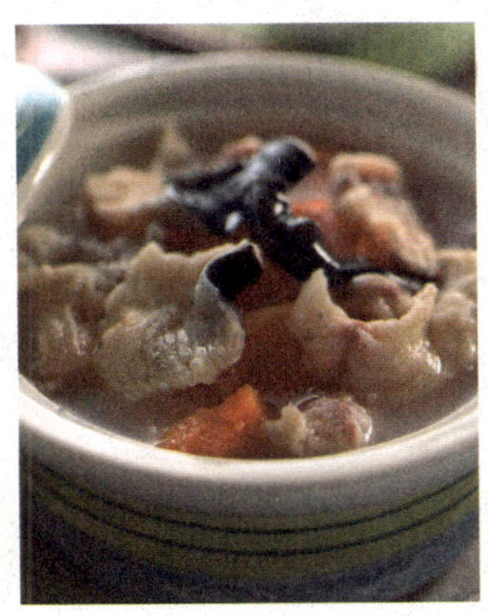

原料

青木瓜150克，鲜鱼1条，盐少许。

做法

木瓜洗净、切块，放入锅中，加适量水，以武火煮沸，转文火炖约半小时。将鱼处理干净、切块，与木瓜一起煮至熟，起锅前，加少许盐调味即可。

功效

这是一道适合女性食用的美味菜肴，具有美容的功效。

秦艽

别名 秦胶、秦纠、秦爪、左秦艽、大艽。

性味 性平，味苦、辛。

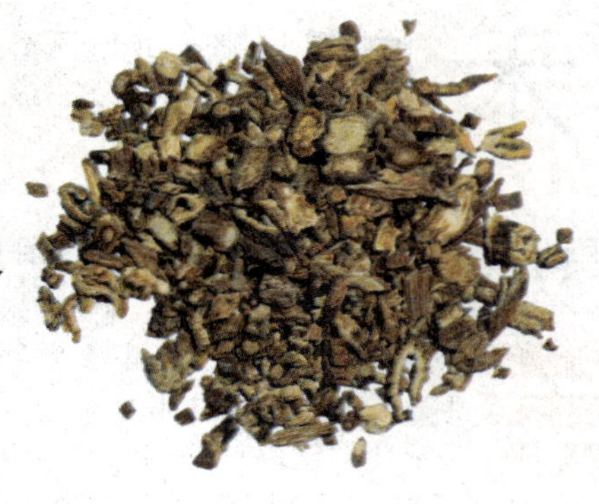

广泛用于治疗风湿性和类风湿性关节炎

来　源 为龙胆科植物大叶龙胆、粗茎龙胆或西藏龙胆的根。

主要产地 鸡腿艽主产于甘肃、陕西、山西、内蒙古等地。萝卜艽主产于四川、云南、西藏。

功效主治 祛风除湿、活血舒筋、清热利尿。治风湿痹痛、黄疸、便血、小儿疳热、小便不利。

主要成分 含有龙胆宁碱、龙胆次碱及秦艽碱丙；还含有挥发油及糖类。

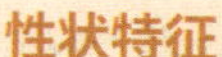

性状特征

鸡腿艽

为植物大叶龙胆的干燥根。略呈圆锥形，上粗下细，表面棕黄色或灰黄色。

萝卜艽

为植物粗茎龙胆或西藏龙胆的干燥根。形如鸡腿艽而较长，微扭曲。

此外，还有麻花艽和小秦艽。麻花艽较粗大，常数个交错缠绕，呈辫子状或扭曲呈麻花状；小秦艽形细长而小，质稍疏松，脆而易断。

选购秘诀

以粗大、肉厚、色棕黄者为佳。

药用价值

秦艽能抑制实验性关节炎，有效成分为秦艽甲素，抗炎作用的原理是通过神经系统间接刺激垂体、肾上腺皮质使促皮质素分泌增加，从而有助于消炎退肿。

抗过敏

秦艽有抗组织胺和抗过敏性休克的作用。

抗菌

秦艽对痢疾杆菌、伤寒杆菌、金黄色葡萄球菌等有抑制作用。

贮存要点	置于通风干燥处保存。
用法用量	内服：煎汤，4.5～9克；浸酒或入丸、散。外用：研末撒。
使用禁忌	无。

滋阴降火茶

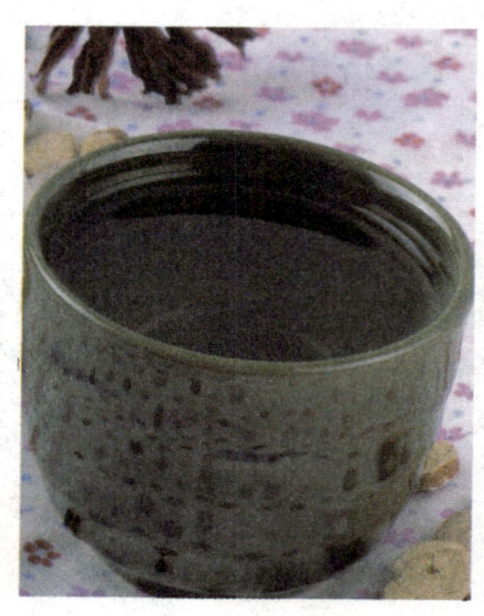

原料

玉竹、秦艽、枸杞子各9克，山药、沙参各15克，冰糖适量。

做法

将以上药材分别洗净，加适量水，煮约45分钟，滤渣取汁，加入冰糖，即可代茶饮用。

功效

滋阴降火，润燥通便，清热除烦。

苍耳

别名 卷耳、苓耳、地葵。
性味 性温，味甘、苦。

治鼻炎、祛痹疹

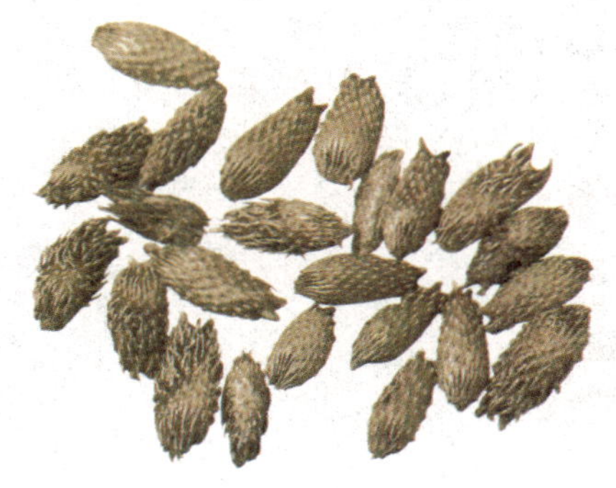

来　源 为菊科植物苍耳的茎叶。

主要产地 分布全国各地。

功效主治 祛风散热、解毒杀虫。治头风、头晕、湿痹拘挛、目翳、风癞、热毒疮疡、皮肤瘙痒。

主要成分 全草含苍耳苷、黄质宁、苍耳明（有中枢神经系统抑制作用）。尚含苍耳酮衍生物、水溶性苷、葡萄糖、果糖、氨基酸、酒石酸、琥珀酸、延胡索酸、苹果酸、硫酸钙等。

性状特征

苍耳一年生草本，粗糙或被毛。叶互生，有长柄，叶片宽三角形，先端锐尖，基部心脏形，边缘有缺刻及不规则粗锯齿，上面深绿色，下面苍绿色，粗糙或被短白毛，基部有显著的3条脉。

头状花序近于无柄，聚生，单性同株；雄花序球形，总苞片小，1列；花托圆柱形，有鳞片；小花管状，顶端5齿裂，雄蕊5枚；雌花序卵形，总苞片2～3列，外列苞片小，内列苞片大，结成一个卵形、2室的硬体，外面有倒刺毛，顶有2圆锥状的尖端，小花2朵，无花冠。子房在总苞内，每室有1个，花柱线形，凸出在总苞外。瘦果倒卵形，包藏在有刺的总苞内，无冠毛。

选购秘诀

以果实饱满、完整、干燥者为佳。

药用价值

祛风散湿，其作用为发汗、镇痛、抗菌、消炎，体外试验对金黄色葡萄球菌有抑菌作用。

常用于治疗鼻窦炎、过敏性鼻炎，配辛夷更能加强通窍的作用。

贮存要点	置于通风干燥处保存。
用法用量	内服：煎汤，6～12克；捣汁、熬膏或入丸、散。外用：捣敷、烧存性研末调敷或煎水洗。
使用禁忌	不可同猪肉食。不可过服，否则易致中毒，中毒症状为恶心、呕吐、低血压、腹痛。

黄柏苍耳消炎茶

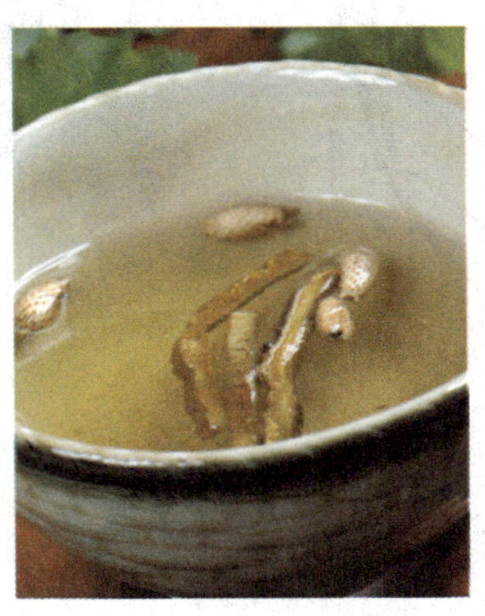

原料

黄柏9克，苍耳子10克，绿茶3克。

做法

将黄柏、苍耳子洗净，放入锅中，加水以武火煮沸，转文火煮10分钟；再将绿茶放入锅中，续煮5分钟，滤去药渣即可饮用。

功效

适用于阴道炎、宫颈炎、尿道炎、盆腔炎等症。

独活 祛风寒湿药

◎**别名：** 胡王使者、独摇草、独滑、长生草、香独活、大活、山大活、玉活。

◎**科目：** 伞形科。

◎**性味：** 辛、苦，微温。归肾、膀胱经。

◎**药用部位：** 干燥的根。

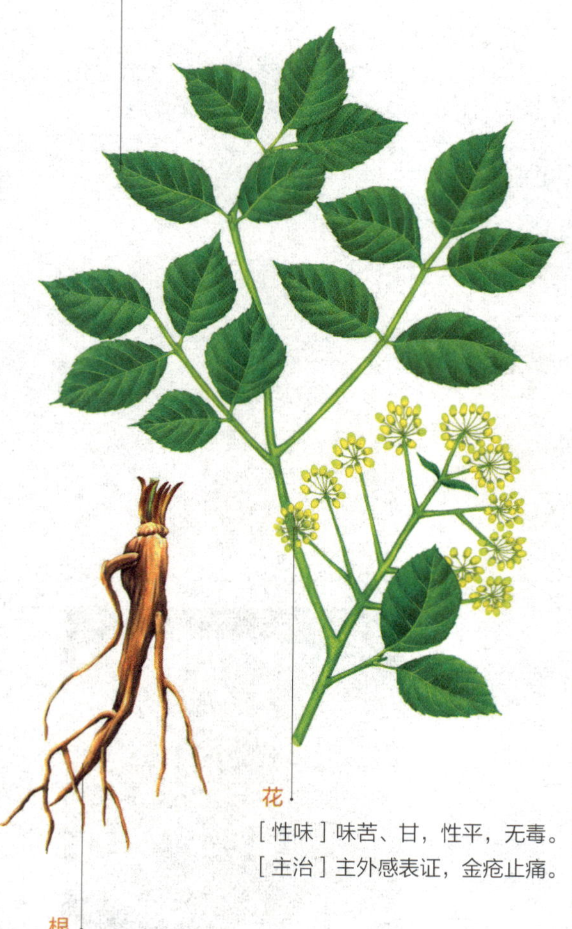

叶

[性味] 味苦、甘，性平，无毒。

[主治] 主惊痫，女子疝瘕。

花

[性味] 味苦、甘，性平，无毒。

[主治] 主外感表证，金疮止痛。

根

[性味] 味辛、苦，性温。

[主治] 治风寒湿痹。

木瓜 祛风寒湿药

◎**别名：** 乳瓜、番瓜、文冠瓜。

◎**科目：** 蔷薇科。

◎**性味：** 酸，温。归肝、脾经。

◎**宜忌：** 内有郁热、小便短赤者忌服。

◎**药用部位：** 干燥的近成熟果实。

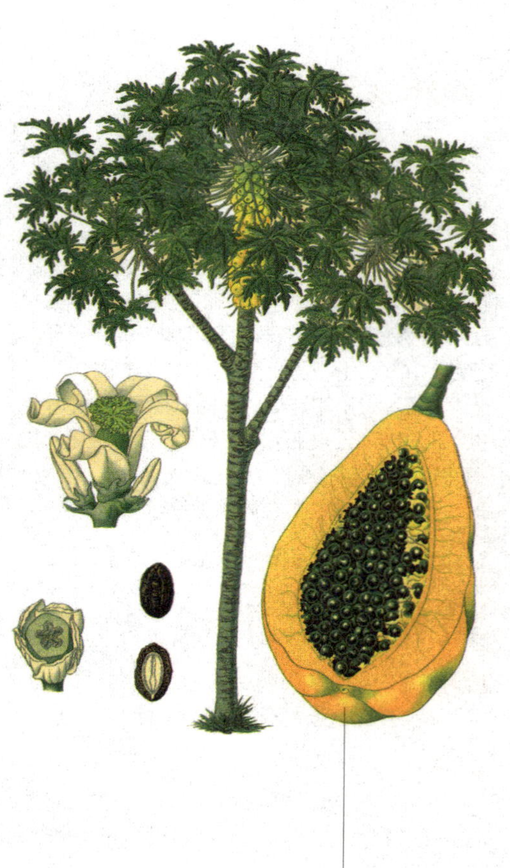

实

[性味] 味酸，性温，无毒。

[主治] 治湿痹邪气，霍乱大吐下，转筋不止。

秦艽 祛风湿热药

◎**别名：**大艽、左秦艽、秦纠、秦胶、秦爪。
◎**科目：**龙胆科。
◎**性味：**辛、苦，平。归胃、肝、胆经。
◎**药用部位：**干燥的根。

花
[性味] 味苦，性平，无毒。
[主治] 泄热益胆气。
根
[性味] 味苦，性平，无毒。
[主治] 主寒热邪气，寒湿风痹，关节疼痛。
叶
[性味] 味苦，性平，无毒。
[主治] 治胃热虚劳发热。

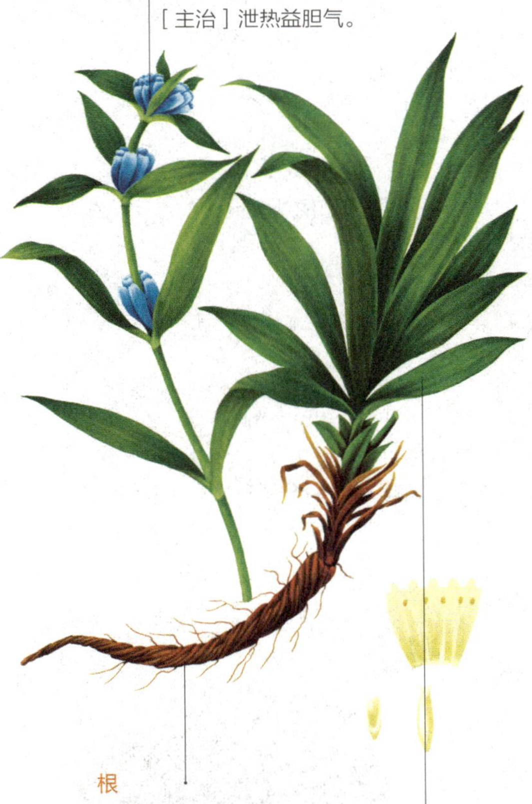

苍耳 祛风寒湿药

◎**别名：**卷耳、苓耳、地葵。
◎**科目：**菊科。
◎**性味：**辛、苦，温。有毒。归肺经。
◎**宜忌：**血虚头痛者不宜服用。过量服用易致中毒。
◎**药用部位：**干燥成熟带总苞的果实。

果实
[性味] 味苦、辛，性温，有小毒。
[主治] 鼻渊头痛、风湿痹痛。
花
[性味] 味甘，性温，有小毒。
[主治] 风寒头痛，风湿麻痹，四肢拘挛痛。
茎
[性味] 味苦、辛，性微寒，有小毒。
[主治] 中风伤寒头痛。

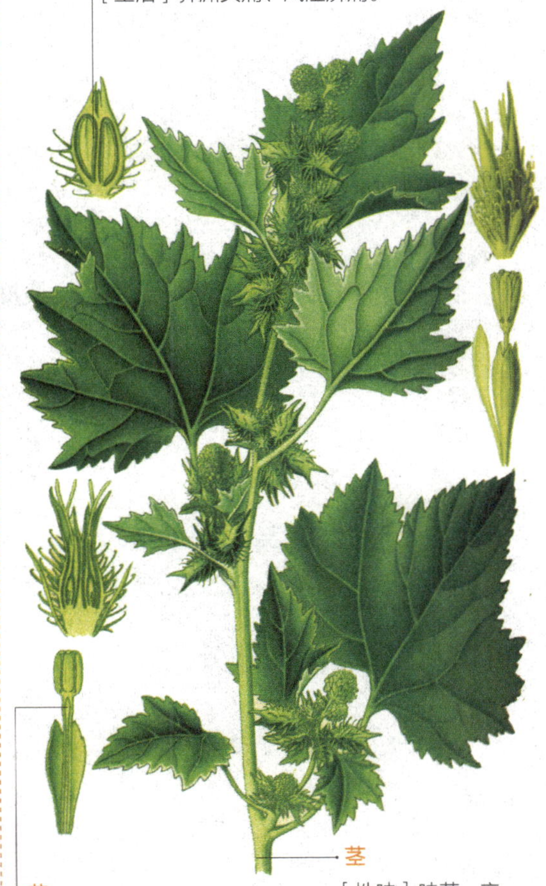

威灵仙

别名 葳灵仙、九草阶、风车、辣椒藤。

性味 性温，味辛、咸。

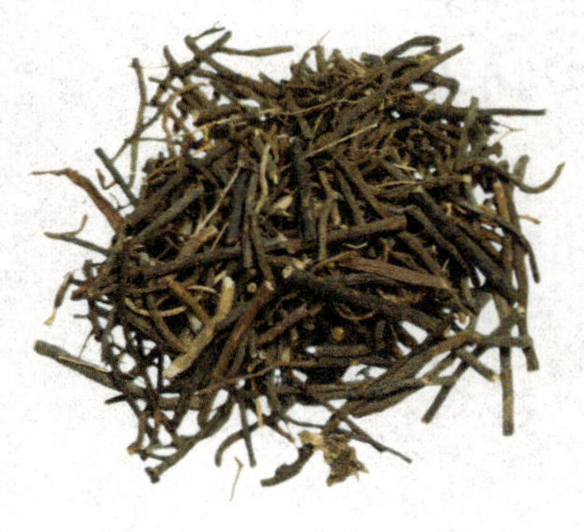

通络止痛之必备良药

来　源 为毛茛科植物威灵仙的根。

主要产地 主产于江苏、安徽、浙江等地。山东、四川、广东、福建等地亦产。

功效主治 祛风湿、通经络、消痰涎、散癖积。治痛风、顽痹、腰膝冷痛、脚气、疟疾、破伤风、扁桃体炎、诸骨鲠咽等症。

主要成分 威灵仙的根含白头翁素、白头翁内酯、甾醇、糖类、皂苷、内酯、酚类、氨基酸、叶含内酯、酚类、三萜、氨基酸、有机酸。

性状特征

根茎呈不规则块状，黄褐色，上端残留木质茎基，下侧丛生多数细根。根细长圆柱形，表面棕褐色或棕黑色，有细纵纹。质坚脆、易折断，皮部与木部易脱离，断面平坦，类圆形，皮部灰黄色，木部黄白色。根茎质较坚韧，断面不平坦，纤维性。四川所用的威灵仙是地上部分，为干燥的茎叶，茎之表面黑色，有纵沟与节，中空、质脆、易断，气微、味淡。

选购秘诀

以条匀、皮黑、肉白、坚实者为佳。

药用价值

对循环系统的作用

可使麻醉犬的血压下降，肾容积缩小，对离体蟾蜍心脏有先抑制后兴奋的作用。

对平滑肌的影响

对小鼠离体肠管有明显的兴奋作用，对大鼠及家兔的离体肠管亦有相似作用。

降血糖作用

对大鼠有显著增强葡萄糖同化的作用，故可能有降血糖作用。

贮存要点	置于通风干燥处保存。
用法用量	内服：煎汤，5~12克；浸酒或入丸、散。外用：捣敷。
使用禁忌	气虚血弱，无风寒湿邪者忌服。

威灵仙醋蜜汤

原料

威灵仙12克，陈醋、蜂蜜各适量。

做法

将威灵仙洗净，放入煮锅，加水、陈醋、蜂蜜至没过所有药材，以武火煮沸，转文火续煮30分钟。饮用时滤渣取汁即可。

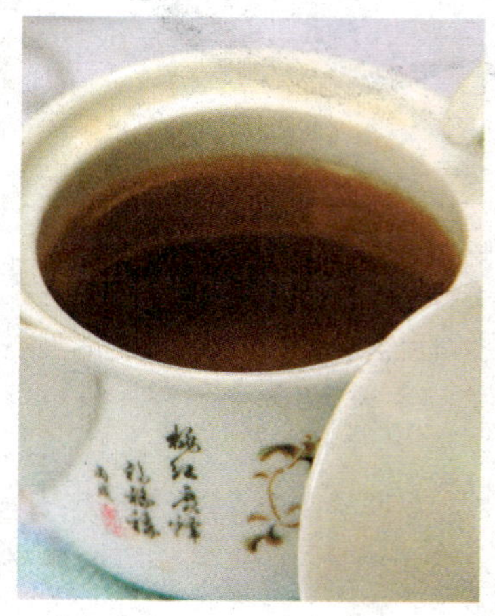

功效

软坚破结，吐痰消积，适用于腹胀疼痛、胸膈痞闷等症。

桑枝

别名 桑条、嫩桑枝。
性味 性平，味苦。

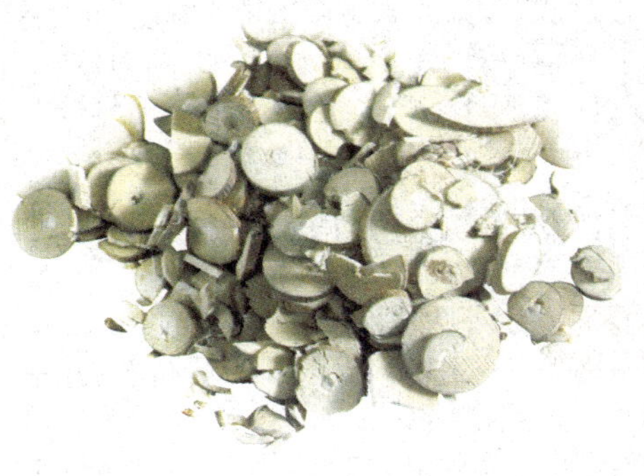

广泛用于治疗风湿、痹痛

来　源 为桑科植物桑的嫩枝。

主要产地 全国大部分地区均产，主产于江苏、浙江、安徽、湖南、河北、四川等地。

功效主治 祛风湿、利关节、行水气。治风寒湿痹、四肢拘挛、脚气浮肿、肌体风痒。

主要成分 桑枝含鞣质和游离的蔗糖、果糖、水苏糖、葡萄糖、麦芽糖、棉子糖、阿拉伯糖、木糖。茎含黄酮成分桑素、桑色烯、环桑素、环桑色烯。木材含桑色素、柘树宁、桑酮、四羟基芪、二氢桑色素、二氢山柰酚。

性状特征

干燥的嫩枝呈长圆柱形，长短不一，直径0.5~1厘米。外表灰黄色或灰褐色，多数淡褐色小点状皮孔及细纵纹，并可见灰白色半月形的叶痕和棕黄色的叶芽。质坚韧，有弹性，较难折断，断面黄白色，纤维性。斜片呈椭圆形，长约2毫米。切面皮部较薄，木部黄白色，射纹细密，中心有细小而绵软的髓。有青草气，味淡略黏。

选购秘诀

以质嫩、断面黄白色者为佳。

药用价值

桑枝中含有α－糖苷酶抑制剂类活性成分。通过竞争性抑制小肠黏膜刷状缘葡萄糖苷酶，使肠道内的葡萄糖生成、吸收延缓，从而有效降低餐后血糖和空腹血糖。

治风湿痹痛，多与防己、威灵仙、羌活、独活等药同用。治肩臂酸痛，当与姜黄、桂枝、当归、防风、黄芪等药合用。治膝关节炎，可与桑枝、桃枝、柳枝、竹枝、酸枣枝等药配伍，水煎熏蒸。

贮存要点	置干燥处。
用法用量	煎服，浸酒服。每餐9~15克。
使用禁忌	无。

桑枝鸡

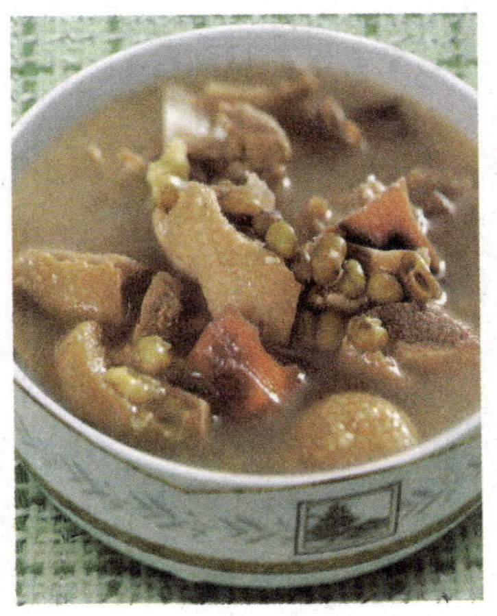

原料

鸡肉250克，桑枝60克，绿豆30克，姜末、盐适量。

做法

绿豆、桑枝分别洗净。鸡肉洗净、切块，与绿豆、桑枝一起放入锅中，加水清炖至肉烂，起锅前加盐、姜末调味即可。

功效

清热通痹，益气补血，清利湿热。

虎杖

别名 野黄连、活血丹、活血龙、猴竹根。

性味 性平，味苦。

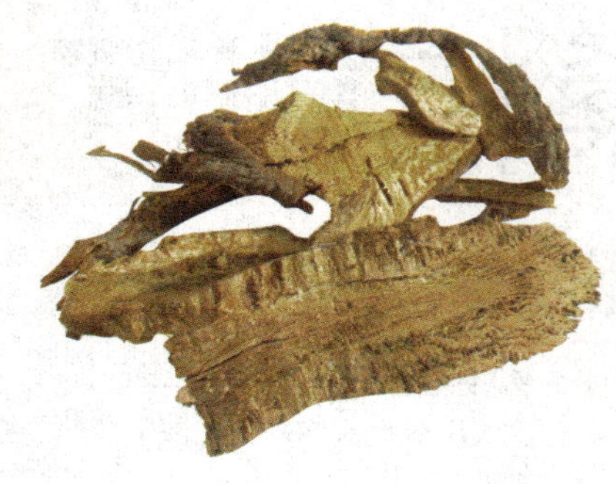

主治风湿、筋骨疼痛

来　源 为蓼科植物虎杖的根茎。

主要产地 产于江苏、浙江、江西、福建、山东、河南、陕西、湖北、云南、四川、贵州等地。

功效主治 祛风利湿、破淤、通经。治风湿筋骨疼痛、湿热黄疸、淋浊带下、妇女闭经、产后恶露不下、痔漏下血、跌打损伤、烫伤、恶疮癣疾。

主要成分 根和根茎含游离蒽醌及蒽醌苷。主要为大黄素、大黄素甲醚和大黄酚，以及蒽苷A、蒽苷B。

性状特征

本品多为圆柱形短段或不规则厚片，长1～7厘米，直径0.5～2.5厘米。外皮棕褐色，有纵皱纹及须根痕，切面皮部较薄，木部宽广，棕黄色，射线放射状，皮部与木部较易分离。根茎髓中有隔或呈空洞状。质坚硬，气微，味微苦、涩。

选购秘诀

以根条粗壮、内芯不枯朽者为佳。

药用价值

抗菌

虎杖煎液（25%）对金黄色葡萄球菌、卡他球菌、甲型或乙型链球菌、大肠杆菌、绿脓杆菌有抑制作用。

抗病毒

虎杖水煎液（10%）对流感亚洲甲型京科68-1株病毒、孤儿病毒、单纯疱疹病毒均有抑制作用。

其他作用

用于风湿痛、跌打损伤等症，因虎杖能活血通络而止痛。治风湿痛，可配合西河柳、鸡血藤等，治跌打损伤。

贮存要点	置干燥处，防霉、防蛀。
用法用量	内服：煎汤，9～30克；浸酒或入丸、散。外用：研末、烧灰撒，熬膏涂或煎水浸渍。
使用禁忌	孕妇忌用。

虎杖解毒蜜

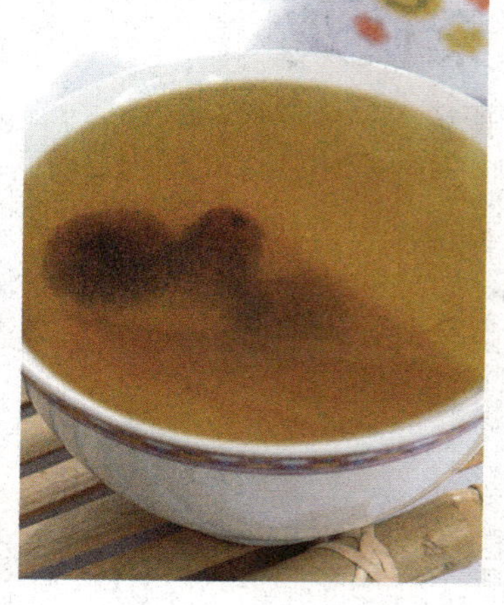

原料

党参25克，虎杖、山药各15克，大枣、莪术各10克，蜂蜜适量。

做法

将党参、山药、虎杖、大枣、莪术洗净，用水浸泡1小时。将以上原料放入瓦罐，加水以文火慢煎1小时，滤渣取汁。将药汁与蜂蜜放入锅中，文火煎5分钟即可。

功效

清热解毒，利胆止痛，破血散结。

海桐皮

别名 钉桐皮、鼓桐皮、丁皮、刺桐皮。

性味 性平，味苦、辛。

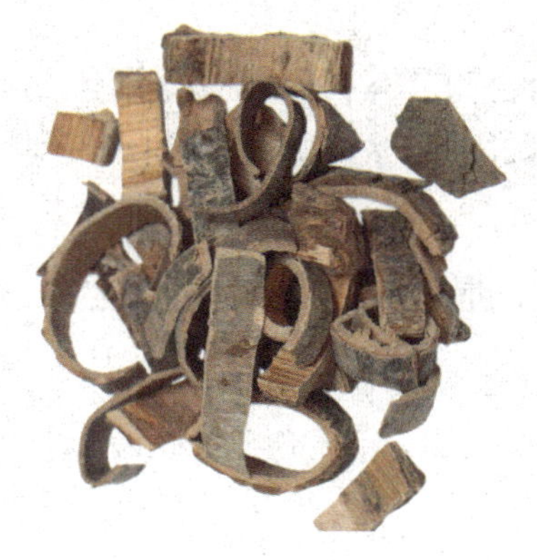

治疗关节炎的常用药

来　源 为豆科植物刺桐的干皮。

主要产地 产于广西、云南、福建、湖北等地。

功效主治 祛风湿、通经络、杀虫。治风湿痹痛、痢疾、牙痛、疥癣。

主要成分 树皮含刺桐灵碱、氨基酸和有机酸。种子含油，油中含饱和有机酸36.7%和不饱和有机酸（油酸、亚油酸）63.3%，另含下箴刺桐碱。

性状特征

刺桐皮为圆筒状、半圆筒状或板片状，两边略内卷，外表面黄棕色至棕黑色，常有宽窄不等的纵沟纹。内表面黄棕色，较平坦，有细密纵网纹，根皮无刺。质坚韧，易纵裂，不易折断，断面浅棕色，裂片状。

乔木刺桐皮基本同刺桐皮，呈向内卷的横长条形或平坦的小方块，厚3～6毫米，外表面黄棕色或棕褐色至棕黑色不等，有的显暗绿色，粗糙。内表面浅黄棕色，平滑，有细纵纹。质坚硬，折断面黄色，纤维性。气微，味微苦。

选购秘诀

以皮张大、钉刺多者为佳。

药用价值

海桐皮水浸剂在试管内对蓝色毛癣菌、许兰氏黄癣菌、铁锈色小芽孢癣菌、腹股沟表皮癣菌等皮肤真菌均有不同程度的抑制作用。

治疗风湿性关节炎，慢性而偏于寒者较适宜，治腰腿风湿疼痛尤好。多为浸酒用，配牛膝、川芎等，也可用作煎剂。

外用宽筋藤、桂枝等，可作为关节热洗剂，治疗跌打骨折或类风湿性关节炎所致的关节肿痛、肌肉挛缩、运动障碍，但需长期坚持熏洗。

贮存要点	置于干燥处保存。
用法用量	内服：煎汤，6～12克；或浸酒。外用：煎水洗或研末调敷。
使用禁忌	血虚者不宜服用。

海桐皮酒

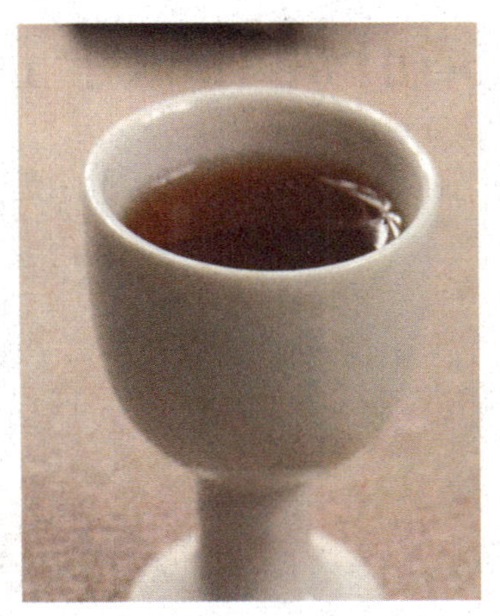

原料

海桐皮、五加皮、独活、防风、枳壳、杜仲、生地黄各30克，牛膝、薏苡仁各60克，白酒2升。

做法

上述药材切碎用绵纱布包裹，放入干净器皿中，倒入白酒浸泡，密封。春夏浸7日，秋冬浸2～7日。

功效

可防治足膝风冷、痹痛不利等症。

南五加皮

别名 五加皮。

性味 性温、味辛。

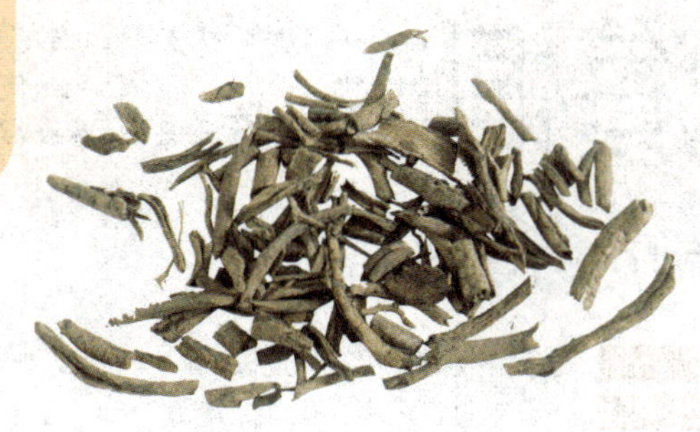

祛风湿、壮筋骨的良药

来　源 为五加科植物五加或无梗五加、刺五加、糙叶五加、轮伞五加等的根皮。

主要产地 主产于湖北、河南，安徽、陕西、四川、江苏、广西、浙江等地亦产。

功效主治 祛风湿、壮筋骨、活血化淤。治风寒湿痹、筋骨挛急、腰痛、阳痿、水肿、脚气、疮疽肿毒、跌打损伤。

主要成分 南五加皮含有挥发油、维生素；北五加皮含杠柳毒苷等，为强心苷。

性状特征

干燥根皮呈卷筒状，单卷或双卷。表面灰褐色，有横向皮孔及纵皱，内表面淡黄色或淡黄棕色。质脆，易折断，断面不整齐。淡灰黄色。气微香，味微辛。

选购秘诀

以粗长、皮厚、气香、无木心者为佳。

药用价值

南五加皮总糖苷具有抗疲劳作用，南五加皮醇浸膏可延长常压缺氧小鼠的死亡时间，细柱五加皮、南五加皮总皂苷均有抗应激作用。

南五加皮萜酸（50~100毫克/千克）对消炎痛型、幽门结扎型、无水乙醇型大鼠胃溃疡模型均有良好的保护作用。南五加皮多糖部分具有抗肝损伤作用，对核糖核酸代谢有一定的影响。

红毛五加皮具扩张血管、增加冠脉流量及降压的作用。藤五加皮具抗心律失常的作用。

临床上用于治疗风湿性关节炎、风湿性肌炎。功力偏于下半身，以祛湿为主。多配其他祛风湿药和补益药浸酒，不仅治风湿痛，而且对脚气病、肾虚、小便遗溺等也有一定的治疗价值。

贮存要点	置于干燥处保存。
用法用量	内服：煎汤，4.5~9克；浸酒或入丸、散。外用：捣敷。
使用禁忌	阴虚火旺者慎服。

猪肝炖五味子五加皮

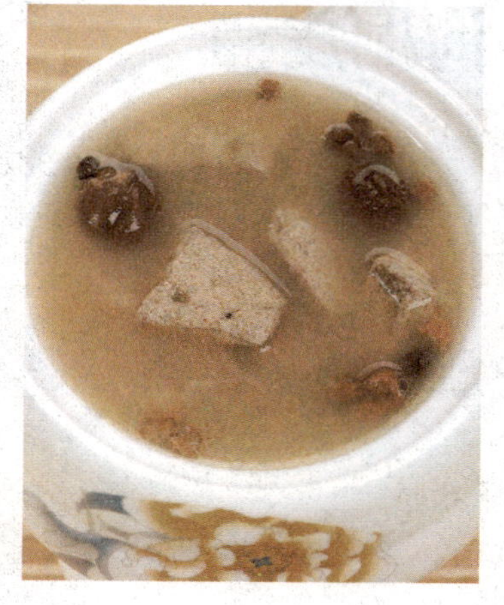

原料

猪肝180克，五味子、南五加皮各5克，大枣2枚，姜片、盐各适量。

做法

猪肝洗净、汆水、切片；五味子、南五加皮洗净。炖盅装水，放入猪肝、五味子、南五加皮、大枣、姜片，炖3小时，调入盐即可。

功效

益气养肝，活血化淤。适用于神经衰弱、失眠等症。

蚕沙

别名 原蚕沙、原蚕屎、晚蚕沙、马鸣肝、晚蚕矢、二蚕沙。

性味 性温，味甘、辛。

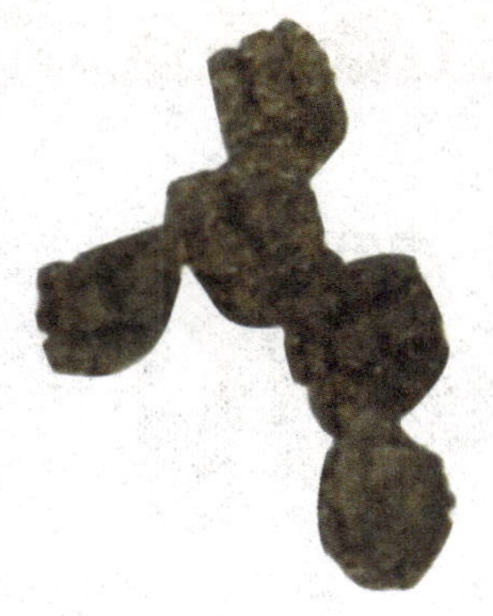

祛风除湿、和胃化浊

来　源 为家蚕的干燥粪便。

主要产地 主产于浙江、四川、河南、江苏、湖南、云南、广东、安徽、甘肃、湖北、山东、辽宁等地。

功效主治 祛风燥湿、清热活血。治风湿、皮肤不仁、关节不遂、急剧吐泻转筋、筋骨不遂、腰脚痛、腹内淤血、头风赤眼。

主要成分 含粗蛋白质、粗脂肪、粗纤维、可溶性无氮物、灰分、叶绿素和维生素E、维生素K、果胶等。

性状特征

粪便呈短圆柱形、颗粒状，长2～5毫米，直径1.5～3毫米。表面灰黑色或灰棕色。纵向有6条棱脊，棱上横向有3～4条浅沟或粗沟，粗糙显麻纹状。质坚硬，不易碎（遇潮后易散碎）。微有青草气。

选购秘诀

以干燥、色黑、坚实、均匀、无杂质者为佳。

药用价值

治腰膝痹痛、手足活动不便。如属于风湿痹痛，可配独活、牛膝等水煎服，也可炒黄后配其他药浸酒。

治湿邪所致的腹痛、呕吐、腹泻、急性胃肠炎，配吴茱萸、木瓜等，方如蚕矢汤。

治跌打损伤，配绿豆粉等研成末，醋调敷患处，如蚕沙散。

蚕沙提取物可治贫血。以蚕沙提取物研制成的铁叶绿酸钠原料药及制剂生血宁片，能明显促进小鼠骨髓红系祖细胞的增殖，对大鼠失血性贫血和小鼠溶血性贫血也有较好的恢复作用。临床用于治疗缺铁性贫血有显著疗效。

贮存要点	置于干燥处保存，防潮。
用法用量	内服：煎汤，9～15克；或入丸、散。外用：炒熨、煎水洗或研末调敷。
使用禁忌	阴虚阳亢，无内外湿邪者，不宜服用。

香沙酒

原料

蚕沙500～600克，米酒1000毫升。

做法

将铁锅洗净，放炉火上烘干，放入蚕沙炒至微黄。将蚕沙置于玻璃瓶内，倒入米酒，密封，浸泡1周后即可饮用。

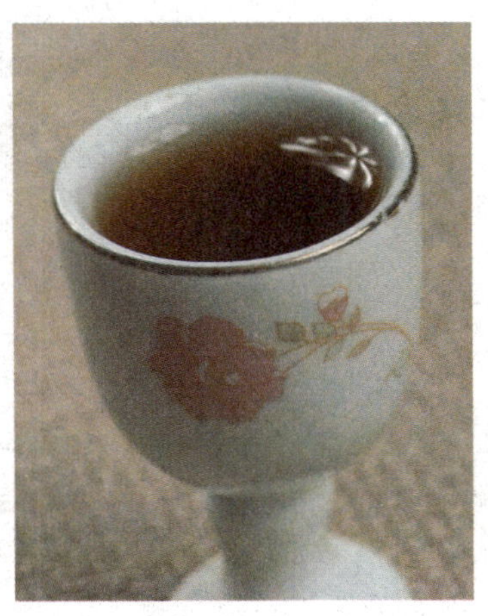

功效

化湿浊，通皮痹。

常见祛风湿药物食物食用宜忌

独活

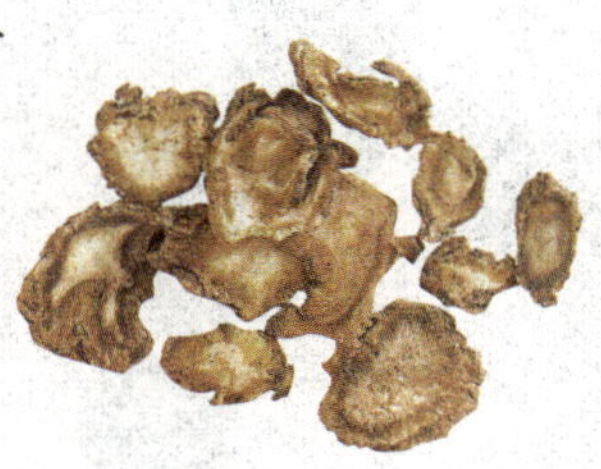

宜： 风寒湿痹、腰膝酸痛、手脚挛痛、慢性气管炎、头痛、齿痛患者均可食用。

忌： 独活性较温，盛夏时要慎用。此外，高热而不恶寒，阴虚血燥者慎服。

苍耳

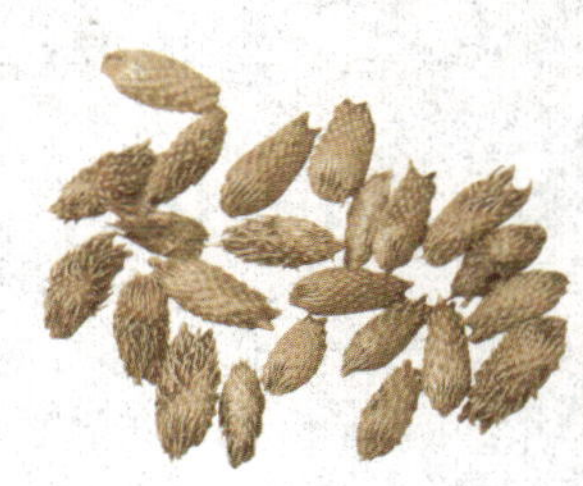

宜： 头风、头晕、湿痹拘挛、目赤、目翳、风癞、疔肿、热毒疮疡、皮肤瘙痒者均可服用。

忌： 不可同猪肉食。不可过服，否则易致中毒，中毒症状为恶心、呕吐、低血压、腹痛。

秦艽

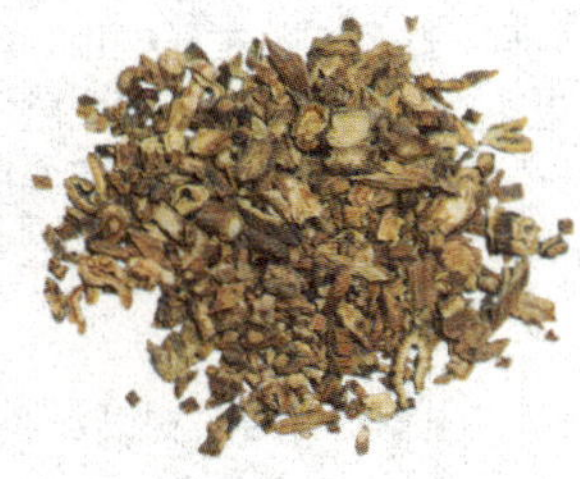

宜： 风湿痹痛、筋骨拘挛、黄疸、便血、骨蒸潮热、小儿疳热、小便不利者均可服用。

忌： 无。

南五加皮

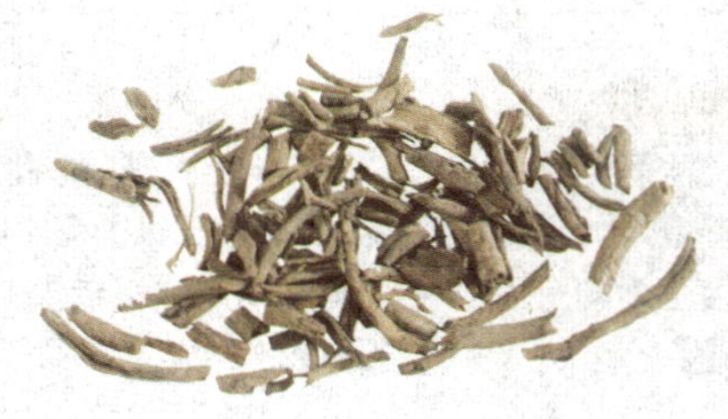

宜： 风湿、皮肤不仁、关节不遂、急剧吐泻转筋、筋骨不遂、腰脚痛、腹内淤血、头风赤眼患者均可服用。

忌： 阴虚阳亢，无内外湿邪者，不宜服用。

虎杖

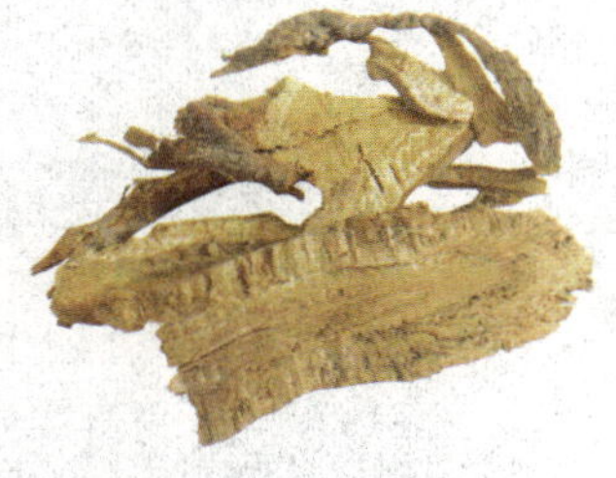

宜： 风湿筋骨疼痛、湿热黄疸、淋浊带下、妇女闭经、产后恶露不下、痔漏下血、跌打损伤、烫伤、恶疮癣疾患者均可服用。

忌： 孕妇忌用。

木瓜

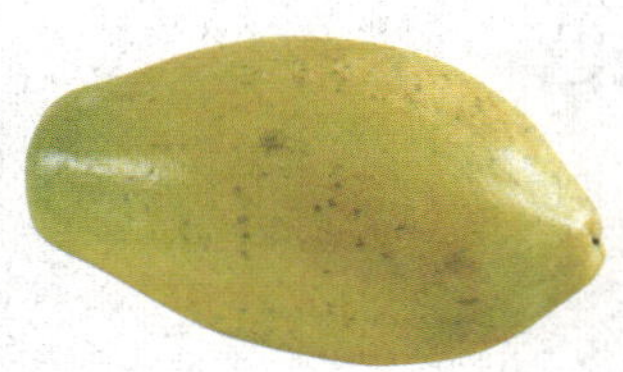

宜： 风湿、皮肤不仁、关节不遂、急剧吐泻转筋、筋骨不遂、腰脚痛、腹内淤血、头风赤眼患者均可食用。

忌： 阴虚阳亢，无内外湿邪者，不宜服用。

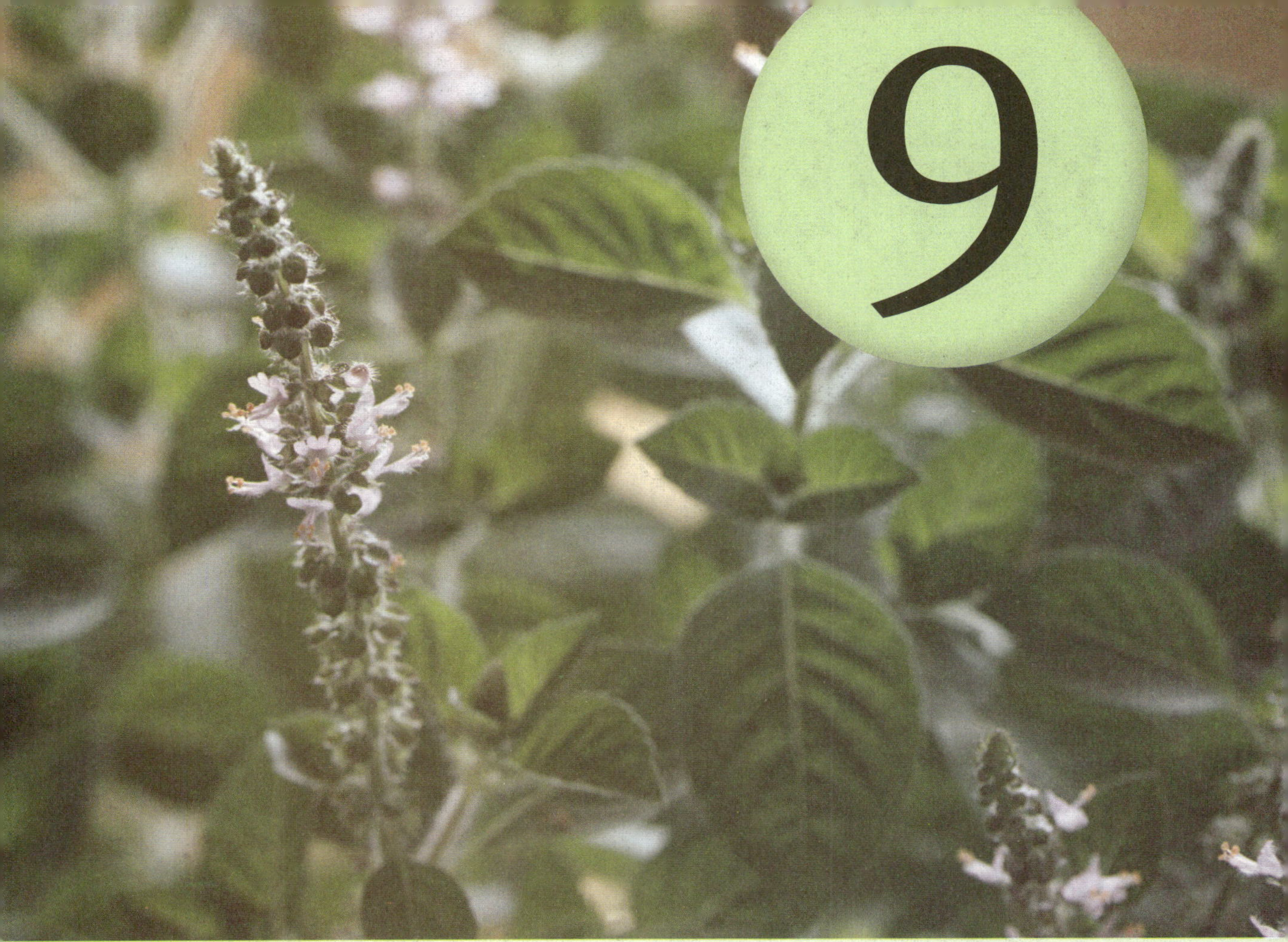

芳香化湿篇

本篇中所指的“湿”主要是指“湿邪”滞于中焦（脾、胃）而引起的消化系统和全身的症状，主要表现有脘腹胀闷、恶心呕吐，或吐酸水、不食不饥（食欲不振也不觉饿）、大便溏薄而不爽、舌苔白腻或黄腻、脉濡缓，并有头痛或身痛等。从现代医学观点看，大多见于由病原微生物或饮食不慎而引起的急性胃炎、胃肠型流行性感冒，以及消化不良。

在肠胃伤寒的一定阶段，也可见于以上症状。芳香化湿药物、食物大都具有健胃功能，有的还具有抗菌和抗流感病毒的作用，故能治疗上述疾患。

芳香化湿药物、食物辛香、温燥，能疏畅气机、宣化湿浊、健脾醒胃，适用于脾胃湿困，运化失职而致的脘腹痞满、呕吐泛酸、大便清薄、食少体倦、口甘多涎、舌苔白腻等症。此外，湿温、暑湿等证，亦可选用。

芳香化湿类

适用于脾胃湿困，运化失职而致的脘腹痞满、呕吐泛酸、大便清薄、食少体倦、口甘多涎、舌苔白腻等症。

草果

别名 草果仁、草果子。
性味 性温，味辛。

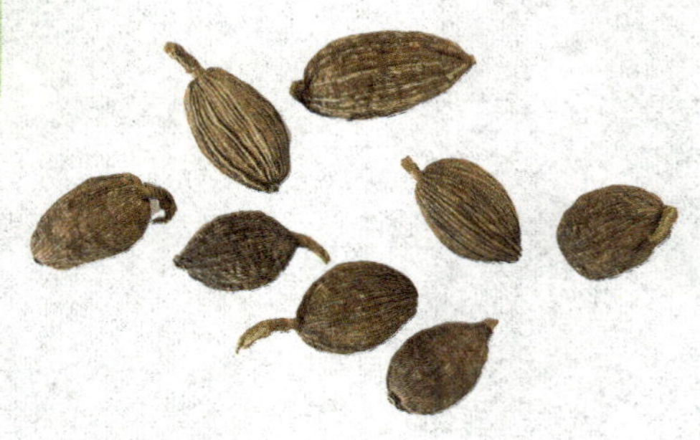

燥湿除寒、祛痰截疟

来　源 为姜科植物草果的果实。

主要产地 主产于云南、广西、贵州等地。

功效主治 燥湿除寒、祛痰截疟、消食化积。治疟疾、痰饮痞满、脘腹冷痛、反胃、呕吐、泻痢、食积。

主要成分 种子含挥发油等。挥发油中含α－蒎烯、β－蒎烯，1，8－桉油素，对－聚伞花素。

性状特征

干燥果实呈椭圆形，具三钝棱，长2～4厘米，直径1～2.5厘米。顶端有一圆形凸起，基部附有节果柄。表面灰棕色至红棕色，有显著纵沟及棱线。果皮有韧性，易纵向撕裂。子房3室，每室含种子8～11枚，集成长球状。种子四至多面形，长宽均为5毫米，表面红棕色，具灰白色膜质假种皮，有纵直的纹理，在较窄的一端有一凹窝状的种脐，合点在背面中央，成一小凹穴，合点与种脐间有一纵沟状的种脊。质坚硬，破开后内为灰白色。气微弱，种子破碎时发出特异的臭气，味辛。

选购秘诀

以个大、饱满、表面红棕色者为佳。

药用价值

草果所含α－蒎烯和β－蒎烯油有镇咳、祛痰的作用，β－蒎烯还有抗炎、抗真菌的作用。所含的1，8－桉油素有镇痛、解热、平喘作用；香叶醇可抑制胃肠运动，并有抗细菌和真菌的作用。

用于消滞除胀，治消化不良，尤其消内积较好，平素脾胃虚寒、消化功能较差，常有胸腹痞满、反胃恶心者也可用，以煨草果配苍术、厚朴、陈皮、生姜等治之。

用于截疟，治疗寒多热少之疟疾，辅助常山、槟榔、乌梅等，方如草果七枣汤。还可利用其芳香健胃的功能，而制常山催吐剂。草果与草豆蔻科属相同，在作用和功效上，两者也很接近，有人也习惯将两者混用，不加区分。实事上，两者各有所长，草豆蔻偏于健胃，而草果则兼能截疟。草果与草豆蔻科属相同，在作用和功效上，两者也很接近，有人也习惯将两者混用，不加区分。实事上，两者各有所长，草豆蔻偏于健胃，而草果则兼能截疟。

中医认为，草果性温燥烈，气味浓厚，可燥湿温中，用于脘腹冷痛、呕吐泄泻，常与吴茱萸、干姜、砂仁、半夏等药同用。

此外，草果具有特殊浓郁的辛辣香味，能除腥味，增进食欲，是烹调作料中的佳品，被人们誉为食品调味中的“五香之一”。烹制鱼类和肉类时，有了草果其味更佳。

贮存要点	置阴凉干燥处。
用法用量	内服：煎汤，2.4～4.5克；或入丸、散。
使用禁忌	气虚或血亏，无寒湿、实邪者忌服。

砂仁

别名 缩砂仁、缩砂蜜、缩砂。

性味 性温，微辛。

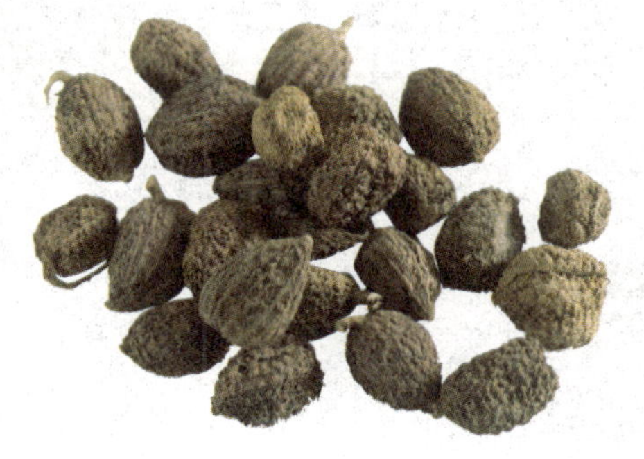

化湿健脾的芳香药材

来　源 为姜科植物阳春砂或缩砂的成熟果实或种子。

主要产地 主产于广东、广西等地。

功效主治 行气调中、和胃醒脾。治腹痛痞胀、胃呆食滞、噎膈呕吐、寒泻冷痢、妊娠胎动。

主要成分 缩砂种子含挥发油1.7%～3%，主要成分为d-樟脑、一种萜烯、龙脑、乙酸龙脑酯、芳樟醇、橙花叔醇。阳春砂，含龙脑、乙酸龙脑酯、樟脑、柠檬烯等成分。

性状特征

阳春砂仁

为植物阳春砂的干燥果实。椭圆或卵圆球形，略呈三棱状。表面棕褐色，密生刺状凸起，一端有小凸起物，一端有果柄痕。果皮薄，质轻脆，内含多数种子。种子团呈球形或长圆球形，具钝三棱分成3瓣，每瓣有种子6～15粒。种子为不规则的多面体，表面棕红色或暗褐色，有细皱纹。破开后，内部灰白色，油润。

进口砂仁

为植物缩砂的干燥果实。椭圆或卵圆球形，略呈三棱状。表面黄棕色或灰棕色，密生刺片状凸起。种子团形状较圆，表面灰棕色或棕色。

选购秘诀

以个大、坚实、仁饱满、气味浓厚者为佳。以阳春砂质量为优。

药用价值

砂仁所含的挥发油具有促进消化液分泌、增强胃肠蠕动的作用，并可排除消化道内的积气。另外，它还有一定的抑菌作用。用于治疗消化不良、寒湿泻痢、虚寒胃痛，还可治疗妊娠呕吐。

贮存要点	置阴凉干燥处。
用法用量	内服：煎汤（不宜久煎），1.5～6克；或入丸、散。
使用禁忌	阴虚有热者忌服。

砂仁炖猪骨

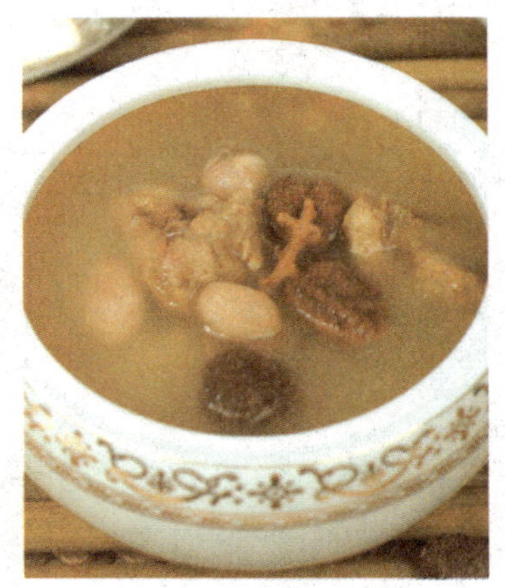

原料

砂仁8克，猪骨250克，花生30克，盐适量。

做法

花生、砂仁均洗净，入水稍泡；猪骨洗净、切块、汆水。将猪骨、花生、砂仁放入瓦煲内，注入清水，以武火煮沸，改文火煲2小时，加盐调味即可。

功效

健脾益胃，益气养血。

藿香

别名 排香草、合香。
性味 性微温，味辛。

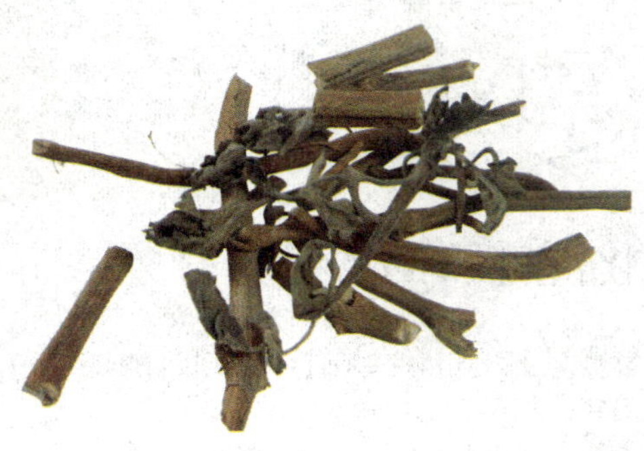

治疗夏令暑湿的常用药

来　源 唇形科植物藿香的干燥全草。

主要产地 主产于四川、江苏、浙江、湖北、云南、辽宁等地。

功效主治 利气、快膈、和中、辟秽、祛湿。治感冒暑湿、寒热、头痛、胸脘痞闷、呕吐泄泻、疟疾、痢疾、口臭。

主要成分 含挥发油（甲基胡椒酚）。

性状特征

广藿香

茎略呈四方柱形，四角钝圆，表面灰棕色或灰绿色，毛茸较少，质坚不易折断，断面粗糙，黄绿色，中央有白色髓。嫩茎略呈方形，密被毛茸，质脆易断，断面灰绿色。叶片呈灰绿色或黄绿色，多皱缩或破碎，两面均密生毛茸。

藿香

茎呈四方柱形，四角有棱脊，表面黄绿色或灰黄色，毛茸稀少，或近于无毛；质轻脆，断面中央有白色髓。老茎坚硬，木质化，断面中空。

选购秘诀

广藿香以茎粗、结实、断面发绿、叶厚柔软、香气浓厚者为佳。藿香以茎枝青绿、叶多、香浓者为佳。

药用价值

用于治疗夏季感冒而兼有胃肠症状者（有头痛、腹痛、呕吐、腹泻），常配半夏、苏叶等止呕，厚朴止泻，白芷解表，方如藿香正气丸。

用于治疗急性胃炎，适宜于因饮食生冷或不洁食物引起者，表现有上腹胀闷、发热、呕吐、腹泻。可配陈皮、厚朴、苍术，理气除湿。

贮存要点	置阴凉干燥处。
用法用量	内服：煎汤，4.5～9克；或入丸、散。外用：煎水含漱；或烧存性，研末调敷。
使用禁忌	阴虚火旺、胃弱欲呕及胃热作呕、中焦火盛热极、温病、热病、作呕作胀的患者禁用。

消暑茶

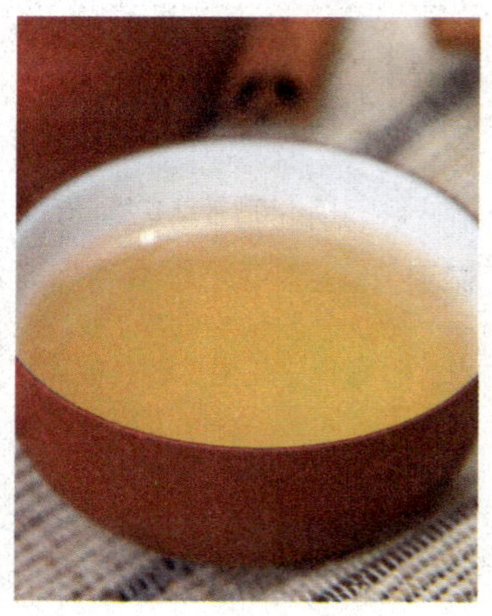

原料

金银花6克，藿香10克，生地黄3克。

做法

金银花、藿香、生地黄分别洗净，放入杯中用沸水冲泡15分钟即可。

功效

解暑祛湿，理气开胃。

厚朴

别名 厚皮、重皮、赤朴、烈朴。

性味 性温，味辛、苦。

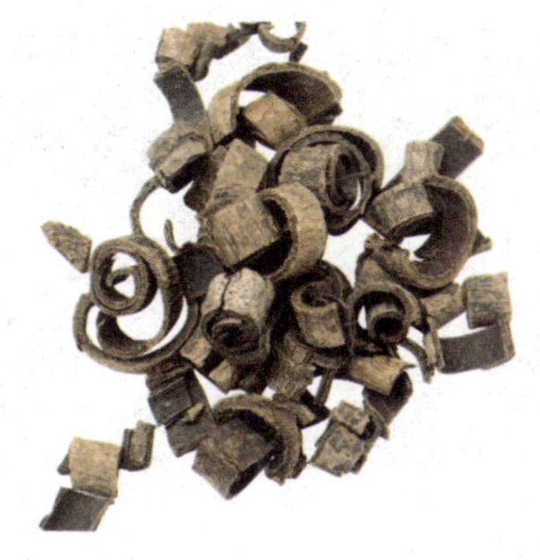

下滞气、除胀满的有效药

来　源 为木兰科植物厚朴或凹叶厚朴的树皮或根皮。

主要产地 主产于四川、湖北、浙江、贵州、湖南。

功效主治 温中下气、燥湿、消痰。治胸腹痞满、胀痛、反胃、呕吐、宿食不消、寒湿泻痢。

主要成分 厚朴树皮含挥发油约1%。油含β－桉叶醇、厚朴酚、四氢厚朴酚及异厚朴酚。

性状特征

干皮

呈卷筒状或双卷筒状，习称“筒朴”；近根部的干皮一端展开如喇叭口，习称“靴筒朴”。外表面灰棕色或灰褐色，较易剥落，断面颗粒性，外层灰棕色，内层紫褐色或棕色，有油性。

根皮（根朴）

呈单筒状或不规则块片；有的弯曲似鸡肠，习称“鸡肠朴”。质硬，较易折断，断面纤维性。

枝皮（枝朴）

呈单筒状，质脆，易折断，断面纤维性。

选购秘诀

以皮粗肉细、内色深紫、油性大、香味浓、味苦辛、咀嚼无残渣者为佳。

药用价值

抗菌

厚朴煎剂对肺炎球菌、白喉杆菌、溶血性链球菌、金黄色葡萄球菌等有抑制作用。

健胃

刺激消化道黏膜引起反射性兴奋作用。

治疗腹胀

主要用于实胀，腹胀而有小便黄短，大便干结。常见于肠炎、肝炎、胃肠神经官能症等。

贮存要点	置阴凉干燥处，防蛀。
用法用量	内服：煎汤，3～9克；或入丸、散。
使用禁忌	孕妇慎用。

厚朴芙蓉茶

原料

水芙蓉花1朵，厚朴6克。

做法

将水芙蓉花反复漂洗、沥干；厚朴洗净。将水芙蓉花、厚朴一同放入锅中，加水以武火煮沸，转文火续煮10分钟，滤渣取汁当茶饮用。

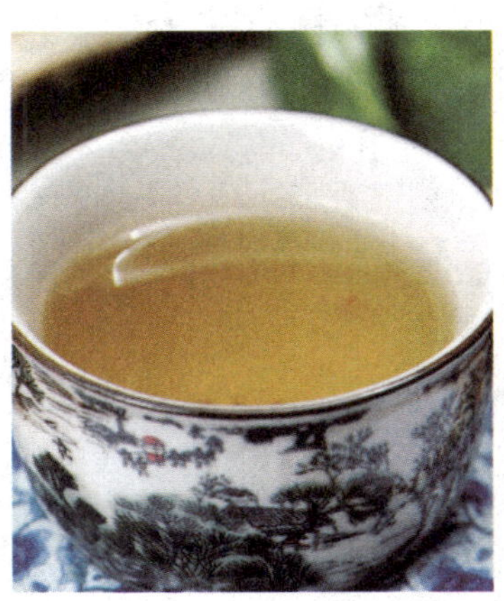

功效

可防治流行性感冒。

苍术

别名 赤术、马蓟、青术、仙术。

性味 性温，味辛、苦。

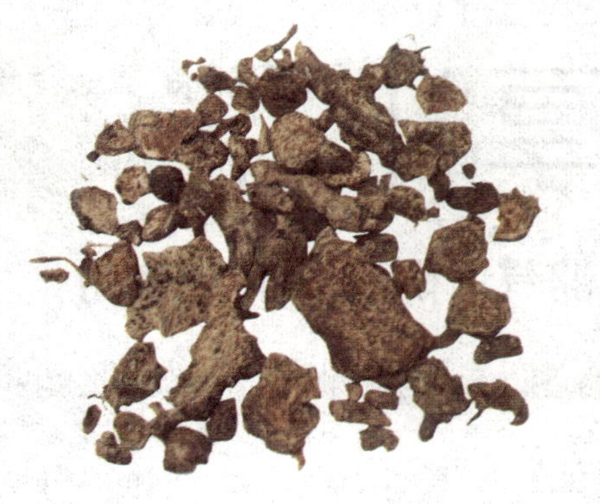

祛湿又解表的重要药物

来　源 为菊科植物南苍术或北苍术等的根茎。

主要产地 南苍术主产于江苏、湖北、河南；北苍术主产内蒙古、河北、山西、辽宁、吉林、黑龙江。

功效主治 燥湿健胃、祛风湿。主治湿滞中焦证、外感风寒挟湿之表征。

主要成分 主要成分为苍术醇、茅术醇、β－桉叶醇等。

性状特征

南苍术

为植物南苍术的干燥根茎，呈类圆柱形，连珠状，有节，弯曲拘挛，表面灰褐色。

北苍术

为植物北苍术的干燥根茎，呈类圆柱形，常分歧或成疙瘩块状，不规则弯曲，表面棕褐色，粗糙。质轻，易折断，断面纤维状，极不平坦。

选购秘诀

南苍术以个大、坚实、无毛须、内有朱砂点，切开后断面起白霜者为佳；北苍术以个肥大、坚实、无毛须、气芳香者为佳。

药用价值

治疗消化不良（即所谓的湿阻中焦），有胃脘满闷、食欲不振，或吐或泻，配厚朴、陈皮。

治疗泄泻，尤其是夏季水泻，湿热较重，配金银花、茯苓。

治疗风湿，尤其是肌肉风湿。常配麻黄、桂枝、薏苡仁等，加强镇痛效果。

用于外科，对治疗阴疽、肛周结核等有一定的效果，又可治疗湿热所致的下肢胀痛无力而类似丹毒者，常配黄柏、牛膝等。

治疗精神不振、肢体无力，配熟地、干姜等。

贮存要点	置阴凉干燥处，防虫蛀。
用法用量	内服：煎汤，4.5～9克；熬膏或入丸、散。
使用禁忌	阴虚内热，气虚多汗者忌服。

苍术猪肝粥

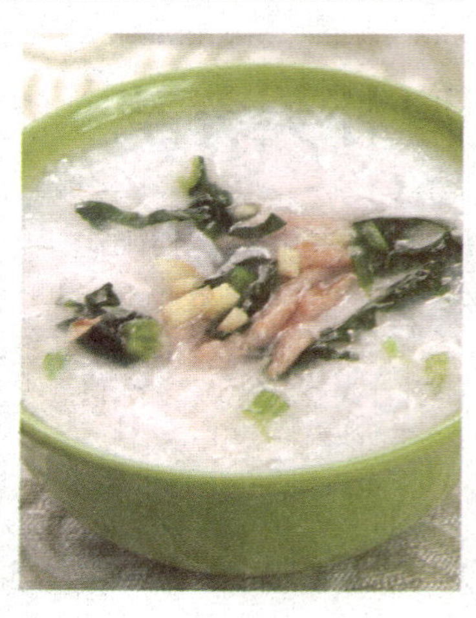

原料

猪肝100克，苍术9克，粳米150克，芹菜20克，盐适量。

做法

苍术焙干为末；猪肝洗净、切片、汆水；芹菜洗净、切末；粳米淘洗干净。将以上原料一同放入砂锅中，加水适量，煮熟加盐调味即可。

功效

芳香化湿，养肝明目，适用于两眼昏花。

白豆蔻

别名 多骨、壳蔻、白蔻。
性味 性温，味辛。

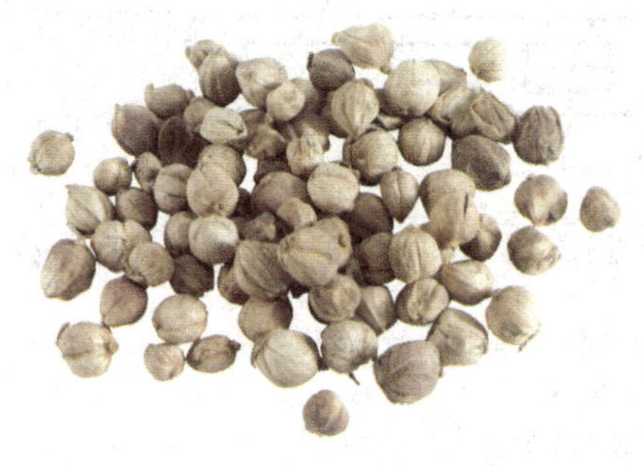

行气、暖胃、降逆的芳香果

来　源 为姜科植物白豆蔻的果实。
主要产地 主产于越南、泰国等地。
功效主治 行气暖胃、消食宽中。治气滞、食滞、胸闷、腹胀、噫气、噎膈、吐逆、反胃、疟疾。
主要成分 果实含挥发油，其中有d-龙脑、d-樟脑、草烯及其环氧化物、1,8-桉叶素、石竹烯、月桂烯、桃金娘醛、葛缕酮、香桧烯等。

性状特征

干燥果实，商品即称豆蔻。略呈圆球形，具不显著的钝三棱。外皮黄白色，光滑，具隆起的纵纹25～32条，一端有小凸起，一端有果柄痕；两端的棱沟中常有黄色毛茸。果皮轻脆，易纵向裂开，内含种子20～30粒，集结成团，习称蔻球。蔻球分为3瓣，有白色隔膜，每瓣种子7～10粒，习称白蔻仁或蔻米。为不规则的多面体，直径3～4毫米，表面暗棕色或灰棕色，有微细的波纹，一端有圆形小凹点。质坚硬，断面白色，有油性。

选购秘诀

以果仁饱满、果皮薄而完整、气味浓厚者为佳。

药用价值

白豆蔻含挥发油，其中主要成分为右旋龙脑及右旋樟脑，能促进胃液分泌，增进胃肠蠕动，制止肠内异常发酵，祛除胃肠积气，故有良好的芳香健胃作用。

临床上用于治疗急性胃炎（尤其是受寒后或食滞后引起者），有腹部满闷、恶心呕吐、腹痛，常配藿香、陈皮、生姜等健胃祛湿。

在湿温病（如肠伤寒）初起时，头重胸闷、体倦、小便短赤、大便溏泄、舌苔白腻，用白蔻仁配生薏苡仁、杏仁、厚朴、通草等祛湿清热。

贮存要点	置阴凉干燥处。
用法用量	内服：煎汤（不宜久煎），1.5～6克；或入丸、散。
使用禁忌	阴虚血燥而无寒湿者忌服。

白豆蔻草果羊肉汤

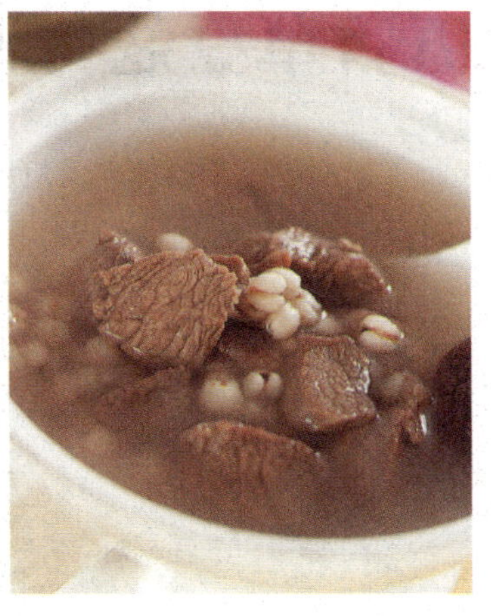

原料

草果3个，羊肉300克，白豆蔻15克，盐5克。

做法

羊肉洗净、切块、汆水；白豆蔻、草果洗净。将白豆蔻放入炖锅内，加水以武火烧沸，转文火煮熟；再放入羊肉、草果，文火炖煮熟透，加盐调味即可。

功效

温中暖胃，化湿行气。

草豆蔻

别名　漏蔻、草果、草蔻、大草蔻。

性味　性温，味辛。

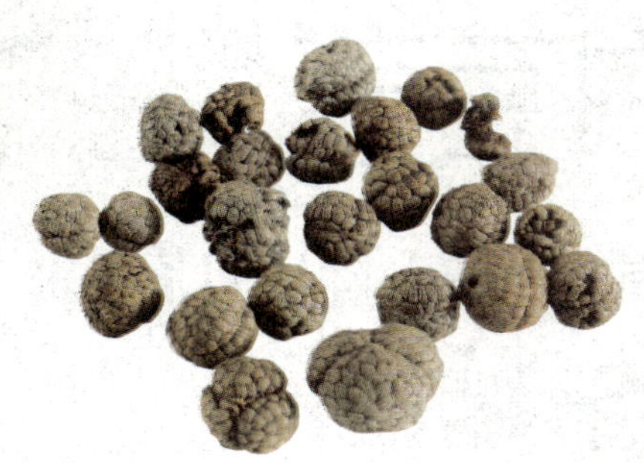

可治疗急性胃炎、溃疡病

来　源　为姜科植物草豆蔻的干燥种子。

主要产地　主产于广西、广东等地。

功效主治　温中、祛寒、行气、燥湿。治心腹冷痛、痞满食滞、噎膈反胃、寒湿吐泻、痰饮积聚、燥湿健脾、温胃止呕。用于寒湿内阻、脘腹胀满冷痛、嗳气呕逆、不思饮食。

主要成分　种子含山姜素、小豆蔻及挥发油等。

性状特征

干燥种子团呈圆球形或椭圆形，表面灰白色或灰棕色。中间有白色隔膜分成3瓣，每瓣有种子，多数粘连紧密。种子卵圆状多角形，表面灰棕色，被一层白色透明的假种皮，背稍隆起，合点约在中央，种脐位于背侧面，种脊为一纵沟，经腹面至合点，破开后里面灰白色。

选购秘诀

以个圆、坚实者为佳。

药用价值

草豆蔻入脾、胃经。辛热香散，功效与肉蔻相似，但此辛热，燥湿除寒，性兼有涩，不似肉蔻涩性居多，能治大肠滑泻不止。草豆蔻虽别名草果，但功效不全与草果同。当心口疼痛时，宜用草果。而湿郁成病且见胃脘作痛时，服用草豆蔻为佳。若郁热内成，及阴虚血燥者，服之为大忌。

草豆蔻所含的挥发油具有刺激作用，能引起胃酸分泌，增加蛋白酶活性。临床上用于治疗胃寒腹痛呕吐、唇舌淡白、口泛清涎、食欲不振（相当于某些类型的急性胃炎、溃疡病）等可用本品。治虚寒久泻（慢性菌痢、慢性结肠炎），可用煨草蔻配煨木香、煨诃子等。

贮存要点	置阴凉干燥处。
用法用量	内服：煎汤，2.4～4.5克；或入丸、散。
使用禁忌	阴虚血少、津液不足、无寒湿者忌服。

五香草豆蔻乌鸡汤

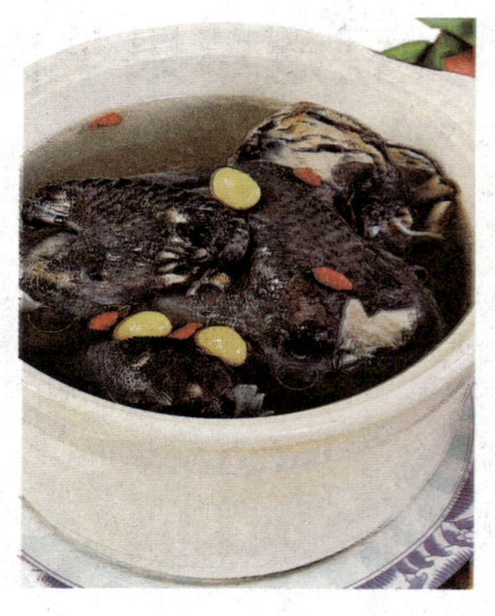

原料

乌骨鸡1只，白果10克，草豆蔻、枸杞子各5克，盐适量。

做法

将乌骨鸡处理干净、切块。将草豆蔻、白果、枸杞子洗净，与鸡块一起放入锅中，加适量水，以文火熬煮。待鸡块煮熟时，放入盐即可。

功效

温中健胃，燥湿运脾。

佩兰

别名 兰草、燕尾香、针尾凤。

性味 性平，味辛。

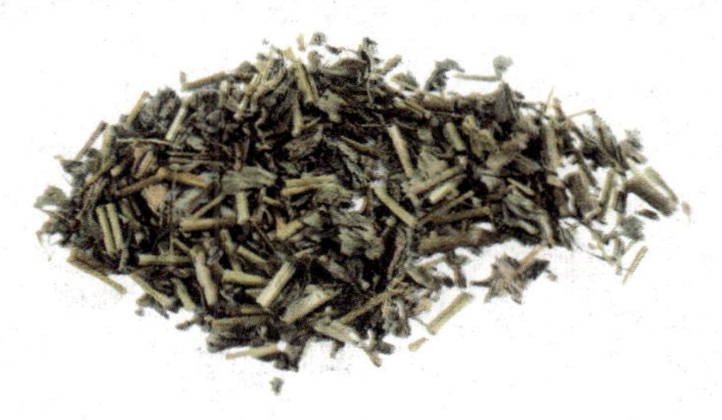

治疗暑湿的常用药

来　源 为菊科植物兰草的茎叶。西藏地区使用的佩兰，为菊科植物大麻叶泽兰的全草。

主要产地 主产于江苏、浙江、河北、山东等地。

功效主治 清暑、辟秽、化湿、调经。治暑湿、寒热头痛、湿邪内蕴、脘痞不饥、月经不调。

主要成分 全草含挥发油1.5%～2%，油中含对-聚伞花素、乙酸橙花醇酯和5-甲基麝香草醚，前两者对流感病毒有直接抑制作用。叶含香豆精，邻-香豆酸及麝香草氢醌。

性状特征

干燥的全草，茎多直，少分枝，呈圆柱形或扁压状。表面黄棕色或黄绿色，有纵纹及明显的节，节不膨大。质脆，易折断，折断面类白色，可见韧皮部纤维伸出，木质部有疏松的孔，中央有髓，时有中空。叶片多皱缩、破碎，完整者多呈3裂，中央裂片较大，边缘有粗锯齿，两面均无毛，色暗绿或微带黄，质薄而脆，易破碎。

选购秘诀

以干燥、叶多、色绿、茎少、未开花、香气浓者为佳。

药用价值

佩兰含有挥发油、香豆素等，具有健胃、利尿、解热作用，对白喉杆菌、金黄色葡萄球菌、八叠球菌、变形杆菌、伤寒杆菌等有抑制作用。

佩兰挥发油对流行性感冒病毒有直接抑制作用。可用于治疗夏季外感，有发热、头痛、全身骨痛、两目刺痛、胸闷恶心、大便不畅等症状。

用于治疗因热性病或进食肥腻过多后而致的消化不良，常配黄连、芦根等。

用于解暑化湿，用于发热、头胀、胸闷等症，常配合藿香、厚朴、荷叶同用。

贮存要点	置阴凉干燥处。
用法用量	内服：煎汤，4.5～9克（鲜者9～15克）。
使用禁忌	阴虚、气虚者忌服。

佩兰茶

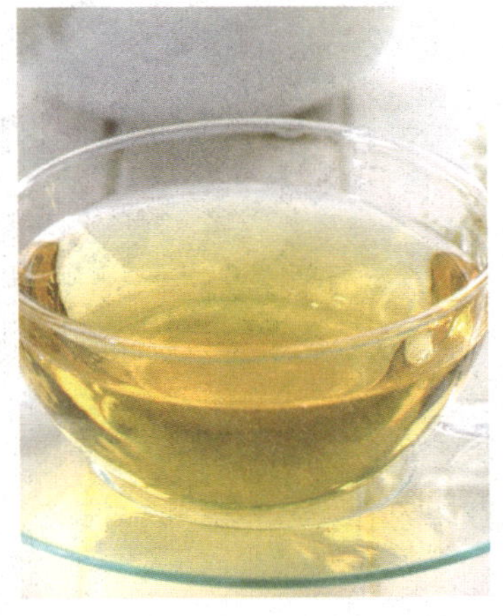

原料

鲜藿香、鲜佩兰各30克，鲜薄荷叶6克（上药若用干品，用量减半）。

做法

将所有原料洗净，放入锅中，加适量清水，煎沸后续煮3～5分钟即成。

功效

芳香化浊，防治流行性感冒。

常见芳香化湿药物食物食用宜忌

草果

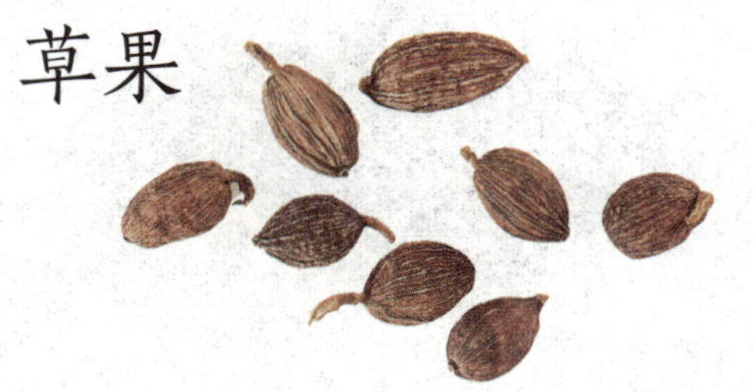

宜： 疟疾、痰饮痞满、脘腹冷痛、反胃、呕吐、泻痢、食积患者均可服用。

忌： 气虚或血亏，无寒湿、实邪者忌服。

藿香

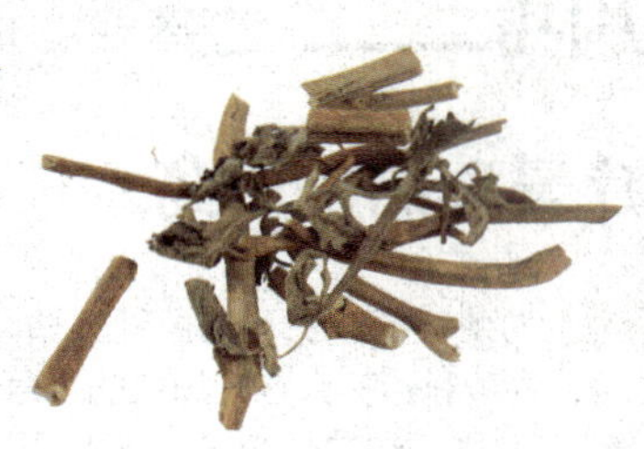

宜： 感冒暑湿、寒热、头痛、胸脘痞闷、呕吐泄泻、疟疾、痢疾、口臭患者均可服用。

忌： 阴虚火旺、胃弱欲呕及胃热作呕、中焦火盛热极、温病、热病、作呕作胀的患者禁用。

厚朴

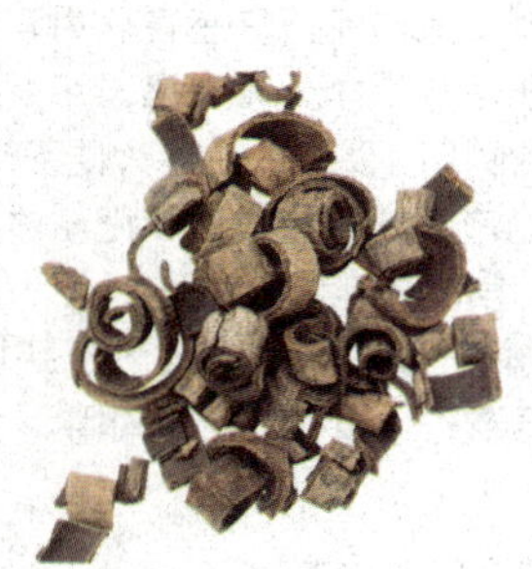

宜： 胸腹痞满、胀痛、反胃、呕吐、宿食不消、痰饮喘咳、寒湿泻痢患者均可服用。

忌： 孕妇慎用。

佩兰

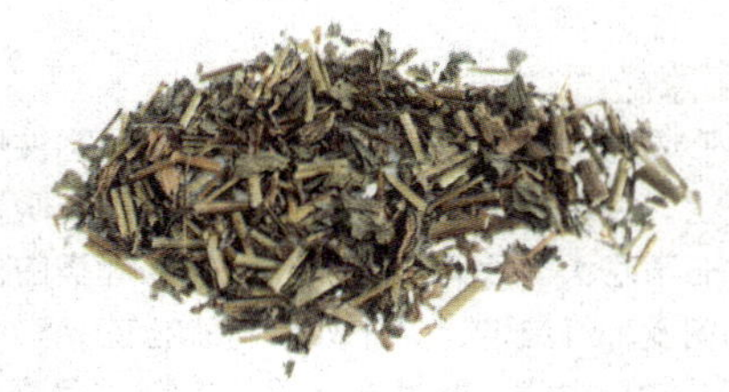

宜： 暑湿、寒热头痛、湿邪内蕴、脘痞不饥、口甘苔腻、月经不调患者均可服用。

忌： 阴虚、气虚者忌服。

苍术

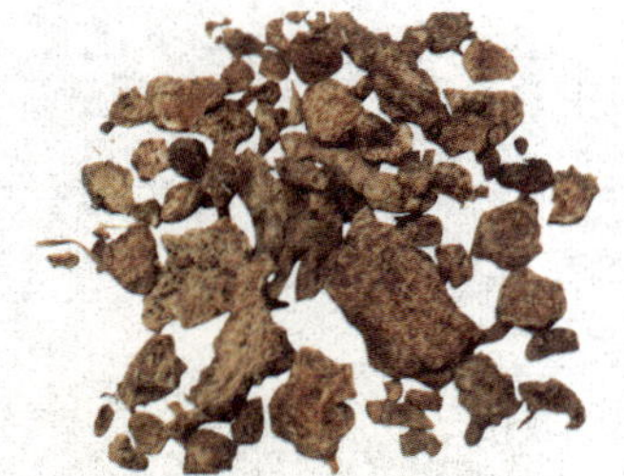

宜： 湿滞中焦证、外感风寒者均可服用。

忌： 阴虚内热，气虚多汗者忌服。

白豆蔻

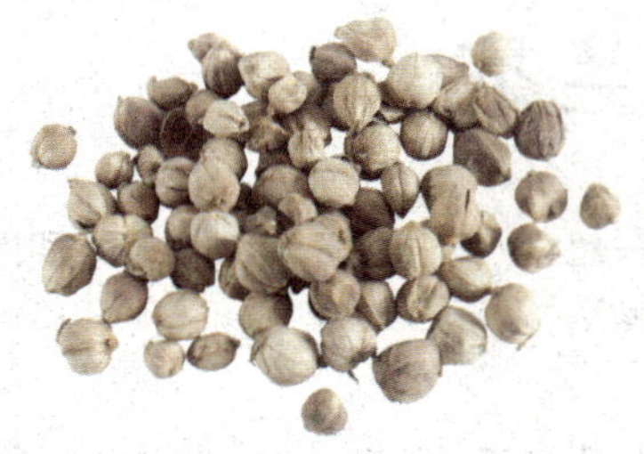

宜： 气滞、食滞、胸闷、腹胀、噫气、噎膈、吐逆、反胃、疟疾患者均可服用。

忌： 阴虚血燥而无寒湿者忌服。

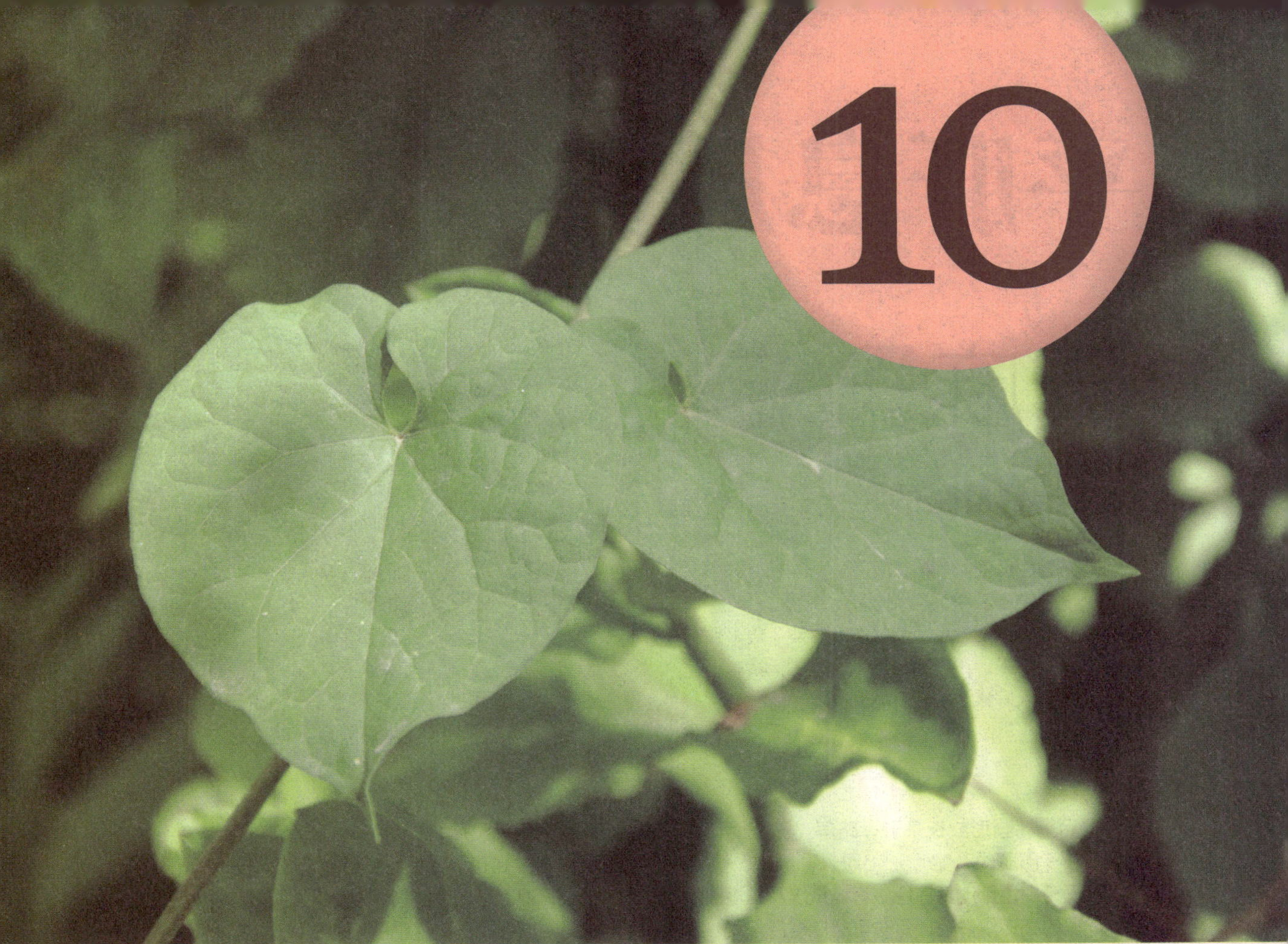

平肝息风篇

本篇中所讲的“风”，主要是由脏腑病变所致。常见的原因有肝肾阴虚、肝阳上亢、高热、血虚等，造成“肝风内动”“热极生风”和“血虚生风”。

“肝风内动”多由肝肾阴虚、肝阳上亢引起，证候一般表现为头痛、头昏、眼花、耳鸣，其甚者则更有心烦、作呕、心悸、肌肉震颤，多见于高血压和动脉硬化。治疗除滋养肝肾外，宜平肝息风，选用有降压或镇静作用的药物，如钩藤、天麻、石决明等。

“热极生风”是温热病时由高热或感染因素而致的证候，表现为抽搐、角弓反张（在小儿称为急惊风），多见于流行性脑膜炎、乙脑、肺炎等热证期，以及小儿上呼吸道炎性高热。治疗宜清热息风，选用有解热和抗惊厥作用的药物，如羚羊角、僵蚕等。

“血虚生风”，是血虚不能养肝，引动内风，出现头晕、眼花、耳鸣、四肢麻木的症状，严重者甚至可出现四肢搐搦、昏倒等症状，多见于贫血、病后身体虚弱等，治疗应以养血为基础，加用息风药如白蒺藜、天麻等。

平肝息风类

主要用于治疗肝肾阴虚、肝阳上亢、高热、血虚等，造成的“肝风内动”“热极生风”和“血虚生风”。

天麻

别名 定风草、明天麻、冬彭。

性味 性平，味甘。

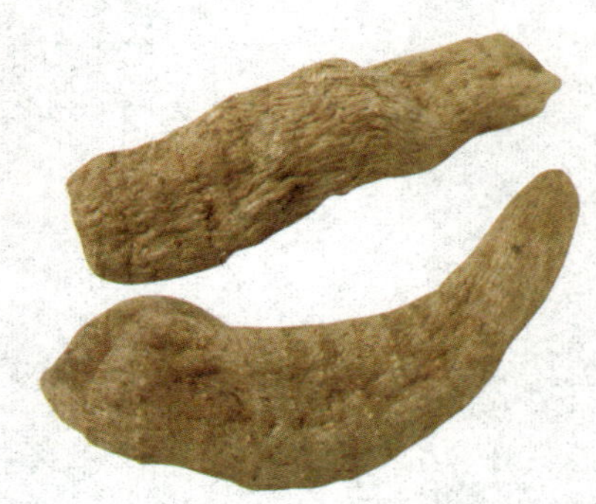

治疗头晕目眩的常用药

来　源 为兰科植物天麻的根茎。

主要产地 主产于云南、四川、贵州等地。

功效主治 息风、定惊。治眩晕、头风头痛、肢体麻木、半身不遂、语言蹇涩、小儿惊痫动风。

主要成分 含天麻素及香兰醇、醛等。

性状特征

本品呈椭圆形或长条形，略扁，皱缩而稍弯曲，长3～15厘米，宽1.5～6厘米，厚0.5～2厘米。表面黄白色至淡黄棕色，有纵皱纹及由潜伏芽排列而成的横环纹多轮，有时可见棕褐色菌索。顶端有红棕色至深棕色鹦嘴状的芽或残留茎基；另端有圆脐形疤痕。质坚硬，不易折断，断面较平坦，黄白色至淡棕色，角质样。气微，味甘。

选购秘诀

以色黄白、半透明、肥大坚实者为佳。色灰褐、外皮未去净、体轻、断面中空者为次。

药用价值

镇痛

用天麻制出的天麻注射液，对三叉神经痛、血管神经性头痛、脑血管病头痛、中毒性多发性神经炎等，有明显的镇痛效果。

治前额头痛：天麻3克，香白芷6克，防风4.5克，葛根4.5克，金银花6克，生石膏9克，川椒3克，乳香3克。水煎，洗之。

治偏正头痛，头目昏重等：天麻3克，防风9克，川芎6克，白芷6克，薄荷3克，桑叶6克，甘菊4.5克。用水熬透，洗之。

治满头作痛：天麻3克，川芎10克，白芷3克，春茶3克。用白酒1碗，将上4味药置酒中，煎至半碗，取渣再用酒1碗，煎至半碗。合并煎汁，睡前以茶饮之。

镇静

有的医疗单位用合成天麻素（天麻苷）治疗神经衰弱和神经衰弱综合征病人，有效率分别为89.44%和86.87%，且能抑制咖啡因所致的中枢兴奋作用，加强戊巴比妥钠的睡眠时间效应。

抗惊厥

天麻对面神经抽搐、肢体麻木、半身不遂、癫痫等有一定的疗效。还有缓解平滑肌痉挛、缓解心绞痛、胆绞痛的作用。

降血压

天麻能治疗高血压。久服可平肝益气、利腰膝、强筋骨，还可增加外周及冠状动脉血流量，对心脏有保护作用。

明目、增智

天麻尚有明目和显著增强记忆力的作用。天麻对人的大脑神经系统具有明显的保护和调节作用，能增强视神经的分辨能力。

贮存要点	1～6℃低温保存。
用法用量	内服：煎汤，4.5~9克；或入丸、散。
使用禁忌	使御风草根，勿使天麻，若同用，即令人有肠结之患。

地龙

别名 亚细亚环毛蚓、蚯蚓。
性味 性寒，味咸。

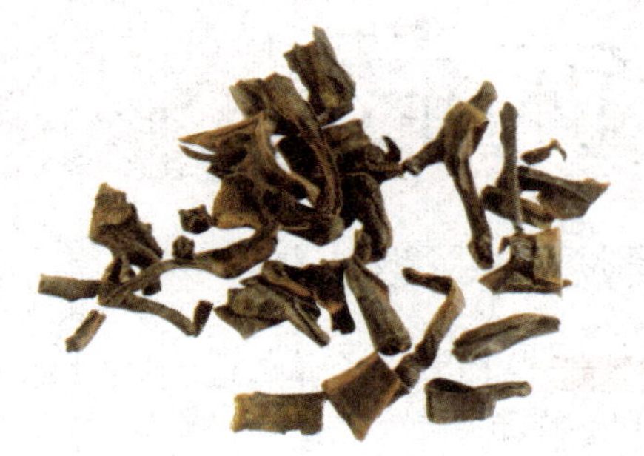

平喘利尿的解毒药材

来　源 为蚯蚓的干燥全体。

主要产地 主产于河北、山西等地。

功效主治 清热、镇痉、利尿、解毒。主治热病惊狂、小儿惊风、咳喘、头痛目赤、咽喉肿痛、小便不通、风湿关节疼痛，半身不遂等症。外用涂丹毒、漆疮等症。

主要成分 据研究，地龙含有溶血作用物质蚯蚓素和解热作用物质蚯蚓解热碱，可能为酪氨酸的衍生物，并有一种有毒成分蚯蚓毒素。

性状特征

广地龙

全体呈扁片状。腹部已剖开，内脏已除去仅头端及尾端仍保持原来形状，全体弯曲不直，体长15～20厘米，宽1～1.5厘米。全体由90～100余环节构成，体背色棕红或灰红，腹部色较淡，体壁较厚。气腥，味微咸。

土地龙

呈弯曲的圆柱形，长5～10厘米，直径3～7毫米。全体由许多环节构成，完整，腹部未剖开。口位于较尖的一端，肛门开口于钝圆的一端，质轻而脆，易折断，断面呈土色。气腥，味微咸。

选购秘诀

以完整、背部棕褐色至紫灰色、腹部浅黄棕色、气腥、味微咸者为佳。

药用价值

地龙配麻黄，清宣肺气，解痉平喘，用于治疗支气管哮喘、喘息性支气管炎等病。

地龙配五加皮寒热并用，祛风利湿，强筋通络，治疗类风湿关节炎有较好的疗效。

地龙配川芎舒张血管，治疗早期脑梗死。

贮存要点	置通风干燥处，防霉、防蛀。
用法用量	内服煎汤6～12克，或入丸、散。
使用禁忌	脾虚便溏者慎用。

地龙粥

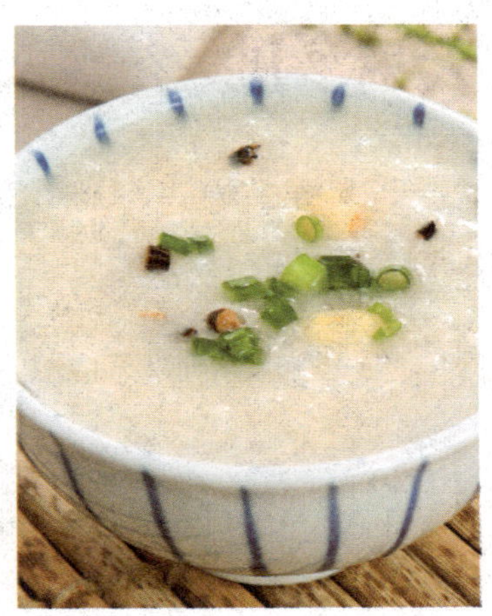

原料

桂枝20克，莲子30克，地龙10克，粳米100克，盐、葱花适量。

做法

粳米淘洗干净；桂枝洗净，切段；莲子、地龙洗净。锅置火上，注入清水，放入粳米、莲子、地龙、桂枝熬煮至米熟，调入盐、撒上葱花即可。

功效

温经通络，息风止痉，适合冠心病及心律失常者食用。

钩藤

别名 钓藤、吊藤、金钩藤、挂钩藤、钩丁、倒挂金钩、钩耳。

性味 性凉，味甘。

解痉挛、镇头痛

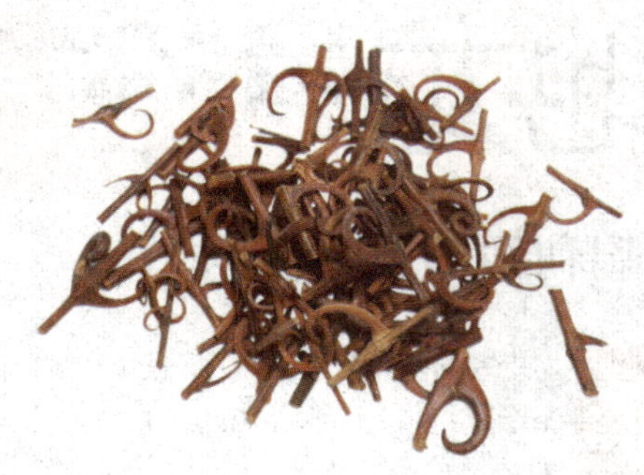

来　源 为茜草科植物钩藤或华钩藤及其同属多种植物的带钩枝条。

主要产地 主产于广西、江西、湖南、浙江、广东、四川，贵州、云南、湖北等地。

功效主治 清热平肝、息风定惊。治小儿惊痫、大人血压偏高、头晕、目眩，妇人子痫。

主要成分 带钩茎枝叶含钩藤碱、异钩藤碱、柯诺辛因碱、异柯诺辛因碱、柯楠因碱、二氢柯楠因碱、硬毛帽柱木碱、硬毛帽柱木因碱。

性状特征

钩藤为干燥的带钩茎枝，茎枝略呈方柱形，长约2厘米，直径约2毫米，表面红棕色或棕褐色，一端有一环状的茎节，稍凸起，节上有对生的两个弯钩，形如船锚，尖端向内卷曲，亦有单钩的，钩大小不一，基部稍圆，直径2~3毫米，全体光滑，略可见纵纹理。质轻而坚，不易折断，断面外层呈棕红色，髓部呈淡黄色而疏松如海绵状。气无，味淡。

华钩藤性状与钩藤大致相同。唯茎枝呈方柱形，直径2~3毫米，表面灰棕色，钩基部稍阔。

选购秘诀

以双钩形如锚状、茎细、钩结实、光滑、色红褐或紫褐者为佳。

药用价值

钩藤煎剂0.1克/千克给小鼠腹腔注射，能产生明显的镇静作用，但无明显的催眠作用。

实验证明钩藤煎剂均有降压作用。煎煮时间过久或不够（最好煎15分钟以内）会影响降压效果。钩及茎枝（即单钩、双钩及与其相邻之较细茎枝）降压效果较好；老枝降压效果很差。

贮存要点	置于通风干燥处保存，防霉。
用法用量	内服：煎汤（不宜久煎），4.5~9克；或入散剂。
使用禁忌	最能盗气，虚者勿投，无火者勿服。

天麻钩藤茶

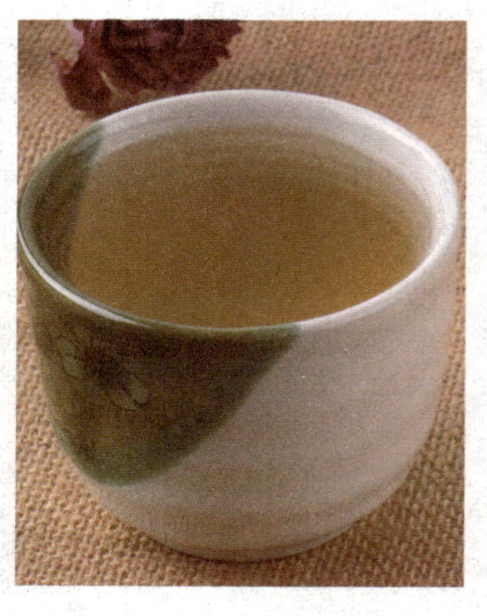

原料

天麻5克，钩藤6克，绿茶10克。

做法

将天麻、钩藤洗净，与绿茶一同放入锅中，加水适量，煎煮2次，滤渣取汁即可。

功效

平肝、息风、镇静。适用于高血压、头晕目眩、神经衰弱、四肢麻木等症。

全蝎

别名 虿、虿尾虫、全虫、茯背虫。
性味 性平，味咸、辛。

祛风止痉的常用药

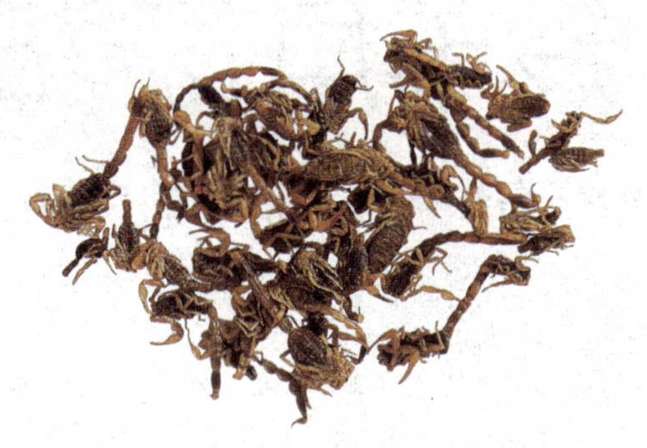

来　源 为钳蝎科动物钳蝎的干燥全虫。
主要产地 主产于河南、山东、湖北、安徽等地。
功效主治 祛风、止痉、通络、解毒。治惊风抽搐、癫痫、中风、半身不遂、口眼歪斜、偏头痛、风湿痹痛、破伤风、淋巴结结核、风疹疮肿。
主要成分 含蝎毒，系一种类似蛇毒神经毒的蛋白质。还含三甲胺、甜菜碱、牛磺酸、软脂酸、硬脂酸、胆固醇、卵磷脂及铵盐等。

性状特征

干燥的全虫，头胸部及前腹部呈扁平长椭圆形，后腹部尾状。完整者长约6厘米。全体绿褐色，腹及肢为黄色，尾刺尖端呈褐色。胸部折断后可见内有黑色或棕黄色残余物，后腹部中空。体轻、质脆，气微腥、味咸。

选购秘诀

以色黄、完整、腹中少杂物者为佳。

药用价值

抗惊厥作用

对抗士的宁惊厥的效果最为显著。但全蝎的效果较蜈蚣差。

对心血管系统的作用

有一定的降压作用，降压原理为抑制血管运动中枢、扩张血管、直接抑制心脏以及对抗肾上腺素的升压作用。对清醒动物有明显镇静作用，但并不使动物入眠，也可能与降压有关。

临床为驱风止痉的常用药

用于止痉，当治疗破伤风或小儿高热抽搐和其他急惊风，在使用一般的平肝息风药无效时，可用全蝎。用于驱风，治中风后半身不遂，口眼歪斜，适宜于脑血管意外后遗症。

贮存要点	置干燥处，防蛀。
用法用量	内服：煎汤，全蝎2.4～4.5克，蝎尾1.5～2.5克；或入丸、散。外用：研末调敷。
使用禁忌	血虚生风者忌服。孕妇忌用。

蜂房全蝎酒

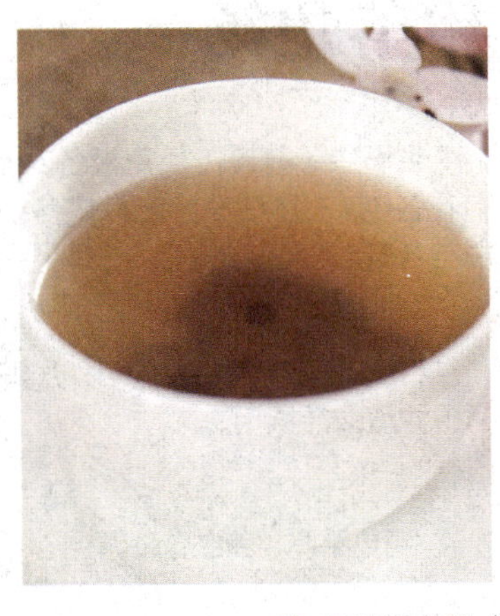

原料

干蟾皮30克，露蜂房、全蝎各40克，山慈姑、白僵蚕各50克，白酒1升。

做法

将所有药材洗净、捣碎，用纱布袋盛之，置于净器中，倒入白酒浸泡，密封。浸泡7日，捞出纱布袋，滤渣取汁饮用。

功效 攻毒，杀虫。

羚羊角

别名 羚羊尖、羚羊粉、羚羊片。

性味 性寒，味咸。

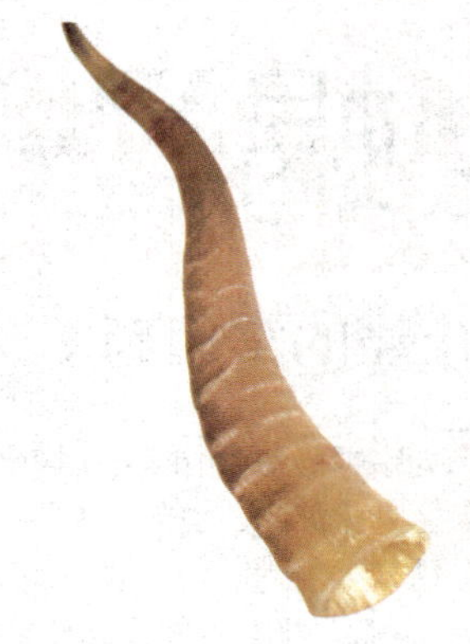

治疗高热神昏和抽搐的良药

来　源 为牛科动物赛加羚羊等的角。

主要产地 主产于新疆。

功效主治 平肝息风、清热镇惊、解毒。治热病神昏、谵语发狂、头痛眩晕、惊痫搐搦、目赤翳膜。

主要成分 含磷酸钙、角蛋白及不溶性矿物质等，其中角蛋白含量最多。羚羊角的角蛋白含硫只有1.2%，是角蛋白中含硫最少者之一。

性状特征

完整的角呈长圆锥形，略呈弓形弯曲，长25～40厘米，基部直径约3厘米，白色或黄白色。除尖端部分外，有10～20个隆起的轮脊，幼枝较少。尖部光圆，弯锥形，光润如玉，嫩枝透视有血丝或呈紫黑色，无裂纹，质老的有纵裂纹，无黑尖。角基部圆形，有骨塞，名羚羊塞，约占全长的一半或1/3。骨塞圆形，坚硬而重，表面有凸出的顺纹与角内面合槽，颇坚固，自横截面上视之，其接合处呈不规则的锯齿状。将骨塞除去后，角之下半段为筒形，中空，有细孔直通尖上，习称通天眼，近光可透视，为羚羊角的主要鉴别特征。质坚硬。无臭，味淡。

选购秘诀

以质嫩、色白、光润、有血丝、无裂纹者为佳。质老、色黄白、有裂纹者质次。

药用价值

羚羊角外皮浸出液对中枢神经系统有抑制作用。有一定的镇静和抗惊厥的作用。

羚羊角煎剂对伤寒、副伤寒甲乙三联菌苗引起发热的家兔有解热作用，灌胃后2小时体温开始下降，6小时后逐渐恢复。

贮存要点	置阴凉干燥处。
用法用量	内服：磨汁，1.5～2.5克；煎汤，1.5～3克；或入丸、散。
使用禁忌	入煎剂，宜单煎2小时以上。

羚羊角汤

原料

生石决（打碎）、龟板各24克，生地黄18克，羚羊角、菊花各6克，夏枯草、牡丹皮各4.5克，柴胡、薄荷、蝉衣、白芍各3克，大枣10枚。

做法

将所有原料放入砂锅中，加2升清水，以文火煎煮1～2小时，滤渣取汁饮用。

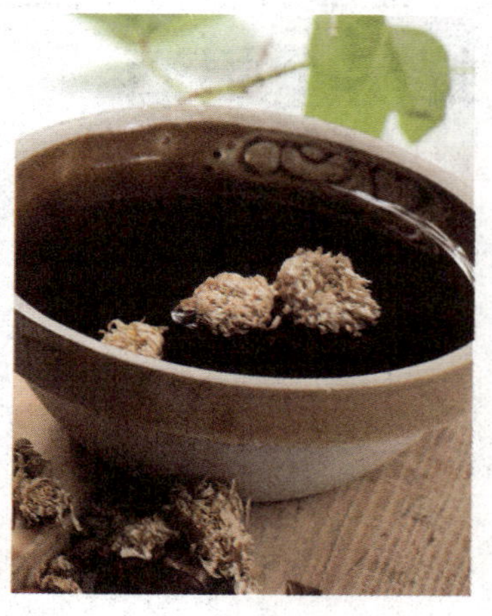

功效

清热平肝，养血息风。

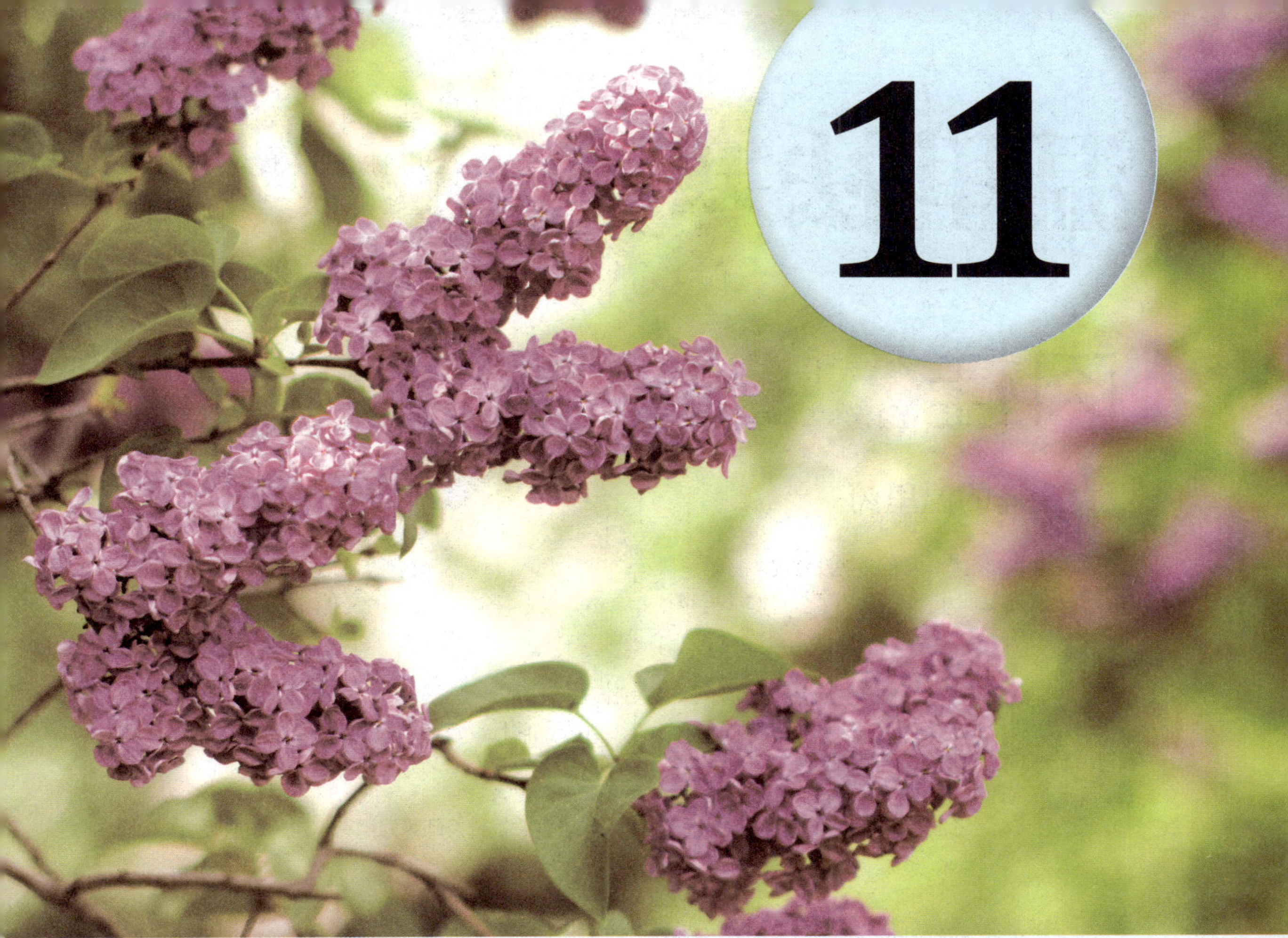

温里祛寒篇

温里祛寒药物、食物主要用于治疗里寒证，所谓里寒，大概包括两方面的情况。

一是阴寒自里生，表现出显著的寒象。程度稍轻的有手足冷、畏寒、面色苍白、口不渴、喜热饮、小便清长、大便稀溏、苔薄白、脉迟等阳虚表现，多见于患慢性病而全身功能衰弱、能量代谢降低的患者；程度严重的则为亡阳证，临床表现为四肢冰冷、畏寒、自汗、口鼻气冷、大便清稀、脉沉微，多见于休克、虚脱等循环衰竭的患者。

二是寒邪入侵腑脏，又称脏寒，主要是脾胃虚寒。表现有呕吐、呃逆、泄泻、胸腹冷痛等胃肠功能障碍的症状。从现代医学观点看，一般多属于受寒后或饮食生冷后引起的急性胃炎、急性胃肠炎。

温里祛寒药物、食物有的是由于具有强心、反射性兴奋血管运动中枢的作用，促进全身或局部的血液循环，故能回阳救逆、温经散寒；有的温里祛寒药具有健胃作用，故能加强胃肠道消化吸收功能，改善能量代谢，并有抗菌等作用，故能温中暖胃而止呕、止泻。

温里祛寒类

主要用于治疗里寒证，症见四肢冰冷、畏寒、自汗、呕吐、呃逆、泄泻、胸腹冷痛等。

肉桂

别名 牡桂、紫桂、大桂、辣桂、桂皮、玉桂。

性味 性温，味辛、甘。

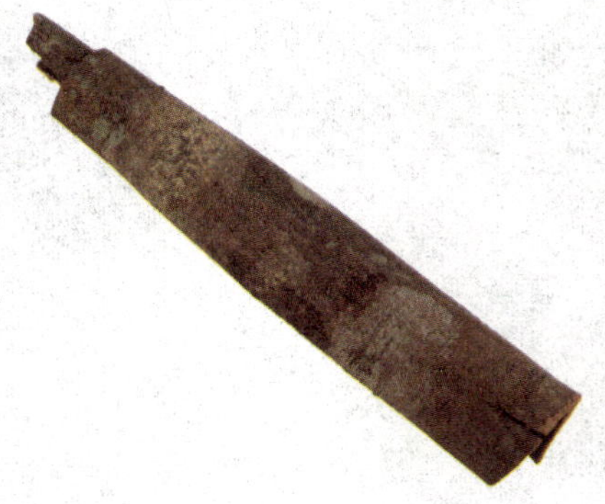

消食止痛的温里药

来　源 为樟科植物肉桂的干皮及枝皮。

主要产地 主产于四川、广东、广西、湖北、贵州、福建等地。

功效主治 补元阳、暖脾胃、除积冷、通血脉。治命门火衰、肢冷脉微、亡阳虚脱、腹痛泄泻、寒疝奔豚、腰膝冷痛、经闭症瘕、阴疽流注及虚阳浮越、上热下寒。

主要成分 皮含挥发油，主要成分为桂皮醛，并含少量乙酸桂皮酯、乙酸苯丙酯等。

性状特征

官桂呈半槽状或圆筒形，外表面灰棕色，有细皱纹及小裂纹，皮孔椭圆，偶有凸起横纹及灰色花斑。刮去栓皮，表面较平滑，红棕色，通称桂心。内表面暗红棕色，颗粒状。质硬而脆，断面紫红色或棕红色。气芳香，味甘、辛。

选购秘诀

以未破碎、体重、外皮细、肉厚、断面色紫、油性大、香气浓厚、味甜辣者为佳。

药用价值

镇静、镇痛、解热

肉桂中含有的桂皮醛对小鼠有明显的镇静作用。应用小鼠压尾刺激或腹腔注射醋酸观察扭体运动的方法证明它有镇痛作用。对小鼠正常体温以及用伤寒、副伤寒混合疫苗引起的人工发热均有降温作用。可延迟士的宁引起的强直性惊厥及死亡的时间，可减少烟碱引起的强直性惊厥及死亡的发生率。

降压

附子、肉桂复方对肾上腺皮质性高血压的大鼠有降压作用。

预防血吸虫病

与雄黄、槟榔及阿魏同用有一定预防血吸虫病的作用。

其他作用

桂皮油有强大的杀菌作用，对革兰染色阳性菌的效果比阴性者好，因有刺激性，很少用作抗菌药物，但外敷可治疗胃痛和胃肠胀气、绞痛等。内服可作健胃和祛风剂。也有明显的杀真菌作用，曾应用含1.5%桂皮油及0.5%麝香草酚的混合物治疗头癣。桂皮醛及肉桂酸钠可引起蛙足蹼膜血管扩张及家兔白细胞增加。

由于肉桂的有效成分易挥发，不宜久煎，一般宜研末冲服。用于温中散寒，健胃时研末冲服较好。桂枝与肉桂比较，桂枝长于温经通络，而肉桂长于温肾祛寒。

贮存要点	置阴凉干燥处，密闭保存。
用法用量	内服：煎汤，1.5~4.5克；或入丸、散。外用：研末调敷或浸酒涂擦。
使用禁忌	阴虚火旺忌服，孕妇慎服。

花椒

别名 大椒、秦椒、蜀椒、汗椒、汉椒。

性味 性温，味辛。

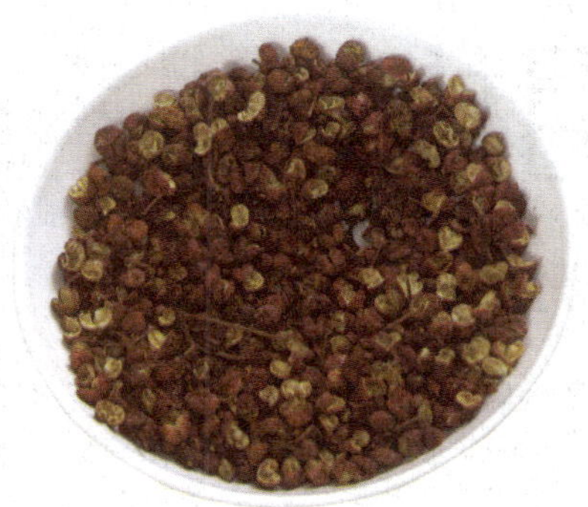

兼有药用价值的调味料

来　源 为芸香科植物花椒的果皮。

主要产地 主产河北、山西、陕西、甘肃、河南等地。

功效主治 除各种肉类的腥气，促进唾液分泌，增加食欲，使血管扩张，从而起到降低血压的作用。服花椒水能去除寄生虫；有芳香健胃、温中散寒、除湿止痛、杀虫解毒、止痒解腥的功效。

主要成分 花椒果实含挥发油，挥发油中含牛儿醇、柠檬烯、枯醇，果实尚含甾醇、不饱和有机酸等，果皮含佛手柑内酯及苯甲酸。

性状特征

干燥果皮腹面开裂或背面亦稍开裂，呈两瓣状，而基部相连，直径4~5毫米；表面红紫色至红棕色，粗糙，顶端有柱头残迹，基部常有小果柄及1~2个未发育的心皮，呈颗粒状。

同属植物香椒子的干燥果皮，亦作花椒使用。习称青花椒，其果实多为2~3个小果，直径3~4毫米，具短小的喙尖。外果皮表面草绿色至黄绿色，少有暗绿色，有细皱纹，油腺呈深色点状，不甚隆起。内果皮灰白色，常与外果皮分离，两层果皮都向内反卷。残留的种子黑色、光亮、卵圆形。气香，味辛。

选购秘诀

以鲜红、光艳、皮细、均匀、无杂质者为佳。

药用价值

给兔静脉注射可发生迅速而显著的降压作用。

牛儿醇对豚鼠蛔虫有驱虫作用。体外实验可杀猪蛔虫。

体外试验对革兰阴性肠内致病菌和金黄色葡萄球菌等革兰阳性菌有明显的抑制作用。

贮存要点	置阴凉干燥处，密闭保存。
用法用量	内服：煎汤，1.5~4.5克；或入丸、散。外用：研末调敷或煎水浸洗。
使用禁忌	阴虚火旺者忌服。

干姜花椒粥

原料

干姜5片，高良姜4克，花椒3克，粳米100克，红糖15克。

做法

粳米淘洗干净，干姜、高良姜、花椒洗净，以白净的纱布袋盛之，与粳米同放入锅中，加水煮沸，30分钟后取出纱布袋，续煮成粥，加入红糖搅匀即可。

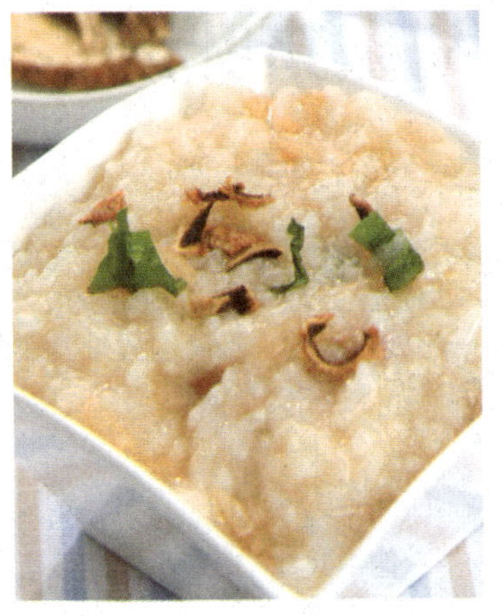

功效

暖胃散寒，温中止痛。

胡椒

别名 浮椒、玉椒。
性味 性热，味辛。

主治胃寒所致的吐泻

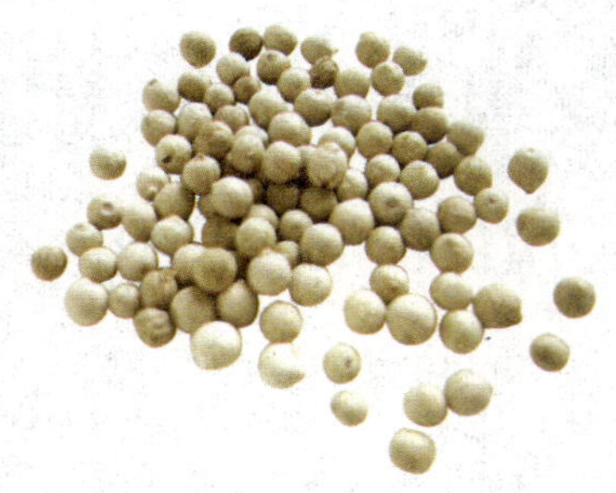

来　源 为胡椒科植物胡椒的果实。
主要产地 国内产于广东、广西及云南等地。国外产于马来西亚，印度尼西亚、印度南部、泰国、越南等地。
功效主治 温中、下气、消痰、解毒。治寒痰食积、脘腹冷痛、反胃、呕吐清水、泄泻、冷痢并解食物毒。
主要成分 胡椒含挥发油，油中主要为辘牛儿醇、柠檬烯、枯醇，还有苯甲酸、佛手柑内酯等成分。

性状特征

黑胡椒

又名黑川，为近圆球形果实，表面暗棕色至灰黑色，具网状皱纹。顶端有微细凸起的柱头遗迹，基部有自果轴脱下的疤痕。外果皮及中果皮质松，易剥落，内果皮薄壳状而稍坚硬。纵切面大部分为淡黄棕色或黄白色、坚硬而稍带粉性的外胚乳，靠近顶端有细小的胚及内胚乳。

白胡椒

又名白川，为近圆球形果核，表面灰白色，平滑，顶端略扁或微凹，基部多少隆起，有时显黑棕色斑。四周有纵走的脉纹10～14条。

选购秘诀

白胡椒以个大、粒圆，坚实、色白、气味强烈者为佳。黑胡椒以粒大、饱满、色黑、皮皱、气味强烈者为佳。

药用价值

胡椒具有温中下气、燥湿消痰、解毒和胃的作用，可用于治疗脘腹冷痛、反胃呕吐、宿食停积、寒湿泄泻以及食物中毒、疮肿、毒蛇咬伤、犬咬伤等病症。

贮存要点	置阴凉干燥处，密闭保存。
用法用量	内服：煎汤，1.5～3克；或入丸、散。外用：研末调敷或置膏药内贴之。
使用禁忌	阴虚有火者忌服。

胡椒猪肚汤

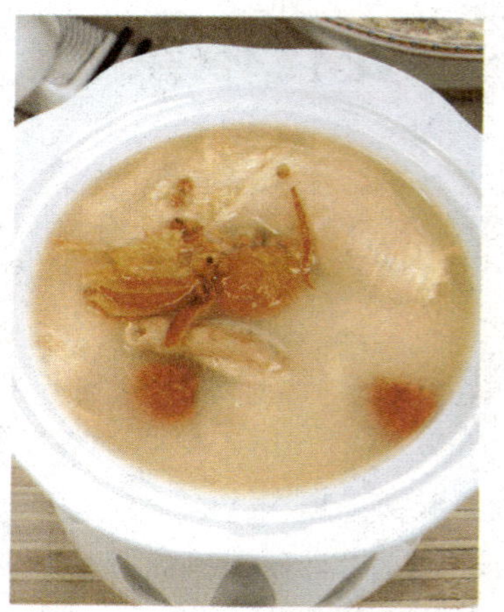

原料

胡椒12克，猪肚1个（约600克），蜜枣5枚，盐适量。

做法

猪肚处理干净。将胡椒放入猪肚内，用线缝合，与蜜枣一起放入锅内，加清水适量，武火煮沸后，转文火煲3小时，加盐调味即可。

功效

温中健脾，散寒止痛。

丁香

别名 丁子香、支解香、雄丁香、公丁香。

性味 性温，味辛。

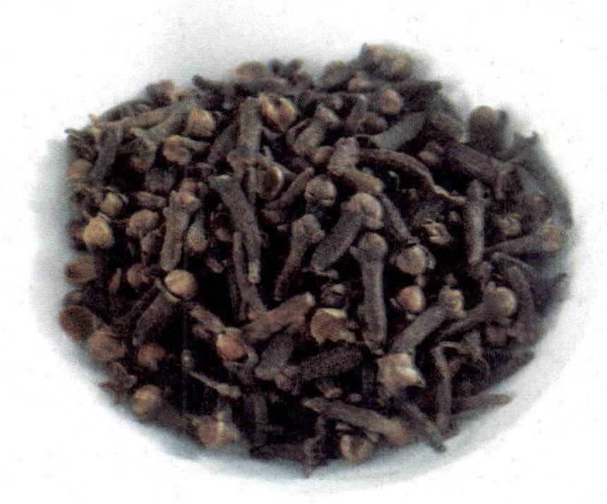

治疗胃寒呃逆的重要药物

来　源 为桃金娘科植物丁香的花蕾。

主要产地 主产于坦桑尼亚、马来西亚、印度尼西亚等地。我国西南、西北、华北、东北均有出产。

功效主治 温中暖肾、降逆。治呃逆、呕吐、反胃、泻痢、心腹冷痛、痃癖、疝气、癣疾，为治疗胃寒呃逆的重要药物。

主要成分 花蕾含挥发油即丁香油。油中主要含有丁香油酚、乙酰丁香油酚、β－石竹烯，以及甲基正戊基酮、水杨酸甲酯、苯甲醛等。花中还含三萜化合物，如齐墩果酸、黄酮和山柰酚、番樱桃素。

性状特征

干燥的花蕾略呈短棒状，红棕色至暗棕色。下部为圆柱状略扁的萼管,基部渐狭小，表面粗糙，刻之有油渗出，萼管上端有4片三角形肥厚的萼。上部近圆球形，径约6毫米，具花瓣4片，互相抱合。将花蕾剖开，可见多数雄蕊，花丝向中心弯曲，中央有一粗壮直立的花柱。质坚实而重，入水即沉。断面有油性，用指甲划之可见油质渗出。气强烈、芳香，味辛。

选购秘诀

以个大、粗壮、鲜紫棕色、香气强烈、油多者为佳。

药用价值

丁香含丁香油酚、乙酰丁香油酚、β－石竹烯等。丁香油酚能使胃黏膜充血，促使胃液分泌，刺激胃肠蠕动，增进食欲。

乙酰丁香油酚能有效地控制葡萄球菌、痢疾杆菌和其他细菌的生长。

贮存要点	置阴凉干燥处。
用法用量	内服，煎汤，0.9～3克；或入丸、散。外用：研末调敷。
使用禁忌	热病及阴虚内热者忌服。

丁香雪梨汤

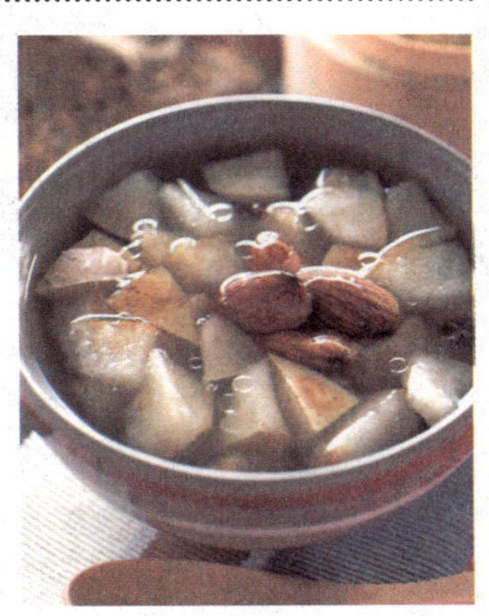

原料

丁香4粒，雪梨1个，杏仁10克，冰糖适量。

做法

丁香、杏仁洗净，雪梨洗净、去核、切块。将所有原料放入锅中，加适量水，用文火炖1小时，即可食用。

功效

温中祛寒，暖胃止呕，适用于脾胃虚寒的妊娠呕吐。

肉桂 温里祛寒药

◎**别名：**玉桂、牡桂、大桂、辣桂。

◎**科目：**樟科。

◎**性味：**辛、甘，温。归肾、脾、心、肝经。

◎**宜忌：**阴虚火旺、里有实热、血热妄行出血者及孕妇忌用。畏赤石脂。

◎**药用部位：**干燥的树皮。

叶

［性味］性温，味苦、辛，无毒。

［主治］捣碎浸水，洗发，去垢除风。

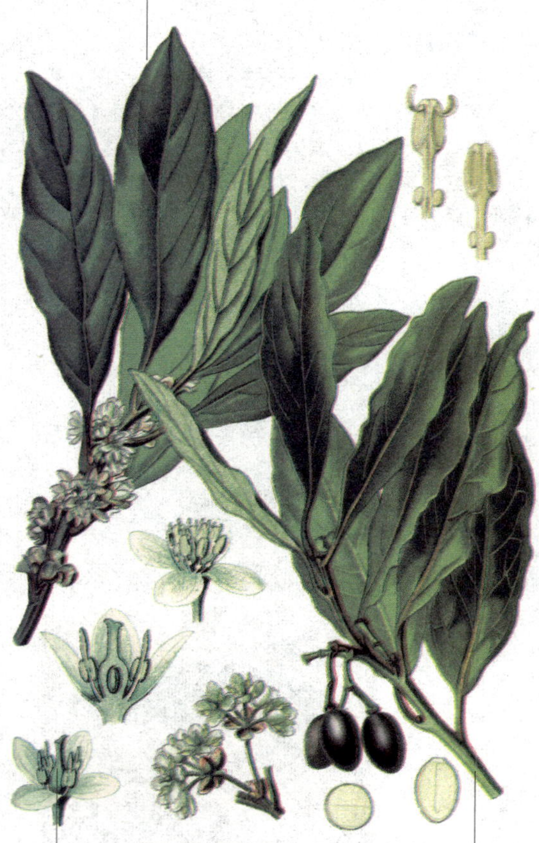

桂皮

［性味］性温，味苦、辛。

［主治］胃痛，腹痛，风湿关节痛。

桂心

［性味］性温，味苦、辛，无毒。

［主治］治心绞痛，腹内冷气、痛不忍。

花椒 温里祛寒药

◎**别名：**蜀椒、秦椒、汉椒、大椒。

◎**科目：**芸香科。

◎**性味：**辛、温。归脾、胃、肾经。

◎**宜忌：**阴虚火旺者忌服。孕妇慎服。

◎**药用部位：**干燥的成熟果皮。

叶

［性味］味辛，性温。

［主治］温中，祛寒痹。

果皮

［性味］味辛，性温。

［主治］除风邪气，祛寒痹。

胡椒 温里祛寒药

◎**别名：**浮椒、玉椒。

◎**科目：**胡椒科。

◎**性味：**辛，热。归胃、大肠经。

◎**宜忌：**阴虚有火者忌服。

◎**药用部位：**干燥的近成熟或成熟果实。

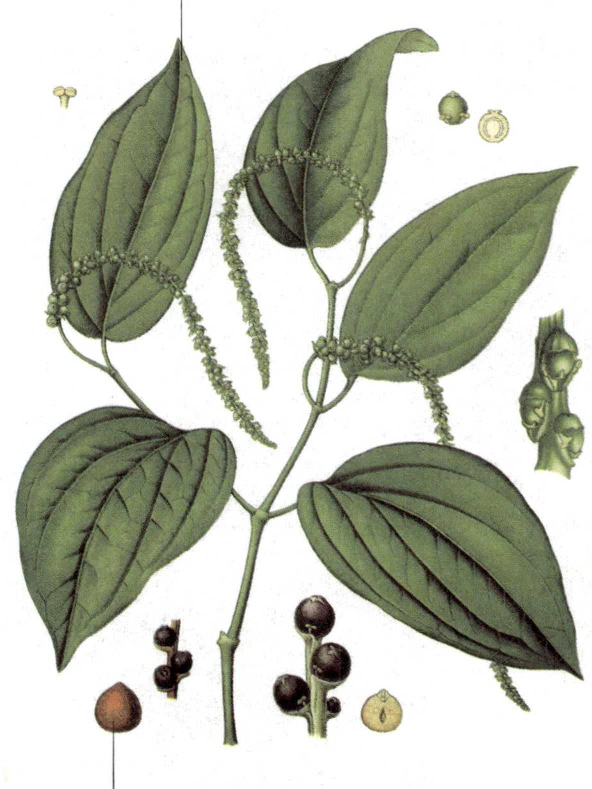

叶

［性味］味辛，性温，无毒。

［主治］祛胃寒吐水，大肠寒滑。

果实

［性味］味辛，性大温，无毒。

［主治］主下气温中祛痰，除脏腑中冷气。

丁香 温里祛寒药

◎**别名：**雄丁香、支解香、丁子香。

◎**科目：**桃金娘科。

◎**性味：**辛，温。归脾、胃、肺、肾经。

◎**宜忌：**热证及阴虚内热者忌用。畏郁金。

◎**药用部位：**干燥的花蕾。

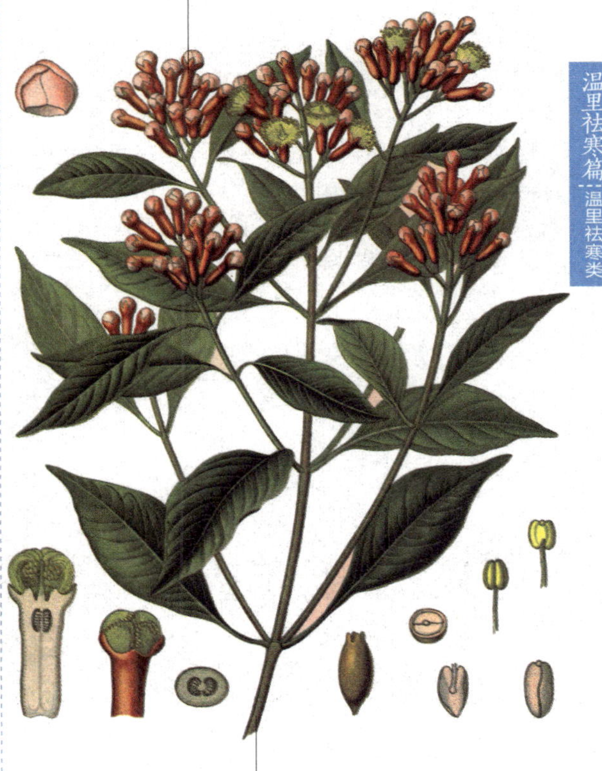

花

［性味］辛，温，无毒。

［主治］主温脾胃，止霍乱涌胀。

枝

［性味］温，无毒。

［主治］主心腹胀满，恶心，泄泻虚滑，水谷不消。

干姜

别名 白姜、均姜、干生姜。

性味 性热，味辛。

温中祛寒之常备良药

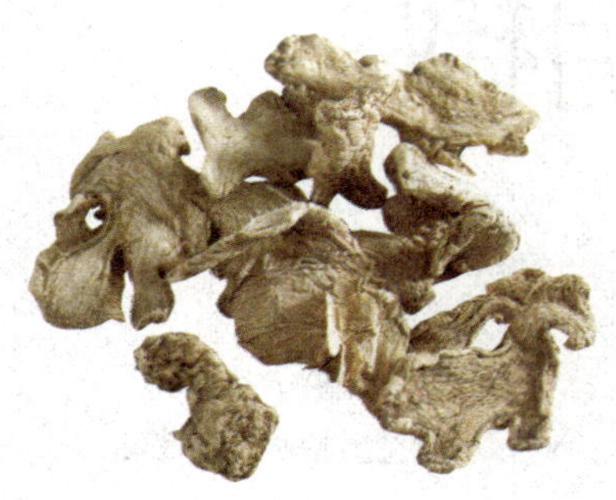

来　源 为姜科植物姜的干燥根茎。

主要产地 主产于四川、广东、广西、湖北、贵州、福建等地。

功效主治 温中逐寒、回阳通脉。治心腹冷痛、吐泻、肢冷脉微、寒饮喘咳、风寒湿痹、阳虚、吐衄、下血。

主要成分 含蛋白质、糖类、粗纤维、胡萝卜素、维生素、钙、磷、铁等成分，还有挥发油、姜辣素、天门冬素、谷氨酸、丝氨酸、甘氨酸等。

性状特征

干燥根茎为扁平、不规则的块状，有指状分枝。长4～6厘米，厚0.4～2厘米。表面灰白色或灰黄色，粗糙，具纵皱纹及明显的环节。在分枝处，常有鳞叶残存。质坚实，断面颗粒性，灰白色或淡黄色，质松者则显筋脉，有细小的油点及一明显的环纹。气芳香，味辛。

选购秘诀

以质坚实，外皮灰黄色、内灰白色、断面粉性足、少筋脉者为佳。

药用价值

干姜含有挥发油、姜辣素，具有抗血小板聚集、升压、降血脂、抗炎和利胆保肝等多方面的药理作用。近期研究发现，干姜还具有抗病原体、抗衰老、镇咳、止呕、解毒、防晕、抗肿瘤和增强免疫力等作用。淡干姜是由原药泡淡后切片、晒干而成，气味没有那么浓烈，散寒力稍弱些，但长于止呕、行气。

贮存要点	置阴凉干燥处，防蛀。
用法用量	内服：煎汤，1.5～4.5克。
使用禁忌	阴虚内热、血热妄行者忌服。本品对胃有刺激作用，故入补剂时常需配甘草、大枣，以缓和其刺激性。

内金干姜羊肉汤

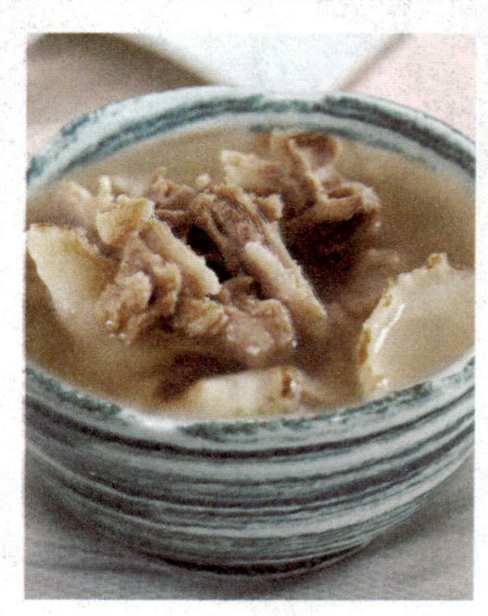

原料

羊肉250克，干姜15克，鸡内金12克，大枣10枚，盐适量。

做法

羊肉洗净、切块、氽水。干姜、鸡内金、大枣洗净，与羊肉一起放入砂煲内，加清水适量，武火煮沸后，改用文火煲2小时，加盐调味即可。

功效

温中散寒，健脾止泻。

吴茱萸

别名 吴萸、左力。
性味 性温，味辛、苦。

温中、理气、止痛

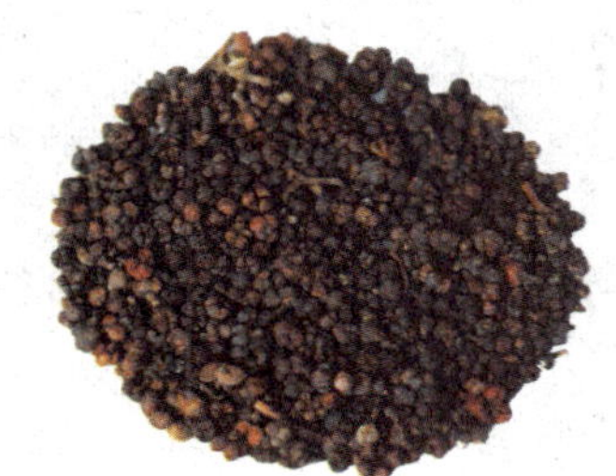

来　源 为芸香科植物吴茱萸的未成熟果实。

主要产地 主产于贵州、广西、湖南、云南、陕西、浙江、四川等地。

功效主治 温中止痛、理气燥湿。治呕逆吞酸、厥阴头痛、脏寒吐泻、脘腹胀痛、经行腹痛、五更泄泻、高血压症、脚气、疝气、口疮溃疡、齿痛、湿疹、黄水疮。

主要成分 吴茱萸果实含挥发油为吴茱萸烯、罗勒烯、吴茱萸内酯、吴茱萸内酯醇、吴茱萸酸等。还含生物碱、吴茱萸碱、吴茱萸苦素。

性状特征

干燥果实呈五棱状扁球形，表面绿色或绿褐色，粗糙，有细皱纹及鬃眼（油室）。顶平，中间有凹窝及5条裂缝，有时在裂缝中央有凸起的柱头残存，基部有花萼及果柄，果柄方圆形，长3毫米，棕绿色，密布毛茸。横切面，子房5室，每室有淡黄色种子1～2枚。种子富油性，质坚易碎。香气浓烈，味苦、微辛。

选购秘诀

以色绿、饱满者为佳。

药用价值

驱蛔虫

吴茱萸醇提取物在体外对猪蛔虫有较显著的驱虫作用。对蚯蚓、水蛭亦有效。

抗菌

吴茱萸煎剂对霍乱弧菌有较强抑制效力。对絮状表皮癣菌、奥杜盎氏小芽孢癣菌等11种皮肤真菌有不同程度的抑制。

此外，大量吴茱萸对中枢神经有兴奋作用，并可引起视力障碍、错觉等。

贮存要点	置于通风干燥处保存。
用法用量	内服：煎汤，1.5～6克；或入丸、散。外用：研末调敷或煎水洗。
使用禁忌	阴虚火旺者忌服，孕妇慎用。

吴茱萸粥

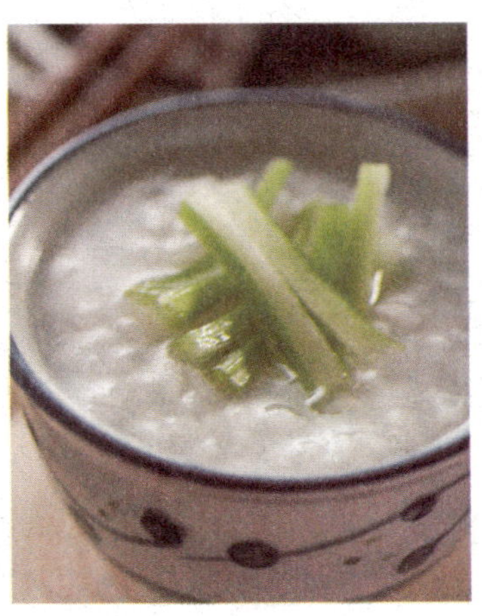

原料

吴茱萸2克，粳米100克，芹菜50克，生姜2片。

做法

芹菜梗洗净、切段；吴茱萸研为细末。粳米淘洗干净后先煮粥，待米熟后下入吴茱萸末及生姜、芹菜，同煮为粥。

功效

补脾暖胃，温中散寒，止痛止吐。

附子

别名 附片、黑顺片、盐附子、明附片、淡附片等。

性味 性热，味辛、甘。

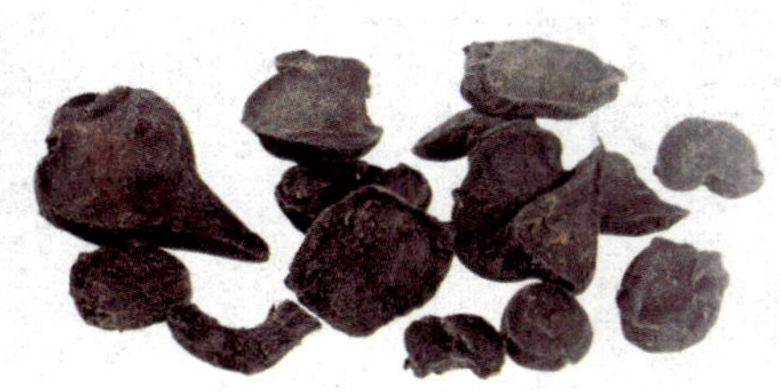

适用于阳虚阴盛、全身功能减退证

来　源 毛茛科乌头子根的加工品。

主要产地 主产于四川、陕西等地。

功效主治 回阳救逆、补火助阳、散寒除湿。治阴盛格阳、大汗亡阳、吐痢厥逆、心腹冷痛、脾泄冷痢、脚气水肿、小儿慢惊、风寒湿痹、拘挛、阳痿、宫冷、阴疽疮漏及一切沉寒痼冷之疾。

主要成分 含有生物碱，为乌头碱、新乌头碱及次乌头碱等，还含有非生物碱成分。

性状特征

盐附子

呈圆锥形，顶端宽大，中央有凹陷的芽痕，上身肥满，周围生有瘤状隆起的分支，习称钉角，充满盐霜。无臭，味咸而麻辣。

黑顺片

又名黑附子。呈不规则形的纵切片，上宽下窄，周边略翘起，气味同盐附子片。

选购秘诀

盐附子以个大、坚实、表面起盐霜者为佳；黑顺片以片均匀、表面油润光泽者为佳。

药用价值

强心

能增强心收缩力，在休克、心功能不全时，通过附子的强心作用，改善全身循环功能，从而救治心血管功能不全。

兴奋垂体－肾上腺皮质系统作用

熟附片的煎剂能显著降低大鼠肾上腺内抗坏血酸的含量，增强尿中17－酮类固醇的排泄，减少末梢血液中嗜酸性白细胞数。

贮存要点	置干燥处。
用法用量	内服：按医嘱煎汤，3～6克；或入丸，散。外用：研末调敷。
使用禁忌	阴虚及热证忌用，附子宜熟用。附子忌与瓜蒌、贝母、白及、半夏、白蔹等同用。附子不宜多用，以免引起中毒。

附子蒸羊肉

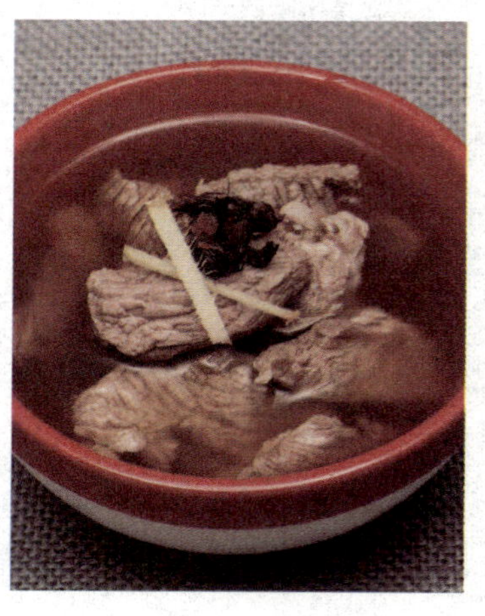

原料

鲜羊肉500克，附子30克，葱段、姜片、料酒、清汤、盐、熟猪油、胡椒粉各适量。

做法

将羊肉洗净、切块，氽水；附子用沸水洗净。取一个大碗放入所有原料，搅拌均匀，再向碗中加入沸水。将碗放入锅中隔水蒸熟（一般3小时以上）即可。

功效

温肾强腰，祛寒除湿。

小茴香

别名 谷茴香、土茴香。
性味 性温，味辛。

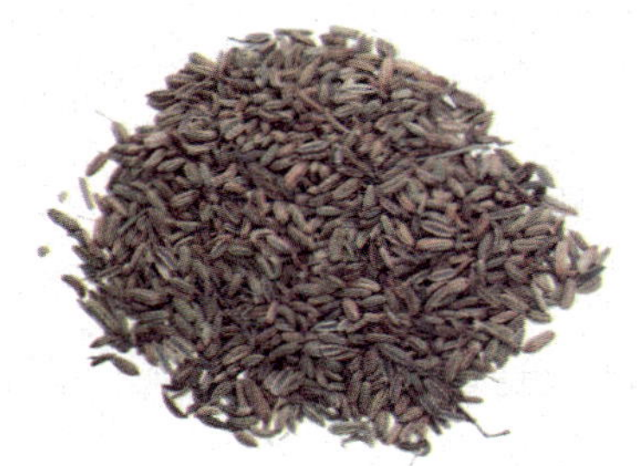

健胃除胀常用药

来　源 为伞形科植物茴香干燥成熟的果实。

主要产地 全国各地均有栽培。

主要成分 散寒止痛、理气和胃。用于寒疝腹痛、睾丸偏坠、痛经、少腹冷痛、脘腹胀痛、食少吐泻。

主要成分 含挥发油，油中主要成分为茴香脑、α－茴香酮、甲基胡椒酚及茴香醛等。尚含脂肪油、蛋白质、淀粉、糖类及黏液质等。

性状特征

双悬果细椭圆形，有的稍弯曲，表面黄绿色或淡黄色。两端略尖，顶端残留有黄棕色凸起的柱基，基部有的有细小的果梗。悬果瓣呈长椭圆形，背面有5条纵棱，接合面平坦而较宽，横切面略呈五边形，背面的四边约等长。有特异香气，味辛。

选购秘诀

以粒大饱满、色黄绿、香气浓者为佳。

药用价值

小茴香含茴香脑、小茴香酮等，能促进胃肠蠕动正常化和增加消化液分泌，能降低胃张力，排出胃肠气体，并有祛痰作用；还能增强链霉素抗结核杆菌作用。

用于治疗消化不良，可视为芳香性健胃剂，常配生姜、厚朴等药同用。

用于治疗寒疝（包括肠绞痛、睾丸和附睾肿痛，或阴囊冰冷而有抽紧痛，并牵涉至小腹），取其有散寒止痛作用，常配木香、川楝子等。如属睾丸鞘膜积液引起之疼痛，则再加配枳壳、白芍、薏苡仁等，方如睾丸鞘膜积液方。

贮存要点	放瓮内或箱内盖紧，置阴凉干燥处。
用法用量	可以内服，也可以作为作料做菜吃。
使用禁忌	无。

肉桂茴香炖鹌鹑

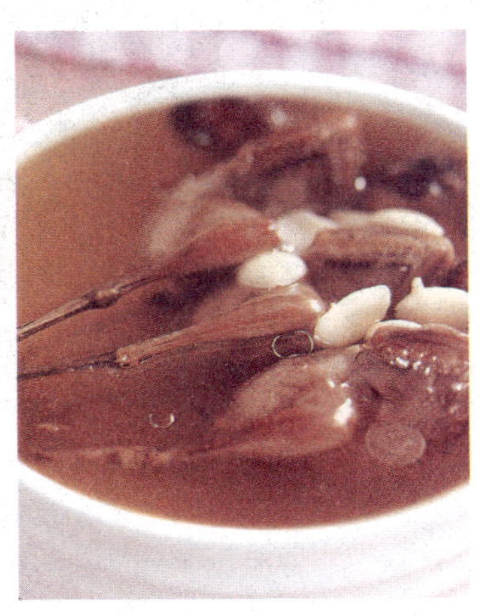

原料

鹌鹑3只，肉桂、胡椒各5克，杏仁15克，小茴香20克，盐少许。

做法

鹌鹑处理干净；肉桂、小茴香、胡椒、杏仁均洗净。将鹌鹑放入煲中，加水以武火煮沸；再加入肉桂、杏仁、小茴香、胡椒，转文火炖2小时，加盐调味即可。

功效

补肾壮阳，暖宫散寒。

干姜 温里祛寒药

◎**别名：**白姜、均姜、干生姜。
◎**科目：**姜科。
◎**性味：**辛，热。归脾、胃、肾、心、肺经。
◎**宜忌：**本品辛热燥烈，阴虚内热、血热妄行者忌用。
◎**药用部位：**干燥的根茎。

叶
[性味] 味辛，性温，无毒。
[主治] 治寒冷腹痛，中恶霍乱胀满。
根
[性味] 味辛，性温，无毒。
[主治] 主胸满咳逆上气，能温中止血。

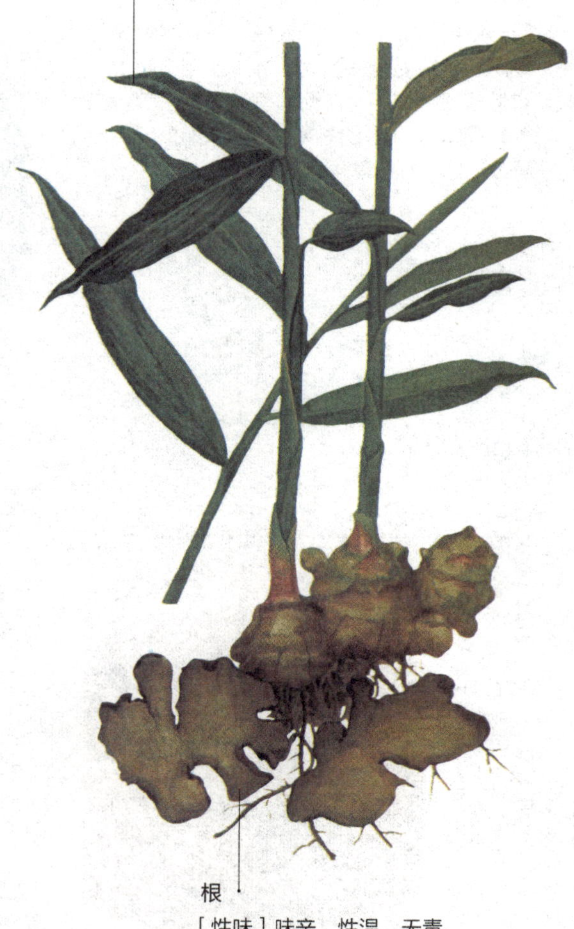

吴茱萸 温里祛寒药

◎**别名：**吴萸。
◎**科目：**芸香科。
◎**性味：**辛、苦，温；有小毒。归肝、脾、胃、肾经。
◎**宜忌：**本品辛热燥烈，易耗气动火，故不宜多用、久服。阴虚有热者忌用。
◎**药用部位：**干燥的近成熟果实。

叶
[性味] 味辛，性温，有小毒。
[主治] 利五脏，祛痰止咳，除冷气，治饮食不消。
果实
[性味] 味辛，性温，有小毒。
[主治] 能温中下气，止痛，除湿血痹。
茎
[性味] 味辛，性温，有小毒。
[主治] 主痢疾，止泻，厚肠胃。

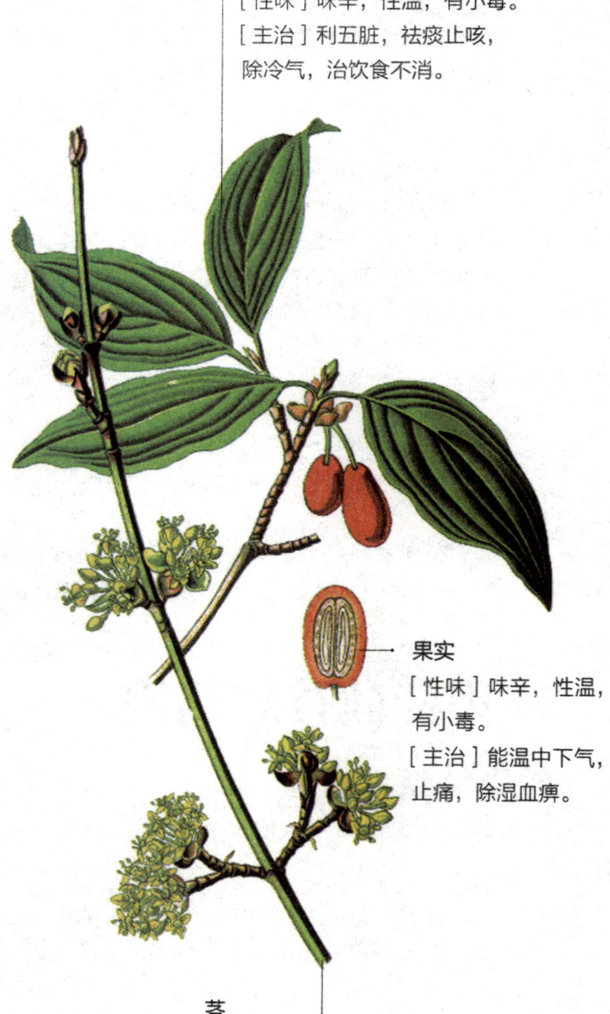

附子 温里祛寒药

◎别名：附片、黑顺片、盐附子、明附片、淡附片等。
◎科目：毛茛科。
◎性味：辛、甘，大热。有毒。归心、肾、脾经。
◎宜忌：孕妇及阴虚阳亢者忌用。反半夏、瓜蒌、贝母、白蔹、白及。使用不当易中毒。
◎药用部位：子根的加工品。

花
[性味] 味苦，性温，有毒。
[主治] 治寒湿痿痹，拘挛膝痛。
叶
[性味] 味苦，性温，有毒。
[主治] 治腰脊风寒，脚疼冷弱，心腹冷痛。

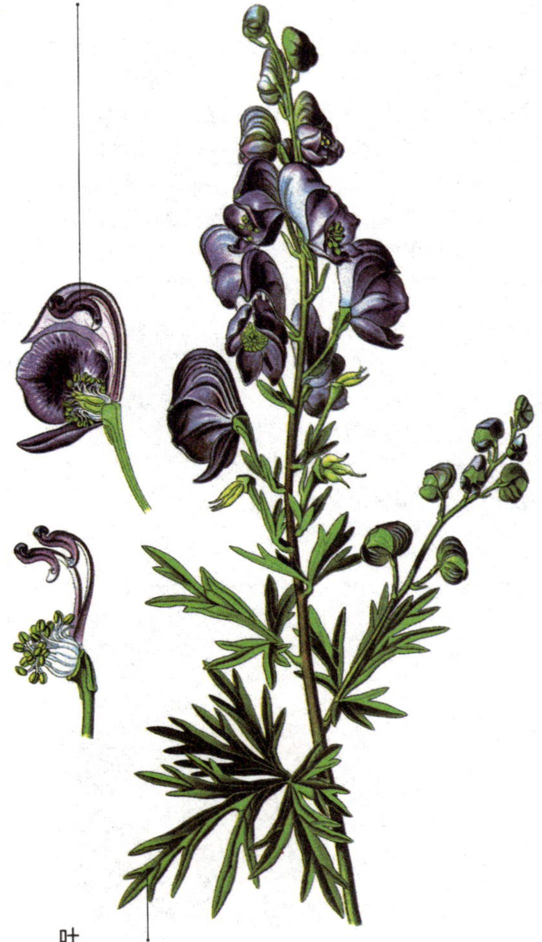

小茴香 温里祛寒药

◎别名：谷茴香、土茴香。
◎科目：伞形科。
◎性味：辛，温。归肝、肾、脾、胃经。
◎宜忌：阴虚火旺者慎用。
◎药用部位：干燥的成熟果实。

果实
[性味] 味辛，性平，无毒。
[主治] 主诸瘘、霍乱及蛇伤。
叶
[性味] 味辛，性平，无毒。
[主治] 治干湿脚气，肾劳，腹疝。

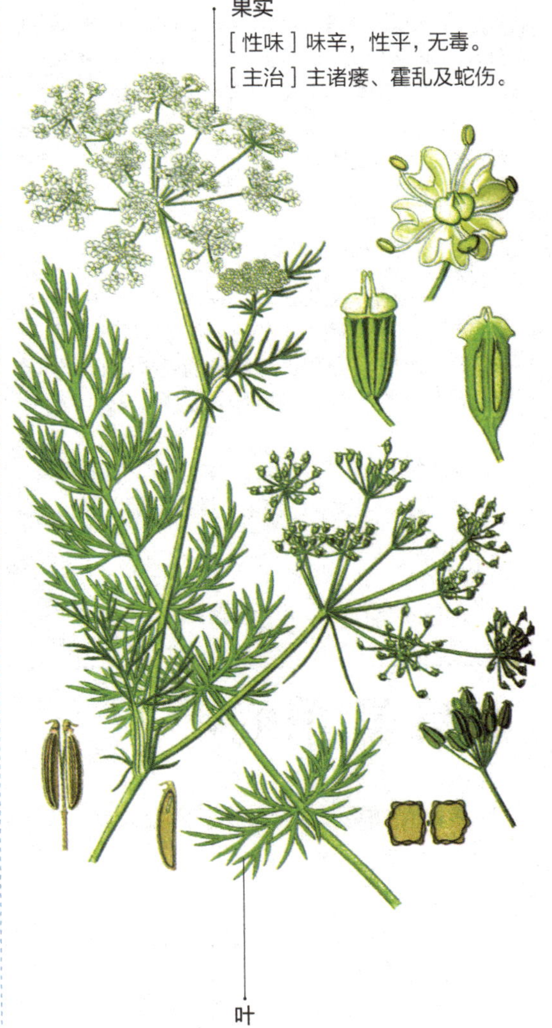

高良姜

别名 膏凉姜、良姜、蛮姜。
性味 性温，味辛。

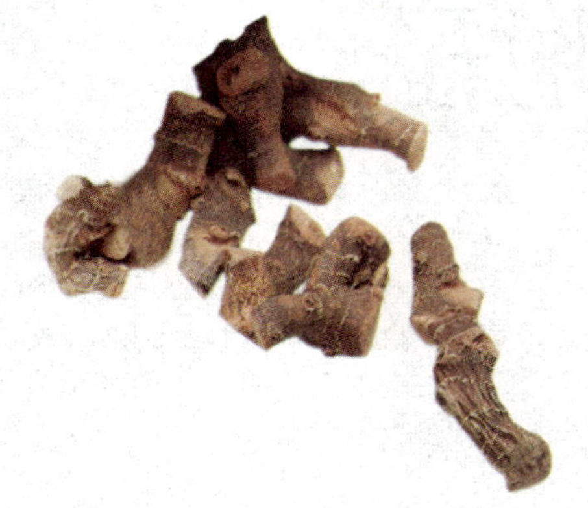

用于治疗胃脘疼痛

来　源 为姜科植物高良姜的根茎。
主要产地 产于广东、广西、台湾等地。
功效主治 温胃、祛风、散寒、行气、止痛。治脾胃中寒、脘腹冷痛、呕吐泄泻、呃逆反胃、食滞、瘴疟、冷癖。
主要成分 根茎含挥发油0.5%～1.5%，其中主要成分是1,8-桉叶素和桂皮酸甲酯，尚有丁香油酚、蒎烯、荜澄茄烯等。根茎尚含黄酮类高良姜素、山柰素、山柰酚、槲皮素、异鼠李素等和一种辛辣成分，称高良姜酚。

性状特征

干燥根茎，圆柱形，弯曲，多分歧，表面暗红棕色，有纵皱纹与灰棕色波状环节，每节长0.5～1厘米，下侧面有圆形的细根残痕。质坚硬，不易折断，断面红黄色或棕红色，较粗糙。

选购秘诀

以粗壮、坚实、红棕色、味香辛者为佳。

药用价值

高良姜煎液（100%）对炭疽杆菌、α-溶血性链球菌或β-溶血性链球菌、白喉及类白喉杆菌、肺炎球菌、葡萄球菌（金黄色、柠檬色、白色）、枯草杆菌等皆有不同程度的抗菌作用（琼脂平板挖沟法）。

临床上用于治疗胃脘寒痛。胃及十二指肠溃疡病、慢性胃炎等有胃部疼痛、口泛清涎、喜温者都可用高良姜，常配香附，加强镇痛作用。

用于治疗胃寒呃逆，配党参、茯苓等。

英国某医学研究小组发现，高良姜可杀死癌症患者体内的癌细胞，还能使身体健康的人抵御致癌物质的侵害。

贮存要点	置于干燥处保存。
用法用量	内服：煎汤，1.5～4.5克；或入丸、散。
使用禁忌	阴虚有热者忌服。

高良姜山楂粥

原料

高良姜26克，粳米90克，山楂30克，鲜枸杞叶少许，盐少许。

做法

粳米淘洗干净；高良姜、山楂洗净切片；枸杞叶洗净。锅置火上，加水，放入粳米、高良姜、山楂，武火煮至米粒开花；放入枸杞叶，转文火煮至粥成，加盐调味即可。

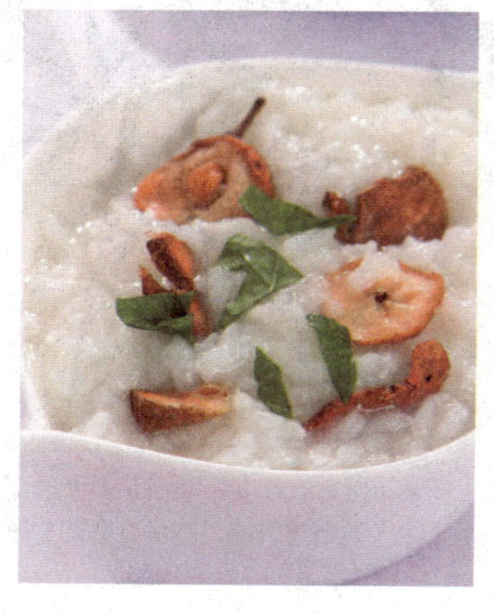

功效

温胃消积，减肥祛淤。

八角茴香

别名 大茴香、舶茴香、八角大茴、八角。

性味 性温，味辛、甘。

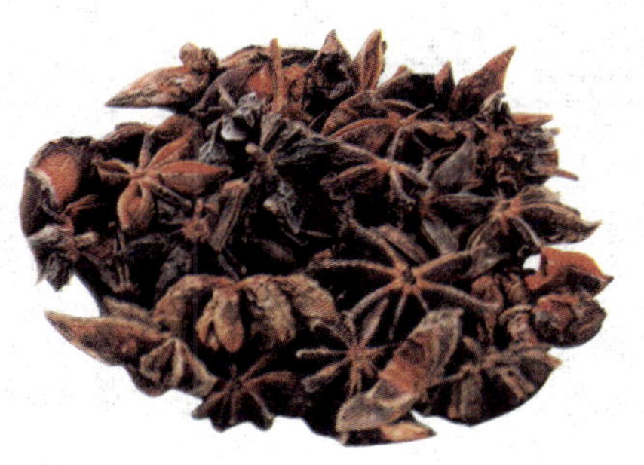

民间常用的行气健胃药

来　源 为木兰科植物八角茴香的果实。

主要产地 主产于广西、广东、云南等地。

功效主治 温阳、散寒、理气。治中寒呕逆、寒疝腹痛、肾虚腰痛、干（湿）脚气。

主要成分 八角中含有挥发油，其主要成分为茴香醚，含量有80%~90%，还有少量的胡椒酚、茴香酮、茴香酸、茴香醛、蒎烯、水芹烯、柠檬酸、茴蒿油素、黄樟醚等有机化合物。

性状特征

干燥果实，常由8个（少数有6~13个）集成聚合果，放射状排列，中轴下有一钩状弯曲的果柄。青荚果小艇形，长5~20毫米，高5~10毫米，宽约5毫米，顶端钝尖而平直，上缘开裂。果皮外表面红棕色，多数有皱纹，内表面淡棕色，有光泽，内含种子1粒。种子扁卵形，长7毫米，宽4毫米，厚2毫米。种皮棕色或灰棕色，光亮，一端有小种脐，旁有明显珠孔，另一端有合点。种脐与合点之间有淡色的狭细种脊。种皮质脆，内含白色种仁，富油质。

选购秘诀

以个大、色红、油多、香浓者为佳。

药用价值

八角茴香有温阳散寒、理气止痛、温中健脾的功能。可用于治疗胃脘寒痛、恶心呕吐、腹中冷痛、寒疝腹痛、腹胀如鼓，以及肾阳虚衰、腰痛、阳痿、便秘等病症。

茴香油有刺激胃肠血管、增强血液循环的作用。可以帮助排除积存的气体，所以是民间常用的健胃、行气、散寒、止痛药。

贮存要点	置阴凉干燥处。
用法用量	内服：煎汤，3~6克；或入丸、散。
使用禁忌	阴虚火旺者慎服。

八角茴香水

原料

八角茴香油20毫升，食用酒精570毫升，滑石粉适量。

做法

将八角茴香油、食用酒精搅拌均匀，缓缓加入1000毫升水，随加随搅拌；然后加滑石粉搅拌，过滤后即得八角茴香水。

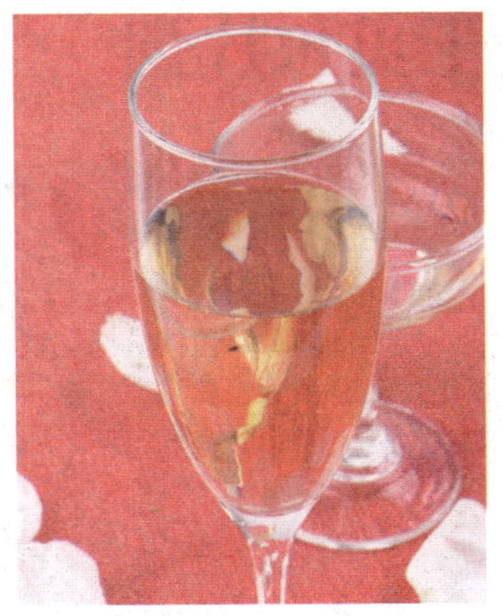

功效

健胃止呕，适用于呕吐腹痛等症。

草鱼

别名 鲩鱼、混子、油鲩、草鲩。

性味 性温，味甘。

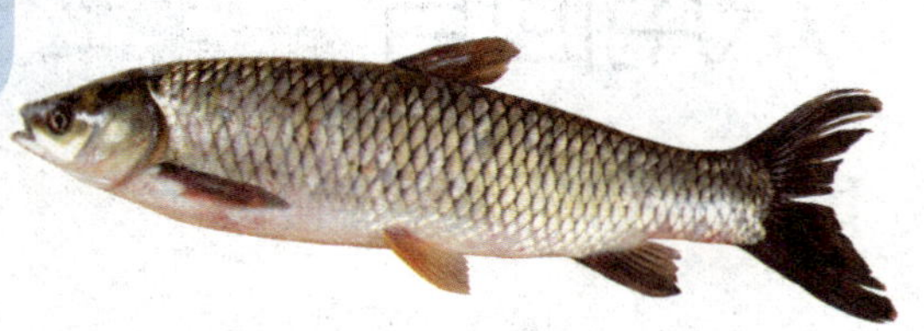

温中补虚的养生食品

来　源 为鲤科动物草鱼的全体。

主要产地 我国南北平原各地区，各水域都有分布养殖。

功效主治 平肝祛风、温中和胃。主治虚劳、肝风头痛、食后饱胀、呕吐泄泻等。

主要成分 草鱼秋季最肥，营养价值与青鱼相似。含蛋白质、脂肪、维生素B_1、维生素B_2、烟酸，以及钙、磷、铁等成分。

性状特征

草鱼亦称“鲩”，鱼纲，鲤科，它与青鱼是比较相近的鱼种，体色则近于鲫鱼的体色，有灰白、草黄和金黄等色。草鱼又称鲩鱼，与青鱼、鳙鱼、鲢鱼并称中国四大淡水鱼。草鱼以草为食，故北方饲养草鱼也较多。草鱼背部的颜色为黑褐色、鳞片边缘为深褐色，胸、腹鳍为灰黄色，侧线平直，肉白嫩，骨刺少，适合切花刀作菊花鱼等造型菜。

选购秘诀

草鱼有青色和白色之分，白色的草鱼更好。

药用价值

草鱼含有丰富的不饱和脂肪酸，对血液循环有利，是心血管疾病患者的良好食物。

草鱼含有丰富的硒元素，经常食用有抗衰老、养颜的功效，而且对肿瘤也有一定的防治作用。

对于身体瘦弱、食欲不振的人来说，草鱼肉嫩而不腻，可以开胃、滋补。

动物实验表明，草鱼胆有明显的降压和祛痰及轻度镇咳的作用，但胆汁有毒，应忌服。

贮存要点	置冰箱冷藏。
用法用量	草鱼用作菜肴，烧、炒、炖、蒸均可。每餐100克。
使用禁忌	鱼胆有毒不能吃。

干贝鱼片粥

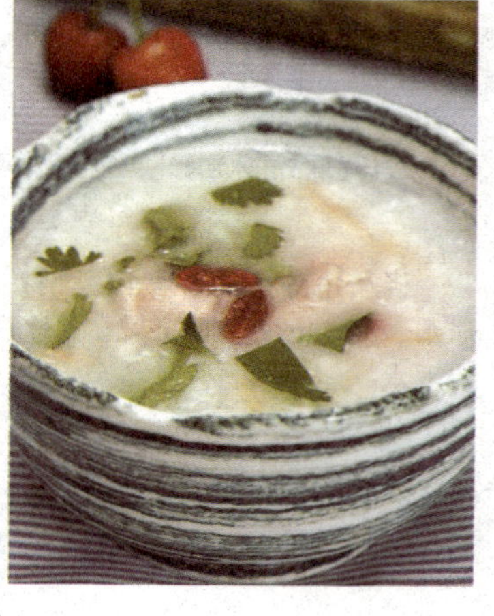

原料

干贝20克，草鱼肉50克，粳米80克，盐、料酒、香菜末、枸杞子、香油各适量。

做法

粳米淘净；草鱼肉洗净切块，用料酒腌渍；干贝泡发，撕成丝。锅置火上，加水，放入粳米煮至米粒开花；放入鱼肉、干贝、枸杞子煮熟，加盐、香油调味，撒香菜末即可。

功效

健脾养胃，化湿止泻。

鳙鱼

别名 包头鱼、胖头鱼、黑鲢。

性味 性温，味甘。

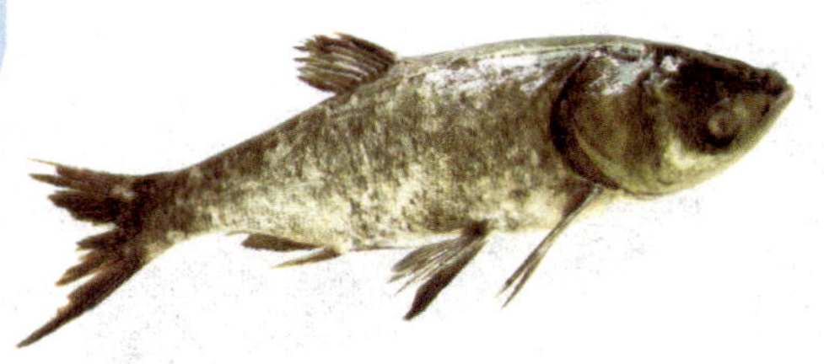

健胃除胀常用食材

来　源 为鲤科动物鳙鱼的全体。

主要产地 分布于长江流域下游地区，东北、华北甚少见。

功效主治 暖胃补虚，主治脾胃虚寒、饮食减少、体倦乏力。

主要成分 每100克鳙鱼含水73.2～83.3毫升、蛋白质14.8～18.5克、脂肪0.9～7.8克、灰分1.0～1.3克、无氮浸出物0.1～1.3克、热量69千卡、钙36毫克、磷187毫克、铁0.6～1.1毫克、维生素$B_1$0.02毫克、维生素$B_2$0.15毫克、烟酸2.7毫克。

性状特征

鳙鱼体长一般50余厘米。头大，约为体长的1/3。吻钝，阔而圆，口很宽，上唇中部很厚。眼小，位置特别低，在头侧正中轴的下方。下咽齿一行，呈杓形。鳃耙数很多，呈页状，排列紧密，但不联合。有发达而成螺旋形的鳃上器。鳞细小，侧线鳞96～110毫米。背鳍很短，无硬刺，起点在腹鳍基之后。胸鳍长，可达腹鳍基，尾鳍叉状。背部及两侧上半部微黑，腹部灰白，两侧有许多不规则的黑色斑点。胸、腹鳍灰白。

选购秘诀

选购时以新鲜者为佳。

药用价值

鳙鱼富含有磷脂和可改善记忆力的垂体后叶素，特别是其头部的脑髓含量很高，能暖胃、祛目眩、益智商。

鳙鱼肉有疏肝解郁，健脾利肺、补虚弱、祛风寒、益筋骨的作用。鳙鱼对心血管系统有保护作用。经常吃鳙鱼还能起到润泽皮肤的作用。

贮存要点	最好新鲜食用。
用法用量	煎煮或煨熟。
使用禁忌	热病及内热重者不宜多食。

鳙鱼头汤

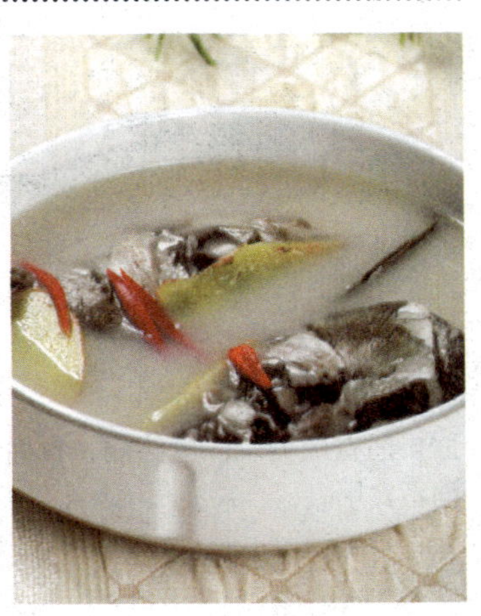

原料

鳙鱼头1个，火腿肉3～5片，姜片10克，干辣椒、食用油、盐各适量。

做法

鳙鱼头洗净，用食用油稍煎；加火腿肉、姜片、干辣椒、水，以武火煮沸后转文火煮1小时，使汤呈乳白色，加盐调味即可。

功效

可温里祛寒，防治呼吸道炎症，对儿童哮喘症最为有益。

常见温里祛寒药物食物食用宜忌

肉桂

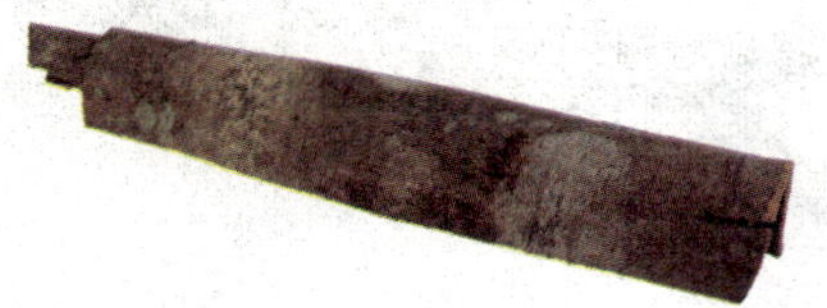

宜： 适宜亡阳虚脱、腹痛泄泻、寒疝奔豚、腰膝冷痛、经闭症瘕、阴疽流注及虚阳浮越、上热下寒患者食用。

忌： 阴虚火旺忌服，孕妇慎服。

花椒

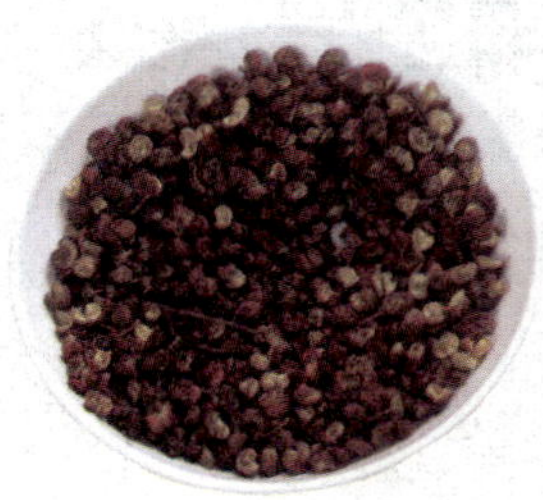

宜： 适宜胃寒冷痛、食欲不振、呕吐清水、肠鸣便溏者；风湿性关节炎、蛔虫病、肾阳不足、小便频数者食用。

忌： 花椒性热，阴虚火旺者或孕妇勿食。

丁香

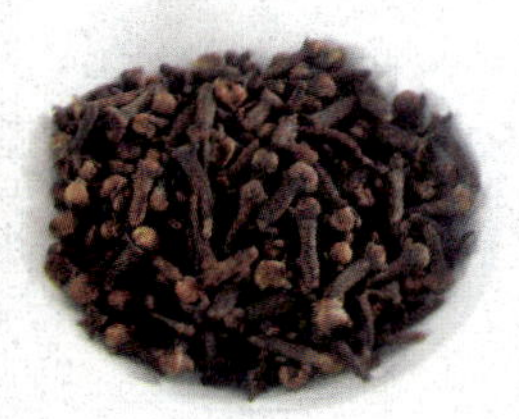

宜： 适宜呃逆、呕吐、反胃、泻痢、心腹冷痛、痃癖、疝气、癣疾患者食用。

忌： 热病及阴虚内热者忌服。

小茴香

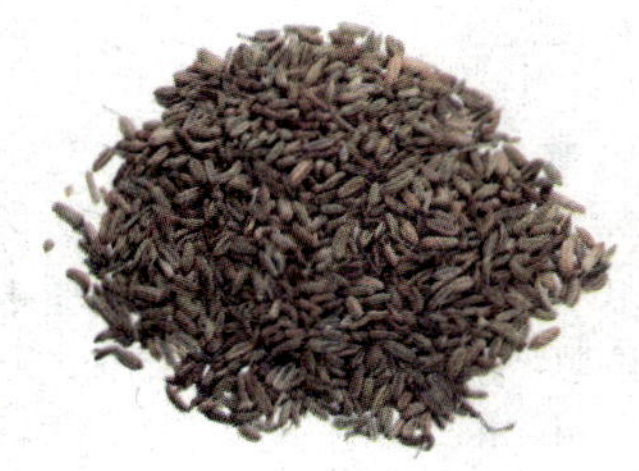

宜： 食用寒疝腹痛、睾丸偏坠、痛经、少腹冷痛、脘腹胀痛、食少吐泻食用。

忌： 无。

草鱼

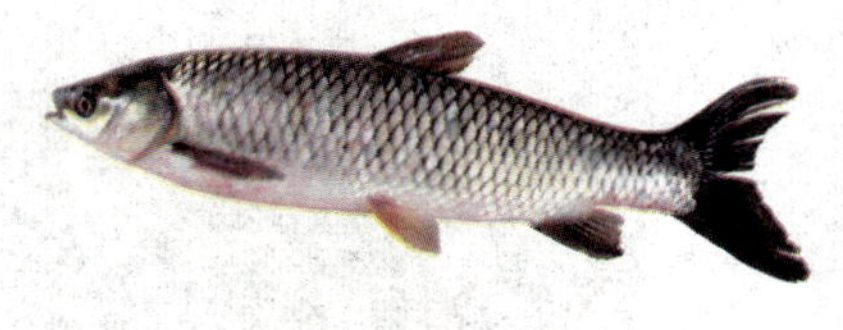

宜： 适宜虚劳、肝风头痛、食后饱胀、呕吐泄泻者食用。

忌： 鱼胆有毒不能吃。

鳙鱼

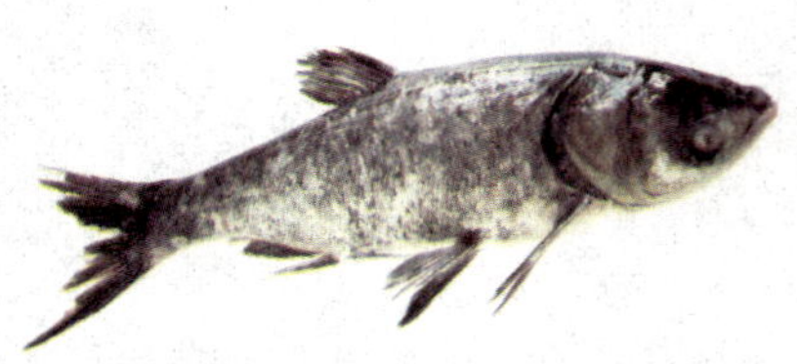

宜： 适宜脾胃虚寒、饮食减少、体倦乏力者食用。

忌： 热病及内热重者不宜多食。

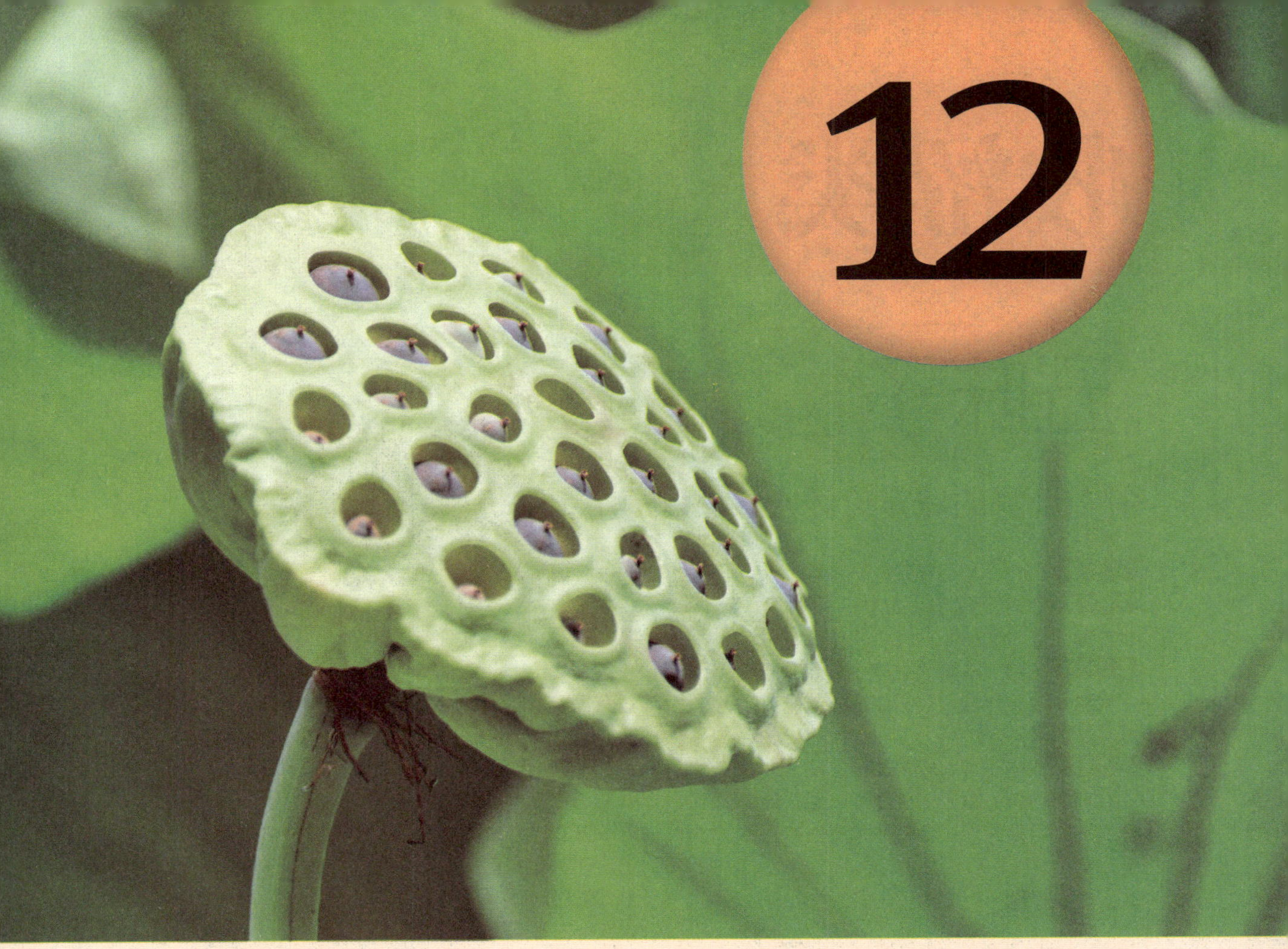

收涩篇

凡以收敛固涩为主要功用的药物、食物称为收涩药食。这类药物、食物多有酸涩之味，分别具有敛汗、止泻、固精、缩尿、止咳等作用。用于治疗久病体虚、元气不固所致的自汗、盗汗、泻痢、脱肛等各种滑脱不禁证候。《本草纲目》记载，“脱则散而不收，故用酸涩之药以敛其耗散”。

收敛固涩属于治标应急的方法，临床常与补益药同用，治标固本兼顾，根据具体的证候，配伍其他药。

收涩药食主要用于治疗滑脱证候。所谓滑脱，就是指大小便、汗液、精液的滑利脱失，以及内脏器官脱垂（如子宫脱垂）等，多由久病体虚、元气不固，亦可因服用攻下和破气药太多，伤及元气而引起。从现代医学的观点来看，与体弱而致的自主神经失调（故有自汗、盗汗、肠道蠕动和分泌亢进而有泄泻）、肌张力降低、括约肌功能减退（故有脱肛、遗尿）等因素有关。

收涩类

收涩药主要用于治疗滑脱证候，症见大小便、汗液、精液的滑利脱失，以及内脏器官脱垂（如子宫脱垂）等。

五味子

别名 玄及、会及、五梅子。

性味 性温，味酸。

补益肝肾的滋养药材

来　源 为木兰种植物五味子的果实。

主要产地 主产于辽宁、吉林、黑龙江、河北等地，商品习称北五味子。

功效主治 敛肺、滋肾、生津、收汗、涩精。治肺虚喘咳、口干作渴、自汗盗汗、劳伤羸瘦、梦遗滑精、久泻久痢。

主要成分 五味子含有较多的营养成分，它的果实中含有蛋白质、糖分、柠檬酸、酒石酸、油脂、挥发油、苹果酸，还含有多种维生素。种仁中含有五味子素甲、乙、丙等成分。

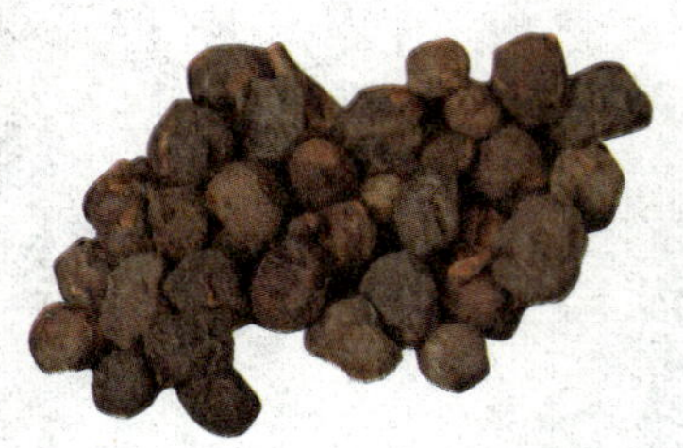

性状特征

干燥果实略呈球形或扁球形，直径5～8毫米。外皮鲜红色、紫红色或暗红色。显油润，有不整齐的皱缩。果肉柔软，常数个粘连一起；内含种子1～2枚，肾形，棕黄色，有光泽，坚硬，种仁白色。果肉气微弱而特殊，味酸。种子破碎后有香气，味辛而苦。

选购秘诀

以紫红色、粒大、肉厚、有油性及光泽者为佳。

药用价值

对呼吸系统的影响

实验表明，五味子煎剂对正常兔和狗都有呼吸兴奋作用，可以使呼吸加深、加快，并能对抗吗啡的呼吸抑制作用，酊剂亦有同样效果。呼吸兴奋的同时，血压亦显著下降。有人认为其呼吸兴奋作用系对呼吸中枢直接兴奋的结果。

抗惊厥

五味子乙醇提取液有抗电休克和中枢兴奋药引起惊厥的作用。

对消化道溃疡的作用

五味子提取物有较好的抑制胃溃疡的作用，五味子素也有同样作用，并且还有利胆作用和抑制胃液分泌作用。

对心血管系统的作用

动物试验表明，五味子具有血管舒张作用，五味子醇提取物亦能使人手指血管扩张。水稀醇的醇浸出液静注，对狗、猫、兔等有降压作用。五味子对蛙心有强心作用。

对肝炎的作用

有报道称，五味子制剂能促进肝糖原异生，又能促进肝糖原分解，并使脑、肝、肌肉中果糖的葡萄糖的磷酸化过程加强。五味子制剂还可使动物血糖和血乳糖增加。

贮存要点	置通风干燥处，防霉。
用法用量	内服：煎汤，1.5～6克；或入丸、散。外用：研末掺或煎水洗。
使用禁忌	外有表邪、内有实热，或咳嗽初起、痧疹初发者忌服。较显著的高血压和动脉硬化的患者慎用。

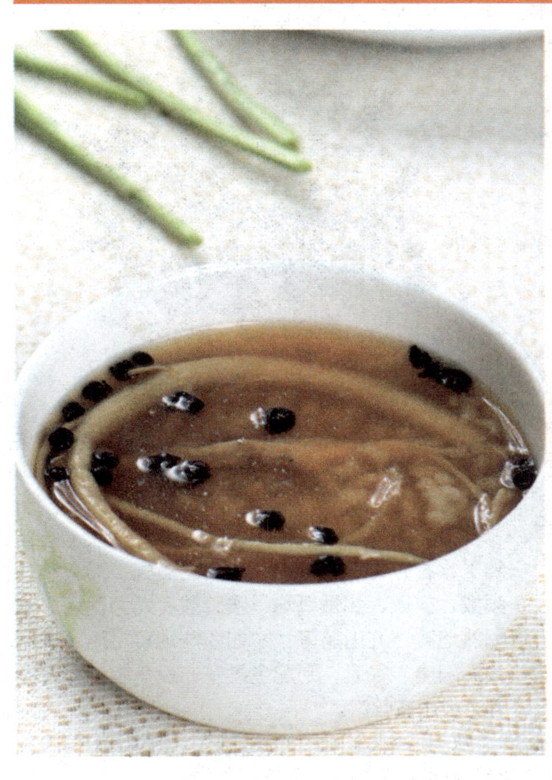

五味补气粥

原料

黄芪、浮小麦各30克，人参10克，五味子6克，粳米90克，白糖适量。

做法

将以上各药先煎，去渣，取清汁，放入大米，用文火煮成稀粥，待熟时，调入白糖即可。

用法

温服，每日1～2次。外感病症未去者勿服。

功效

益气、回阳、止汗。适用于劳倦、内伤、五脏虚衰、心气不充而致体虚自汗、心慌、气短、乏力、舌淡、脉虚无力等。

五味子降酶茶

原料

五味子5克。

做法

五味子研成细末倒入杯中备用，水烧沸，冲入杯中，加盖闷10分钟左右即可。

用法

代茶频饮，湿热症状不明显者不宜服用。

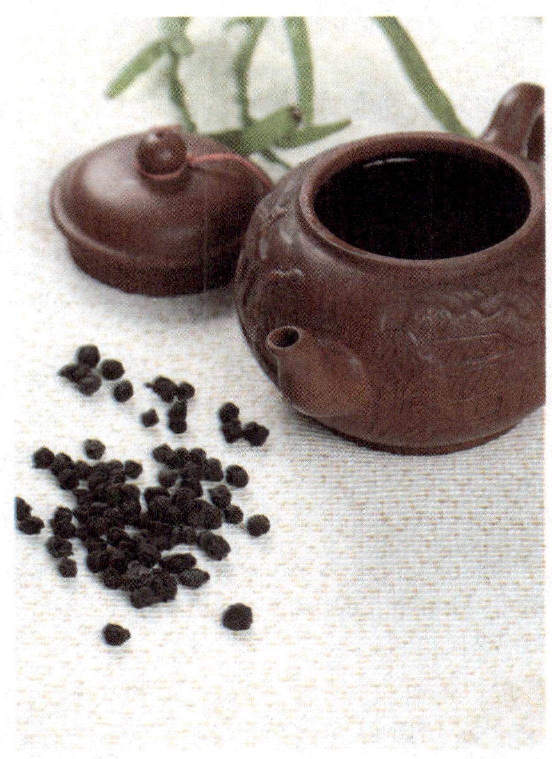

功效

益阴生津、降低转氨酶。用于传染性肝炎所引起的转氨酶升高。五味子具有收敛固涩、益气生津、补肾宁心的功效。该药可在一定程度上修复受损的肝细胞，抑制谷丙转氨酶的活性，调节人体的免疫机制，从而起到降低转氨酶和保护肝脏的作用。

山茱萸

别名 蜀枣、鼠矢、鸡足、山萸肉。
性味 性微温，味酸。

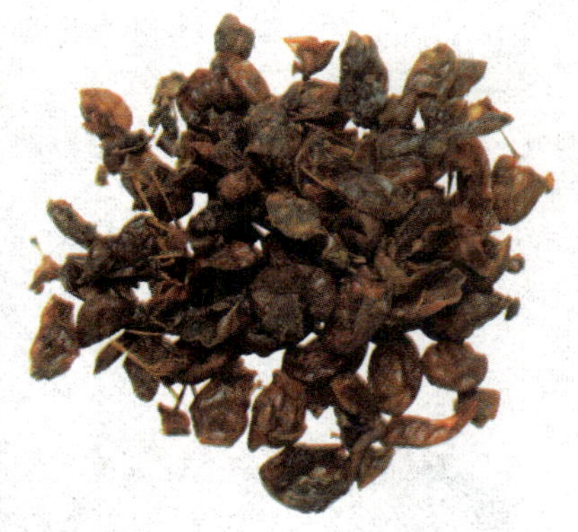

可配成药酒的收敛药

来　源 为山茱萸科植物山茱萸的果肉。
主要产地 产于浙江、河南、安徽、陕西、山西、四川等地。
功效主治 补肝肾、涩精气、固虚脱。治腰膝酸痛、眩晕、耳鸣、阳痿、遗精、小便频数、肝虚寒热、虚汗不止、心悸脉散。
主要成分 含山茱萸苷、番木鳖苷、皂苷、鞣质、维生素A样物质、没食子酸、苹果酸、酒石酸。

性状特征

肉质果皮破裂皱缩，不完整或呈扁筒状，长约1.5厘米，宽约0.5厘米。新货表面为紫红色，陈久者则多为紫黑色，有光泽，基部有时可见果柄痕，顶端有一圆形宿萼痕迹。质柔润而不易碎。无臭，味酸而涩苦。

选购秘诀

以无核、皮肉肥厚、色红油润者为佳。

药用价值

山茱萸流浸膏有利尿和降血压的作用。体外试验能杀灭腹水癌细胞，拮抗因化疗及放疗引起的白细胞下降。有抗实验性肝损害作用，有抗氧化的作用。所含鞣质有收敛固涩作用。对痢疾杆菌、金黄色葡萄球菌及某些皮肤真菌均有抑制作用。

可治肾虚（阳虚和阴虚），故左归饮（补肾阴）、右归饮（补肾阳）均用山萸肉。对有小便频数、夜尿、头晕耳鸣、腰膝酸者尤为适用。常配熟地黄、淮山药等，方如六味地黄，治肾虚所致的阳痿、早泄，则配金樱子、鹿角胶、补骨脂等，或用右归饮。

对肝肾不足所致的高血压，也可用山萸肉，常配杜仲、石菖蒲、鸡血藤等。

贮存要点	置干燥处，防蛀。
用法用量	常用 5～10克。亦可入丸剂。
使用禁忌	本品性温、味酸涩，对素有湿热、小便不利者不宜应用。

山茱萸牛肉汤

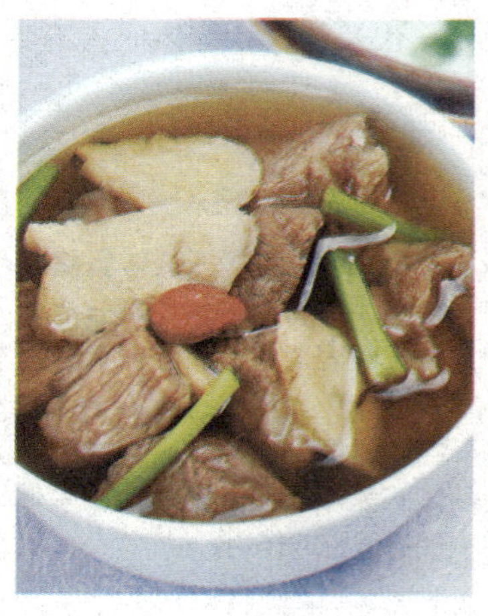

原料

牛肉250克，龙眼肉、山茱萸各10克，黄芪15克，盐适量。

做法

牛肉洗净、切片，用水煮成清汤，撇去浮沫；再放入黄芪、山茱萸、龙眼肉煮至水减半即可。最后加盐调味，煮熟供食。

功效

防治牙周病。

白果

别名 银杏、白果肉、银杏肉。
性味 性平，味甘、苦、涩。

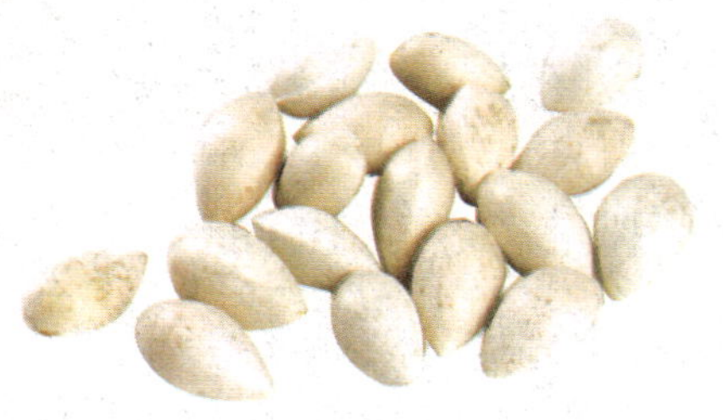

敛肺气、定喘嗽

来　源 为银杏科植物银杏的种子。

主要产地 全国大部分地区有产。主产于广西、四川、河南、山东、湖北、辽宁等地。

功效主治 敛肺气、定喘嗽、止带浊、缩小便。治哮喘、咳嗽、白带，白浊、遗精、淋病、小便频数。

主要成分 种子含少量氰苷、赤霉素和动力精样物质。内胚乳中还分离出两种核糖核酸酶。每100克白果含有：蛋白质6.4毫克、脂肪2.4毫克、碳水化合物36毫克、钙10毫克、磷218毫克、铁1毫克、胡萝卜素320微克、维生素$B_2$50微克，以及多种氨基酸。

性状特征

干燥的种子呈倒卵形或椭圆形，略扁。外壳（种皮）白色或灰白色，平滑，坚硬，边缘有2条棱线盘绕，顶端渐尖，基部有圆点状种柄痕。壳内有长而扁圆形的种仁，剥落时一端有淡棕色的薄膜。种仁淡黄色或黄绿色，内部白色，粉质。中心有空隙，靠近顶端有子叶2枚或更多。气微，味甘、微苦涩。

选购秘诀

以外壳白色、种仁饱满、里面色白者为佳。

药用价值

白果有敛肺定喘、止带缩尿及化痰的功能；外用则能“消毒杀虫”。白果种仁含较多的碳水化合物，其次为蛋白质、脂肪，以及维生素E、钙、磷、钾、硒等，故有较高的营养价值。但与药效有关的成分还不清楚。药理研究发现其有一定祛痰作用，对结核杆菌、致病性皮肤真菌等有抑制作用。所含银杏酸、银杏酚等有一定的毒性。本品除一般食用外，主用于如下病症：哮喘咳嗽和带下量多、白浊、尿频或遗尿、肾气虚。

贮存要点	置通风干燥处。
用法用量	内服：煎汤，4.5~9克；捣汁或入丸、散。外用：捣敷。
使用禁忌	有实邪者忌服。

收涩篇——收涩类

冬瓜白果粥

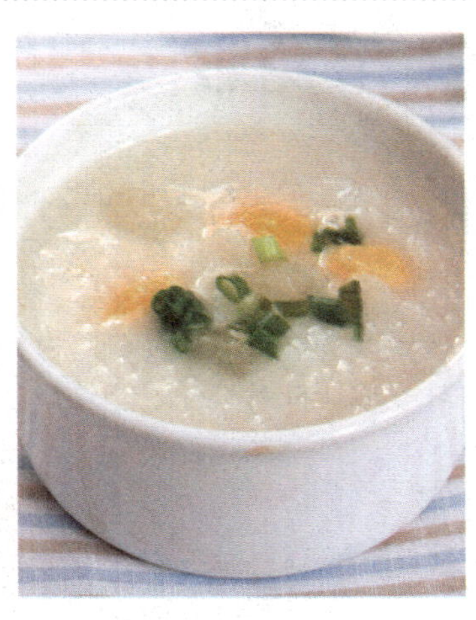

原料

冬瓜100克，白果30克，粳米80克，姜末、盐、葱花、高汤各适量。

做法

白果洗净；冬瓜去皮，洗净，切块；粳米淘净。锅置火上，加水、粳米、白果，以武火煮至米粒开花；加冬瓜、姜末、高汤，文火煮至粥成，调入盐，撒上葱花即可。

功效

敛肺止咳，化痰利水。

莲子

别名 藕实、水芝丹、莲实、泽芝、莲蓬子。

性味 性平，味甘、涩。

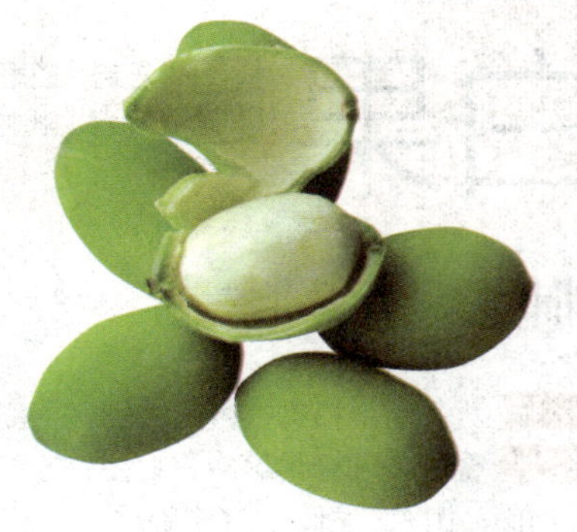

固肾补脾，还能止血

来　源 为睡莲科植物莲的果实或种子。

主要产地 主产于湖南、湖北、福建、江苏、浙江、江西。

功效主治 养心、益肾、补脾、涩肠。治夜寐多梦、遗精、淋浊、久痢、虚泻、妇人崩漏带下。石莲子并能止呕、开胃，常用治噤口痢。

主要成分 含有多量的淀粉、棉子糖、蛋白质16.6%、脂肪2.0%、碳水化合物62%、钙0.089%、磷0.285%、铁0.0064%。

性状特征

子荚含荷叶碱、N-去甲基荷叶碱、氧化黄心树宁碱和N-去甲亚美罂粟碱。本品略呈椭圆形或类球形，表面浅黄棕色至红棕色，有细纵纹和较宽的脉纹。一端中心呈乳头状凸起，深棕色，多有裂口，其周边略下陷。质硬，种皮薄，不易剥离。子叶2，黄白色，肥厚，中有空隙，具绿色莲子心。无臭，味甘、微涩；莲子心味苦。

选购秘诀

莲子商品以干货颗粒大而饱满、肉色白、富粉性、煮之易烂者为佳。莲子以新货及干货为佳，新货商品嚼之微显糯性而不十分硬脆，而且煮之易烂。

药用价值

莲子中钙、磷和钾的含量非常丰富，除可以转化成骨骼和牙齿的构成成分外，还有促进凝血，使某些酶活化，维持神经传导性，镇静神经，维持肌肉的伸缩性和心跳的节律等作用。

莲子中丰富的磷是细胞核蛋白的主要组成部分，帮助机体进行蛋白质、脂肪、糖类代谢，并维持酸碱平衡，对精子的形成也有重要作用。

贮存要点	置于通风干燥处保存。
用法用量	内服：煎汤，10～15克；或入丸，散。去莲心、打碎用。
使用禁忌	中满痞胀及大便燥结者忌服。

莲子龙眼汤

原料

龙眼100克，莲子80克，枸杞子10克，大枣5枚，白糖5克。

做法

将莲子、枸杞子泡发，大枣去核，龙眼去壳。将所有原料一起放入砂锅，上火煲至熟，加入白糖即可。

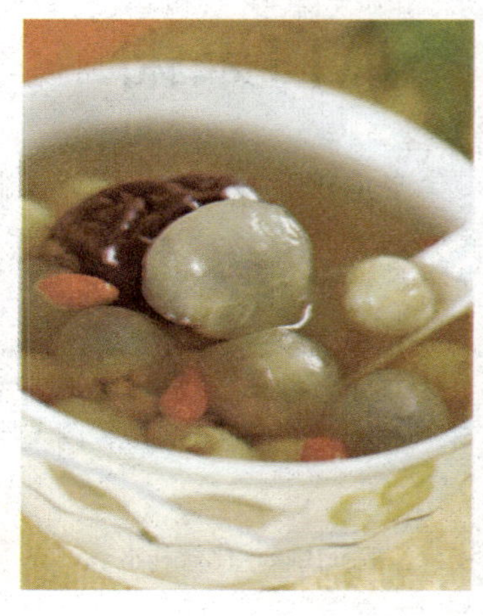

功效

可补气血、保护血管、防止血管硬化。

乌梅

别名 梅实、熏梅、桔梅肉。

性味 性温，味酸。

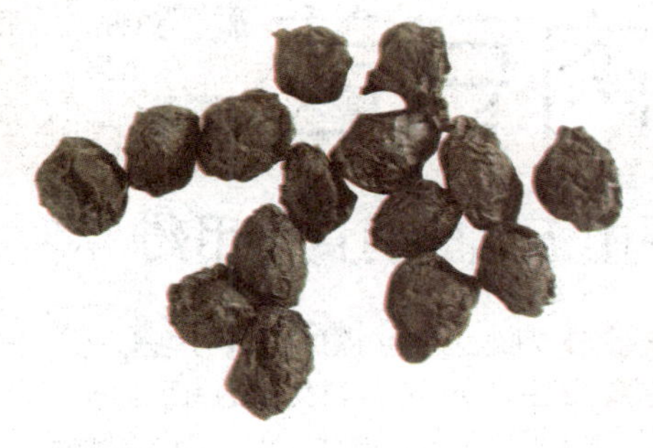

生津止渴的居家良药

来　源 为蔷薇科植物梅的干燥未成熟果实。

主要产地 主产于四川、浙江、福建、湖南、贵州。此外，广东、湖北、云南、陕西、安徽、江苏、广西、江西、河南等地亦产。

功效主治 收敛生津、安蛔驱虫。治久咳、虚热烦渴、久疟、久泻、痢疾、便血、尿血、血崩、蛔厥腹痛、呕吐、钩虫病、牛皮癣、胬肉。

主要成分 含柠檬酸、固甾醇和齐墩果酸样物质。

性状特征

干燥果实呈扁圆形或不规则球形，表面棕黑色至乌黑色，皱缩、凹凸不平。有的外皮已破碎，核露于外。果实一端有明显的凹陷（即果柄脱落处），果肉质柔软。核坚硬，棕黄色，内含淡黄色种仁1粒。气特异，味极酸。

选购秘诀

以个大、肉厚、核小、外皮乌黑色、不破裂露核、柔润、味极酸者为佳。

药用价值

涩肠止泻

主治久泻久痢、滑泻不禁。本品对久痢（尤其是血痢）较为适合，因为久痢会伤阴。出现口渴、咽干，甚至夹杂咳嗽等症状。本品在止泻的同时，又能生津止咳。

健胃

用于治消化不良、胸脘痞满，取其有健胃作用。常配山楂、神曲、川朴、砂仁。

止血

用于止血，不仅能治便血，且子宫出血，或表现血虚而有口干渴者，亦宜用乌梅炭，配当归、阿胶、白芍等。

贮存要点	置于阴凉干燥处，防霉、防虫。
用法用量	内服：煎汤，2.4～4.5克；或入丸、散。外用：煅研干，撒或调敷。
使用禁忌	本品收敛，故外热、热滞、表邪未解者不宜用。本品味酸，胃酸过多者慎用。

乌梅汁

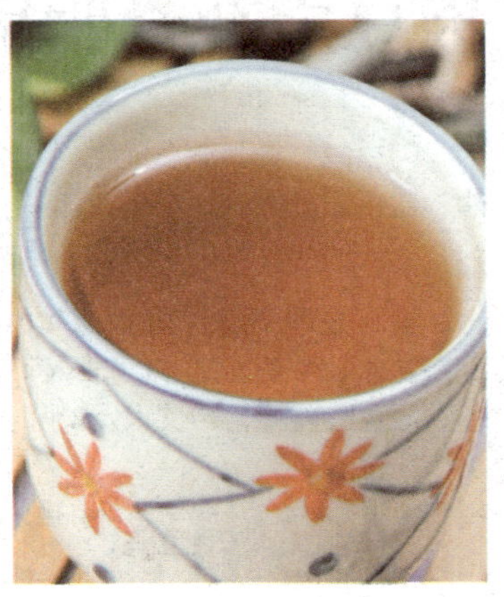

原料

乌梅10颗，冰糖适量。

做法

将乌梅洗净，放入汤锅，加水以武火煮开，转文火慢慢炖煮，直至汤色变成深棕色透明、梅肉化开为止。继续煎煮，将汤汁煮成浓缩汁，加少许冰糖调味即可。

功效

健脾和胃，生津祛火，补养肝肾。

肉豆蔻

别名 迦拘勒、豆蔻、肉果。

性味 性温，味辛。

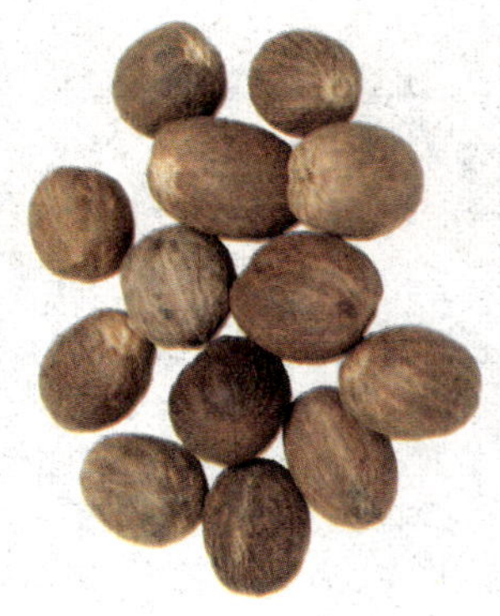

温中下气的消食常用药

来　源 为肉豆蔻科植物肉豆蔻的种子。

主要产地 主产于马来西亚及印度尼西亚。

功效主治 温中下气、消食固肠。治心腹胀痛、虚泻冷痢、呕吐、宿食不消。

主要成分 含挥发油2%~9%，包括d-莰烯及α-蒎烯等。其脂肪中，肉豆蔻酸含量达70%~80%，并含有毒物质肉豆蔻醚。

性状特征

干燥种仁呈卵圆形或椭圆形，长2~3.5厘米，宽1.5~2.5厘米。外表灰棕色至棕色，粗糙，有网状沟纹，一侧有明显的纵沟（种脊部位），宽端有浅色圆形隆起（种脐部位），狭端有暗色凹陷（合点部位）。质坚硬。纵切面可见表层的暗棕色的外胚乳向内伸入类白色的内胚乳，交错而成大理石样纹理。在宽端有凹孔，其中可见干燥皱缩的胚。气芳香而强烈，味辛。

选购秘诀

以个大、体重、坚实、表面光滑、油足、破开后香气强烈者为佳。反之，个小、体轻、瘦瘪、表面多皱、香气淡者为次。

药用价值

用于虚冷、冷痢，如慢性结肠炎、小肠营养不良、肠结核等。偏于肾阳虚弱者，可配补骨脂、五味子等，方如四神丸。偏于脾阳虚弱者，配党参、白术、茯苓、大枣；脾胃皆虚者用养脏汤，此方治脱肛亦好。

用于健胃，对有脾胃虚寒、食欲不振、腹胀、肠鸣腹痛者较适宜，又能治小儿伤食吐乳和消化不良。配香附、神曲、麦芽、砂仁、陈皮。

贮存要点	置通风干燥处，防蛀。
用法用量	内服：煎汤，3~9克；或入丸、散，每次0.5~1克。
使用禁忌	体内火盛、中暑热泄、肠风下血、胃火齿痛及湿热积滞、滞下初起者，皆不宜服用。

肉豆蔻补骨脂猪腰汤

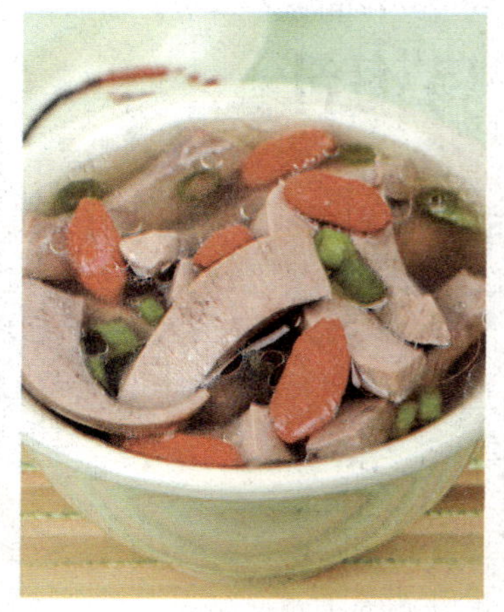

原料

肉豆蔻、补骨脂各9克，猪腰100克，枸杞子、毛豆、姜片、盐各适量。

做法

猪腰处理干净、切片、汆水；肉豆蔻、补骨脂洗净。用瓦煲装水，以武火煮沸，放入猪腰、肉豆蔻、补骨脂、枸杞子、毛豆、姜片，转文火煲2小时，加盐调味即可。

功效

补肾壮阳，安胎止泻。

金樱子

别名 山石榴、糖罐、糖果、蜂糖罐、糖刺果。

性味 性平，味酸、涩。

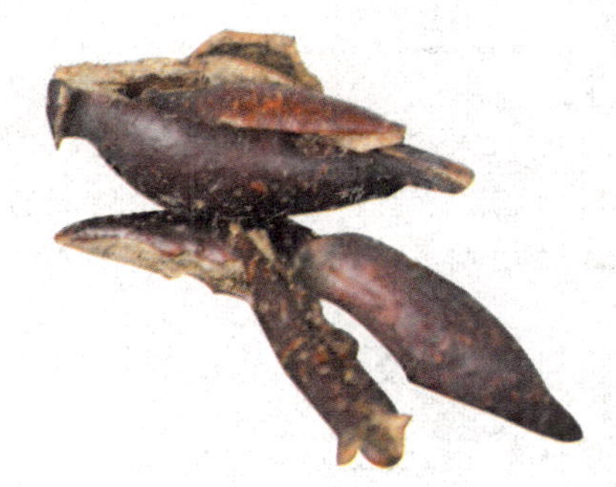

固精涩肠常用药材

来　源 为蔷薇科植物金樱子的果实。

主要产地 主产于广东、湖南、浙江、江西等地。江苏、安徽、广西、福建、四川等地亦产。

功效主治 固精涩肠、缩尿止泻。治滑精、遗尿、脾虚泻痢、肺虚喘咳、自汗盗汗、崩漏带下。

主要成分 金樱子（果实）含柠檬酸、苹果酸，鞣质、树脂、维生素C，含皂苷17.12%；另含丰富的糖类，其中有还原糖60%（果糖33%）、蔗糖1.9%，以及少量淀粉。

性状特征

干燥果实呈倒卵形，略似花瓶，长约3厘米，直径1～2厘米。外皮红黄色或红棕色，上端宿存花萼如盘状，下端渐尖。全体有凸起的棕色小点，系毛刺脱落后的残痕，触之刺手。质坚硬，切开观察，肉厚约1.5毫米，内壁附有淡黄色绒毛，有光泽，内有多数淡黄色坚硬的核。无臭，味微酸涩。

选购秘诀

以个大、色红黄、去净毛刺者为佳。

药用价值

对实验性动脉粥样硬化的作用

家兔喂食胆固醇并加适量甲基硫氧嘧啶以产生实验性动脉粥样硬化，用金樱子（品种不详）治疗2周和3周，血清胆固醇分别降低12.5%和18.67%，脂蛋白于给药3周后亦有明显下降。

涩精止泻

金樱子有收敛、强壮的作用。主要用于补虚而固涩，用途与芡实基本相同，且常同用。治肾虚遗精、尿频、夜尿、脾虚泄泻、白带。

贮存要点	置于干燥通风处保存，防潮、防蛀。
用法用量	内服：煎汤，4.5～9克；或入丸、散或熬膏。
使用禁忌	有实火、邪热者忌服。多服、久服会有便秘和轻度腹痛等反应。

金樱子茶

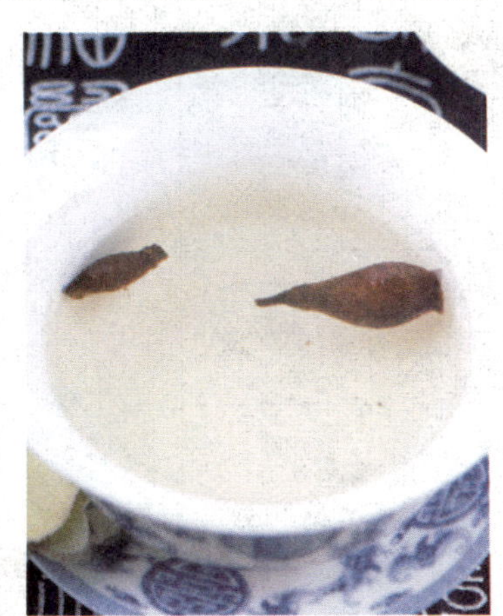

原料

金樱子10～15克。

做法

将金樱子去净子毛，放入杯中，用沸水冲泡，加盖闷15分钟即可。

功效

固精缩尿，涩肠止泻。适用于遗精、早泄，伴有腰酸膝软、眩晕、耳鸣等症。

莲子 固精缩尿止带药

◎别名：藕实、水芝丹、莲实、莲蓬子、泽芝。

◎科目：睡莲科。

◎性味：甘、涩，平。归脾、肾、心经。

◎宜忌：胃满痞胀及大便燥结者忌服。不能与牛奶同服，否则加重便秘。

◎药用部位：成熟种子。

果实
[性味] 味甘、涩，性平，无毒。
[主治] 补中养神，益气力，除百病。
花
[性味] 味苦、甘，性温，无毒。
[主治] 主镇心益色，养颜轻身。
叶
[性味] 味苦，性平，无毒。
[主治] 止渴，落胞破血，治产后口干，心肺烦躁。
莲薏
[性味] 味苦，性寒，无毒。
[主治] 治疗血渴、产后渴。
藕
[性味] 味甘，性平，无毒。
[主治] 主热渴，散淤血，生肌。
藕节
[性味] 味涩，性平，无毒。
[主治] 捣汁服，主吐血不止及口鼻出血。

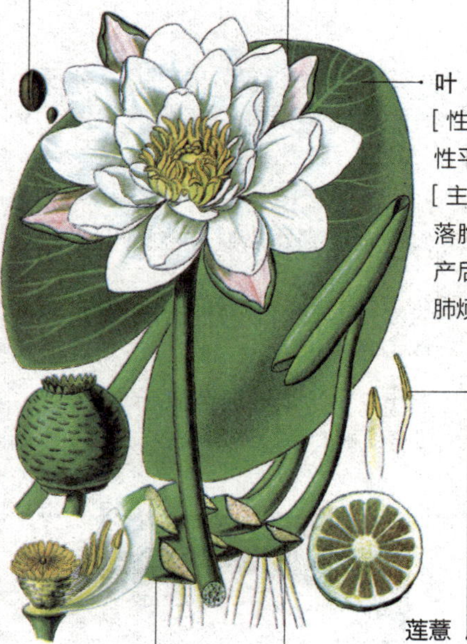

乌梅 敛肺涩肠药

◎别名：梅实、熏梅、桔梅肉。

◎科目：蔷薇科。

◎性味：酸、涩，平。归肝、脾、肺、大肠经。

◎宜忌：外有表邪或内有实热积滞者均不宜服。

◎药用部位： 近成熟果实。

果实
[性味] 味酸，性平，无毒。
核仁
[性味] 味酸，性平，无毒。
[主治] 明目，益气，不饥。

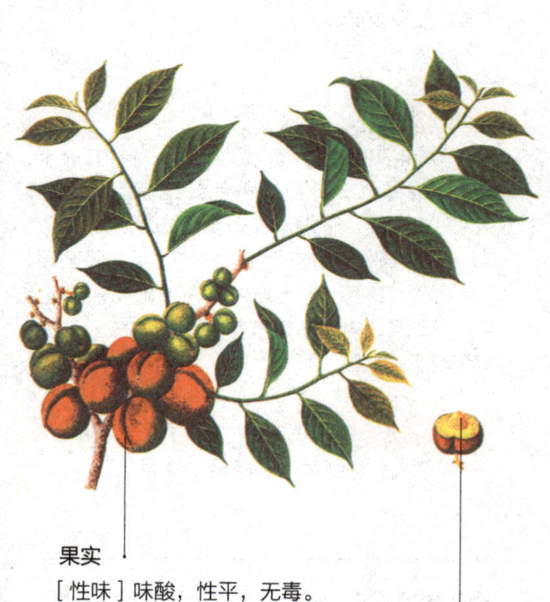

肉豆蔻 敛肺涩肠药

◎**别名：**肉果、迦拘勒、豆蔻。
◎**科目：**肉豆蔻科。
◎**性味：**辛，温。归脾、胃、大肠经。
◎**宜忌：**湿热泻痢者忌用。
◎**药用部位：**成熟种仁。

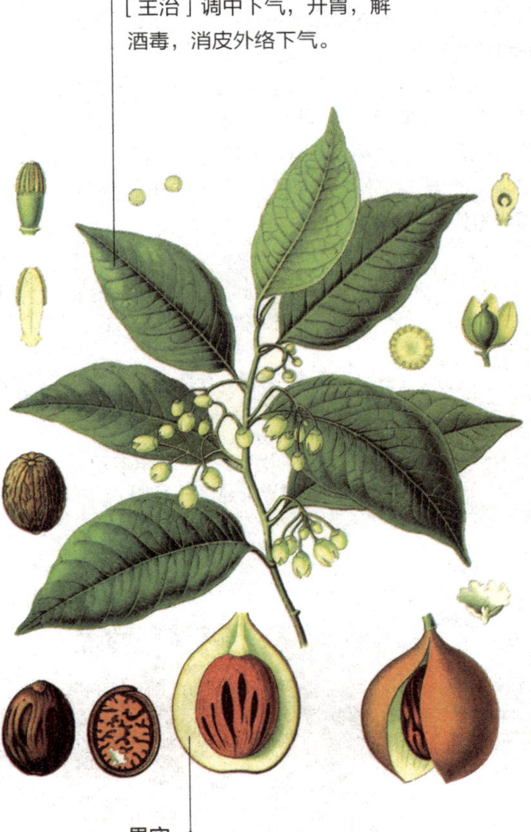

叶
[性味] 味辛，性温，无毒。
[主治] 调中下气，开胃，解酒毒，消皮外络下气。

果实
[性味] 味辛，性温，无毒。
[主治] 能温中，消食止泄。

金樱子 固精缩尿止带药

◎**别名：**糖罐、山石榴、糖果、糖刺果等。
◎**科目：**蔷薇科。
◎**性味：**酸、涩，平。归肾、膀胱、大肠经。
◎**宜忌：**有邪热、实火者忌服。
◎**药用部位：**成熟果实。

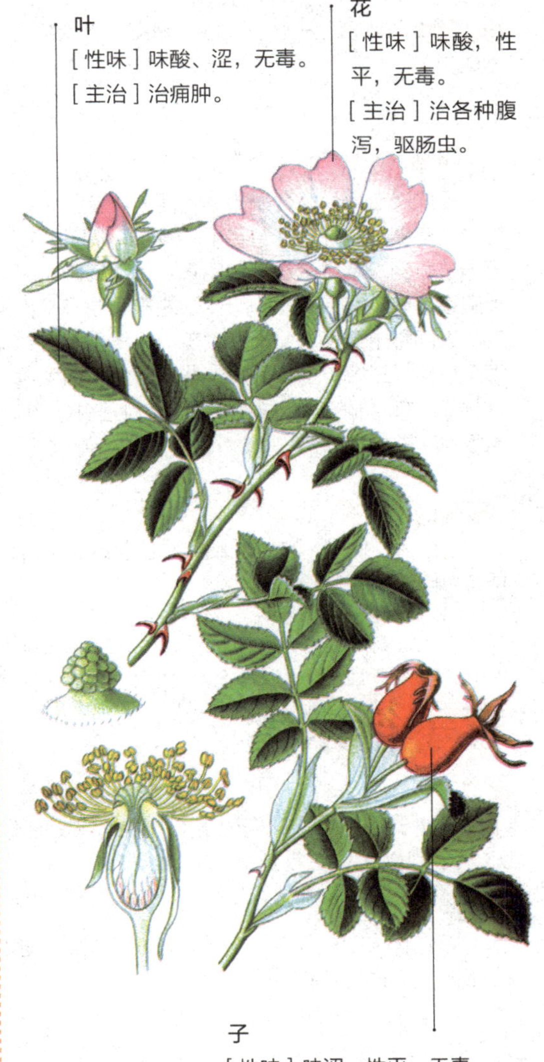

叶
[性味] 味酸、涩，无毒。
[主治] 治痈肿。

花
[性味] 味酸，性平，无毒。
[主治] 治各种腹泻，驱肠虫。

子
[性味] 味涩，性平，无毒。
[主治] 治因脾虚导致的泻痢。

覆盆子

别名 覆盆、小托盘。
性味 性平，味甘、酸。

补肾虚的有效药材

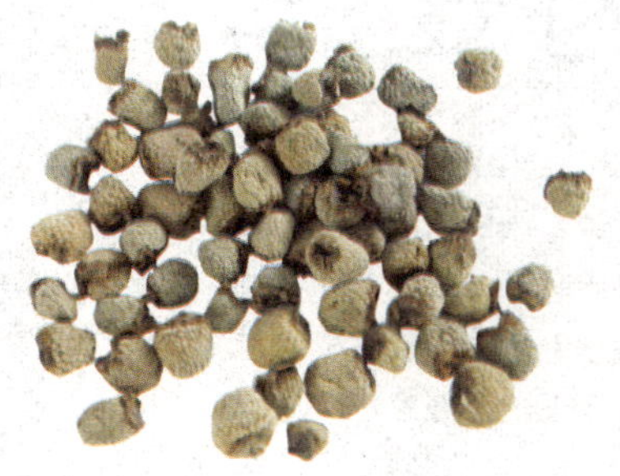

来　源 为蔷薇科植物掌叶覆盆子、插田泡等的未成熟果实。

主要产地 主产于浙江、福建、湖北等地。

功效主治 补肝肾、缩小便、助阳、固精、明目。治阳痿、遗精、尿频、遗溺、虚劳、目暗。

主要成分 掌叶覆盆子含有机酸、糖类及少量维生素C。

性状特征

干燥聚合果为多数小果集合而成，全体呈圆锥形、扁圆形或球形，直径4～9毫米，高5～12毫米。表面灰绿色带灰白色毛茸。上部钝圆，底部扁平，有棕褐色的总苞，5裂，总苞上生有棕色毛，下面常带果柄，脆而易脱落。小果易剥落，每个小果具三棱，呈半月形，背部密生灰白色毛茸，两侧有明显的网状纹，内含棕色种子1枚。气清香，味甘、微酸。

选购秘诀

以个大、饱满、粒整、结实、色灰绿、无叶梗者为佳。

药用价值

欧洲妇女自古就有煎饮覆盆子叶汁的传统，对治疗痛经及妇科炎症有奇效。100%煎剂用平板打洞法，对葡萄球菌有抑制作用，对霍乱弧菌也有抑制作用。

临床上用于治疗尿频、遗尿，常配桑螵蛸、益智仁、芡实等，效果较显著。但固精效果较差，虽用于治遗精、阳痿，但只作为辅助药用，主要靠配伍车前子、枸杞子、五味子、菟丝子等，方如五子衍宗丸。

贮存要点	置于干燥处保存。
用法用量	内服：煎汤，4.5～6克；浸酒、熬膏或入丸、散。
使用禁忌	本品热而敛小便，凡有小便不利、阴虚阳亢、虚火浮越者不宜用。

五子衍宗粥

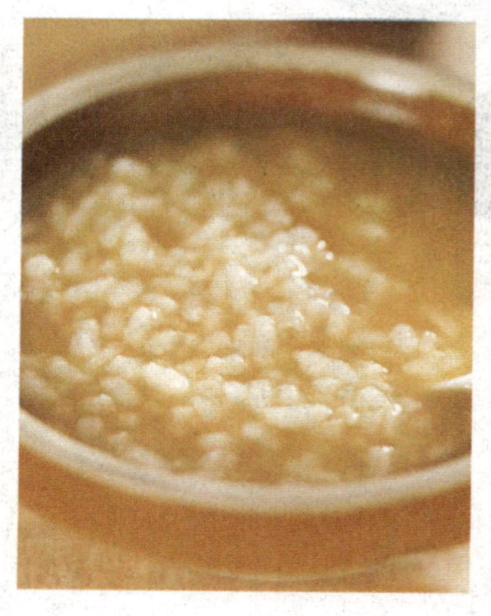

原料

覆盆子、菟丝子、枸杞子各10克，车前子5克，五味子3克，粳米100克，白糖适量。

做法

将前五味中药先煎取汁；向药汁中加入粳米，用文火煮成稀粥，熟时调入白糖即可。

功效

补肾益精，养肝明目。适用于阳痿、遗精、早泄等症。

芡实

别名 鸡头、雁头、刀芡实、鸡头果、苏黄。
性味 性平，味甘、涩。

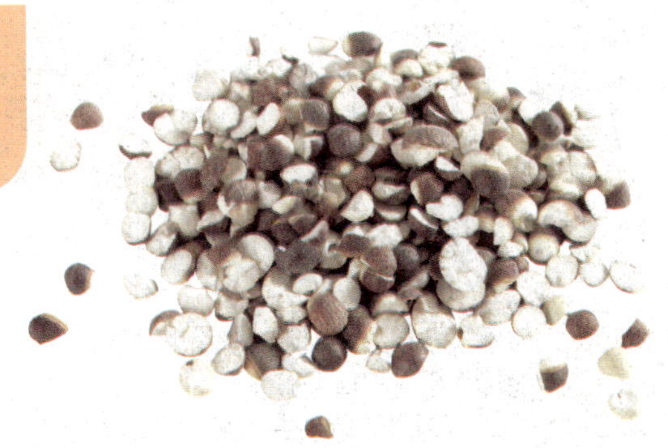

常用的收敛性强壮药

来　源 为睡莲科植物芡的成熟种仁。

主要产地 主产于江苏、湖南、湖北、山东。此外，福建、河北、河南、江西、浙江、四川等地亦产。

功效主治 固肾涩精、补脾止泄。治遗精、淋浊、带下、小便不禁、大便泄泻。

主要成分 种子含多量淀粉。每100克中含蛋白质4.4克、脂肪0.2克、碳水化合物32克、粗纤维0.4克、灰分0.5克，钙9毫克、磷110毫克、铁0.4毫克、维生素$B_1$0.40毫克、维生素$B_2$0.08毫克、烟酸2.5毫克、抗坏血酸6毫克、胡萝卜素微量。

性状特征

干燥种仁呈圆球形，直径约6毫米。一端呈白色，约占全体1/3，有圆形凹陷，另一端为棕红色，约占全体2/3。表面平滑，有花纹。质硬而脆，破开后断面不平、色洁白、粉性，无臭、味淡。

选购秘诀

以颗粒饱满均匀、粉性足、无碎末及皮壳者为佳。

药用价值

用于补肾。治遗精、夜尿、小便频数，常配金樱子、莲须、莲实、沙苑子等，方如金锁固精丸。对于慢性肾炎，可用芡实30克、大枣18克，煮猪肾常服。治小儿遗尿则配桑螵蛸。

用于健脾。治小儿脾虚泄泻尤为适宜，一般配党参、茯苓、白术、神曲等。

用于祛湿。尤其治妇女白带由湿热所致而略带黄色者，常配淮山药、牛膝、黄柏、车前子等，方如易黄汤。

贮存要点	置于通风干燥处保存。
用法用量	内服：煎汤，9~15克；或入丸、散。
使用禁忌	凡外感疟痢、痔、气郁痞胀、溺赤便秘、食不运化及产妇、孕妇皆忌之。

甲鱼芡实汤

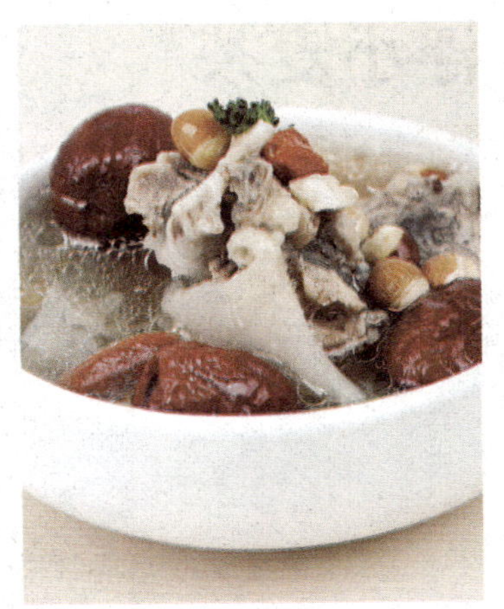

原料

甲鱼300克，芡实10克，枸杞子15克，大枣6枚，盐、姜片各适量。

做法

甲鱼处理干净，斩块，汆水；芡实、枸杞子、大枣洗净。净锅上火倒入水，调入盐、姜片，再下入甲鱼、芡实、大枣、枸杞子，武火煮开，转文火煲煮2小时即可。

功效

补肾固精，止带下，抗肿瘤。

浮小麦

别名 浮水麦、浮麦。
性味 性凉，味甘、咸。

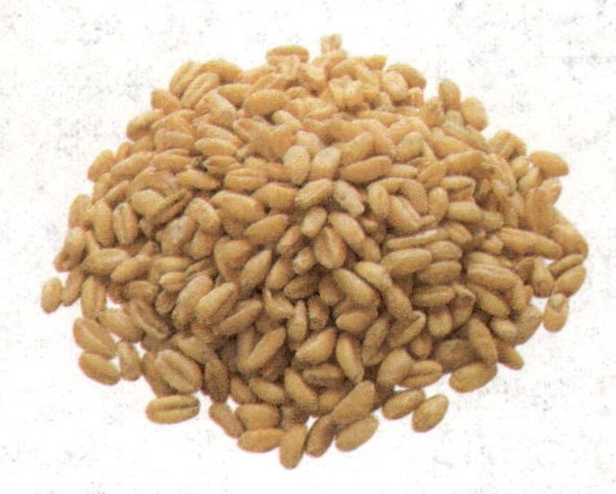

止汗、镇静、抗利尿

来　源 为禾本科植物小麦干瘪轻浮的颖果。

主要产地 全国大部分地区多有生产。

功效主治 止汗、镇静、抗利尿，可治骨蒸劳热、自汗、盗汗等症。

主要成分 普通小麦含淀粉53%～70%、蛋白质11%、糖类（蔗糖、葡萄糖、棉子糖、麦芽糖、蜜二糖）2%～7%、糊精2%～10%、脂肪约1.6%、粗纤维约2%。尚含少量谷甾醇、卵磷脂、尿囊素、精氨酸、淀粉酶、蛋白分解酶及微量B族维生素、维生素E。

性状特征

干燥颖果呈长圆形，长2～6毫米，直径1.5～2毫米。表面浅黄棕色或黄色，略皱，腹面中央有较深的纵沟，背面基部有不明显的胚1枚，顶端有黄色柔毛。质坚硬，少数极瘪者，质地较软。断面白色或淡黄棕色。少数带有颖及稃。气无，味淡。

选购秘诀

以粒匀、轻浮、表面有光泽者为佳。

药用价值

用于止汗。治疗各种虚汗、盗汗，单用虽有效，但多配麻黄根、牡蛎、黄芪等加强敛汗作用，也可配橹豆衣，方如浮小麦橹豆衣煎剂，此方治肺结核盗汗的效果较好。治盗汗及虚汗不止，还可将浮小麦文武火炒令焦，研为末。每服6克，米汤调下，频服为佳。

用于抗利尿，治疗小儿遗尿，配桑螵蛸、益智仁等，疗效较好，方如加味甘麦大枣汤。

贮存要点	置于通风干燥处保存。
用法用量	内服：煎汤，9～15克；或炒焦、研末。
使用禁忌	脾胃虚寒者慎用。

浮小麦茶

原料

浮小麦30克，麦冬、茯苓各9克。

做法

将上述药材研磨成粉末状。在锅中加入大约1500毫升水，用武火煮沸后，放入所有药材，转文火煮20分钟即可。

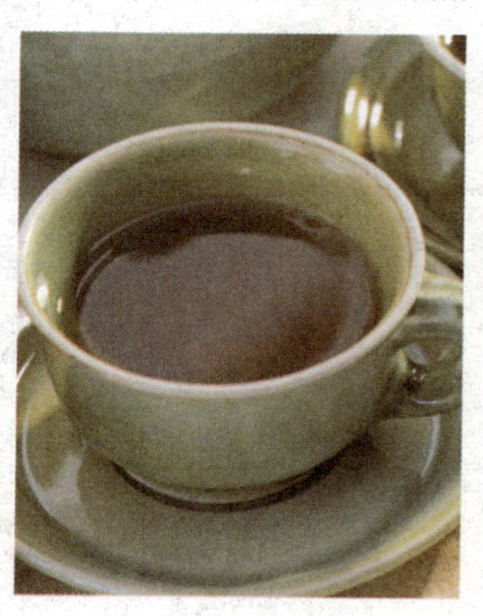

功效

养心安神，适用于心慌、自汗、盗汗等症。

赤石脂

别名 赤符、红高岭、赤石土、吃油脂、红土。

性味 性温，味甘、涩。

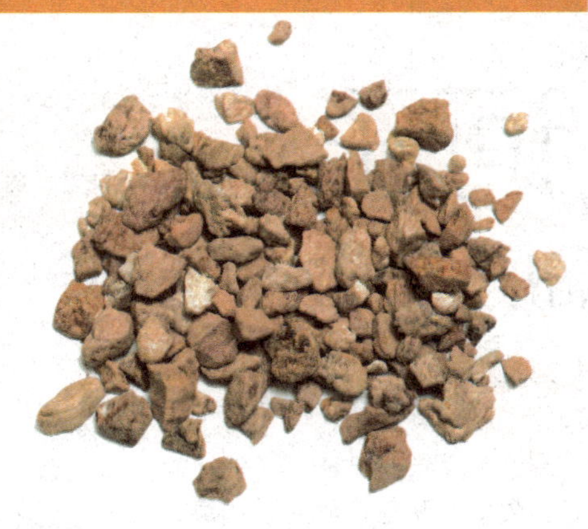

治疗久痢的常用药

来　源 为硅酸盐类矿物多水高岭土的一种红色块状体。

主要产地 产于福建、河南、江苏、陕西、湖北、山东、安徽、山西等地。

功效主治 涩肠、止血、收湿、生肌。治久泻、久痢、便血、脱肛、遗精、崩漏、带下、溃疡不敛。

主要成分 主要成分为水化硅酸铝，尚含相当多的氧化铁等物质，其组成如下：硅42.93%、铝36.58%、氧化铁及锰4.85%、镁及钙0.94%、水分14.75%。

性状特征

为不规则的块状，大小不一。表面粉红色、红色至紫红色，或有红白相间的花纹，光滑如脂。质细腻，易砸碎，断面平滑，吸水性强。

选购秘诀

以色红、光滑细腻、易碎、舌舔之黏性强者为佳。

药用价值

止泻

对肠道内异常的发酵产物和炎症渗出物有吸附的作用，对发炎的胃肠黏膜有保护作用，因而有助于止泻。

止血

能显著缩短家兔血浆再钙化的时间。

其他作用

临床作用为治疗久痢的常用药，可治疗久痢和腹泻属虚泻、寒泻者。对慢性痢疾、有脓血便、腹痛喜按者，常配干姜、粳米，加强温中散寒的作用。慢性结肠炎属于所谓休息痢者，配干姜、川连、黄芩，加强祛风、消炎作用。

贮存要点	置于通风干燥处。
用法用量	内服：煎汤，9～12克；或入丸、散。外用：研末撒或调敷。
使用禁忌	有湿热积滞者忌服。有实热、急性肠炎、早期痢疾等不宜用。

赤石脂干姜粥

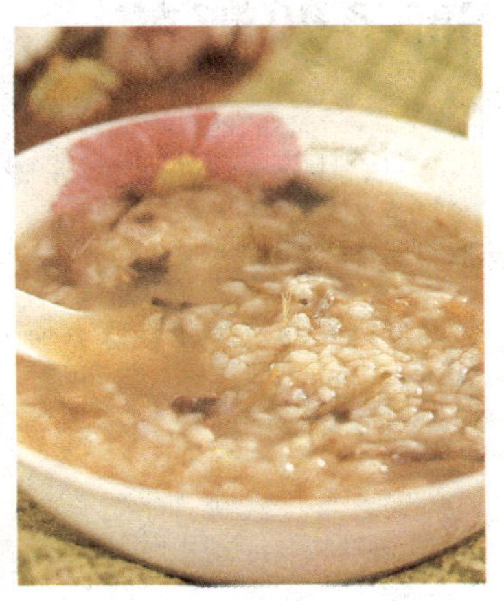

原料

赤石脂30克，干姜10克，粳米60克。

做法

赤石脂打碎，与干姜入锅，加水300毫升，煎至100毫升，滤渣取汁。粳米煮为稀粥，加入药汁，续煮20分钟即可。

功效

温中健脾，涩肠止痢，适用于慢性虚寒痢疾。

诃子

别名 诃黎勒、诃黎、随风子。

性味 性温，味苦、酸、涩。

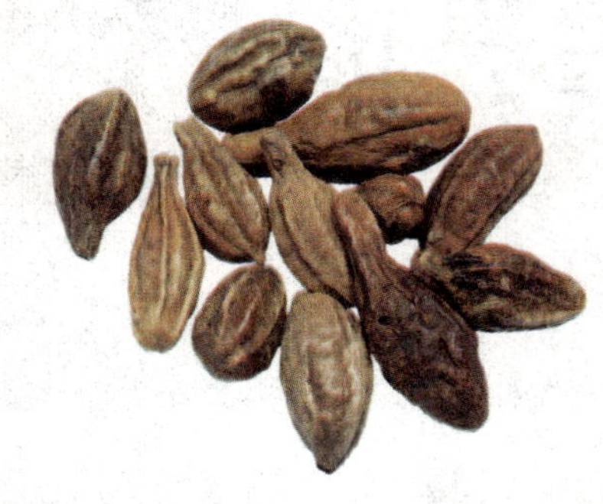

治疗久泻、久咳的常用药

来　源 为使君子科植物诃子的果实。

主要产地 主产于云南，广东、广西等地亦产。

功效主治 敛肺、涩肠、下气。治久咳失音、久泻、久痢、脱肛、便血、崩漏、带下、遗精、尿频。

主要成分 果实含鞣质23.60%～37.36%。又含莽草酸、去氢莽草酸、奎宁酸、阿拉伯糖、果糖、葡萄糖、蔗糖、鼠李糖和氨基酸。还含番泻苷A、诃子素、鞣酸酶、过氧化物酶等。树皮含谷甾醇、鞣质、并没食子酸、没食子酸和焦性儿茶酚。

性状特征

干燥果实呈卵形或近圆球形，表面黄绿色或灰棕色，微带光泽，有5条纵棱及多数纵皱纹，并有细密的横向纹理，基部有一圆形的果柄残痕。质坚实，断面灰黄色，显沙性，陈久则呈灰棕色。核壳厚，砸碎后，里有白色细小的种仁。气微，味酸、微涩。

选购秘诀

以黄棕色、有光泽、坚实者为佳。

药用价值

抗菌

体外试验证明，对4～5种痢疾杆菌都有效，尤以诃子壳为佳。诃子在体外有良好的抗伤寒杆菌的作用。

解痉

从干果中用80%乙醇提得的诃子素，对平滑肌有罂粟碱样的解痉作用。

收敛

除鞣质外还含有致泻成分，故与大黄相似，先致泻而后收敛。

贮存要点	置于干燥处保存。
用法用量	内服：煎汤，3～9克；或入丸、散。外用：煎水熏洗。
使用禁忌	凡外邪未解，内有湿热火邪者忌服。脾气虚，消化不良者宜少用。

诃子罗汉茶

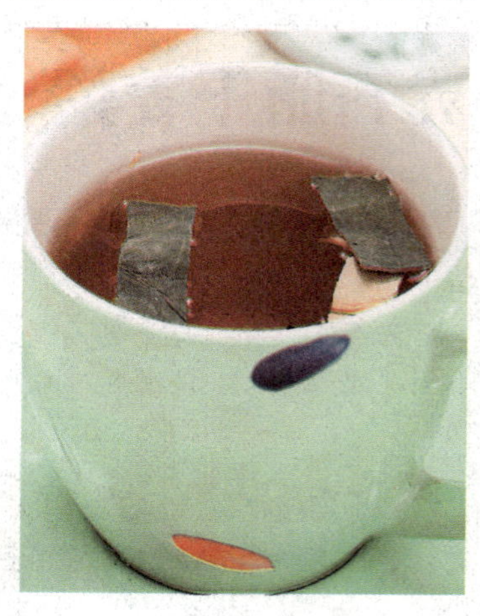

原料

诃子10克（捶碎去子），罗汉果半颗，荷叶5克，胖大海10克。

做法

将所有药材洗净，放入杯中，倒入适量开水，加盖闷10～15分钟，至药材入味即可。

功效

清咽利喉，适用于慢性咽炎之久咳失音等。

五倍子

别名 文蛤、百虫仓。
性味 性平，味酸。

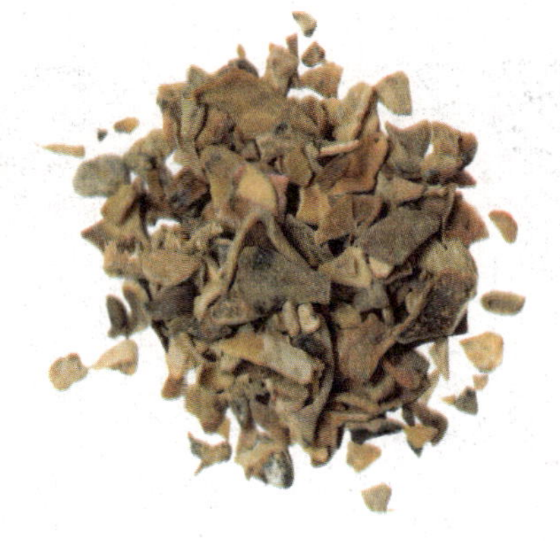

收敛止血的常用药物

来　源 为倍蚜科昆虫角倍蚜或倍蛋蚜在其寄主盐肤木、青麸杨或红麸杨等树上形成的虫瘿。

主要产地 主产于四川、贵州、云南、陕西、湖北、广西等地。

功效主治 敛肺、涩肠、止血、解毒。治肺虚久咳、久痢、久泻、脱肛、自汗、盗汗、遗精、便血、衄血、崩漏、外伤出血、肿毒、疮疖、睫毛倒卷。

主要成分 盐肤木虫瘿含大量五倍子鞣酸及树脂、脂肪、淀粉。

性状特征

角倍

又名菱倍、花倍，呈不规则的囊状或菱角状，有若干瘤状凸起或角状分枝，表面黄棕色至灰棕色，有灰白色软滑的绒毛，质坚脆，中空，破碎后可见黑褐色倍蚜的尸体及白色外皮和粉状排泄物。以皮厚、色灰棕、完整不碎者为佳。

肚倍

又名独角倍，呈纺锤形囊状或长圆形，无凸起或分枝，外表毛茸较少，折断面角质样，较角倍光亮。

选购秘诀

以个大、皮厚、质坚、完整者为佳。

药用价值

本品能使皮肤、黏膜和溃疡的组织蛋白凝固。还可促进血液凝固。

本品对金黄色葡萄球菌、痢疾杆菌、伤寒杆菌、炭疽杆菌、绿脓杆菌有显著的抑制作用。

本品对甲型和亚洲甲型流感病毒有抑制作用。

贮存要点	置于干燥处保存。
用法用量	内服：研末，1.5~6克；或入丸、散。外用：煎汤熏洗、研末撒或调敷。
使用禁忌	外感风寒或肺有实热之咳嗽及积滞未清之泻痢者忌服。

五倍子炖雄乌鸡

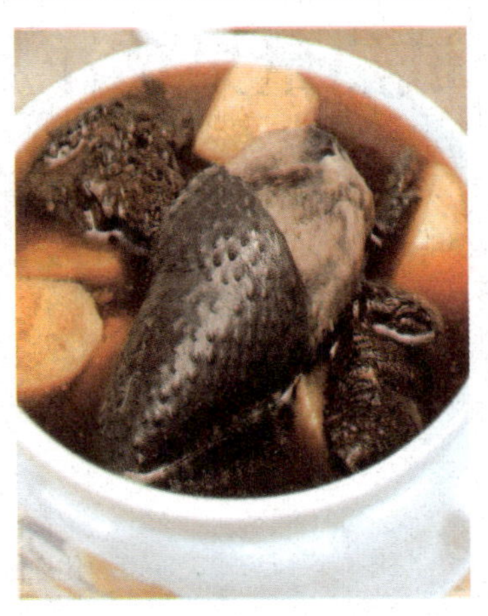

原料

雄乌鸡1只，五倍子30克，料酒、盐、姜末、葱段、胡椒粉各适量。

做法

将五倍子洗净，雄乌鸡处理干净。将五倍子、雄乌鸡、姜末、葱段、料酒同放炖锅内，加水以武火烧沸，转文火炖煮45分钟，最后加入盐、胡椒粉调味即可。

功效

敛肺，涩肠，固精，止血，解毒。

番石榴

别名 鸡矢果、拔子、番稔、花稔。
性味 性平，味甘、涩。

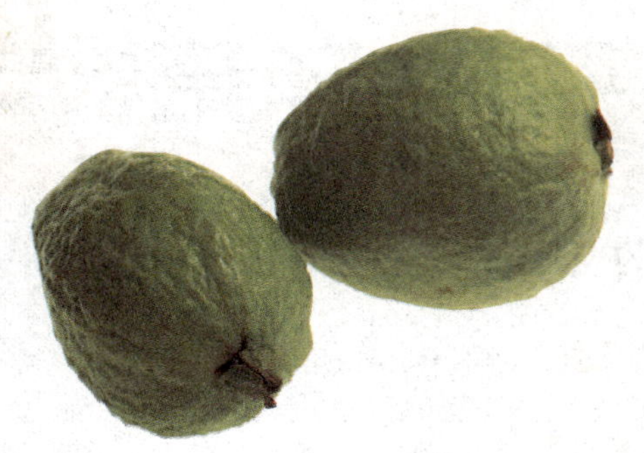

收敛止泻、消炎止血

来　源 桃金娘科番石榴属常绿灌木或小乔木。植物番石榴，以叶和果入药。

主要产地 广东、台湾、福建、广西、云南均有。

功效主治 收敛止泻、消炎止血。叶、果可治急、慢性肠炎、痢疾、小儿消化不良。鲜叶外用，治跌打损伤、外伤出血、臁疮久不愈合。

主要成分 番石榴含蛋白质、脂肪、果糖、葡萄糖、蔗糖、谷氨酸、维生素C等。

性状特征

番石榴常年开花结果，树高可达5米，主干不甚直立，树皮绿褐色、光滑。叶对生，革质长椭圆形或长卵形，背面有茸毛。花两性，白色。浆果卵形、梨形或球形，成熟时淡黄或粉红色，味略酸而有特殊香味。

选购秘诀

以颜色均匀、颗粒完整、体形硕大者为佳。

药用价值

补充多种营养素

番石榴含有蛋白质、脂肪及多种维生素、钙、磷、铁等营养成分，可促进儿童生长发育。

防治糖尿病

番石榴叶能软化血管、降血脂和血糖、降低胆固醇，在国外常用来防治糖尿病。

迅速解除疲劳

番石榴具有耐缺氧、迅速解除疲劳的功效，有助于延缓生物体的过氧化进程。

补充维生素C

可以及时地补充人体对维生素C的需要量，能有效地避免由于维生素C缺乏而引起的疾病。

贮存要点	可放在阴凉通风处保存1周，建议现买现食。
用法用量	鲜食：叶、果15～30克；外用适量，鲜叶捣烂敷患处。
使用禁忌	番石榴如作水果吃，肝热人士应慎防便秘。

低热量果菜汁

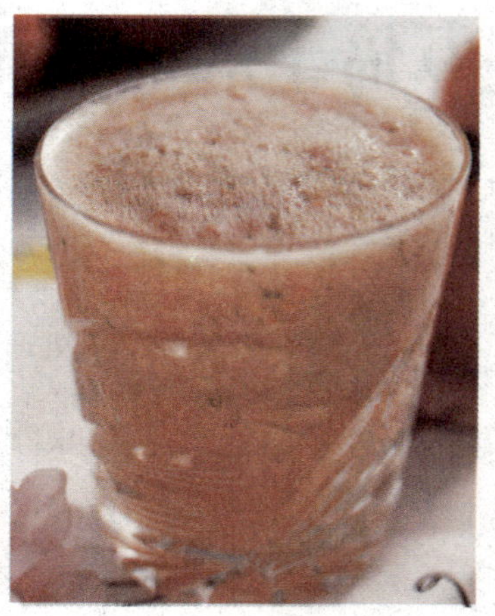

原料

番茄1个，柠檬半个，番石榴1个，豆芽菜60克。

做法

将所有的原料洗净，番茄、番石榴切成适当大小的块，柠檬切片。将所有原料一起放入果汁机中搅打均匀即可饮用。

功效

不仅可以解渴，还可净化血液。

桑螵蛸

别名 蜱蛸、桑蛸、螵蛸、赖尿郎。

性味 性平，味咸、甘。

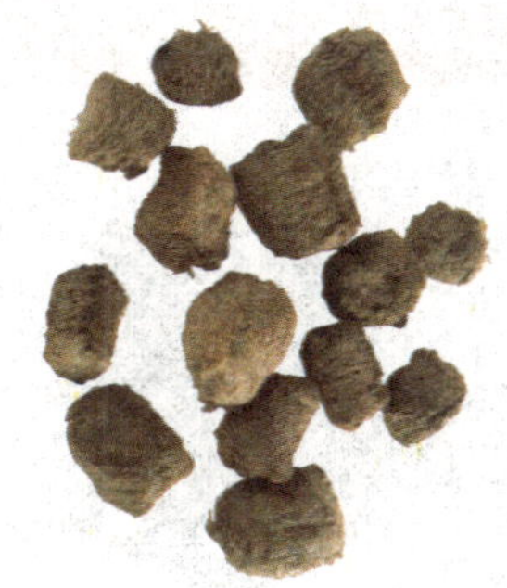

补肾固精的收敛药

来　源 为螳螂科昆虫大刀螂、小刀螂、薄翅螳螂、巨斧螳螂或华北刀螂的卵鞘。

主要产地 主产于广西、云南、湖北、湖南、河北、辽宁、浙江、江苏、安徽、山东等地。

功效主治 补肾固精。治遗精、白浊、小便频数、遗尿、赤白带下、阳痿、早泄。

主要成分 含蛋白质及脂肪等。卵囊附着的蛋白质膜上，含柠檬酸钙（六分子结晶水）的结晶，卵黄球含糖蛋白及脂蛋白。

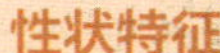

性状特征

团螵蛸

略呈圆柱形或者类圆形，表面浅黄褐色或黄褐色，上面有不太明显的隆起带，底面平坦或有附着在植物茎上而形成的凹沟。

长螵蛸

略呈长条形，表面灰黄色，有斜向纹理。上面呈凸面状，上有带状隆起，隆起带两侧各有一浅沟，呈褐色或灰褐色。

黑螵蛸

略呈平行四边形，表面褐色，有斜向纹理，上面呈凸面状，并有带状隆起，近尾端微向上翘，质坚而韧。

选购秘诀

以干燥、完整、幼虫未出、色黄、体轻而带韧性、无树枝草梗等杂质者为佳。

药用价值

桑螵蛸所含磷脂有减轻动脉粥样硬化，促进红细胞发育及其他细胞膜合成的作用。

治肾虚遗精、滑泄，属无梦而遗较适宜，虚甚者加芡实、锁阳、肉苁蓉、覆盆子等。

贮存要点	置通风干燥处，防蛀。
用法用量	内服：煎汤，4.5~9克；或入丸、散。
使用禁忌	阴虚火旺或膀胱有热者慎服。

桑螵蛸牛蛙汤

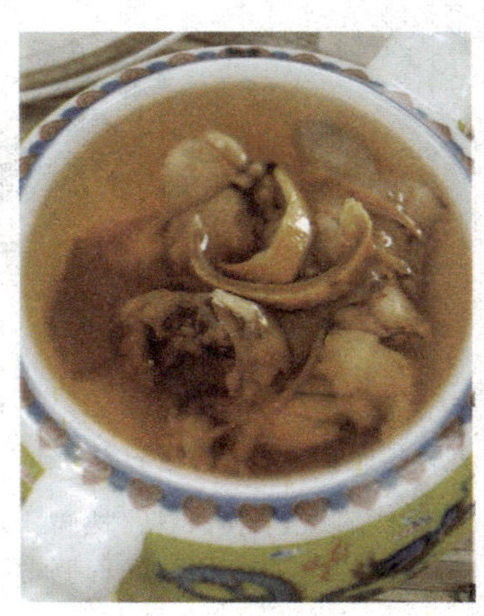

原料

牛蛙约90克，山茱萸30克，枸杞子15克，桑螵蛸、巴戟天各9克，盐适量。

做法

牛蛙处理干净、切块。桑螵蛸、山茱萸、巴戟天、枸杞子洗净。把全部原料一起放入锅内，加水以武火煮沸，再转文火煮2小时，加盐调味后即可食用。

功效

补肾壮阳，强筋骨，祛风湿。

常见收涩药物食物食用宜忌

山茱萸

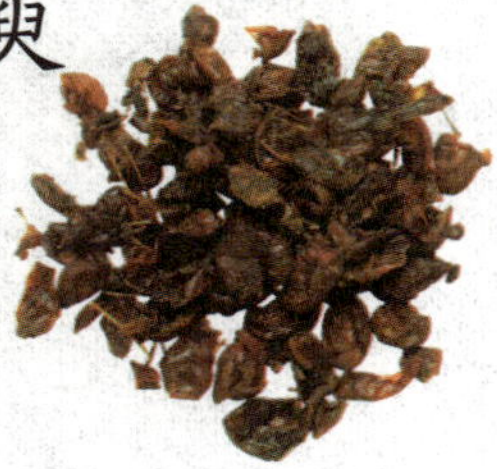

宜：适宜眩晕耳鸣、腰膝酸痛、阳痿遗精、遗尿尿频、崩漏带下、大汗虚脱、月经过多者服用。

忌：素有湿热、小便不利者不宜应用。

覆盆子

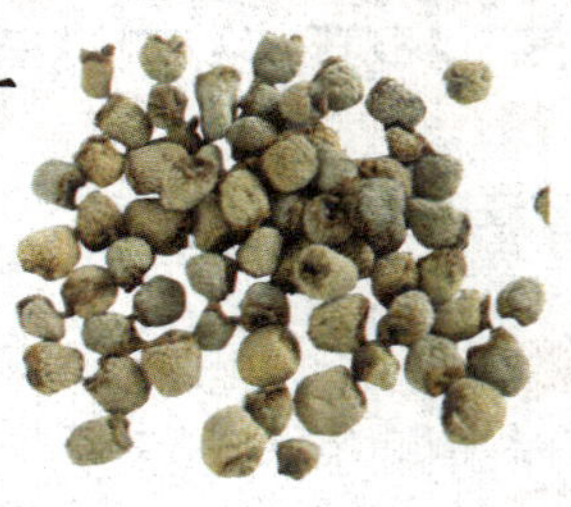

宜：适宜阳痿、遗精、尿频、遗溺、虚劳、目暗患者服用。

忌：凡有小便不利、阴虚阳亢、虚火浮越者不宜用。

莲子

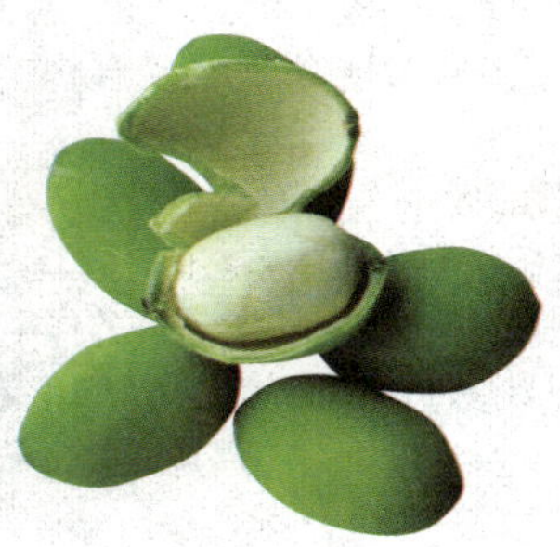

宜：适宜夜寐多梦、遗精、淋浊、久痢、虚泻、妇人崩漏带下者服用。

忌：中满痞胀及大便燥结者忌服。

芡实

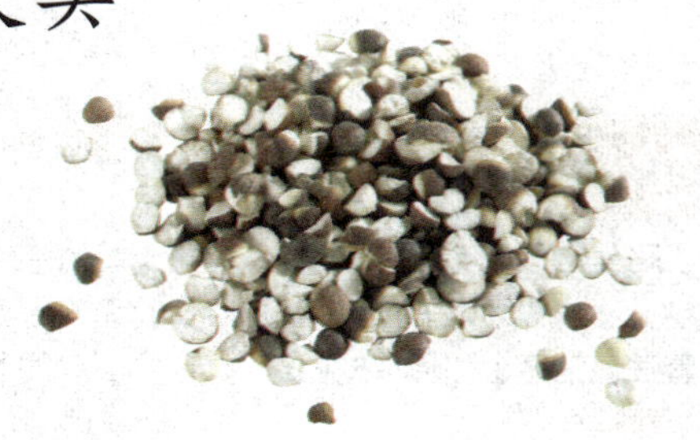

宜：适宜遗精、淋浊、带下、小便不禁、大便泄泻者服用。

忌：凡外感疟痢、痔、气郁痞胀、溺赤便秘、食不运化及产妇、孕妇皆忌之。

乌梅

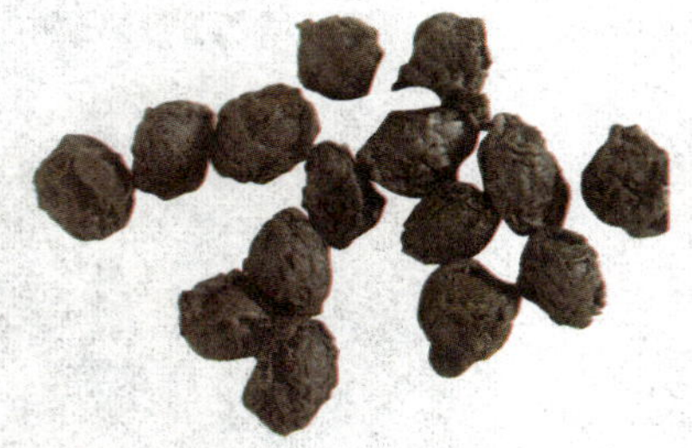

宜：久咳、虚热烦渴、久疟、久泻、痢疾、便血、尿血、血崩等患者服用。

忌：本品收敛，故外热、热滞、表邪未解者不宜用。本品味酸，胃酸过多者慎用。

番石榴

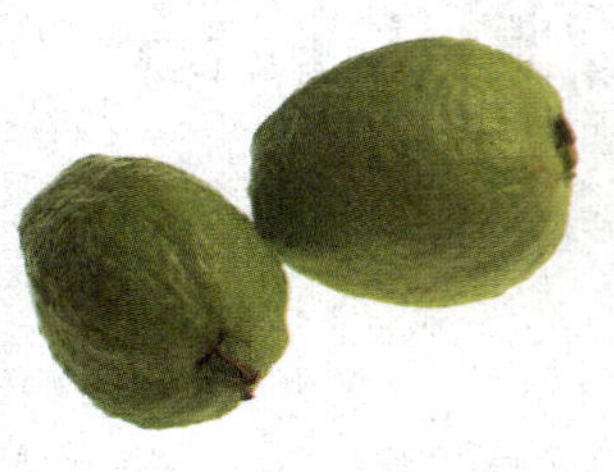

宜：适宜急慢性肠炎、痢疾、小儿消化不良者服用。

忌：肝热人士应慎食。

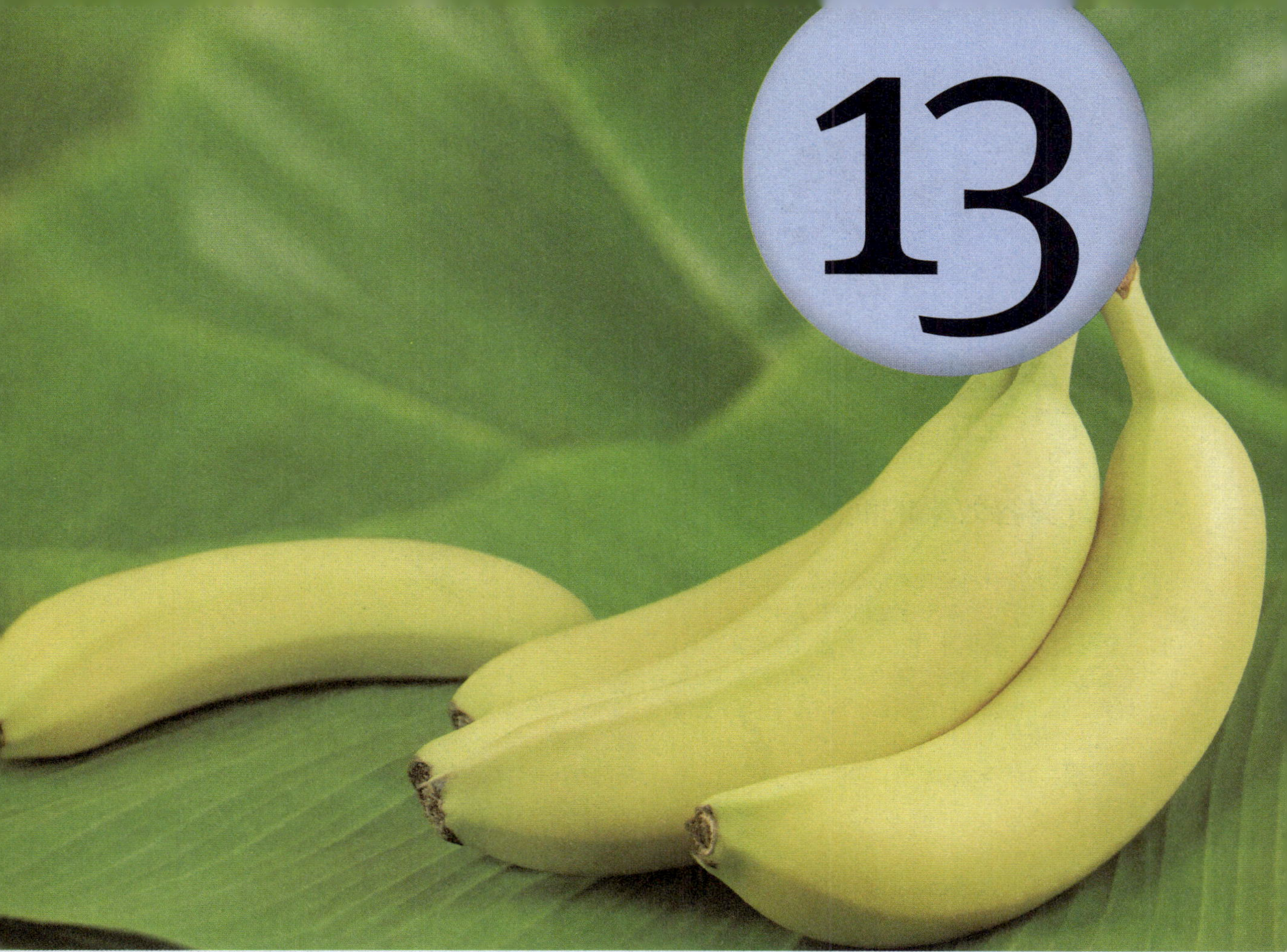

泻下篇

泻下药物食物主要用于里实证，所谓里实，大概可分为三类。

第一类是热积便秘。温热性疾病，病情向里发展，邪热进入肠胃，使肠胃津液耗失，热和燥邪积结在里，称为热积便秘。此时，要用泻下药通便，以清热泻火。从现代医学观点看，这是由于发热引起失水，肠道分泌减少，粪质干燥，排泄困难而致便秘，而用中药通便，主要是由于某些泻下药兼有泻下和抗菌的作用，在清除肠内积粪和有毒物质的同时，抑制了炎症的发展。

第二类是寒积便秘。寒邪影响肠胃，使排泄不畅，粪便积结在肠腑，即所谓的阴寒结聚。从现代医学的观点看，这类便秘是由于某些致病因素使胃肠道功能低下，肠管蠕动无力，排便困难，并往往兼有全身性虚寒证候，此时需用泻下药配温里祛寒药，以解除便秘。

第三类是停饮（也称留饮），就是水液潴留在胸膈或腹部，都属实邪在里，从现代医学观点看，属于胸腔积液（胸水）、腹腔积水（腹水），需要峻下逐水退肿。

泻下类

主要用于热积便秘、寒积便秘，以及停饮（即水液潴留在胸膈或腹部）。

芦荟

别名 卢会、讷会、奴会、劳伟。

性味 性寒，味苦。

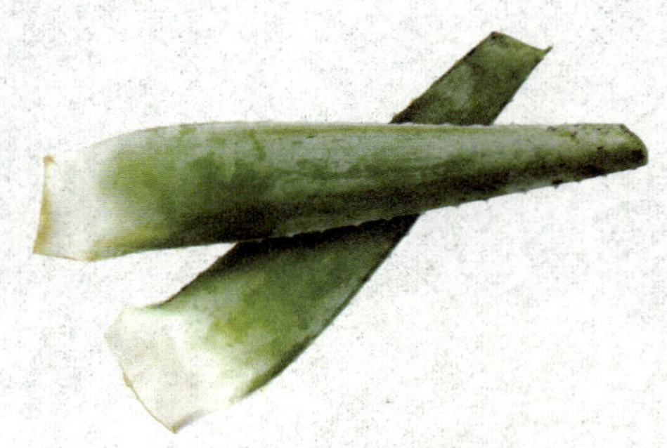

兼有美容效果的润肠药品

来　源 为百合科植物库拉索芦荟、好望角芦荟或斑纹芦荟叶中的液汁经浓缩的干燥品。

主要产地 主产于非洲、广东、广西、福建等地。

功效主治 清热、通便、杀虫。治热结便秘、妇女经闭、小儿惊痫、疳热虫积、癣疮、痔瘘、萎缩性鼻炎、瘰疬。

主要成分 含芦荟大黄素苷、异芦荟大黄素苷、芦荟苷等。

性状特征

芦荟是百合科植物。叶簇生，呈座状或生于茎顶，叶常披针形或叶短宽，边缘有尖齿状刺。花序为伞形、总状、穗状、圆锥形等，色呈红、黄或具赤色斑点，花瓣六片、雌蕊六枚。花被基部多连合成筒状。

选购秘诀

以叶片翠绿、叶肉厚实、刺坚挺，用手轻轻按一按，感到有硬度者为佳。

药用价值

泻下

本品适用于习惯性便秘和热积便秘，因本品通便后，并不会像大黄一样引起便秘。因此可用于慢性便秘。

治疗创伤

芦荟水浸物可缩短治愈天数，对人工创伤的鼠背，也有轻度促进愈合的作用。近年来，以芦荟叶浆汁制成的药剂，多用于皮肤或其他组织创伤以及烧伤，甚至有人认为可以用于抗绿脓杆菌。

泻肝

治肝经实火，症见右上腹疼痛、头晕、头痛、耳聋、耳鸣、神志不宁、易怒、大便秘结，甚则发热等，取其能清热凉肝，如当归龙荟丸。以本品为主药，治胆道结石合并感染，有较好的效果。此外，以本品配龙胆草，治惊悸抽搐。

美容

芦荟汁液系天然萃取物，含有多种对人体有益的保湿剂和营养效果。科学研究认为，芦荟中含有聚糖的水合产物葡萄糖、甘糖露、少量的糖醛酸和钙等成分；还有少量水合蛋白酶、生物激素、蛋白质、氨基酸、维生素、矿物质及其他人体所需的微量元素。因此，芦荟便具备了美容功能。

贮存要点	置于阴凉通风处保存。
用法用量	内用法：把生的新鲜叶片制成薄片、糖醋渍品、液汁或油炒后食用；生嚼芦荟叶肉，每次生叶食量以15克为宜；服用新鲜叶汁的方法，成人每次1匙，每天2～3次；用干燥的叶片泡制茶或酒。 外用法：直接用新鲜叶片涂抹，或使用芦荟制成的外用药酒。外用方法都比较安全，应注意选择成熟度高的芦荟叶片，这样疗效会更好。
使用禁忌	月经来潮、妊娠、腹痛、痔疮、便血和脾胃虚弱者忌用。

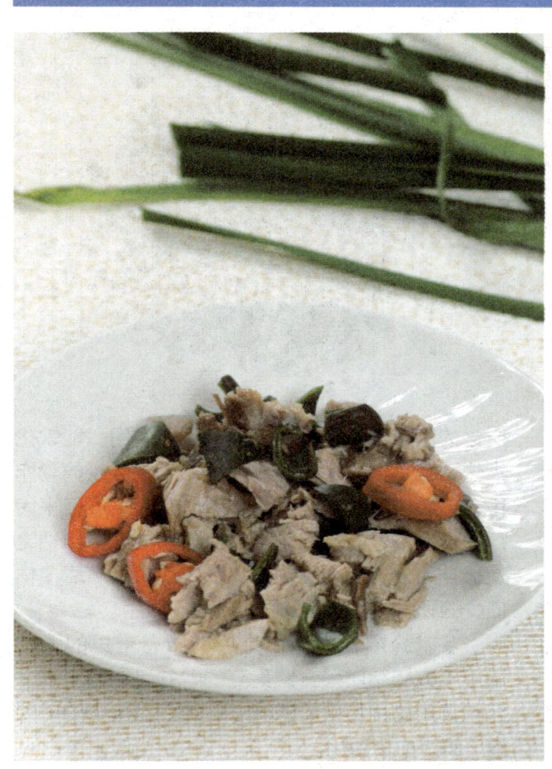

芦荟炒鸡丁

原料

鸡脯肉250克，芦荟200克，食用油、盐、料酒、生粉各适量，鸡蛋1个。

做法

将鸡脯肉洗净，切成1厘米见方的丁，用蛋清、料酒、生粉上浆待用。芦荟去皮洗净，切成1厘米见方的丁，用沸水焯约10分钟。锅内放少许油烧热，倒入鸡丁滑散，投入芦荟丁，加入盐翻炒均匀，勾芡装盘即可。

用法

佐餐食用。

功效

美容养颜、保护皮肤，并有很好的排毒功效。

清肝芦荟汤

原料

芦荟3片，大头菜1/2个，绿竹笋1/2棵，红甜椒1/2个，小黄瓜1/2条，玉米笋2条，鲜香菇1朵，盐1小匙。

做法

芦荟去皮、洗净、切段。大头菜、绿竹笋洗净、去皮、切块。红甜椒、小黄瓜洗净、切块。玉米笋洗净、切段。鲜香菇洗净切片。大头菜、绿竹笋、玉米笋、香菇放入锅中，加水煮至熟，再加入红甜椒、小黄瓜、芦荟略煮，加盐调味即可。

用法

佐餐食用。

功效

此汤可以清热降火，去除体内油脂、调理肠胃，使肤质变好并消除皮肤的深色素堆积，让皮肤更加光滑白嫩。

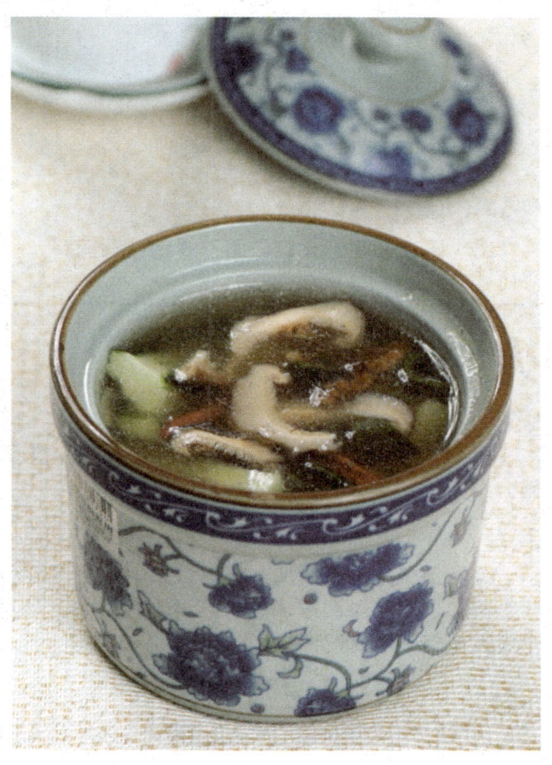

火麻仁

别名 麻子、麻子仁、大麻子。

性味 性平，味甘。

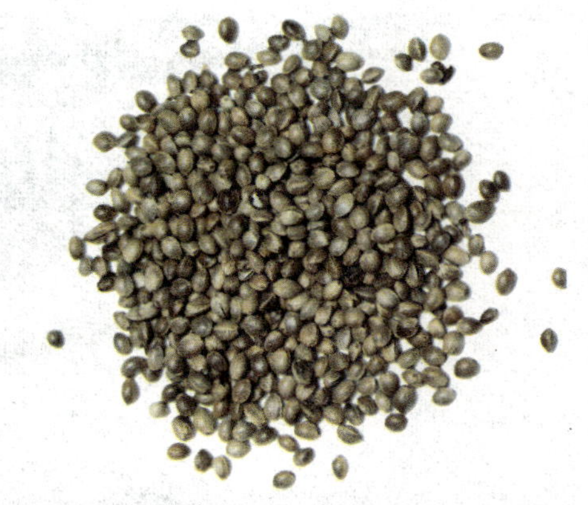

老年人便秘的常用药

来　源 为桑科植物大麻的种仁。

主要产地 产于黑龙江、辽宁、吉林、四川、甘肃、云南、江苏、浙江等地。

功效主治 润燥、滑肠、通淋、活血。治肠燥便秘、消渴、热淋、风痹、痢疾。

主要成分 种子含胡芦巴碱、异亮氨酸甜菜碱、麻仁球原酶、亚麻酸、亚油酸等。

性状特征

干燥果实呈扁卵圆形，长4~5毫米，直径3~4毫米。表面光滑，灰绿色或灰黄色，有微细的白色、棕色或黑色花纹，两侧各有1条浅色棱线。一端钝尖，另端有一果柄脱落的圆形凹点。外果皮薄，内果皮坚脆。绿色种皮常黏附在内果皮上，不易分离。胚乳灰白色，子叶两片，肥厚，富油性。气微，味淡。

选购秘诀

以色黄、无皮壳、饱满者为佳。

药用价值

现代研究证明，火麻仁属于滑润性泻药，所含的脂肪油对肠壁和粪便起润滑作用；能软化大便，使之易于排出，作用缓和，无肠绞痛副作用，泻后也不会引起便秘。中医常用火麻仁来治疗大便燥结，尤其适用于治疗老年人血虚津枯之便秘。另外，诸如虚弱与热积病后，及产后津枯血少的肠燥便秘患者，同样很适于服用。

专家介绍，火麻仁是目前所有常见的食物油中不饱和脂肪酸含量最高的，并且能溶于水。经常食用这种特殊的油脂，可降低血液中的胆固醇，防止血管硬化。

贮存要点	置于通风处保存。
用法用量	内服：煎汤，9~30克；或入丸、散。外用：捣敷或榨油涂。
使用禁忌	多食损血脉，滑精气，妇人多食发带疾。肠滑者尤忌。不宜与牡蛎、白微、茯苓等配伍使用，否则会降低药效。

火麻仁汤

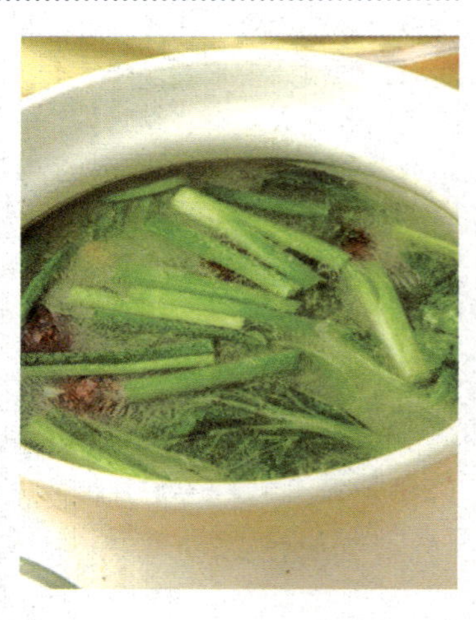

原料

火麻仁50克，芥菜、小白菜各100克，葱段、盐各适量，高汤1500毫升。

做法

火麻仁洗净，与少量水研磨成浆，再用白纱布滤渣取药浆。芥菜、小白菜洗净切段。高汤倒入锅中，以武火煮开，再放入药浆和剩余原料，煮熟出锅，即可食用。

功效

降低血压和胆固醇，防止血管硬化，还能润肠通便。

郁李仁

别名 郁子、郁里仁、李仁肉。

性味 性平，味辛、苦、甘。

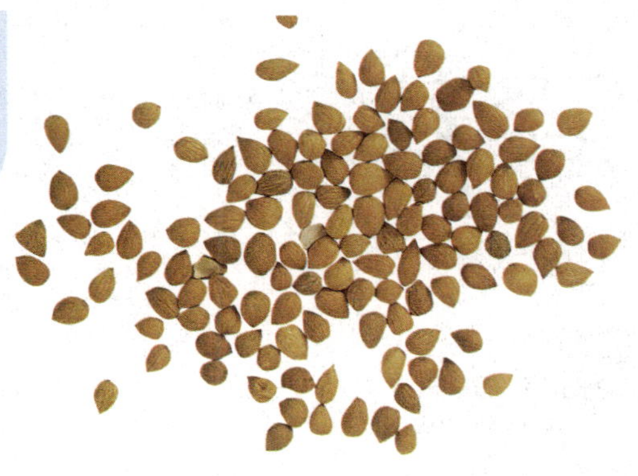

润肠通便的常用药

来　源 为蔷薇科植物郁李、欧李或长梗郁李的种子。

主要产地 主产于辽宁、河北、内蒙古等地。

功效主治 润燥、滑肠、下气、利水。治大肠气滞、燥涩不通、小便不利、大腹水肿、四肢水肿、脚气。

主要成分 郁李种子含苦杏仁苷、脂肪油、挥发性有机酸、粗蛋白质、纤维素、淀粉、油酸；又含皂苷及植物甾醇、维生素B_1。茎皮含鞣质、纤维素。叶含维生素C、果实含果糖。

性状特征

干燥的成熟种子，略呈长卵形，表面黄白色、黄棕色或深棕色，由基部向上，具纵向脉纹。顶端锐尖，基部钝曲，中间有圆脐。种皮薄，易剥落，种仁两瓣，白色，带油性。

选购秘诀

以颗粒饱满、淡黄白色、整齐不碎、不出油、无核壳者为佳。

药用价值

泻下

本品中所含郁李仁苷具有强烈的泻下作用，能显著促进小肠的运动，常用于治疗习惯性便秘，常配其他润肠药，如火麻仁、杏仁、柏子仁等。方如五仁汤，老人或产后的肠燥便秘，气虚便秘均可使用。

其他作用

郁李仁中所含皂苷有祛痰作用，有机酸有镇咳祛痰功效。郁李仁酊剂对实验动物有一定的降压作用。

郁李仁所含烟酸能促进细胞新陈代谢，并有扩张血管作用，可用于防治糙皮病。

贮存要点	置阴凉干燥处，防蛀。
用法用量	内服：煎汤，3~9克；或入丸、散。
使用禁忌	阴虚液亏及孕妇慎服。

郁李仁粥

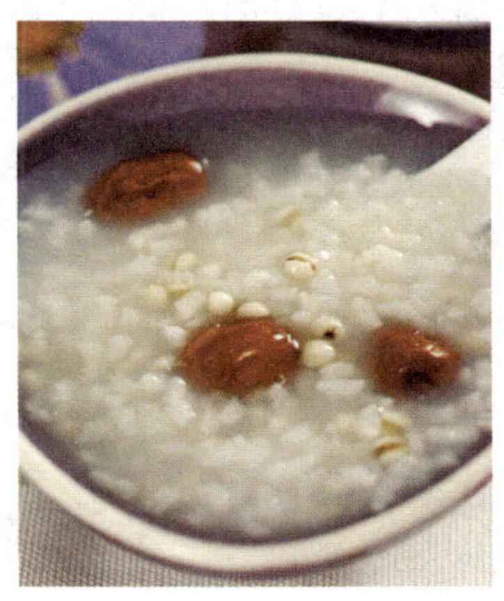

原料

大枣20克，郁李仁30克，薏苡仁、粳米各50克。

做法

郁李仁捣烂，水研后绞汁。将薏苡仁、大枣、粳米淘净，加少量清水和绞好的郁李仁汁，一起熬煮成粥即可。

功效

健脾，利湿，润肠。

香蕉

别名 蕉子、蕉果。
性味 性寒，味甘。

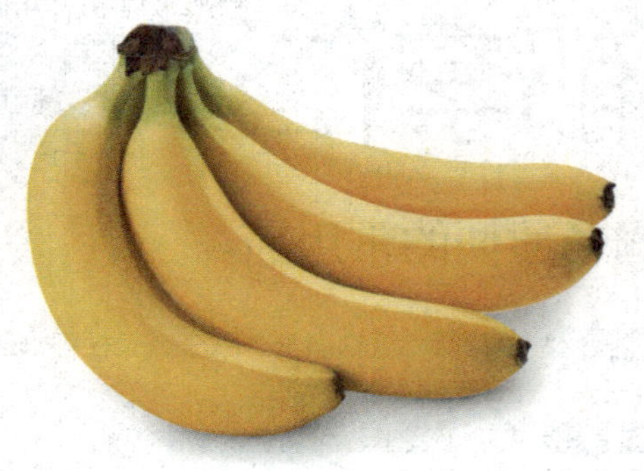

让人快乐的智慧之果

来　源 为芭蕉科植物甘蕉的果实。

主要产地 分布于广西、广东、云南、福建、海南岛、台湾、四川等地。

功效主治 清热、润肠、解毒。治热病烦渴、便秘、血痔。

主要成分 果实含淀粉、蛋白质、脂肪、糖分、灰分、维生素A、B族维生素、维生素C等。

性状特征

香蕉类

果形略小，弯曲，色泽鲜黄，果肉黄白色，味甜、无涩，香味浓郁，细致嫩滑，纤维少。

大蕉类

果实较大，果形较直，棱角显著，果皮厚而韧，果肉杏黄色，柔软，味甜中带微酸。

粉蕉类

果形较短，长椭圆形，成熟果皮黄白色，薄而微韧，果肉乳白色，柔软甜滑。

选购秘诀

以果肉黄白色、闻之清香、味甜软糯、无涩味者为佳。

药用价值

香蕉中可以产生一种植物激素，使大脑获得快感，更容易接受外界美好的事物。

几乎含所有的维生素和矿物质，是一种含膳食纤维丰富的低热量水果。

香蕉可以防治中风和高血压，起到降血压、保护血管的作用。

贮存要点	香蕉不宜放在冰箱中存放，在12～13℃即能保鲜，温度太低，反而不好。
用法用量	除鲜食外，还可加工成罐头、蕉汁、蕉酒。每天1～2根。
使用禁忌	胃酸过多者不宜吃，胃痛、消化不良、腹泻者亦应少吃。因其含钾丰富，患有慢性肾炎、水肿症者尤应慎食。肾功能不佳者也要少吃。香蕉与芋头不宜同食。

香蕉菠萝薏苡仁粥

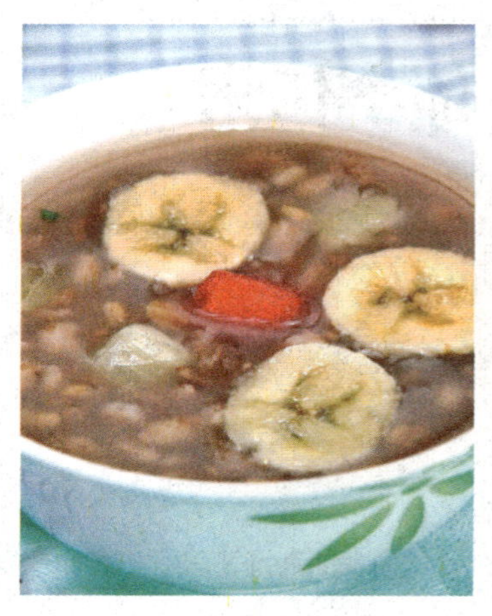

原料

薏苡仁40克，大米60克，香蕉、菠萝各50克，白糖适量。

做法

粳米、薏苡仁淘净；菠萝去皮洗净切块；香蕉去皮切片。锅置火上，加水、粳米、薏苡仁，以武火煮至米粒开花；再放入菠萝、香蕉，改文火煮熟，调入白糖即可。

功效

美容养颜，适用于皮肤粗糙者。

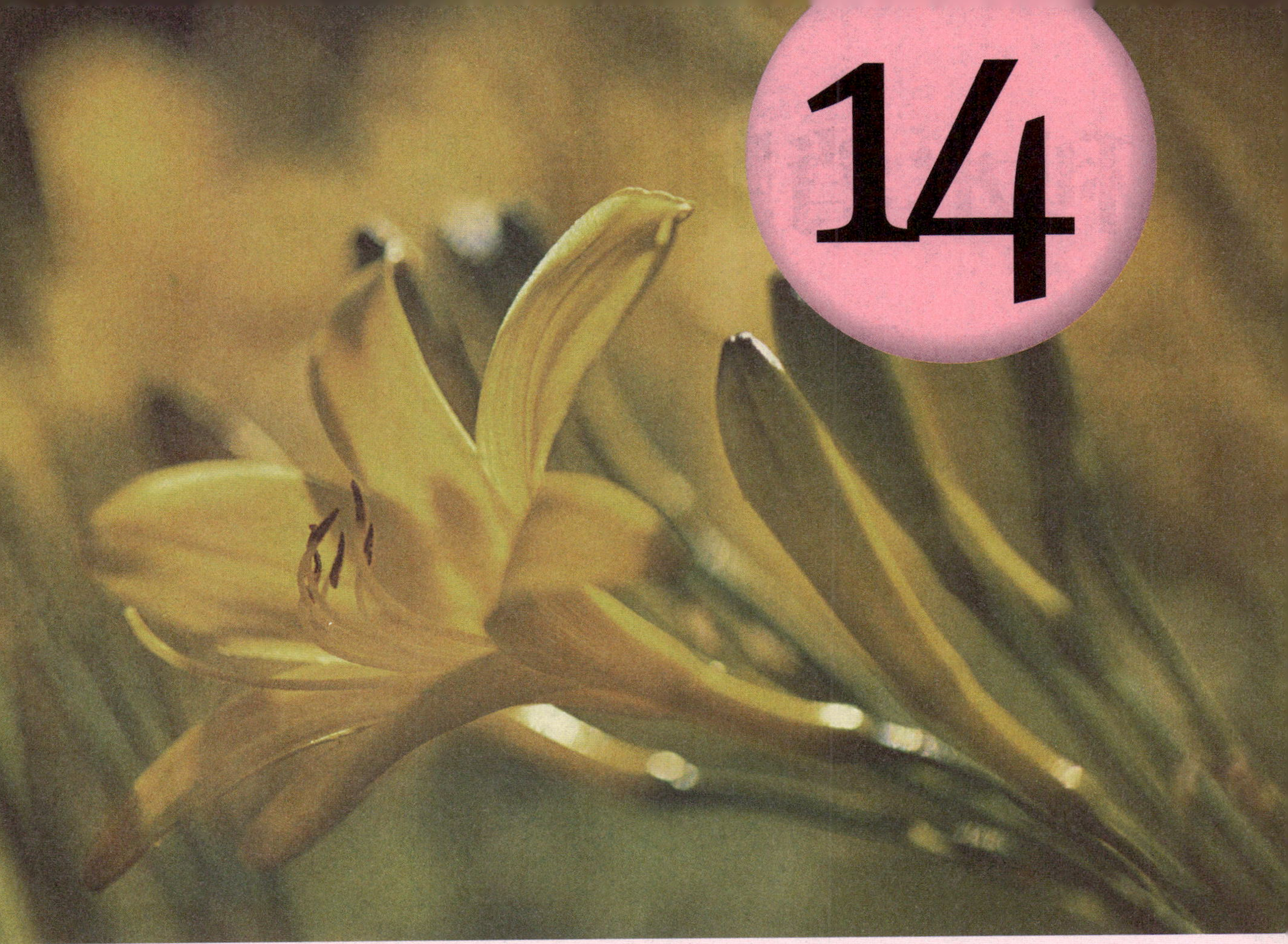

利水渗湿篇

所谓利水渗湿，主要是使小便通畅，尿量增加，从而使湿和热（毒素）通过小便排出。本篇中所指的湿，包括两方面的含义：

一指有形的水分在体内的潴留，又分为：

水肿：凡属里证，肿在腰以下，尤其下肢肿胀明显者，适宜用利水渗湿药以利尿消肿。

痰饮："痰"指稠浊的液体，"饮"指清稀的液体。"痰饮"是由于病理原因而积留在呼吸道、消化道和体腔内的液体（包括分泌物、渗出液和饮食进去的液体）。例如，因支气管扩张、某些类型的慢性支气管炎，有大量的痰液积存在呼吸道；因胃炎、胃扩张等引起水分或分泌物在胃内积留；再如体腔内的异常积液（胸水、腹水）等，都属于痰饮，可适当配合使用利水渗湿药来治疗。

二指"湿"与"热"相结合而成的各种"湿热证"：淋浊（例如泌尿系统感染或结石）、湿温（例如肠伤寒、乙型脑炎等）、发黄（黄疸）、疮疹等，也适宜用利水渗湿药治疗。

利水消肿类

主要用于湿热证，包括水肿、痰饮、淋浊、湿温、发黄（黄疸）、疮疹等。

泽泻

别名 水泻、芒芋、鹄泻、泽芝、及泻、天鹅蛋、天秃。

性味 性寒，味甘。

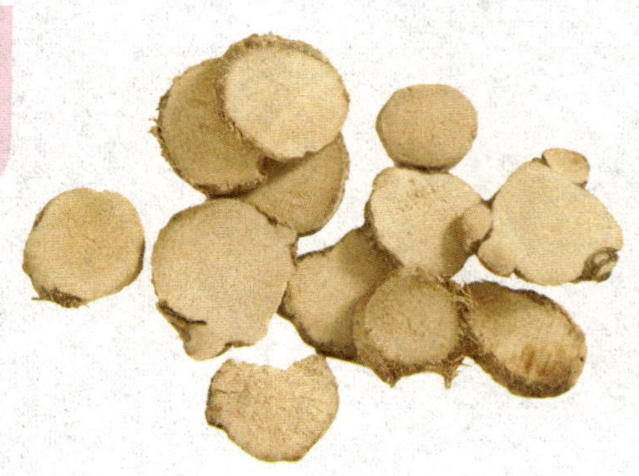

利水消肿常用药材

来　源 为泽泻科植物泽泻的块茎。

主要产地 主产于福建、四川、江西，贵州、云南等地亦产。

功效主治 利水、渗湿、泄热。治小便不利、水肿胀满、呕吐、泻痢、痰饮、脚气、淋病、尿血。

主要成分 块茎中分出五种三萜类化合物：泽泻醇A、泽泻醇B，乙酸泽泻醇A酯、乙酸泽泻醇B酯和表泽泻醇A；另含挥发油、小量生物碱、天门冬素、一种植物甾醇、一种植物甾醇苷、脂肪酸；还含树脂、蛋白质和大量淀粉。

性状特征

干燥块茎类圆球形、长圆球形或倒卵形，长4～7厘米，直径3～5厘米。表面黄白色，未去尽粗皮者呈淡棕色。有不规则的横向环状凹陷，并散有无数凸起的须根痕迹，在底部尤密。质坚实，破折面黄白色，带颗粒性。气微香，味甘。

选购秘诀

以个大、质坚、色黄白、粉性足者为佳。商品中称福建、江西产者为“建泽泻”，个大、圆形而光滑；称四川、云南、贵州产者为“川泽泻”，个较小、皮较粗糙。

药用价值

利尿

冬季产的正品泽泻利尿效力最大，春泽泻效力稍差，泽泻草根（种不活的苗）及春季产的泽泻须则均无利尿作用。不同的炮炙方法，其利尿效果亦不同。生泽泻，酒炙、麸炙泽泻均有一定的利尿作用，在五苓散中，无论用生泽泻或盐泽泻，均表现有利尿作用。

对脂质代谢的影响

泽泻对大白鼠低蛋白饮食引起的脂肪肝有治疗作用。腹腔注射能减轻大鼠口服棉籽油引起的高脂血症，对大鼠用四氯化碳引起的肝损害，有预防及治疗的效果，并能轻度降低家兔实验性动脉粥样硬化的血胆固醇，缓和病变的发展。对胆固醇含量有轻度的抑制作用，能减轻动脉粥样硬化的发展。

其他作用

麻醉犬静脉注射泽泻浸膏可以降压，家兔皮下注射浸膏6克／千克有轻度降血糖作用，但皮下注射煎剂5克／千克无此作用。

泽泻性寒，既能清膀胱之热，又能泻肾经之虚火，下焦湿热者尤为适宜。故能治热淋证，常与木通、车前子等药同用；治肾阴不足，相火偏亢之遗精、潮热，则与熟地黄、山茱萸、牡丹皮同用，如六味地黄丸。

贮存要点	置于干燥处，防蛀。
用法用量	内服：煎汤，3～12克；或入丸、散。
使用禁忌	肾虚精滑者忌服。

玉米须

别名 玉麦须、玉蜀黍蕊、棒子毛。

性味 性平，味甘。

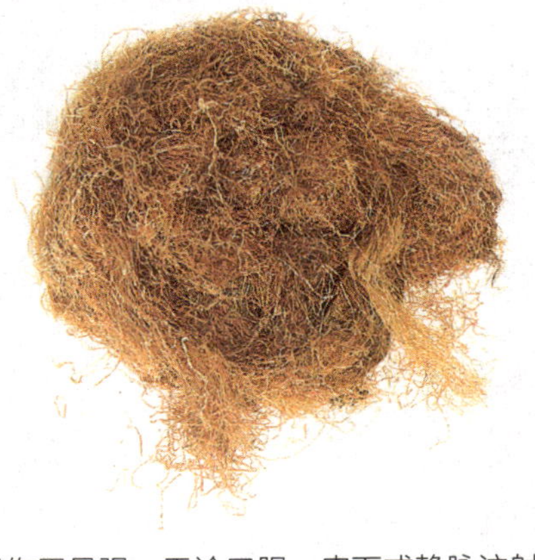

利水通淋、降血压的良药

来　源 为禾本科植物玉蜀黍的花柱。

主要产地 全国各地均产。

功效主治 利尿、泄热、平肝、利胆。治肾炎水肿、脚气、黄疸型肝炎、高血压、胆囊炎、胆结石、糖尿病、吐血、衄血、鼻渊、乳痈。

主要成分 含脂肪油2.5%、挥发油0.12%、树胶样物质3.8%、树脂2.7%、苦味糖苷1.15%、皂苷3.18%、生物碱0.05%。还含隐黄素、抗坏血酸、泛酸、肌醇、维生素K、谷甾醇、豆甾醇、苹果酸、柠檬酸、酒石酸、草酸等成分。

性状特征

多数呈扭曲螺旋状，棕色，花丝呈卷状而略扁，质轻，气微香、味甘。

选购秘诀

以色棕、质轻、气微香、味甘者为佳。

药用价值

利尿

玉米须对人或家兔均有利尿作用，可增加氯化物排出量，但作用较弱。其水浸膏甲醇不溶部分利尿作用最强，无论口服、皮下或静脉注射均有显著效果。利尿作用主要是肾外性的，对肾脏的作用很弱。

止血

玉米须能加速血液凝固过程，增加血液中凝血酶原含量，提高血小板数量，故可作为止血药兼利尿药应用于膀胱及尿路结石。

利胆

玉米须制剂能促进胆汁排泄，降低其黏度，减少其胆色素含量，因而可作利胆药用于无并发症的慢性胆囊炎、胆汁排出障碍的胆管炎患者。

贮存要点	阴凉干燥处。
用法用量	内服：煎汤，30~60克；或煅烧存性研末。外用：烧烟吸入。
使用禁忌	无。

玉米须蛤蜊汤

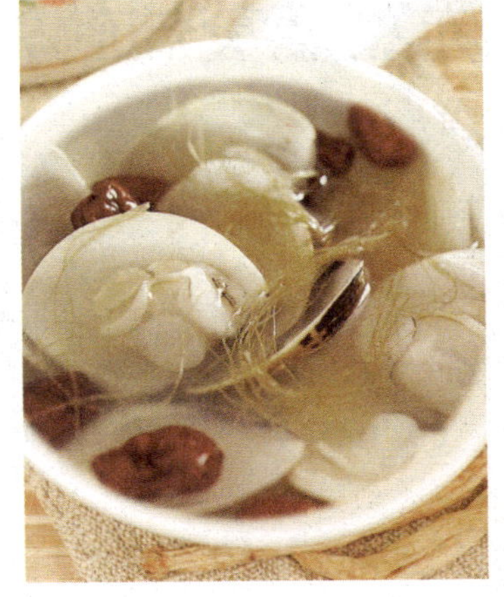

原料

玉米须15克，淮山药60克，蛤蜊200克，大枣、姜片、盐各适量。

做法

先用清水静养蛤蜊1~2天，经常换水以漂去沙泥；玉米须、淮山药、蛤蜊、大枣洗净。所有原料一起放入瓦锅内，加水以武火煮沸，转文火煮2小时，加盐调味即可。

功效

利水消肿，生津止渴。

薏苡仁

别名 薏米、米仁、薏仁。

性味 性凉，味甘、淡。

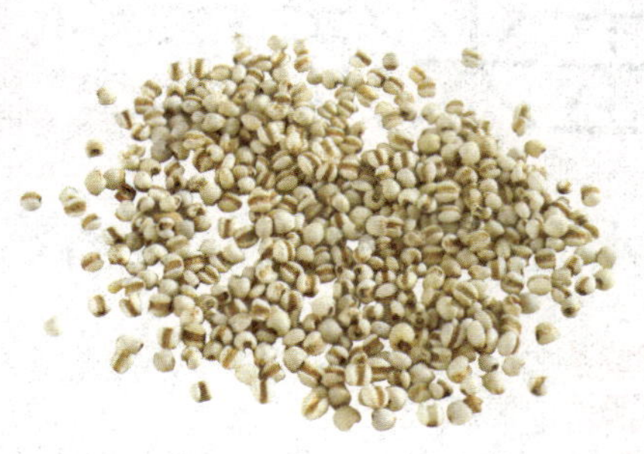

利水渗湿、药食两宜

来　源 为禾本科植物薏苡的种仁。

主要产地 我国大部分地区均产，主产于福建、河北、辽宁。

功效主治 健脾、补肺、清热、利湿。治泄泻、湿痹、筋脉拘挛、屈伸不利、水肿、脚气、肺痿、肺痈、肠痈、淋浊、白带。

主要成分 薏苡仁含糖颇丰富，同粳米相当。蛋白质、脂肪为粳米的2~3倍，并含有人体所必需的氨基酸。其中有亮氨酸、赖氨酸、精氨酸、酪氨酸，还含薏苡仁油、薏苡素、三萜化合物及少量B族维生素。

性状特征

干燥的种仁，呈圆球形或椭圆球形，基部较宽而略平，顶端钝圆，表面白色或黄白色，光滑或有不明显纵纹，有时残留黄褐色外皮，侧面有1条深而宽的纵沟，沟底粗糙，褐色，基部凹入，其中有一棕色小点。质坚硬，破开后，内部白色，有粉性。气微，味甘、淡。

选购秘诀

以粒大、饱满、色白、完整者为佳。

药用价值

滋补、调理

薏苡仁具有利水渗湿、健脾止泻、除痹、排脓等功效，常作为久病体虚及病后恢复期的老人、儿童的药用食物。

美容护肤

薏苡仁与粳米煮粥常食，有益于解除风湿、手足麻木等症，并有利于美容护肤。

贮存要点	置通风干燥处，防蛀。
用法用量	本品可煮粥、做饭、制作点心，亦可酿酒。
使用禁忌	脾虚便难及妊娠妇女慎服。本品力缓，宜多服久服，除治腹泻用炒薏苡仁外，其他均用生薏苡仁入药。

赤豆薏芡炖鹌鹑

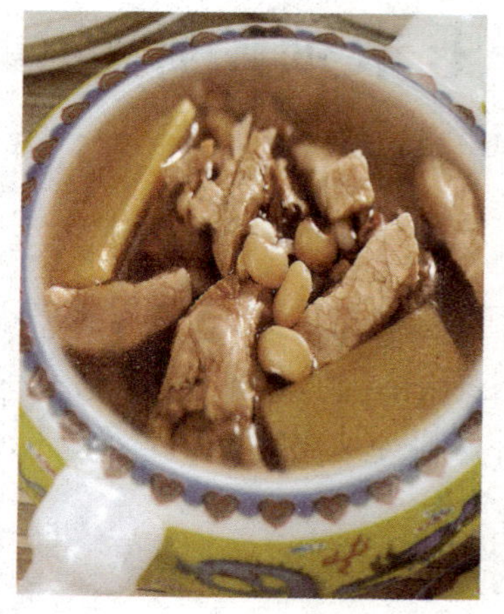

原料

鹌鹑两只，赤小豆25克，薏苡仁、芡实各12克，生姜、香油、盐各适量。

做法

鹌鹑处理干净，斩块。赤小豆、薏苡仁、芡实用热水浸透并洗净。将所有原料放进炖盅，加沸水1碗半，加盖隔水炖至熟烂，加入香油、盐调味即可。

功效

清热解毒，利尿通淋。

冬瓜

别名 白瓜、水芝、地芝。
性味 性凉，味甘、淡。

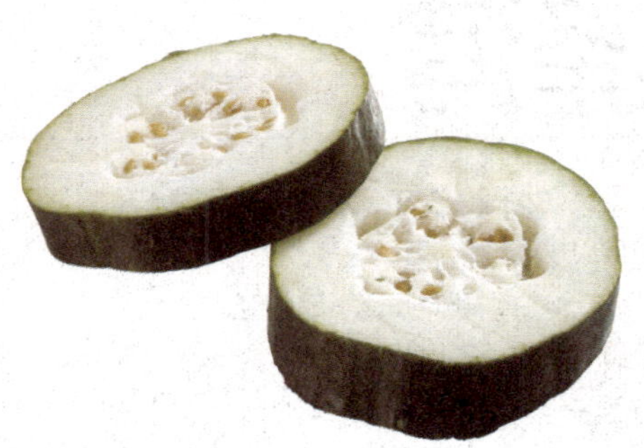

含水量最高的蔬菜

来　源 为葫芦科植物冬瓜的果实。
主要产地 全国各地均产。
功效主治 利水、消痰、清热、解毒。治水肿、胀满、脚气、淋病、咳喘、暑热烦闷、消渴、泻痢、痈肿、痔漏，并解鱼毒、酒毒。
主要成分 每100克冬瓜含蛋白质0.4克，碳水化合物2.4克，灰分1.1克，钙19毫克，磷12毫克，铁0.3毫克，胡萝卜素0.04毫克，维生素C16毫克，硫胺素0.01毫克，钾135毫克，钠9.5毫克。此外，还有维生素B_2、烟酸、丙醇二酸等。

性状特征

椭圆形或长方状椭圆形、有时近圆形，长30~60厘米，直径20~35厘米。果皮淡绿色，表面具一层白色蜡质的粉末，果肉白色肥厚。果梗圆柱形，具纵槽、种子多数，白色或黄白色。卵形或长卵形，边缘通常具一棱边，有的栽培品种边缘平滑。

选购秘诀

以黑皮冬瓜为佳。这种冬瓜果形如炮弹（长棒形），瓜条匀称、无热斑（日光的伤斑）。

药用价值

消水肿、降血压

冬瓜含维生素C较多，且钾盐含量高、钠盐含量低，适宜高血压、肾脏病、水肿等患者食之，可达到消肿而不伤正气的作用。

减肥人士的优选瓜果

冬瓜中所含的丙醇二酸，能有效地抑制糖类转化为脂肪。冬瓜本身不含脂肪、热量不高。

美容食品

常吃冬瓜，皮肤不长粉刺、不生疖疮。

贮存要点	低温下保存。
用法用量	冬瓜可煮食、炖食、炒食，可以用来烹调各种菜肴，还可外用美容，每次60克。
使用禁忌	尿频者不宜多食。

菠菜冬瓜汤

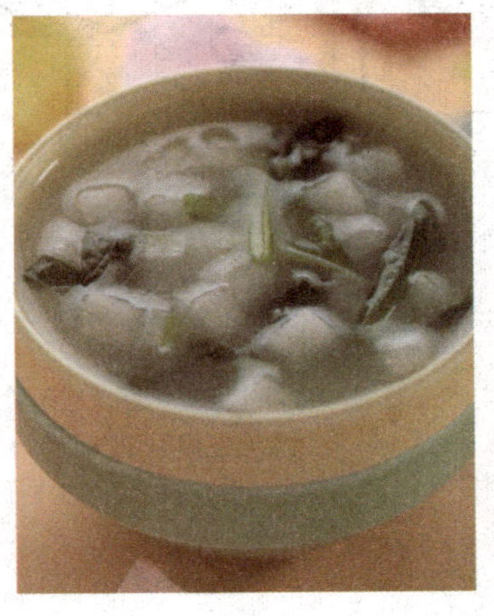

原料

菠菜、冬瓜各200克，熟羊肉30克，葱段、姜片、香油、盐、鲜汤各适量。

做法

菠菜洗净，切段；冬瓜洗净，去皮，切块。羊肉切片。锅烧热，加入香油，煸炒羊肉，加入葱段、姜片、菠菜、冬瓜翻炒，再加鲜汤煮沸10分钟，调入盐即可。

功效

益气消肿。

泽泻 利水消肿药

◎别名：水泻、芒芋、泽芝、及泻等。
◎科目：泽泻科。
◎性味：甘，寒。归肾、膀胱经。
◎药用部位：干燥的块茎。

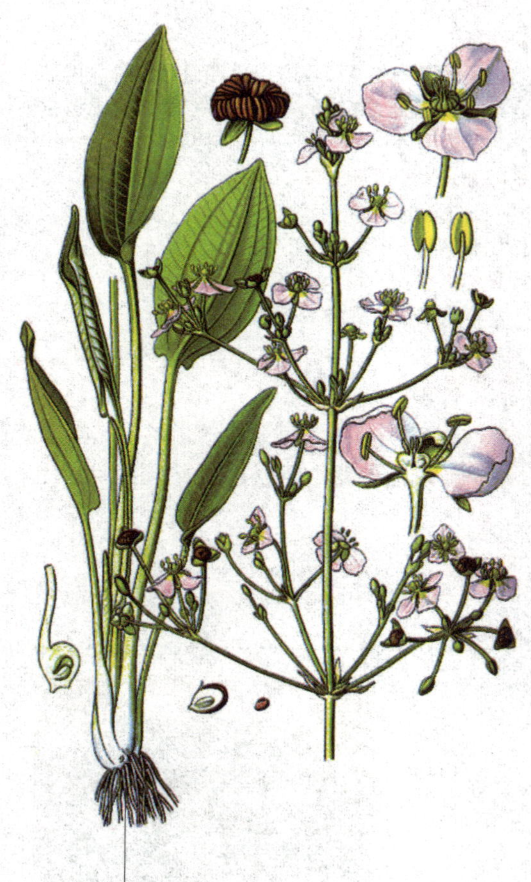

根
[性味] 味甘，性寒，无毒。
[主治] 主风寒湿痹，乳汁不通，能养五脏，益气力。

玉米须 利水消肿药

◎别名：玉蜀黍蕊、玉麦须、棒子毛。
◎科目：禾本科。
◎性味：甘，平。归膀胱、肝、胆经。
◎药用部位：花柱及柱头。

种子
[性味] 味甘，性平，无毒。
[主治] 主调中开胃。

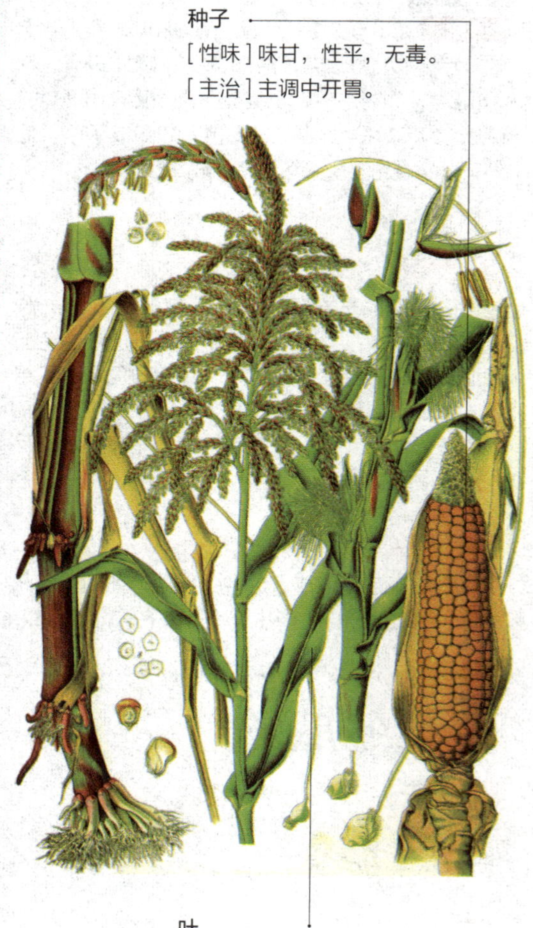

叶
[性味] 味甘，性平，无毒。
[主治] 小便淋沥砂石，疼痛难忍。

薏苡仁 利水消肿药

◎**别名：**薏米、米仁、薏仁。

◎**科目：**禾本科。

◎**性味：**甘、淡，凉。归脾、胃、肺经。

◎**宜忌：**津液不足者慎用。

◎**药用部位：**干燥的成熟种仁。

叶

[主治] 煎水饮，味道清香，益中宽膈。

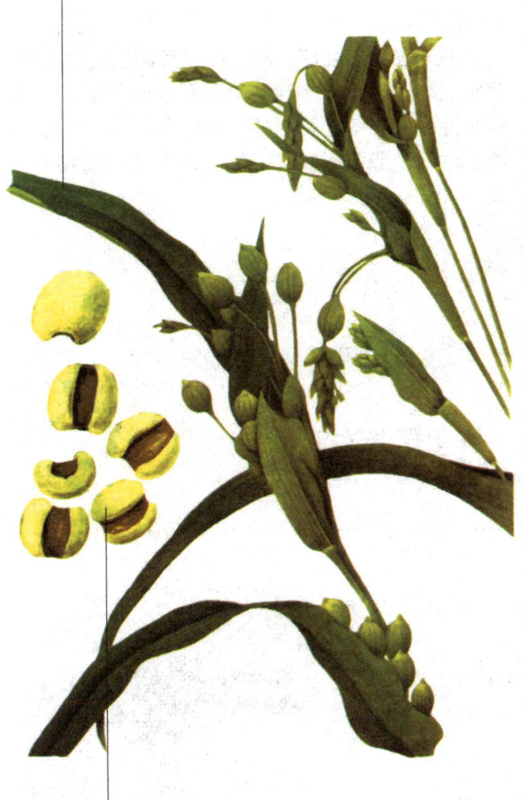

仁

[性味] 味甘，性微寒，无毒。

[主治] 主筋急拘挛、不能屈伸，风湿久痹，可降气。

冬瓜 利水消肿药

◎**别名：**白瓜、水芝、地芝。

◎**科目：**葫芦科。

◎**性味：**甘、淡，凉。归脾、小肠经。

◎**宜忌：**虚寒肾冷、久病滑泄者不宜。

◎**药用部位：**果实和干燥的外层果皮。

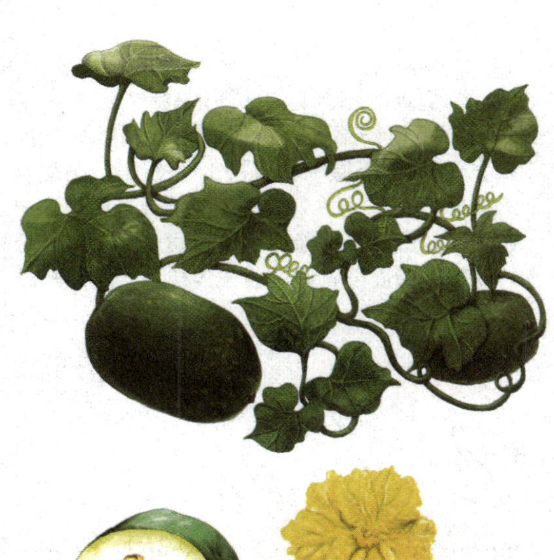

皮

[性味] 味甘，性凉。

[主治] 消热毒，利小便。

子

[性味] 味甘，性平，无毒。

[主治] 除烦闷不乐，治肠痈。

瓤

[性味] 味甘，性平，无毒。

[主治] 绞汁服，止烦躁热渴，利小肠，治五淋。

猪苓

别名 豕零、地乌桃、野猪食、猪屎苓。

性味 性平，味酸。

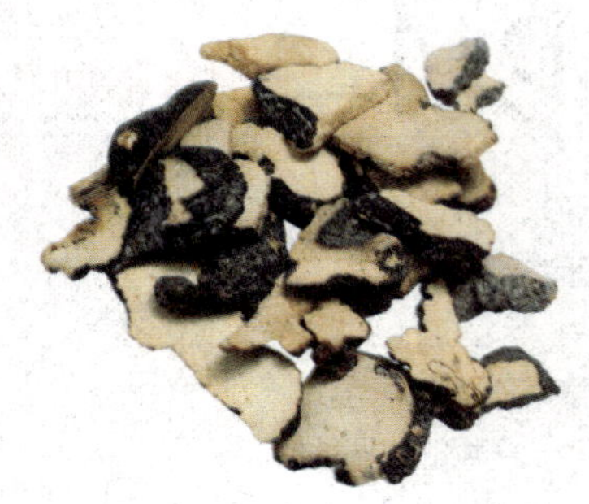

利尿、祛除水肿的良药

来　源 为多孔菌科植物猪苓的干燥菌核。

主要产地 主产于陕西、河南、河北、四川、云南。甘肃、青海、辽宁、吉林、黑龙江、内蒙古、湖北等地亦产。

功效主治 利尿渗湿。治小便不利、水肿胀满、脚气、泄泻、淋浊、带下。

主要成分 含麦角甾醇、生物素、糖类、蛋白质成分。

性状特征

为干燥的不规则的长形块状或近圆形块状，大小粗细不等，长形的多弯曲或分枝如姜，长10～25厘米，直径3～8厘米，圆块状的直径3～7厘米。外表面灰黑色或棕黑色，全体有瘤状凸起及明显的皱纹。质坚而不实，轻如软木，断面细腻，白色或淡棕色，略呈颗粒状。气无，味淡。

选购秘诀

以个大、外皮黑褐色、光亮、肉色粉白、体较重者为佳。

药用价值

利尿作用显著，比茯苓、木通等更强。猪苓煎剂静脉注射或肌内注射，对不麻醉犬具有比较明显的利尿作用，并能促进钠、氯、钾等电解质的排出。

临床应用于治疗水肿，由于其药性比茯苓稍凉些，故适用于有水肿而稍偏于热的患者。如肾炎水肿而有热者，可用猪苓利尿而清热，并配茯苓、泽泻、滑石等加强祛湿泻热作用；如水肿严重，可配车前子、牛膝。

贮存要点	置通风干燥处。
用法用量	内服：煎汤，6～12克；或入丸，散。
使用禁忌	无水湿者忌服。

猪苓瓜皮鲫鱼汤

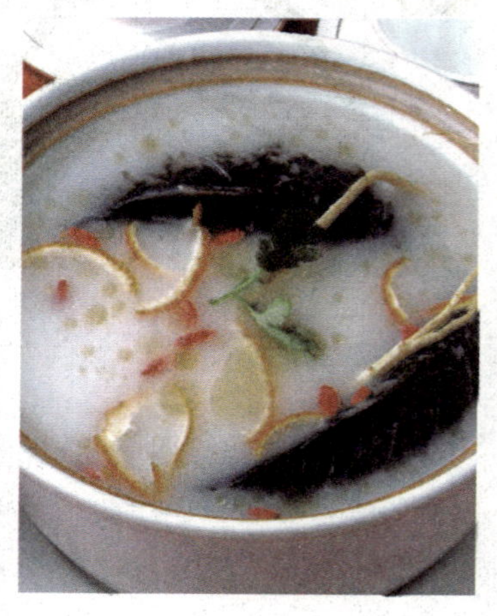

原料

鲫鱼2条，猪苓6克，冬瓜皮10克，生姜2片，枸杞子、盐各适量。

做法

鲫鱼处理干净。猪苓、冬瓜皮、生姜、枸杞子洗净，与鲫鱼一起放入砂煲内，加清水适量，武火煮沸后，改用文火煲2小时，加盐调味食用。

功效

健脾祛湿，消肿利水。

半边莲

别名 急解索、蛇利草、片花莲、偏莲。

性味 性平，味甘。

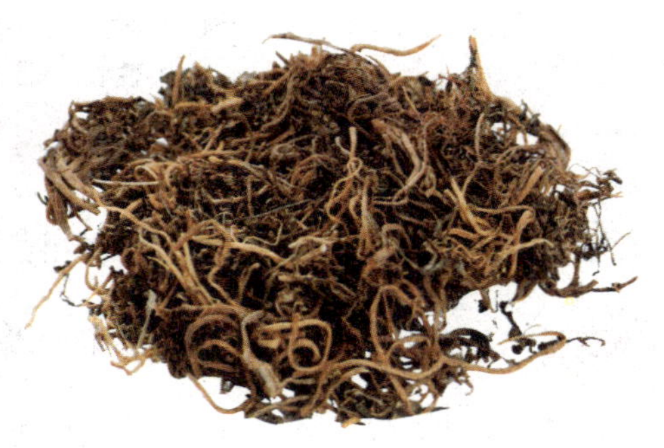

利尿消肿、凉血解毒

来　源 为桔梗科植物半边莲的带根全草。

主要产地 主产于安徽、江苏、浙江。此外，广东、广西、江西、四川等地亦产。

功效主治 利水消肿、解毒，治黄疸、水肿、鼓胀、泄泻、痢疾、蛇伤、疔疮、肿毒、湿疹、癣疾、跌打扭伤、肿痛。可用于大腹水肿、面足浮肿、痈肿疔疮、蛇虫咬伤、晚期血吸虫病腹水。

主要成分 全草含生物碱、黄酮苷、皂苷、氨基酸。根茎含半边莲果聚糖。

性状特征

干燥带根全草，多皱缩成团。根细长、圆柱形、带肉质，表面淡棕黄色，光滑或有细纵纹，生有须根。茎细长多节，灰绿色，靠近根茎部呈淡紫色，有皱缩的纵向纹理，节上有时残留不定根。叶互生，狭长，表面光滑无毛，多皱缩或脱落。花基部筒状，花瓣5片。微臭，有刺激性，味初微甘，后稍辛辣。

选购秘诀

以干燥、叶绿、根黄、无泥杂者为佳。

药用价值

半边莲可治疗毒蛇咬伤，可以通过利尿和轻泻，加速毒素排泄。适宜于治眼镜蛇、青竹蛇、蝰蛇咬伤，可用鲜半边莲120克，捣烂取汁，热酒送服，或干品30～60克，水煎服；也可与其他清热解毒药同用，方如三黄半边莲汤。外用则以鲜半边莲1把，加盐捣烂成泥状，敷在伤口处。

半边莲具有利尿作用，有时出现泻下作用。利尿作用的出现，快慢不一，多数在1～5天开始，对促使腹水的消除或减轻起到一定作用。

贮存要点	置于干燥处保存。
用法用量	内服：煎汤，15～30克；或捣汁服。外用：捣敷或捣汁调涂。
使用禁忌	虚证忌用。

半边莲茶

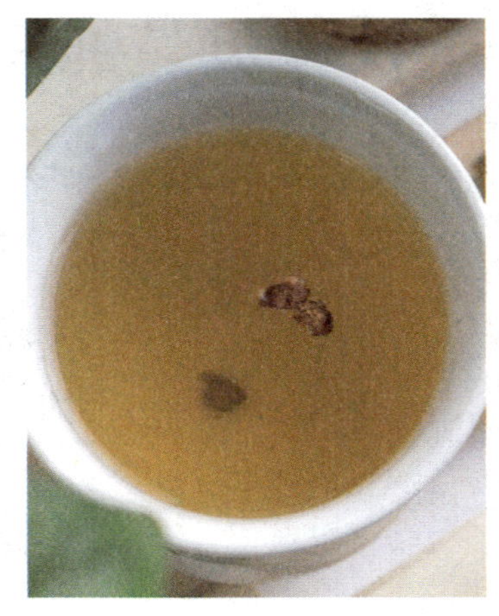

原料

半边莲25克，白糖20克。

做法

半边莲洗净，切段，放入炖杯内，加水。置武火烧沸，再用文火煮25分钟即成。滤渣取汁，加白糖调服。

功效

凉血解毒，利尿消肿，适用于病毒性肝炎、小便赤黄患者。

土茯苓

别名 硬饭头、红土苓。

性味 性平，味甘、淡。

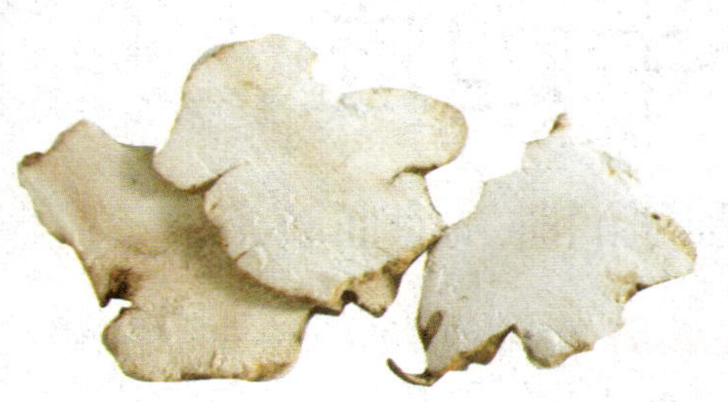

主要用于治疗反复发作的慢性疮疡

来　源 本品为百合科植物光叶菝葜的干燥根茎。

主要产地 主产于广东、湖南、湖北、浙江、四川、安徽等地。

功效主治 除湿、解毒、通利关节。用于湿热淋浊、带下、痈肿、瘰疬、疥癣、梅毒及汞中毒所致的肢体拘挛、筋骨疼痛。

主要成分 含有生物碱、微量脂肪油、植物甾醇、甾体皂苷、鞣质等。

性状特征

本品略呈圆柱形，稍扁或呈不规则条块，有结节状隆起，具短分枝，长5~22厘米，直径2~5厘米。表面黄棕色或灰褐色，凹凸不平，有坚硬的须根残基，分枝顶端有圆形芽痕，有的外皮现不规则裂纹，并有残留的鳞叶，质坚硬。切片呈长圆形或不规则，厚1~5毫米，边缘不整齐。切面类白色至淡红棕色，粉性，可见点状维管束及多数小亮点。质略韧，折断时有粉尘飞扬，以水湿润后有黏滑感。无臭，味微甘。

选购秘诀

以淡棕色、粉性足、纤维少者为佳。

药用价值

现主要用于治疗反复发作的慢性疮疡，配金银花、连翘、蒲公英等，也用于治疗慢性湿疹和其他慢性皮肤病，如牛皮癣等，有一定的效果，常配生地、赤芍、地肤子等。治急性肝炎有时也用土茯苓辅助其他药。

贮存要点	置于阴凉通风处保存。
用法用量	每次为15~60克。
使用禁忌	阴液亏损者，长期服用土茯苓则会造成或加重津亏液耗，出现口干、咽燥等不良反应。

土茯苓灵芝炖龟

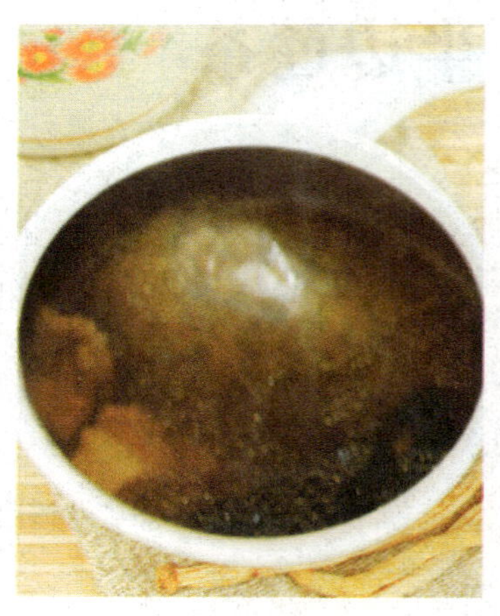

原料

草龟1只，家鸡半只，灵芝200克，土茯苓50克，大干贝3只，猪瘦肉200克，姜片5克，盐3克，白酒少许。

做法

草龟、家鸡处理干净，汆水；猪瘦肉洗净，切块，汆水；干贝泡发。把所有原料放入炖盅，加水，入蒸锅蒸3小时即可。

功效

除湿解毒，消肿敛疮，可辅助治疗乳腺癌。

茯苓

别名 茯菟、茯灵、伏菟、松薯、松苓。

性味 性平，味甘、淡。

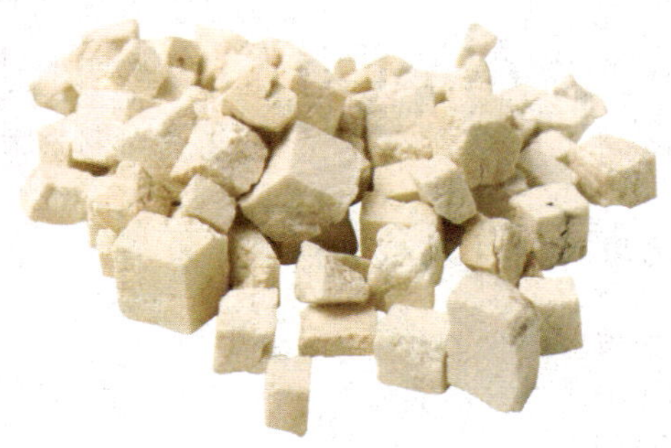

利水渗湿的滋补药材

来　源 为多孔菌科植物茯苓的干燥菌核。

主要产地 主产于安徽、湖北、河南、云南。

功效主治 渗湿利水、益脾和胃、宁心安神。治小便不利、水肿胀满、痰饮咳逆、呕哕、泄泻、遗精、淋浊、惊悸、健忘。

主要成分 菌核含β-茯苓聚糖约占干重93%和三萜类化合物乙酰茯苓酸、茯苓酸、3β-羟基羊毛甾三烯酸。此外，尚含树胶、蛋白质、脂肪、甾醇、卵磷脂、葡萄糖、腺嘌呤、组氨酸、胆碱、脂肪酶、蛋白酶等。

性状特征

茯苓呈球形、扁圆形或不规则的块状，大小不一，重量由数十克至百克以上。表面黑褐色或棕褐色，外皮薄而粗糙，有明显隆起的皱纹，常附有泥土。体重，质坚硬，不易破开。断面不平坦，呈颗粒状或粉状，外层淡棕色或淡红色，内层全部为白色，少数为淡棕色，细腻，并可见裂隙或棕色松根与白色绒状块片嵌镶在中间。

选购秘诀

以体重坚实、外皮呈褐色而略带光泽、皱纹深、断面白色细腻、黏牙力强者为佳。

药用价值

利尿

本品有利尿的作用，但不及木通、猪苓。

抗菌

茯苓的乙醇提取物体外能杀死钩端螺旋体。

对消化系统的影响

茯苓对家兔离体肠道有直接松弛作用，对大鼠幽门结扎所形成的溃疡有预防效果，并能减少胃酸分泌。

贮存要点	置于通风干燥处，防潮。
用法用量	内服：煎汤，9~15克；或入丸、散。
使用禁忌	虚寒精滑或气虚下陷者忌服。

茯苓豆腐

原料

豆腐500克，茯苓30克，枸杞子、食用油、盐、料酒、淀粉各适量。

做法

豆腐洗净，切块，撒上盐备用。油锅烧热，将豆腐、茯苓炸至金黄捞出。将枸杞子、盐、料酒、水倒入锅内烧开，加淀粉勾芡，下入炸好的豆腐、茯苓炒匀即成。

功效

健脾益气、利水减肥，对气虚引起的虚胖、脸部水肿均有疗效。

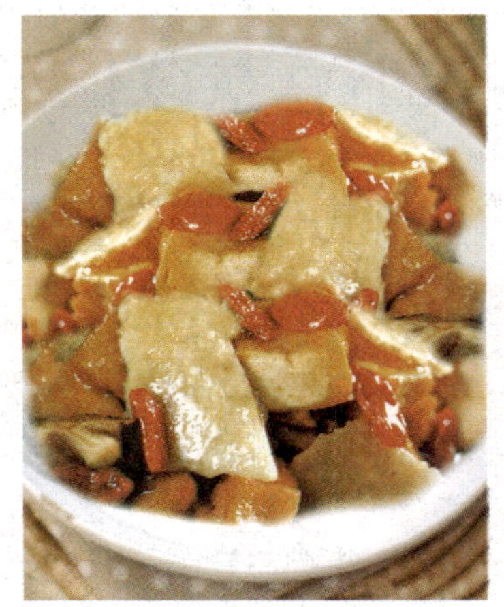

赤小豆

别名 赤豆、红豆、红小豆、朱赤豆、朱小豆。

性味 性平，味甘、酸。

利尿、消炎、解毒

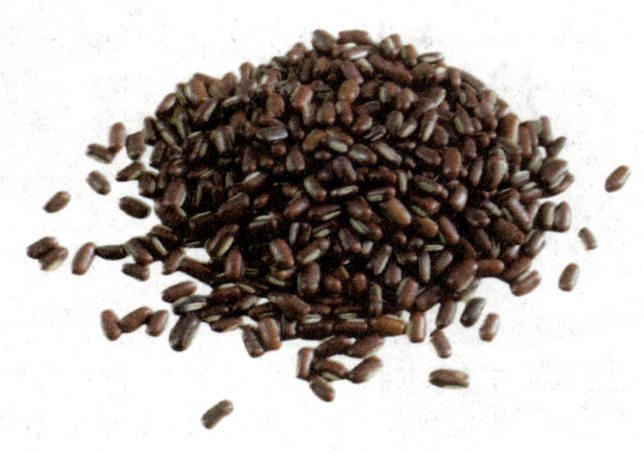

来　源 为豆科植物赤小豆或赤豆的种子。

主要产地 全国大部分地区均产，主产于广东、广西、江西等地。

功效主治 利水除湿、和血排脓、消肿解毒。治水肿、脚气、黄疸、泻痢、便血、痈肿。

主要成分 每100克赤小豆含蛋白质20.7克、脂肪0.5克、碳水化合物58克、粗纤维4.9克、灰分3.3克、钙67毫克、磷305毫克、铁5.2毫克、维生素$B_1$0.31毫克、维生素$B_2$0.11毫克、烟酸2.7毫克。

性状特征

赤小豆

干燥种子略呈圆柱形而稍扁，种皮赤褐色或紫褐色，平滑，微有光泽，种脐线形，白色，约为全长的2/3，中间凹陷成一纵沟，偏向一端，背面有一条不明显的棱脊。质坚硬，不易破碎，除去种皮，可见两瓣乳白色子仁。气微，嚼之有豆腥味。

赤豆

干燥种子，呈矩圆形，两端圆钝或平截，种皮赤褐色或稍淡，平滑有光泽，种脐位于侧缘上端，白色，不显著凸出，亦不凹陷；其他性状与赤小豆相似。药材以赤小豆品质为好。

选购秘诀

以身干、颗粒饱满、色暗红者为佳。

药用价值

治疗肾炎水肿或脚气水肿，配鲤鱼，如赤小豆鲤鱼汤。本汤不但能治脚气，而且在慢性肾炎的稳定阶段经常服用，可巩固疗效。

治一般的虚肿，如营养性水肿、脚气水肿，配花生、大枣等煎汤，长期服用亦可治初起痈肿。

贮存要点	置于通风处保存。
用法用量	内服：煎汤，9～30克；或入散剂。 外用：生研调敷。
使用禁忌	性逐津液，久食令人枯燥。

赤小豆薏苡仁汤

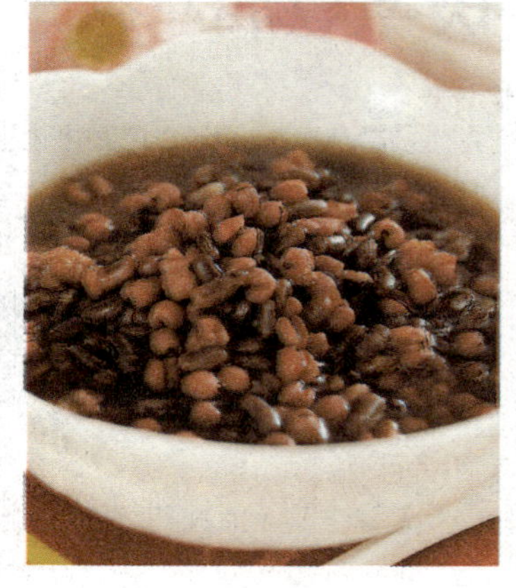

原料

赤小豆、薏苡仁各100克，盐3克（或白糖3克）。

做法

赤小豆、薏苡仁分别洗净，泡发。锅上火，放入赤小豆、薏苡仁，加入清水以武火煮沸，转文火焖煮2小时，最后加入盐或糖调味即可。

功效

利水消肿，清热解毒。

黄花菜

别名 条参、绿葱根、金针菜。
性味 性平，味甘。

美味的“健脑菜”

来　源 为百合科植物摺叶萱草的根。

主要产地 全国大部分地区均有种植。

功效主治 养血平肝、利尿消肿。治头晕、耳鸣、心悸、腰痛、吐血、衄血、便血、水肿、淋病、咽痛、乳痈。

主要成分 含有丰富的花粉、糖、蛋白质、维生素C、钙、脂肪、胡萝卜素、氨基酸等人体所必需的养分，其所含的胡萝卜素甚至是番茄的几倍。

性状特征

摺叶萱草为多年生草本植物。根簇生，肉质，根端膨大成纺锤形。叶基生，狭长带状，下端重叠，向上渐平展，全缘，中脉于叶下面凸出。花茎自叶腋抽出，茎顶分枝开花，有花数朵，个大，橙黄色，漏斗形，花被6裂。

选购秘诀

以色泽浅黄或金黄、质地新鲜无杂物、条身均匀、粗壮者为佳。

药用价值

降低胆固醇

黄花菜具有显著降低动物血清胆固醇的作用。人们知道，胆固醇增高是导致中老年疾病和机体衰退的重要因素之一，能够抗衰老而味道鲜美、营养丰富的蔬菜并不多，而黄花菜恰恰具备了这些特点。

润肤、美容作用

常吃黄花菜还能滋润皮肤，增强皮肤的韧性和弹力，可使皮肤细嫩饱满、润滑柔软，皱纹减少、色斑消退、增添美丽。

贮存要点	经常被制成干品保存。
用法用量	可炒食，也可煎汤食用。外用：捣敷。每餐80克。
使用禁忌	疮疡损伤、胃肠不和的人，以少吃为好；平素痰多，尤其是哮喘病者，不宜食用。新鲜的黄花菜不宜立即食用，因为刚摘的黄花菜中含有秋水仙碱，有一定的毒性。

黄花菜枸杞瘦肉粥

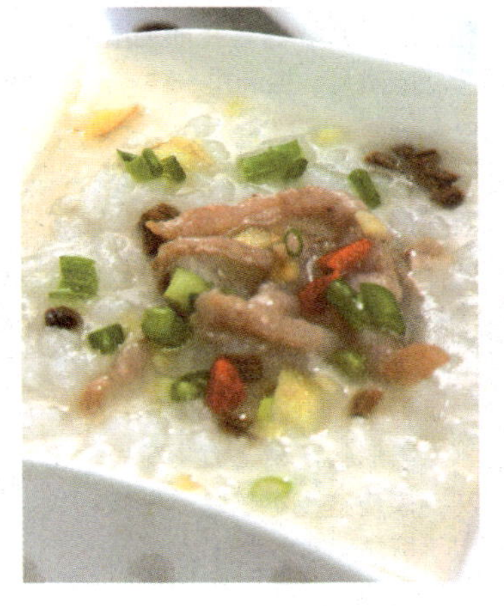

原料

猪瘦肉100克，粳米80克，干黄花菜50克，枸杞子少许，盐、葱花各适量。

做法

猪瘦肉洗净切丝；干黄花菜泡发，切段；枸杞子、粳米淘净。锅中注水，下入粳米、枸杞子，以武火煮沸；下入猪瘦肉、黄花菜，转中火煮熟，调入盐，撒上葱花即可。

功效

清热，消肿，利尿，养血，平肝。

芦笋

别名 芦尖。

性味 性寒，味甘。

风靡全球的降血糖蔬菜

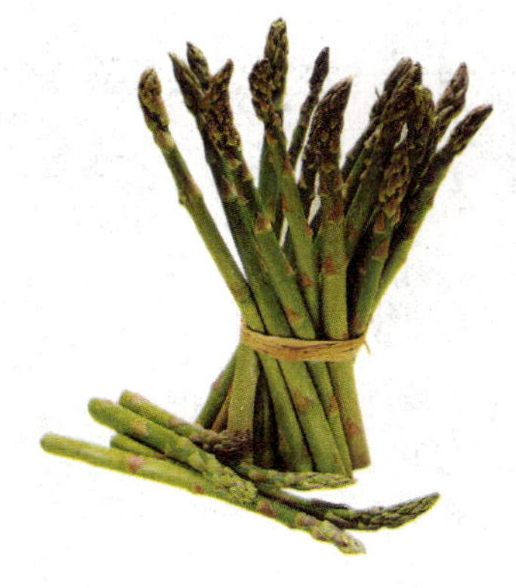

来　源 为禾本科植物芦苇的嫩苗。

主要产地 主产于福建、河南、陕西、安徽、四川、天津等地。

功效主治 治热病口渴、淋病、小便不利。

主要成分 芦笋的营养价值最高，每100克鲜芦笋中含蛋白质25克、脂肪2克、碳水化合物50克、粗纤维7克、维生素A900国际单位、维生素C330毫克、维生素$B_1$1.8毫克、维生素$B_2$0.2毫克、烟酸15毫克、泛酸6.2毫克、维生素$B_6$1.5毫克、叶酸1.09毫克，可释放出热量109.2千焦耳。

性状特征

根

芦笋为须根系，由肉质贮藏根和须状吸收根组成。肉质贮藏根由地下根状茎节发生，多数分布在距地表30厘米的土层内，固定植株和贮藏茎叶养分的作用。肉质贮藏根上发出须状吸收根。

茎

芦笋的茎分为地下根状茎、鳞芽和地上茎三部分。地下根状茎是短缩的变态茎，多水平生长。根状茎有许多节，节上的芽被鳞片包着，故称鳞芽。地上茎是肉质茎，其嫩茎就是产品。

叶

芦笋的叶分真叶和拟叶两种。真叶是一种退化了的叶片，着生在地上茎的节上，呈三角形薄膜状的鳞片。拟叶是一种变态枝，簇生，针状。

花、果实、种子

芦笋雌雄异株，虫媒花，花小，钟形，萼片及花瓣各6枚。果实为浆果，球形，幼果绿色，成熟果实为赤色，果内有3个心室，每室内有1～2个种子。种子黑色，子粒重20克左右。

选购秘诀

以形状正直、笋尖花苞紧密、没有水伤腐臭味、表皮鲜亮不萎缩、细嫩粗大、基部未老化，以手折之即断者为佳。

药用价值

芦笋是一种品味兼优的名贵蔬菜，有鲜美芳香的风味，纤维柔软可口，能增进食欲，帮助消化，具有丰富的营养和较高的药用价值。

芦笋以嫩茎供食用，质地鲜嫩、风味鲜美、柔嫩可口。除了能佐餐、增加食欲、助消化、补充维生素和矿物质外，因含有较多的天门冬酰胺、天门冬氨酸及其他多种甾体皂苷物质，对心血管病、水肿、膀胱炎等疾病均有疗效。

芦笋中含有的蛋白质、碳水化合物、多种维生素和微量元素的质量高于普通蔬菜。经常食用对各种疾病如心脏病、高血压、心动过速、疲劳、水肿、膀胱炎等症有一定的帮助。

芦笋性寒、味甘，有清热利小便的功效，夏季食用有清凉降火的作用，能消暑止渴。

芦笋中含有丰富的叶酸，多吃芦笋可起到补充叶酸的功效，是孕妇补充叶酸的重要来源。

芦笋具有促进细胞正常分裂，防止癌细胞扩散的功能。它对膀胱癌、肺癌、皮肤癌和肾结石等症都有一定的疗效。

贮存要点	芦笋可以用包装纸包好,置于冰箱保存,可维持2～3天。芦笋不宜生吃，但也不宜存放太久，最好低温、避光保存。
用法用量	芦笋采收后主要加工成罐头或速冻，也可进行系列深加工。系列产品有芦笋汁、芦笋粉、芦笋果脯、芦笋茶、芦笋糖浆、芦笋保健食品等。
使用禁忌	痛风患者慎食。

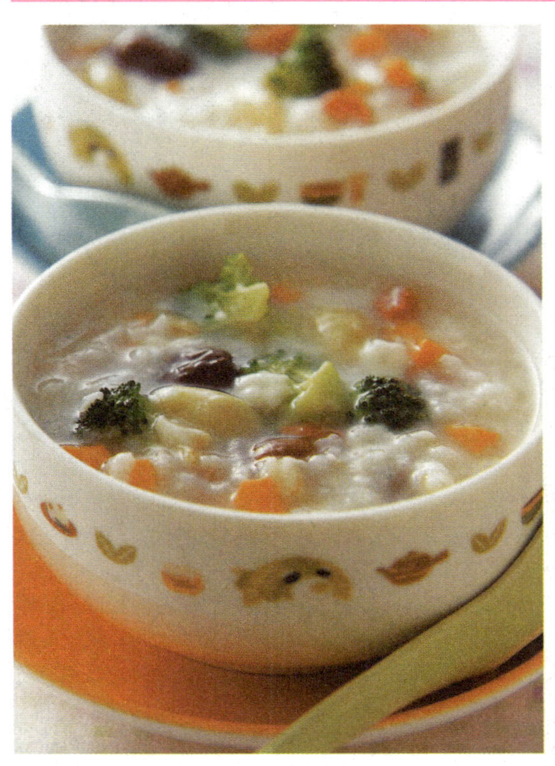

芦笋蔬菜粥

原料

黄芪、麦冬各10克，大枣、枸杞子各15克，粳米50克，燕麦30克，胡萝卜丁60克，花椰菜60克，芦笋30克，鸡胸骨1副，盐适量。

做法

黄芪、麦冬装入棉布袋。大枣、枸杞子、粳米和燕麦淘洗干净；花椰菜切朵，芦笋、胡萝卜洗净、去皮、切丁；鸡胸骨切块汆汤备用。将以上准备好的原料和适量水一起放入锅中，武火煮沸，转文火熬煮1小时，挑除药材包，加盐调味即可。

用法

当正餐食用。

功效

强壮幼儿的身体，连续食用3周，可增强免疫力，抵抗肠病毒的侵袭。

猕猴桃芦笋汁

原材料

猕猴桃1个，青芦笋50克，果糖1匙，开水200毫升。

做法

猕猴桃洗净后擦干水，对切两半，用汤匙挖出果肉，放入果汁机内备用。青芦笋洗净、沥干后，切小丁放入果汁机内，加入其他材料一起搅拌均匀，透过细密网滤出纯净的蔬果汁即可。

用法

每日1杯。

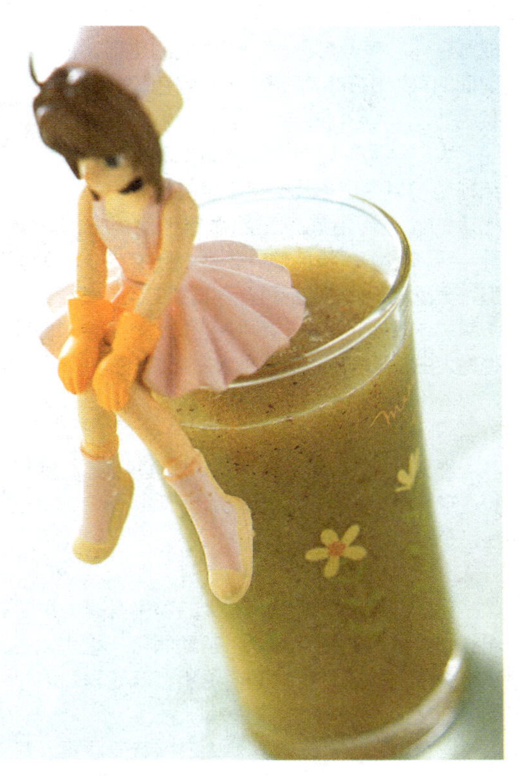

功效

青芦笋所含有的天门冬氨酸以及叶酸，可强化身体免疫能力，提高抵抗力。

大白菜

别名 结球白菜、黄芽菜、菘、黄矮菜。

性味 性平，味甘。

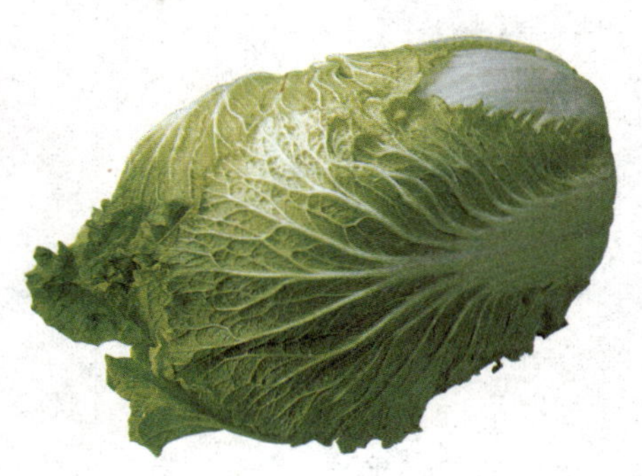

清爽适口的养生蔬菜

来　源 为十字花科植物大白菜的茎叶。

主要产地 大白菜在全国各地均有生产，但是各个地区大白菜的特征不同。

功效主治 清热除烦、通利肠胃、消食养胃。主治肺热、咳嗽、咽干、口渴、头痛、大便燥结、丹毒、痔疮出血等病症。

主要成分 每100克大白菜含水95.5毫升、蛋白质1.1克、脂肪0.2克、碳水化合物2.1克、粗纤维0.4克、胡萝卜素0.01毫克、维生素$B_1$20毫克、维生素$B_2$0.04毫克、烟酸0.3毫克、维生素C20毫克。

性状特征

大白菜，在西方又称“北京品种白菜”，即结球白菜，在粤语里叫绍菜。大白菜有宽大的绿色菜叶和白色菜帮。多重菜叶紧紧包裹在一起形成圆柱体，多数会形成一个密实的头部。被包在里面的菜叶由于见不到阳光，绿色较淡以至呈淡黄色。

大白菜品种繁多，基本有散叶型、花心型、结球型和半结球型几类，主要品种有：以天津为代表的大运河沿岸有三四百年种植历史的青麻叶（天津绿），绿色菜叶较多、纤维少、叶肉柔嫩；黄色菜叶为主的品种又称黄芽白菜、黄芽菜、黄芽白，有南北两种；在中田台湾种植的台湾白菜也是大白菜的一种，比北京大白菜细一些。

选购秘诀

选购白菜时，菜身干洁、菜心结实、老帮少、形状圆整、菜头包紧者为上品。

药用价值

利肠通便，帮助消化。大白菜中含有大量的粗纤维，可促进肠壁蠕动，帮助消化，防止大便干燥，促进排便，稀释肠道毒素，既能辅助治疗便秘，又有助于营养吸收。

消食健胃、补充营养。大白菜味美清爽、开胃健脾，含有蛋白质、脂肪、多种维生素及钙、磷、铁等矿物质，常食有助于增强机体免疫功能，对减肥健美也具有意义。人们发现1杯大白菜汁几乎能提供与1杯牛奶同样多的钙，可保证人体必需的营养成分。

防癌、抗癌。白菜含有活性成分吲哚-3-甲醇，实验证明，这种物质能帮助体内分解与乳腺癌发生相关的雌激素，如果妇女每天吃500克左右的白菜，可使乳腺癌发生概率降低。

白菜所含微量元素“钼”可抑制体内对亚硝酸胺的吸收、合成和积累，故有一定抗癌作用。

预防心血管疾病。白菜中的有效成分能降低人体胆固醇水平，增加血管弹性，常食可预防动脉粥样硬化和某些心血管疾病。

现代药理发现，大白菜还可辅助治疗糖尿病。白菜中含有丰富的维生素C、维生素E，多食能起到很好的护肤和养颜作用。常食大白菜有利于平心静气、抑制怒气。

贮存要点	大白菜耐储存，冬季在最低气温为-5℃左右时，大白菜完全可以在室外堆储安全过冬，外部叶子干燥后可以为内部保温。如果温度再低，则需要窖藏。
用法用量	大白菜可炒、熘、烧、煮、煎、烩、扒、凉拌、做馅等。每餐100克。
使用禁忌	大白菜性偏寒凉，胃寒腹痛、大便清泻及寒痢者不可多食。不要用铜制器皿盛放或烹调白菜。

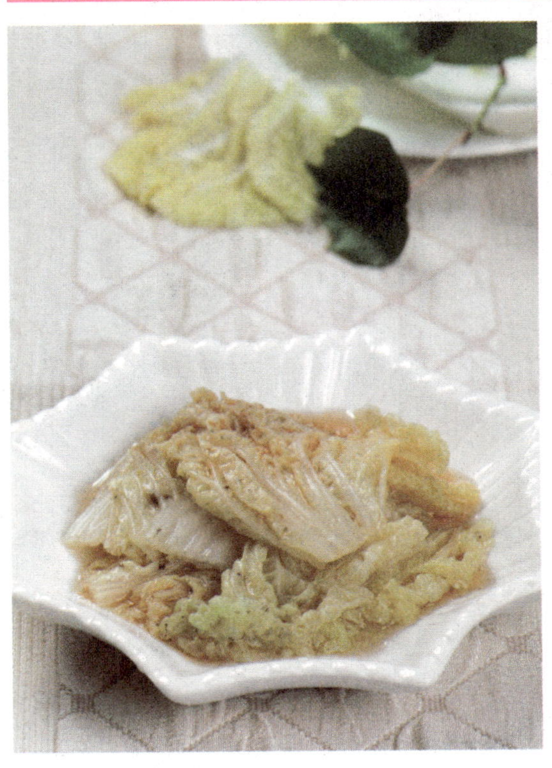

醋熘白菜

原料

白菜心500克，海米15克，酱油25毫升，醋20毫升，香油6毫升，植物油30毫升，水淀粉9克，葱、姜末各少许。

做法

将白菜心切成片，海米用温水泡开。植物油烧热，用葱、姜末烹锅，加白菜炒，再加海米（连原汤）、酱油快速翻炒，加醋、勾芡，翻炒几下，淋上香油即成。

用法

佐餐食用。

功效

帮助消化，调理五脏，提高免疫力。

开水白菜

原料

白菜心500克，高汤、盐各适量。

做法

白菜心洗净，入沸水焯至断生，再捞出放在汤碗内，加盐，上笼用旺火蒸2分钟，去汤。白菜心用沸清汤过一次，沥水，再将高汤倒入盛有菜心的汤碗内，上笼蒸熟即成。

用法

佐餐食用。

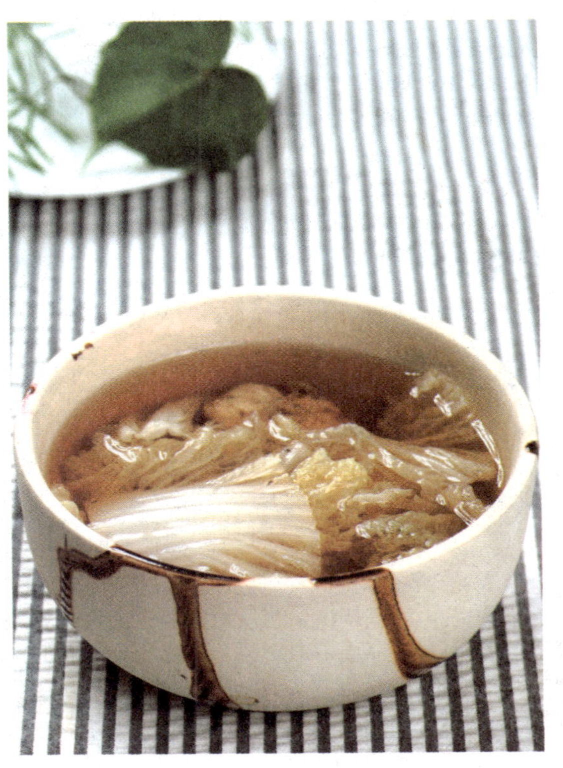

功效

本菜汤清如水，菜绿而味鲜，具有益胃通便、增强食欲的功效。适用于热病愈后体虚、消化力弱、大便不畅等病症。

黄瓜

别名 胡瓜、王瓜、刺瓜。
性味 性凉，味甘。

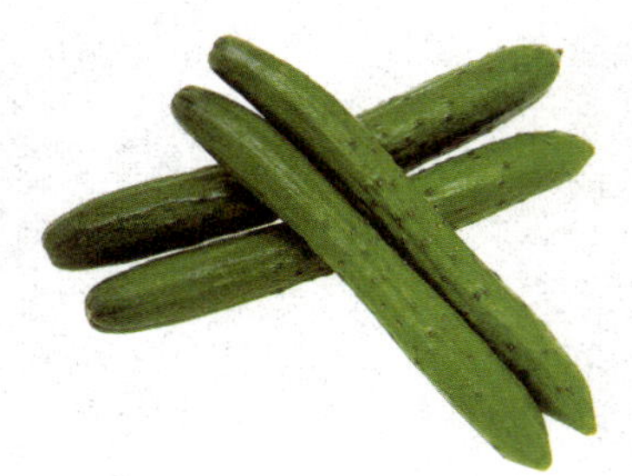

大众公认的减肥美容菜

来　源 为葫芦科植物黄瓜的果实。
主要产地 全国各地均产。
功效主治 清热止渴、利水消肿、清火解毒。主治热病烦渴、咽喉肿痛、小便不利、水肿、湿热泻痢等。
主要成分 富含蛋白质、钙、磷、钾、胡萝卜素、维生素B_2、维生素C、维生素E及烟酸等物质。

性状特征

黄瓜一年生攀缘状草本，全体披粗毛。茎细长，被刺毛，具卷须，单叶互生；叶片三角状广卵形；叶柄粗，具粗毛。花单性，雌雄同株，有短柄；雄花1～7朵，腋生；雌花1朵单生，或数朵并生；具长毛，花冠黄色，裂片椭圆状披针形，先端尖锐；雄蕊分离，着生于花萼筒部，胚珠多数。瓠果圆柱形，幼嫩时青绿色，老则变黄色；表面疏生短刺瘤，并有显著的凸起。种子椭圆形，扁平，白色。

选购秘诀

新鲜的小黄瓜有疣状凸起，用手去搓会有刺痛感就是新鲜的黄瓜。

药用价值

减肥

黄瓜含有可抑制糖类转化成脂肪的物质。有肥胖倾向的人，最好吃些黄瓜，这样可抑制糖类的转化和脂肪的积累，达到减肥的目的。

抗癌

黄瓜尾部的苦味中富含胡芦素C的成分，具有抗癌作用。

此外，黄瓜富含的钾盐，可加速新陈代谢、排泄体内多余盐分，肾炎、膀胱炎患者可多吃。

贮存要点	先将小黄瓜外表水分擦干，放入密封保鲜袋中，袋口封好后冷藏即可。
用法用量	黄瓜可以炒食、鲜食等。每餐200克。
使用禁忌	患疮疥、脚气和有虚肿者食之易加重病情。

赤豆黄瓜猪肉煲

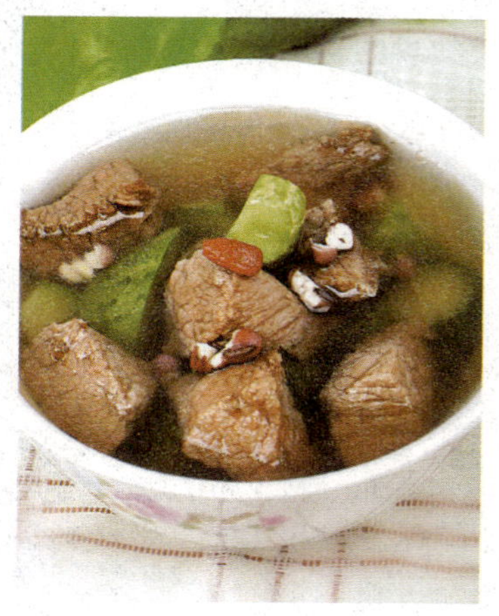

原料

猪肉250克，黄瓜100克，赤小豆50克，陈皮3克，食用油、盐、葱段、高汤各适量。

做法

将猪肉洗净，切块，汆水；黄瓜洗净，切块；赤小豆、陈皮洗净。油锅烧热，葱段炝香，下入猪肉略煸，加入高汤、黄瓜、赤小豆、陈皮、盐，文火煲至熟即可。

功效

清热解毒，利尿，降脂。

鲤鱼

别名 赤鲤鱼。

性味 性平，味甘。

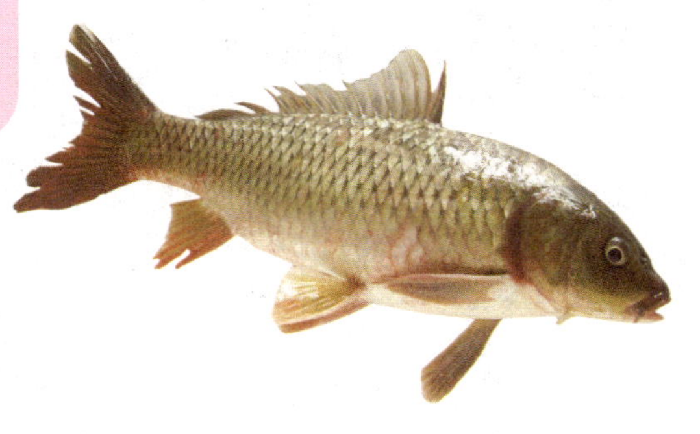

营养位居"家鱼之首"

来　源 为鲤科动物鲤鱼的肉或全体。

主要产地 黄河、长江、珠江、闽江诸流域及云南、黑龙江、新疆等地湖泊、江河中均有。

功效主治 利水、消肿、下气、通乳。治水肿胀满、脚气、黄疸、咳嗽气逆、乳汁不通。

主要成分 鲤鱼含蛋白质17％以上，夏日含量最为丰富，故民间有"春桂夏鲤"之说。鲤鱼还含脂肪、多种氨基酸、磷酸肌酸、烟酸、多种维生素，以及钙、磷、铁等成分。

性状特征

鲤鱼呈柳叶形，背略隆起，嘴上有须，鳞片大且紧，鳍齐全且典型，肉多刺少。按生长水域的不同，鲤鱼可分为河鲤鱼、江鲤鱼。河鲤鱼体色金黄，有金属光泽，胸、尾鳍带红色，肉脆嫩，味鲜美，质量最好。江鲤鱼鳞内皆为白色，体肥，尾秃，肉质发面，肉略有酸味。池鲤鱼青黑鳞，刺硬，泥土味较浓，但肉质较为细嫩。

选购秘诀

尽量选购活的鲤鱼。

药用价值

鲤鱼有滋补健胃、利水消肿、通乳、清热解毒、止嗽下气，对各种水肿、腹胀、少尿、黄疸、乳汁不通皆有益。鲤鱼对孕妇胎动不安、妊娠水肿有很好的食疗效果。鲤鱼的蛋白质含量高，而且质量也佳，人体消化吸收率可达96%，并能供给人体必需的氨基酸、矿物质、维生素A、维生素D。

贮存要点	冰箱冷藏，但时间不宜存放太长。
用法用量	煮食、红烧、清蒸均可。每次约100克。
使用禁忌	鲤鱼不宜与绿豆、芋头、牛羊油、猪肝、鸡肉、荆芥、甘草、南瓜、赤小豆和狗肉同食，忌与中药中的朱砂同服。

木瓜鲤鱼汤

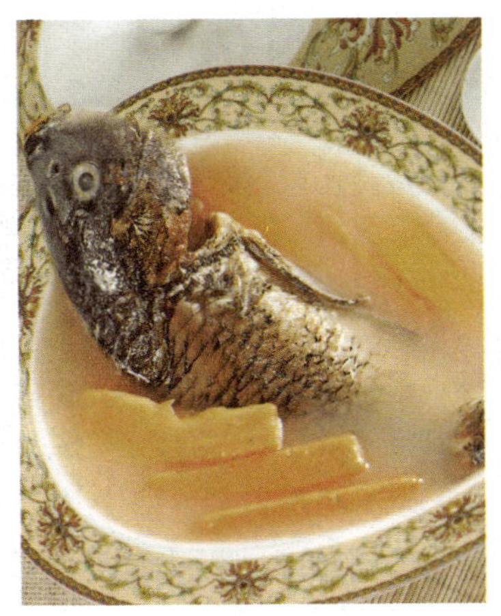

原料

木瓜300克，鲤鱼500克，姜2片，食用油、盐各适量。

做法

木瓜去皮，去籽，切块；鲤鱼收拾干净。油锅烧热，爆姜片，下鲤鱼煎至两面金黄。瓦煲内注水，放入鲤鱼、木瓜，以武火煮沸后，转文火煲2小时，加盐调味即可。

功效

补脾健胃，利水消肿。

鲫鱼

别名 鲋。
性味 性平，味甘。

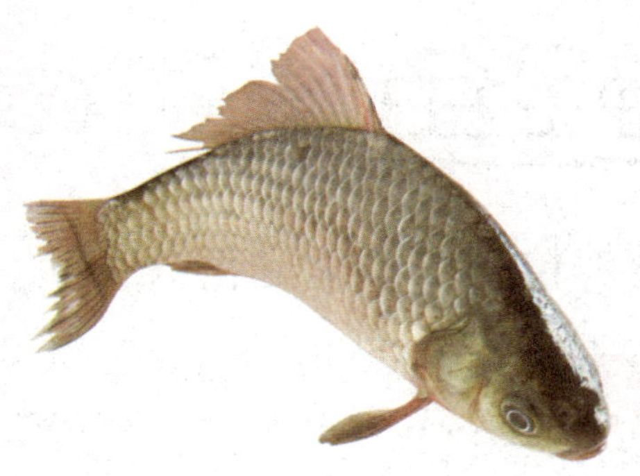

健脾利湿的美味水产品

来　源 为鲤科动物鲫鱼的肉或全体。
主要产地 全国各地均产。
功效主治 健脾利湿，治脾胃虚弱、纳少无力、痢疾、便血、水肿、淋病、痈肿、溃疡。
主要成分 食部每100克含水85毫升、蛋白质13克、脂肪1.1克、碳水化合物0.1克、灰分0.8克、钙54毫克、磷203毫克、铁2.5毫克、维生素$B_1$0.06毫克、维生素$B_2$0.07毫克、烟酸2.4毫克及多种维生素。

性状特征

鲫鱼四季均产，但以2～4月和8～12月产的最肥。鲫鱼体侧扁而宽，体较小，背部发暗，腹部色浅，体色因产地而异，多为黑色带金属光泽，嘴上无须，鳞较小，鳍的形状同鲤鱼。

选购秘诀

选购鲜活的鲫鱼。

药用价值

鲫鱼所含的蛋白质质优、齐全、易于消化吸收，是肝肾疾病、心脑血管疾病患者的良好蛋白质来源，常食可增强抗病能力，肝炎、肾炎、高血压、心脏病、慢性支气管炎等疾病患者可经常食用。

鲫鱼有健脾利湿、和中开胃、活血通络、温中下气之功效，对脾胃虚弱、水肿、溃疡、气管炎、哮喘、糖尿病有很好的滋补食疗作用。产后妇女炖食鲫鱼汤，可补虚通乳。

鲫鱼中锌的含量最高，缺锌会引起食欲减退、性功能障碍等，由于锌的重要作用，有人把它称为“生命的火花”。

贮存要点	置于冰箱冷藏。
用法用量	红烧、干烧、清蒸、汆汤均可。
使用禁忌	鲫鱼不宜和大蒜、芥菜、蜂蜜、冬瓜、猪肝、鸡肉、野鸡肉、鹿肉，以及中药麦冬、厚朴、沙参一同食用。吃鱼前后忌喝茶。

黄芪鲫鱼

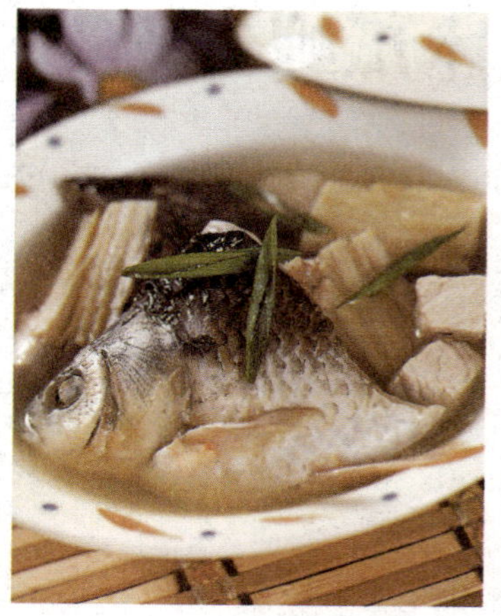

原料

黄芪15克，鲫鱼1条（约重300克），猪瘦肉200克，生姜片、葱丝、盐、胡椒粉、鲜汤各适量。

做法

鲫鱼处理干净，切成两段；猪瘦肉洗净，切块；黄芪洗净。锅中加鲜汤煮沸，下入黄芪、猪瘦肉、生姜煮熟；再下入鲫鱼，加入盐、胡椒粉稍煮，撒入葱丝即可。

功效

补气健胃，美容润颜。

鳢鱼

别名 鲡、黑鳢鱼、黑鱼、乌鱼。

性味 性寒，味甘。

淡水鱼中的长寿鱼

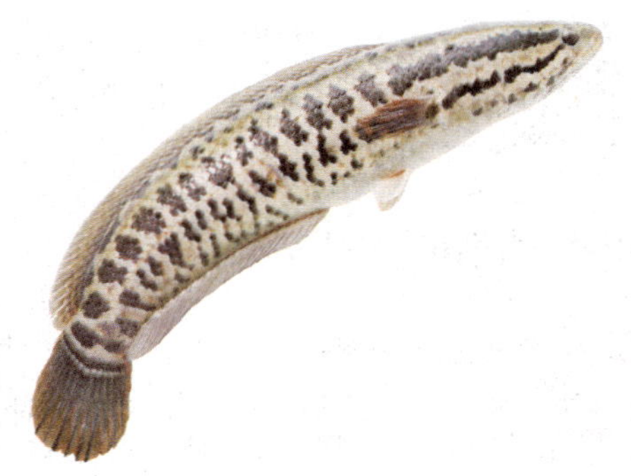

来　源 为鳢科动物乌鳢的肉或全体。

主要产地 我国大部分地区的河流、湖沼中均有。

功效主治 补脾利水，治水肿、湿痹、脚气、痔疮、疥癣。能补脾益胃、养血补虚、养心补肾、益阴壮阳、清热祛风、通气消胀，适用于肺结核、身痛、腰膝腿软、月经不调、崩漏带下。

主要成分 食部每100克含水78毫升、蛋白质19.8克、脂肪1.4克、灰分1.2克、钙57毫克、磷163毫克、铁0.5毫克、硫胺素0.03毫克、维生素$B_2$0.25毫克、烟酸2.8毫克。

性状特征

据民间传说，此鱼的寿命可以达到100年，是淡水鱼中的长寿鱼。乌鳢体细长，前部圆筒状，后部侧扁。头尖而扁平，头上覆盖鳞片。口大，端位，口裂倾斜，下倾向前凸出，向后达列眼的后缘。上下颌骨、锄骨、口盖骨均具尖锐的细齿。眼位于头侧前上方。背鳍、臀鳍均长。全体灰黑色，背部与头面较暗，腹部较淡。体侧具有许多不规则的黑色斑纹，头侧有两条纵行黑色条纹。背鳍、臀鳍和尾鳍均具黑白相间的花纹。胸鳍和腹鳍呈浅黄色，胸鳍基部有一黑点。

选购秘诀

选购时以个大、新鲜者为好。

药用价值

患者进行手术后，常食鳢鱼，有生肌补血、加速伤口愈合的作用。体弱者、产妇和儿童，常食鳢鱼有益于健康、增强体质。鳢鱼是治疗水肿、体虚的良药。鳢鱼补脾益胃、利水消肿，对辅助治疗脚气、妊娠水肿有一定的疗效。产妇清蒸食用，还可催乳补血。

贮存要点	鳢鱼肉厚白嫩，刺少鲜美，溜、炒、烧、蒸均可。每餐80～100克。
用法用量	最好新鲜食用，或是宰杀后置于低温下保存。
使用禁忌	忌食其鱼子，因其有毒，误食有生命危险。鳢鱼忌与茄子同食，否则有损肠胃。

冬瓜鳢鱼汤

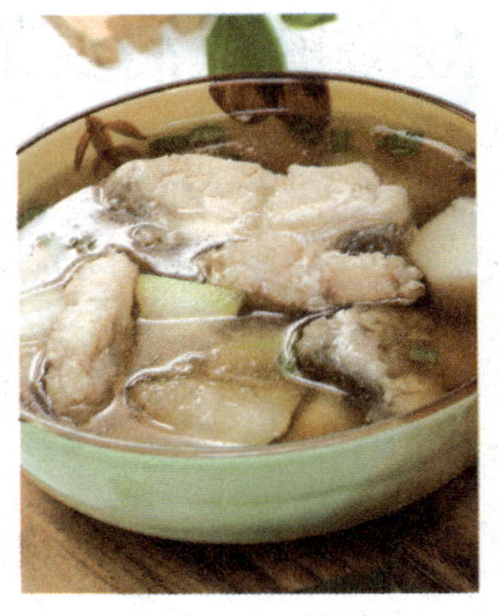

原料

冬瓜500克，鳢鱼1条（约250克），葱5根，盐适量。

做法

将冬瓜去皮，洗净切块；葱去须，洗净切段；鳢鱼处理干净，切块。将以上准备好的原料全部放入锅内，加适量清水，武火煮沸后，转文火煮1小时，加盐调味即可。

功效

健脾祛湿，通阳利水。

鲮鱼

别名 雪鱼、土铃鱼。

性味 性平，味甘。

利水消肿的美味水产品

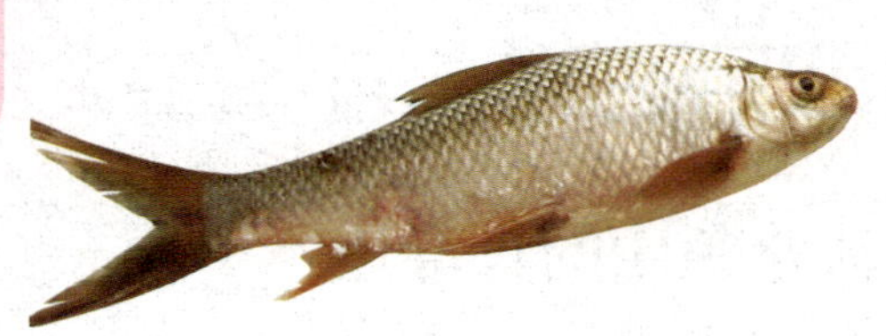

来 源 为鲤科动物鲮鱼的肉。

主要产地 分布于珠江流域及海南岛。

功效主治 滑利肌肉、通小便。治膀胱结热、黄疸、水臌，还可强健筋骨、活血行气、逐水利湿。

主要成分 鲮鱼的主要营养成分是蛋白质、碳水化合物、脂肪、多种维生素和矿物质。

性状特征

鲮鱼体长、侧扁，腹部圆，背部在背鳍前方稍隆起。体长约30厘米。头短，吻圆钝，吻长略大于眼径。眼侧位，眼间距宽。口下位，较小，呈弧形，上下颌角质化。须2对，吻须较明显，颌须短小。唇的边缘有多数小乳状凸起，上唇边缘呈细波形，唇后沟中断。下咽齿3行。鳞中等大，背鳍无硬刺，其起点至尾基的距离大于至吻端的距离。尾鳍分叉深。体上部青灰色，腹部银白，体侧在胸鳍基的后上方，有8~9个鳞片的基部具黑色斑块。幼鱼尾鳞基部有一黑色斑点。为华南重要的经济鱼类之一。因其肉细嫩、味鲜美、产量大、单产高、价格适中以及质量上乘，是市场的畅销货。

选购秘诀

选购时以新鲜为好；市售鲮鱼多是速冻品，选购时以色泽、气味新鲜者为好。

药用价值

益气血、健筋骨、通小便。适宜体质虚弱、气血不足、营养不良之人食用。适宜膀胱热结，小便不利、肝硬化腹水、营养不良性水肿之人食用。《食物本草》：鲮鱼，主滑利肌肉、通小便，治膀胱热结、黄疸、水臌。

贮存要点	最好新鲜食用，或是宰杀后置于低温下保存。
用法用量	每餐30克。
使用禁忌	阴虚喘嗽忌之，痛风、心脏病、肾脏病、急慢性肝炎的患者不宜食用。

豆豉鲮鱼油麦菜

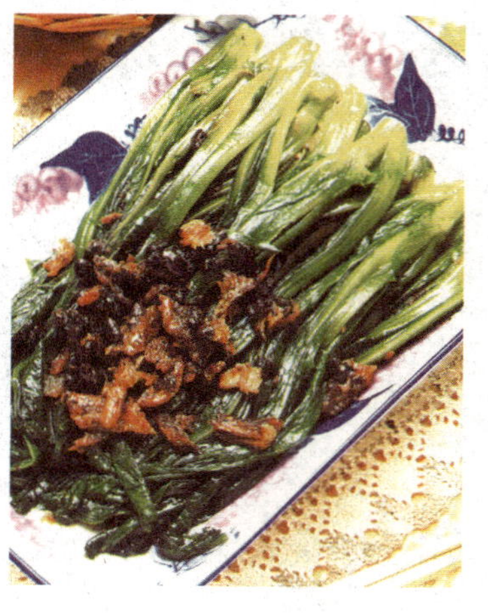

原料

油麦菜400克，罐装鲮鱼50克，食用油30毫升，高汤3小匙，豆豉、葱末、姜末、蒜末、盐、水淀粉、香油各适量。

做法

油麦菜洗净，切段，焯水至熟，装盘。锅中下油，炒香葱、蒜、姜、豆豉，加入高汤、盐，煮沸后放入鲮鱼；快熟时用水淀粉勾芡，浇在油麦菜上，淋入香油即可。

功效

补益气血，美容养颜，抗衰老。

鹌鹑肉

别名 鹑鸟、宛鹑、赤喉鹑、红面鹌鹑。

性味 性平，味甘。

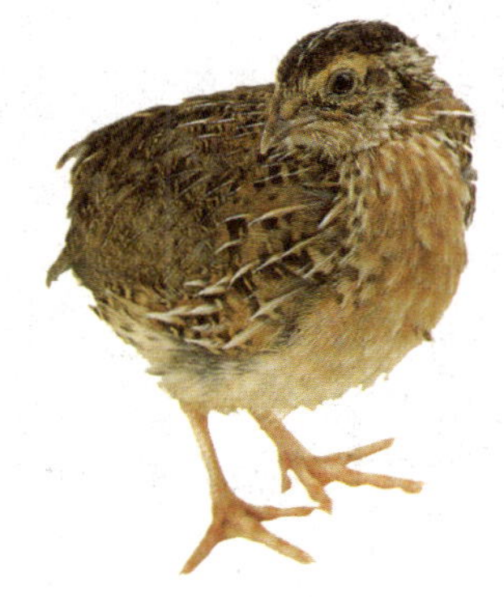

有“动物人参”之美誉

来　源 为雉科动物鹌鹑的肉或全体。

主要产地 繁殖于我国东北地区，迁徙及越冬时，遍布我国东部。

功效主治 治泻痢、疳积、湿痹。

主要成分 鹌鹑肉主要成分为蛋白质、脂肪、无机盐类，且含有多种氨基酸，胆固醇含量较低。鹌鹑肉中蛋白质和多种维生素的含量都比鸡肉高。鹌鹑蛋的营养价值高，与鸡蛋相比蛋白质含量高30%、维生素B_1高20%、维生素B_2高83%、铁高46.1%、卵磷脂高5.6倍，并含有维生素P等成分。

性状特征

鹌鹑属鸟纲，雉科动物。野生鹌鹑尾短、翅长而尖，上体有黑色和棕色斑相间杂，具有浅黄色羽干纹，下体灰白色，颊和喉部赤褐色。雌鸟与雄鸟颜色相似，但背部和两翅黑褐色较少，棕黄色较多，前胸具褐色斑点，胸侧褐色较多，雄的好斗。

选购秘诀

以肉质新鲜、触之有弹性、无腐烂、无变质现象者为佳。

药用价值

强筋骨、耐寒暑

中医学认为，鹌鹑性平、味甘、无毒，具有益中补气、强筋骨、耐寒暑、消结热、利水消肿作用。明代著名医学家李时珍在《本草纲目》中曾指出，鹌鹑的肉、蛋有补五脏、益中续气、实筋骨、耐寒暑、消热结之功效。

健脑

鹌鹑肉和鹌鹑蛋中所含丰富的卵磷脂和脑磷脂，具有健脑的作用。

贮存要点	宰杀后在低温下保存。
用法用量	其肉可清蒸、煮汤，其蛋可煮食。每餐半只（80～100克）。
使用禁忌	鹌鹑肉不宜与猪肉、猪肝同食，否则会面生黑斑，还不宜与蘑菇、木耳同食。

茸杞大枣鹌鹑汤

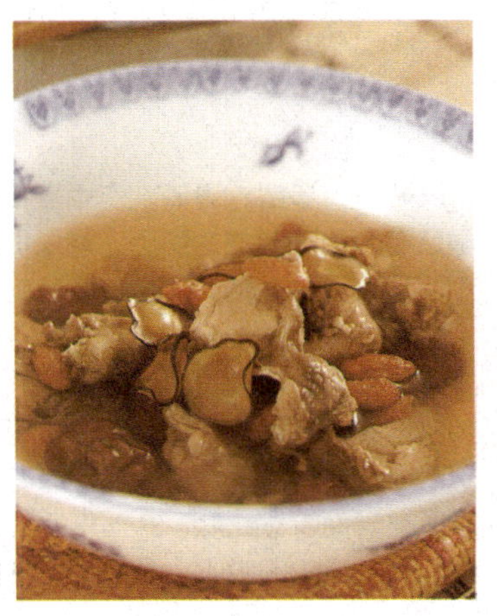

原料

鹿茸3克，枸杞子30克，大枣5枚，鹌鹑2只，盐适量。

做法

鹿茸、枸杞子、大枣分别洗净；鹌鹑处理干净，切块，汆水。将以上准备好的原料全部放入炖盅内，加适量清水，隔水以文火炖2小时，加盐调味即可。

功效

此汤具有补肾养巢、延年益寿的功效。

利尿通淋类

主要用于“湿”与“热”相结合而成的各种“湿热证”：淋浊、湿温、发黄（黄疸）、疮疹等。

滑石

别名 液石、共石、脱石、番石、夕冷、脆石、留石、画石。

性味 性寒，味甘、淡。

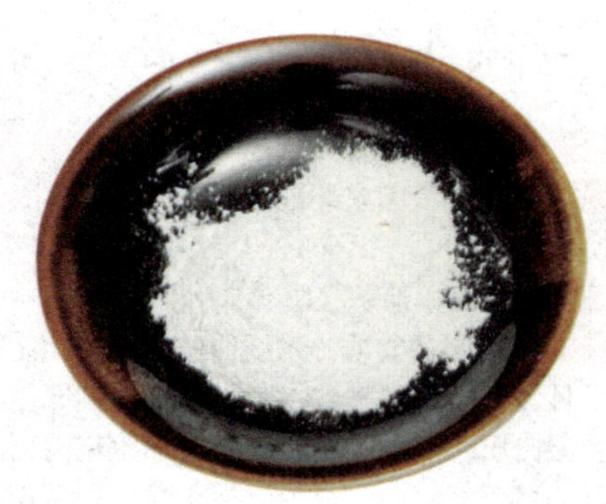

祛湿清热的常用药

来　源 为硅酸盐类矿物滑石的块状体。

主要产地 产于江西、山东、江苏、陕西、山西、河北、福建、浙江、广东、广西、辽宁等地。

功效主治 清热、渗湿、利窍。治暑热烦渴、小便不利、水泻、热痢、淋病、黄疸、水肿、衄血、脚气、皮肤湿烂。

主要成分 主含硅酸镁，其中氧化镁占31.7％、氧化硅占63.5％、水占4.8％。通常一部分氧化镁为氧化亚铁所替换。还含氧化铝等杂质。

性状特征

呈扁平形、斜方形或不规则块状，大小不一。全体白色、蛋青色或黄白色，表面有珍珠样光泽，半透明或不透明。质软而细致，手摸有滑润感，用指甲即可刮下白粉。无臭、无味，有微凉感。

选购秘诀

以整洁、色青白、滑润、无杂石者为佳。

药用价值

收敛作用

利尿、渗湿、清热，作用较和缓，所含的硅酸镁有吸附和收敛的作用，能保护肠道，止泻而不引起鼓肠，对治疗水泻尤为适宜。

保护皮肤和黏膜的作用

滑石粉由于颗粒小，总面积大，能吸附大量化学刺激物或毒物，因此，当撒在发炎或破损组织的表面时，有保护作用。内服时除保护发炎的胃肠黏膜而发挥止吐、止泻作用外，还能阻止毒物在胃肠道中的吸收。滑石也不是完全无害的，在腹部、直肠、阴道等可引起肉芽肿。

抗菌作用

用平板法使培养基含10%的滑石粉，对伤寒杆菌与副伤寒甲杆菌有抑制作用。

用纸片法则仅对脑膜炎球菌有轻度抑菌作用。

常用于治疗热淋（如急性尿道炎、膀胱炎等）、石淋（泌尿系统结石）。

用于治疗暑热，还可作为辅助药，用于湿热病热在气分而夹湿者（感染性疾病中期和晚期，持续发热、身重、口渴、舌苔黄）等。

此外，在湿热病恢复期，津少阴亏，余热未退尽，也可在滋阴药中稍加滑石，促使余热随小便排出。

滑石可外用治疗湿疹、皮炎，常配黄柏末等。风毒热疮（遍身流黄水），先用虎仗、豌豆、甘草各等分，煎水洗浴，然后用滑石粉扑敷身上。妊妇尿涩不通。用滑石粉和水调匀，糊在脐下两寸处。

贮存要点	置于干燥处保存，防潮。
用法用量	内服：煎汤（布包），9～12克；或入丸、散。外用：研末掺或调敷。
使用禁忌	脾虚气弱、精滑、热病津伤者忌服，孕妇慎服。

海金沙

别名 铁线藤、左转藤。
性味 性寒，味甘、淡。

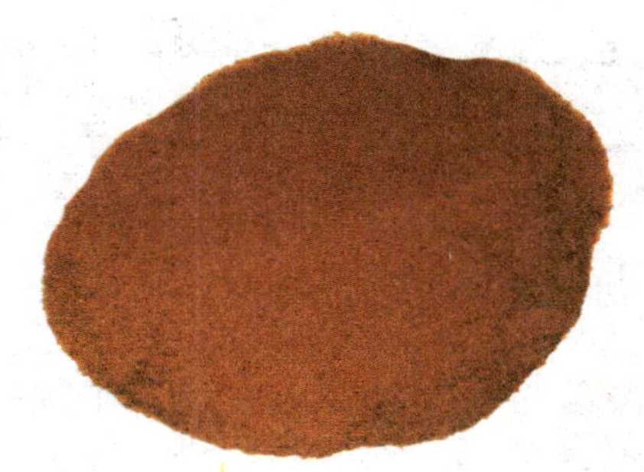

清热解毒、利水通淋

来　源 为海金沙科植物海金沙的成熟孢子。
主要产地 主产于广东、浙江。江苏、江西、湖南、湖北、四川、广西、福建、陕西等地亦产。
功效主治 清热解毒、利水通淋，治尿路感染、尿路结石、白浊、白带、肝炎、肾炎水肿、咽喉肿痛、痄腮、肠炎、痢疾、皮肤湿疹、带状疱疹。
主要成分 孢子含海金沙素、棕榈酸、油酸、亚油酸和脂肪油。

性状特征

原植物海金沙为攀缘植物。叶轴能无限生长，细长而缠绕；羽片多数，对生于叶轴的短距上，二回羽状，羽片柄长约1.5厘米，有狭翅，被短柔毛。不育羽片三角形，一回小羽片2～4 对，互生，卵圆形，长4～8厘米；二回小羽片2～3对，掌状3裂，裂片短而阔，边缘有不规则的圆齿。能育羽片卵状三角形，一回小羽片4～5对，长圆状披针形，二回小羽片卵状三角形，羽状深裂，边缘生有流苏状、黑褐色的孢子囊穗，其长2～4毫米，由两行并生的孢子囊组成。孢子囊藏于叶边的一个反折小瓣内，梨形，横生短柄上，环带位于小头。孢子四面型，有疣状凸点。

选购秘诀

以干燥、黄棕色、质轻光滑、能浮于水、无泥沙杂质、引燃时爆响者为佳。

药用价值

利水通淋。用于热淋、石淋、血淋、膏淋等症见尿热、尿道疼痛者。

此外，海金沙全草有抗菌、利尿作用。用于上呼吸道感染、流行性腮腺炎、尿路感染等，也可用于脾湿太过、通身肿满之症。

贮存要点	置于通风处保存。
用法用量	内服：煎汤，4.5～24克。
使用禁忌	由于肾水真阴不足者勿服。肾脏真阳不足者忌用。

鸡内金核桃海金粥

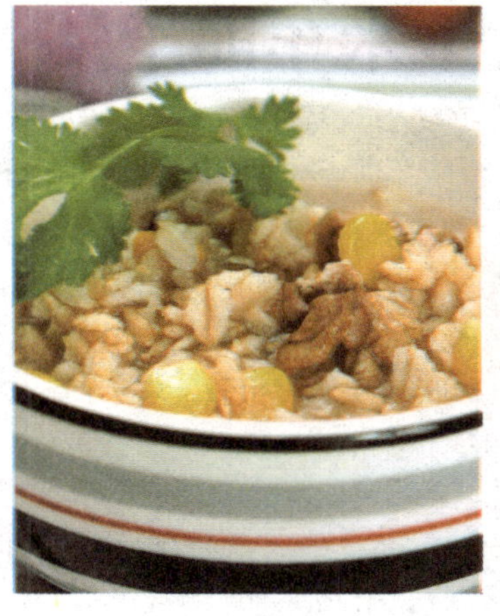

原料

核桃仁、玉米粒各20克，海金沙15克，鸡内金粉10克，粳米100克，白糖适量。

做法

海金沙用布袋扎好；玉米粒、核桃仁、粳米淘净。锅中加水、海金沙煮30分钟，拣去海金沙；再加入粳米、核桃、玉米粒、鸡内金粉煮成稠粥，加白糖即可。

功效

利尿排石，和胃消食。

车前子

别名 车前实、蛤蟆衣子、猪耳朵穗子、凤眼前仁。

性味 性寒，味甘。

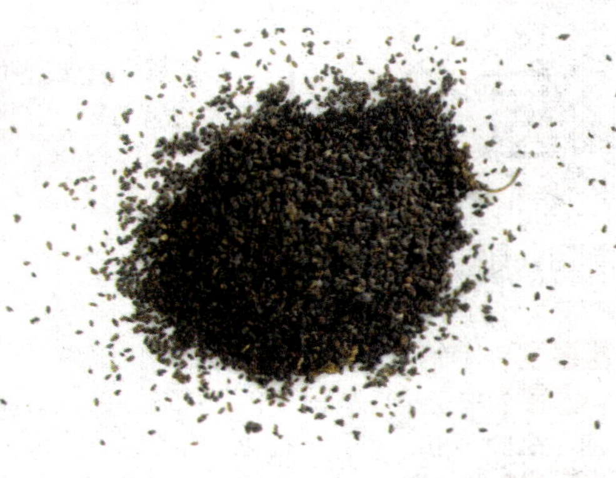

利尿渗湿的清热药

来　源 为车前草科植物车前或平车前的种子。

主要产地 主产于江西、河南。各地亦产。

功效主治 利水、清热、明目、祛痰。治小便不通、淋浊、带下、尿血、暑湿泻痢、咳嗽多痰、湿痹、目赤障翳。

主要成分 含多量黏液质、桃叶珊瑚苷，并含车前子酸、胆碱、腺嘌呤、琥珀酸、树脂等。

性状特征

大粒车前

为车前的种子。呈椭圆形或不规则长圆形，稍扁，表面棕褐色或黑棕色。在放大镜下观察，可见细密网纹，种脐淡黄色，椭圆凹窝状。气味无，嚼之带黏液性。以粒大、色黑、饱满者为佳。主产于江西、河南。此外，东北、华北、西南及华东等地亦产。

小粒车前

为平车前的种子。呈椭圆形或不规则长圆形，稍扁，主产于黑龙江、辽宁、河北等地。此外，山西、内蒙古、吉林、陕西、甘肃、青海、山东等地亦产。

选购秘诀

以粒大、表面黄棕色、气微、味淡者为佳。

药用价值

车前子主要用于实证，如肾虚水肿，可配熟地、肉桂、附子、牛膝等同用。治湿热泄泻，症情轻者，可以单味使用，较重者可配茯苓、猪苓、泽泻、薏苡仁等同用。用于目赤肿痛或眼目昏花，如肝火上炎所致的目赤肿痛者，可与菊花、决明子、青葙子等同用。

贮存要点	置通风干燥处，防潮。
用法用量	内服：煎汤，4.5~9克；或入丸、散。外用：煎水洗或研末敷。
使用禁忌	凡内伤劳倦、阳气下陷、肾虚精滑及内无湿热者慎服。

玉米车前子粥

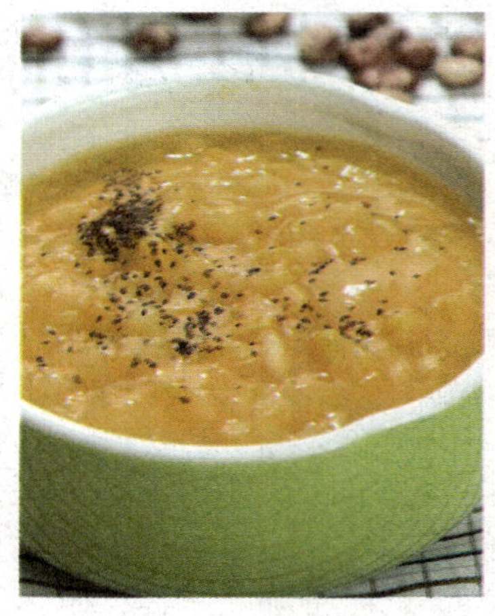

原料

车前子20克，玉米粒80克，粳米100克，盐2克。

做法

玉米粒、粳米提前浸泡；车前子洗净，沥干水分。锅置火上，加入玉米粒和粳米，倒入适量清水煮沸；再放入车前子同煮至粥呈糊状，调入盐拌匀即可。

功效

清热利水，帮助排石，适用于胆结石、尿路结石。

瞿麦

别名 巨句麦、大兰、山瞿麦、南天竺草、剪绒花。

性味 性寒，味苦。

清热利水、破血通经

来　源 为石竹科植物瞿麦或石竹的带花全草。

主要产地 主产于河北、河南、辽宁、湖北、江苏。

功效主治 清热利水、破血通经。治小便不通、淋病、水肿、闭经、痈肿、目赤障翳、浸淫疮毒。

主要成分 瞿麦鲜草含水分、粗蛋白质、无氮浸出物、粗纤维、粗灰分、磷酸。还含维生素A类物质。石竹花含丁香油酚、苯乙醇、苯甲酸苄酯、水杨酸苄酯、水杨酸甲酯等。

性状特征

瞿麦

为植物瞿麦的干燥全草，长30余厘米，茎直立，淡绿至黄绿色，光滑无毛，节部稍膨大。花全长3~4厘米，有淡黄色膜质的宿萼，萼筒长约为全花的3/4；萼下小苞片淡黄色，约为萼筒的1/4。花冠先端深裂成细线条，淡红或淡紫色。气微，味苦。

石竹瞿麦

为植物石竹的干燥全草。花全长约3厘米，萼筒长约为全花的1/2，萼下小苞片约为萼筒的1/2，花冠先端浅裂呈锯齿状，棕紫色或棕黄色。

选购秘诀

以青绿色、干燥、无杂草、无根及花未开放者为佳。

药用价值

瞿麦有一定的利尿作用，瞿麦穗煎剂2克/千克灌胃，可使盐水潴留的家兔在6小时内尿量增加到156.6%，氯化物增加到268.2%。

瞿麦对离体蛙心、兔心有较强的抑制作用；瞿麦穗煎剂对麻醉犬有降压作用。

贮存要点	置通风干燥处。
用法用量	内服：煎汤，4.5~9克；或入丸、散。外用：研末调敷。
使用禁忌	脾、肾气虚及孕妇忌服。

瞿麦蔬果汁

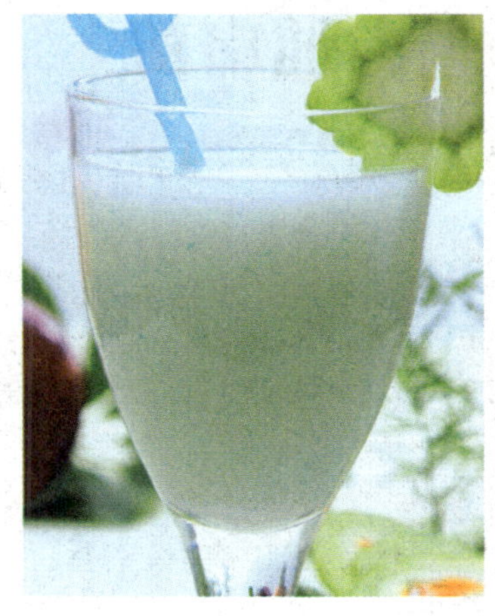

原料

苹果50克，小豆苗15克，莲子10克，瞿麦5克，果糖适量。

做法

莲子、瞿麦洗净置入锅中浸泡30分钟后，以文火煮沸，约15分钟后关火，滤渣取汁；苹果洗净、切丁，小豆苗洗净、切碎。将所有原料放入果汁机混合搅打均匀即可。

功效

利尿通淋，活血通经。

扁蓄

别名 扁竹、竹节草、乌蓼。
性味 性微寒，味苦。

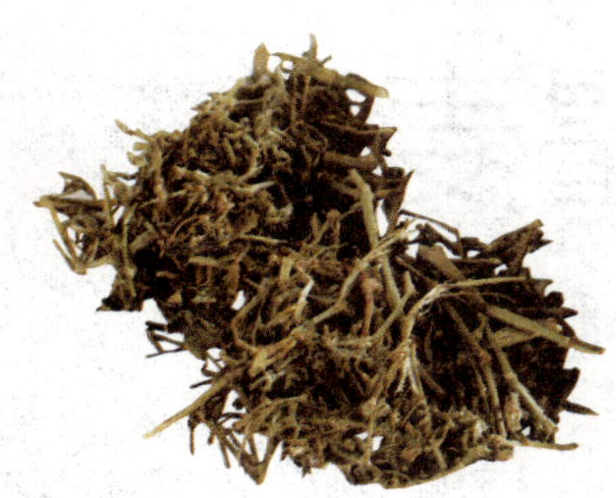

利尿通淋、杀虫止痒

来　源 为蓼科植物扁蓄的地上部分。
主要产地 全国各地均有栽培。
功效主治 利尿、通淋、杀虫、止痒。用于膀胱热淋、小便短赤、淋漓涩痛、皮肤湿疹、阴痒带下。
主要成分 全草含扁蓄苷、槲皮苷、d－儿茶精、没食子酸、咖啡酸、草酸、硅酸、绿原酸、p－香豆酸、葡萄糖、果糖、蔗糖及微量大黄素。鲜草还含维生素E。

性状特征

茎呈圆柱形而略扁，有分枝。表面灰绿色或棕红色，有细密微凸起的纵纹；节部稍膨大，有浅棕色膜质的托叶鞘，节间长约3厘米；质硬，易折断，断面髓部白色。叶互生，近无柄或具短柄，叶片多脱落或皱缩、破碎，完整者展平后呈披针形，全缘，两面均呈棕绿色或灰绿色。

药用价值

利尿、缓下作用

扁蓄含苷类、蒽醌类、鞣质、钾盐、蜡，有明显的利尿、缓下作用，能增加尿内钠的排出，连续给药也不会产生耐受性，应用上安全范围较大，用量可稍大，过小则无利尿作用。有效成分为钾盐。

驱蛔虫、抑菌

扁蓄可驱蛔虫，并对葡萄球菌、痢疾杆菌、绿脓杆菌、皮肤真菌均有抑制作用。

其他作用

可治疗热淋、石淋，尤其适宜于有小便涩痛兼有大便秘结者，配木通、瞿麦、车前子。

贮存要点	置于干燥处。
用法用量	内服：煎汤，3～9克；或捣汁。外用：捣敷或煎水洗。
使用禁忌	扁蓄是一种牧草。临床使用未见中毒报道。本品苦寒，古代医家认为多服泄精气，对机体会造成一定的损耗。所以无湿热水肿者、体弱津亏者不宜服用。

鸡肉炖扁蓄

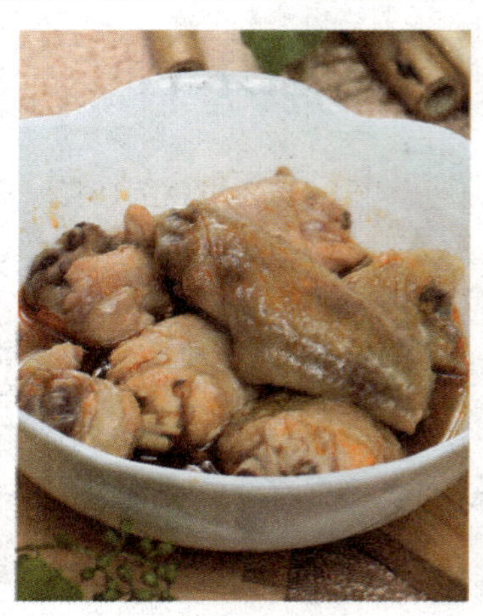

原料

鸡肉200克，扁蓄20克，盐、料酒各适量。

做法

鸡肉洗净、切块。扁蓄洗净、滤干，放入纱布袋内，与鸡肉一起放入砂锅内。加料酒和适量清水，以武火煮沸，转文火慢炖至鸡肉熟烂，捞出纱布袋，加盐调味即可。

功效

利尿，通淋，清热，补益。

冬瓜皮

别名 白瓜皮、白东瓜皮。

性味 性凉，味甘。

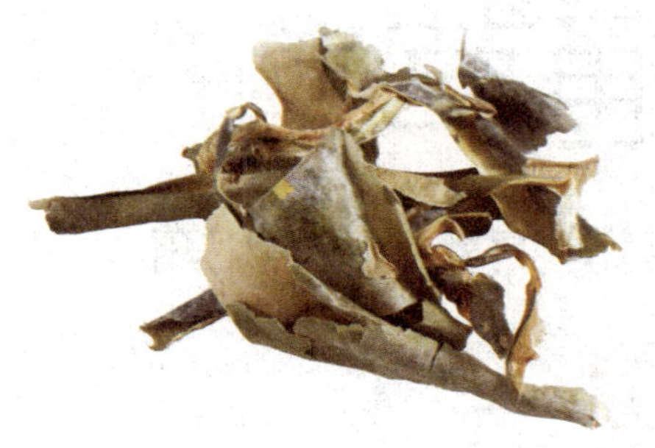

治疗轻微水肿的常用良药

来　源 为葫芦科植物冬瓜的外层果皮。

主要产地 全国大部分地区均产。

功效主治 利尿消肿。用于水肿胀满、小便不利、暑热口渴、小便短赤。

主要成分 含蜡类及树脂类物质，瓤含葫芦巴碱、腺嘌呤等。

性状特征

干燥瓜皮，常向内卷曲成筒状或双筒状，大小不一。表面光滑，淡黄色、黄绿色至暗绿色，革质，被有白色粉霜，内表面较粗糙，微有筋脉。质脆，易折断。气无，味淡。

选购秘诀

以皮薄、条长、色灰绿、有粉霜、干燥、洁净者为佳。

药用价值

非肾性水肿恢复期患者内服冬瓜皮煎剂60克，并饮水1000毫升，在服药后2小时内排出尿量较对照组显著增加，2～4小时，则较对照组减少。临床上用于清热利尿，但效力较弱，治一般体弱或脚气引起的轻症浮肿、小便不利。常配赤小豆、生薏苡仁、红糖水煎服。

治孕妇水肿：取冬瓜皮适量，用水洗净后，煎水代茶。

治小儿暑热：取冬瓜皮50克，柚子核5克，共煎水代茶。

治急性肾炎水肿、小便不利：取冬瓜皮、西瓜皮、玉米须各25克，赤小豆50克，水煎分3次服用，连服10～15剂。

治腹胀、厌食：取冬瓜皮100克，鲫鱼1条共煮，炖烂服食，隔日1次，连用3～5次。

贮存要点	置干燥处保存。
用法用量	内服：煎汤，9～30克；或入散剂。 外用：煎水洗或研末调敷。
使用禁忌	因营养不良而致水肿者慎用。

薏苡仁冬瓜皮鲤鱼汤

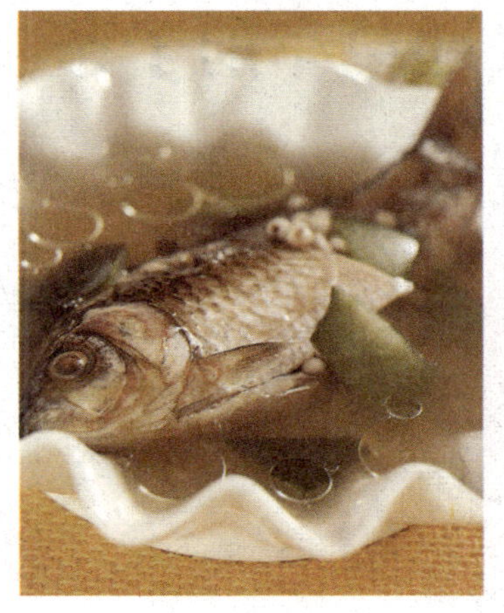

原料

冬瓜皮60克，薏苡仁150克，鲤鱼250克，生姜3片，盐少许。

做法

鲤鱼处理干净；冬瓜皮、薏苡仁洗净。将冬瓜皮、薏苡仁、鲤鱼、生姜片放进汤锅内，加适量清水用中火煮沸，转文火再煲1小时，加盐调味即可。

功效

对各种泌尿系统疾病均有一定的疗效。

通草

别名 大通塔。
性味 性凉，味甘、淡。

治疗产妇乳少的常用药

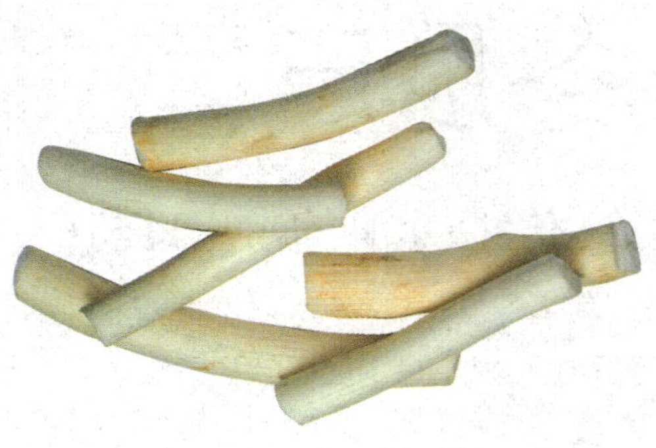

来　源 为五加科植物通脱木的干燥茎髓。
主要产地 产于台湾、贵州、云南、广西、四川等地。
功效主治 泻肺、利小便、下乳汁。治小便不利、淋病、水肿、产妇乳汁不通、目昏、鼻塞。
主要成分 含脂肪、蛋白质、粗纤维、戊聚糖，尚含糖醛酸。

性状特征

大通草

又名空心通草。为植物通脱木的茎髓。

小通草

又名通棍、通草棍、通花、实心通草。为旌节花科植物喜马拉雅旌节花。

方通草

又名方通。为通草经层叠压平，用一定尺寸的四方模板截成的方形薄片。

丝通草

又名丝通。为加工方通草时修裁下来的碎丝。

建方通

台湾、福建产的方通草。柔软，质优。

选购秘诀

以色洁白、心空、有弹性者为佳。

药用价值

通草含有脂肪、蛋白质、多糖等，具有一定的抗氧化以及抗炎解热的作用，还有利尿、改善微循环、增强机体抗病能力等功效。临床应用于产妇乳少，为下乳的常用药，常配王不留行和穿山甲，如下乳方。还用于治疗湿温证，有烦渴、小便不利，配滑石、生地、淡竹叶等。

贮存要点	置于干燥处保存。
用法用量	内服：煎汤，1.5~4.5克；或入丸、散。外用：研末绵裹塞鼻。
使用禁忌	气阴两虚，内无湿热及孕妇慎服。

通草车前子茶

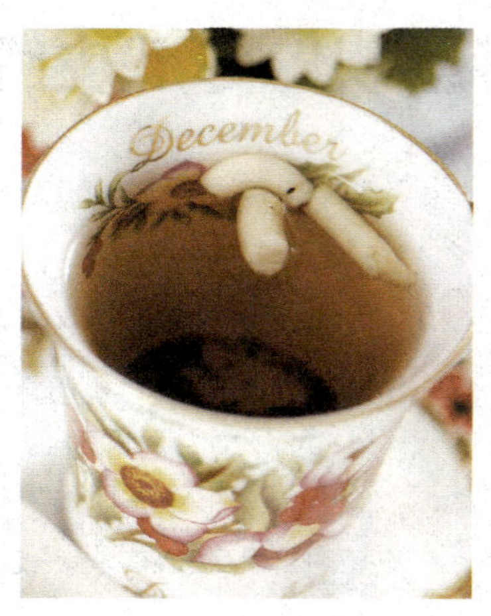

原料

通草、车前子、玉米须各5克，白糖15克。

做法

将通草、车前子、玉米须分别用清水洗净，一起放入锅中，加350毫升水煮茶。武火煮沸后，转文火续煮15分钟。最后加入白糖，搅拌均匀即成。

功效

清泄湿热，通利小便。

灯芯草

别名 虎须草、灯草、洋牌洞、灯心草、老虎须。

性味 性寒，味甘、淡。

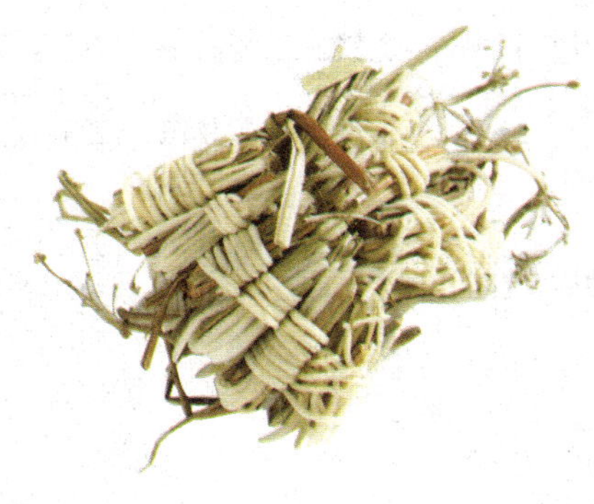

清心火、利湿的常用良药

来　源 为灯芯草科植物灯芯草的茎髓或全草。

主要产地 产于江苏、四川、云南、贵州等地。

功效主治 清心降火、利尿通淋。治淋病、水肿、小便不利、湿热黄疸、心烦不寐、小儿夜啼、喉痹、创伤。

主要成分 茎髓含纤维、脂肪油、蛋白质等，茎含多糖类。

性状特征

干燥的茎髓，呈细长圆柱形，一般长50～60厘米，亦有达1米以上者。表面乳白色至淡黄白色，粗糙，有细纵沟纹。用放大镜观察，可见表面有许多丝状物，相互交织成网，最外多呈短毛状。质轻软如海绵状，略有弹性，易折断，断面不平坦，白色。气微，味淡。四川所产灯芯草，剥去外皮的称为“灯芯”，未去皮的称为“灯草”。尚有同属植物野灯芯草、拟灯芯草等亦作灯芯草入药。

选购秘诀

以色白、条长、粗细均匀、有弹性者为佳。

药用价值

临床主要用于清心火，但力量较单薄，只适宜轻浅者，或辅助其他清热利尿药用。小儿因心热而烦躁、夜啼，可用灯芯草一扎，水煎服（用朱砂拌制过的朱灯芯最好）。成人因心肾不交（心火过盛，肾阴不足而引起的兴奋型神经官能症）而致夜睡不宁或失眠，可用一味灯芯（或配淡竹叶）煎汤，临睡前服用。此外，用灯芯草烧灰吹喉，可治疗喉痹。

贮存要点	置干燥处保存。
用法用量	内服：煎汤，2.5～4克（鲜草单用，15～30克）；或入丸、散。外用：煅存性，研末敷或吹喉。
使用禁忌	气虚小便不禁者忌服。

灯芯草茶

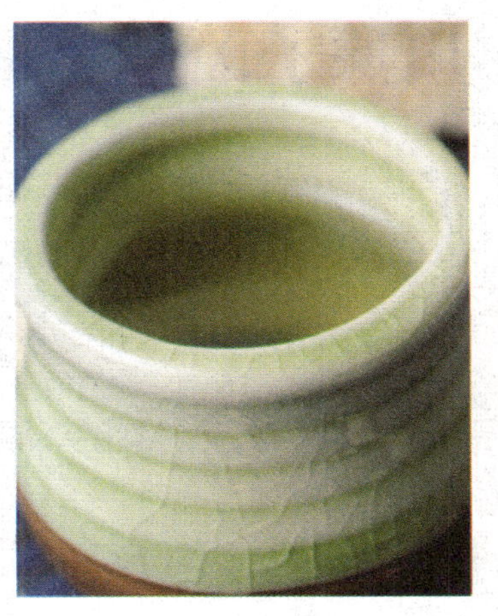

原料

柿饼2个，灯芯草6克，白糖适量。

做法

灯芯草洗净、切成段，与柿饼一起入锅中，加入适量的清水至没过所有原料，用武火煮沸后，转文火续煮30分钟即可。滤渣取汁，依个人口味加入适量的白糖。

功效

清热利尿，通淋止血。

茵陈蒿

别名 绵茵陈、白蒿、绒蒿、松毛艾。

性味 性微寒，味辛、苦。

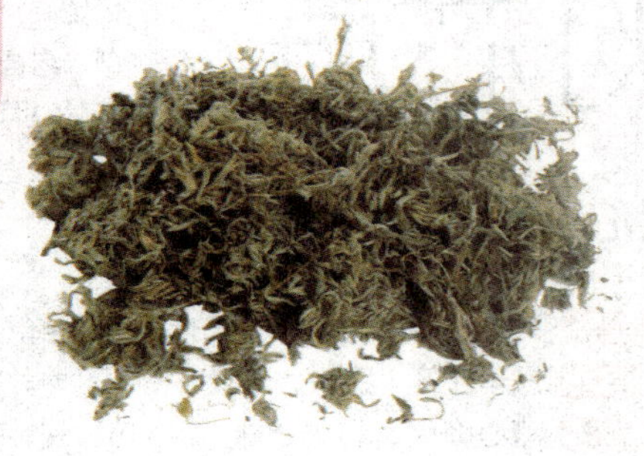

利尿、清热、退黄疸

来　源 为菊科植物茵陈蒿的幼苗。

主要产地 全国各地均有分布。

功效主治 清湿热、退黄疸。用于黄疸尿少、湿疮瘙痒、传染性黄疸型肝炎。

主要成分 含6,7-二甲基七叶树内酯及挥发油，油中主要为a-蒎烯、茵陈二炔酮、茵陈烯炔、茵陈醇、茵陈色原酮、氯原酸等。

性状特征

干燥的幼苗多揉成团状，灰绿色，全体密被白毛，绵软如绒。茎细小，多弯曲或已折断。分枝细，基部较粗，去掉表面的白毛后，可见明显的纵纹。完整的叶多有柄，与细茎相连，叶片分裂成线状。有特异的香气，味微苦。

选购秘诀

以质嫩、绵软、灰绿色、香气浓者为佳。

药用价值

利胆

茵陈蒿具有显著的利胆作用，可松弛胆道括约肌，加速胆汁排泄。在增加胆汁分泌同时，也增加胆中固体物胆酸、胆红素的排泄量。

保肝

茵陈蒿可保护肝细胞膜、防止肝细胞坏死，促进肝细胞再生及改善肝脏微循环。

抗病原微生物

茵陈蒿煎剂在体外对金黄色葡萄球菌有明显的抑制作用，对痢疾杆菌、溶血性链球菌、大肠杆菌、伤寒杆菌、脑膜炎双球菌等有不同程度的抑制作用。另外，茵陈蒿煎剂和挥发油对猪和人体内的蛔虫有麻醉作用。

贮存要点	置于阴凉干燥处，防潮。
用法用量	内服：煎汤6～15克，外用适量，煎、熏洗。
使用禁忌	非因湿热引起的发黄者忌服。

川楝子茵陈蒿糖浆

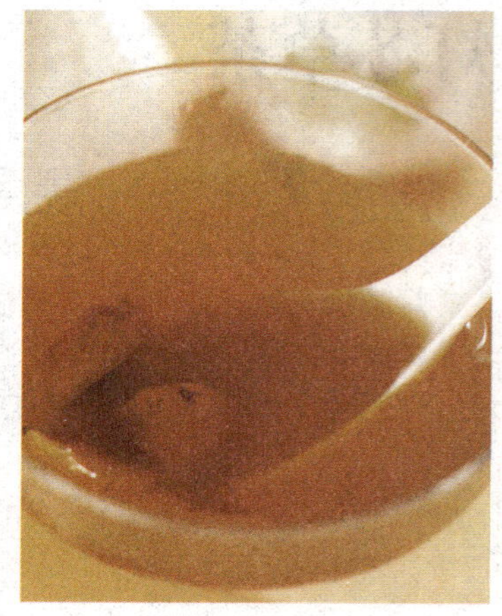

原料

虎杖30克，玉米须20克，郁金、广木香各15克，茵陈蒿10克，川楝子9克，冰糖适量。

做法

将郁金、广木香、川楝子、虎杖、玉米须、茵陈蒿洗净，入砂锅加清水煎，滤渣取汁。把滤好的药汁放入锅中再煎煮30分钟。最后加冰糖拌匀即可。

功效

清肝利胆，行气止痛，退黄。

金钱草

别名 遍地香、马蹄草。
性味 性凉，味苦、辛。

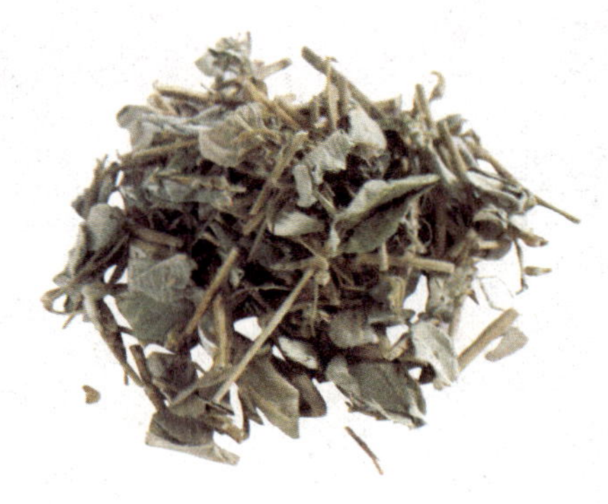

治疗泌尿系统结石常用药

来　源 为唇形科植物活血丹的全草或带根全草。

主要产地 主产于江苏、广东、四川、广西。浙江、湖南、福建等地亦产。

功效主治 清热、利尿、镇咳，消肿、解毒。可治黄疸、水肿、膀胱结石、疟疾、肺痈、咳嗽、吐血、淋浊、带下、风湿痹痛、小儿疳积、惊痫、痈肿、疮癣、湿疹。

主要成分 金钱草有芳香型和非芳香型两类。芳香型含多量单萜酮，其主要成分是l-蒎莰酮、l-薄荷酮和l-胡薄荷酮。

性状特征

干燥全草多皱缩成团，茎细长，方形，具纵棱线，灰绿色或微带紫色，有短毛，断面中空。叶多卷缩，肾形或心形，边缘具圆钝齿，灰绿色，质脆易碎。叶柄长4～44 米，多扭曲。花、果通常不见。气微香，味辛、苦。

选购秘诀

以植株完整、棕色、气微味淡者为佳。

药用价值

可通过化石作用，把结石碎化为沙，或通过利尿作用，把细结石冲出。

用于治疗膀胱、输尿管结石。可用金钱草40克煎汤代茶，另用金钱草配海金沙等煎服。

用于治疗肾结石，要配石苇、鱼首石等加强利水通淋作用，并配杜仲、核桃肉等补药以补肾。

用于治疗胆道结石，用四川大金钱草作用较好，且需要配茵陈蒿、柴胡、栀子等药。

贮存要点	置干燥处。
用法用量	内服：煎汤，3～15克，鲜者30～60克；或浸酒，捣汁。外用：捣敷或绞汁涂。
使用禁忌	凡阴疽诸毒、脾虚泄泻者，忌捣汁生服。

金钱草粥

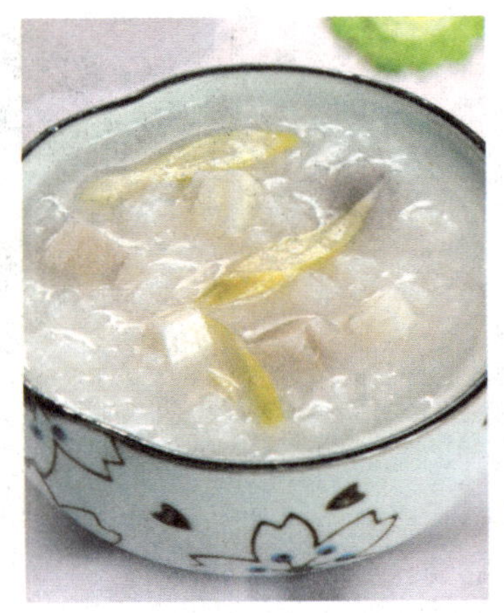

原料

新鲜金钱草（干者30克）60克，粳米50克，莲藕、冰糖适量。

做法

莲藕去皮、洗净、切丁。金钱草洗净、切碎，加水200毫升，煎至100毫升。滤渣取汁，放入粳米、莲藕、冰糖，再加水400毫升，煮成稀粥即可。

功效

适用于黄疸、尿路结石和急性黄疸性肝炎等症。

常见利水渗湿药物食物食用宜忌

泽泻

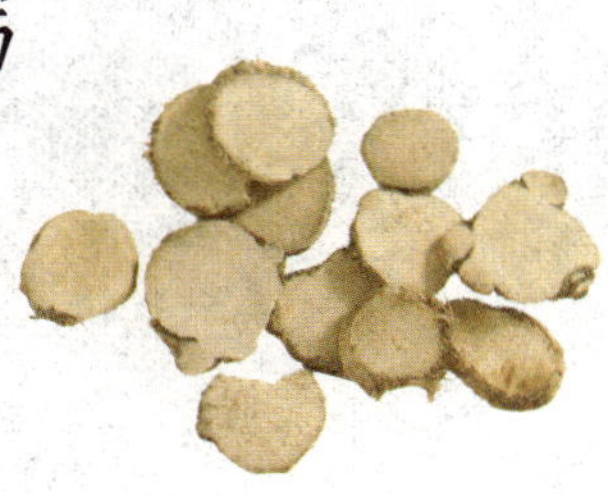

宜：适宜小便不利、水肿胀满、呕吐、泻痢、痰饮、脚气患者服用。

忌：肾虚精滑者忌服。

薏苡仁

宜：适宜泄泻、湿痹、筋脉拘挛、屈伸不利、水肿、肠痈、淋浊患者服用。

忌：脾虚便难及妊娠妇女慎服。

冬瓜皮

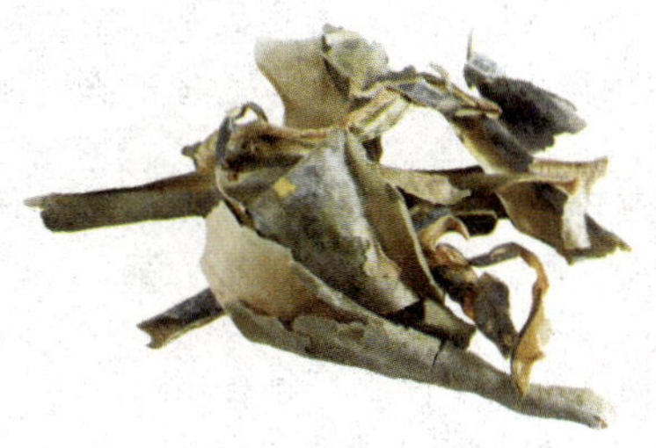

宜：适宜水肿胀满、小便不利、暑热口渴、小便短赤患者服用。

忌：因营养不良而致浮肿者慎用。

金钱草

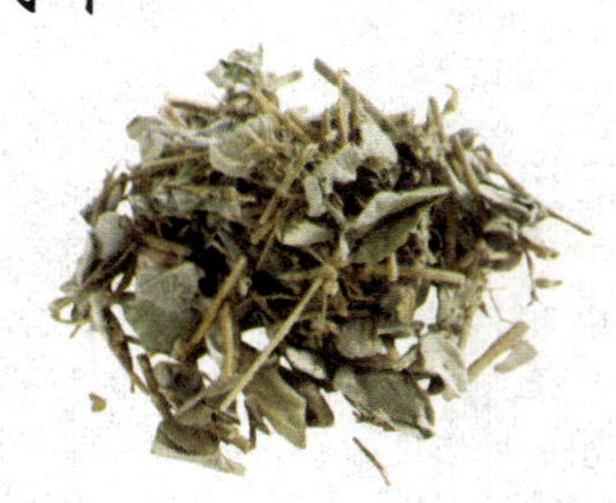

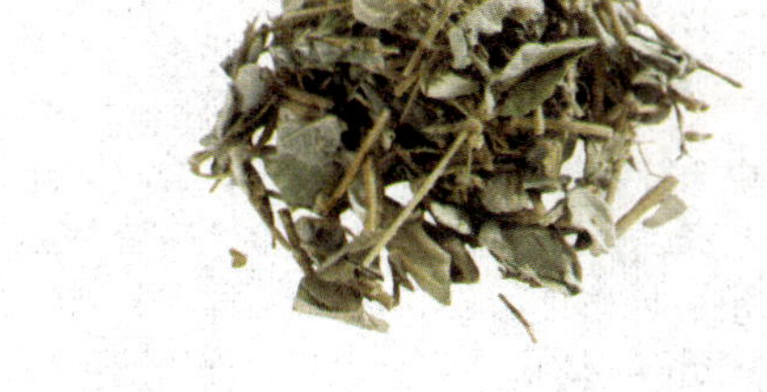

宜：适宜黄疸、水肿、膀胱结石、肺痈、咳嗽、吐血、淋浊、疮癣、湿疹患者服用。

忌：凡阴疽诸毒、脾虚泄泻者，忌捣汁生服。

黄瓜

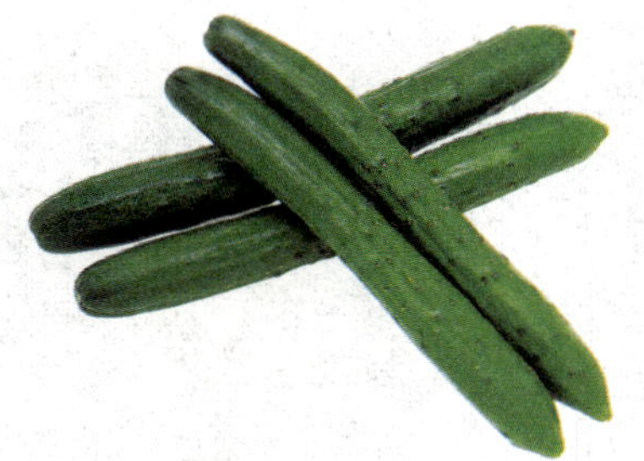

宜：适宜热病烦渴、咽喉肿痛、小便不利、水肿、湿热泻痢、火眼患者食用。

忌：患疮疥、脚气和有虚肿者食之易加重病情。

大白菜

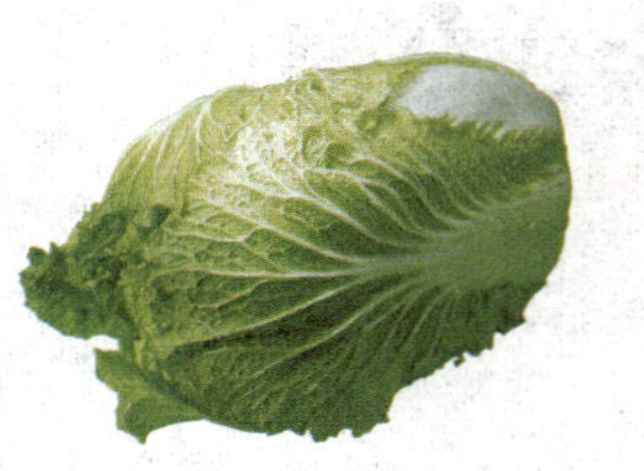

宜：适宜肺热、咳嗽、咽干、口渴、头痛、大便淤结、丹毒、痔疮出血患者食用。

忌：胃寒腹痛、大便清泻及寒痢者不可多食。

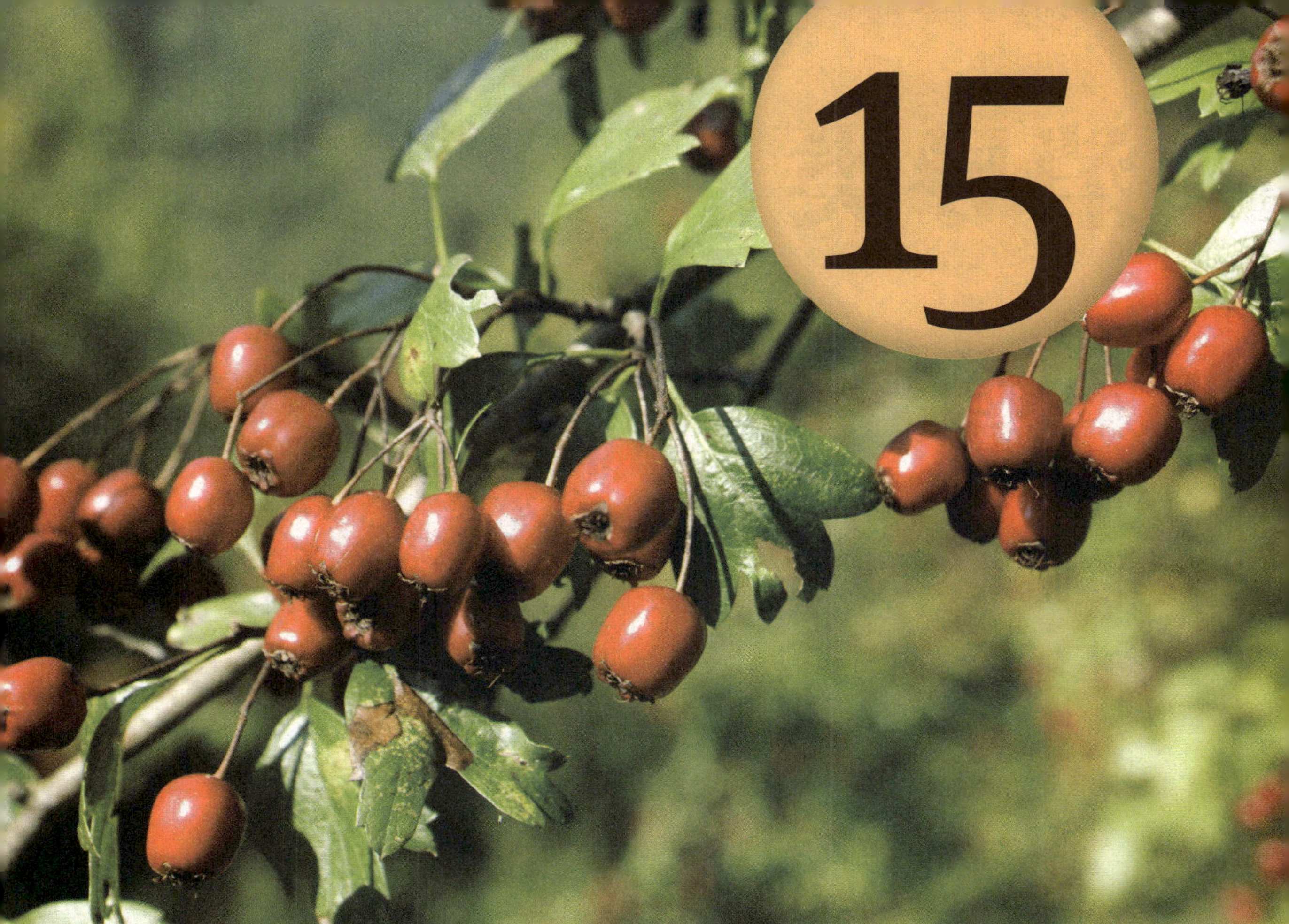

消导篇

消导药物、食物主要用于开胃消食、导行积滞，凡由于消化功能减退而引起的消化不良、食欲不振、饮食积滞者，均可酌情应用。消导药物、食物大多数具有促进胃液分泌、胃肠蠕动和消化食物的作用，故能开胃消滞而治消化不良。

应用消导药物、食物时，要注意以下几点：

第一，食滞常是气滞和气虚的表现之一，治疗食滞时，消导药常与理气药、补气药同用。

第二，食滞有热滞和寒滞之分，热滞表现为口臭嗳腐、脘腹满闷、喜寒恶热、舌苔黄腻、脉滑有力，多见于与外感或内热有关的消化不良，治疗宜配合清热药;寒滞表现为泛酸恶心、口吐清涎、脘腹满闷、喜热恶寒、舌苔白腻、脉细而弱，多见于与脾胃虚寒、伤于冷食有关的消化不良，治疗宜配合温中和胃之品。

第三，肠内积滞情况较重者，往往要配合泻下药，才能清泻积滞。

消导类

主要用于因消化功能减退而引起的消化不良、食欲不振、饮食积滞。症见口臭嗳腐、脘腹满闷、泛酸恶心、口吐清涎等。

山楂

别名 映山红果、酸查。

性味 性微温，味酸、甘。

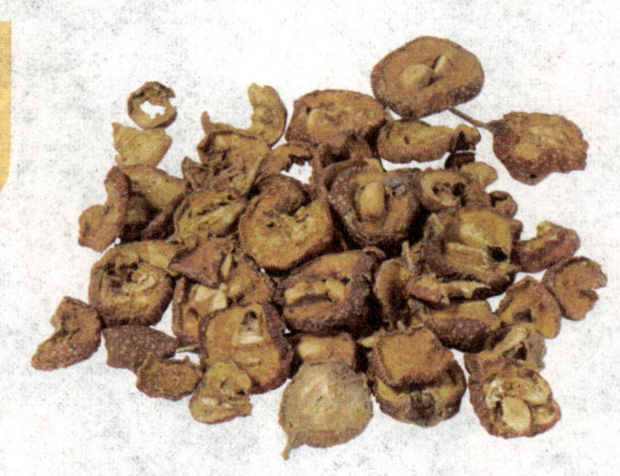

消食健胃好帮手

来　源 为蔷薇科植物山楂或野山楂的果实。

主要产地 北山楂主产于山东、河北、河南、辽宁等省；南山楂主产于江苏，浙江、云南、四川等地。

功效主治 消食化积、行气散淤。主治肉食积滞、胃脘胀满、泻痢腹痛、淤血经闭、产后淤阻、心腹刺痛、疝气疼痛、高脂血症。

主要成分 含表儿茶精、槲皮素、金丝桃苷、绿原酸、山楂酸、柠檬酸、苦杏仁苷等。

性状特征

北山楂

为植物山楂的果实，呈球形或梨形，表面深红色，有光泽，满布灰白色细斑点；顶端有宿存花萼，基部有果柄残痕。商品常为3～5毫米厚的横切片，多卷缩不平，果肉深黄色至浅棕色，切面可见5～6粒淡黄色种子，气微清香，味酸、微甜。

南山楂

为植物野山楂的果实，呈类圆球形，直径0.8～1.4厘米，间有压扁成饼状，表面灰红色，有细纹及小斑点，气微，味酸、微涩。

选购秘诀

北山楂以个大、皮红、肉厚者为佳；南山楂以个匀、色红、质坚者为佳。

药用价值

山楂能增加胃中消化酶的分泌，入胃后能增强酶的作用，促进肉类消化，又有收敛作用，对痢疾杆菌有较强的抑制作用；并有降血压、强心、扩张血管以及降低胆固醇的作用，适用于动脉硬化性高血压；又能收缩子宫，治产后腹痛。

所含脂肪酶可促进脂肪分解。所含多种有机酸能提高蛋白酶的活性，使肉食易被消化。

对消除油腻、肉积尤为适用，也可用于胃酸缺乏症，对于小儿伤乳之消化不良、食欲缺乏，效果也好。

最新研究发现，山楂中含有一种牡荆素的化合物，这种物质就有抗癌的作用。亚硝胺和黄曲霉毒素都可能诱发消化道癌症的发生，在山楂中提取的汁液不仅能阻断亚硝胺的合成，还可以抑制黄曲霉毒素的致癌作用。如果人体出现消化不良的问题，可将山楂和粳米一起煮来吃，这样还可以助消化，又可以起到辅助抗癌的作用。

贮存要点	置通风干燥处，防蛀。
用法用量	煎服10～15克，大剂量为30克。生山楂用于消食散淤，焦山楂用于止泻止痢。
使用禁忌	脾胃虚弱者慎服。胃酸过多，有吞酸、吐酸者需慎用山楂，胃溃疡患者也应慎用。

神曲

别名 六神曲。
性味 性温，味甘、辛。

健脾和胃、消食调中的常用药

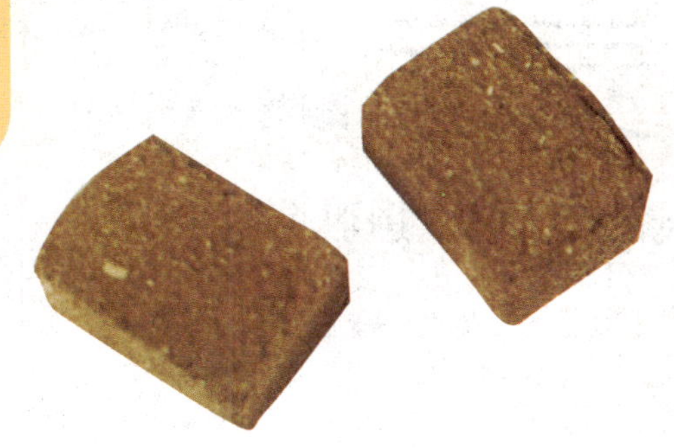

来　源 为辣蓼、青蒿、杏仁等药加入面粉或麸皮混合后，经发酵而成的曲剂。

主要产地 全国各地均产。

功效主治 健脾和胃、消食调中。治饮食停滞、胸痞腹胀、呕吐泻痢、产后淤血腹痛、小儿腹大、坚积。

主要成分 神曲含有酵母菌、酶菌、B族维生素、挥发油、苷类。

性状特征

呈方形或长方形的块状，宽约3厘米，厚约1厘米，外表土黄色，粗糙；质硬脆易断，断面不平，类白色，可见未被粉碎的褐色残渣及发酵后的空洞。有陈腐气，味甘、辛。

选购秘诀

以陈久、无虫蛀者为佳。

药用价值

神曲中有酵母菌，其成分有挥发油、苷类、脂肪油及B族维生素等。神曲为一种酵母制剂，借其发酵作用，以促进消化功能，如所含的淀粉酶可帮助消化谷类食物。

用于健胃，治消化不良，属于寒滞者更适宜。有食欲不振、饮食积滞、胸腹胀满者常用之。

用于健脾，治脾胃泄泻，消化不良者可配白术、陈皮、砂仁等。

用于解表，治感冒而表现有伤食腹泻者，可见于胃肠型流行性感冒，配解表药。

此外本品还可加入由金石药品组成的丸剂中，以增强胃力而助消化液吸收。

贮存要点	置通风干燥处，防蛀。
用法用量	内服：煎汤，6～12克；或研末入丸、散。
使用禁忌	本品不适用于口干、舌少津，或有手足心热、食欲不振、脘腹作胀、大便干结者服用。哺乳期妇女也应慎用。因其能堕胎，故孕妇应忌食。

补胃牛肚汤

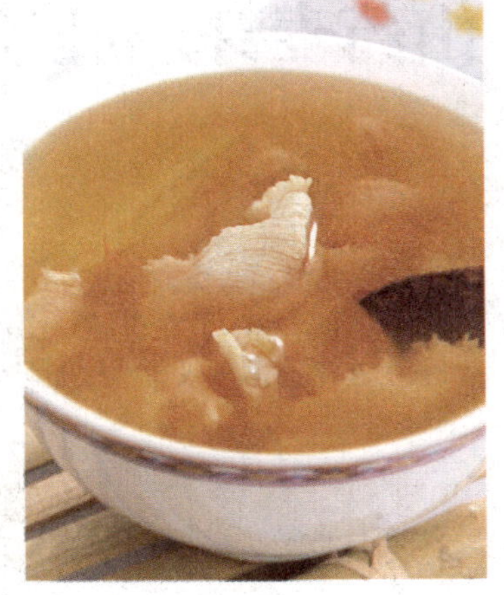

原料

牛肚1000克，鲜荷叶半张，白术、黄芪、升麻、神曲各10克，生姜、桂皮、茴香、胡椒粉、料酒、盐、醋各适量。

做法

将鲜荷叶垫于砂锅底，放入洗净的牛肚和药材，加水以武火煮沸后转中火炖30分钟；取出牛肚切块，复入砂锅，加剩余原料，文火煨至牛肚烂即可。

功效

升阳举陷，健脾补胃。

麦芽

别名 大麦蘖、麦蘖、大麦毛、大麦芽。

性味 性微温，味甘。

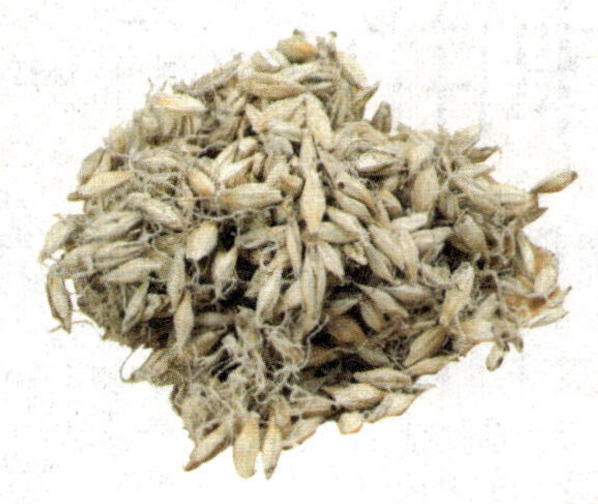

疏肝醒脾、退乳常用药

来　源 为发芽的大麦颖果。

主要产地 各地均产。

功效主治 消食、和中、下气。治食积不消、脘腹胀满、食欲不振、呕吐泄泻、乳胀不消。

主要成分 麦芽含淀粉酶、转化糖酶、B族维生素、脂肪、磷脂、糊精、麦芽糖、葡萄糖等。

性状特征

果实呈梭形，长8～12毫米，直径2.5～3.5毫米。上端有长约3毫米的黄棕色幼芽，下端有须根数条，纤细而弯曲，长0.2～2.0厘米，少数无须根。表面黄色或淡黄棕色，背面为外稃包围，具5脉，腹面为内稃包围，有腹沟1条。剥除内外稃后，即为果皮。果皮淡黄色，膜质，种皮薄，且与果皮难分离，背面基部有长椭圆形的胚，淡黄白色，长3～5毫米，腹面中央有褐色纵沟1条。胚乳很大、乳白色、粉质。味微甘。

选购秘诀

以色黄、粒大、饱满、芽完整者为佳。

药用价值

麦芽对胃蛋白酶的分泌似有轻度的促进作用，对增加胃酸的分泌亦有轻度的作用。临床上应用于健胃，治一般的消化不良，对米、面食和果积（食水果过多而致的消化不良）有化积开胃的作用。可视为助消化的滋养药，常配神曲、白术、陈皮。

用于退乳，利用麦芽的温通作用，减轻母体断乳后有乳汁滞留的现象，从而消除胀痛，但此时麦芽用量宜大。

贮存要点	置通风干燥处。
用法用量	内服：煎汤，9～15克；或入丸、散。
使用禁忌	久食消肾，不可多食。炒麦芽服用过多时会影响乳汁分泌，哺乳期的妇女慎用。

山药麦芽鸡肫汤

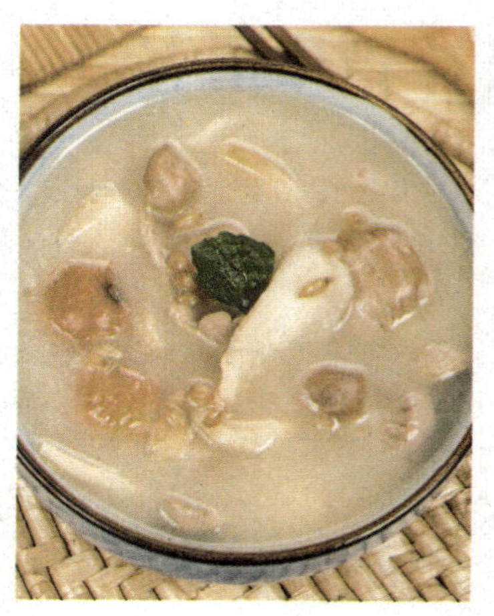

原料

鸡肫450克，山药100克，麦芽、蜜枣各10克，盐适量。

做法

鸡肫洗净，切块，汆水；山药洗净，去皮，切块；麦芽洗净，浸泡。锅中放入鸡肫、山药、麦芽、蜜枣，加水以文火慢炖1小时，再调入盐稍煮即可。

功效

行气消食，健脾开胃。

谷芽

别名 蘖米、谷蘖、稻蘖、稻芽。
性味 性温，味甘。

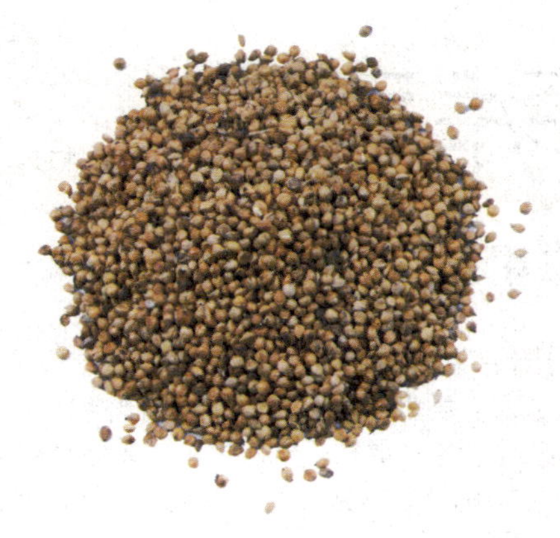

健胃、助消化常用药

来　源 为禾本科植物稻的成熟果实经加工而发芽者。

主要产地 全国产稻区均有生产，而以南方早稻谷加工的谷芽为好。华北地区习惯以禾本科植物粟的颖果发芽后作谷芽用。

功效主治 健脾开胃、和中消食。治宿食不化、胀满、泄泻、不思饮食。

主要成分 含淀粉、蛋白质、脂肪、淀粉酶及维生素等。

性状特征

干燥的谷芽，呈长椭圆形而扁，两端略尖，长7～9毫米，宽3～4毫米，外稃包围果实，表面黄色、坚硬、具短细毛，有脉5条。基部有白色线形的浆片2枚，长约2毫米，其中由1个浆片的内侧伸出1～3条淡黄色弯曲的须根（初生根）。剥去外稃，内含白米1粒，质坚、断面白色、有粉性。气无，味微甘。

选购秘诀

以粒饱满、均匀、色黄、无杂质者为佳。

药用价值

本品有促进消化、增进食欲的作用。其酶含量较麦芽低，消化淀粉之力不及麦芽。

临床上用于治疗食滞胀满、食欲不振，一般多与麦芽同用，也可单用，小儿外感风滞有呕吐、发热者，配解表药和清热化湿药。

贮存要点	置通风干燥处。
用法用量	煎服，10～15克，大剂量为30克。生用长于和中，炒用偏于消食。 处方中写谷芽、长须谷芽指生谷芽，为原药去杂质不经炒制生用入药者。炒谷芽又名香谷芽、炙谷芽。为净谷芽用文火炒至黄色入药者。焦谷芽为净谷芽用武火炒至焦黄色入药者。
使用禁忌	无。

谷芽消积汁

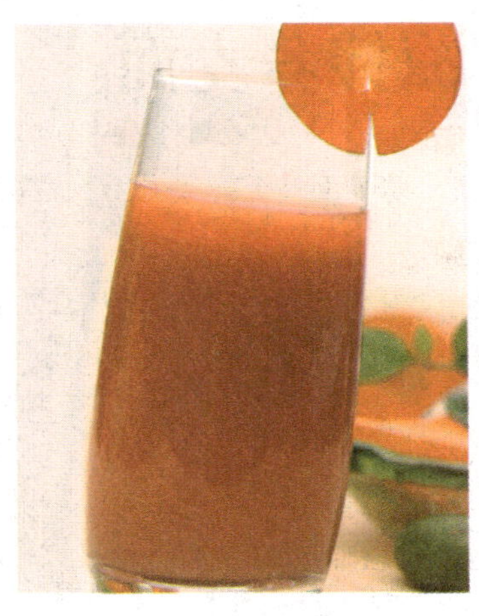

原料

葡萄柚2个，柠檬1个，谷芽10克，天门冬8克，蜂蜜1大匙。

做法

谷芽、天门冬洗净，先煎取汁。葡萄柚和柠檬切块，放入榨汁机中榨汁。将果汁倒入杯中，加入药汁、蜂蜜搅拌均匀，即可饮用。

功效

补脾健胃，善消谷滞，保湿祛疤。

荞麦

别名 乌麦、花荞、甜荞、荞子。

性味 性凉，味甘。

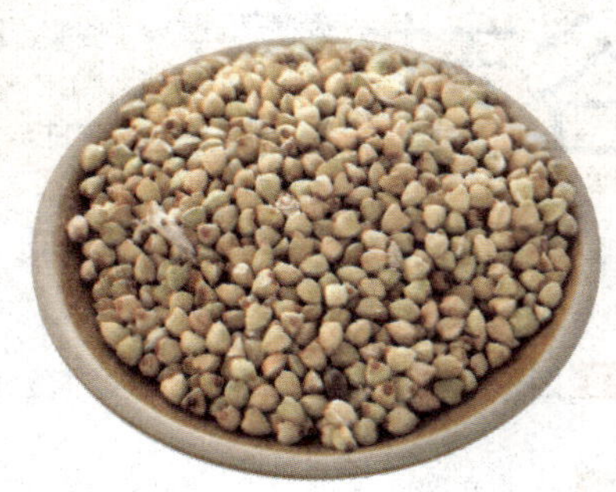

常用的“消炎粮食”

来　源 为蓼科植物荞麦的种子。

主要产地 中国各地普遍栽培，尤以北方为多。

功效主治 开胃宽肠、下气消积。治肠胃积滞、慢性泄泻、噤口痢疾、赤游丹毒、痈疽发背、瘰疬、汤火灼伤。

主要成分 含蛋白质、脂肪油、淀粉、淀粉酶、麦芽糖、腺嘌呤及胆碱等。

性状特征

一年生草本，生育期短，抗逆性强，极耐寒瘠，当年可多次播种多次收获。茎直立，下部不分蘖，多分枝，光滑，淡绿色或红褐色，有时有稀疏的乳头状凸起。叶心脏形如三角状，顶端渐尖，基部心形或戟形，全缘。托叶鞘短筒状，顶端斜而截平，早落。花序总状或圆锥状，顶生或腋生。春夏间开小花，花白色，花梗细长。果实为干果，卵形，黄褐色，光滑。有多个栽培品种，尤以苦荞为最具营养保健价值。茎紫红色，叶子三角形，开白色小花，子实黑色，磨成面粉供食用。

选购秘诀

本品以粒饱满、均匀、有芽、色黄者为佳。

药用价值

荞麦含有丰富的维生素E和可溶性膳食纤维，同时还含有芦丁（芸香苷），有降低人体血脂、软化血管、保护视力和预防脑血管出血的作用。

荞麦含有的烟酸成分能促进机体的新陈代谢，增强解毒能力，还有扩张血管和降低血清胆固醇的作用。

荞麦含有丰富的镁，能促进人体纤维蛋白溶解，使血管扩张，抑制凝血块的形成，具有抗栓塞的作用，也有利于降低血清胆固醇。

贮存要点	置于通风干燥处保存。
用法用量	内服：煎汤，9~15克；入丸、散。外用：研末掺或调敷。
使用禁忌	荞麦一次不可食用太多，否则易造成消化不良、脾胃虚寒、消化功能不佳，经常腹泻的人不宜食用。

凉拌荞麦面

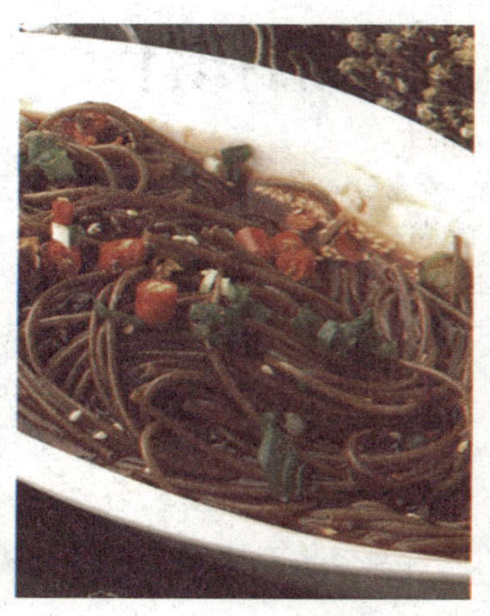

原料

荞麦面200克，红椒1个，香油、盐、醋、葱花各适量。

做法

红椒洗净、切碎。锅中注水煮沸，将荞麦面煮熟后冲凉水，捞出沥干水分，装盘；调入盐、红椒、醋搅匀，淋上少许香油，撒上葱花即可。

功效

健脾除湿，活血健脑。

大麦

别名 倮麦、牟麦、饭麦、赤膊麦。

性味 性凉，味甘、咸。

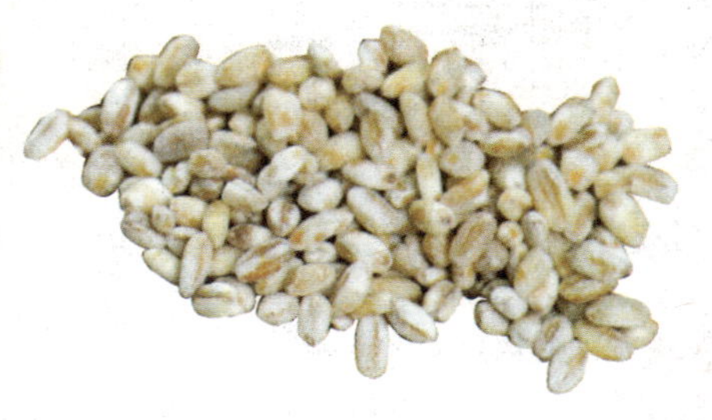

具有保健作用的主食

来　源 为禾本科植物大麦的果实。

主要产地 全国各地均有栽培。

功效主治 和胃、宽肠、利水，治食滞泄泻、小便淋痛、水肿、烫火伤。

主要成分 含淀粉酶、转化糖酶、卵磷脂、糊精、麦芽糖及葡萄糖和B族维生素等。

性状特征

大麦一年生草本。秆直立，光滑无毛。叶鞘无毛，有时基生叶的叶鞘疏生柔毛，叶鞘先端两侧具弯曲沟状的叶耳；叶舌小，膜质；叶片扁平，长披针形，上面粗糙，下面较平滑。穗状花序，长4~10厘米，分为若干节，每节着生3枚完全发育的小穗，小穗长约2厘米，通常无柄，每小穗有花1朵，内外颖均为线形或线状披针形，微被短柔毛，先端延长成短芒，长仅8~14毫米；外稃长圆状披针形，光滑，具5条纵脉，中脉延长成长芒，极粗糙，长8~13厘米，外稃与内稃等长；雄蕊3枚；子房1枚，花柱分为2枚。颖果与内外稃愈合，罕有分离者，颖果背有沟。

选购秘诀

以麦粒均匀、无霉烂者为佳。

药用价值

大麦磨成的面能平胃止渴、消食除胀。长时间食用，有助于保持头发乌黑。

大麦苗捣汁，每天服用，能治各种黄疸、利小便。冬季手脚长冻疮，可将大麦苗煮成汁浸洗。

大麦在一定水分和温度下萌发的芽，称为大麦芽，晒干后炒熟食用。大麦芽既能消食化滞，又能回乳舒肝。

贮存要点	密闭保存，防霉、防蛀。
用法用量	大麦去麸皮碾碎，可煮粥或做饭，亦可磨成粉做面食。其还是生产啤酒的主要原料。
使用禁忌	体质虚寒者少食或不食。

大麦粥

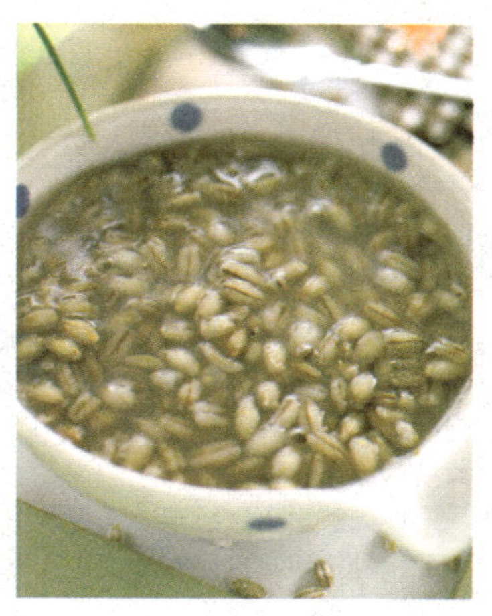

原料

大麦50克，红糖或蜂蜜适量。

做法

大麦泡发，淘洗干净，放入锅中，加适量清水，以武火煮沸，转文火熬粥。煮熟后放入红糖或蜂蜜，搅拌均匀即可。

功效

宽中下气，利小便。

洋葱

别名 玉葱、葱头。

性味 性辛，味温。

糖尿病患者之良蔬

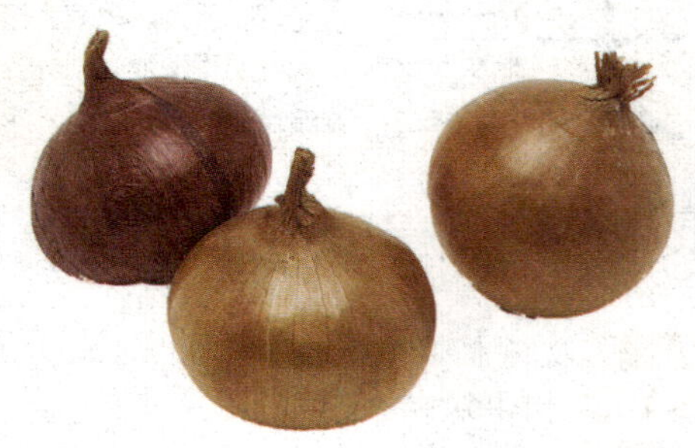

来　源 为百合科植物洋葱的鳞茎。

主要产地 全国各地均有栽培。

功效主治 杀虫除湿、温中消食、化肉消谷、提神健体、降血压、消血脂，主治腹中冷痛、宿食不消、高血压、高脂血症、糖尿病等。

主要成分 新鲜洋葱每100克中约含水88毫升、蛋白质1.1克、碳水化合物8.1克、粗纤维0.9克、脂肪0.2克、灰分0.5克、胡萝卜素0.02毫克、维生素$B_1$0.03毫克、维生素$B_2$0.02毫克、维生素C8毫克、维生素E0.14毫克及多种矿物质。

性状特征

洋葱为多年生草本，具强烈的香气。鳞茎大，球形或扁球形，外包赤红色皮膜。叶圆柱形，中空。长25～50厘米，径1～1.5厘米，中部以下最粗。绿色，有白粉。花葶高可达1米，伞形花序，球形，外包有2～3片反卷的苞片。花柄长不过2.5厘米；花被6，呈二轮排列，粉红色或近于白色，花被片倒卵状披针形，先端尖。雄蕊6，伸出，花丝基部宽阔。雌蕊1，子房上位，三棱状，3室，花柱丝状，柱头小。蒴果，室背裂开，含有多数种子。种子扁形，黑色。

选购秘诀

以球体完整、没有裂开或损伤者为佳。

药用价值

利尿

洋葱不仅可对心血管疾患多发的中老年人有保健作用，还可用于预防和治疗糖尿病及肾性水肿。这是因为洋葱含有与降血糖药物甲苯磺丁脲相类似的有机物，并能在体内生成具有强力利尿作用的槲皮苷素。

抗癌

现代医学研究显示，洋葱含有微量元素硒。硒是一种抗氧化剂，它能促进人体产生大量谷胱甘肽。谷胱甘肽主要生理功能是清除自由基。当这种物质浓度升高时，癌症的发生率就会下降。所以洋葱又是抗癌的药用食物。

杀菌、消炎

动物实验证明，洋葱对胃肠道能提高张力、增加分泌，可适用于肠无力症及非痢疾性肠炎。

本剂有杀菌作用，从其中分离所得的结晶物质在1：100000时，能杀金黄色葡萄球菌、白喉杆菌等，妇科中可用于治疗滴虫性阴道炎。

对血管的保护作用

洋葱中含有的前列腺素A是一种较强的血管扩张剂，可以降低人体外周血管和心脏冠状动脉的阻力，对抗体内儿茶酚胺等升压物质，并能促进引起血压升高的钠盐等物质的排泄。所以，具有降低血压和预防血栓形成的作用。二烯丙基二硫化物及硫氨基酸等物质，具有抗血管硬化及降低血脂的奇异功能。经研究发现，高脂血症患者食用一段时间的洋葱后，其体内的胆固醇、甘油三酯和脂蛋白均有明显降低。常食洋葱可以长期稳定血压、减低血管脆性。对人体动脉血管有很好的保护作用。

贮存要点	将网兜或废旧的尼龙袜洗净晾干，把洋葱装入其中，用绳扎紧口，吊于阴暗、通风处，可防潮、防腐。
用法用量	内服：生食或烹食，30～60克。外用：捣敷或捣汁涂。
使用禁忌	发热、眼病或热病后不宜食用。

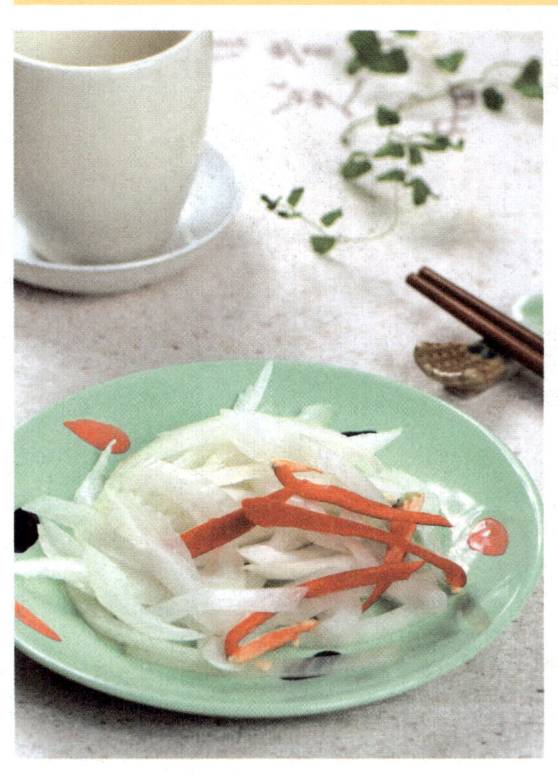

素炒洋葱丝

原料

洋葱300克，红椒、香醋、盐、食用油、酱油各适量。

做法

把洋葱、红椒分别洗净，切成细丝。锅放在火上，放入食用油用大火烧至八成热，倒入洋葱丝翻炒，添加酱油、醋、盐，拌炒均匀即可。

用法

随餐食用。

功效

降血压、降血脂、化淤血、助消化，对高血压、高脂血症、冠心病、慢性胃炎有疗效。

洋葱炒牛肉丝

原料

洋葱150克，牛肉100克，红椒、食用油、酱油、料酒、葱末、姜丝、盐、水淀粉各适量。

做法

把洋葱、牛肉、红椒洗净，切成细丝，牛肉丝用水淀粉抓芡。备用炒锅加食用油，大火烧至七成熟，添加葱末、姜丝，煸炒出香，添加牛肉丝、料酒，熘炒至九成熟。放入洋葱丝、红椒丝翻炒片刻，添加盐、酱油，炒匀即可。

用法

随餐食用。

功效

益气增力、化痰降脂、降血压，对高脂血症、高血压、糖尿病患者有效。

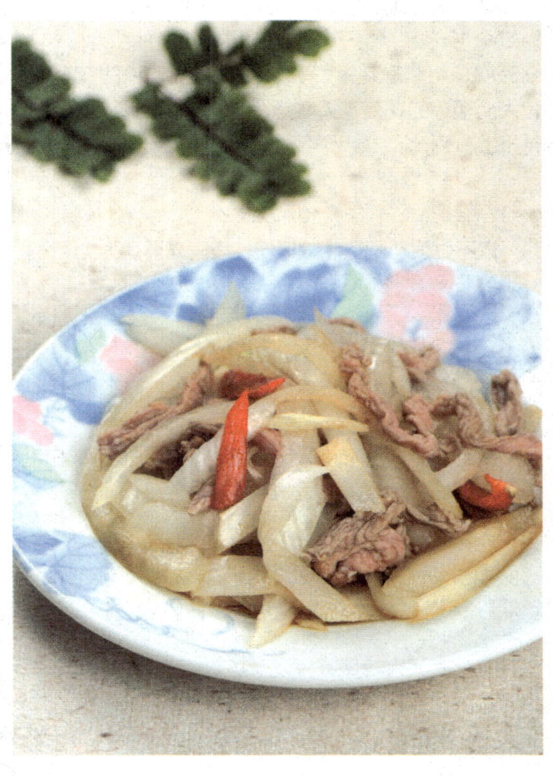

胡萝卜

别名 黄萝卜、红芦菔、丁香萝卜、红萝卜。

性味 性平，味甘。

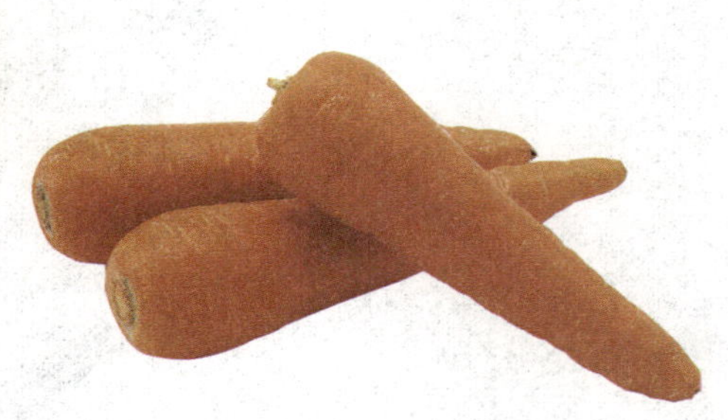

有“小人参”之美誉

来　源 为伞形科植物胡萝卜的根。

主要产地 全国各地均产。

功效主治 健脾、化滞。治消化不良、久痢、咳嗽。

主要成分 根含多种类胡萝卜素、维生素B_1、维生素B_2和花色素。还含糖、脂肪油、挥发油、伞形花内酯等。根中挥发油的含量随生长而减少，胡萝卜素含量则随生长而增多。叶中含木樨草素-7-葡萄糖苷0.01%。地上部分尚含胡萝卜碱和吡咯烷，花含花色素、槲皮素和山柰酚。

性状特征

胡萝卜一年生或二年生草本，多少被刺毛。根粗壮，肉质，红色或黄色。茎直立，多分枝。叶具长柄，为2~3回羽状复叶，裂片狭披针形或近线形；叶柄基部扩大。花小，白色或淡黄色，为复伞形花序，生于长枝的顶端；总苞片叶状，细深裂；小伞形花序多数，球形，其外缘的花有较大而相等的花瓣。果实矩圆形，长约3毫米，沿脊棱上有刺。

选购秘诀

以不过度粗肥且色浓形佳、表皮光滑者为上。

药用价值

胡萝卜中所含的胡萝卜素，在人体内可转化成维生素A，其有补肝明目作用，可治疗夜盲症；维生素A是骨骼正常生长发育的必需物质，有助于细胞增殖与生长，是机体生长的要素，对促进婴幼儿的生长发育具有重要意义。

胡萝卜中的木质素也能提高机体免疫机制，间接消灭癌细胞。

胡萝卜还有降压、强心的作用。

贮存要点	冰箱冷藏。
用法用量	内服：煎汤、生食、炒菜或捣汁。外用：捣汁涂抹。
使用禁忌	吃胡萝卜时不要喝酒，因为当类胡萝卜素的浓度很高时，碰上酒精就全和自由基结合，使类胡萝卜素由抗氧化剂转变成会攻击正常细胞的促氧化剂。

丝瓜胡萝卜粥

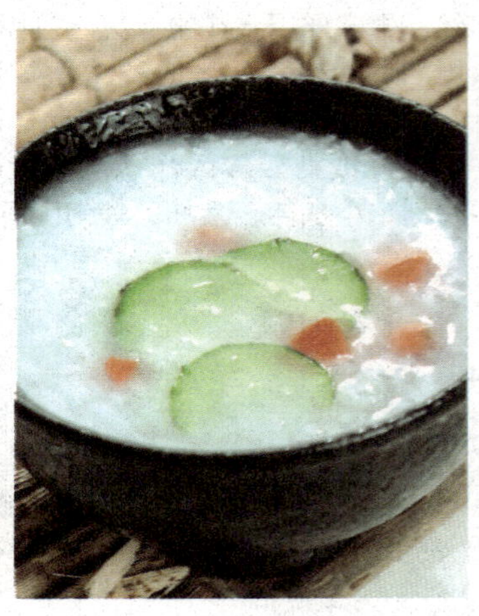

原料

鲜丝瓜30克，胡萝卜50克，粳米100克，白糖适量。

做法

丝瓜去皮，洗净，切片；胡萝卜去皮，洗净，切丁；粳米淘净。锅中注水，放入粳米，以武火煮至米粒开花。放入丝瓜、胡萝卜，转文火煮至粥成，放入白糖即可。

功效

宽中下气，消积导滞。适用于小儿积滞、消化不良等。

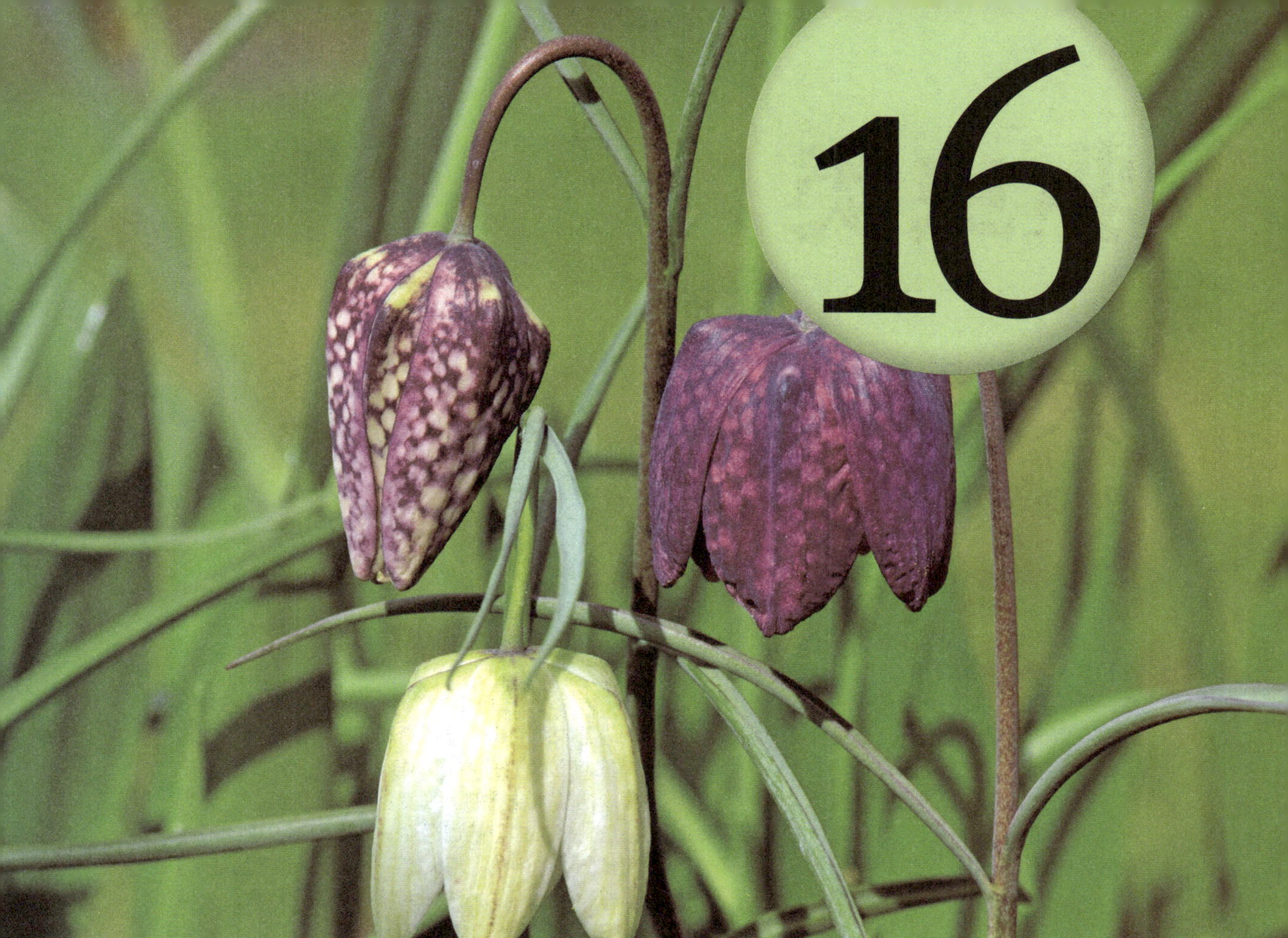

驱虫篇

驱虫药物、食物主要用于驱除肠道寄生虫。中药驱虫药的特点是毒性和副作用较小，药效尚持久。部分中药驱虫药兼能健胃，作用较全面，用药时兼顾患者体质和原有的其他疾病，适当配伍，体质虚弱者也可用。

中药驱虫药中，用途较广、能对抗多种寄生虫的有槟榔、雷丸等。在选择药物时，驱蛔虫，首选使君子和苦楝根皮；驱钩虫，首选贯众，其次雷丸；驱绦虫，首选南瓜子，其次是槟榔。

配伍方面，由于肠寄生虫病患者常有消化不良、腹胀痛，故使用驱虫药时，常随症配消导药，如神曲、山楂之类，使肠中积滞消除或配理气活血药，如枳实、当归之类，以减轻气胀和腹痛；为加强驱虫效果，有些驱虫药还需要泻下药，如大黄、火麻仁之类，使虫体和虫卵易于排出。久患寄生虫病而致气血虚弱者，又需要酌加补气、补血药。

驱虫类

主要用于驱除肠道寄生虫，如驱蛔虫、钩虫、绦虫等。肠道寄生虫病患者常有消化不良、腹胀痛等症状。

大蒜

别名 胡蒜、葫、独蒜、独头蒜。

性味 性温，味辛。

调味杀菌好帮手

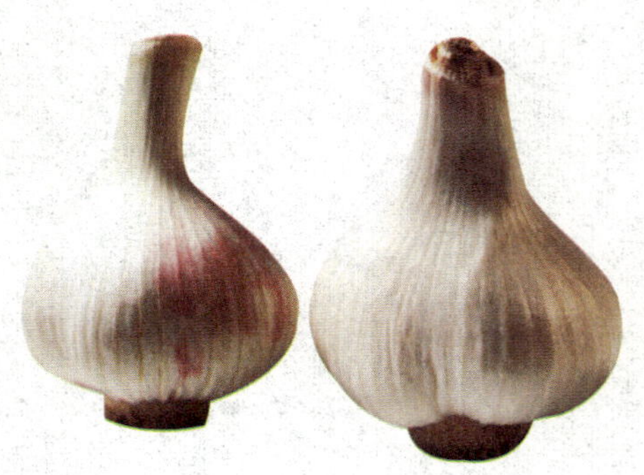

来　源 为百合科植物大蒜的鳞茎。

主要产地 全国各地均产。

功效主治 行滞气、暖脾胃、消肿胀、解毒杀虫。治饮食积滞、脘腹冷痛、水肿胀满、泄泻、痢疾、疟疾、百日咳、痈疽肿毒、白秃癣疮、蛇虫咬伤。用于感冒、菌痢、阿米巴痢疾、肠炎、饮食积滞、痈肿疮疡等病证。

主要成分 大蒜除含有蛋白质、脂肪、糖类、多种维生素、胡萝卜素、钙、磷、铁外，还含有大蒜辣素、硫醚化合物、芳香醇等成分。

性状特征

鳞茎呈扁球形或短圆锥形，外有灰白色或淡棕色膜质鳞被；剥去鳞叶，内有6～10个蒜瓣，轮生于花茎的周围；茎基部盘状，生有多数须根。每一蒜瓣外包薄膜，剥去薄膜，即见白色、肥厚多汁的鳞片。有浓烈的蒜臭，味辛、辣。

选购秘诀

选择饱满的、坚硬的球茎，蒜瓣要紧密相连的。药用的以独头紫皮大蒜为佳。

药用价值

大蒜挥发油所含大蒜素等具有明显的抗炎杀菌作用，尤其对上呼吸道和消化道感染、霉菌性角膜炎、隐孢子菌感染有显著的功效。

蒜辣素具有杀灭大肠杆菌、痢疾杆菌、霍乱病菌及防癌、防治心血管疾病等多种作用，被称为“土里长出的阿莫西林（青霉素）”。

大蒜中的锗和硒等元素可抑制肿瘤细胞的生长。

大蒜可防止心脑血管中的脂肪沉积，诱导组织内部脂肪代谢，显著增加纤维蛋白溶解活性，降低胆固醇，抑制血小板的聚集，降低血浆浓度，增加微动脉的扩张度，促使血管舒张，调节血压，增加血管的通透性，从而抑制血栓的形成和预防动脉硬化。每天吃2～3瓣大蒜，是降压的最好、最简易的办法，大蒜可帮助保持体内一种酶的适当数量而避免出现高血压。

生食大蒜还能提高葡萄糖耐量，同时还可促进胰岛素的分泌及增加组织细胞对葡萄糖的利用程度，从而降低血糖水平。

科研人员通过兔子及小白鼠的实验发现，大蒜能刺激雄性激素分泌，并能增加精子数量。现代医学认为，血液健康是影响勃起功能的重要因素。而现代人常由于不良的生活习惯而导致高脂血症等问题，从某种意义上说这是男性勃起功能障碍患者不断增加的原因。而吃大蒜却能促进血液健康，改善血液循环，从而也有利于改善男性勃起功能。

贮存要点	通风干燥处保存。
用法用量	内服：煎汤，4.5～9克；生食、煨食或捣泥为丸，家庭多用来调味。外用：捣敷、做栓剂或切片灸。
使用禁忌	阴虚火旺以及目疾、口齿、喉、舌诸患和热病后均忌食。

槟榔

别名 宾门、白槟榔、马金南、青仔、槟榔玉。

性味 性温，味苦、辛。

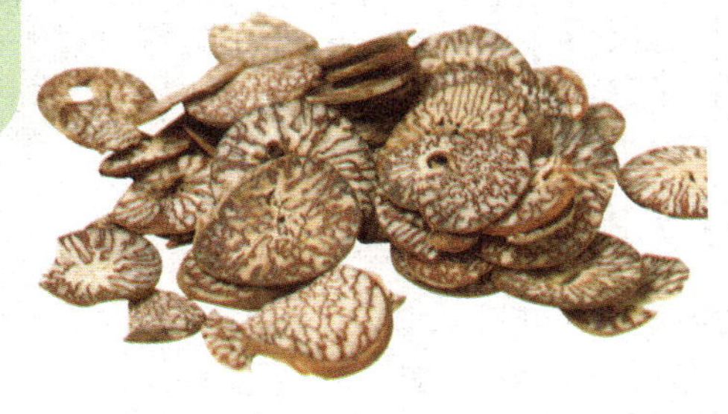

杀虫、消积、利气

来　　源 为棕榈科植物槟榔的种子。

主要产地 主产于广东、云南、台湾、广西、福建。

功效主治 杀虫、破积、下气、行水。治虫积、食滞、脘腹胀痛、泻痢后重、疟疾、水肿、脚气、痰癖。

主要成分 含生物碱、缩合鞣质、脂肪及槟榔红色素。槟榔内胚乳含儿茶精、花白素及其聚合物。

性状特征

干燥种子呈圆锥形或扁圆球形，表面淡黄棕色或黄棕色，粗糙，有颜色较浅的网形凹纹，并偶有银色斑片状的内果皮附着。基部中央有圆形凹陷的珠孔，其旁有淡色的疤痕状的种脐。质坚实，纵剖面可见外缘的棕色种皮向内折入，与乳白色的胚乳交错，形成大理石样花纹。基部珠孔内侧有小型的胚，常呈棕色，干枯皱缩不显。

选购秘诀

以果大体重、坚实、不破裂者为佳。

药用价值

驱虫

槟榔碱是有效的驱虫成分，对绦虫有较强的作用。槟榔碱也可使蛔虫中毒而对钩虫则无影响。槟榔与雄黄、肉桂、阿魏混合的煎剂给小鼠灌服，对血吸虫的感染有一定的预防效果。

抗真菌、抗病毒

水浸液在试管内对堇色毛癣菌等皮肤真菌有不同程度的抑制作用。煎剂和水浸剂对流感病毒有一定的抑制作用。

贮存要点	置通风干燥处，防蛀。
用法用量	内服：煎汤，4.5~9克（如单味驱虫，用量可为60~90克）；或入丸、散。外用：煎水洗或研末调敷。
使用禁忌	气虚下陷者慎服。槟榔之副作用可有腹泻、恶心、呕吐、胃肠痉挛。

槟榔粥

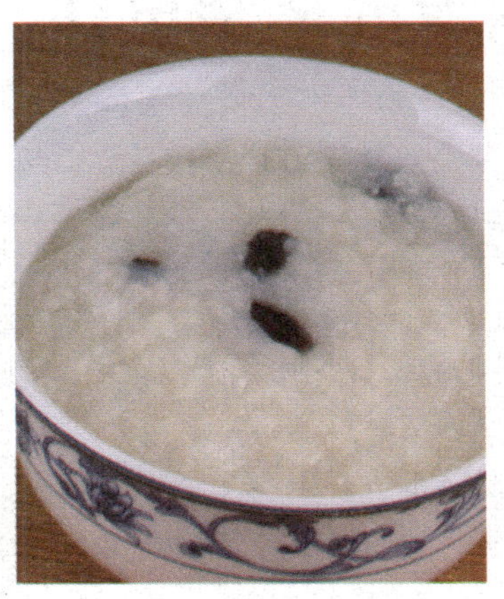

原料

槟榔、火麻仁各15克，郁李仁20克，粳米100克。

做法

先用水研磨火麻仁，滤取汁液，加入粳米煮至粥将熟。取槟榔捣碎，用热水烫郁李仁，去皮研磨成膏，并与槟榔调匀，加入米粥煮片刻即可。

功效

理气、润肠、通便，适用于胸膈满闷、大便秘结。

南瓜子

别名 南瓜仁、白瓜子、金瓜米。

性味 性平，味甘。

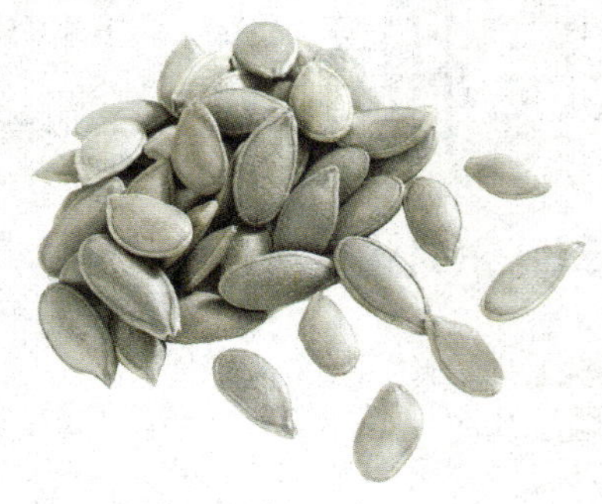

治绦虫、蛔虫的常用药

来　源 为葫芦科植物南瓜的种子。

主要产地 全国大部分地区均产。

功效主治 治绦虫、蛔虫、产后手足水肿、百日咳、痔疮。

主要成分 含南瓜子氨酸、脂肪油、蛋白质及维生素A、维生素B_1、维生素B_2、维生素C，又含胡萝卜素。脂肪油中的主要成分为亚麻仁油酸、硬脂酸等甘油酯。

性状特征

干燥成熟的种子呈扁椭圆形，一端略尖，外表黄白色，边缘稍有棱，表面带有毛茸，边缘较多。种皮较厚，种脐位于尖的一端；除去种皮，可见绿色菲薄的胚乳，内有2枚黄色肥厚的子叶。子叶内含脂肪油，胚根小，气香，味微甘。

选购秘诀

以干燥、粒饱满、外壳黄白色者为佳。

药用价值

驱虫

南瓜子乙醇提取物有驱虫作用，对绦虫、蛔虫等有明显驱虫作用。

提高精子质量

经常吃南瓜叶和南瓜子，再加上适当的体育锻炼和保持健康的体重，不抽烟和不过度饮酒等，将会有助于男性提高精子质量。

预防前列腺疾病

每天吃上50克左右的南瓜子，可防治前列腺疾病，这是由于前列腺的分泌激素功能要依靠脂肪酸，而南瓜子就富含脂肪酸，可使前列腺保持良好功能。

贮存要点	置通风干燥处，防蛀。
用法用量	内服：煎汤，30～60克；研末或制成乳剂。外用：煎水熏洗。
使用禁忌	胃热病人宜少食，否则会感到脘腹胀闷。一次不要吃得太多，因为曾有过多食用南瓜子而导致头昏的报道。

南瓜子苹果汁

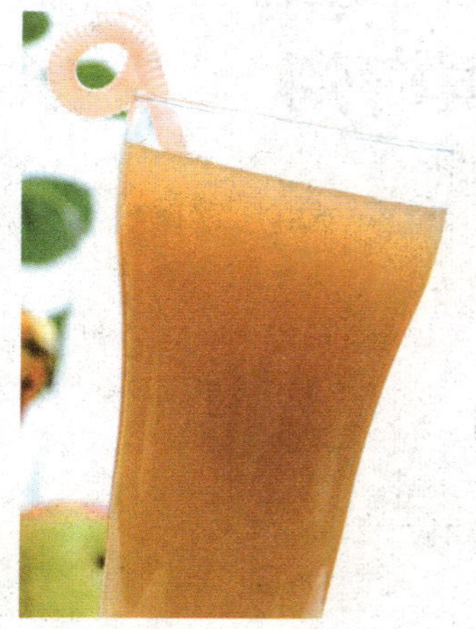

原料

红苹果100克，豌豆苗30克，南瓜子1小匙，啤酒酵母粉1小匙，乳酪100毫升，冷开水150毫升。

做法

苹果去皮，去核，切块；豌豆苗洗净。将所有原料一起放入果汁机内搅打均匀，用细滤网滤出纯净的蔬果汁即可饮用。

功效

有很好的杀灭人体内寄生虫的作用。

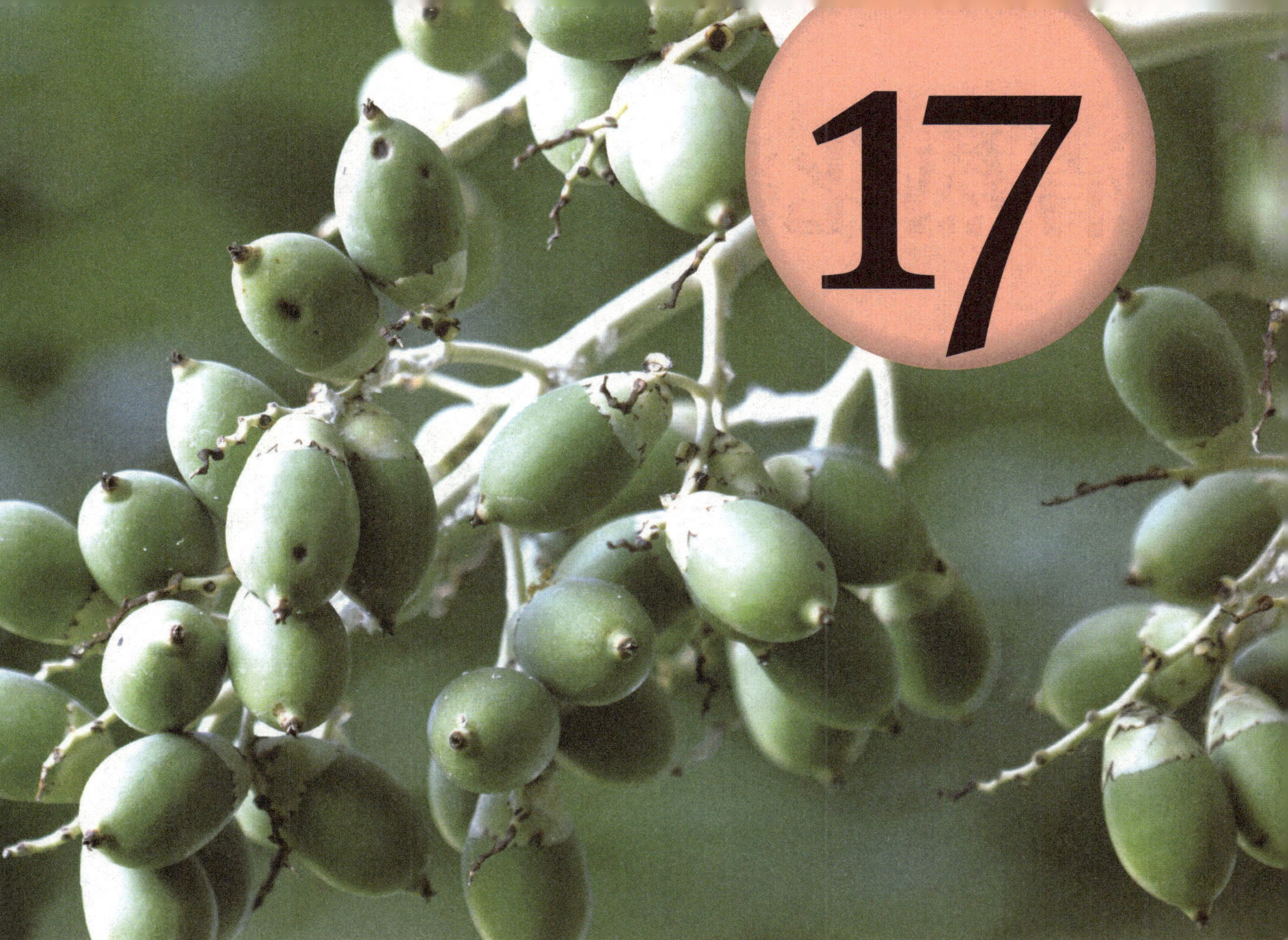

化痰止咳篇

由于“肺为贮痰之器”，故临床上化痰以治肺为主，但是，痰证并不限于咳嗽、痰多等肺经症状，实际上，其证候表现是多种多样的。

痰涎积留于肺，就会咳嗽、喘满，胸闷或胁痛，见于气管炎、肺气肿、支气管扩张，以及肺炎、百日咳、肺结核等。治疗宜宣肺化痰，去除呼吸道内异常的分泌物，减少炎症刺激，消除咳嗽反应，还要选用有祛痰止咳作用的药物。

痰涎积留于肠胃，就会恶心、纳呆、脘闷，亦可兼有咳嗽。可见于胃肠型感冒、胃肠神经官能症、急性消化不良、慢性胃炎等。治疗宜健脾化痰，选用有镇吐、健脾作用的药物。

痰浊滞于经络，会有瘰疬、瘿瘤，中医认为是由痰与热结合成“痰火”所致，见于慢性淋巴结炎等，用清热、补碘等作用的药物。

痰浊蒙蔽心窍，会有中风昏迷、痰涎壅阻、牙关紧闭、两手握拳，可见于脑血管意外、癫痫等。治疗宜散风除痰，选用有镇静、镇痉、祛痰作用的药物。

清热化痰类

主要用于热痰，症见咳吐稠痰、口燥咽干，或有发热汗出、脉滑数。

浙贝母

别名 土贝母、象贝、浙贝、大贝母。

性味 性寒，味大苦。

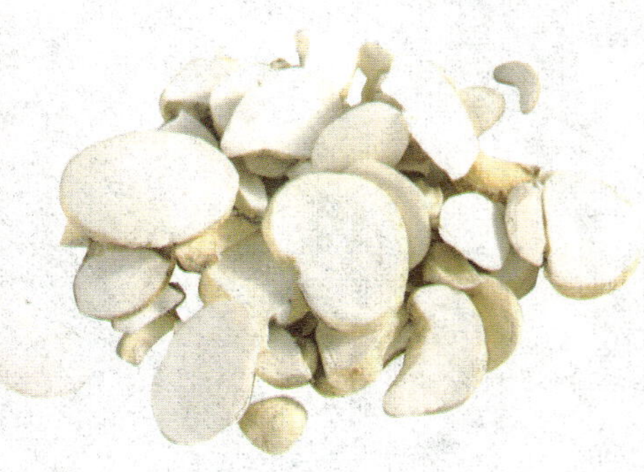

开泄肺气、除热散结

来　源 百合科植物浙贝母的干燥鳞茎。

主要产地 主产于浙江，安徽、江苏亦产。

功效主治 清热化痰、散结解毒。治风热咳嗽、肺痈喉痹、瘰疬、疮疡肿毒。

主要成分 鳞茎含浙贝母碱、去氢浙贝母碱、贝母醇。还有4种含量极少的生物碱：贝母丁碱、贝母芬碱、贝母辛碱和贝母替定碱。

性状特征

元宝贝

为鳞茎外层的单瓣鳞片。一面凸出，一面凹入，呈元宝状，瓣长1.7～4厘米，厚7～17毫米。表面白色或带淡黄色，被有白色粉末，质硬而脆，易折断，断面不齐，白色或淡黄色，富粉性。气微，味苦。

珠贝

为完整的鳞茎，呈扁圆球形，高1～1.7厘米，直径2～3.5厘米。表面白色，外层2枚鳞叶肥厚，略似肾脏形，中央为2～3枚皱缩的小鳞叶及残茎，内表面呈淡黄白色。质地、气味同元宝贝。

选购秘诀

以鳞叶肥厚、表面及断面白色、粉性足者为佳。

药用价值

镇咳作用

贝母素甲、乙对小鼠有较明显的镇咳作用。

对平滑肌的作用

可松弛支气管平滑肌，又能使实验动物的瞳孔扩大，促进肠蠕动。

降压作用

本品有一定的降血压的作用。

兴奋子宫

贝母素甲对家兔子宫有较强大的兴奋作用，已孕子宫比未孕子宫更敏感。

其他作用

临床应用于治疗热咳，急性者较适宜。如风热感冒、急性上呼吸道炎、气管炎、肺炎之咳嗽，有口干喉痒、痰稠色黄者。治瘰疬（颈淋巴结核、慢性淋巴结炎），配玄参、牡蛎。治胃及十二指肠溃疡，作为乌贼骨的辅助药。治痈肿，尤其是乳腺炎，作为辅助药用。

中医认为，本品具有清热解毒、化痰散结消痈作用，治疮毒乳痈，常与连翘、蒲公英等同用；治肺痈咳吐脓血，常与鱼腥草、芦根、桃仁等同用；治瘿瘤，可与海藻、昆布等同用。

川贝母与浙贝母比较，浙贝的清热散结作用比较好，多用于急性风热咳嗽，川贝的润肺化痰作用较好，多用于慢性虚劳咳嗽。

贮存要点	置干燥处，防蛀。
用法用量	内服：煎汤，4.5～9克；或入丸、散。外用：研末撒。
使用禁忌	不能与草乌、川乌、附子同用。

前胡

别名 土当归、野当归。

性味 性微寒，味苦、辛。

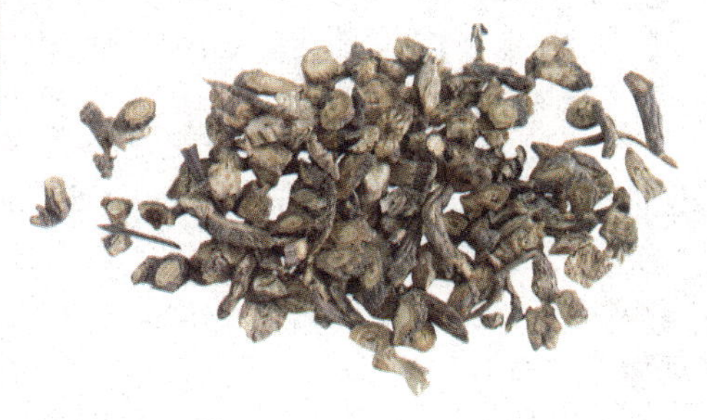

治风热头痛、痰热咳喘

来　源 为伞形科植物紫花或白花前胡的根。

主要产地 白花前胡主产于浙江、湖南、四川。紫花前胡主产于浙江、安徽、江西。

功效主治 宣散风热、下气消痰。治风热头痛、痰热咳喘、呕逆、胸膈满闷。

主要成分 紫花前胡根含呋喃香豆精类，前胡苷约1.61%。还含海绵甾醇、甘露醇、挥发油。白花前胡根含白花前胡甲素、乙素、丙素、丁素。

性状特征

白花前胡

主根形状不一，圆锥形、圆柱形或纺锤形，稍弯曲，或有支根，根头部有茎痕及残留的粗毛（叶鞘）。根的上端密生环纹，多发黑，下部有纵沟及纵皱纹，并有横列皮孔和须根痕。

紫花前胡

主根分歧或有侧根。主根圆柱形，侧根数条，根的表面黑褐色或灰黄色，有细纵皱纹和灰白色的横长皮孔。

选购秘诀

白花前胡以条整齐、身长、断面黄白色、香气浓者为佳。紫花前胡以条整齐、身长、质坚实、断面黄白色、香气浓者为佳。

药用价值

祛痰

动物实验证实有显著增加呼吸道分泌的作用，祛痰效力与桔梗相当，但无显著的镇咳作用。

增强冠脉流量

离体心脏实验证明，白花前胡丙素能增加心冠脉流量，但不影响心率和心收缩力。此外，还观察到有镇静作用。

贮存要点	置阴凉干燥处，防霉、防蛀。
用法用量	内服：煎汤，4.5～9克；或入丸、散。
使用禁忌	恶皂荚，畏藜芦。气虚血少之病者慎用。

前胡无花果甲鱼汤

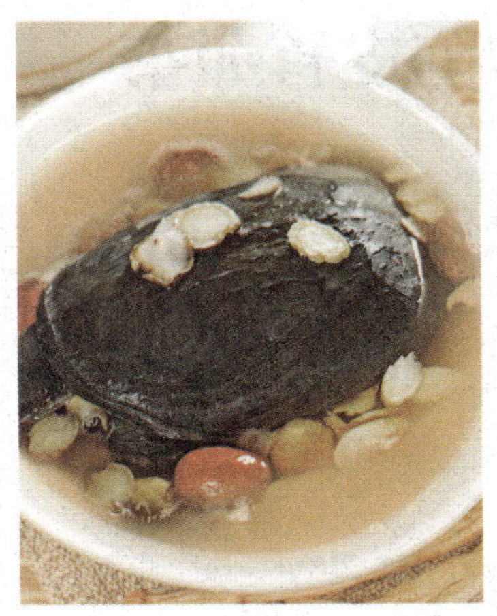

原料

前胡、西洋参各5克，无花果20克，甲鱼500克，大枣3枚，盐、生姜各5克。

做法

将甲鱼处理干净，汆水，切块；西洋参、无花果、大枣均洗净备用。锅内加2000毫升清水，煮沸后加入除盐外的所有原料，武火煲开后转文火煲3小时，加盐调味即可。

功效

滋阴退热，降气化痰。

竹茹

别名 淡竹茹。
性味 性微寒，味甘。

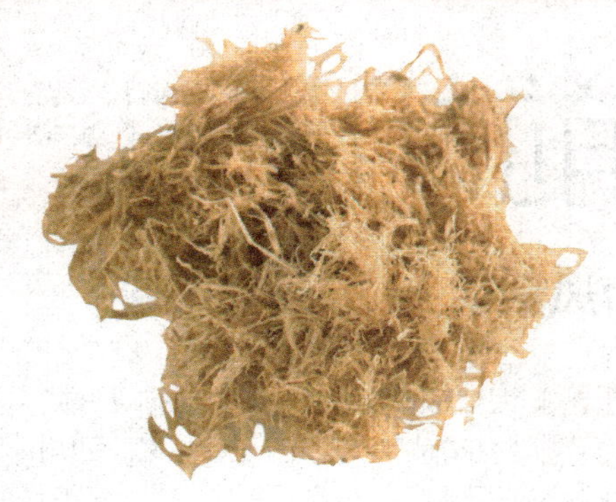

缓解胃热、呕吐症状的良药

来　源 为禾本科植物青秆竹茎的中间层。

主要产地 主产于广东、海南。

功效主治 清热化痰、除烦止呕。用于痰热咳嗽、胆火挟痰、烦热呕吐、惊悸失眠、中风痰迷、舌强不语、胃热呕吐、妊娠恶阻、胎动不安。

主要成分 竹茹的主要成分为木质素、纤维素等。

性状特征

本品为不规则的丝条，卷曲成团或长条形薄片。宽窄厚薄不等，浅绿色或黄绿色。气微，味甘。

选购秘诀

以体轻松、质柔韧、有弹性者为佳。

药用价值

临床应用可配伍半夏，一寒一热，健脾燥湿，和胃止呕，主治脾胃不和，胃气上逆，以致恶心、呕吐、呃逆等症。

配枳实，和胃降逆、清热止呕、消积化痰、宽中利膈之力增强，主治胃热痰盛、胃气上逆、恶心呕吐、胸脘满闷等症。

配陈皮，一温一寒、温清相济、和胃降逆，除胃中寒热甚妙，主治脾胃虚弱、气机不调、寒热错杂、脘腹胀满、恶心呕吐、呃逆等症。

配生姜，一寒一温，具和胃止呕，调中降逆之功，主治寒热互结，胃气上逆之呕呃不止。

配黄连，竹茹入胆，黄连入心，心胆并治，可收清心胆、化痰浊之功。

配石斛，共奏清胃热，养胃阴、和胃气、降呕逆之功，清中有补、补中有清，用于治疗胃阴不足，胃虚有热，气失和降所致的饥而不食、反复呕吐，或干呕不止、口干烦渴等。对于妇女妊娠恶阻，胃气受胎热上扰而见的恶心呕吐，也宜用之。

贮存要点	置干燥处，防霉、防蛀。
用法用量	内服：煎汤，4.5～9克。外用：熬膏贴。
使用禁忌	胃寒呕吐及感寒、挟食、作呕者忌用。

陈皮竹茹茶

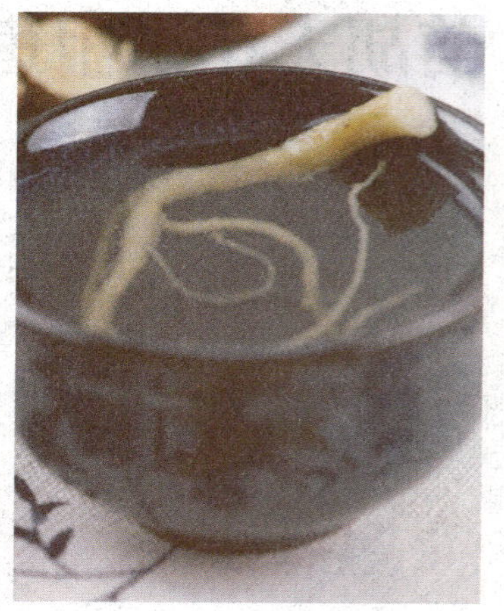

原料

陈皮5克，竹茹15克。

做法

陈皮、竹茹分别洗净，放入杯中，倒入适量沸水冲泡。加盖闷10分钟即可饮用。

功效

清热化痰，止咳平喘。

桔梗

别名 苦梗、苦桔梗、大药。

性味 性平，味苦、辛。

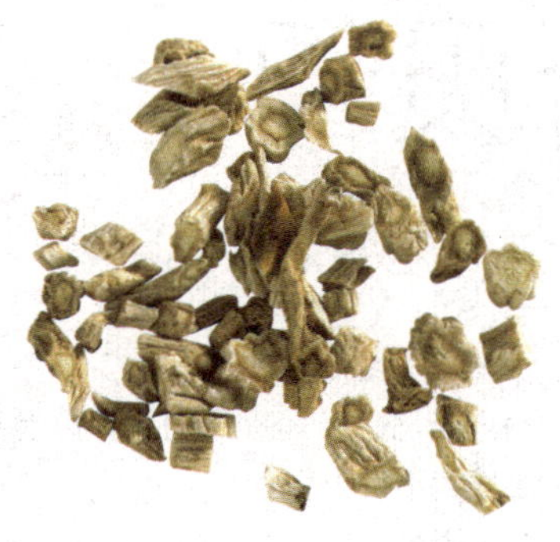

止咳祛痰的常用良药

来　源 为桔梗科植物桔梗的根。

主要产地 主产于安徽、河南、湖北、辽宁、吉林、河北、内蒙古等地。

功效主治 开宣肺气、祛痰排脓。治外感咳嗽、咽喉肿痛、肺痈吐脓、胸满胁痛、痢疾腹痛。

主要成分 根含皂苷，已知其成分有远志酸、桔梗皂苷元及葡萄糖。又含菠菜甾醇、氨基酸、白桦脂醇，并含菊糖、桔梗聚糖。花含飞燕草素-3二-咖啡酰芦丁糖-5-葡萄糖苷。

性状特征

干燥根呈长纺锤形或长圆柱形。下部渐细，有时分枝稍弯曲，顶端具根茎（芦头），上面有许多半月形茎痕（芦碗）。表面白色或淡棕色，皱缩，上部有横纹，通体有纵沟，下部尤多，并有类白色或淡棕色的皮孔样根痕，横向略延长。质坚脆，易折断，断面类白色至类棕色，略带颗粒状，有放射状裂隙，皮部较窄，形成层显著，淡棕色，木部类白色，中央无髓。

选购秘诀

以条粗均匀，坚实、洁白、味苦者佳。条不均匀，折断中空，色灰白者质次。

药用价值

麻醉犬口服煎剂1克/千克后，呼吸道黏液分泌量显著增加，作用强度可与氯化铵相比。动物试验证明本品还有镇咳作用。

按照溶血作用强弱的比较，认为野生桔梗比栽培的作用强，未剥皮的比剥皮的作用强得多，紫花的比白花的作用稍大，生长2年的作用最强，1年的次之，3年的作用最小。

家兔内服桔梗的水或酒精提取物均可使血糖下降。

贮存要点	置通风干燥处，防蛀。
用法用量	内服：煎汤，3~6克；或入丸、散。
使用禁忌	阴虚久嗽、气逆及咳血者忌服，胃溃疡者慎用。

桔梗冬瓜汤

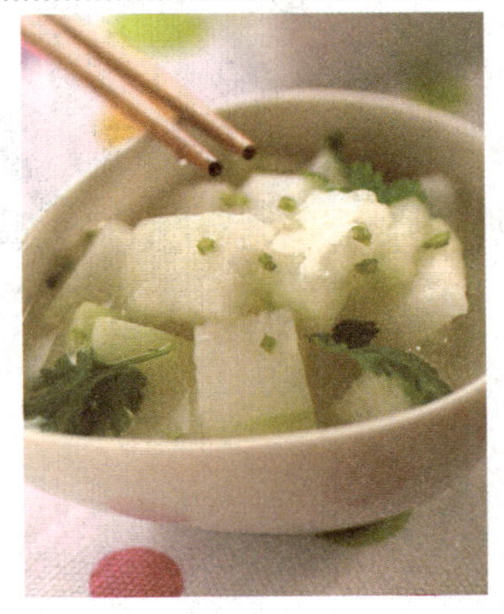

原料

冬瓜150克，桔梗9克，甘草6克，食用油、盐、大蒜、香菜各适量。

做法

冬瓜洗净、切块。油锅烧热，放入冬瓜略炒，再加适量清水，下桔梗、甘草一并煎煮至熟后，加盐、大蒜、香菜调味即成。

功效

疏风清热，宣肺止咳。

浙贝母 清热化痰药

◎**别名：**浙贝、大贝母、象贝、上贝母。

◎**科目：**百合科。

◎**性味：**苦，寒。归肺、心经。

◎**宜忌：**不宜与乌头类药材同用。脾胃虚寒及有湿痰者不宜用。

◎**药用部位：**鳞茎。

叶

［性味］味辛，性平，无毒。

［主治］主伤寒烦热，邪气疝瘕。

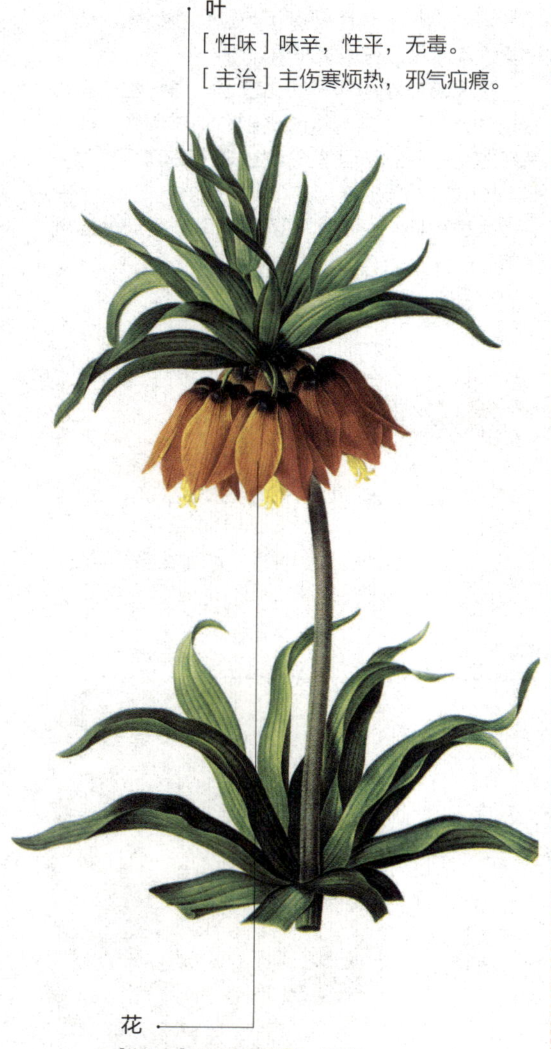

花

［性味］味辛，性平，无毒。

［主治］主喉痹乳难，破伤风。

前胡 清热化痰药

◎**别名：**土当归、野当归。

◎**科目：**伞形科。

◎**性味：**苦、辛，微寒。归肺经。

◎**宜忌：**不可施诸气虚血少之病。

◎**药用部位：**根。

叶

［性味］味苦，性微寒，无毒。

［主治］治一切气证，破癥结，开胃下食，通五脏。

根

［性味］味苦，性微寒，无毒。

［主治］主痰满，疗胸胁痞塞，心腹气滞。

竹茹 清热化痰药

◎**别名：**淡竹茹。
◎**科目：**禾本科。
◎**性味：**甘，微寒。归肺、胃经。
◎**宜忌：**感寒挟食作吐及胃寒呕吐者忌用。
◎**药用部位：**茎的中间层。

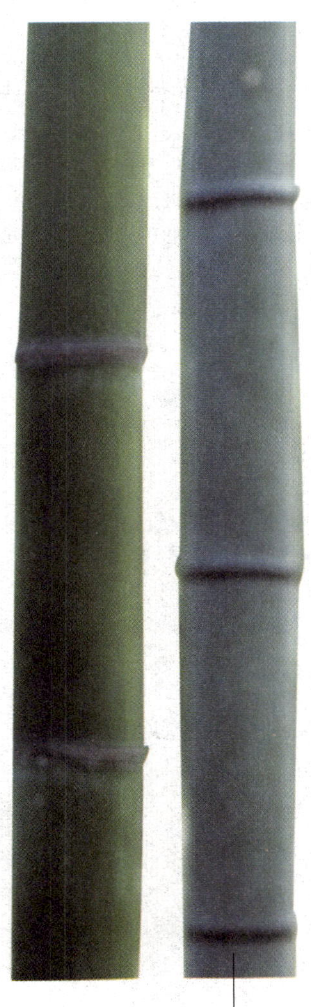

竹茹
[性味] 味甘，微寒，无毒。
[主治] 呕逆，温气寒热，吐血崩中。

桔梗 清热化痰药

◎**别名：**苦梗、苦桔梗、大药。
◎**科目：**桔梗科。
◎**性味：**苦、辛，平。归肺经。
◎**宜忌：**阴虚久嗽、气逆及咯血者忌服。
◎**药用部位：**根。

花
[性味] 味辛，性微温，有小毒。
[主治] 治口舌生疮、目赤肿痛。

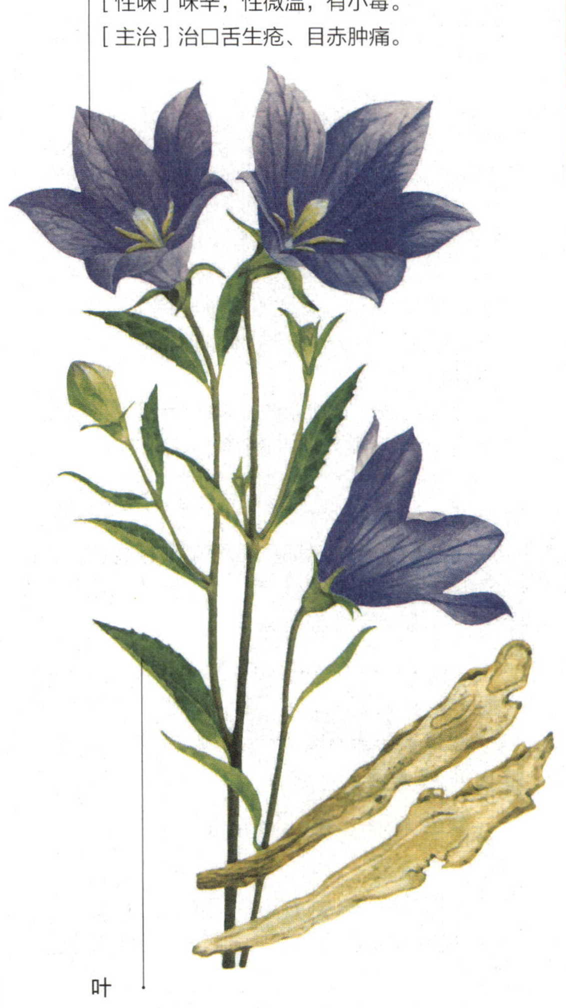

叶
[性味] 味辛，性微温，有小毒。
[主治] 利五脏肠胃，补血气，除寒热风痹。

川贝母

别名 空草、药实、苦花、勤母。

性味 性凉，味苦、甘。

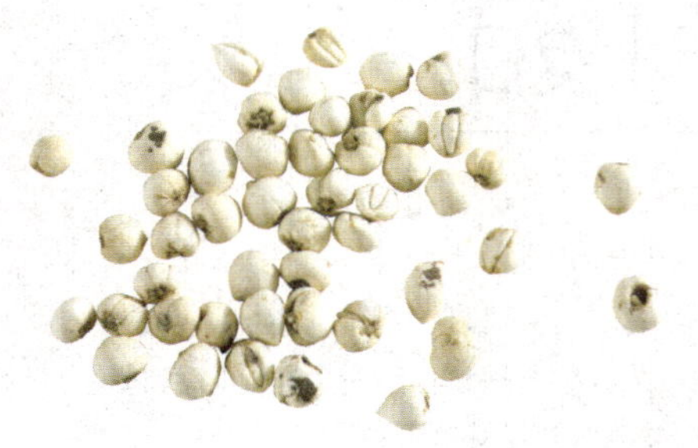

止咳化痰的常用药

来　源 为百合科植物卷叶贝母、乌花贝母或棱砂贝母等的鳞茎。

主要产地 分布于云南、四川、西藏等地。

功效主治 润肺散结、止嗽化痰。治虚劳咳嗽、吐痰咯血、心胸郁结、肺痿、肺痈、瘿瘤、瘰疬、喉痹、乳痈。

主要成分 含甾体生物碱（川贝碱）、西贝碱等。

性状特征

松贝

呈类圆锥形或近球形，表面类白色，大瓣紧抱小瓣，未抱部分呈新月形，习称“怀中抱月”。顶部闭合，内有类圆柱形、顶端稍尖的心芽和小鳞叶1～2枚；先端钝圆或稍尖，底部平，微凹入，中心有1灰褐色的鳞茎盘。

青贝

呈类扁球形，外层鳞叶2瓣，大小相近，相对抱合，顶部开裂，内有心芽和小鳞叶2～3枚及细圆柱形的残茎。

炉贝

呈长圆锥形，表面类白色或浅棕黄色，有的具棕色斑点。外层鳞叶2瓣，大小相近，顶部开裂而略尖，基部稍尖或较钝。

选购秘诀

以质坚实、粉性足、色白者为佳。

药用价值

川贝母含有川贝母碱、去氢川贝母碱等，有镇咳、化痰、镇痛、降压等药理作用，用于治疗急慢性支气管炎、上呼吸道感染及肺结核等引起的咳嗽。中医用来治疗痰热咳喘、咯痰黄稠之症；又兼甘味，故善润肺止咳，治燥热之咳嗽、痰少而黏之症，及阴虚燥咳、劳嗽等虚证。

贮存要点	置通风干燥处。
用法用量	内服：煎汤，3～9克；或入丸、散。外用：研末或调敷。
使用禁忌	脾胃虚寒及有湿痰者不宜。

川贝母炖鸡蛋

原料

川贝母6克，鸡蛋2枚，盐少许。

做法

川贝母洗净；鸡蛋打入碗中，加入少许盐，搅拌均匀。将川贝母放入鸡蛋中，入蒸锅蒸6分钟即可。

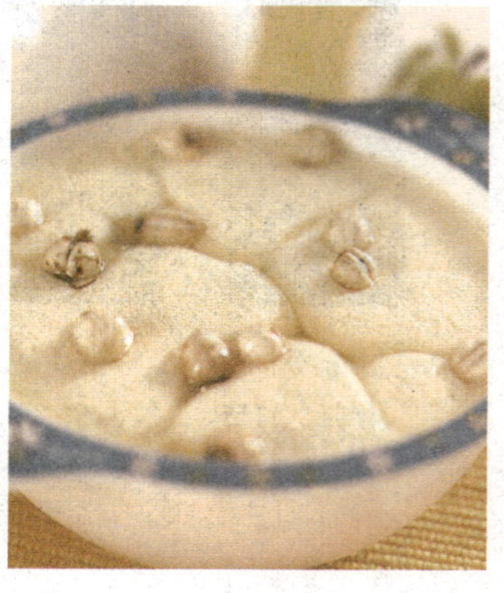

功效

清热化痰，生津止渴。

胖大海

别名 安南子、大洞果、胡大海。

性味 性凉，味甘、淡。

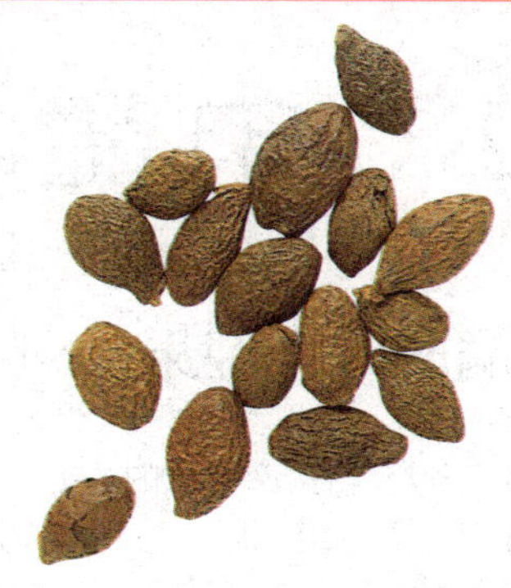

化痰通便的清凉药材

来　源 为梧桐科植物胖大海的种子。

主要产地 主产于越南、泰国、印度尼西亚、马来西亚等地。

功效主治 清热、润肺、利咽、解毒。治干咳无痰、喉痛、音哑、骨蒸内热、吐衄下血、目赤、牙痛、痔疮瘘管。

主要成分 种子外层含西黄芪胶黏素，果皮含半乳糖15.06%、戊糖（主要是阿拉伯糖）24.7%。

性状特征

干燥种子呈椭圆形，状似橄榄，先端钝圆，基部略尖，长2～3厘米，直径1～1.5厘米。表面棕色至暗棕色，微有光泽，具细密的不规则皱纹，基部具浅色的圆形种脐。外种皮质轻而疏松，易剥落，遇水膨大成海绵状块。内种皮红棕色至棕黑色，先端有一黄白色的圆斑。剥去内种皮后，胚乳肥厚，成2片，暗棕色或灰棕色。子叶2片，紧贴于胚乳，久嚼有黏性。

选购秘诀

以个大、棕色、表面皱纹细、不碎裂者为佳。

药用价值

泻下

胖大海种子浸出液，对兔有缓泻作用，因可增加肠内容积（增加容积为琼脂的8倍），为机械刺激而致缓泻。

降压

胖大海仁（去脂干粉）制成25%溶液，静注、肌注或口服，皆可使犬、猫血压明显下降。实验表明其降压原理可能与中枢神经系统有关。

抗病毒

实验已知胖大海对流感病毒PR2株有较强的抑制作用。

贮存要点	置干燥处，防霉、防蛀。
用法用量	内服：煎汤，4.5～9克；或泡茶。
使用禁忌	便溏者忌用。

胖大海茶

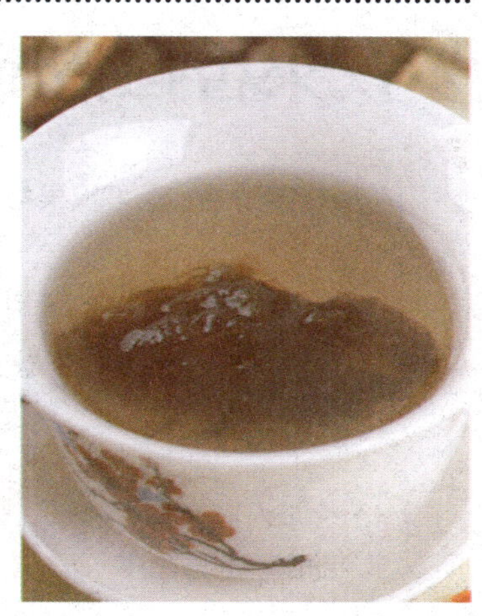

原料

胖大海3个，蜂蜜15克。

做法

胖大海洗净，放入杯中，用开水冲泡。加盖闷3分钟后开盖，调入蜂蜜搅匀即可。

功效

清热润肺、解毒利咽。适用于咽痛、干咳无痰、音哑等症。

罗汉果

别名 拉汗果、假苦瓜。

性味 性凉，味甘。

清肺润肠的保健果品

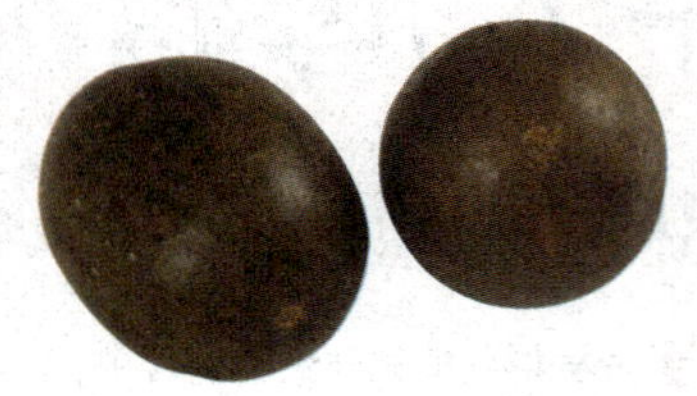

来　源 为葫芦科植物罗汉果的果实。

主要产地 主产于广西桂林。

功效主治 清肺润肠。治百日咳、痰火咳嗽、血燥便秘。

主要成分 含罗汉果苷，较蔗糖甜300倍。另含果糖、氨基酸、黄酮等。

性状特征

干燥果实，圆形至长圆形，直径5～8厘米，外表黄褐色至深棕色，较光泽，微具残留毛茸，少数有较深色的纵条纹。顶端膨大，中央有一圆形的花柱基痕，基部略狭，有果柄痕。质脆易碎，破碎后内表面黄白色，疏松似海绵状。除去中果皮，可见明显的纵脊纹10条。种子扁平，矩圆形或类圆形，棕色，边缘较厚，中央微凹，内有子叶2枚。

选购秘诀

以形圆、个大、坚实、摇之不响、色黄褐者为佳。

药用价值

罗汉果有清热润肺、止咳化痰、润肠通便之功效。主治百日咳、痰多咳嗽、血燥便秘等症。对于急性气管炎、急性扁桃体炎、咽喉炎、急性胃炎都有很好的疗效。用它的根捣碎，敷于患处，可以治顽癣、痈肿、疮疖等。用罗汉果少许，冲入开水浸泡，是一种极好的清凉饮料，既可提神生津，又可预防呼吸道感染。

罗汉果中含有丰富的天然果糖、罗汉果甜苷及多种人体必需的微量元素，热量极低。罗汉果具有降血糖的作用，为糖尿病、高血压、高脂血症和肥胖症患者之首选天然甜味剂。

贮存要点	置干燥处，防霉、防蛀。
用法用量	内服：煎汤，9～15克。
使用禁忌	便溏者忌服。

罗汉果杏仁猪蹄汤

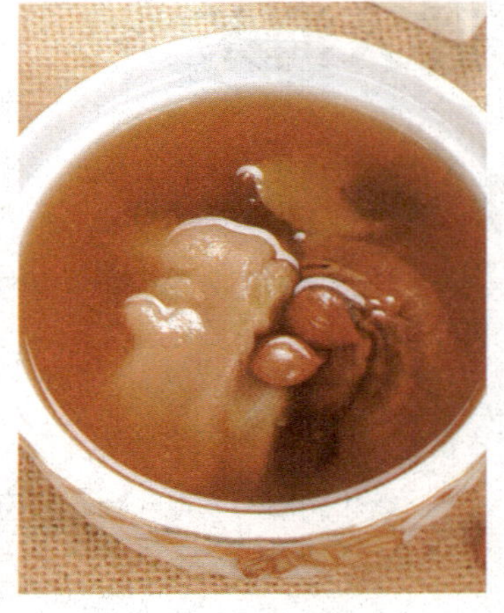

原料

猪蹄200克，杏仁、罗汉果各10克，姜片5克，盐3克。

做法

猪蹄洗净，切块，汆水；杏仁、罗汉果均洗净。把姜片放进砂锅中，注入清水煮沸；再放入杏仁、罗汉果、猪蹄，以武火煮沸后转用文火煲炖3小时，加盐调味即可。

功效

清热润肺，止咳化痰。

天花粉

别名 栝楼根、蒌根。
性味 性凉，味甘、苦、酸。

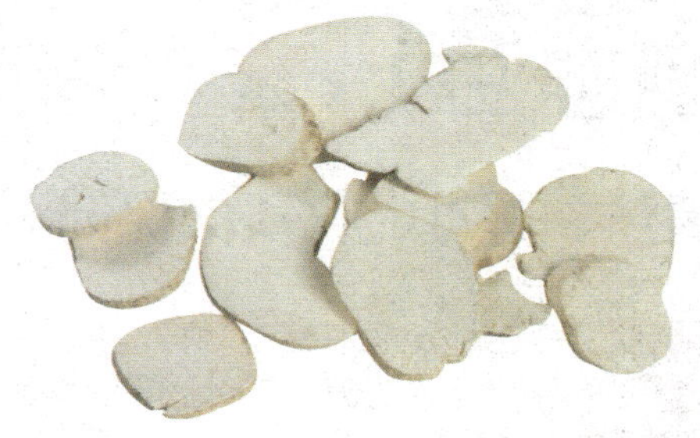

消肿催乳好帮手

来　源 为葫芦科植物栝楼的根。

主要产地 全国大部分地区有产。主产于河南、广西、山东、江苏、贵州、安徽等地。以河南产量大、质量优，习称安阳花粉。

功效主治 生津止渴、降火润燥、排脓消肿。治热病口渴、消渴、黄疸、肺燥咳血、痈肿、痔瘘。

主要成分 含皂苷、蛋白质（天花粉蛋白）、多种氨基酸（西瓜氨基酸等），以及谷甾醇、糖类、淀粉等。

性状特征

干燥根呈不规则的圆柱形，表面黄白色至淡棕色，皱缩不平，具有陷下的细根痕迹。纵剖面白色，有黄色条状的维管束；横断面白色，散有淡棕色导管群条痕。气微，味淡、微苦。

选购秘诀

以色洁白、粉性足、质细嫩、体肥满者为佳；色棕、纤维多者为次。

药用价值

天花粉的药理作用为解热润燥、排脓消肿、生津止渴，现已证实尚有抗肿瘤的作用。

临床应用治疗肺热咳嗽、温热病之口渴烦躁，取其有凉润作用，在热病亢盛期用天花粉辅助石膏知母汤，后期辅助竹叶石膏汤，都能发挥其降火、生津、润燥的作用。

治胃热伤阴，如出现烦渴多饮、口舌干燥、食后易饥、形体消瘦等症状时，宜用天花粉配以沙参、麦冬、生地、石斛类，加强清胃泄热的作用，方如生津饮。

治疗乳痈等阳证痈疡，配银花、山甲等。用于恶性葡萄胎，也有一定的效果。

贮存要点	置阴凉干燥处，防蛀。
用法用量	内服：煎汤，9～12克；或入丸、散，外用：研末撒或调敷。
使用禁忌	脾胃虚寒、大便滑泄者忌服。天花粉用于静注或肌注给药时，易引起发热、心率加快、头痛、胸闷等副作用，宜密切观察，并先做皮试。

天花粉山药炒甜椒

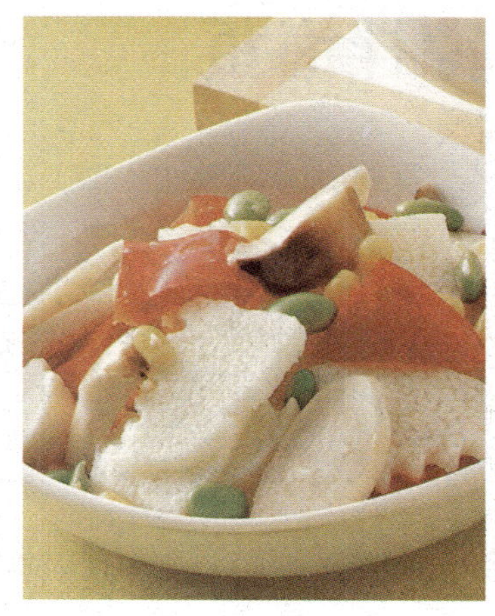

原料

山药150克，天花粉10克，红甜椒、新鲜香菇各60克，玉米粒、毛豆、食用油各适量。

做法

天花粉先煎取汁。山药去皮洗净，切薄片；红甜椒洗净，切片；香菇洗净，切片。油锅烧热，放入所有原料翻炒2分钟；倒入药汁，以武火焖煮至熟，加盐调味即可。

功效

开胃消食，消积除胀。

海蜇

别名 石镜、水母、樗蒲鱼、水母鲜。

性味 性平，味咸。

清热、解毒、化痰的保健海产品

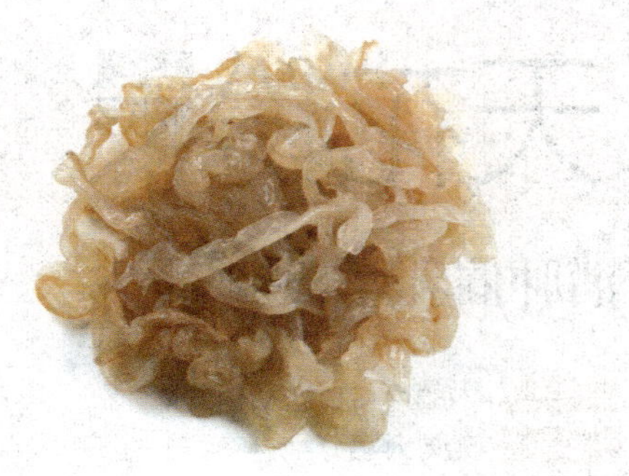

来　源 为海蜇科动物海蜇的口腕部。

主要产地 主产于热带、亚热带及温带沿海地区。

功效主治 清热化痰、消积润肠。治咳嗽、哮喘、痞积胀满、大便燥结、脚肿、痰咳。

主要成分 每100克海蜇含水65毫升、蛋白质12.3克、脂肪0.1克、碳水化合物4克、灰分18.7克、钙182毫克、磷微量、铁9.5毫克、维生素$B_1$0.01毫克、维生素$B_2$0.04毫克、烟酸0.2毫克。每千克干海蜇含碘1320微克。

性状特征

为海生的腔肠动物，蛰体呈伞盖状，通体呈半透明，白色、青色或微黄色，海蜇伞径可超过45厘米，最大可达1米之巨，伞下8个加厚的（具肩部）腕基部愈合使口消失（代之以吸盘的次生口），下方口腕处有许多棒状和丝状触须，上有密集刺丝囊，能分泌毒液。

选购秘诀

海蜇干品或鲜品以肉质厚、水分含量多，用手触之有软绵感的为佳；加工后的海蜇头和海蜇皮，均以鹅黄透亮、脆而有韧性者为佳。

药用价值

海蜇中有类似于乙酰胆碱的物质，能扩张血管，降低血压，所含有的甘露多糖胶质对防治动脉粥样硬化也有一定的功效。海蜇可预防肿瘤的发生，抑制癌细胞的生长，能化淤消积，对胃溃疡、风湿性关节炎有益。

从事理发、纺织、粮食加工等与尘埃接触较多的工作人员常吃海蜇可祛尘积、清肠胃，保障身体健康。

将海蜇切碎，以蜂蜜或冰糖拌匀，蒸熟食。海蜇清燥化痰，蜂蜜润肺止咳，可用于阴虚肺燥，痰热咳嗽，咽干痰稠等。

贮存要点	可放在钵内，封闭钵口，使其不至于风干收缩，也可保存于浓度为20%～25%的盐水中。
用法用量	海蜇煮、清炒、水氽、油氽均可，切丝凉拌效果最佳。每餐40克。
使用禁忌	脾胃虚寒者勿食。保存海蜇时，切忌日晒雨淋或接触鱼腥等污物。

凉拌海蜇

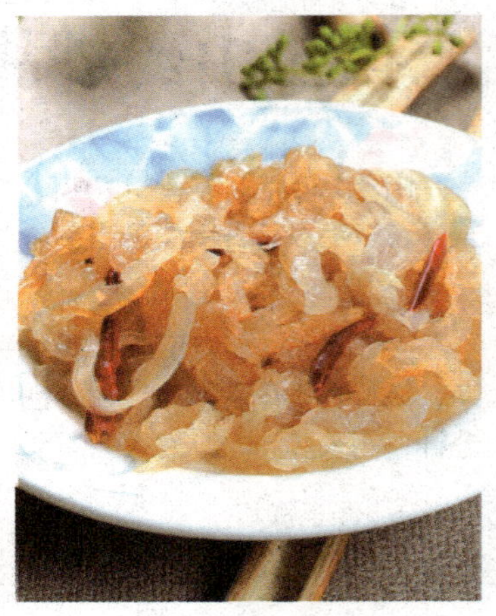

原料

海蜇600克，干辣椒10克，盐、醋各适量。

做法

将海蜇洗净，切丝。将切好的海蜇用开水焯熟捞起，干辣椒放在沸水中略烫捞起。将氽熟的海蜇装盘，放入干辣椒、盐、醋拌匀即可。

功效

化痰软坚，平肝解毒，润肠消积。

海带

别名 海马蔺、海草。
性味 性寒，味咸。

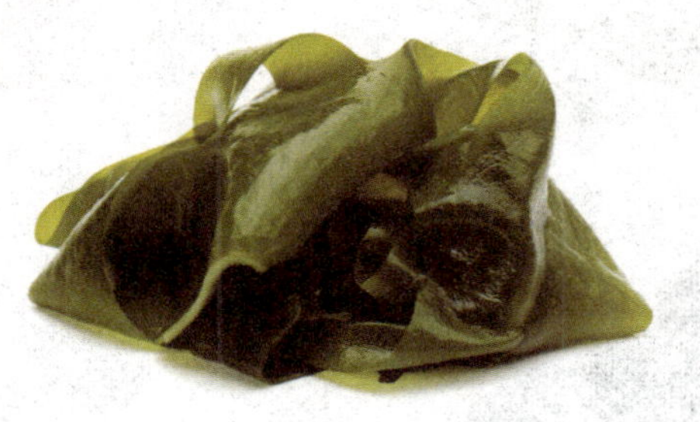

利水泄热的健康食品

来　源 为大叶藻科植物大叶藻的全草。

主要产地 分布于辽宁、山东等沿海地区。

功效主治 软坚化痰、利水泄热，治瘿瘤结核、疝瘕、水肿、脚气。

主要成分 干大叶藻含水分28.5％、灰分17％、粗纤维21.2％、氮0.71％、蛋白质4.81％、脂肪1.2％、戊聚糖8.82％。又含大叶藻素，内有半乳糖醛酸、半乳糖、阿拉伯糖、木糖、0-甲基木糖和洋芫荽糖。尚含鞣质、维生素B_2等。

性状特征

干燥全草，呈细长带状，全缘，常皱缩或卷曲，多碎断，直径2～8毫米，薄如纸，表面棕绿色至棕色，上有类白色盐霜。质脆如纸，折断面有细毛样纤维。气微弱、味咸。

选购秘诀

以整齐、肥厚、无杂质者为佳。

药用价值

对甲状腺的作用

碘是合成甲状腺素的原料，当缺碘时，甲状腺激素的合成减少，甲状腺激素对下丘脑、脑下垂体前叶的反馈作用降低，垂体促甲状腺激素分泌就增加，引起甲状腺组织增生肿大。昆布中含碘量较高，可纠正机体因缺碘引起的恶性循环，使甲状腺机能恢复正常，腺肿缩小。晚期疗效较差。

对血压的作用

动物实验证明：藻氨酸有降血压的作用。藻氨酸单枸橼酸盐给麻醉兔静脉注射，可使血压短暂下降，此作用不被阿托品所阻断；它不影响闭塞二侧颈总动脉或注射去甲肾上腺素引起的升压反应。藻氨酸单盐酸盐也有降压作用。

对心脏的作用

昆布浸出液对离体蛙心和兔心有强心作用。昆布基部的乙醚提取物对离体蛙心有兴奋作用；50％甲醇提取物可使离体豚鼠的心房收缩加强。褐藻淀粉硫酸酯能促进异丙肾上腺素所致家兔心肌损害的修复；对实验性大鼠心肌坏死有保护作用。

对血脂的作用

昆布硫酸酯有降血脂作用。对脂类集聚、结缔组织增生，实验性动脉粥样硬化等均有抑制作用。

对平滑肌的作用

藻氨酸单枸橼酸盐对平滑肌有较显著的抑制作用，并能对抗乙酰胆碱、5-羟色胺、氯化钡引起的收缩；在离体鼠小肠上，对抗乙酰胆碱的效力为罂粟碱的0.8％。

镇咳平喘作用

海带根粗提取物对豚鼠有平喘作用（组胺法），对大鼠（二氧化硫法）、猫（电刺激喉上神经法）的咳嗽有一定的镇咳作用。给予中毒量可使动物运动减少、侧卧甚至昏迷而死亡。

抗凝血作用

藻胶酸硫酸化后具有抗凝作用，其作用类似肝素，但加热不被破坏，昆布素硫酸酯可以减轻羊水性微循环障碍，使流速加快，红细胞聚集减少，凝血时间延长。

贮存要点	置冰箱冷藏。
用法用量	市售的海带经加工，有海带饮料、海带饴、海带丝等。每餐30克左右为宜。
使用禁忌	干海带含有较高的有毒金属——砷。因此，食用前应先用清水漂洗，然后再浸泡12～24小时，并勤换水。

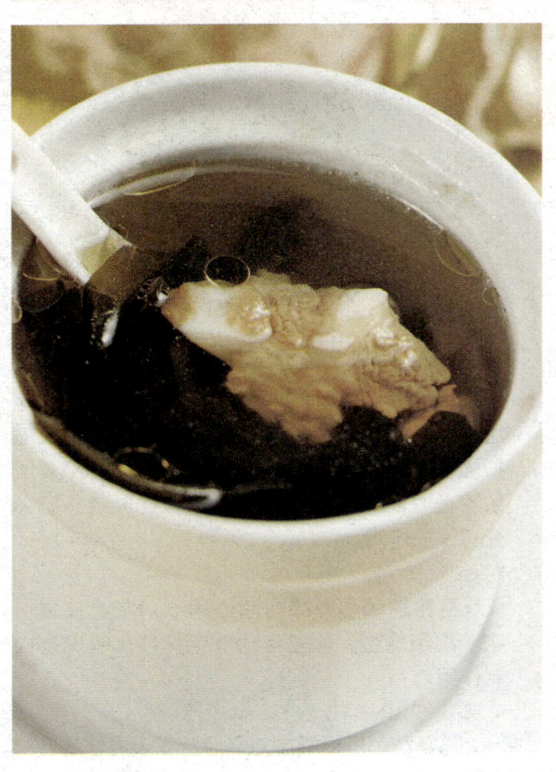

海带排骨汤

原料

排骨180克，海带30克，盐适量。

做法

将排骨斩成小块，海带泡发后打结。将所有原材料放入盅内，蒸两个小时；最后加盐调味即可。

用法

佐餐食用。

功效

海带含有丰富的钙，可防人体缺钙，还有降血压的功效，此汤味道鲜美，益精补血。

海带芦荟粥

原料

海带、芦荟各15克，粳米100克，盐3克。

做法

粳米泡发，洗净；芦荟、海带分别洗净，切丝。锅置火上，注入清水，放入粳米用武火煮至米粒开花；再放入芦荟、海带，改用文火煮至粥成，加盐调味即可。

用法

适量食用。

功效

清热解毒，退火气。

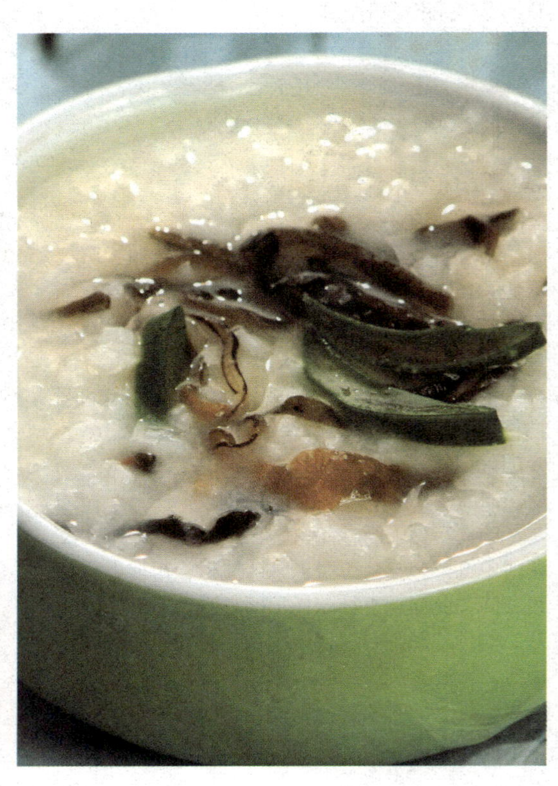

紫菜

别名 索菜、紫英、子菜。
性味 性寒，味甘、咸。

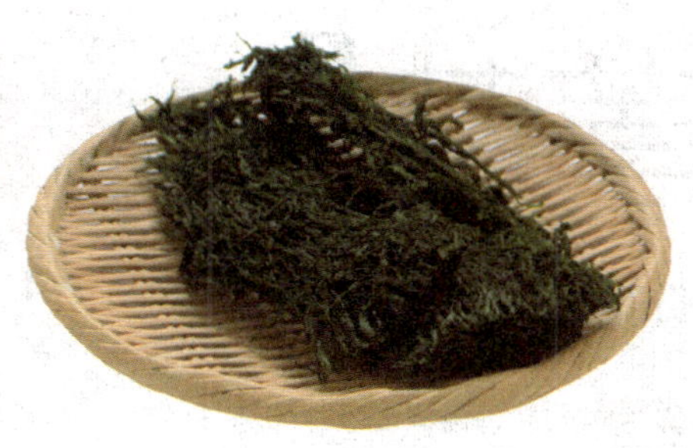

化痰软坚的“长寿菜”

来　源 红藻门原红藻纲红毛菜目红毛菜科紫菜属的统称。

主要产地 分布于江苏连云港以北的黄海和渤海海岸。

功效主治 化痰软坚、清热利尿。治瘿瘤、脚气、水肿、淋病。

主要成分 紫菜含有丰富的维生素和矿物质，特别是维生素B_{12}、维生素B_1、维生素A、维生素C、维生素E等。还含有胆碱、胡萝卜素、硫胺素等多种营养成分。

性状特征

紫菜由盘状固着器、柄和叶片3部分组成。叶片是由1～3层细胞构成的单一或具分叉的膜状体。含有叶绿素和胡萝卜素、叶黄素、藻红蛋白、藻蓝蛋白等色素，因其含量比例的差异，致使不同种类的紫菜呈现不同颜色，但以紫色居多。

选购秘诀

以深紫色、薄而有光泽的为新鲜紫菜。

药用价值

防治胃溃疡

紫菜里含丰富的维生素U，可防治胃溃疡。

减少妇女更年期病症

紫菜中碘直接作用于甲状腺激素，能起到调节生理基础代谢和促进身心健康的作用。

护肝

紫菜含有大量可以降低低密度胆固醇的牛磺酸，有利于保护肝脏。

贮存要点	应将紫菜装入食品袋子（最好是黑色的）内，放置于低温、干燥的地方或冰箱中保存。
用法用量	紫菜拌、炝、蒸、煮、烧、炸、汆汤皆可。每餐15克。
使用禁忌	褐色、发红、霉坏的紫菜不宜食用。另外，紫菜含有定量的血尿酸，人体吸收后能在关节中形成尿酸盐结晶，加重关节炎症状，因此关节炎患者忌食用。

猪肉紫菜粥

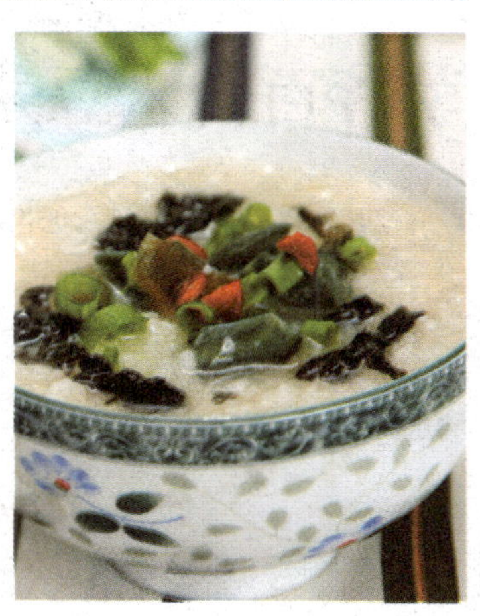

原料

粳米100克，猪肉馅30克，紫菜10克，皮蛋1个，盐、胡椒粉、葱花、枸杞子各适量。

做法

粳米洗净；皮蛋去壳，切丁；紫菜泡发后撕碎。锅中加水，放入粳米、猪肉、皮蛋、紫菜、枸杞子煮至粥稠，加盐、胡椒粉煮至粥熟，撒上葱花即可。

功效

清热化痰，软坚散结。

荸荠

别名 水芋、乌芋、乌茨、马蹄、黑山棱、红慈菇、马薯。

性味 性寒，味甘。

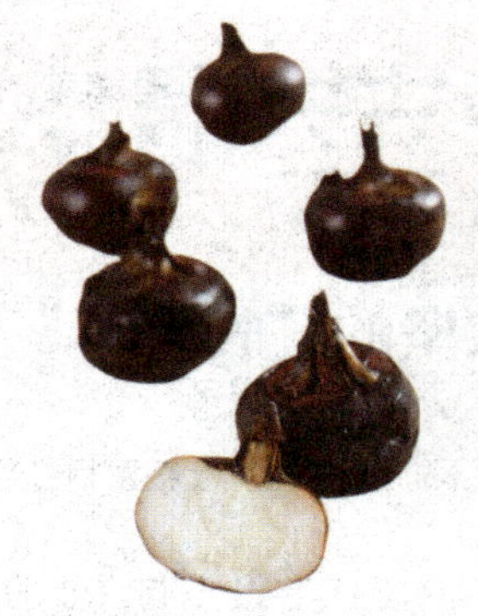

甘甜的“地下雪梨”

来　源 为莎草科植物荸荠的球茎。

主要产地 我国大部分地区均产。

功效主治 清热生津、化痰明目、消积。用于温病消渴、咽喉肿痛、口腔炎、黄疸、热淋、高血压、肺热咳嗽等。

主要成分 含一种不耐热的抗菌成分——荸荠英。一般含水分68.52%、淀粉18.75%、蛋白质2.25%、脂肪0.19%、灰分1.58%等。

性状特征

球茎圆球形，略扁，大小不等，下端中央凹，上部顶端有数个聚生嫩芽，由枯黄的鳞片包裹。球茎外皮紫褐色或黑褐色，上有明显的环节，节上常有黄褐色膜质的鳞叶残存，有时附有小侧芽。质脆，内部白色，富含淀粉和水分，压碎后流出白色乳汁。气微，味甜。

选购秘诀

以个大、肥嫩者为佳。

药用价值

促进生长发育

荸荠中的含磷量是根茎蔬菜中最高的，能促进人体生长发育和维持生理功能，对牙齿骨骼的发育有很大好处，同时可促进体内的糖、脂肪、蛋白质的代谢，调节酸碱平衡。荸荠适于儿童食用。

抑菌抗癌

英国在对荸荠的研究中发现了一种抗菌成分——荸荠英。这种物质对金黄色葡萄球菌、大肠杆菌、产气杆菌及绿脓杆菌均有一定的抑制作用；对肺部、食道和乳腺的癌肿有防治作用。

预防急性传染病

荸荠还有预防急性传染病的功能，适用于麻疹、流行性脑膜炎较易发生的春季。

贮存要点	置于低温下保存。
用法用量	本品可煮汤、做菜，可做成各种美味佳肴，每餐10个左右。
使用禁忌	荸荠属于生冷食物，对脾肾虚寒和有血淤的患者不太适合。

荸荠百合米豆浆

原料

荸荠60克，百合20克，粳米50克，黄豆100克。

做法

黄豆浸泡12小时；百合浸泡4小时；荸荠洗净，去皮，切成小块；粳米淘洗干净。将所有食材都放进豆浆机中，加入清水，搅打即可。

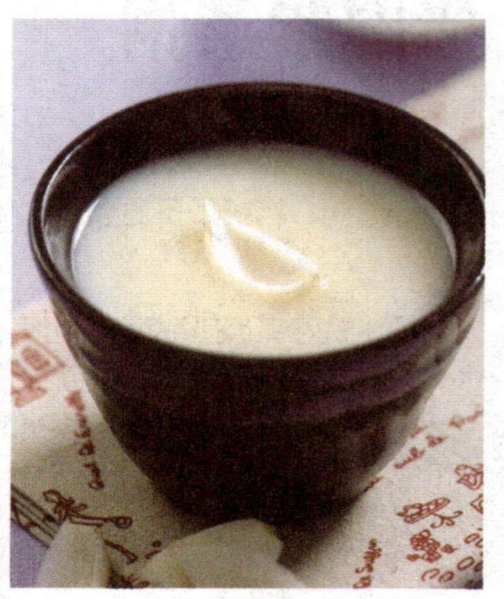

功效

滋润肺部，体虚者常食可以强健体魄。

丝瓜

别名 天丝瓜、布瓜、天吊瓜、絮瓜、砌瓜。

性味 性凉，味甘。

全身都可入药的保健佳蔬

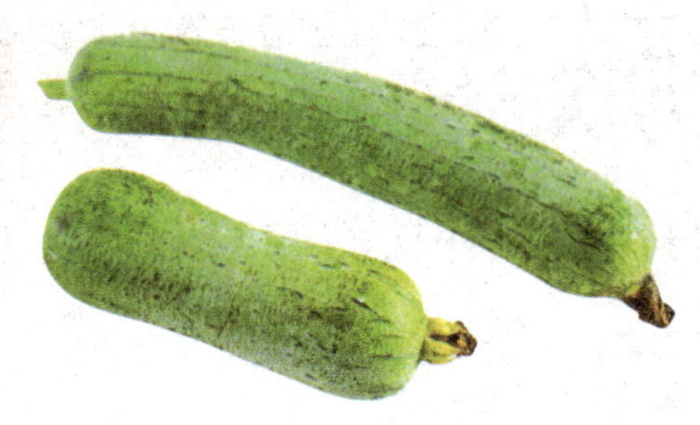

来　源 为葫芦科植物丝瓜或粤丝瓜的鲜嫩果实；或霜后干枯的老熟果实（天骷髅）。

主要产地 全国各地均产。

功效主治 清热化痰、凉血解毒。治热病身热烦渴、痰喘咳嗽、肠风痔漏、崩带、血淋、疔疮、乳汁不通、痈肿。

主要成分 丝瓜的果实含皂苷、丝瓜苦味、含多黏液与瓜氨酸。丝瓜的汁液含皂苷、黏液、木聚糖、脂肪、蛋白质、维生素。粤丝瓜全植物有杀昆虫作用。

性状特征

丝瓜为一年生攀缘草本，幼时全株密被柔毛，老时近于无毛。茎呈圆形，常有角棱，幼茎绿色，被稀疏柔毛。叶互生；叶柄多角形，具柔毛；叶片圆心形，掌状3～7裂，裂片常呈三角形，先端渐尖或锐尖，边缘具细齿，上面深绿色，下面淡绿色，幼时具有刺毛，老时粗糙无毛。花单性，雌雄同株。瓠果常下垂，长圆柱形。幼时绿带粉白色，有深绿色纵纹，老熟时成黄绿色或绿褐色。果肉内生坚韧的网状纤维。种子长方卵形而扁，黑色，边缘有翅。

选购秘诀

丝瓜选嫩的为好，幼嫩的丝瓜具弹性，棱边也较软，以外形稍细者为上品。

药用价值

丝瓜络常用于治疗气血阻滞的胸肋疼痛、乳痈肿等症。丝瓜藤常用于通筋活络、祛痰镇咳。丝瓜藤茎的汁液具有美容祛皱的特殊功能。丝瓜子则可用于治疗月经不调、腰痛不止、食积黄疸等病症。丝瓜皮主治疮、疖。丝瓜花清热解毒。丝瓜叶内服清暑解热，外用消炎杀菌，治痱毒痈疮。丝瓜根也有消炎杀菌、祛腐生肌之效。

贮存要点	冰箱冷藏。
用法用量	丝瓜可凉拌炒食、烧食、做汤食或取汁用以食疗。
使用禁忌	丝瓜不宜多吃。丝瓜汁水丰富，宜现切现做，以免营养成分随汁水流走。

肉片丝瓜汤

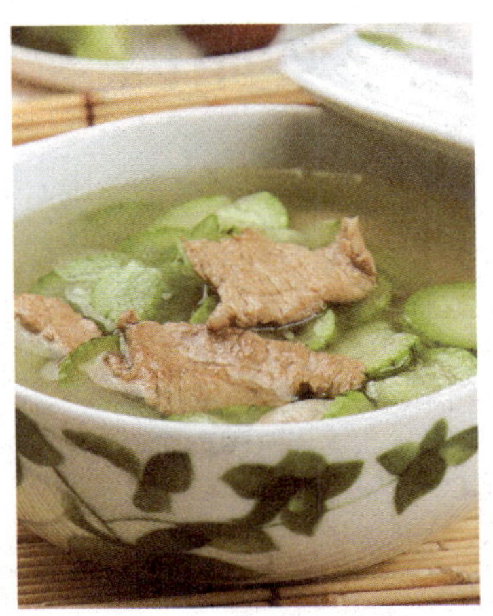

原料

猪瘦肉150克，丝瓜300克，鸡蛋1个，食用油、葱花、盐、淀粉各适量。

做法

鸡蛋打入碗中，搅匀；丝瓜去皮，切片；猪瘦肉洗净，切片，装盘，加盐、蛋液、淀粉拌匀。油锅烧热，煸炒丝瓜，再加适量水、猪肉片煮沸，加盐调味后撒上葱花即可。

功效

祛暑清心，通络下乳。

蕨菜

别名 蕨菜、山凤尾、如意草、荒地蕨。
性味 性寒，味甘。

有药用滋补功效的“山菜之王”

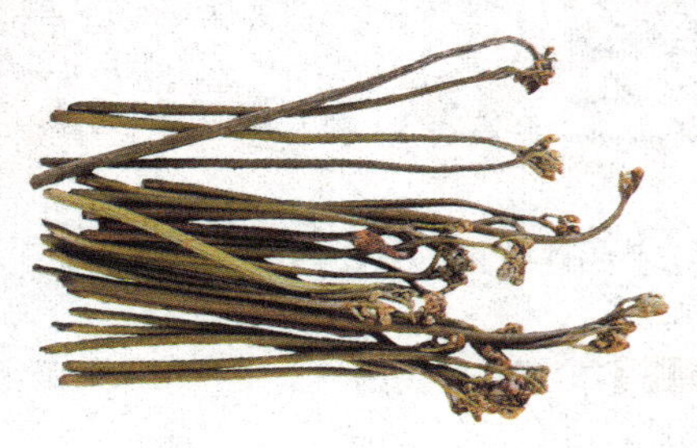

来　源 为凤尾蕨科植物蕨的嫩叶。

主要产地 全国各地均产。

功效主治 清热、滑肠、降气、化痰。治食嗝、气嗝、肠风热毒。

主要成分 含1－印满酮类化合物：蕨素A、蕨苷、棕榈酰蕨素A、棕榈酰蕨素B、棕榈酰蕨素C、异巴豆酰蕨素B、苯甲酰蕨素B、乙酰蕨素C，还含致癌物：蕨内酰胺。又含坡那甾酮A、坡那甾酮苷A、蕨甾酮。

性状特征

蕨菜一般株高达1米，根状长而横走，有黑褐色绒毛。早春新生叶拳卷，呈三叉状。柄叶鲜嫩，上披白色绒毛，此时为采集期。叶柄长30～100厘米，叶片呈三角形，长60～150厘米，宽30～60厘米，2～3次羽状分裂，下部羽片对生，褐色孢子囊群连续着生于叶片边缘，有双重囊群盖。

选购秘诀

选购时以嫩叶卷曲者为佳。

药用价值

蕨菜营养价值高，又有多种药用功能，享有“山珍之王”的美誉。也是一种最具保健美容功效的绿色健康蔬菜。

蕨菜中的蕨素对细菌有一定的抑制作用，能清热解毒、杀菌消炎。蕨菜的某些有效成分能扩张血管、降低血压。蕨菜还可以止泻利尿，所含的膳食纤维能促进胃肠蠕动，具有下气通便的作用，能清肠排毒。民间常用蕨菜治疗泄泻痢疾及小便淋漓不通。常食能补脾益气、强健机体，增强抗病能力，蕨菜还具有减肥祛脂、健身美容、延缓衰老、消暑清热、增强食欲的功能。

贮存要点	新鲜食用或制成干品保存。
用法用量	可鲜食，或做成干制品泡发后食用，每餐30克左右。
使用禁忌	蕨菜性味寒凉，脾胃虚寒者不宜多食。蕨菜含致癌物，应少食。

蕨菜炒腊肉

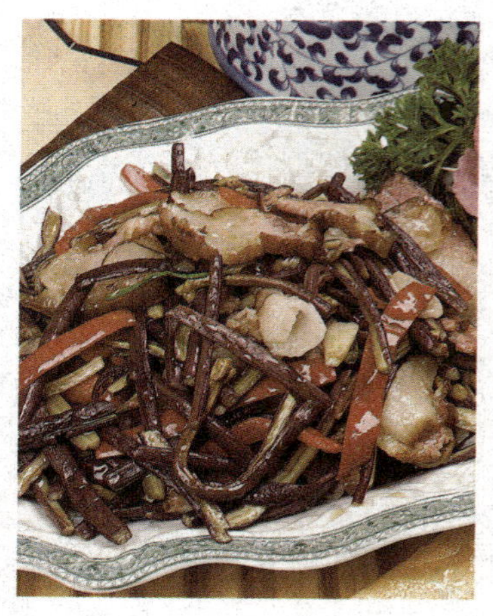

原料

蕨菜200克，腊肉100克，红椒50克，盐、食用油各适量。

做法

蕨菜洗净，切段，汆水；腊肉洗净，切片；红椒洗净，切丝。油锅烧热，煸炒腊肉至出油，捞出；锅底留油，爆炒蕨菜，再加入腊肉和红椒翻炒至熟，加盐调味即可。

功效

健脾开胃，排毒瘦身。

梨

别名 快果、果宗、玉乳、蜜父。

性味 性凉，味甘、微酸。

润肺止咳的最佳果品

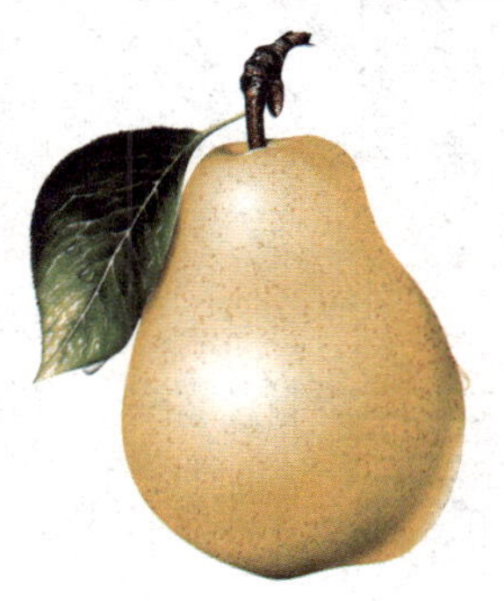

来　源 主要为蔷薇科植物白梨、沙梨、秋子梨等栽培种的果实。

主要产地 分布于我国东北及河北、山东、山西、陕西、甘肃等地。

功效主治 生津润燥、清热化痰。治热病津伤烦渴、消渴、热咳、痰热惊狂、噎膈、便秘。

主要成分 沙梨果实含苹果酸、柠檬酸、果糖、葡萄糖、蔗糖等。白梨果实含蔗糖、果糖等。

性状特征

白梨落叶乔木

梨果球状卵形，先端留有残萼，果梗长3～4厘米，果皮黄白色，稍有斑点。

梨乔木

梨果近球形，皮赤褐色，或青白色。果肉稍硬，顶部无残萼。

秋子梨乔木

梨果近球形，暗绿色稍带褐色或黄色，常有红色斑点。花萼宿存，果柄直生，不下垂。

选购秘诀

以表皮光滑、无孔洞虫蛀者为佳。

药用价值

中医认为，梨有生津止渴、止咳化痰、清热降火、养血生肌、润肺祛燥等功效，尤其对肺热咳嗽、小儿风热、咽干喉痛、大便燥结病症较为适宜。

梨水分充足，富含多种维生素、矿物质和微量元素，能够帮助器官排毒、净化，还能软化血管、促进血液循环和钙质的输送，维持机体的健康。

梨含有丰富的碳水化合物和维生素，有保肝和助消化的作用，对肝炎、肝硬化患者来说，有很好的食疗作用。

贮存要点	防腐、防褐变为主要目标。
用法用量	以鲜食为主，亦可煮、烤、蒸、烧、泡等。每天1个。
使用禁忌	脾虚便溏及寒嗽者忌服。

核桃仁冰糖炖梨

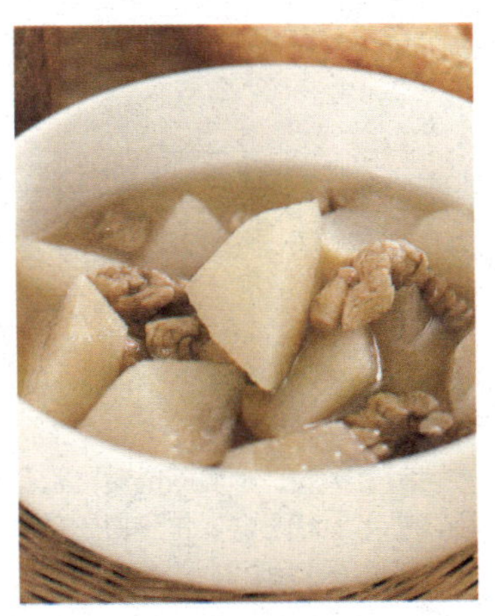

原料

核桃仁、冰糖各30克，梨150克。

做法

梨洗净，去皮，去核，切块；核桃仁洗净。将梨、核桃仁一起放入瓦煲中，加适量清水，用文火煲30分钟，再下入冰糖调味即可。

功效

生津润燥，清热化痰。

温化寒痰类

主要用于由脾肾阳虚而生痰，症见咳嗽、痰多清稀、畏寒肢冷、气短喘促、脉多弦滑。

半夏

别名 法夏、清半夏、仙半夏、姜夏、制半夏。

性味 性温，味辛。

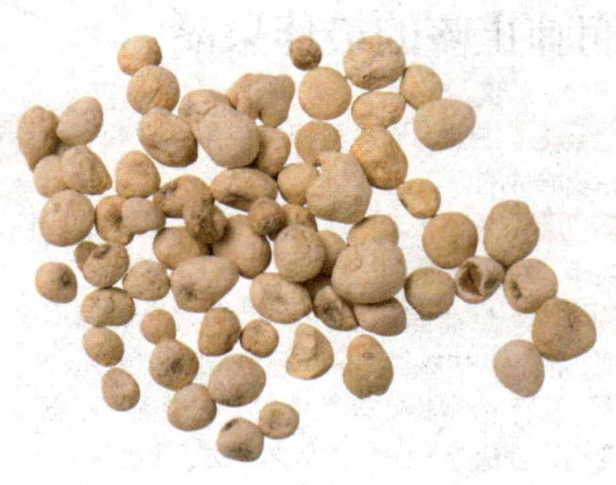

燥湿化痰、降逆止呕

来　源 为天南星科植物半夏的块茎。

主要产地 全国大部分地区均产。主产于四川、湖北、安徽、江苏、河南、浙江等地。以四川产量大、质量好。

功效主治 燥湿化痰、降逆止呕、消痞散结。治湿痰冷饮、呕吐、反胃、咳喘痰多、胸膈胀满、痰厥头痛、头晕不眠。生用外治痈肿痰核。

主要成分 块茎含挥发油、少量脂肪、淀粉、烟碱、黏液质、天门冬氨酸、谷氨酸、精氨酸、β-氨基丁酸等。嫩芽含尿黑酸及其苷。

性状特征

干燥块茎呈圆球形、半圆球形或偏斜状，直径0.8～2厘米。表面白色或浅黄色，未去净的外皮呈黄色斑点。上端多圆平，中心有凹陷的黄棕色的茎痕，周围密布棕色凹点状须根痕，下面钝圆而光滑。质坚实、致密。纵切面呈肾脏形、洁白、粉性充足。质老或干燥过程不适宜者呈灰白色或显黄色纹。粉末嗅之呛鼻、味辛辣、嚼之发黏、麻舌而刺喉。

选购秘诀

以个大、皮净、色白、质坚实、粉性足者为佳。以个小、去皮不净、色黄白、粉性小者为次。

药用价值

镇吐

制半夏丸、半夏煎剂对试验动物有镇吐的作用，生半夏流浸膏、生半夏粉剂（经高温处理）也有镇吐的作用。

镇静作用

有效成分为一种生物碱。其水溶性煮沸滤过液对呼吸运动有轻度的镇静作用。

化痰消痞

半夏辛开散结，化痰消痞。治痰热阻滞致心下痞满者，常配干姜、黄连、黄芩，以苦辛通降，开辟三阳，如半夏泻心汤；若配瓜蒌、黄连，可治结胸，如小陷胸汤；治梅核气，其余痰凝者，配紫苏、厚朴、茯苓等，以行气解郁，化痰散结，如半夏厚朴汤。

燥湿化痰

治痰湿壅滞之咳喘声重，痰白质稀者，常配陈皮、茯苓同用，如二陈汤；湿痰上犯清阳之头痛、眩晕，甚至呕吐痰涎者，可配天麻、白术以化痰息风，如半夏白术天麻汤。

消肿散结

治瘿瘤痰核，常配昆布、海藻、贝母等；治痈疽发背、无名肿毒初起或毒蛇咬伤，可生品研末调敷或鲜品捣烂敷于患处。

贮存要点	置通风干燥处，防蛀。
用法用量	内服：煎汤，4.5～9克；或入丸、散。外用：研末调和。
使用禁忌	一切血证及阴虚燥咳、津伤口渴者忌服。生半夏不宜用或尽量少用。不能与川乌、草乌、附子同用。

白前

别名 石蓝、嗽药。
性味 性微温，味辛、甘。

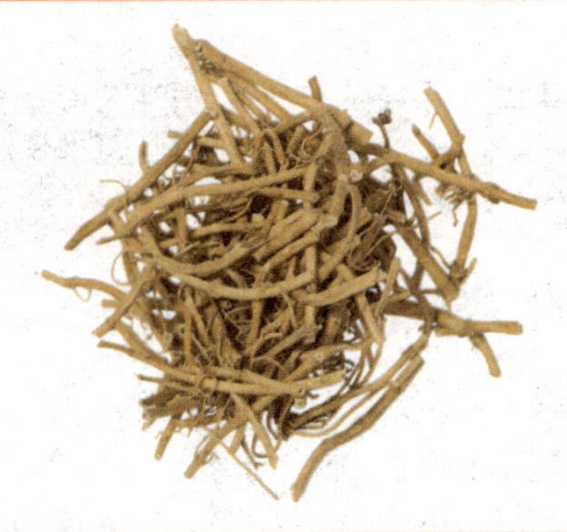

润肺、降气、祛痰的良药

来　源 为萝藦科植物柳叶白前或芫花叶白前的根及根茎。

主要产地 主产于浙江、安徽，此外，江苏、湖北、江西等地亦产。

功效主治 泻肺降气、下痰止嗽。治肺实喘满、咳嗽、多痰、胃脘疼痛。

主要成分 含三萜皂苷、海罂粟苷元A、海罂粟苷元B、海罂粟苷A及海罂粟苷元C-黄花夹竹桃单糖苷等。芫花叶白前含三萜皂苷。

性状特征

柳叶白前

为干燥的根茎及根，弯曲扭转而成团状。根茎呈管状，细长有节，表面浅黄色至黄棕色，有细纵皱纹，节部膨大，常有分歧，并密生须根，顶端常残留灰绿色或紫棕色的地上茎；质坚脆、易折断，断面类圆形，中空或有膜质的髓。根细长弯曲，多数呈毛须状，表面棕色或紫棕色。

芫花叶白前

为干燥的根及根茎，形状与柳叶白前相似，但根茎及地上茎节部的芽对生而显著。根较长而粗，色亦较浅，常为灰黄色。

选购秘诀

均以根茎粗、须根长、无泥土及杂质者为佳。

药用价值

祛痰、降气、止咳，主治肺气壅实、痰多而咳嗽不爽、气逆喘促，无论偏寒、偏热，随症配伍均可使用。临床应用于咳嗽而见肺气壅实、咳嗽不爽、喉有吼声、呼吸不畅（如急性支气管炎，肺气肿合并气管炎之咳嗽）取其有降气下痰的作用，常配紫菀、半夏等。对于久嗽（慢性咳嗽）、痰多，可用白前配桑白皮、桔梗等。

贮存要点	置通风干燥处。
用法用量	内服：煎汤，4.5~9克。
使用禁忌	凡咳逆上气、咳嗽气逆，由于气虚、气不归元引起，而不是因肺气、因邪客壅实者禁用。

白前酒

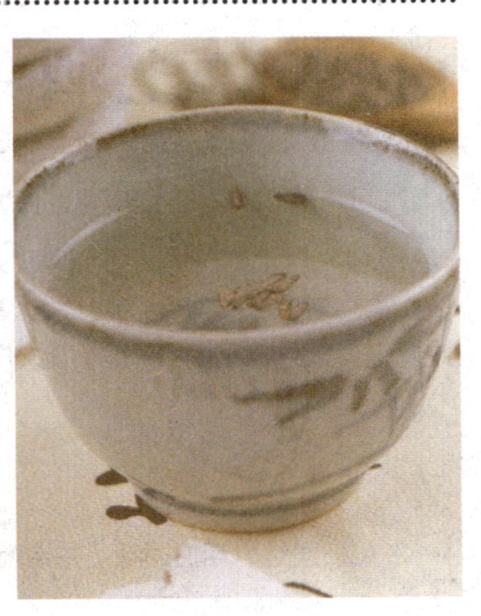

原料

白前100克，白酒500毫升。

做法

将白前捣成粗末，用白纱布袋盛之，置于净器中，倒入白酒浸泡、密封。7日后开启，去掉药袋，澄清备用。

功效

泻肺降气，下痰止嗽，可防治肺实喘满、咳嗽、多痰、胃脘疼痛。

白芥子

别名 辣菜子。

性味 性温，味辛。

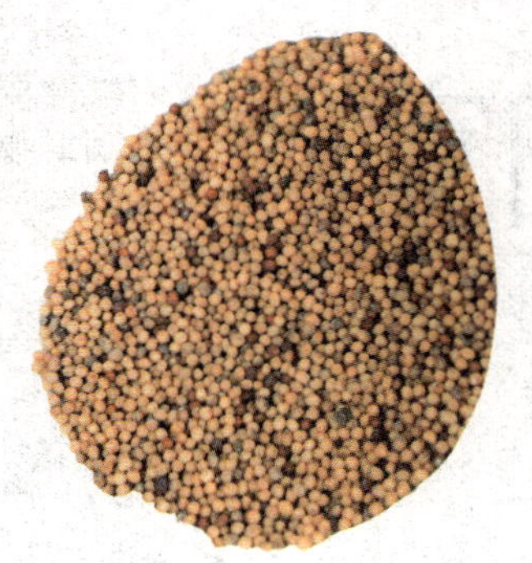

温化寒痰的常用药材

来　源 为十字花科植物白芥的种子。

主要产地 主产于安徽、河南、山东、四川、河北、陕西、山西等地。以安徽、河南产量为大。

功效主治 利气豁痰、温中散寒、通络止痛。治痰饮咳喘、胸胁胀满、疼痛、反胃呕吐、中风不语、肢体痹痛麻木、脚气、阴疽、肿毒、跌打肿痛。

主要成分 白芥子含白芥子苷、芥子碱、芥子酶、脂肪、蛋白质及黏液质。

性状特征

种子呈圆球形，直径1.1～2.5毫米，较黄芥子为大。表面类白色至淡黄色，光滑。在放大镜下观察，可见细微的网纹及一暗色小点状的种脐。种皮脆薄易压碎，剥去后有薄膜状的胚乳粘着于种皮内表面。胚黄白色，二子叶相叠，并于中脉处折起呈马鞍状，胚根亦折转而藏于其间。味先觉油样而后微酸，继感辛辣。

选购秘诀

以个大、饱满、色白、纯净者为佳。

药用价值

祛痰

白芥子油对胃黏膜有轻度的刺激作用，产生轻度的恶心感，反射地增加支气管的分泌而祛痰。

对局部皮肤有刺激作用

湿敷后能引起局部发红、充血、灼热，从而减轻局部组织疼痛，并有助于消炎。

止痛

用于筋骨疼痛，外用治风湿性关节痛、神经痛等，研末、醋调，局部外敷。如为治跌打损伤疼痛，可与龙眼叶共捣烂调黄糖外敷。

贮存要点	置于干燥处保存。
用法用量	内服：煎汤，3～9克；或入丸、散。外用：研末调敷。
使用禁忌	肺虚咳嗽、阴虚火旺者忌服。

白芥子三七酒

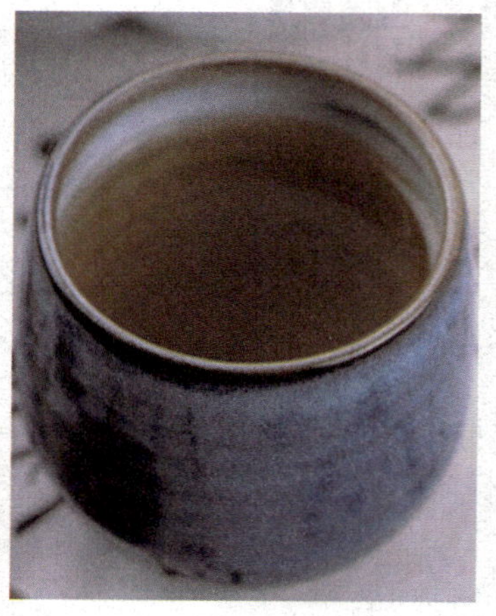

原料

白芥子20克，三七30克，白酒1000毫升。

做法

将白芥子与三七洗净，放入瓶中，加入备好的白酒，密封起来，大约30日后即可去渣饮用。

功效

化痰通络、活血通经。主治痰湿内阻之闭经。

止咳平喘类

主要用于咳喘证候，具有镇咳、祛痰、抗菌、利尿、通便等作用。

百部

别名 嗽药、野天门冬、九丛根、九虫根、一窝虎、九十九条根。

性味 性微温，味甘、苦。

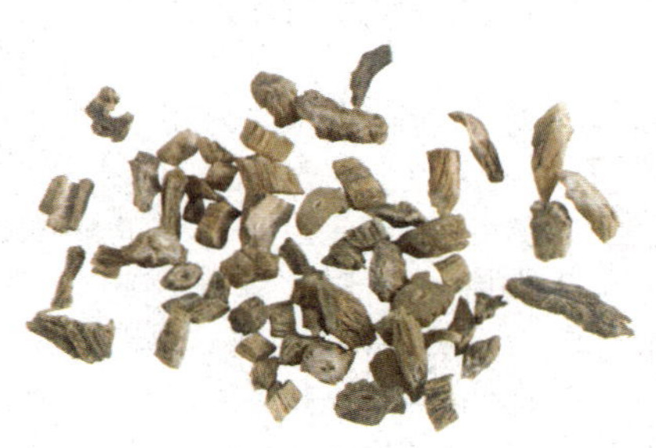

温润肺气、止咳常用药

来　源 为百部科植物蔓生百部、直立百部或对叶百部等的块根。

主要产地 分布于台湾、福建、广东、广西、湖南、湖北、四川、贵州、云南等地。

功效主治 温润肺气、止咳、杀虫。治风寒咳嗽、百日咳、肺结核、老年咳喘、蛔虫、蛲虫病、皮肤疥癣、湿疹。

主要成分 块根含多种生物碱。尚含糖2.32%、脂类0.84%、蛋白质9.25%、灰分12.1%等。

性状特征

蔓生百部和直立百部的块根略呈纺锤形。表面黄白色至土黄色，极皱缩，具不规则的深纵沟及纵皱。质硬，易折断。断面微带角质，淡黄白色至暗棕色，中心柱多扁缩。气微，味甜、苦。

对叶百部的根较粗大，长12~25厘米，直径1~2厘米，纵皱较浅。质较坚硬。折断面微呈角质状，中心柱白色。

选购秘诀

以根粗壮、质坚实、色黄白者为佳。

药用价值

抗菌

体外试验时百部（品种未鉴定）煎剂及对叶百部酒精浸液对肺炎球菌、葡萄球菌、链球菌、白喉杆菌、痢疾杆菌、绿脓杆菌、伤寒杆菌、鼠疫杆菌、炭疽杆菌、霍乱弧菌都有不同程度的抑制作用。蔓生百部水浸液在体外对某些致病真菌有一定的抑制作用；但也有报道对真菌并无抗菌作用。

抗结核

体外试验对人型结核杆菌有抑制作用，对实验结核病有一定的疗效。

镇咳

临床观察有效，是由于其生物碱能降低呼吸中枢的兴奋性，从而可能有助于抑制咳嗽反射。

抗病毒

动物实验证实其煎剂能降低亚洲甲型流感病毒对小鼠的致病力，对已感染的小鼠有治疗作用。

驱虫

百部有驱虫灭虱的功效，以治蛲虫病为多用，以百部浓煎，睡前保留灌肠；治阴道滴虫，可单用，或配蛇床子、苦参等煎汤坐浴外洗；治头虱、体虱及疥癣，用50% 水煎剂外洗。

贮存要点	置阴凉干燥处。
用法用量	内服：煎汤，3~9克；浸酒或入丸、散。外用：煎水洗或研末调敷。
使用禁忌	热嗽患者禁用。

紫菀

别名 青菀、返魂草根、夜牵牛、紫菀茸。

性味 性温，味苦。

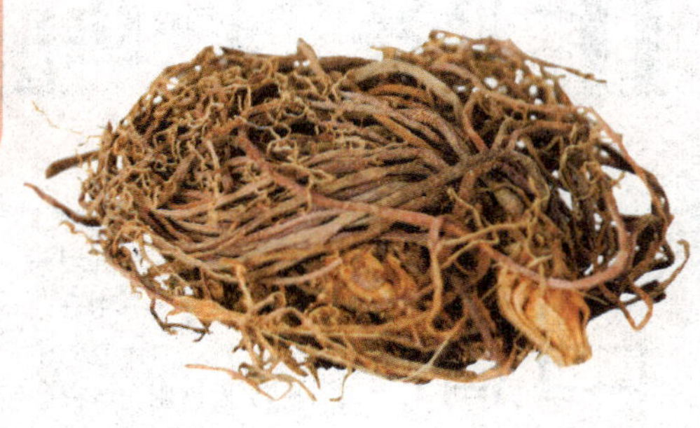

治疗慢性咳嗽的常用药

来　源 为菊科植物紫菀的根及根茎。

主要产地 主产于河北、安徽等地。

功效主治 温肺下气、消痰、止咳。治风寒咳嗽、气喘、虚劳咳吐脓血、喉痹、小便不利。

主要成分 根含无羁萜醇、无羁萜、紫菀酮、紫菀皂苷、槲皮素，挥发油中含毛叶醇、乙酸毛叶酯、茴香脑、烃、脂肪酸、芳香族酸等。

性状特征

干燥的根茎呈圆形的疙瘩头状，顶端有茎基及叶柄的残痕，底部常有一条未除净的母根，淡灰黄色，质稍硬。疙瘩头下簇生许多须根，多编成辫状。表面紫红色或灰红色，有纵皱纹。质柔韧，不易折断，断面灰白色有紫边。

此外，在新疆地区以阿尔泰狗娃花的根入药；西藏地区以缘毛紫菀及重冠紫菀的根及根茎入药。在东北、华北、陕西、云南、四川、新疆等地，还以菊科橐吾属多种植物的根部做紫菀入药。

选购秘诀

以根长、色紫、质柔韧、去净茎苗者为佳。

药用价值

祛痰、镇咳

麻醉兔灌服煎剂1克/千克，有显著祛痰作用（呼吸道分泌量测定法），作用可持续4小时以上，醇提取物口服对大鼠气管分泌物也有明显增加作用。对碘液注入猫右胸膜腔引起的咳嗽，灌服煎剂无效，但对氨水喷雾引起的小鼠咳嗽则有显著效果。

抗菌

体外试验对大肠杆菌、痢疾杆菌（宋内氏痢疾杆菌）、变形杆菌、伤寒杆菌、副伤寒杆菌、绿脓杆菌及霍乱弧菌等有一定的抑制作用。

贮存要点	置阴凉干燥处，防潮。
用法用量	内服：煎汤，1.5~9克；或入丸、散。
使用禁忌	有实热者忌服。

紫菀款冬猪肺汤

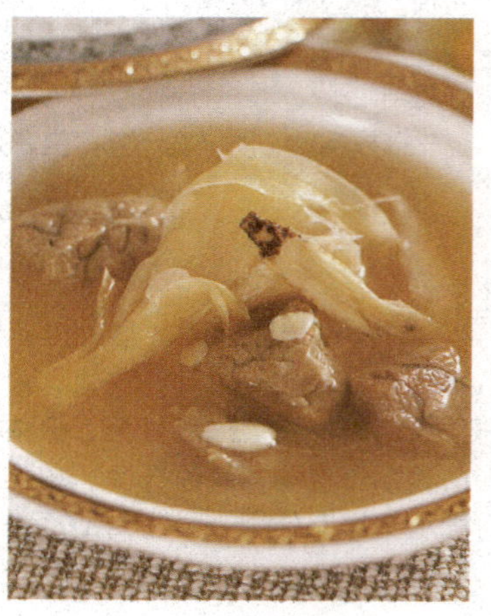

原料

紫菀10克，款冬花15克，猪肺300克，盐5克，姜4克。

做法

将猪肺用清水洗净，切块；姜洗净，切末；紫菀、款冬花分别洗净。将猪肺、紫菀、款冬花一起放入锅中，加水共煮，煮至快熟时加入盐、姜调味即可。

功效

肃肺降气，止咳定喘。

桑白皮

别名 桑根白皮、桑根皮、桑皮。

性味 性寒，味甘。

泻肺热而平喘咳之常用药

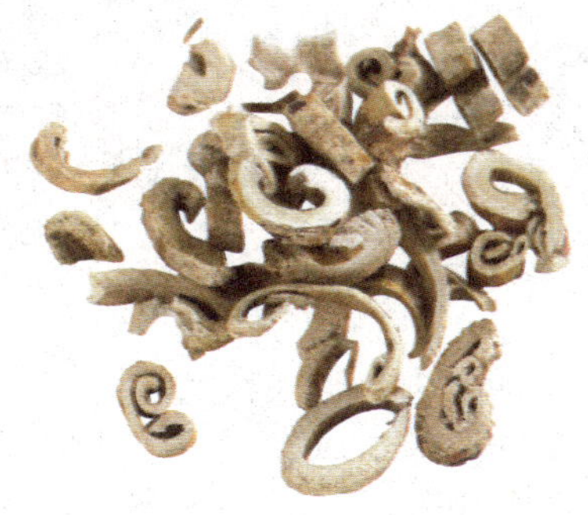

来　源 为桑科植物桑除去栓皮的根皮。

主要产地 主产于安徽、河南、浙江、江苏、湖南等地。

功效主治 泻肺平喘、利尿消肿。多用于肺热咳喘、痰多之症、小便不利、水肿等症。

主要成分 含伞形花内酯、东莨菪素和黄酮成分桑根皮素、桑素、桑色烯、环桑素、环桑色烯等。又含有作用类似乙酰胆碱的降压成分，并含鞣质5.6%、黏液素9%。

性状特征

干燥根皮多呈长而扭曲的板状，或两边向内卷曲成槽状。长短宽窄不一，厚1～5毫米。外表面淡黄白色或近白色，有少数棕黄色或红黄色斑点，较平坦，有纵向裂纹及稀疏的纤维。内表面黄白色或灰黄色，平滑，有细纵纹，纵向裂开。体轻、质韧、难折断、易纵裂，撕裂时有白色粉尘飞出。微有豆腥气，味甘。

药用价值

利尿、消炎

家兔以桑白皮煎剂2克/千克灌胃，6小时内排尿量及其氯化物均有较显著增加，7～24小时恢复正常。

其他作用

桑白皮提取物对小鼠有镇静作用。临床应用于治肺热咳喘，尤其适于肺气肿合并感染，以及急性支气管炎之咳喘。

有身热、手足心热时，则配地骨皮等，方如泻白散。以此方加减较多用于小儿急性支气管炎。

可治水肿属于皮水者，所谓皮水，特点为面目、四肢肿满，发热、口渴而不恶寒、脉浮、小便不利或有咳嗽。桑白皮能利尿而有助于清热消肿。常配茯苓皮、大腹皮等。

贮存要点	置通风干燥处，防潮、防蛀。
用法用量	内服：煎汤，6～15克；或入散剂。外用：捣汁涂或煎水洗。
使用禁忌	肺虚无火、小便多及风寒咳嗽者忌服。

桑白润肺汤

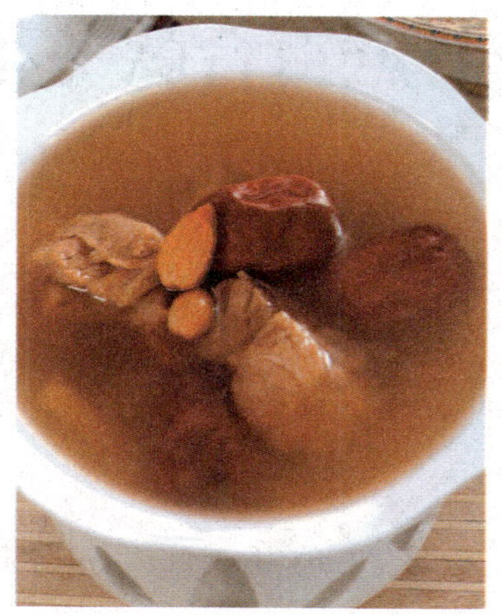

原料

排骨500克，桑白皮20克，杏仁10克，大枣10枚，姜丝、盐各适量。

做法

排骨洗净，切块，汆水；桑白皮、大枣分别洗净。把排骨、桑白皮、杏仁、大枣放入开水锅内，武火煮沸后改文火煲2小时，加入姜、盐调味即可。

功效

泻肺止咳，清热化痰。

款冬花

别名 冬花、款花、看灯花、艾冬花、九九花。

性味 性温，味辛。

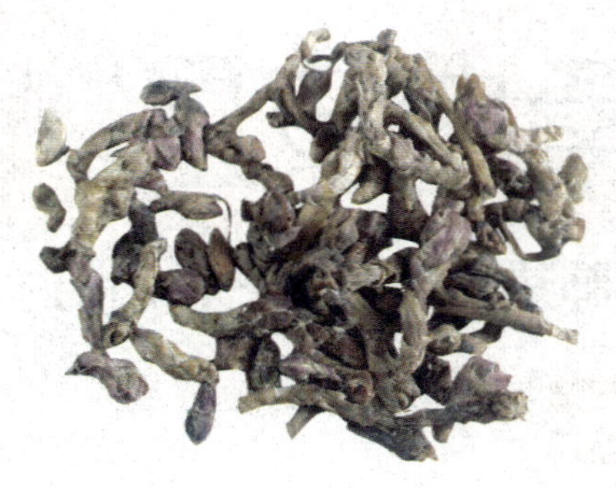

止咳平喘的常用良药

来　源 为菊科植物款冬的花蕾。

主要产地 产于陕西、山西、河南、甘肃、青海、四川、内蒙古等地。

功效主治 润肺下气、化痰止嗽。治咳逆喘息、喉痹。

主要成分 花含款冬二醇等甾醇类、芸香苷、金丝桃苷、三萜皂苷、鞣质、蜡、挥发油和蒲公英黄质。叶含苦味苷、弹性橡胶样物质、植物甾醇、硬脂酸及棕榈酸甘油酯、酒石酸、苹果酸等。鲜根茎含挥发油、石蜡、菊糖、鞣质。

性状特征

干燥花蕾呈不整齐棍棒状，常2~3个花序连生在一起，长1~2.5厘米，直径6~10毫米。上端较粗，中部稍丰满，下端渐细或带有短梗。花头外面被有多数鱼鳞状苞片，外表面呈紫红色或淡红色。苞片内表面布满白色絮状毛茸。气清香，味微苦而辛，嚼之显棉絮状。

选购秘诀

以朵大、色紫红、无花梗者为佳。

药用价值

对呼吸系统的作用

小鼠口服煎剂亦有明显止咳作用。

对循环系统的作用

麻醉猫静脉注射醇提取液对血压有先降低后升高的作用，款冬花醇溶醚可溶的部分呈升压作用，醇溶醚不溶的部分呈降压作用。煎剂及醇提取液对离体蟾蜍心脏呈抑制作用。醚提取液对蛙后肢及全身血管灌流均呈现收缩作用。

其他作用

醚提取物对在体或离体胃肠道平滑肌均呈抑制作用。

贮存要点	置干燥处，防潮、防蛀。
用法用量	内服：煎汤，1.5~9克；熬膏或入丸、散。
使用禁忌	肺火燔灼、肺气壅实者不可用。

甘蔗百合款冬花茶

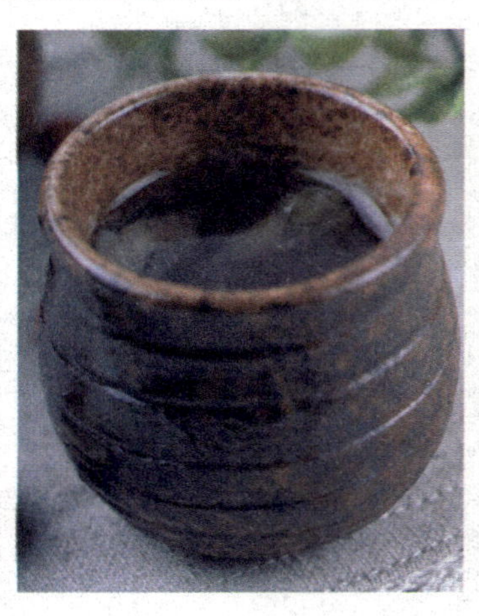

原料

甘蔗汁150毫升，百合15克，款冬花9克。

做法

将百合、款冬花洗净，加适量清水，煎煮15分钟；倒入甘蔗汁，搅拌均匀，即可代茶饮用。

功效

适用于肺阴虚燥热、痰少或无痰之燥咳等症。

海底椰

别名 复椰子、大实榈、巨籽棕。

性味 性寒，味甘、淡。

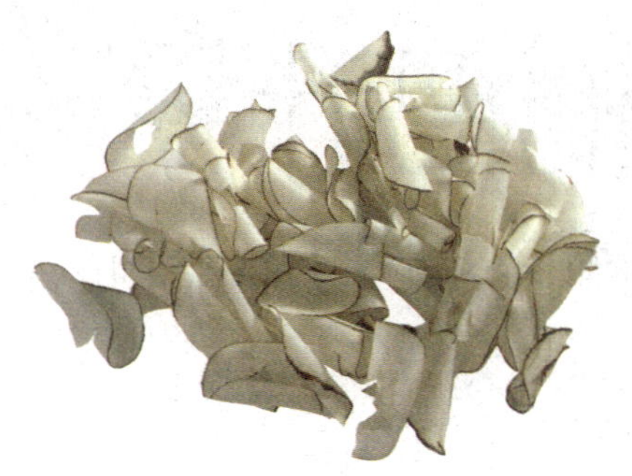

清肝润肺、祛痰化淤

来　源 热带地区之棕榈树科植物。

主要产地 原产于非洲塞舌尔群岛，目前广东市面上出售的干、湿海底椰，是糖棕的果实，主要生长在东南亚，属于热带植物，我国目前没有大量生长。

功效主治 清肝润肺、止咳祛痰、化淤消炎。

主要成分 初步测定其含有蛋白质及各种氨基酸成分。

性状特征

海底椰与日常食用的椰子不同，虽然它也是热带地区、亚热带地区的产物，但是，它的果实形状中间有一道深沟，就像两个椰子合起来孪生一样，所以，也有人称之为比瓣椰子。但不要望文生义地以为海底椰生长于海底，事实上它是生长于陆地上的，是塞舌尔群岛的物产。海底椰树生长速度极慢，种子发芽要历时3年之久，单从开花到种子成熟也要13年，难怪普通一棵海底椰树也有百年的历史了。常见的海底椰是干制品，刨开薄薄雪白的一片片，边缘有绿色外皮。质脆、味淡。

选购秘诀

好的海底椰色泽较白净，每一片刨片较长。

药用价值

治肺结核、干咳、声音嘶哑、痰中带血，用海底椰能祛黏痰而清利咽喉，配阿胶、旱莲草以助止血，配紫菀、款冬花、贝母等，以助止咳祛痰，方如海底椰汤。

秋冬天气干燥，人们往往会在不同程度上出现口干舌燥、皮肤干燥等燥热症状。无论是由天气引起身体不适，抑或是身体燥热、虚火上升，都可以用海底椰煲汤作食疗，滋阴补肾。

贮存要点	置于干燥处保存。
用法用量	煎服9～18克。
使用禁忌	经期妇女及孕妇慎用。

海底椰大枣瘦肉汤

原料

水发海底椰150克，猪瘦肉50克，大枣、雪梨各10克，盐5克，白糖3克。

做法

将水发海底椰、猪瘦肉分别洗净切片；大枣洗净；雪梨去皮、核，洗净切片。锅置火上，加水，调入盐、白糖煮沸；下入水发海底椰、猪瘦肉、大枣、雪梨煲至熟即可。

功效

利水消肿，补血行水，养胃生津，止咳润喉。

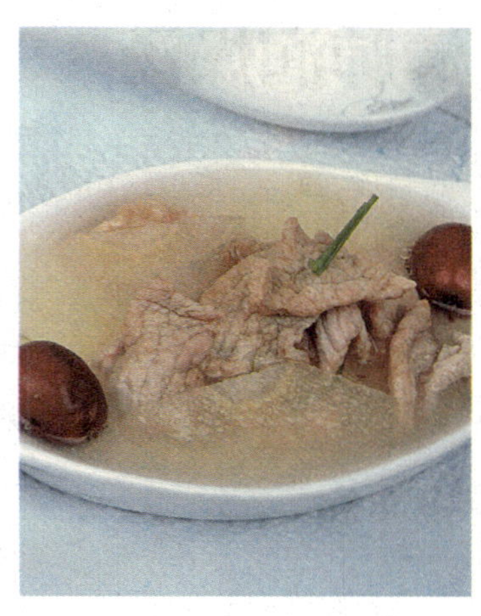

枇杷叶

别名 巴叶。

性味 性凉，味苦。

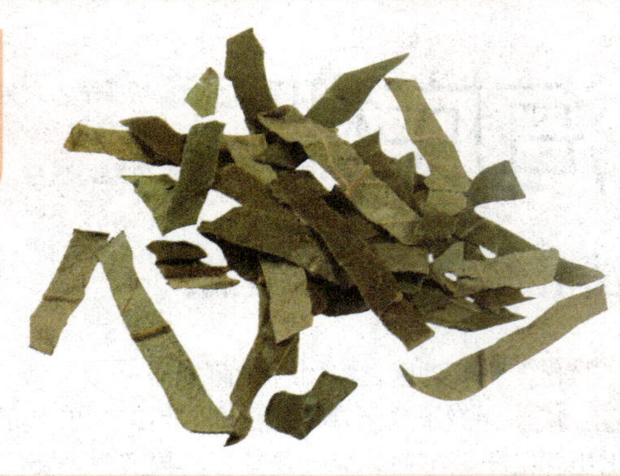

清解肺热、胃热的常用药

来　源 为蔷薇科植物枇杷的叶片。

主要产地 主产于广东、江苏、浙江、福建、湖北等地。

功效主治 清肺和胃、降气化痰。治肺热咳嗽、咳血、衄血、胃热呕哕。

主要成分 叶含挥发油，主要成分为橙花叔醇和金合欢醇，还有莰烯、月桂烯、对聚伞花素、芳樟醇、樟脑、橙花醇、榄香醇和芳樟醇氧化物。还含苦杏仁苷、熊果酸、齐墩果酸、酒石酸、柠檬酸、苹果酸、鞣质、B族维生素、维生素C等，又含山梨糖醇。

性状特征

干燥叶片长椭圆形，长12～25厘米，宽4～9厘米。叶端渐尖，基部楔形，上部锯齿缘，基部全缘。羽状网脉，中脉下面隆起。叶面灰绿色、黄棕色或红棕色，上面有光泽；下面茸毛棕色。叶柄短。叶革质而脆。气无，味微苦。

选购秘诀

以叶大、色灰绿、不破碎者为佳。

药用价值

枇杷叶为清解肺热和胃热的常用药；治肺热咳嗽，表现为干咳无痰或痰少黏稠，不易咳出，或咳时有胸痛、口渴咽干、苔黄脉数（可见于急性支气管炎），取其有润肺止咳作用；治胃热噫呕（呃逆或噫气作呕）、胃脘胀闷，配布渣叶、香附、鸡内金等。

枇杷叶可晾干制成茶叶，有泄热下气、和胃降逆之功效，为止呕之良品，可辅助治疗各种呕吐呃逆。比如：胃热呕吐可取枇杷叶15克，配竹茹20克、麦冬10克、制半夏6克，水煎服，每日1剂。

贮存要点	置干燥处。
用法用量	内服：煎汤，4.5～9克（鲜者15～30克）；熬膏或入丸、散。
使用禁忌	胃寒呕吐及肺感风寒咳嗽者慎用。

清肺润燥汤

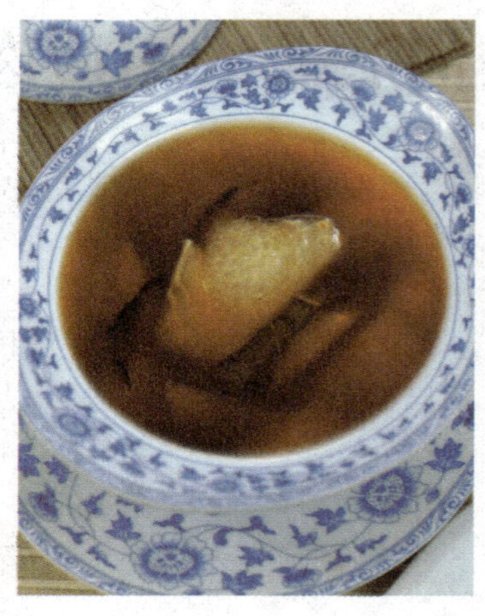

原料

雪梨300克，薏苡仁100克，枇杷叶15克，陈皮5克，生姜2片，冰糖适量。

做法

雪梨洗净去皮，去核，切块；薏苡仁泡发，洗净；枇杷叶、陈皮、生姜分别洗净。将以上备好的原料放入锅中，加水以文火炖煮约90分钟，加冰糖调味即可。

功效

滋阴润肺，清热排毒。

瓜蒌

别名 天撤、栝楼、山金匏。
性味 性寒，味甘、微苦。

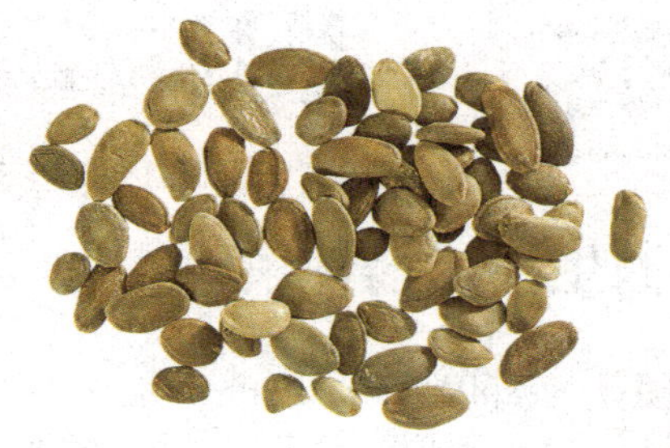

清热涤痰、宽胸散结

来　源 为葫芦科植物栝楼的果实。

主要产地 全国大部分地区均有种植。

功效主治 清热涤痰、宽胸散结、润肠。用于肺热咳嗽、痰浊黄稠、胸痹心痛、乳痈、肺痈、肠痈肿痛。

主要成分 果实含三萜皂苷、氨基酸、糖类、有机酸。种子含油酸、亚油酸及甾醇类化合物。

性状特征

果实卵圆形或类球形，长7～15厘米，直径6～10厘米，表面深橙黄色至橙红色，皱缩或较平滑，顶端有残存花柱基，基部有果梗残迹；质脆，易破开，果皮稍厚，内表面黄白色，果瓤橙黄色，与多数种子黏结成团。气如焦糖，味甘、微苦。

选购秘诀

皱皮瓜蒌质量好，均以个大不破裂，橘黄色或棕黄色，糖分多者为佳。

药用价值

瓜蒌所含皂苷及皮中总氨基酸有祛痰作用。

瓜蒌注射液对豚鼠离体心脏有扩张冠状动脉的作用；对垂体后叶引起的大鼠急性心肌缺血有明显的保护作用，并有降血脂作用；对金黄色葡萄球菌、肺炎双球菌、绿脓杆菌及流感杆菌等有抑制作用。

治痰气互结，胸阳不通之胸壁疼痛，不得卧者，常配薤白、半夏同用；治痰热结胸，胸膈痞满，则配黄连、半夏。

治肺痈咳吐脓血，配鱼腥草、芦根等；治肠痈，可配败酱草、红藤等；治乳痈初起，红肿热痛，配当归、乳香、没药，如神效瓜蒌散。

贮存要点	置阴凉干燥处，防霉、防蛀。
用法用量	临床使用的有瓜蒌、瓜蒌皮、蜜炙瓜蒌皮、瓜蒌子、蜜炙瓜蒌子、瓜蒌子霜。内服：煎汤10～12克。
使用禁忌	不宜与乌头类药材同用。内服过量瓜蒌仁可引起胃部不适、恶性呕吐和腹痛泄泻。

泻肺平喘茶

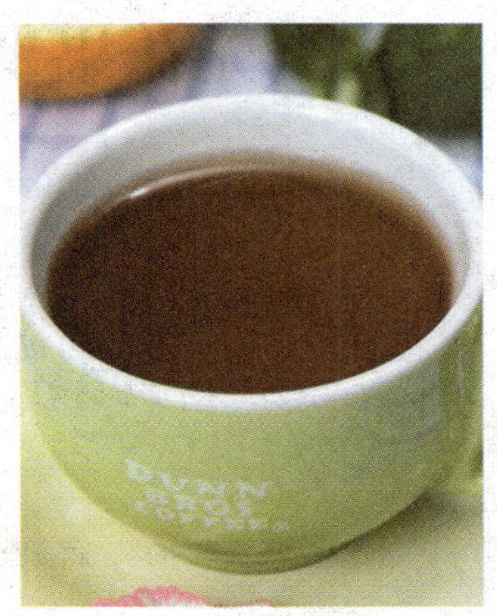

原料

桑白皮15克，枇杷叶、葶苈子、瓜蒌各10克，梅子醋30毫升。

做法

将枇杷叶、桑白皮、葶苈子、瓜蒌洗净放锅里，加水600毫升，用文火煮至300毫升。滤渣取汁，待冷却后加上梅子醋即可次食用。

功效

化痰止咳，泻肺平喘。

杏

别名 甜梅。
性味 性微温，味甘、酸。

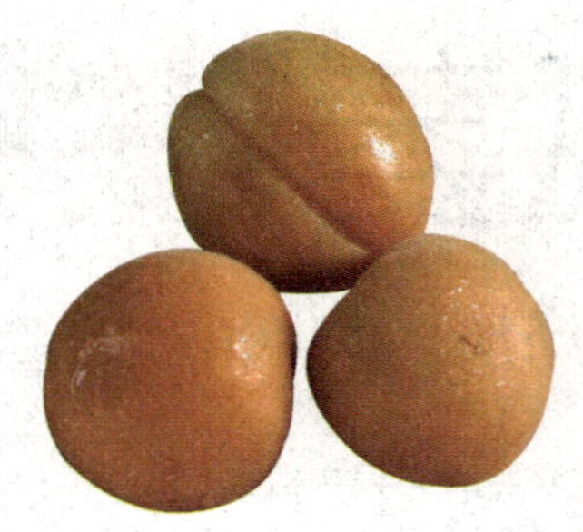

止渴生津、清热解毒

来　源 为蔷科植物杏或山杏的果实。

主要产地 主产于河北、山东、山西、河南、陕西、甘肃、青海、新疆、辽宁、吉林、黑龙江、内蒙古、江苏、安徽等地。

功效主治 止渴生津、清热祛毒。

主要成分 杏的营养成分极为丰富，内含较多的维生素A、糖、蛋白质，还含有钙、磷，其含量均超过梨。另含柠檬酸、苹果酸、儿茶酚、黄酮类、糖类、杏仁油及各种氨基酸。

性状特征

落叶乔木。小枝褐色或红褐色。叶卵圆形或卵状椭圆形，缘具钝锯齿，叶柄基部具1～6个腺体。花单生，先叶开放，花瓣白色或稍带红晕。花期3～5月。核果近卵形，具缝合线和柔毛，淡黄色至黄红色，果熟期6～7月。

选购秘诀

选择颜色均匀、颗粒完整、不太坚硬的果实。

药用价值

老人经常吃杏能使身体健壮、心力不倦，并能滋阴生津、宽中下气、软化血管、预防阿尔茨海默病等，实属滋补良药。

杏能防癌、抗癌，经常食用具有保健作用。现代医学研究认为：杏中钙、磷、铁、蛋白质、维生素的含量在水果中都是较高的，并含有较多的抗癌物质，经常适量吃杏、杏干或杏仁，对防癌保健十分有益。杏所含的维生素A和胡萝卜素有养肝明目、缓解眼睛疲劳的作用。

贮存要点	在阴凉通风条件下可存放1周，也可以放入冰箱中储存。
用法用量	生吃或制成罐头，每次约50克。
使用禁忌	未成熟的杏不可生吃。产妇、幼儿、有内热者、糖尿病患者，不宜吃杏或杏制品。 杏不可食之过多，因为苦杏仁苷的代谢产物会导致组织细胞窒息，严重者会抑制中枢，导致呼吸麻痹，甚至死亡。

南北杏无花果煲排骨

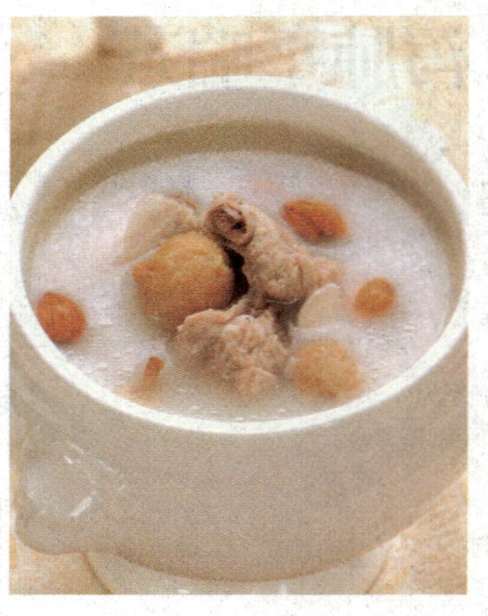

原料

排骨200克，南、北杏各10克，无花果适量，盐3克。

做法

排骨洗净，切块，氽水；南、北杏与无花果均洗净。锅中加适量水煮沸，放入排骨、无花果和南、北杏，用武火煲沸后改文火煲2小时，加盐调味即可。

功效

止咳化痰，益气补虚，润肠通便。

杏仁

别名 杏核仁、杏子、木落子、苦杏仁、杏梅仁。

性味 性温，味苦。

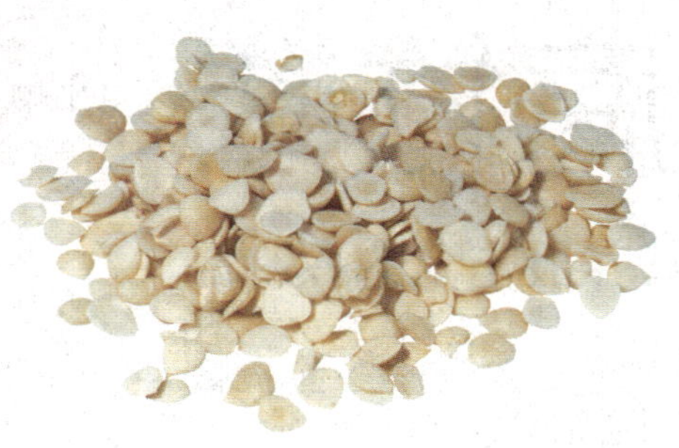

止咳平喘的常用药

来　源 为蔷薇科植物杏的种子干品。

主要产地 主产于河北、山东、山西、河南、陕西、甘肃、青海、新疆、辽宁、吉林、黑龙江、内蒙古、江苏、安徽等地。

功效主治 祛痰止咳、平喘、润肠。治外感咳嗽、喘满、喉痹、肠燥便秘。

主要成分 含苦杏仁苷约3%、脂肪油（杏仁油）约50%、蛋白质和各种游离氨基酸。

性状特征

干燥种子，呈心脏形略扁，顶端渐尖，基部钝圆，左右不对称。种皮红棕色或暗棕色，自基部向上端散出褐色条纹，表面有细微纵皱；尖端有不明显的珠孔，其下方侧面脊棱上，有一浅色棱线状的种脐，合点位于底端凹入部，自合点至种脐，有一颜色较深的纵线，是为种脊，种皮薄，内有乳白色肥润的子叶2片，富于油质，接合面中间，常有空隙，胚根位于其尖端，味苦，有特殊的杏仁味。

选购秘诀

以颗粒均匀、饱满肥厚、味苦、不发油者为佳。

药用价值

杏仁含有丰富的脂肪油，有降低胆固醇的作用。美国研究人员的一项最新研究成果显示，胆固醇水平正常或稍高的人，可以用杏仁取代其膳食中的低密度营养食品，达到降低血液胆固醇并保持心脏健康的目的。因此，杏仁对防治心血管系统疾病有良好的作用。

中医认为，杏仁具有生津止渴、润肺定喘的功效，常用于肺燥喘咳等患者的保健与治疗。

研究者认为，杏仁中所富含的多种营养素，比如维生素E、单不饱和脂肪酸和膳食纤维共同作用能够有效降低心脏病的发病危险。

贮存要点	置于通风干燥处，防虫，防霉。
用法用量	内服：煎汤，4.5～9克，或入丸、散。外用：捣敷。
使用禁忌	阴虚咳嗽及大便溏泄者忌服。

紫草杏仁粥

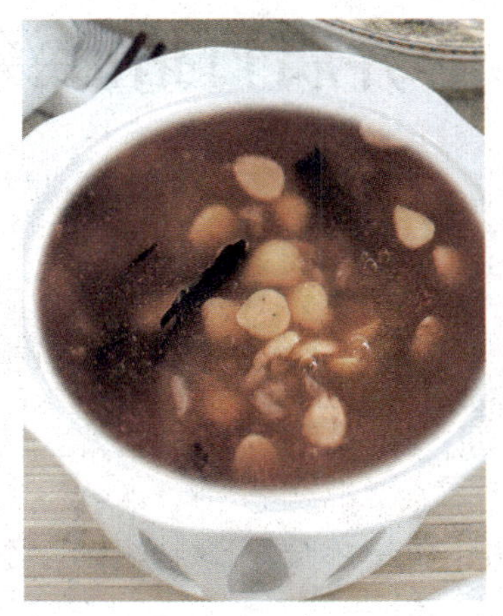

原料

杏仁20克，紫草10克，粳米100克，盐3克。

做法

杏仁、紫草分别洗净；粳米淘洗干净。将以上备好的原料一起放入锅中，加水以武火煮沸，转文火熬至米粒开花；再加入紫草熬至成粥，加盐调味即可。

功效

润肠通便，解毒透疹，能加速痘印和疤痕的消退。

腐竹

别名 豆筋。
性味 性平，味甘、淡。

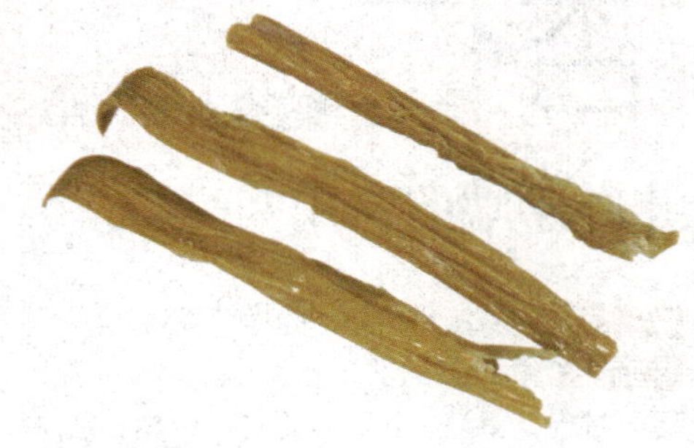

营养最丰富的豆制品

来　源 豆浆加工成的一种豆制品。
主要产地 全国各地均有生产。
功效主治 清肺养胃、止咳、消痰。
主要成分 含有丰富的蛋白质、膳食纤维及碳水化合物、谷氨酸等。

性状特征

色淡黄、呈薄片、有韧性、味淡，有时有新鲜的大豆气味。市售的很多为干制品，泡发后变宽，表面光滑。

选购秘诀

购买时要注意保质期，且购买正规厂家加工的为好。

药用价值

腐竹又称豆筋，它看起来只有薄薄的一层皮，其实是用豆浆加工而成的，在豆制品中营养价值最高。营养学资料表明，腐竹含有丰富的蛋白质而含水量少，这与它在制作过程中经过烘干，浓缩了豆浆中的营养有关。

腐竹由黄豆制成，含有黄豆的营养价值，如黄豆蛋白、膳食纤维及碳水化合物等，对人体非常有益。

腐竹有很好的健脑作用，能预防阿尔茨海默病的发生。这是因为腐竹中谷氨酸含量较高，而谷氨酸在大脑活动中起着重要的作用。

腐竹中所含有的磷脂还能降低血液中胆固醇的含量，起到防治高脂血症、动脉硬化的作用。

贮存要点	腐竹适于久放，但应放在干燥通风之处。
用法用量	腐竹用清水浸泡（夏凉冬温）3~5小时即可发开。可烧、炒、凉拌、汤食等，食之清香爽口，荤、素食别有风味。
使用禁忌	变质发霉的腐竹不要食用。肾炎、肾功能不全者最好少吃，否则会引起血液中非蛋白氮增高，加重病情。糖尿病患者及痛风患者，或正在服用四环素、优降灵等药的人也应慎食。

荸荠腐竹猪肚汤

原料

猪肚1个，荸荠300克，腐竹20克，姜3片，胡椒粉、盐各适量。

做法

猪肚洗净，氽水，切块。荸荠去皮，洗净切块；腐竹泡发，洗净切段。瓦煲中倒入水，以武火煮沸，加入所有原料，转用中火煲2小时，调入盐、胡椒粉即可。

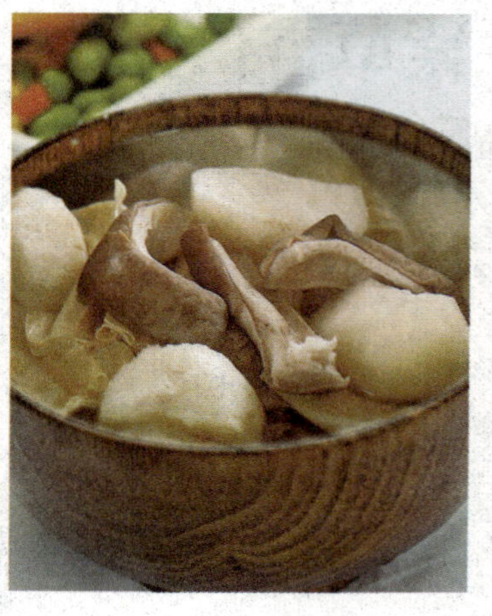

功效

清热润肺，止咳消痰。

常见化痰止咳药物食物食用宜忌

罗汉果

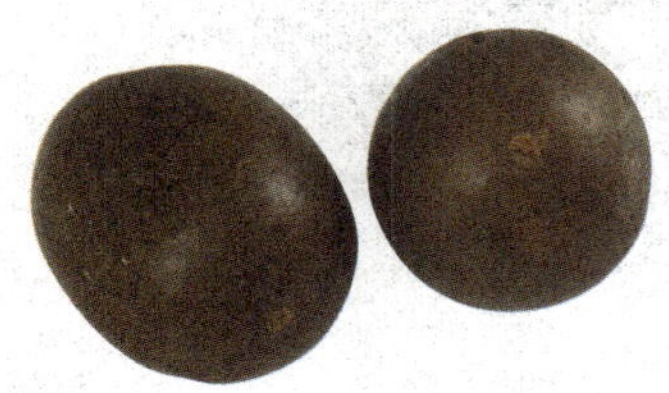

宜： 适宜百日咳、痰火咳嗽、血燥便秘患者服用。

忌： 便溏者忌服。

枇杷叶

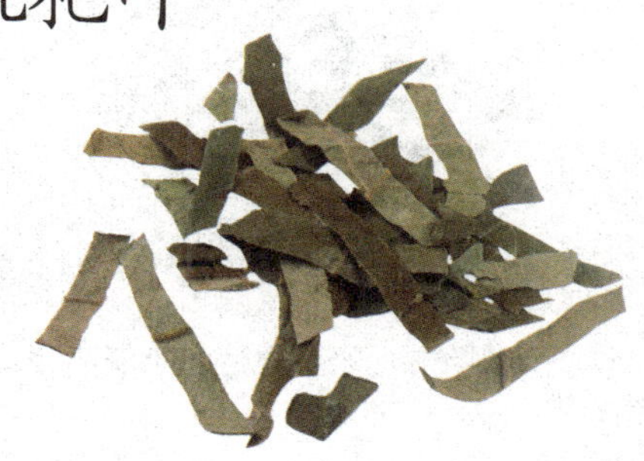

宜： 适宜肺热咳嗽、咳血、衄血、胃热呕哕患者服用。

忌： 胃寒呕吐及肺感风寒咳嗽者慎用。

桔梗

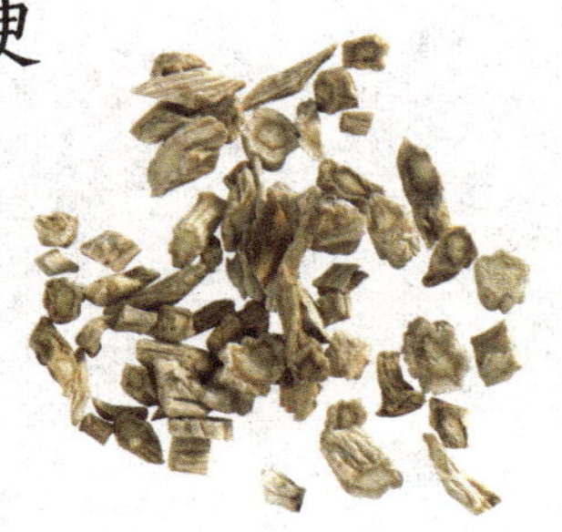

宜： 适宜外感咳嗽、咽喉肿痛、肺痈吐脓、胸满胁痛、痢疾腹痛者服用。

忌： 阴虚久嗽、气逆及咳血者忌服，胃溃疡者慎用。

款冬花

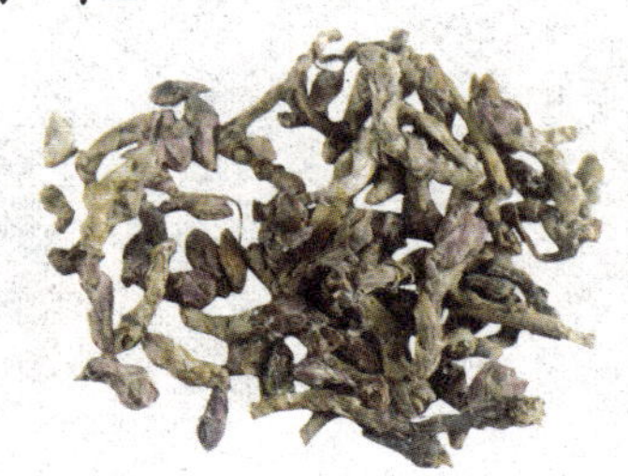

宜： 适宜咳逆喘息、喉痹患者服用。

忌： 肺火燔灼、肺气壅实者不可用。

丝瓜

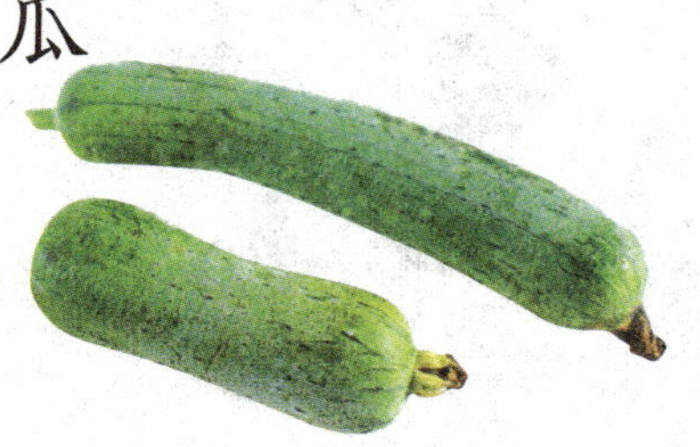

宜： 适宜热病身热烦渴、痰喘咳嗽、乳汁不通、痈肿患者服用。

忌： 体虚内寒、腹泻者不宜食用。

梨

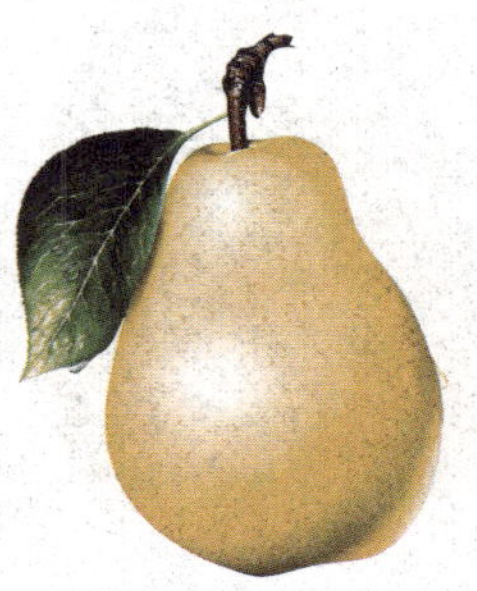

宜： 适宜热病津伤烦渴、消渴、热咳、痰热惊狂、噎膈、便秘者食用。

忌： 脾虚便溏及寒嗽者忌服。

桑白皮

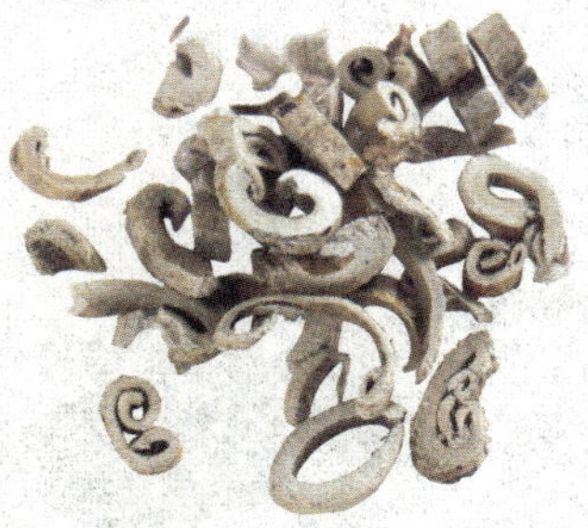

宜：适宜肺热咳喘、痰多之症、小便不利、水肿者服用。

忌：阴虚久嗽、气逆及咳血者忌服，胃溃疡者慎用。

白前

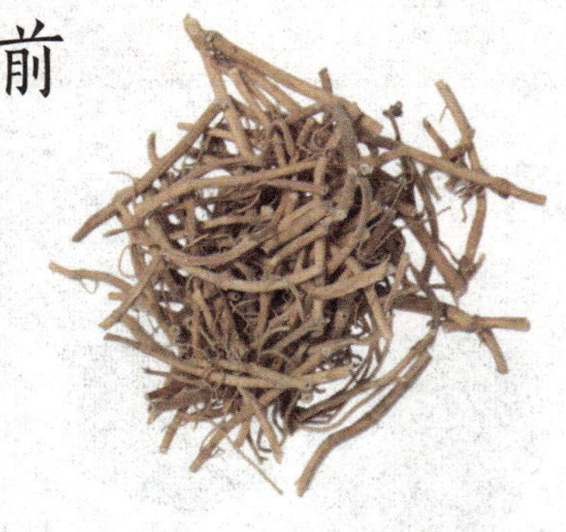

宜：适宜肺实喘满、咳嗽、多痰、胃脘疼痛者服用。

忌：因邪客壅实者禁用。

紫菀

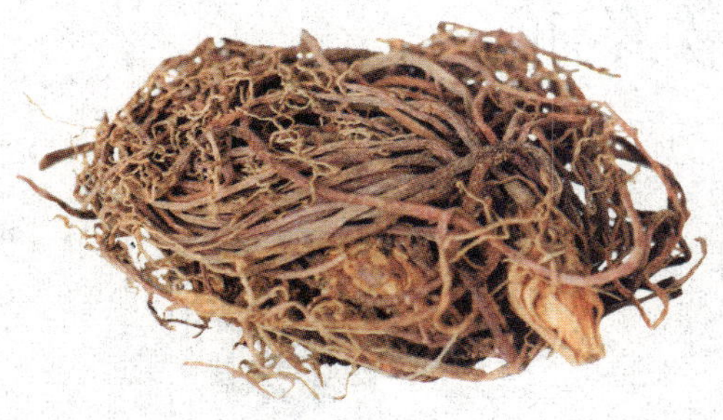

宜：适宜风寒咳嗽、气喘、虚劳咳吐脓血、喉痹、小便不利者服用。

忌：有实热者忌服。

杏仁

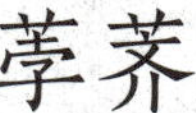

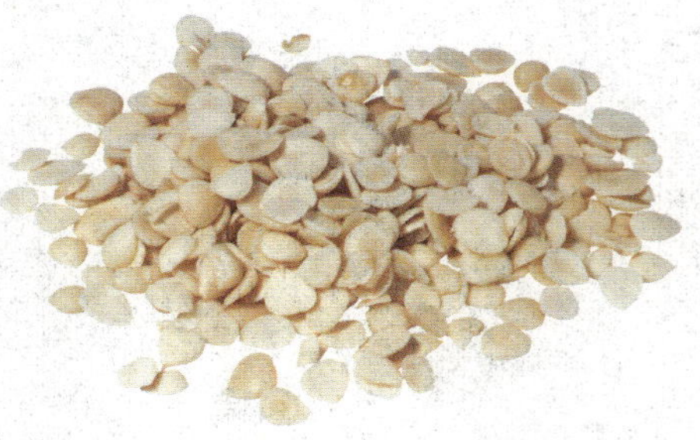

宜：适宜外感咳嗽、喘满、喉痹、肠燥便秘者食用。

忌：阴虚咳嗽及大便溏泄者忌服。

白芥子

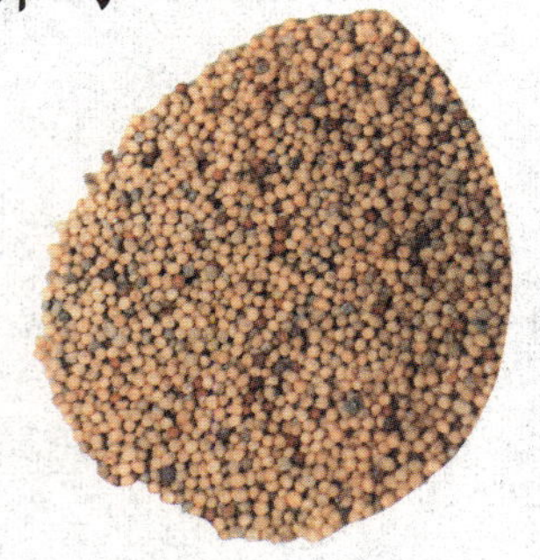

宜：适宜痰饮咳喘、胸胁胀满、疼痛、反胃呕吐者服用。

忌：肺虚咳嗽、阴虚火旺者忌服。

荸荠

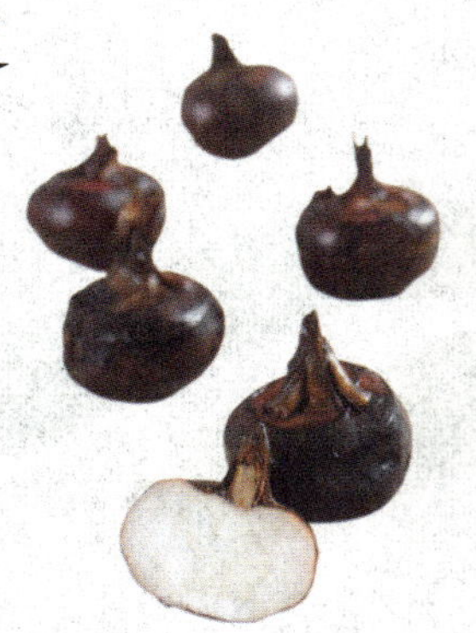

宜：适宜温病消渴、咽喉肿痛、口腔炎、黄疸、高血压、肺热咳嗽者食用。

忌：脾肾虚寒和有血淤的患者不太适合。

附录

经典对症保健方

感冒

症状表现

感冒是一种呼吸道常见病，普通感冒虽多发于初冬，但在任何季节，如春天、夏天也可发生。不同季节的感冒，致病病毒并非完全一样。感冒病例分布是散发性的，不引起流行，常易合并细菌感染。普通感冒起病较急，早期症状有咽部干痒或灼热感、喷嚏、鼻塞、流涕，发热恶寒等。

对症食疗

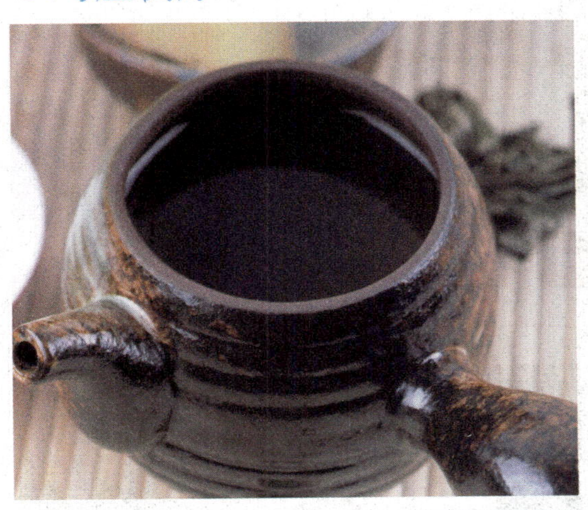

藿香薄荷茶

原料

藿香9克，柴胡4.5克，薄荷9克，紫罗兰2汤匙。

做法

全部材料分为4份，每次取1份加沸水250毫升冲泡，闷约5分钟，过滤后即可饮用。一天可饮用1～2份。

功效

清风热，止头痛，散暑气，止呕吐，止腹泻。

紫苏柠檬茶

原料

紫苏9克，桔梗3克，葛根9克，金橘4个，柠檬半个，蜂蜜适量。

做法

先将金橘轻轻拍破后，再把全部材料分为4份，每次取1份加沸水250毫升冲泡，闷约5分钟，过滤后即可饮用。一天可饮用1～2份。

功效

祛风寒，止头痛，止咳祛痰，舒缓肌肉。

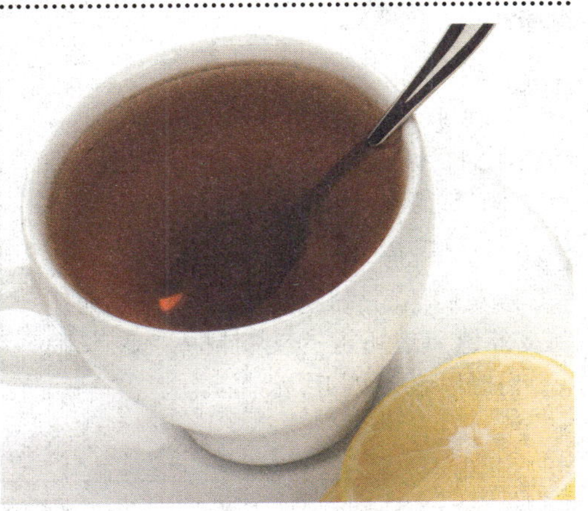

适用药材

◆菊花：味甘、苦，性微寒。能疏风散热，尤以黄菊花对风热感冒效果最好。

◆桑叶：味甘、苦，性寒。长于凉散风热，又能清肺止咳，常用于风热感冒。

◆细辛：味辛，性温。改善风寒感冒、头痛、咽喉肿痛的症状。

◆防风：味辛、甘，性微温。能祛风解表，可用于风寒感冒、头痛发热等不适症状。

头痛

症状表现

头痛是常见的临床症状之一，造成头痛的原因很多，不过现代人多是因为压力大引起的紧张性头痛，而头痛也可能是某些严重的疾病先兆，如青光眼或中风，也可能是颈椎病或姿势不良引起的肌肉紧绷。此外，还有偏头痛、鼻窦炎头痛等。

对症食疗

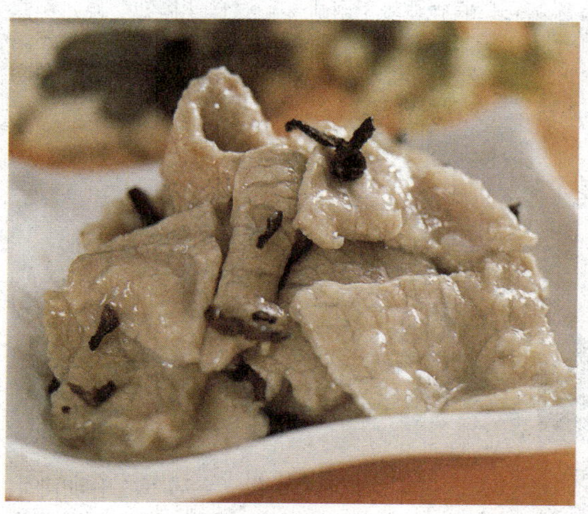

香附陈皮炒肉

原料

猪瘦肉200克，香附10克，食用油10毫升，陈皮３克，盐3克。

做法

将香附、陈皮洗净，陈皮切丝；猪肉洗净，切片备用。油锅烧热，放入猪肉片，翻炒片刻；加适量清水炖至猪肉熟，放入陈皮、香附及盐翻炒几下即可。

功效

本品具有舒肝解郁、行气止痛的功效。

菊花粥

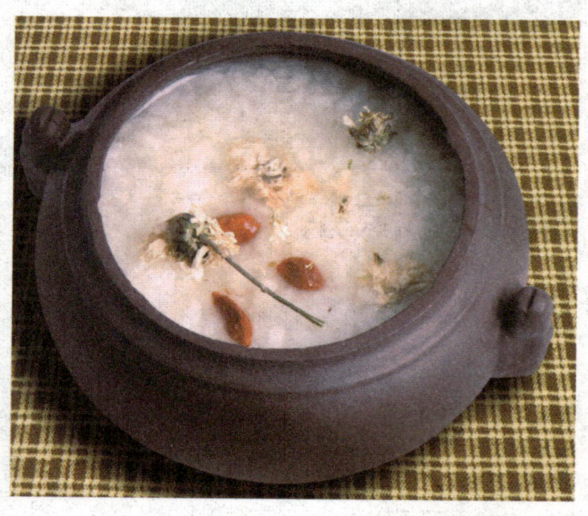

原料

粳米50克，菊花10克，枸杞子5克，冰糖30克。

做法

先将粳米、冰糖加水，武火煮至米开汤未稠时，调入菊花、枸杞子，改文火稍煮片刻，加盖焖5分钟待服。每日2次。

功效

疏风清热、清肝明目。适用于高血压以及外感风热所致的头痛目赤、眩晕眼花，肝经风热所致的目赤肿痛。

适用药材

◆川芎：味辛，性温。有行气活血、镇定安神的功效，为治疗头痛的常用药。

◆白芷：味辛，性温。能止痛、散发风寒，常用于风寒感冒头痛。

◆葛根：味辛、甘，性凉。发表止痛、解热生津，用于感冒头痛、全身酸痛。

◆防风：味辛、甘，性微温。有止痛祛风之效，常用于头痛、感冒等症。

◆薄荷：味辛，性凉。疏散风热、疏肝解郁，治疗发热头痛等症。

◆柴胡：味辛、苦，性微寒。具有清热退火、疏肝解郁、解热发汗、抑制细菌的功效。治疗肝阳头痛。

眼疲劳

症状表现

眼疲劳是由于用眼过度，造成其调节焦距的功能异常，无法聚焦，引起视力模糊、近视加重、干眼症，或诱发青光眼及眼底病变等。此外，也能伴发老花眼、斜视、散光、屈光不正等眼疾；长期熬夜以及更年期也会造成眼睛疲劳。

对症食疗

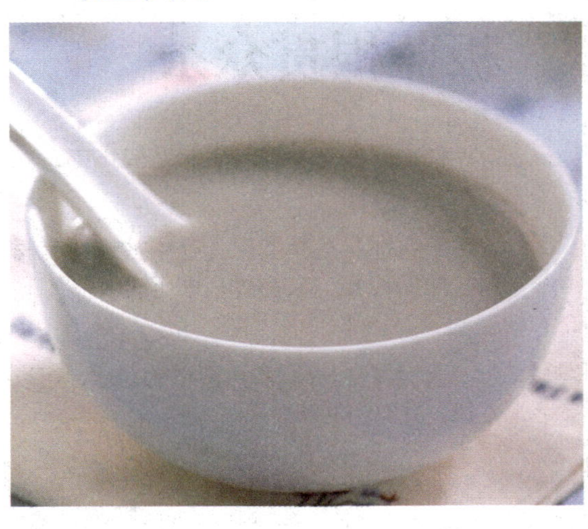

黑豆核桃仁牛奶

原料

黑豆粉1匙，核桃仁泥1匙，牛奶1包，蜂蜜1匙。

做法

将黑豆500克，炒熟后待冷磨成粉。核桃仁500克，炒微焦去衣，待冷后捣如泥。取以上两种食品各1匙，冲入煮沸过的牛奶（1杯），和蜜服。

功效

此款饮品含有较多的维生素B_1、钙、磷等，能增强眼内肌力，保护视力。

凉拌虎皮椒

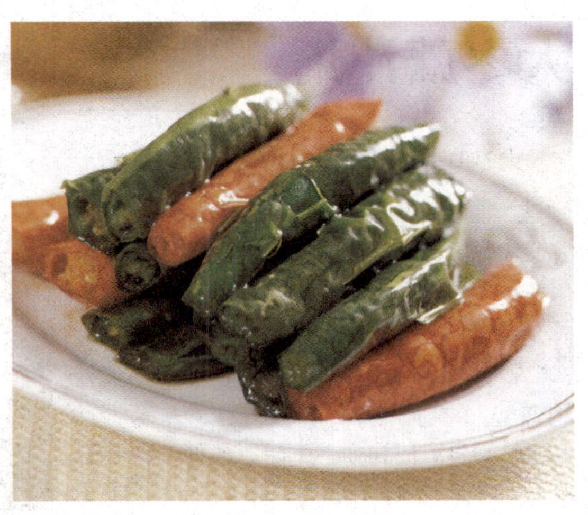

原料

青椒、红椒各150克，盐5克，老抽5毫升，食用油适量。

做法

青椒、红椒洗净后，切去两端蒂头备用。锅洗净，置于火上，倒油加热后，下入青椒、红椒炸至表皮松起时捞出，盛入盘内。加入葱、盐、老抽拌匀即可。

功效

本品富含维生素E，有很强的吸收紫外线、抗氧化的作用。

适用药材

◆石斛：味甘，性微寒。有益于改善眼睛疲劳。

◆菊花：味甘、苦，性微寒。能清肝明目，对视力疲劳、视力模糊者有益。

◆决明子：味甘、苦，性微寒。可防止视力减弱，并能改善眼睛肿痛与多泪、红赤等现象。

◆菟丝子：味辛、甘，性温。能减缓因肾精不足所产生的眼睛疲劳等问题。

◆夏枯草：味辛、苦，性寒。有明目、清肝火的作用，能缓和眼睛红肿、热痛的症状。

◆桑叶：味苦、甘，性寒。对眼睛肿胀、疼痛、充血者有效，并能清肝明目。

咽喉肿痛

症状表现

咽喉肿痛发生时，通常会出现咽喉部不适，有干燥感，甚至有灼热、肿胀以及疼痛的感觉，严重时还会影响耳咽部。而咽喉肿痛也常伴随其他病痛，若出现鼻塞、流鼻涕或打喷嚏等，就可能是患了感冒。

对症食疗

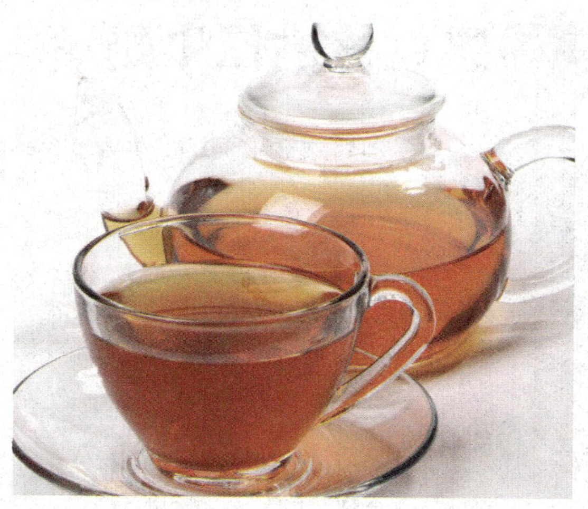

板蓝根贯众茶

原料

甘草8克，贯众15克，板蓝根15克。

做法

所有药材洗净备用；壶中放入所有材料，冲入热水，待3分钟后即可饮用。

功效

这3种药材具有清热解毒的功效，可以祛风，并有利咽的作用。

大枣蔗汁粥

原料

大枣10枚，甘蔗汁300毫升，糙米100克。

做法

大枣、糙米洗净备用，锅中放入大枣、糙米，加适量水至没过所有的材料，武火煮沸后，再转用文火煮成粥，起锅前调入甘蔗汁，续滚即成。

功效

此粥有清热润肺、生津、消肿、利咽的效果，有益于咽喉肿痛患者。

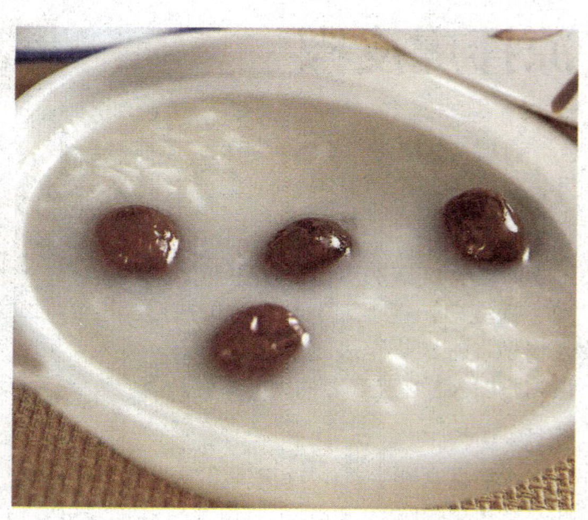

适用药材

◆射干：味辛，性寒、有小毒。射干是祛痰消炎药，可治疗上呼吸道炎症、咽喉肿痛。

◆板蓝根：味苦，性寒。有清热解毒、凉血消肿、利咽的效果，可改善咽喉肿痛。

◆牛蒡子：味辛、苦，性寒。有疏散风热、解毒利热的作用，可舒缓咽喉肿痛的症状。

◆薄荷：味辛，性凉。能够解毒、疏散风热，适用于上呼吸道感染与感冒。

◆金果榄：味苦，性寒。清热、解毒、利咽，适用于喉咙肿痛、肺热咳嗽、疮痈肿毒等。

◆黄芩：味苦，性寒。有清热燥湿的效果，对上呼吸道感染与咽喉肿痛有益。

气喘

症状表现

气喘会在没有任何预兆下突然发作，很多人都是在深夜到天亮前发病。最初感觉喉咙很紧及胸闷、眼睛不舒服。不久，喉咙出现哮喘音、气喘、呼吸困难等症。呼吸困难严重时，张口抬肩、端坐呼吸也会出现咳痰等情形。症状缓和时，咳嗽也会变轻，痰的黏性降低。

对症食疗

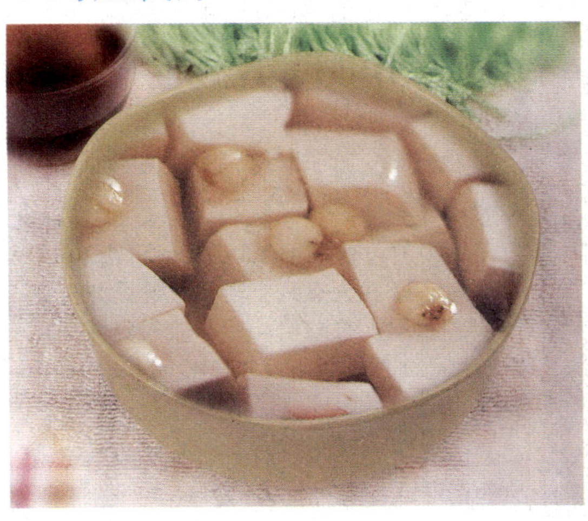

川贝母炖豆腐

原料

豆腐300克，川贝母10克，冰糖适量。

做法

川贝母打碎或研成粗米状；冰糖亦打成粉碎。豆腐放炖盅内，上放川贝母、冰糖，盖好，隔滚水文火炖约1小时，吃豆腐及川贝。

功效

此品具有润肺化痰、清热润燥的功效。适合咽喉炎、慢性支气管炎患者食用。

菊花桔梗雪梨汤

原料

雪梨1个，甘菊、桔梗、冰糖各5克。

做法

甘菊、桔梗分别洗净，放入锅中，注入清水以武火煮开，转文火继续煮10分钟，滤渣取汁；加入冰糖，搅拌至冰糖全部溶化，盛出待凉。雪梨洗净、去皮、去核，切丁，加入已凉的药汁即可。

功效

开宣肺气，清热止咳。

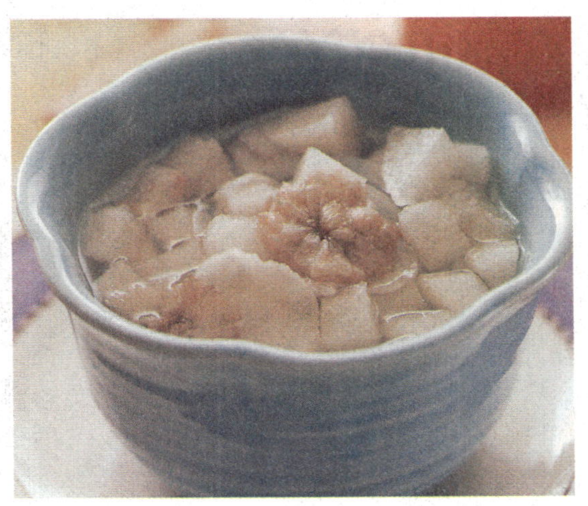

适用药材

- **白果：**味甘、苦涩，有小毒。可治疗慢性气管炎，对气喘患者有益。
- **紫苏叶：**味辛，性温。对风寒感冒、咳嗽气喘的患者有益。
- **桑叶：**味甘、苦，性寒。可以止痒、止咳，舒缓喉咙不适的症状。
- **杏仁：**味苦，性温，有小毒。对外感咳嗽有益，是治喘咳的良药。
- **桑白皮：**味甘，性寒。能够缓和咳嗽、痰黄稠的症状，适用于气喘病。
- **五味子：**味酸、甘，性温。对于止咳、治疗气喘有很好的益处。
- **山药：**味甘，性平。山药对虚弱、久咳不愈的患者是不错的健脾化湿，治根本之药。

咳嗽

症状表现

依照中医观点，患咳嗽多半是因为气候剧烈变化，人体一直无法调适，使得身体的对外功能失调，病邪从口鼻而入或是皮毛而入，内犯于肺，使得肺气上逆，因而产生该症状。但有时也会因体内器官产生病变，如肺部疾病引起咳嗽。

对症食疗

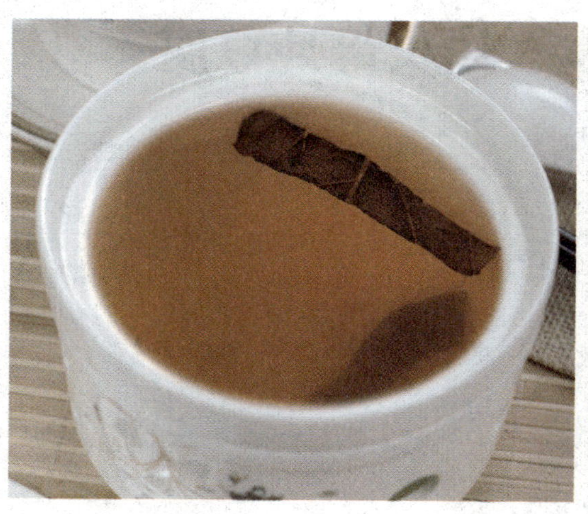

川贝枇杷茶

原料

枇杷叶15克，川贝母6克，麦芽糖2大匙。

做法

锅中放入枇杷叶、川贝母，再倒入600毫升水，以武火煮开，转文火继续熬至剩一半的水量。去渣留汁后，放入麦芽糖煮剩一半的水量即可。

功效

能够化痰止咳，对于咳嗽难愈的患者大有帮助。

百部甲鱼汤

原料

甲鱼500克，生地黄、知母、百部、地骨皮各10克，料酒、盐、姜片、鸡汤各适量。

做法

甲鱼收拾干净，切块，汆水；药材洗净，装入纱布袋。锅中放入甲鱼肉，加鸡汤、料酒、盐、姜片，用武火煮沸，转文火炖至六成熟；放入纱布袋，炖至甲鱼肉熟烂，捞出药袋即可。

功效

补肝肾，退虚热，滋阴散结，止咳化痰。

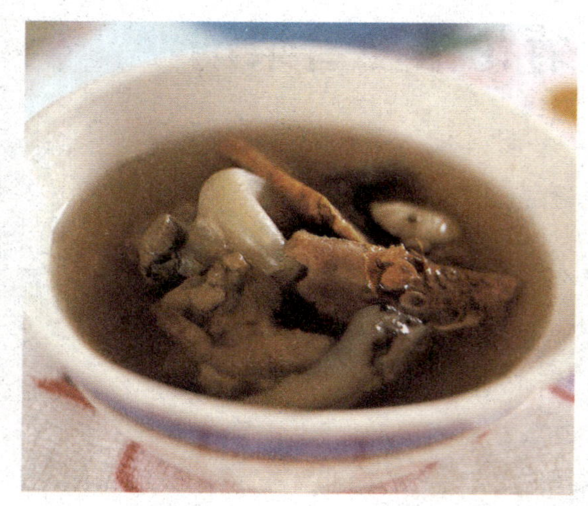

适用药材

◆**桑叶**：味苦、甘，性寒。具有疏散外感风热，润燥清肺之效。

◆**百合**：味甘、微苦，性微寒。可润肺止咳，适合久咳不愈、干咳少痰者。

◆**半夏**：味辛，性温，有毒。能够止咳镇静，适合痰多喘咳者。

◆**川贝母**：味甘、苦，性微寒。可以润心肺，缓和慢性咳嗽的症状。

◆**枇杷叶**：味苦，性平。可以止咳化痰、和胃止呕，适合咳嗽患者。

◆**杏仁**：性温，味苦。祛痰止咳、平喘、润肠。治外感咳嗽、喘满、喉痹、肠燥便秘。

◆**北沙参**：性凉，味甘、苦。主要用来治疗肺热、阴虚引起的肺热咳嗽、痨嗽咯血。

湿疹

症状表现

湿疹通常分为急性或慢性，急性湿疹为突然发作，皮肤感到奇痒无比，且会发红、发热、干燥、易脱屑，最常感染的地方是前肘、手腕、双膝等皮肤褶皱处，以聚集的小水疱、丘疹疱为主，而慢性湿疹则属于持续性，会使皮肤干燥、增厚，且容易剥落皲裂。

对症食疗

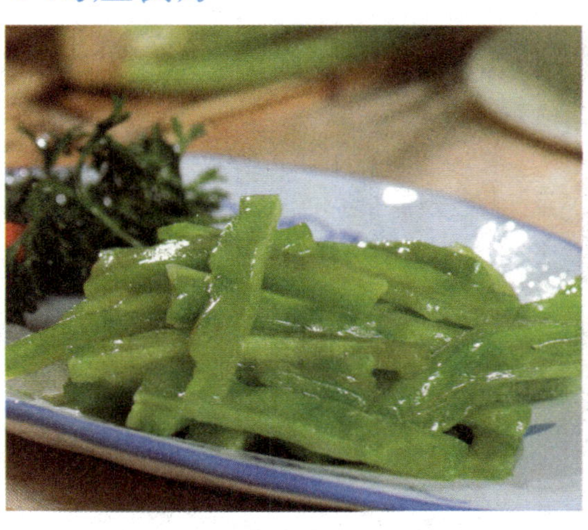

芦荟炒苦瓜

原料

芦荟350克，苦瓜200克，食用油、盐、香油各适量。

做法

芦荟去皮，洗净切成条；苦瓜去瓤，洗净，切成条，做焯水处理。炒锅加油烧热，放苦瓜条煸炒，再加入芦荟条、盐一起翻炒，炒至断生即可。

功效

本品具有清热解毒、利湿止痒的功效。

菊花土茯苓汤

原料

野菊花、土茯苓各30克，冰糖10克。

做法

野菊花去杂洗净；土茯苓洗净，切薄片。砂锅内加适量水，放入土茯苓片，武火烧沸后改用文火煮10～15分钟。加入冰糖、野菊花，再煮3分钟，去渣即成。

功效

本品具有清热解毒、利湿止痒的功效，适用于湿疹、荨麻疹以及皮肤瘙痒等症。

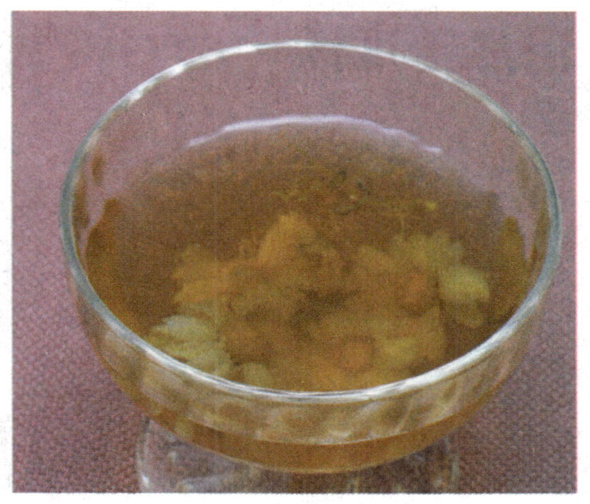

适用药材

◆**百部：**味甘、苦，性平。有杀菌和抑菌的效果，对缓和湿疹、荨麻疹有益。

◆**苦参：**味苦，性寒。有抑菌的作用，可帮助减缓湿疹的不适症状。

◆**黄柏：**味苦，性寒。可消炎抑菌，是治疗湿疹的良药之一。

◆**薏苡仁：**味甘、淡，性凉、微寒。能清热排脓、健脾利湿，可治疗湿疹。

◆**木槿皮：**味甘、苦，性凉。可利湿、解毒、止痒，可用于治疗湿疹。

◆**地肤子：**味甘、苦，性寒。能祛风止痒、清热利湿，可缓和湿疹症状。

青春痘

症状表现

青春痘（痤疮）是一种发生于毛囊皮脂腺的慢性皮肤病,多发于头部、面部、颈部、前胸后背等皮脂腺丰富的部位。痤疮（青春痘）的主要临床表现为黑头粉刺、白头粉刺、炎性丘疹、脓疱、结节、囊肿，易形成色素沉着、毛孔粗大甚至疤痕样损害。

对症食疗

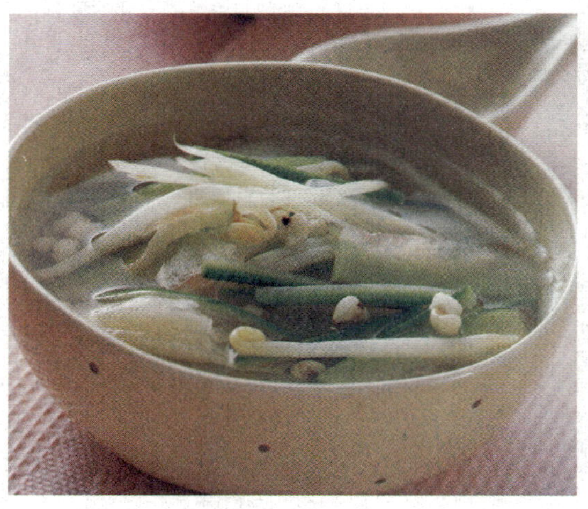

降火翠玉蔬菜汤

原料

西瓜皮、丝瓜各100克，黄豆芽、薏苡仁各30克，盐适量。

做法

西瓜皮洗净，取白肉切片；丝瓜去皮切丝；黄豆芽洗净；薏苡仁提前浸泡。锅中注水，加薏苡仁煮至米粒开花；再加西瓜皮、丝瓜和黄豆芽煮熟，最后加盐调味即可。

功效

清热解毒，祛痘美颜。

清热苦瓜汤

原料

苦瓜400克，盐适量。

做法

苦瓜洗净，去籽，切块。净锅上火，加入适量水，武火煮开；然后放入苦瓜煮成汤，苦瓜煮熟后再调入盐即可起锅。

功效

本品具有清热泻火、祛痘消痈的功效，适合肺经风热型或热毒内蕴型痤疮患者食用。

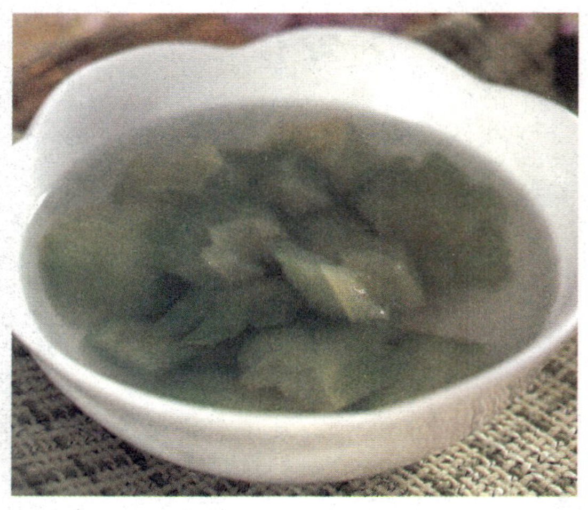

适用药材

◆**桑叶**：味苦、甘，性寒。可清肝明目、疏散风热，对治疗青春痘有益。

◆**菊花**：味甘、苦，性微寒。能清热解毒，还可改善肺热体质所引发的青春痘。

◆**连翘**：味苦，性微寒。能排脓、消炎、抗菌，可帮助改善化脓性青春痘。

◆**枇杷叶**：味苦，性平。可清热、宣肺、帮助改善青春痘。

◆**薏苡仁**：味甘、淡，性凉、微寒。有消炎止痛、清热排毒的效果，有益美容。

◆**蒲公英**：味甘、苦，性寒。能抗感染、清热解毒及消炎，治疗青春痘有效。

中暑

症状表现

中暑患者感觉烦热难受，体温升高，往往会超过40℃，皮肤潮红，但干燥无汗，继而意识模糊，头晕虚弱，畏光、恶心呕吐、血压降低、脉搏快而弱，终至昏迷，可以数小时内致死。

对症食疗

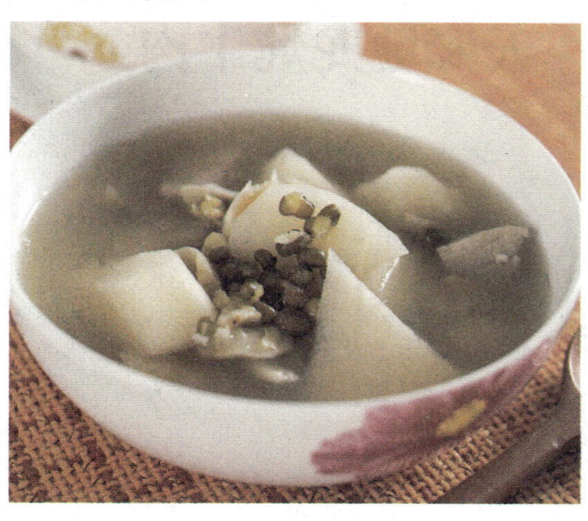

百合绿豆沙葛汤

原料

百合50克，猪瘦肉100克，绿豆300克，沙葛1个，盐适量。

做法

百合、绿豆提前泡发；猪瘦肉洗净，切块；沙葛洗净，去皮，切块。将以上备好的原料放入瓦煲中，以武火煲开，转文火煲15分钟，加入盐调味即可。

功效

本品具有清热泻火、滋阴利尿的功效。

豆腐冬瓜汤

原料

豆腐250克，冬瓜200克，盐适量。

做法

豆腐洗净，切小块；冬瓜去皮，洗净，切薄片。锅中加水，放入豆腐、冬瓜，煮汤。煮熟后加盐调味即可。

功效

本品具有清热解暑、生津止渴的功效，可缓解小儿夏季暑热的症状。

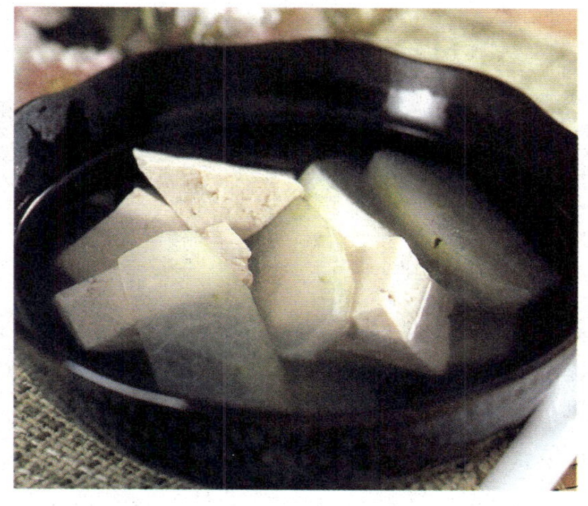

适用药材

◆**莲子**：性平，味甘、涩。养心、益肾、补脾、涩肠。治夜寐多梦、遗精、淋浊、久痢、虚泻、妇人崩漏带下。石莲子并能止呕、开胃，常用治噤口痢。

◆**淡竹叶**：味苦、涩，性平。清热祛暑。

◆**玉竹**：性平，味甘。养阴润燥、除烦止渴。治热病阴伤、咳嗽烦渴、虚劳发热、消谷易饥、小便频数。

◆**麦冬**：味甘、微苦，性微寒。养阴生津、润肺清心。用于肺燥干咳、虚痨咳嗽、津伤口渴、心烦失眠、内热消渴、肠燥便秘等症。

◆**葛根**：性凉，味甘、辛。升阳解肌、透疹止泻、除烦止温。主治伤寒、温热头痛、项强、烦热消渴。

帕金森病

症状表现

典型表现为静止性震颤，四肢、颈部、面部的肌肉发硬，活动时有费力、沉重和无力感，可出现面部表情僵硬、呆板，眨眼动作减少，造成“面具脸”。身体向前弯曲，走路、转颈和转身动作特别缓慢、困难，行走时不摆臂。

对症食疗

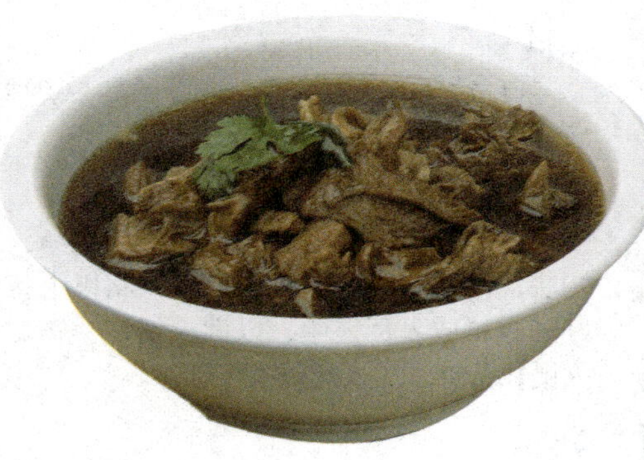

天麻地龙炖牛肉

原料

天麻、地龙各8克，牛肉500克，食用油、盐、胡椒粉、姜片、酱油、料酒各适量。

做法

牛肉洗净，切块，入锅中加水烧沸，略煮捞出，牛肉汤待用。天麻、地龙洗净。油锅烧热，煸香姜片，加酱油、料酒和牛肉汤烧沸，调入盐、胡椒粉，再放入牛肉、天麻、地龙同炖至肉烂即可。

功效

清热止痉，利尿解毒。

天麻川芎鱼头汤

原料

鲢鱼头半个，干天麻、川芎各5克，盐5克。

做法

将鲢鱼头处理干净，斩块；干天麻、川芎洗净，浸泡。净锅上火倒入水，下入鲢鱼头、天麻、川芎煲至熟；最后加盐调味即可。

功效

本品具有息风止痉、祛风通络的作用。

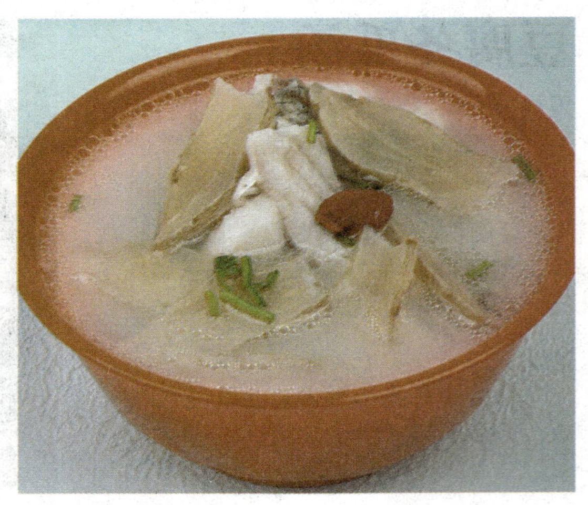

适用药材

◆**丹参**：味微苦，性微寒。可安神宁心，且有安定、镇静之效。

◆**人参**：味甘、微苦，性微温。可强壮、滋养身体，适合虚弱体质的人。

◆**鹿茸**：味甘、咸，性温。可提高抵抗力、减缓肌肉的疲劳不适，且能强壮筋骨。

◆**柴胡**：味辛、苦，性微寒。能疏肝解郁，缓和肝气郁结所产生的焦虑。

◆**钩藤**：味甘，性凉。清热平肝、息风定惊。

◆**天麻**：味甘，性平。对于舒缓知觉麻痹、手足不遂有帮助。

抑郁症

症状表现

抑郁症临床表现：轻型病人外表如常，内心有痛苦体验。稍重的人可表现为情绪低落、愁眉苦脸、唉声叹气、自卑等，有些患者常常伴有神经官能症症状，如：注意力不集中、记忆力减退、反应迟缓和失眠多梦等症状。重型抑郁症患者会出现悲观厌世、绝望、幻觉、妄想。

对症食疗

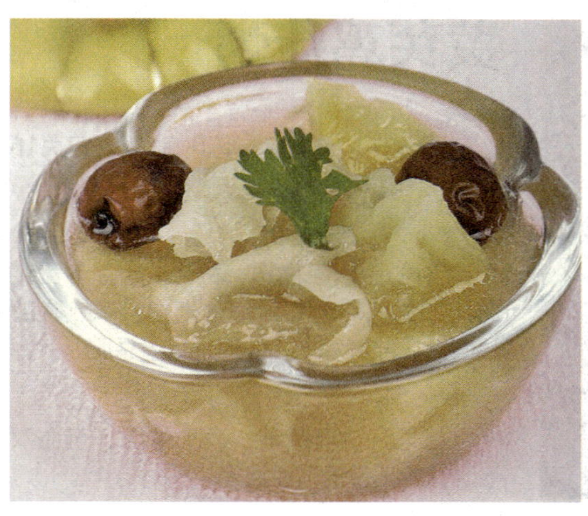

菠萝银耳大枣甜汤

原料

菠萝125克，水发银耳20克，大枣8枚，白糖10克。

做法

菠萝去皮，洗净，切块；水发银耳洗净，摘成小朵；大枣洗净。汤锅上火倒入水，下入菠萝、水发银耳、大枣煲至熟，调入白糖搅匀即可食用。

功效

解暑止渴，滋阴养胃，益气安神。

柏子仁米羹

原料

柏子仁15克，粳米80克，枸杞子、盐、芝麻、葱花各适量。

做法

粳米提前浸泡；柏子仁洗净。锅置火上，加入适量清水，放入粳米，以武火煮至米粒开花；加入柏子仁、枸杞子，以文火煮至粥熟，调入盐拌匀，撒上芝麻、葱末即可。

功效

养心安神，润肠通便，适用于对惊悸、失眠、盗汗、便秘等症。

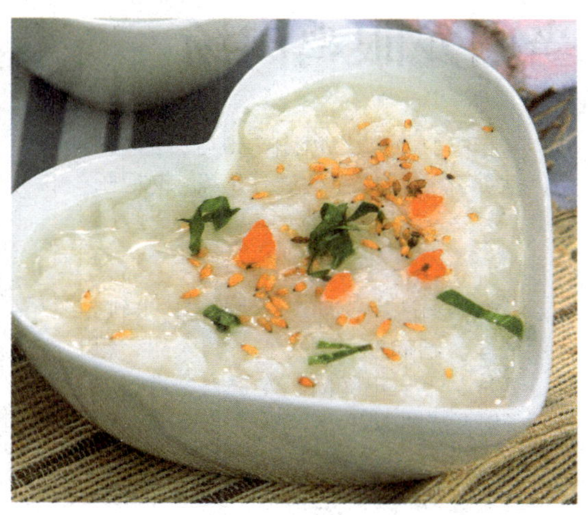

适用药材

◆莲子：味甘涩，性平。可养心解郁、安神除烦，改善神经衰弱症状。

◆百合：味甘、微苦，性微寒。除了可以抗忧郁外，还能宁心安神。

◆大枣：味甘，性温。能安定神智，起镇静的作用，对改善忧郁症有所助益。

◆合欢皮：性平，味甘。解郁和血、宁心、消痈肿。对心神不安、忧郁失眠等症状有明显改善作用。

◆香附：味辛，性平。通行气血，改善肝气郁结所致的抑郁现象。

◆远志：味辛、苦，性温。有安神益智的效果，有助于改善神志恍惚的症状。

◆柴胡：味辛、苦，性微寒。能疏肝理气，缓解愁闷不解的症状。

贫血

症状表现

贫血是指全身循环血液中红细胞总量减少至正常值以下。国内的正常标准比国外的标准略低。沿海和平原地区，成年男子的血红蛋白如低于12.5g/dl，成年女子的血红蛋白低于11.0g/dl，可以认为是贫血。临床表现为面色苍白，伴有头昏、乏力、心悸、气急等症状。

对症食疗

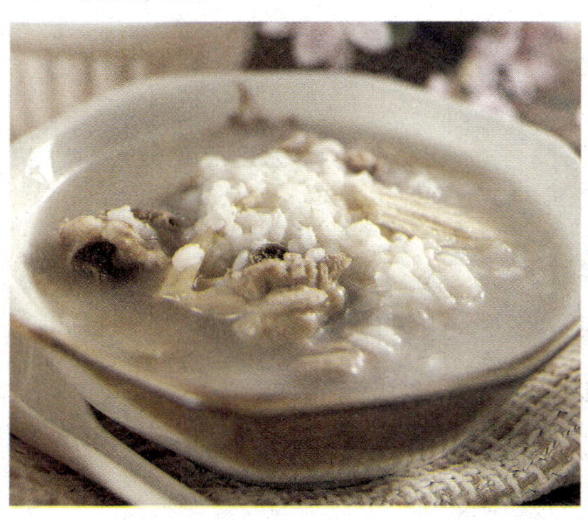

黄芪鸡汁粥

原料

母鸡1只（1000～1500克），黄芪15克，粳米100克。

做法

将母鸡剖洗干净，浓煎鸡汤。将黄芪煎汁，兑入鸡汤加入粳米煮粥。早、晚趁热服食。感冒发热、外邪未尽者忌服。

功效

益气血、填精髓，适于体虚、气血双亏、营养不良的贫血患者。

当归龙眼鸡肉汤

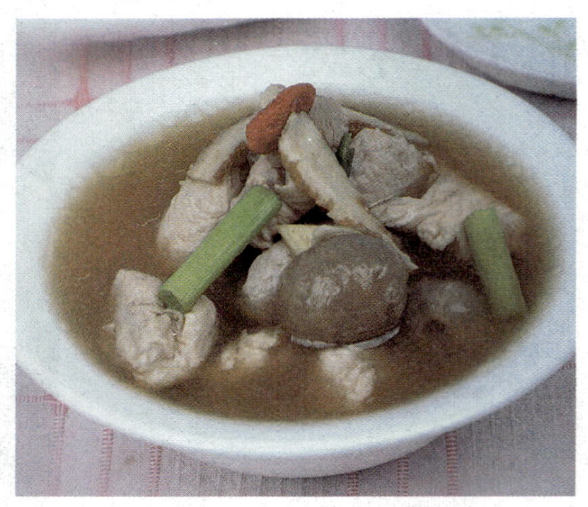

原料

鸡胸肉150克，龙眼肉20克，当归5克，盐4克，葱段2克，姜片3克，枸杞子适量。

做法

将鸡胸肉洗净，切块；龙眼肉、当归分别洗净。汤锅上火倒入水，调入盐、葱段，姜片，下入鸡胸肉、龙眼肉、当归、枸杞子煲至成熟即可。

功效

补脾养血，宁心安神。

适用药材

◆人参：味甘，微苦。能缓和贫血与低血压，并可维护造血系统。

◆大枣：味甘，性温。可补气、安神、养血，还有补充铁质的功效。

◆阿胶：味甘，性平。能加速蛋白的生成，并有助于红细胞增长，适用于贫血的患者。

◆当归：味甘、辛，性温。能活血，增进血液循环，对血虚、贫血的患者有帮助。

◆枸杞子：味甘，性平。有帮助恢复造血功能与预防贫血的作用。

◆黑木耳：味甘，性温。能活血化淤，是治疗贫血的良药。

◆鹿茸：味甘、咸，性温。对贫血患者很有帮助。

高血压

症状表现

高血压的最初症状多为疲乏，时有头晕，记忆力减退，休息后症状可消失。血压明显升高时，可出现头晕加重、头痛甚至恶心、呕吐。尤其在劳累或情绪激动等引起血压迅速升高时，症状十分明显。

对症食疗

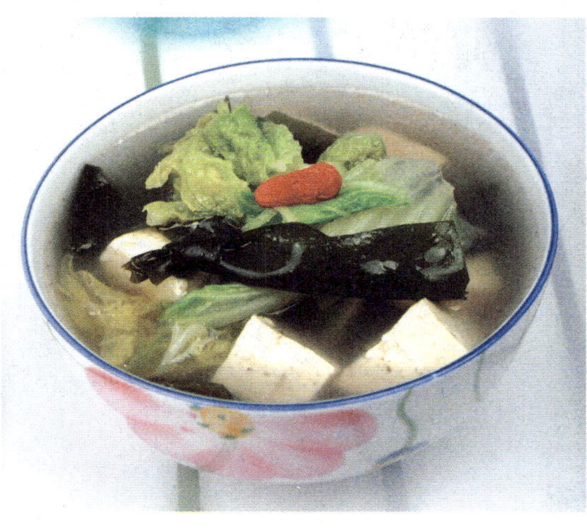

海带豆腐汤

原料

海带结80克，豆腐、白菜各50克，黄精10克，枸杞子、高汤、盐、香菜各少许。

做法

海带结、黄精、白菜洗净；豆腐洗净切块。黄精入锅，加适量水煲10分钟，滤渣取汁。炒锅上火加入高汤，下入豆腐、海带结、药汁，调入盐煲至熟，最后撒入香菜即可。

功效

降低血压，滋补肝肾。

蒜蓉蒸丝瓜

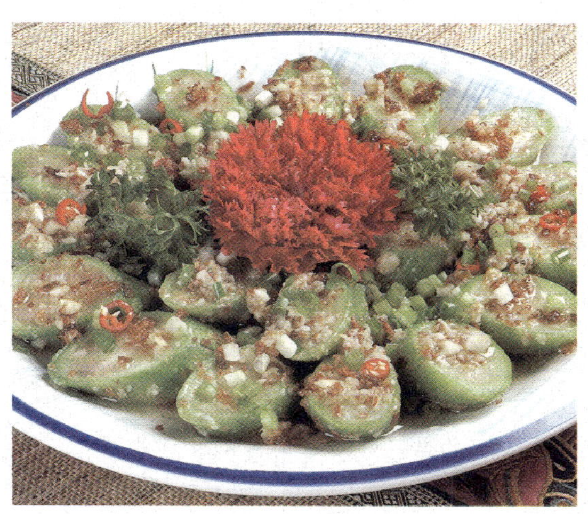

原料

丝瓜500克，猪瘦肉100克，食用油、盐、葱花、蒜末、红椒、酱油、醋各适量。

做法

丝瓜去皮洗净，切段摆盘；猪肉洗净剁成末；红椒洗净切圈。油锅烧热，入蒜末、红椒爆香后，放入肉末略炒，加盐、酱油、醋调味，炒至八成熟后，淋在摆好的丝瓜上，撒上葱花，入锅蒸熟即可。

功效

清热解毒，降压润肠。

适用药材

◆枸杞子：味甘，性平。可降低血压，防止动脉硬化，防治高脂血症。

◆菊花：味甘、苦，性微寒。可安定神经，对辅助治疗动脉硬化、高血压病有助益。

◆灵芝：味甘，性平。是高血压、高脂血症患者的滋补良药。

◆何首乌：味甘、苦，性微温。可以降低血压、扩张血管，还可降血脂。

◆夏枯草：性寒，味苦、辛。清肝，散结。可产生显著持久的降压作用。

◆钩藤：风定惊。实验证明钩藤煎剂均有降压作用。

◆决明子：性凉，味甘、苦。清肝明目、利水通便。治风热赤眼，有显著的降低血压的作用。

低血压

症状表现

无论是由于生理还是病理原因造成血压收缩压低于90mmHg，就会形成低血压，病情轻微的症状可有：头晕、头痛、食欲不振、疲劳、脸色苍白、消化不良、晕车船等；病情严重的症状包括：直立性眩晕、四肢冷、心悸、呼吸困难。

对症食疗

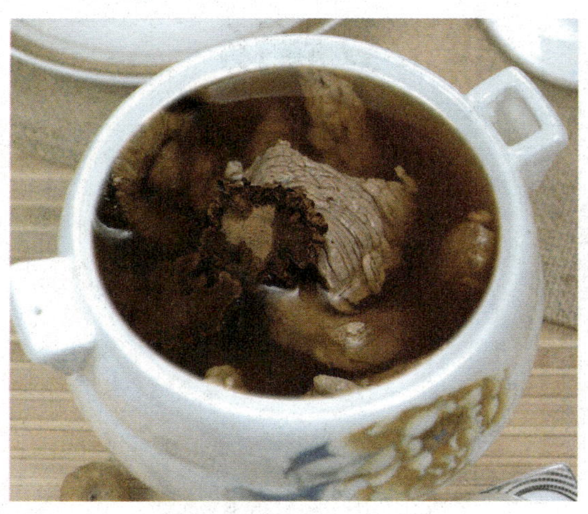

黄芪羊肉汤

原料

黄芪30克，羊肉15克，盐适量。

做法

将黄芪煎汁、去渣取汁。羊肉切片，倒入药汁内加盐调味，肉烂熟后即可。

功效

有补气升阳、养血益脾之功效。常服食此汤，可助低血压者强身升压。

当归姜枣汤

原料

当归、大枣各50克，羊肉250克，生姜15克。

做法

羊肉、生姜、大枣文火煮熟，加入调料；另煎当归，取药液兑入羊肉汤中。每日2次服食。

功效

补益气血、调和营卫。适用于低血压性眩晕。

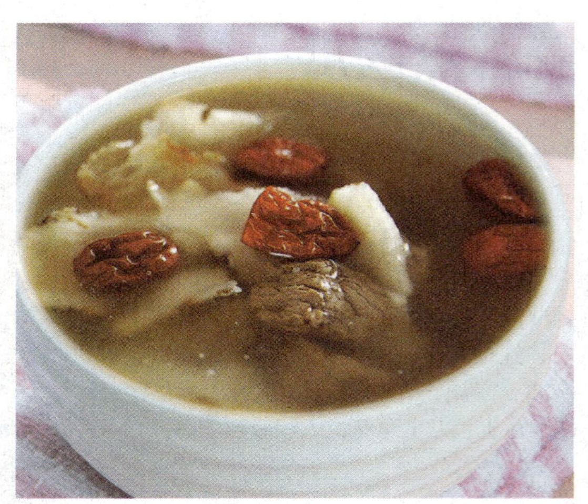

适用药材

◆人参：味甘、微苦，性微温。对于血压有双向调节作用，所以可以改善低血压的症状。

◆枳实：味苦、辛，性微寒。可以轻度地收缩血管，促进血压升高。

◆龙眼肉：味甘，性温。具有补血气、安神养血的作用，还有滋补之效。

◆灵芝：味甘，性平。对血压有双向调节作用，因此可帮助调节血压。

◆五味子：味酸、甘，性温。可以促使血压上升，借以改善低血压状况。

◆麻黄：味苦、辛，性温。对于促使血管收缩有帮助，能使血压上升。

高脂血症

症状表现

血脂是人体血浆内所含脂质的总称，其中包括胆固醇、甘油三酯、β－脂蛋白、磷脂等。当血清胆固醇超过正常值230毫克/100毫升，甘油三酯超过140毫克/100毫升，β－脂蛋白390毫克/100毫升以上时，即可称之为高脂血症。

对症食疗

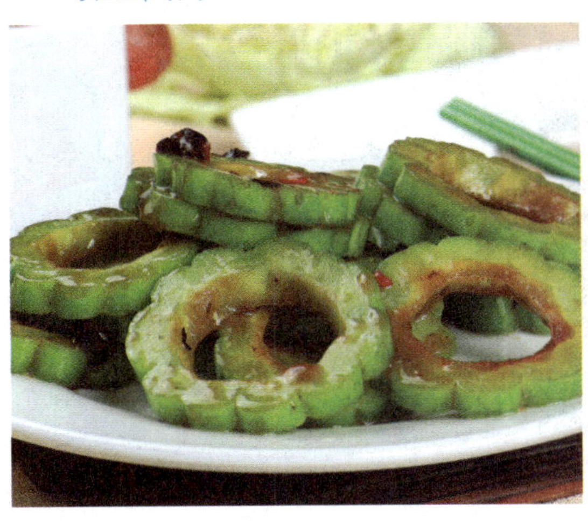

豉汁苦瓜

原料

苦瓜500克，豆豉20克，蒜泥、白糖、酱油、盐、水淀粉各适量。

做法

苦瓜洗净，切成圆片，去籽；豆豉剁碎。油锅烧热，放入苦瓜片，煎至两面金黄，放入大半杯水，加酱油、豆豉、盐、白糖、蒜泥，用武火烧至汤汁浓稠时，勾芡即可起锅。

功效

保持血管弹性，降低血液中胆固醇浓度。

冬瓜玉米须饮

原料

冬瓜肉、冬瓜皮、冬瓜子合计2碗，玉米须25克，姜2片。

做法

将冬瓜皮、肉、子切分开，并将冬瓜子剁碎。将玉米须放入纱布袋中，扎紧。将所有原料放入锅中，加水煮开后改文火再煮20分钟，捞去药袋即可。

功效

利尿消肿，降低血脂。

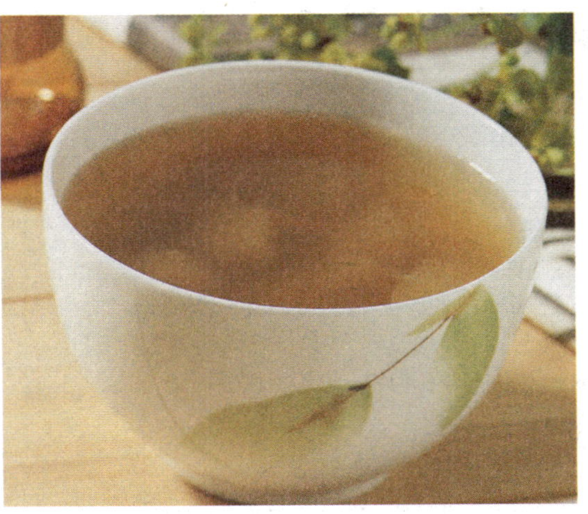

适用药材

◆**菊花**：味苦，性微寒。对降血脂与降血压有所帮助。可治疗高血脂。

◆**大黄**：味苦，性寒。可降血脂、降低胆固醇，还有活血化淤的作用。

◆**山楂**：味酸、甘，性微温。有降血脂，防止动脉硬化的功效。

◆**三七**：味甘、微苦，性温。可降血糖与胆固醇，对治疗高脂血症有益。

◆**薏苡仁**：味甘、淡，性微寒。可消脂，对预防与治疗高脂血症有益。

◆**桑寄生**：味苦，性平。可强肝肾、降血压和胆固醇，是治疗高脂血症的良好药材。

◆**绵茵陈**：味苦，性微寒。有降血脂的功效，适用于治疗高脂血症。

糖尿病

症状表现

糖尿病是由于遗传和环境因素相互作用，引起胰岛素绝对或相对分泌不足以及靶组织细胞对胰岛素敏感性降低，引起蛋白质、脂肪、水和电解质等一系列代谢紊乱综合征，其中以高血糖为主要标志。临床典型病例可出现多尿、多饮、多食、消瘦等表现，即“三多一少”症状。

对症食疗

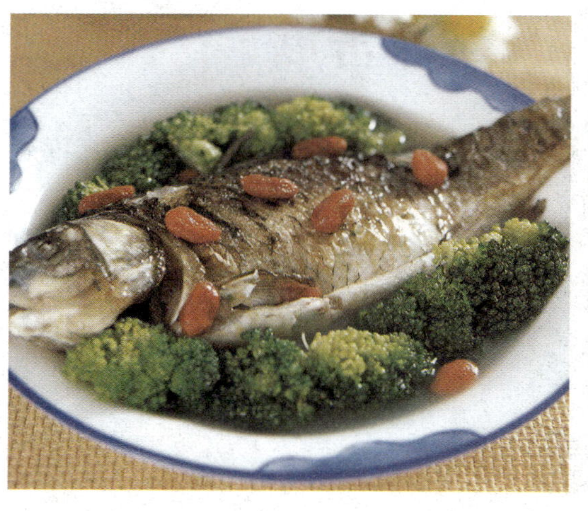

鲫鱼炖西兰花

原料

鲫鱼1条（约200克），西兰花100克，枸杞子、食用油、姜片、盐各适量。

做法

鲫鱼处理干净；西兰花洗净，掰成朵。油锅烧热，用生姜炝锅，放入鲫鱼煎至两面金黄，最后加入适量水，下西兰花、枸杞子煮至熟，用适量盐调味即成。

功效

降血糖，利水消肿，防癌抗癌。

西芹炖南瓜

原料

南瓜200克，西芹150克，姜、葱段各10克，盐适量。

做法

西芹取茎洗净，切菱形片；南瓜去皮、瓤，洗净，切菱形片。将西芹、南瓜焯水，捞出，沥干水分。与姜、葱一起装入砂锅中，以中火炖5分钟，加盐调味即可。

功效

滋阴，利尿，止消渴。

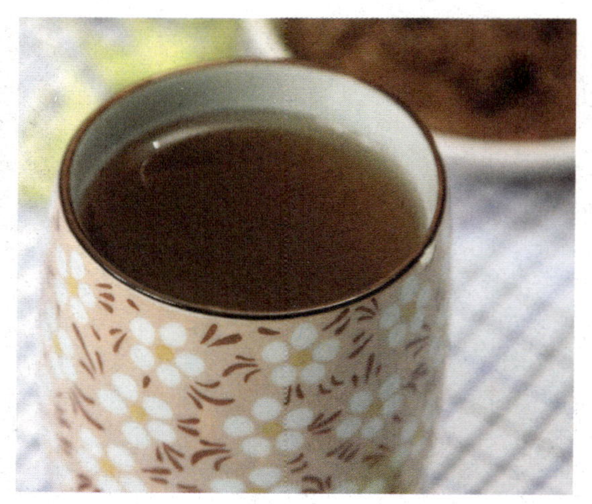

适用药材

◆玉竹：味甘，性平。可缓解口渴善饿，对改善吃多、喝多、尿多的糖尿病症状有益。

◆茯苓：味甘、淡，性平。有镇静、降血糖的作用，对于糖尿病的治疗有所助益。

◆枸杞子：味甘，性平。具有降血、强壮的作用，有助于糖尿病的治疗。

◆知母：味甘、苦，性平。能够降低血糖，可改善口渴、血糖过多等病症。

◆生地黄：味甘、苦，性寒。可以降低血糖，以及治疗糖尿病的各种症状。

◆马齿苋：味酸，性寒。对于调整人体血糖代谢有益，进而可达到降血糖的作用。

冠心病

症状表现

冠心病是一种由冠状动脉器质性（动脉粥样硬化或动力性血管痉挛）狭窄或阻塞引起的心肌缺血缺氧（心绞痛）或心肌坏死（心肌梗死）的心脏病,亦称缺血性心脏病。平时我们说的冠心病多数是由于动脉器质性狭窄或阻塞引起的,又称冠状动脉粥样硬化性心脏病。

对症食疗

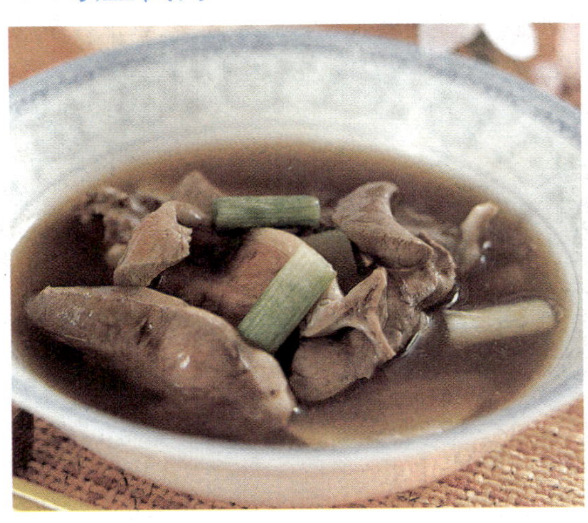

玉竹炖猪心

原料

玉竹50克，猪心500克，姜片、葱段、花椒、盐、白糖、香油各适量。

做法

玉竹洗净，切段；猪心剖开，洗净，切块。将玉竹、猪心、姜片、葱段、花椒同置锅内煮40分钟，下盐、白糖调味，淋上香油即可。

功效

安神宁心，养阴生津。

丹参赤芍生地饮

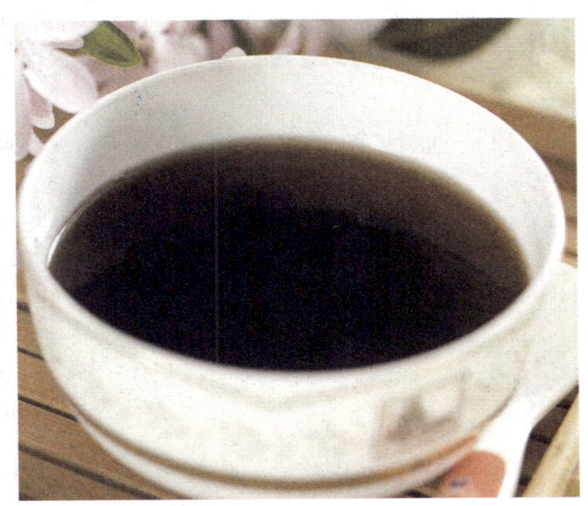

原料

赤芍、生地各15克，丹参10克，生甘草3克。

做法

将赤芍、生地、丹参、甘草洗净，放入锅中。锅中加水700毫升，武火煮沸后转文火续煮10分钟即可关火。滤去药渣，留汁，分两次服用。

功效

清热解毒，凉血化淤。

适用药材

◆丹参：活血祛淤、安神宁心、排脓、月经不调、痛经、闭经、淤血腹痛、骨节疼痛、惊悸不眠等。

◆当归：味苦，性微寒。对于改善心绞痛、心肌梗死等病症有益。

◆三七：味甘、微苦，性温。可以强化心脏，对于冠心病、心绞痛有益。

◆山楂：味酸、甘，性微温。能够降低血脂肪，治疗冠心病。

◆何首乌：味苦、甘，性微温。可以降低血中胆固醇，也能降血脂。

◆降香：味辛，性温。有化淤止痛的效用，对冠心病引发的心绞痛有帮助。

心律失常

症状表现

心律失常也就是通常所说的心慌，是人们对心脏跳动不规律的一种不适的主观感觉。胸口有憋闷感，伴气促或轻度呼吸困难，头昏脑胀、头重脚轻、眼花等，以及乏力、食欲不振、困倦、失眠多梦，多数患者还有贫血或血压偏低现象；严重者会出现晕厥。

对症食疗

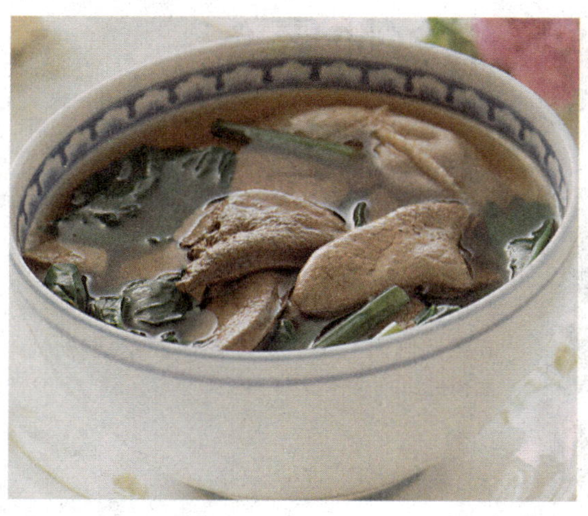

双仁菠菜猪肝汤

原料

猪肝200克，菠菜50克，酸枣仁、柏子仁各10克，盐5克，食用油适量。

做法

猪肝洗净，切片，氽水；菠菜去头，洗净，切段。将酸枣仁、柏子仁装在棉布袋内，扎紧袋口，先煎取汁。将猪肝和菠菜加入药汁中，煮沸即熄火，加盐调味即成。

功效

健脑镇静，滋补心肝。

何首乌炒猪肝

原料

猪肝、韭菜花各250克，何首乌、当归各10克，豆瓣酱8克，食用油、盐各适量。

做法

猪肝洗净，切片，氽水。韭菜花洗净，切段；何首乌、当归洗净，先煎取汁。起油锅，下豆瓣酱与猪肝、韭菜花翻炒，加入药汁煮至熟，加盐即可。

功效

补血养心，活血化淤。

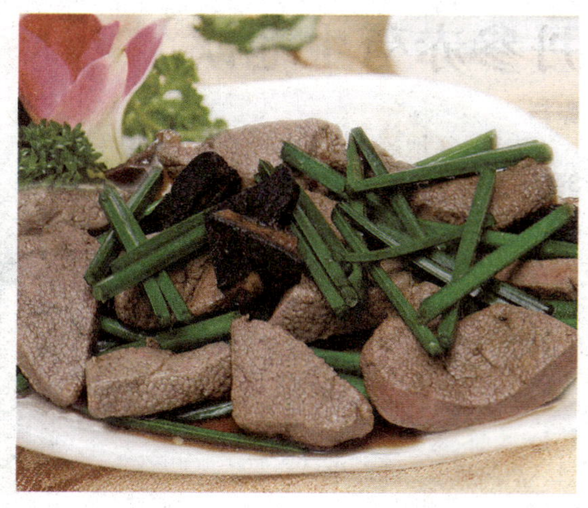

适用药材

◆丹参：味苦，性微寒。强心止痛，能扩张冠状动脉，调整心律。

◆红花：味苦、辛，性温。消肿止痛，降血压，扩张冠状动脉。

◆赤芍：味苦、辛，性微寒。降血压、活血凉血，促进血液循环，还有缓解发热心烦的效果。

◆川芎：味辛，性温。有利于治疗心绞痛、心脏病、冠心病。

◆麦冬：味甘、微苦，性微寒。有强心、软化血管、减轻心绞痛、降血压之效。

◆人参：味甘、微苦，性微温。有补充元气、增强免疫功能的作用。

中风

症状表现

中风在医学上称为脑血管意外，是由于脑血管严重阻塞或损伤，使得该血管供应的脑组织缺氧并造成坏死所形成的。中风主要症状有突然昏倒、意识不清、言语困难、呕吐、头痛等，甚至会出现手脚麻木、头晕目眩、面瘫等症状。

对症食疗

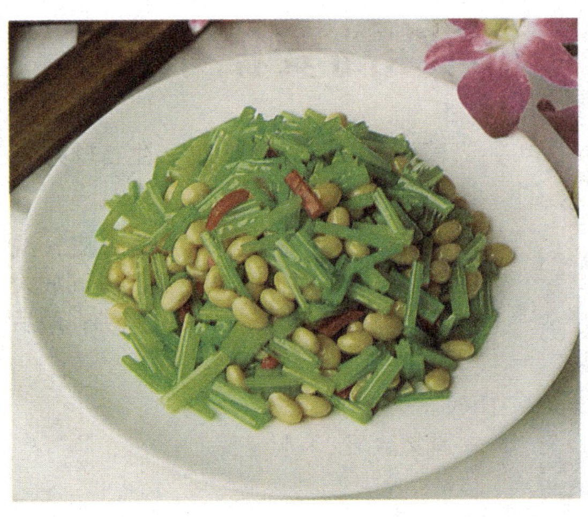

美芹黄豆

原料

芹菜100克，黄豆200克，食用油、干辣椒、盐、醋、生抽各适量。

做法

芹菜洗净，切段；黄豆洗净，浸泡；干辣椒洗净，切段。锅内注水烧沸，放入芹菜、黄豆焯熟，捞起沥水装盘。干辣椒入油锅中炝香，加盐、醋、生抽拌匀，淋在黄豆、芹菜上。

功效

能调节血糖、通便，防止血管硬化。

绞股蓝茶

原料

绞股蓝15克。

做法

绞股蓝洗净放入壶中，冲入沸水加盖闷5分钟即可饮用。可反复冲泡至茶味渐淡。

功效

本品具有益气养血、降低血压的功效，适合高血压引起的脑梗死患者食用。

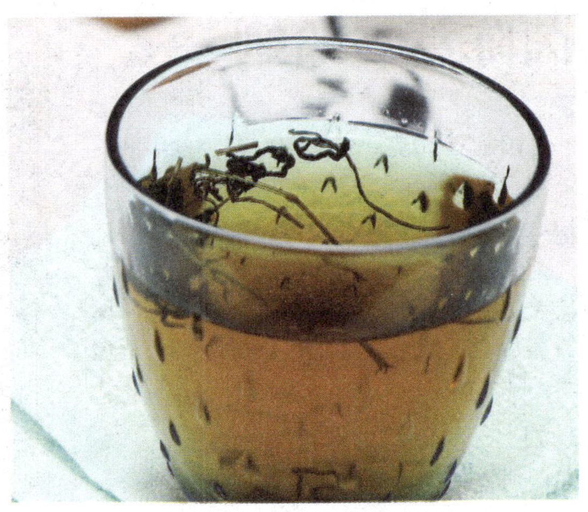

适用药材

◆山楂：味酸、甘，性微温。能够降低胆固醇、血压，是预防中风的良药。

◆竹茹：味甘，性微寒。能够舒缓中风昏迷的症状。

◆丹参：味苦，性微寒。可以增加血液的流量，改善脑部血液循环。

◆天麻：味甘、性平。对于舒缓知觉麻痹、手足不遂有帮助。

◆钩藤：性凉，味甘。清热平肝、息风定凉，治小儿惊痫、大人血压偏高、头痛、目眩、妇人子痫。

◆决明子：味甘、苦、咸，性微寒。有降压、降低血脂、降低胆固醇的作用。

◆地龙：性寒，味咸。清热、镇痉、利尿、解毒。主治热病惊狂、小惊风、风湿关节疼痛等。

黄疸

症状表现

黄疸是一种由于血清中胆红素升高致使皮肤、黏膜和巩膜发黄的病症。主要症状：皮肤、眼睛巩膜等组织发黄。黄疸是由湿热邪毒侵袭肌体，脾失健运，熏蒸肝胆所致，中医治疗黄疸，以清热利湿，退黄为主。

对症食疗

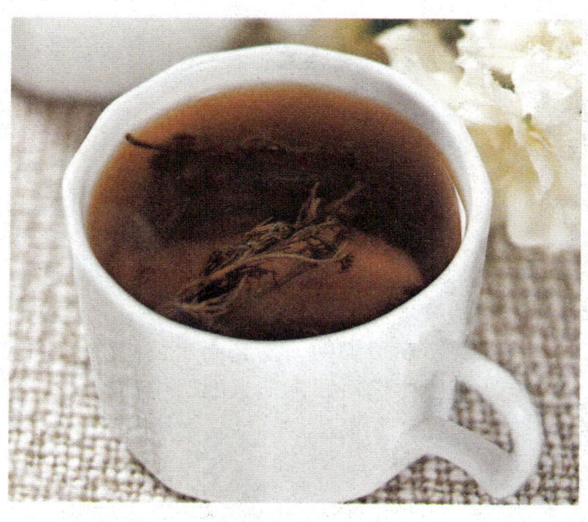

茵陈蒿姜糖茶

原料

茵陈蒿15克，红糖30克，生姜12克。

做法

茵陈蒿洗净，备用；生姜去皮，洗净，用刀拍碎。将茵陈蒿、生姜一同放入净锅内，加入适量清水，武火煮沸；最后加入红糖即可。

功效

清热除湿，利胆退黄。

茵陈蒿炒蛤蜊

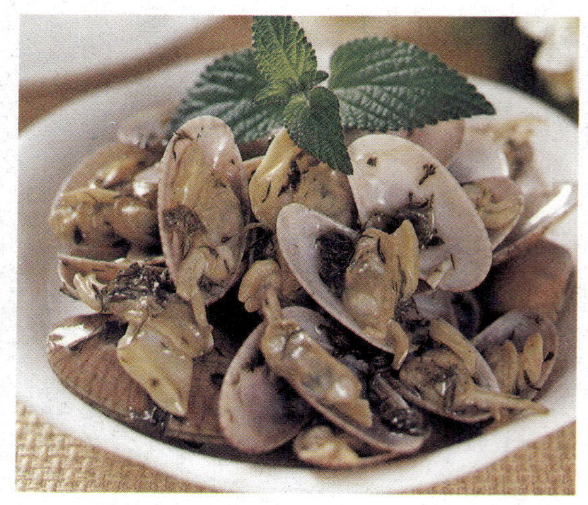

原料

茵陈蒿30克，蛤蜊300克，食用油、盐、姜片各适量。

做法

蛤蜊放入淡盐水中养24小时，经常换水，洗净；茵陈蒿洗净。油锅烧热，爆香姜片，下蛤蜊煸炒；再加茵陈蒿及适量水，炖至蛤蜊熟，加入盐调味即可。

功效

利湿退黄，抑制肝炎病毒。

适用药材

◆五味子：味酸甘、苦、辛、咸，性温。能保护肝脏，还可促进肝细胞修复。

◆枸杞子：味甘，性平。具有较强的细胞保护作用和免疫活性作用。

◆薄荷：味辛，性凉。能够解毒、疏散风热。

◆柴胡：味辛、苦，性微寒。有助于肝功能的改善。

◆佛手：味辛、苦，性温。具有清热解毒、疏肝理气的功效。

乙肝

症状表现

乙肝临床表现为乏力、食欲减退、恶心、呕吐、厌油、腹泻及腹胀，部分病例有发热、黄疸，约有半数患者起病隐匿，在检查中发现，乙肝病毒感染人体后，广泛存在于血液、唾液、阴道分泌物、乳汁、精液等处，主要通过血液、性接触、密切接触等传播。

对症食疗

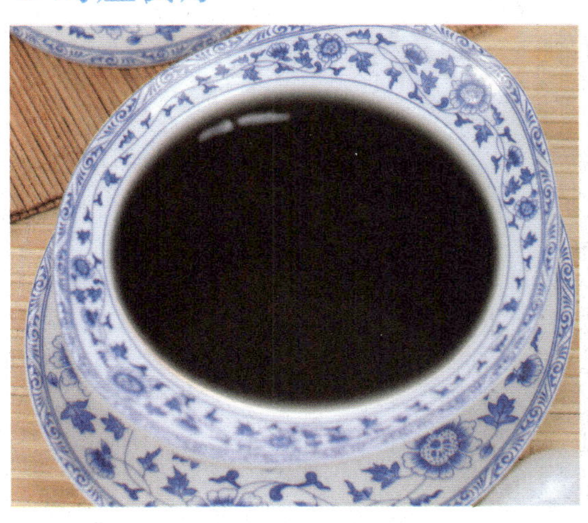

五味子降酶茶

原料

五味子5克，矿泉水适量。

做法

五味子洗净，晾干，研成细末，倒入杯中，用适量矿泉水微微化开，成浓稠药汁状。水烧沸，冲入杯中，加盖闷10分钟左右即可，代茶频饮。

功效

益阴生津，降低转氨酶，用于传染性肝炎所致的转氨酶升高。

猪肝四物汤

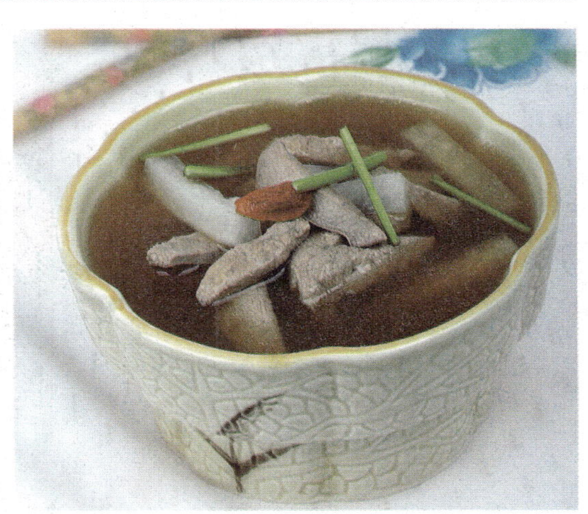

原料

猪肝150克，熟地黄10克，当归5克，白芍10克，炒枣仁5克，枸杞子10克，水发木耳20克，盐、胡椒粉各适量。

做法

猪肝洗净、切片、汆水；熟地黄、当归、白芍、炒枣仁洗净，先煎取汁。炒锅烧旺，下入药汁、木耳煮沸，再放入猪肝片、枸杞子稍煮，加盐、胡椒粉调味即可。

功效

适合乙肝炎症日久迁延、阴血亏损、气血不足或肝肾阴虚型患者。

适用药材

◆柴胡：味辛、苦，性微寒。具有改善肝功能和消炎的作用。

◆鳖甲：味咸，性微寒。可利胆保肝，能对抗病毒，有助于缓和肝炎症状。

◆当归：味甘、辛，性温。有保护肝脏抗炎的作用，对治疗肝炎有良好效果。

◆半枝莲：味辛、苦，性凉。可清热解毒，对肝病的治疗效果显著。

◆五味子：味酸甘、苦、辛、咸，性温。能保护肝脏，还可促进肝细胞修复，抑制病变。

◆女贞子：味甘、苦，性凉。可强肝补肾，能治疗变性与坏死的细胞。

◆鸡骨草：性凉，味甘。清热解毒、舒肝散淤。对黄疸肝炎有显著的治疗作用。

肝硬化

症状表现

肝硬化是各种原因所致的肝脏慢性、进行性的弥漫性病变。它是各种肝损伤共同的终末阶段，是由多种原因引起的肝纤维化发展而来。其特点是肝细胞变性和坏死。由于肝硬化早期经过积极防治后可以逆转或不再进展，而晚期将严重影响患者的生活质量。

对症食疗

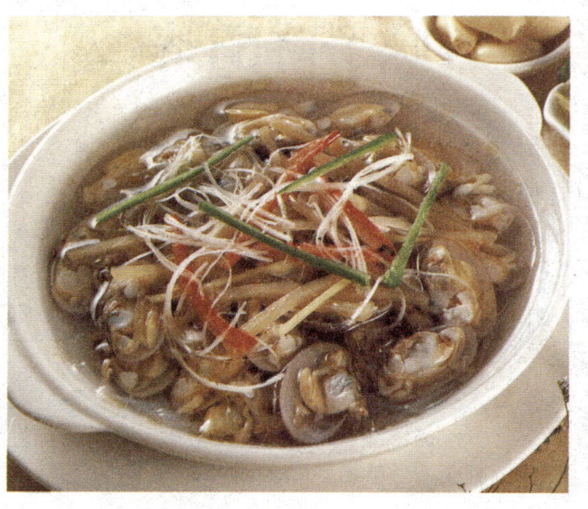

黄芪蛤蜊汤

原料

黄芪、茯苓各10克，蛤蜊500克，粉丝20克，辣椒2个，姜片、葱丝、盐各适量。

做法

粉丝泡发；辣椒洗净，切丝；黄芪、茯苓、蛤蜊洗净。蛤蜊加水煮熟，沥干。起油锅，爆香姜片、辣椒、葱丝，放入清水、蛤蜊、粉丝、黄芪、茯苓，加盐煮至粉丝软熟、蛤蜊入味即可。

功效

益气健脾，化气行水，可防治肝硬化。

萝卜丝鲫鱼汤

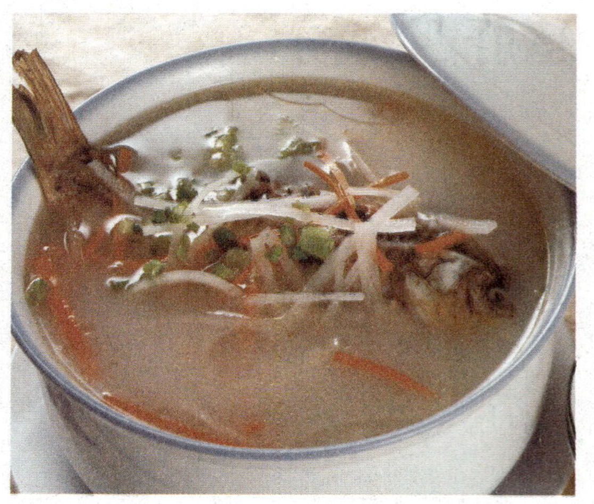

原料

鲫鱼1条，萝卜200克，半枝莲30克，盐、香油、葱段、姜片各适量。

做法

鲫鱼去内脏洗净；萝卜去皮，洗净，切丝；半枝莲洗净，装入纱布袋，扎紧袋口。起油锅，将葱段、姜片炝香，下萝卜丝、鲫鱼、药袋，加水煮至熟。捞起药袋，调入盐，撒上葱花，淋入香油即可。

功效

利尿通淋，利肝消肿，除腹水。

适用药材

◆三七：味甘、苦，性温。可活血化淤，降低胆固醇，有助于治疗肝硬化。

◆佛手：味辛、苦，性温。可以疏肝理气，对于肝胃气滞等患者有助益。

◆丹参：味苦，性微寒。能祛淤活血，防止肝硬化，对治疗脂肪肝有效果。

◆当归：味甘、辛，性温。可以改善肝功能，对于肝硬化的恢复有帮助。

◆柴胡：味辛、苦，性微寒。可改善肝功能，并减缓对肝脏的损害。

◆五味子：味酸甘、苦、辛、咸，性温。有保护肝细胞的功效。

慢性胃炎

症状表现

慢性浅表性胃炎主要有上腹疼痛（疼痛多数无规律）、腹胀、嗳气等。有些慢性萎缩性胃炎患者可无明显症状，但大多数患者可有上腹部灼痛、胀痛、钝痛或胀满。慢性糜烂性胃炎起病往往较急且重，出现上消化道大出血，出现呕血、黑便，甚至休克症状。

对症食疗

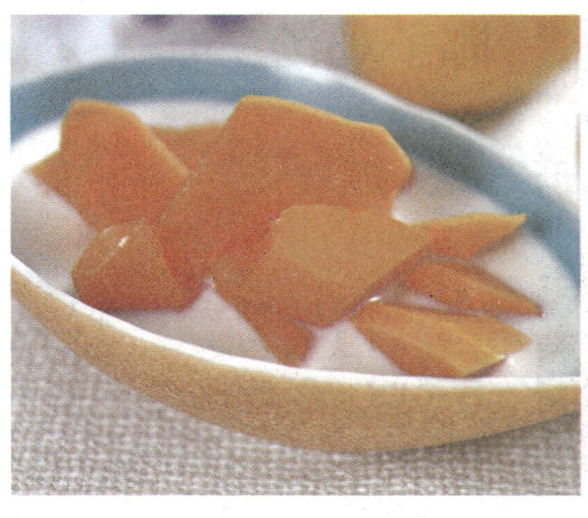

牛奶木瓜甜汤

原料

木瓜200克，牛奶300毫升。

做法

将木瓜洗净，削皮，去籽，切小块。将切好的木瓜放进锅中，加牛奶稍煮即可食用。

功效

木瓜有中和胃酸、生津止痛的作用，可抑制胃酸分泌，保护胃黏膜，与牛奶同食可生津止渴、补虚开胃、保护胃黏膜，适合慢性胃炎患者食用。

淮山五宝甜汤

原料

淮山药200克，莲子150克，百合、银耳、龙眼肉各15克，大枣8枚，冰糖80克。

做法

淮山药削皮，洗净，切段；银耳泡发，去蒂，切小朵；莲子、百合泡发；龙眼肉、大枣洗净。将以上备好的原料放入瓦煲中，加水以中火煲45分钟；放入冰糖，以文火煮至冰糖溶化即可。

功效

健脾养血，滋阴益胃。

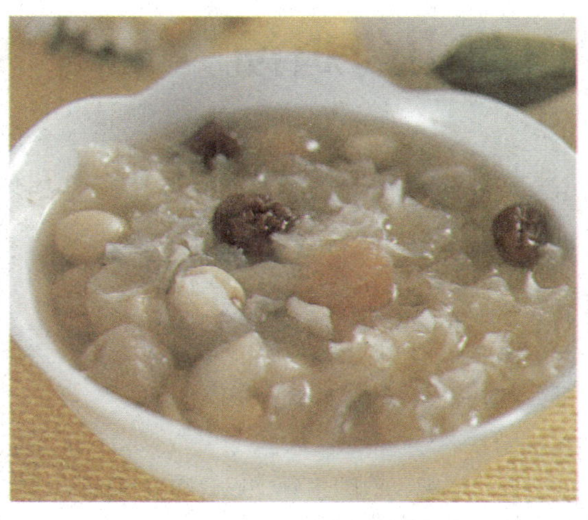

适用药材

◆**厚朴**：味苦、辛，性温。可消除脾胃积滞，有益于肠胃健康。

◆**木香**：味苦、辛，性温。有行气止痛、消滞，改善腹部胀痛的作用。

◆**陈皮**：味苦、辛，性温。可改善消化不良，且有理气的功效。

◆**枳实**：味苦、辛，性微寒。有行气止痛、消痞散积的效果，可改善胸腹痞胀。

◆**砂仁**：味辛，性温。有行气宽中之效，适用于胃腹胀痛、食积寒泻等症状。

◆**山楂**：味酸、甘，性微温。可促进消化、调整脾胃、帮助肠胃代谢、改善腹胀。

胃及十二指肠溃疡

症状表现

疼痛常为隐痛、灼痛、胀痛、饥饿痛或剧痛。十二指肠溃疡的疼痛部位在剑突下偏右等特点。还可伴有嗳气、反酸、流涎、恶心、呕吐等症状。

对症食疗

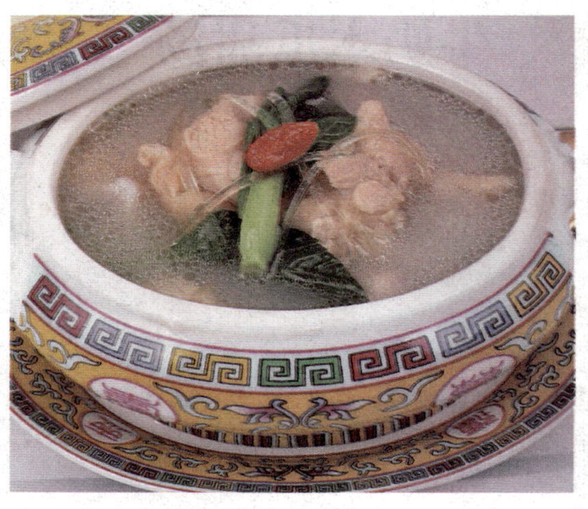

椰子鸡汤

原料

白芍15克，椰子100克，母鸡肉150克，菜心30克，盐5克。

做法

将椰子洗净，切块；白芍洗净备用。母鸡肉洗净切块，汆水备用；菜心洗净。瓦煲上火倒入水，下入椰子、鸡块、白芍，煲至快熟时，调入盐，下入菜心煮熟即可。

功效

益气补虚，和胃止痛。

白芍山药鸡汤

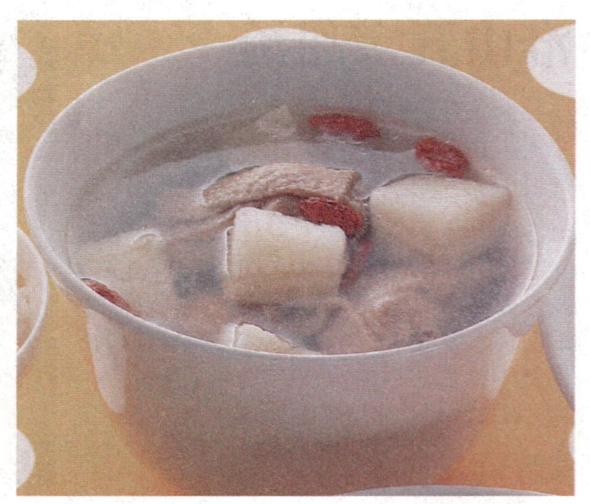

原料

莲子、山药各50克，鸡肉40克，白芍10克，枸杞子5克，盐适量。

做法

山药去皮，洗净，切块；莲子、白芍及枸杞子洗净。鸡肉洗净，切块。汆水。锅中加入适量水，放入以上备好的原料，水沸腾后，转中火煮至鸡肉熟烂，调入盐即可。

功效

补气健脾，敛阴止痛，适合脾胃气虚型胃痛、消化性溃疡患者食用。

适用药材

◆**玉竹**：性平，味甘。养阴润燥、除烦止渴。治热病阴伤、咳嗽烦渴、消谷易饥、小便频数。

◆**沙参**：性凉，味甘、苦。有养阴清肺、祛痰止咳、益脾健胃、养肝补肾等功效。

◆**黄芪**：性温，味甘。补气固表、利尿解毒、排脓敛疮生肌。

◆**莲子**：性平，味甘、涩。养心、益肾、涩肠。治夜寐多梦、遗精、久痢、妇人崩漏带下。

◆**茯苓**：性平，味甘、淡。渗湿利水、益脾和胃、宁心安神。

◆**白术**：性温，味苦、甘。健脾益气、燥湿利水、止汗、安胎。

◆**党参**：味甘，性平。补中益气、健脾益肺。

慢性结肠炎

症状表现

慢性结肠炎症状有腹泻、腹痛、黏液便以及脓血便、里急后重，甚则大便秘结，数日内不能通大便，时而腹泻时而便秘，常伴有消瘦乏力等，多反复发作。

对症食疗

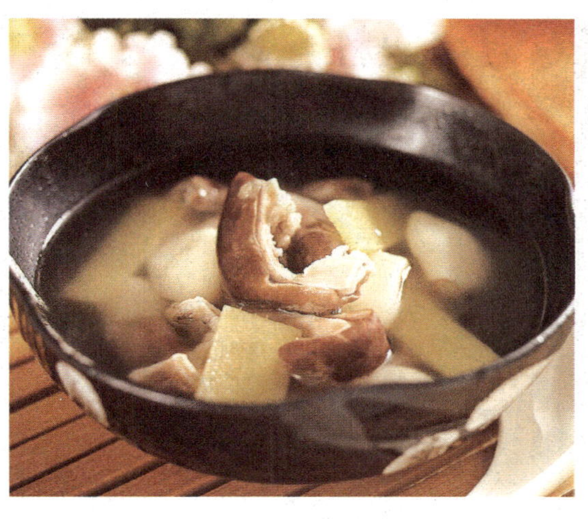

蒜肚汤

原料

芡实、山药各15克，猪肚1000克，大蒜、生姜、盐各适量。

做法

猪肚洗净，切块；大蒜、生姜、芡实洗净；山药去皮，洗净，切片。将所有原料放入锅内，加水煮2小时，至大蒜被煮烂、猪肚熟，调入盐即可。

功效

健脾益胃，清肠排毒。

双花饮

原料

金银花30克，白菊花20克，冰糖适量。

做法

将金银花、白菊花洗净。将以上原料放入净锅内，加水600毫升，水开再煎煮3分钟即可关火。最后调入冰糖，搅拌溶化即可饮用。可分两次服用。

功效

解暑散热，润肠排毒。

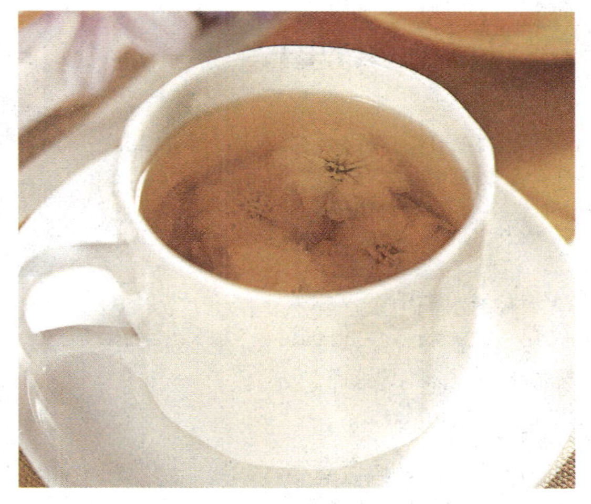

适用药材

◆**白术**：性温，味苦、甘。健脾益气、燥湿利水、止汗、安胎。

◆**肉豆蔻**：性温，味辛。温中下气、消食固肠。治心腹胀痛、虚泻冷痢、呕吐、宿食不消。

◆**五倍子**：性平，味酸。敛肺、涩肠、止血、解毒。治肺虚久咳、久痢、久泻、脱肛、自汗、盗汗、遗精、便血、衄血。

◆**诃子**：性温，味苦、酸涩。敛肺、涩肠、下气。治久咳失音、久泻、久痢、脱肛、便血、崩漏、带下、遗精、尿频。

◆**党参**：味甘，性平。补中益气、健脾益肺。用于脾肺虚弱、气短心悸、食少便溏。

◆**金樱子**：性平，味酸、涩。固精涩肠、缩尿止泻。治滑精、遗尿、脾虚泻痢、肺虚喘咳。

便秘

症状表现

便秘是指由于粪便在肠内停留过久，以致大便次数减少、大便干结、排出困难或不尽。一般2天以上无排便，即为便秘。如果每天均排大便，但排便困难且排便后仍有残便感，或伴有腹胀，也应纳入便秘的范围。便秘时，常出现下腹膨胀、便意未尽，严重者出现食欲不振、头昏、无力等症状。

对症食疗

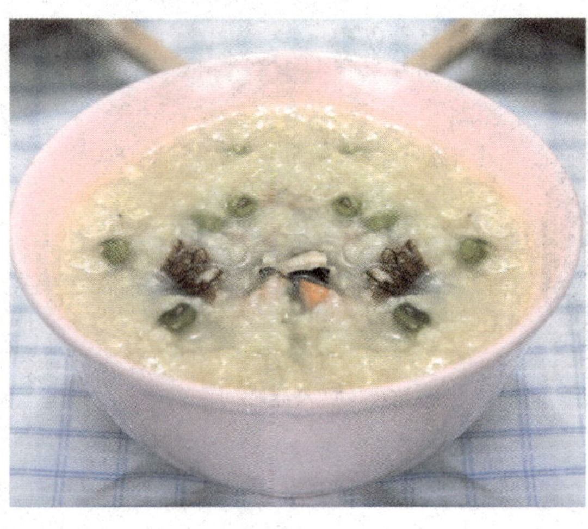

五仁粥

原料

花生仁、核桃仁、杏仁各20克，郁李仁、火麻仁各10克，绿豆30克，小米70克，白糖4克。

做法

绿豆泡发洗净；小米、花生仁、核桃仁、郁李仁、杏仁洗净。锅置火上，加入适量清水，放入除白糖以外所有原料，以武火煮沸。再中火煮至粥熟，调入白糖拌匀即可。

功效

润肠通便，清热泻火。

菠菜拌核桃仁

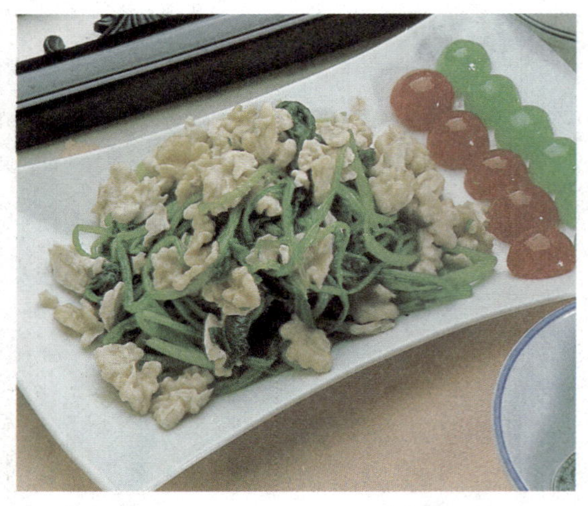

原料

菠菜400克，核桃仁150克，香油20毫升，盐4克。

做法

将菠菜洗净，焯水，装盘；核桃仁洗净，入沸水锅中汆水至熟，捞出，倒在菠菜上。用香油、盐调成味汁，淋在菠菜核桃仁上，搅拌均匀即可。

功效

润肠通便，适合老年人便秘、习惯性便秘以及痔疮患者食用。

适用药材

◆当归：味辛，性温。有益于减轻血虚肠燥，还有润肠通便的作用。

◆芦荟：味苦，性寒。可清理肠道，加快肠道蠕动，但孕妇宜谨慎使用。

◆火麻仁：味甘，性平。有益产后妇女因经枯血少产生的肠燥便秘，还可改善经常性的便秘。

◆决明子：味甘、苦，咸，性微寒。可以舒缓肠燥便秘、习惯性便秘的症状。

◆柏子仁：味甘，性平。能够治疗肠燥便秘，有润滑大肠的功效。

◆麦冬：味甘、微苦，性微寒。对于津少便秘、大便干结有所助益。

◆生地黄：味甘、苦，性寒。可清热凉血、生津养阴，改善肠燥便秘。

小儿腹泻

症状表现

大便次数增多，每日超过3～5次，多者达10次以上，呈淡黄色，如蛋花汤样，或者黄绿稀溏，或者色褐而臭，可有少量黏液，或者伴有恶心、呕吐、腹痛、发热、口渴等症状。

对症食疗

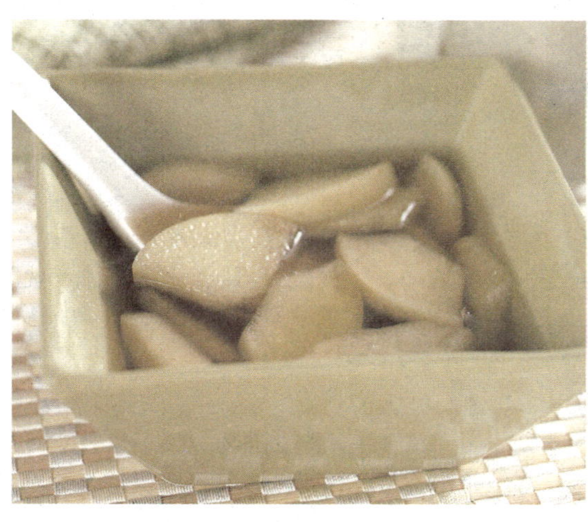

苹果红糖饮

原料

鲜苹果1个，红糖适量。

做法

将苹果洗净，去皮，去核，切块。苹果块放入碗内，加入适量水，入锅蒸熟。最后再加入红糖即可。

功效

健脾止泻，开胃消食，适合脾虚型腹泻，日久不愈的患者食用，还可改善小儿食欲不振、食积腹胀等症状。

茯苓粥

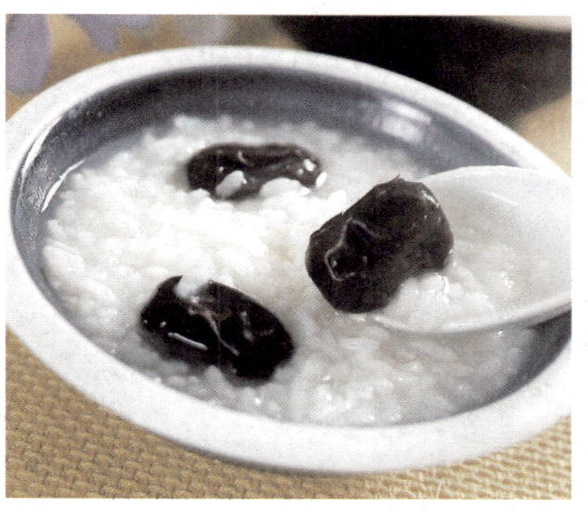

原料

粳米70克，薏苡仁20克，白茯苓10克，大枣10枚，白糖3克。

做法

粳米、薏苡仁、大枣均泡发洗净；白茯苓洗净。锅置火上，倒入清水，放入粳米、薏苡仁、白茯苓、大枣，以武火煮开，转文火煮至浓稠状，调入白糖即可。

功效

清热利湿，健脾止泻。

适用药材

◆白术：性温，味苦、甘。健脾益气，燥湿利水，止汗，安胎。

◆金樱子：性平，味酸、涩。固精涩肠、缩尿止泻。治滑精、遗尿、脾虚泻痢、肺虚喘咳。

◆砂仁：性温，微辛。行气调中、和胃醒脾。治腹痛痞胀、胃呆食滞。

◆薏苡仁：性凉，味甘、淡。健脾、补肺、清热、利湿。治泄泻、湿痹、筋脉拘挛、屈伸不利、水肿、脚气、肺痿、肺痈、肠痈、淋浊、白带。

◆山药：性平，味甘。补脾养胃、生津益肺，补肾涩精。用于脾虚食少，久泻不止，肺虚喘咳，肾虚遗精，带下，尿频，虚热消渴等。

◆芡实：性平，味甘、涩。固肾涩精、补脾止泄。治遗精、带下、小便不禁、大便泄泻。

阳痿

症状表现

阳痿是指男性在性生活时，阴茎不能勃起或勃起不坚或坚而不久，不能完成正常性生活，或阴茎根本无法插入阴道进行性交。阳痿又称“阳事不举”等，是最常见的男子性功能障碍性疾病。偶尔的性交失败，不能认为就是患了阳痿。只有在性交失败率超过25%时才能诊断为阳痿。

对症食疗

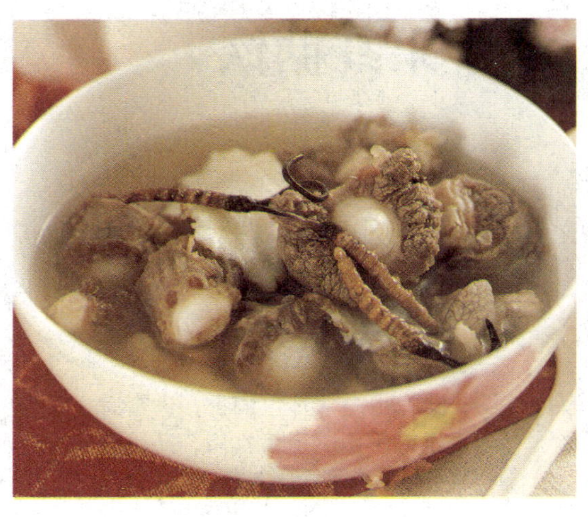

当归牛尾虫草汤

原料

当归30克，虫草8克，牛尾1条，盐适量。

做法

当归用水略冲；虫草洗净；牛尾去毛，洗净，切成段。将以上所有原料一起放入砂锅内，加适量清水，煮熟，调入盐即可。

功效

添精补髓，补肾壮阳。

虫草海马炖鲜鲍

原料

鲍鱼1只，海马4只，鸡500克，火腿30克，冬虫夏草10克，生姜2片，花雕酒、盐、浓缩鸡汁各适量。

做法

海马、鲍鱼、鸡洗净剁块；火腿洗净切粒；冬虫夏草洗净。将所有原料放入锅中隔水炖4小时，加调味料调味即可。

功效

滋阴补肾，壮阳填精。

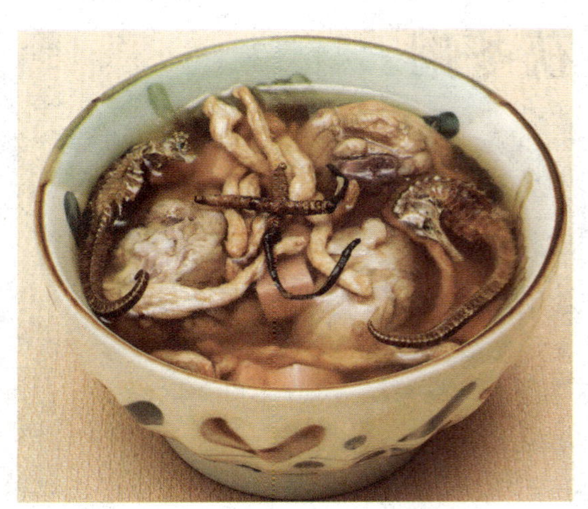

适用药材

◆**肉桂**：味辛、甘，性大热。能治疗肾阳不足发生的阳痿，有温补肾阳的作用。

◆**海马**：味甘、咸，性温。可治疗肾虚阳痿，还能补肾壮阳、增强精力。

◆**锁阳**：味甘，性温。对肾阳不足引发的阳痿有所助益，还可强精。

◆**仙茅**：味辛，性热。具有壮肾、调解男子气虚阳痿的功效。

◆**肉苁蓉**：味甘、咸，性温。能壮阳，对早泄、肾虚、阳痿的患者有益。

◆**紫河车**：味甘、咸，性温。有滋补的功效，可益气养血。

◆**巴戟天**：味辛、甘，性微温。可补肾助阳，对遗精、阳痿有效。

遗精

症状表现

遗精是指不因性交而精液自行泄出的病症，有生理性与病理性之分。中医将“精液自遗”现象称“遗精”或“失精”。有梦而遗者名为“梦遗”，无梦而遗，甚至清醒时精液自行滑出者为“滑精”。多由肾虚精关不固，或心肾不交，或湿热下注所致。西医可见于包茎、包皮过长、尿道炎、前列腺疾患等。

对症食疗

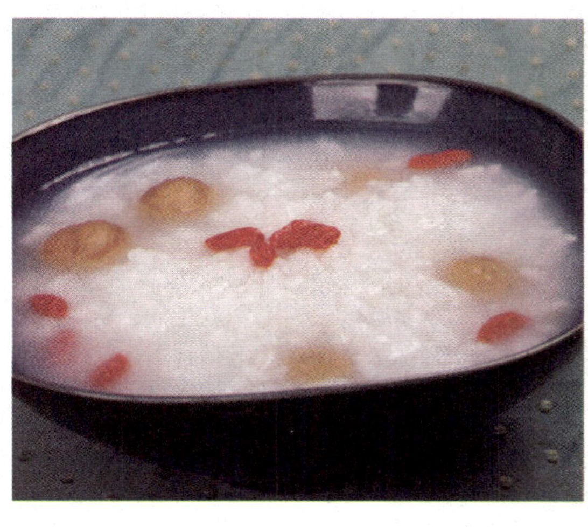

首乌核桃仁羹

原料

粳米100克，核桃仁50克，何首乌10克，枸杞子、盐适量。

做法

何首乌洗净，先煎取汁。将粳米淘洗干净，放入锅中，加入备好的何首乌汁一同熬煮约30分钟，直至粳米软烂。加入洗净的核桃仁、枸杞子、盐调味即可。

功效

滋阴补肝肾，适合肝肾亏虚型早泄、遗精患者食用。

海螵蛸鱿鱼汤

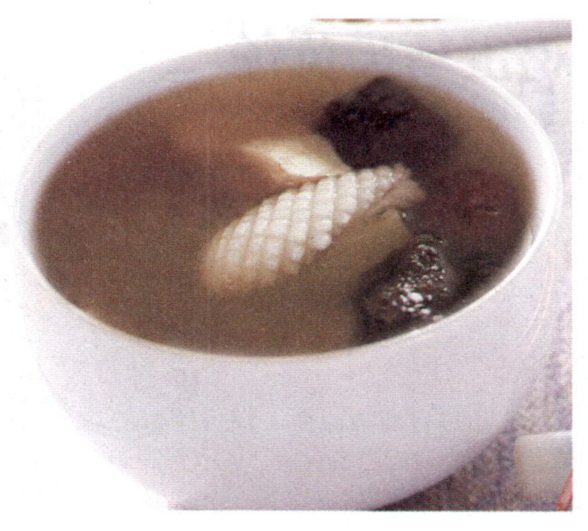

原料

鱿鱼100克，补骨脂、海螵蛸各30克，桑螵蛸、大枣各10克，盐、姜片各适量。

做法

将鱿鱼泡发，洗净切丝；海螵蛸、桑螵蛸、补骨脂，洗净，先煎取汁；大枣洗净。在药汁中放入鱿鱼、大枣，煮至鱿鱼熟后，加盐、姜片调味即可。

功效

温肾益气，固涩止遗。

适用药材

◆芡实：味甘，性平。对小便失禁有所帮助，有收敛、补肾固精的作用。

◆锁阳：味甘，性温。能益精养血，可帮助肾阳不足造成的遗精症状。

◆狗脊：味苦、甘，性温。能补肝肾，对遗精、肾虚、尿频等症有所帮助。

◆益智仁：味辛，性温。能补肾固精，可治疗肾虚所引起的遗精、早泄、尿频的现象。

◆紫河车：味甘、咸，性温。具有益气养血、滋补壮阳、治疗遗精。

◆金樱子：性平，味酸、涩。固精涩肠、缩尿止泻。治滑精、遗尿、脾虚泻痢、自汗盗汗等症。

◆冬虫夏草：味甘，性温。能补肾、强精，舒缓肾虚、阳痿、遗精等症。

阴道炎

症状表现

细菌性阴道炎，白带增多稀薄，呈灰白色，泡沫状。阴道黏膜充血，散见出血点，外阴瘙痒并有灼痛感，阴道分泌物有异味。滴虫性阴道炎，白带增多，呈乳白色或黄色，有时为脓性白带，常呈泡沫状，有异味。霉菌性阴道炎，白带多，外阴及阴道灼热瘙痒，可有尿频症状。

对症食疗

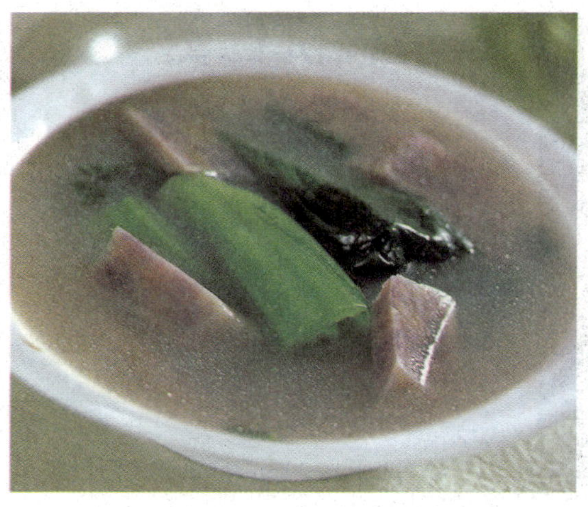

大芥菜红薯汤

原料

大芥菜450克，红薯500克，姜2片，花生油5毫升，盐5克。

做法

大芥菜洗净，切段。红薯去皮，洗净，切成块状。锅中放入花生油、姜片、红薯爆炒5分钟，加入1000毫升水，煮沸后加入大芥菜，煲煮20分钟，加盐调味即可。

功效

清热解毒，消炎杀菌。

鸡蛋马齿苋汤

原料

马齿苋250克，鸡蛋2个，盐适量。

做法

将马齿苋洗净。鸡蛋煮熟后去壳。将马齿苋、鸡蛋入锅同煮5分钟后加盐调味即可。

功效

本品具有清热凉血、消炎解毒的功效，适合阴道炎患者食用，可改善阴道瘙痒、带下异常的症状。

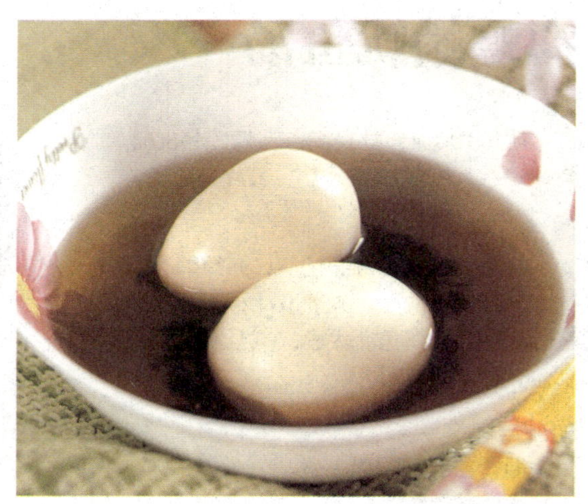

适用药材

◆**猪苓：**味甘、淡，性平。可利尿解热，对白带的治疗有益处。

◆**白果：**味甘、苦涩，性平，有小毒。可止泻止带，对白带、频尿等症状有效。

◆**黄柏：**味苦，性寒。有清热燥湿、泻火解毒的作用，还可治疗黄浊白带。

◆**狗脊：**味苦、甘，性温。能强筋骨、补肝肾，对治疗因肾气不固而引起的白带异常有帮助。

◆**鹿茸：**味甘、咸，性温。可益精、补肾壮阳，还可改善带下症状。

◆**山茱萸：**味酸，性微温。可补肝益肾，对治疗肾虚型白带症状有用。

◆**椿皮：**味苦、涩，性寒。清热燥湿，收涩止带，止泻，止血。用于赤白带下，湿热泻痢，久泻久痢等。

月经不调

症状表现

广义的月经不调，泛指一切月经病；狭义的月经不调指月经的周期、经色、经量、经质出现异常改变，并伴有其他症状。经期的异常的治疗，临证时当全面分析。

对症食疗

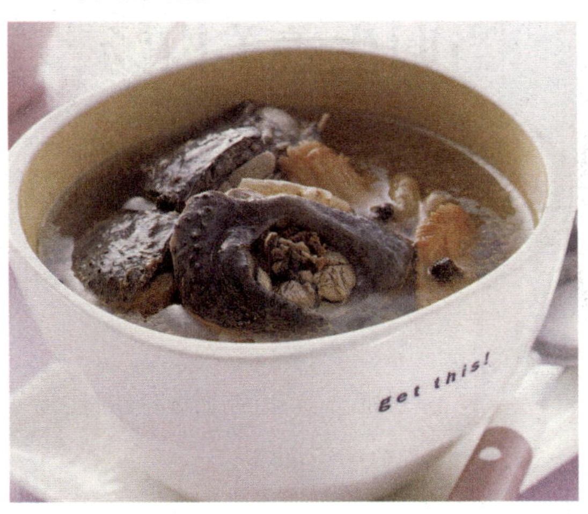

活血乌鸡汤

原料

乌鸡腿2只，熟地黄、党参、黄芪各15克，当归、桂枝各10克，川芎、白术、茯苓、甘草各5克，大枣6枚，盐适量。

做法

鸡腿洗净剁块，汆烫后捞起洗净。将所有药材均洗净，盛入炖锅，加入鸡块，加水至盖过原料，以武火煮开，转文火慢炖50分钟。最后加盐调味即可。

功效

活血养血，调经止痛。

丹参桃红乌鸡汤

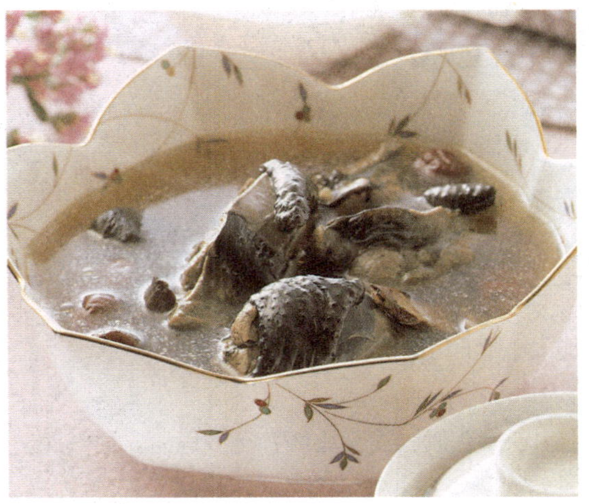

原料

丹参15克，大枣10枚，红花3克，桃仁5克，乌鸡腿1只，盐8克。

做法

红花、桃仁装在棉布袋内，扎紧；鸡腿洗净剁块，汆水；大枣、丹参冲净。将所有原料盛入锅中，加水煮沸后，转文火炖约20分钟，待鸡肉熟烂，加盐调味即成。

功效

疏肝解郁，活血化淤，益气补虚。

适用药材

◆阿胶：味甘，性平。能滋阴补血、调经，对经量少、月经不调等有效。

◆香附：味辛，性平。有行气止痛的效果。对治疗月经不调很有效。

◆当归：味甘，性温。对改善血液循环、月经不调有所助益。

◆红花：味辛、苦，性温。能散淤止痛、活血通经，有益于治疗月经不调的症状。

◆益母草：味辛、苦，性微寒。可调经顺气，且能治疗月经不调的症状。

◆鸡血藤：味甘、苦，性温。可行血通脉、养血补血、改善经行不畅的症状。

◆月季花：性温，味甘。活血调经、消肿解毒。可以治疗月经不调、经来腹痛等病症。

痛经

症状表现

痛经系指经期前后或行经期间，出现下腹部痉挛性疼痛，并有全身不适，严重影响日常生活。分原发性和继发性两种。经过详细妇科临床检查未能发现盆腔器官有明显异常的，称原发性痛经，也称功能性痛经。继发性痛经则指生殖器官有明显病变的痛经，如子宫内膜异位症、盆腔炎、肿瘤等。

对症食疗

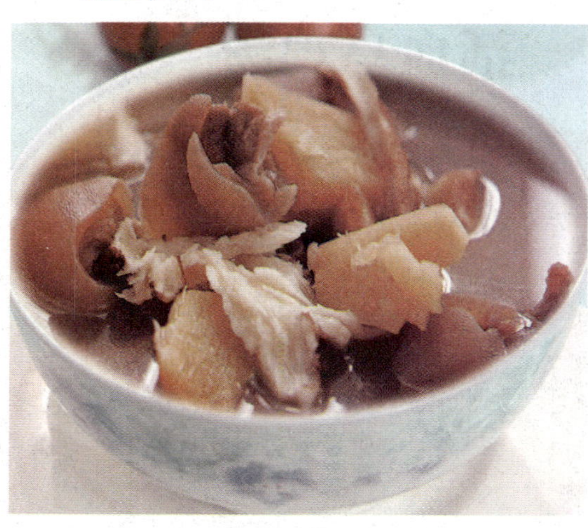

当归生姜羊肉汤

原料

羊肉500克，当归60克，黄芪30克，生姜5片。

做法

把羊肉切块，与当归、黄芪、生姜一起炖汤。加盐及调味品，吃肉饮汤。

功效

益气养血。适用于气血虚弱型痛经。

山楂大枣汤

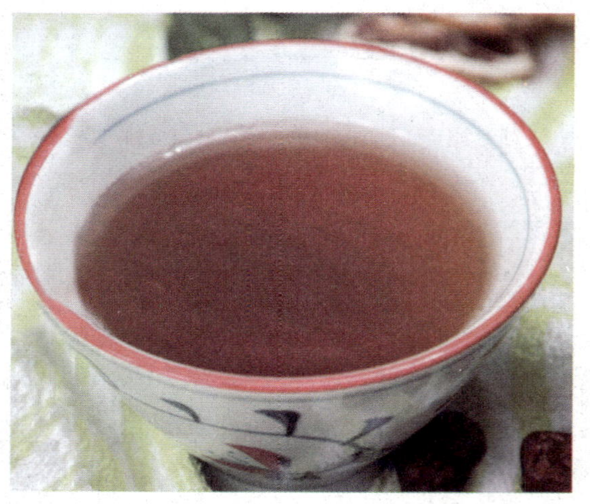

原料

山楂50克，生姜15克，大枣15枚。

做法

将山楂和生姜、大枣洗净，放入锅中，加清水适量，用武火煮沸后，转文火煮30分钟左右去渣留汤。可根据个人口味加入适量的白糖。每日1剂，分2次服。

功效

活血化淤，温经止痛，行气导滞。适用于痛经。

适用药材

◆白芍：味酸、苦，性微寒。有补血、活血、止痛的效果，可改善经痛。

◆当归：味甘、辛，性温。能兴奋或抑制子宫平滑肌的收缩与松弛，可活血调经。

◆玫瑰：味甘、涩，性温。可通过活血来改善经痛所造成的各种不适症状。

◆桃仁：味苦，性平。能活血化淤，可以治疗经痛。

◆益母草：味辛、苦，性微寒。可活血调经、行血化淤，对痛经有很好的调理作用。

◆延胡索：味辛、苦，性温。能止痛、活血化淤，适用于痛经的治疗。

尿路感染

症状表现

尿路感染的症状以尿频、尿痛和脓尿等小便异常的表现为主要特征。此外，排尿时有烧灼感、尿急、下背部疼痛、血尿、腹痛不适、寒战、呕吐、腰痛等现象，都可能为泌尿道感染问题。通常因为生理构造之故，患者以女性居多。

对症食疗

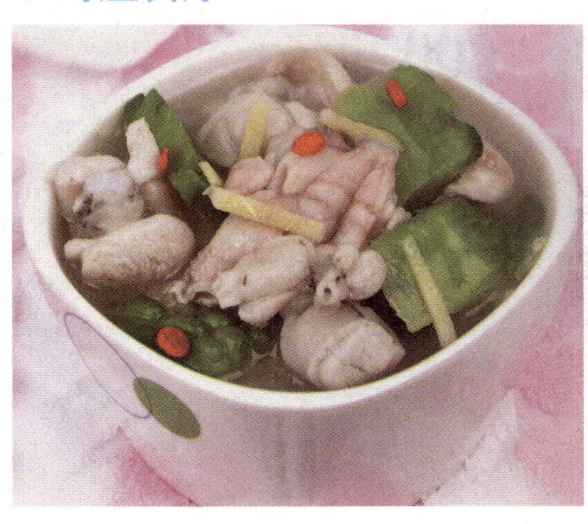

苦瓜牛蛙汤

原料

牛蛙250克，苦瓜200克，冬瓜100克，清汤、枸杞子适量，盐5克，姜片3克。

做法

将苦瓜去籽，洗净，切厚片，用盐水稍浸泡；冬瓜洗净，切片备用。牛蛙处理干净，切块，汆水备用。净锅上火倒入清汤，调入盐、姜片烧开，下入牛蛙、苦瓜、冬瓜、枸杞子煲至成熟即可。

功效

清热利尿，祛湿消肿。

石韦蒸鸭

原料

石韦10克，鸭肉300克，枸杞子、盐、清汤适量。

做法

石韦用清水冲洗干净，用布袋包好。和去骨洗净的鸭肉一起盛入碗中，加清汤、枸杞子，上笼蒸至鸭肉熟烂。捞起布袋丢弃，加盐调味即可。

功效

清热生津，利水通淋，适合尿路感染、急性肾炎、肾结石等患者食用。

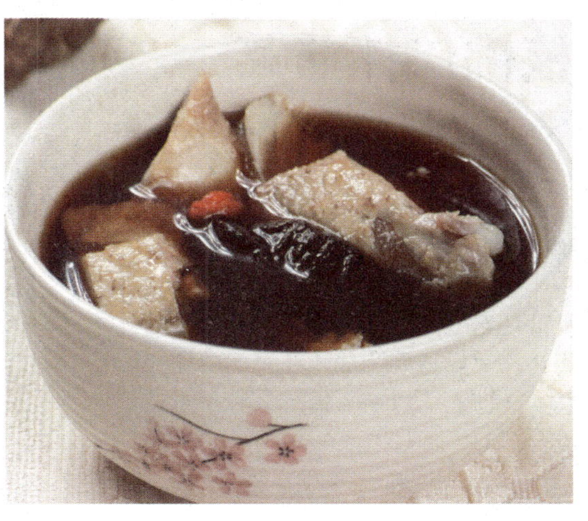

适用药材

◆**金银花**：味甘，性寒。可以抗菌、清热。对感染性疾病有助益。

◆**白茅根**：性寒，味甘。治热病烦渴、淋病、小便不利、水肿。有益于泌尿感染的治疗。

◆**鱼腥草**：味辛，性微寒。有抗病毒，改善膀胱炎、尿道炎的作用。

◆**扁蓄**：性微寒，味苦。用于膀胱热淋、小便短赤、淋漓涩痛、皮肤湿疹、阴痒带下。

◆**车前子**：味甘，性寒。能利水抗菌，可治疗尿赤、尿痛、急性尿道炎、膀胱炎。

◆**蒲公英**：味甘、苦，性寒。能清热解毒、利湿通淋，可治疗小便热淋等症状。

◆**瞿麦**：性寒，味苦。清热利水、破血通经。治小便不通、淋病、水肿、闭经、浸淫疮毒等病症。

痔疮

症状表现

大便时出现流血、滴血或者粪便中带有血液或脓血等症状，多数是由痔疮引起的；排便时有肿物脱出肛门，伴有肛门潮湿或有黏液，多数是由内痔脱出或直肠黏膜脱出；如果肛门有肿块，疼痛剧烈，肿块表面色暗，呈圆形，可能是患了血栓性外痔。

对症食疗

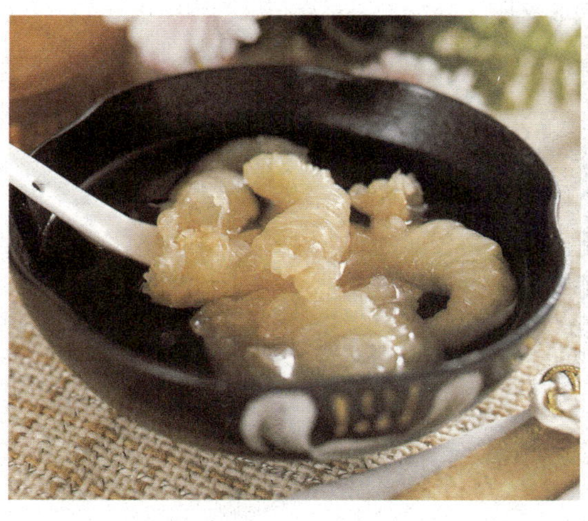

鱼肚甜汤

原料

赤小豆100克，鱼肚200克，白糖10克。

做法

将鱼肚洗净，备用。赤小豆洗净，备用。将鱼肚、赤小豆、白糖一同放在砂锅内，加适量清水，武火煮开，转中火炖熟烂即可。

功效

此汤具有清热解毒、止血消肿的功效，适合痔疮、肠炎等患者食用。

核桃仁拌韭菜

原料

核桃仁300克，韭菜150克，白糖10克，醋3毫升，盐5克，香油8毫升。

做法

韭菜洗净，焯熟，切段。锅内放入油，待油烧至五成热下入核桃仁炸成浅黄色捞出。在另一只碗中放入韭菜、白糖、醋、盐、香油拌匀，和核桃仁一起装盘即成。

功效

促进胃肠蠕动，预防便秘。

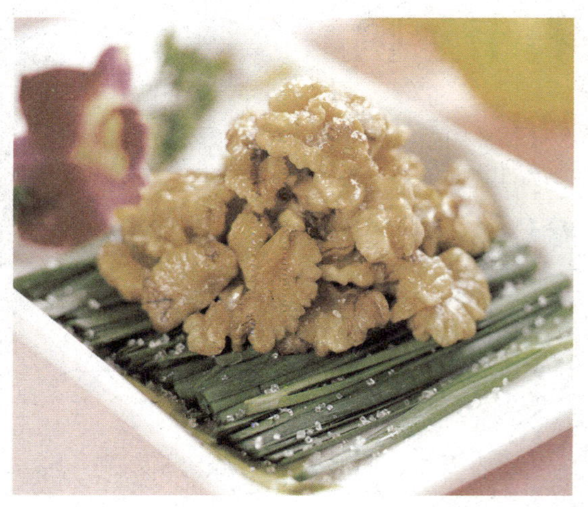

适用药材

◆柴胡：味辛、苦，性微寒。清热退火、疏肝解郁，对改善痔疮有效。

◆黄芩：味苦，性寒。能泻火通便、清热解毒，对于大便秘结、便血有效。

◆黄连：味苦，性寒。清除内热、泻火解毒，对缓解便血有帮助。

◆薏苡仁：味甘、淡，性凉、微寒。能健脾止泻、清热解毒，可改善大便黏腻或秘结。

◆大黄：味苦，性寒。泻火通便、凉血消肿，促进排便、解除痔疮。

◆车前草：味甘，性微寒。消炎镇痛、凉血止血，治疗大便黏腻或秘结。

关节炎

症状表现

关节炎的常见症状有关节疼痛，晨起僵硬，类风湿性关节炎则有关节红肿、疼痛、僵硬，有时还有发热、体重减轻、胃口不佳、全身不适等症状，通常在手肘、手指或臀部皮肤处起肿块，目涩口干，尤其在早晨醒来时最为严重。

对症食疗

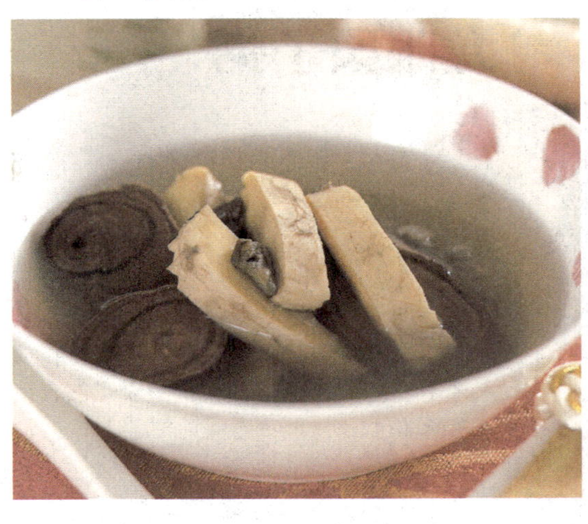

牛筋汤

原料

续断、杜仲各10克，鸡血藤15克，牛筋50克。

做法

将牛筋洗净，切块，入沸水中氽烫。将杜仲、续断、鸡血藤洗净装入纱布袋，扎紧。将牛筋与药袋共加水煎煮至熟即可。

功效

祛风除湿，强腰膝，利关节，适用于风湿性关节炎。

桑寄生连翘鸡脚汤

原料

桑寄生30克，连翘15克，鸡脚400克，大枣2枚，盐5克。

做法

桑寄生、连翘、大枣均洗净；鸡脚洗净，去爪甲，斩件，氽水。将1600毫升清水放入瓦煲内，煮沸后加入以上用料，武火煲开后，改用文火煲2小时，加盐调味即可。

功效

补肝肾，强筋骨，祛风湿。

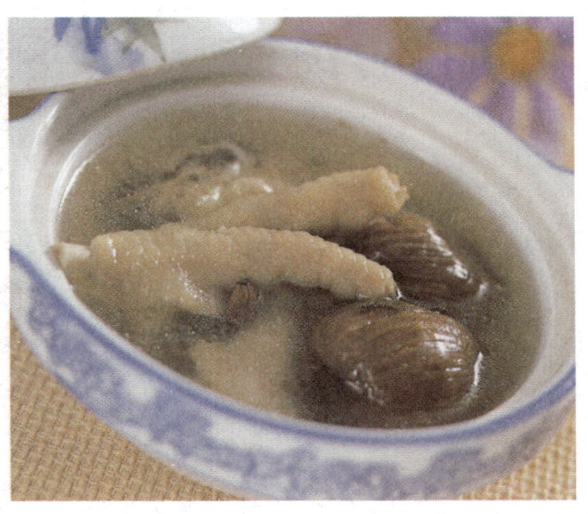

适用药材

◆**独活：**味辛、苦，性微温。可促进血液循环、消炎止痛，并有祛风湿的作用。

◆**威灵仙：**味辛、咸，性温。能够镇痛、解热，可改善四肢关节痛与痛风的症状。

◆**五加皮：**味辛、苦，性温。可以祛除风湿，还能强化筋骨、止痛。

◆**桂枝：**味辛、甘，性温。能祛风散寒、温通经络，可用于经络不通的关节疼痛。

◆**虎杖：**味苦，性微寒。能够通络止痛、活血通经，可治疗风湿性关节炎。

◆**秦艽：**性平，味苦、辛。 祛风除湿、活血舒筋、清热利尿。治风湿痹痛、筋骨拘挛、黄疸、便血、骨蒸潮热、小儿疳热、小便不利。

腰椎间盘突出

症状表现

腰背痛是本病最常见、也是最早出现的症状之一，大多数患者还会出现下肢疼痛。但有少数患者无下肢疼痛症状，而仅出现下肢有麻木感；腰椎的前屈后伸活动受限。

对症食疗

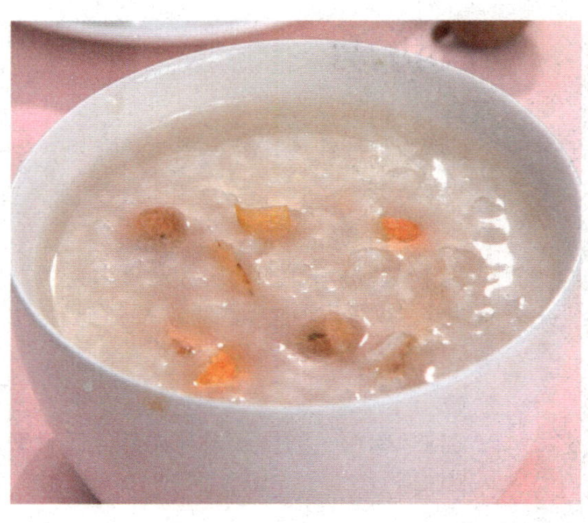

龙眼栗子粥

原料

栗子、桂圆肉、玉竹各20克，粳米90克，白糖20克。

做法

栗子去壳，洗净，切碎；龙眼肉、玉竹洗净；粳米泡发洗净。锅置火上，注入清水，放入粳米，武火煮至米粒开花；放入栗子、龙眼肉、玉竹，转中火煮熟，调入白糖即可。

功效

壮阳益气，补肾强骨，养血安神。

栗子排骨汤

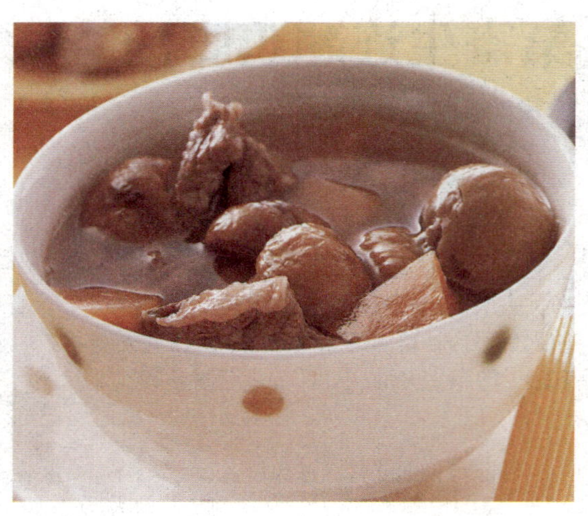

原料

栗子、排骨各150克，胡萝卜1根，人参片少许，苏木15克，盐适量。

做法

栗子去壳；排骨洗净，切块，汆水；胡萝卜去皮，洗净，切块；人参片、苏木均洗净，备用。将所有的原料放入锅中，加水至盖过原料，以武火煮开，转文火续煮约30分钟，加盐调味即成。

功效

补肾强腰，强筋壮骨。

适用药材

◆**杜仲：**味甘，性温，有强筋骨的功效，可防止肌肉骨骼老化。

◆**党参：**味甘，性平。具有温中益气、补虚填精、健脾胃、活血脉、强筋骨的功效。

◆**何首乌：**味苦、甘、涩，性微温。适用于肝肾阴虚之腰膝酸软。

◆**续断：**味苦、辛，性微温。补肝肾，强筋骨，续折伤，用于腰背酸痛、肢节痿痹、跌打创伤、损筋折骨。

◆**补骨脂：**味辛、苦，性温，适用于腰膝冷痛者服用。

痛风

症状表现

痛风是尿酸代谢异常所引起的全身疾病，主要表现为血尿酸增高所导致的反复发作的关节炎，约75%在足大趾的关节，其他为膝关节。关节、肾脏或其他组织中尿酸盐沉积而引起这些器官的损害和痛风石的形成。可分为原发性痛风和继发性痛风两种，原发性痛风多有家庭遗传特点，继发性痛风常继发于血液病、肾脏病、恶性肿瘤等。

对症食疗

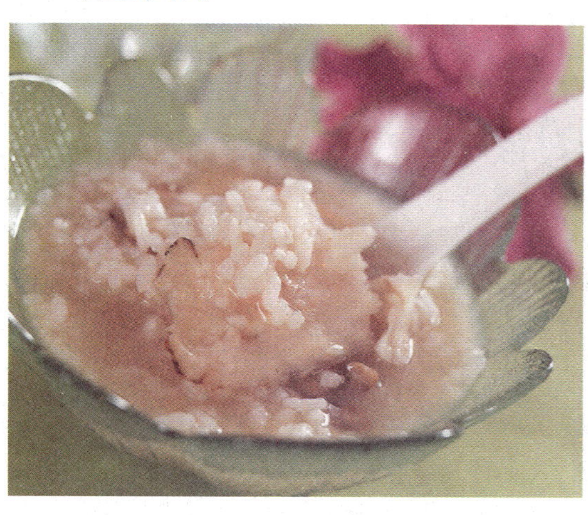

独活当归粥

原料

独活25克，当归20克，生姜15克，粳米100克，蜂蜜适量。

做法

将独活、当归、生姜洗净，放入锅中水煎1小时，取汁与粳米煮粥，临熟时调入蜂蜜。

功效

散寒除湿，活血止痛，适合风寒湿痹以及脾肾阳虚型痛风患者食用。

防风饮

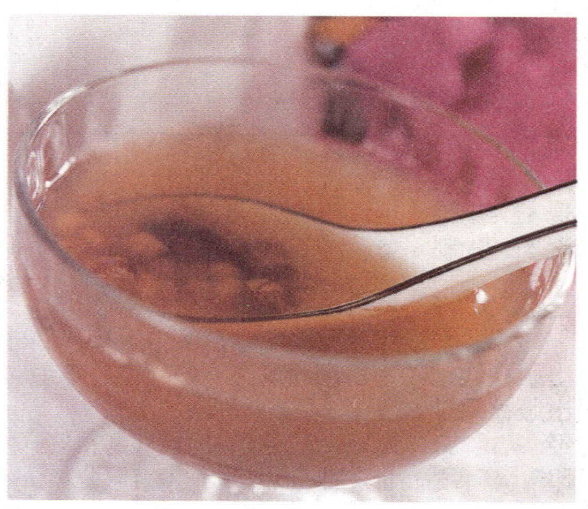

原料

防风9克，丹参6克，薏苡仁20克，冰糖20克。

做法

把丹参去皮、心、尖，洗净；防风润透切片；薏苡仁提前泡发。把薏苡仁、防风、丹参同放炖锅内，加水250毫升。把炖锅置武火上烧沸，再用文火煎煮50分钟，加入冰糖调味即可。

功效

解表祛风，除湿止痛，活血化淤。

适用药材

◆**滑石**：味甘、淡，性寒。有利尿、促进尿酸排出的作用，能缓和痛风的不适症状。

◆**泽泻**：味甘、淡，性寒。可利尿，帮助尿酸排出体外，舒缓血液中尿酸浓度过高的症状。

◆**车前子**：味甘，性寒。利水清肝，帮助尿酸排泄，减轻痛风不适症状。

◆**威灵仙**：味辛、咸，性温。有通络止痛的作用，对改善痛风有益。

◆**蒲公英**：味甘、苦，性寒。能够清热消炎，以改善痛风的不适症状。

◆**路路通**：味苦，性平。对关节痹痛有益，可以治疗痛风。

◆**山茱萸**：味酸，性微温。能补益肝肾，适于易疲倦、频尿的肾虚痛风。

图书在版编目（CIP）数据

保健药物食物全图鉴 / 尚云青，陈飞松主编. -- 南京：江苏凤凰科学技术出版社，2016.3

（含章·图解经典系列）

ISBN 978-7-5537-4343-1

Ⅰ. ①保… Ⅱ. ①尚… ②陈… Ⅲ. ①中草药－图解 ②疗效食品－图解 Ⅳ. ①R282-64②TS218-64

中国版本图书馆CIP数据核字(2015)第068748号

保健药物食物全图鉴

主　　编	尚云青　　陈飞松
责任编辑	樊　明　　葛　昀
责任监制	曹叶平　　周雅婷
出版发行	凤凰出版传媒股份有限公司 江苏凤凰科学技术出版社
出版社地址	南京市湖南路1号A楼，邮编：210009
出版社网址	http://www.pspress.cn
经　　销	凤凰出版传媒股份有限公司
印　　刷	北京旭丰源印刷技术有限公司
开　　本	787mm×1092mm　1/16
印　　张	34
字　　数	462千字
版　　次	2016年3月第1版
印　　次	2016年3月第1次印刷
标准书号	ISBN 978-7-5537-4343-1
定　　价	88.00元

图书如有印装质量问题，可随时向我社出版科调换。